儿童牙病——从婴儿期至青春期

Pediatric Dentistry: Infancy Through Adolescence

（第6版）

儿童牙病
——从婴儿期至青春期
Pediatric Dentistry: Infancy Through Adolescence

（第6版）

（美）阿瑟·诺瓦克
（Arthur J. Nowak）　主　编

葛立宏　主　译

赵玉鸣　王媛媛　副主译

北方联合出版传媒（集团）股份有限公司

辽宁科学技术出版社

图文编辑

张 浩 刘玉卿 肖 艳 刘 菲 康 鹤 王静雅 纪凤薇 杨 洋 戴 军 张军林

图书在版编目（CIP）数据

儿童牙病：从婴儿期至青春期：第6版 /（美）阿瑟·诺瓦克（Arthur J. Nowak）主编；葛立宏主译. —沈阳：辽宁科学技术出版社，2025.3

ISBN 978-7-5591-2784-6

Ⅰ.①儿…　Ⅱ.①阿…　②葛…　Ⅲ.①小儿疾病—牙疾病—诊疗　Ⅳ.①R788

中国版本图书馆CIP数据核字（2022）第202045号

出版发行：辽宁科学技术出版社
　　　　　（地址：沈阳市和平区十一纬路25号　邮编：110003）
印　刷　者：深圳市福圣印刷有限公司
经　销　者：各地新华书店
幅面尺寸：210mm×285mm
印　　张：37.5
插　　页：4
字　　数：750千字
出版时间：2025 年 3 月第 1 版
印刷时间：2025 年 3 月第 1 次印刷
出 品 人：陈　刚
责任编辑：金　烁
封面设计：袁　舒
版式设计：袁　舒
责任校对：李　硕

书　　号：ISBN 978-7-5591-2784-6
定　　价：798.00 元

投稿热线：024-23280336
邮购热线：024-23280336
E—mail: irisin0120@163.com / cyclonechen@126.com
http://www.lnkj.com.cn

Elsevier (Singapore) Pte Ltd.

3 Killiney Road, #08−01 Winsland House I, Singapore 239519

Tel: (65) 6349−0200; Fax: (65) 6733−18170020

This translation of Pediatric Dentistry: Infancy Through Adolescence, the sixth edition by Arthur J. Nowak was undertaken by Liaoning Science and Technology Publishing House Ltd. and is published by arrangement with Elsevier (Singapore) Pte Ltd.

Pediatric Dentistry: Infancy Through Adolescence, the sixth edition by Arthur J. Nowak由辽宁科学技术出版社进行翻译，辽宁科学技术出版社与爱思唯尔（新加坡）私人有限公司的协议约定出版。

儿童牙病——从婴儿期至青春期（第6版）（葛立宏 主译）

ISBN：978-7-5591-2784-6

声 明

本译本由辽宁科学技术出版社完成。相关从业及研究人员必须凭借其自身经验和知识对文中描述的信息数据、方法策略、搭配组合、实验操作进行评估和使用。由于医学科学发展迅速，临床诊断和给药剂量尤其需要经过独立验证。在法律允许的最大范围内，爱思唯尔、译文的原文作者、原文编辑及原文内容提供者均不对译文或因产品责任、疏忽或其他操作造成的人身及/或财产伤害及/或损失承担责任，亦不对由于使用文中提到的方法、产品、说明或思想而导致的人身及/或财产伤害及/或损失承担责任。

著作权合同登记号：06-2021第48号

序言
Foreword

《儿童牙病——从婴儿期至青春期》于1988年首次出版,已被翻译成多种语言,目前正在进行另一个版本的出版。当我荣幸地为本版作序时,我回顾了1988年所写的内容,并意识到当时所提供的内容在今天仍然适用。引用了当年序言中的一些内容:

本书之所以存在,是因为编者们认为需要一本儿童牙科的参考教科书,它是经过精心设计和不断完善的。本书的写作理念是,年龄与儿童牙科有着惊人的相关性,通过提供器官发育相关信息,学生对为儿童提供有效牙科治疗所需的科学知识和技术的理解将得到提高。

这些话对新版仍然至关重要。1988年,编者们开创了本书的先河,允许书名中使用"婴儿"一词。编者们认为,儿童口腔预防医学的下一步改进必须包括所有儿童,年龄越早越好。预防不应等到儿童语言成熟后才开始。这种习惯性地从3岁开始入手,在饮食、家庭护理、氟化物需求、习惯和其他口腔预防医学相关问题上显得毫无意义。当代牙医重视预防儿童的牙科疾病,因此他们必须接纳婴儿。对于任何一个儿童来说,什么时候拥有一个牙科之家都不会太早。

与≤12岁的儿童相比,青春期儿童患者的特殊需求在制订发育相关设计时也应被考虑。牙周病、外伤和美学牙科等问题,虽然对所有年龄段的儿童患者都很重要,但往往是这些较为成熟患者的关键问题。

本书的另外两个发育阶段是乳牙列期(3~6岁)和混合牙列期(6~12岁)。所有相关的4个年龄段都有自己的检查、诊断和治疗计划以及牙科疾病的预防章节。这使人们能够关注与年龄相关的问题,符合临床儿童口腔保健的实际情况。

对于治疗儿童的临床医生来说,当按年龄评估时,人们会意识到儿童牙科的世界是多么充满活力。3岁儿童的牙列与15岁儿童的完全不同。5岁儿童的曲面体层片影像与10岁儿童的大不相同。儿童的行为在每一次诊疗中都有所不同。他们的治疗需求往往适合不同的年龄段。这种动态变化是儿童牙医面临的挑战之一,对许多医生来说,也是这一临床实践领域的乐趣之一。本书向这种魄力致敬。

Jimmy R. Pinkham,DDS,MS
儿童口腔医学名誉教授
美国艾奥瓦大学

前言
Preface

为什么现在出新版?

我们生活在一个不断变化的世界里。不断有新的信息被报道。随着互联网进入每个办公室、家庭和口袋,我们被新发现、新药物和新程序的信息所淹没。历史悠久的治疗方法受到挑战,并被新的循证方法所取代。儿童口腔医学也是如此。

自2013年出版的第1版图书以来,我们对口腔健康在全身健康中的重要性有了更深的理解;儿童可以在没有龋齿的情况下生长发育;龋齿是可以预防的;婴儿早期生活中的压力会对儿童的成长、发育和行为产生深远的影响;导致肥胖和龋齿的共同风险因素已经被确定;我们对遗传因素在龋齿易感性或抵抗力中的作用有了更多的了解;婴儿的口腔健康得到初级保健人员、牙医和家长的维护;现在人们已经认识到初级保健人员对婴儿进行早期龋病风险评估的重要性;社区水氟化物含量已经更新;涂布氟保护漆已经成为标准预防措施;使用美学牙冠修复严重破坏的乳牙已经成为一种常见的治疗选择;使用药物阻止龋病进展是很常见的;对活髓和牙髓坏死的乳牙有新的治疗方法;外伤牙的保留时间延长;牙髓再生治疗技术用于牙根未发育完成的移位牙具有良好前景;青少年的健康、危险行为(包括吸烟/电子烟、欺凌和自杀)、从儿童至成年人过渡过程中的口腔健康监督已经成为我们工作的一部分。

第6版的受众为大学在读的牙科学生、正在接受培训的住院医师以及经验丰富的开业医生。另外,保健辅助人员也会发现本书将为理解所有儿童的口腔健康需求提供一个极好的参考。

在本版中,我们介绍了4名新的副主编,他们的热情和创造力得到了资深编辑的极大赞赏。此外,还邀请了35名新的编者继续前5版57名同事的工作。

对本书得到的所有支持不胜感激。本书得到全球教育项目的认可,所有章节都经过了全面的审查,并更新了循证的参考文献和指南支持的建议。

30年前,本书的第1版是围绕儿童发育阶段设计的,大多数图书都是以疾病为导向的。这种形式突出了我们治疗的患者从婴儿期至青春期的巨大变化,并已证明其对学习者的好处。

一生良好口腔健康的基础是在婴儿出生早期建立的,甚至可能在婴儿出生之前。我们希望《儿童牙病——从婴儿期至青春期》(第6版)为您提供有效的信息和工具,为您的所有儿童患者提供最佳的口腔保健。

最后,我要感谢来自Elsevier的以下人士,他们帮助了本书的制作:Jennifer Flynn,高级内容策划;Kelly Skelton和Angie Breckon,内容开发专家;Rea Robertson,高级内容开发专家;Brian Salisbury,书籍设计师;Kristine Feeherty,图书生产专家。

Arthur J. Nowak

中文版前言
Preface

我每次出国参加国际会议，都要到专业书籍展台，买一些专业书籍带回国充实自己。这本《儿童牙病——从婴儿期至青春期》（第6版）历经了20多年的反复修订，已成为一本经典的专业书籍。2021年我见到本书，发现有许多新内容、新概念和新方法，就爱不释手，有了翻译成中文的想法。回国后与辽宁科学技术出版社的陈刚先生谈到了这个想法，该出版社很快就购买了版权，我组织北京大学口腔医院的同行历时2年，反复校对，对本书进行了翻译。

本书根据儿童不同年龄和生长发育阶段，综合讲述了从妊娠、婴幼儿、学龄前、学龄儿童和青少年患者的口腔管理、临床检查、诊断、治疗计划制订、治疗方法以及牙科疾病的预防等内容。与其他图书不同的是，还介绍了有特殊医疗保健需求儿童的诊治特点和治疗。根据儿童口腔医学的特点，特别介绍了口腔正畸学、口腔修复学、口腔外科学、牙周病学、牙体牙髓学等多学科的相关知识。

除以上特点外，本书还有以下4个方面亮点：

1. 按照年龄段划分章节（从妊娠至3岁、3~6岁、6~12岁、青春期）。这一点非常重要，因为儿童口腔科必须根据不同年龄段去思考问题，选择治疗方法。本书涵盖了儿童从口腔到全身生长发育的动态变化、疾病特点和治疗方法的选择，还介绍了儿童情感发育，这些对儿童口腔科医生都非常重要。

2. 基础部分介绍了全身系统性疾病在口腔的表现和疾病特点。特别介绍了儿童治疗中的行为管理、疼痛控制和医疗急症等，可以减少误诊，有效治疗，保障医疗安全。

3. 新书还增加了几个章节，内容包括牙髓再生治疗、儿童口腔中的风险防控、口腔健康管理等。

4. 本书图文并茂，有1000多张彩色照片和插图，生动展示了不同年龄段口腔生长发育的状态和治疗方法。对于儿童口腔科医生和其他专业的医生，都是一本高质量、内容丰富的参考书。

本书是由北京大学口腔医院儿童口腔科的医生们翻译，除有丰富的临床经验外，大多数医生都参加了我的几本英文经典书籍的翻译工作，对本书的理解和翻译都有较高的水平。相信会给同行奉献一本知识新颖、临床实用的好书。尽管反复校对，因工作量很大，难免会有不足之处，欢迎各位同行对本书提出批评建议。

葛立宏

北京大学口腔医院

2024年11月25日于北京

译者简介
Translators

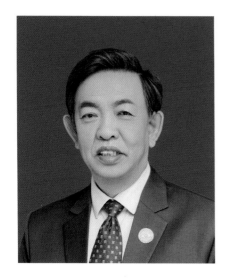

主　译　葛立宏

北京大学口腔医院主任医师、教授，博士研究生导师，享受国务院政府特殊津贴专家。中国牙病防治基金会名誉理事长；亚洲牙齿外伤学会副会长；全球零蛀牙联盟中国区联合主席；中华口腔医学会儿童口腔医学专业委员会第三届、第四届主任委员；北京市健康教育协会副会长；中国科学技术协会儿童口腔医学首席科学传播专家。入选第六届"国之名医·卓越建树"榜单。国家临床重点专科建设"儿童口腔医学"学科带头人；国家精品课程（"儿童口腔医学"）负责人。全国高等学校教材《儿童口腔医学》第四版、第五版和数字化教材主编；人民卫生出版社慕课口腔规划课程"儿童口腔医学"主讲教师；北京大学长学制教材《儿童口腔医学》第二版主编；北京大学医学部教学名师。

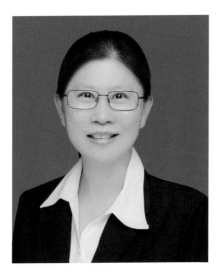

副主译　赵玉鸣

　　北京大学口腔医院儿童口腔科主任医师、教授，博士研究生导师。中华口腔医学会儿童口腔医学专业委员会常务委员；国际儿童牙科学会（International Association of Paediatric Dentistry）会员委员会委员；国际儿童牙科杂志《International Journal of Paediatric Dentistry》编委会委员；《中华口腔医学杂志》函审专家；《中国实用口腔科杂志》编委会委员。发表学术论文90余篇。参编4部儿童口腔医学教科书、3部教学参考书，参译8部儿童口腔医学英文教科书。

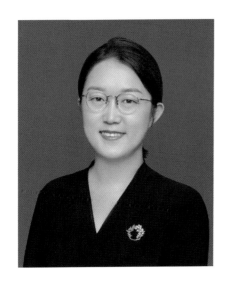

副主译　王媛媛

　　北京大学口腔医院儿童口腔科副主任，主任医师、副教授，硕士研究生导师。中华口腔医学会儿童口腔医学专业委员会第八届常务委员；北京市口腔医学会儿童口腔医学专业委员会第四届常务委员；首都创新学者。主持国家自然科学基金、北京市自然科学基金等科研项目共9项。发表论文35篇，其中以第一作者或通讯作者身份发表论文26篇。以第一发明人身份授权专利1项。参编、参译10部教科书、教辅书。曾获中华医学技术奖三等奖。

参译人员（按姓名首字拼音排序）

郭怡丹　惠甜倩　贾维茜　姜玺军　李　静　马文利　王　丹　王丹丹　王文君　王　欣　王　旭
吴晓冉　徐　赫　杨　杰　杨　溢　余　湜　袁晓静　章晶晶　周　琼　周志雄　朱宁馨
以上人员均来自北京大学口腔医院

主编
Arthur J. Nowak, DMD, MA

Professor Emeritus
Pediatric Dentistry and Pediatrics
University of Iowa
Iowa City, Iowa

副主编
John R. Christensen, DDS, MS (Ped Dent), MS (Ortho)

Adjunct Associate Professor
Department of Pediatric Dentistry
University of North Carolina at Chapel Hill School of
    Dentistry
Chapel Hill, North Carolina;
Durham Pediatric Dentistry and Orthodontics
Durham, North Carolina

Tad R. Mabry, DDS, MS

Clinical Professor
Department of Pediatric Dentistry
University of Iowa College of Dentistry
Iowa City, Iowa

Janice A. Townsend, DDS, MS

Associate Professor and Chair
Division of Pediatric Dentistry
The Ohio State University College of Dentistry;
Chief, Department of Dentistry
Nationwide Children's Hospital
Columbus, Ohio;
Clinical Associate Professor
Louisiana State University Health Sciences Center School of
    Dentistry
New Orleans, Louisiana

Martha H. Wells, DMD, MS

Associate Professor and Program Director
Department of Pediatric Dentistry
The University of Tennessee Health Science Center
Memphis, Tennessee

编者名单
Contributors

Abimbola O. Adewumi, BDS, MPed Dent RCS (Eng)
Clinical Associate Professor and Residency Program Director
Department of Pediatric Dentistry
University of Florida College of Dentistry
Gainesville, Florida
第29章

Veerasathpurush Allareddy, BDS MBA, MHA, PhD, MMSc
Professor
Department of Orthodontics
Collegiate Director of Clinical Research
College of Dentistry and Dental Clinics
University of Iowa
Iowa City, Iowa
第5章

Homa Amini, DDS, MPH, MS
Professor of Clinical Dentistry and Program Director
Division of Pediatric Dentistry
The Ohio State University College of Dentistry
Columbus, Ohio
第11章

Kay S. Beavers, DDS, RDH
Professor
Department of Diagnosis and Preventive Services
University of Oklahoma Health Sciences Center College of Dentistry
Oklahoma City, Oklahoma
第15章

Erica Brecher, DMD, MS
Assistant Professor
Pediatric Dentistry
Virginia Commonwealth University
Richmond, Virginia
第38章

R. John Brewer, EMT-P
Dental Education, Inc.
Bethel Park, Pennsylvania
第10章

Jeffrey N. Brownstein, DDS
Clinical Instructor
Midwestern University College of Dental Medicine-Arizona
Glendale, Arizona;
Clinical Instructor
Department of Dental Anesthesiology
NYU Langone Medical Center
Brooklyn, New York;
Private Practice
Peoria, Arizona
第6章

Paul S. Casamassimo, DDS, MS
Professor Emeritus
Pediatric Dentistry
The Ohio State University;
Department of Dentistry
Nationwide Children's Hospital
Columbus, Ohio
第1章

Donald L. Chi, DDS, PhD
Associate Professor, Department of Oral Health Sciences, School of Dentistry
Adjunct Associate Professor, Department of Pediatric Dentistry, School of Dentistry
Adjunct Associate Professor, Department of Pediatrics, School of Medicine
Adjunct Associate Professor, Department of Health Services, School of Public Health
University of Washington
Seattle, Washington
第11章

John R. Christensen, DDS, MS (Ped Dent), MS (Ortho)
Adjunct Associate Professor
Department of Pediatric Dentistry
University of North Carolina at Chapel Hill School of Dentistry
Chapel Hill, North Carolina;
Durham Pediatric Dentistry and Orthodontics
Durham, North Carolina
第19章
第27章
第28章
第31章
第36章
第38章

Matthew Cooke, DDS, MD, MPH
Associate Professor
Departments of Anesthesiology and Pediatric Dentistry
School of Dental Medicine
University of Pittsburgh
Pittsburgh, Pennsylvania;
Adjunct Clinical Assistant Professor
Department of Oral and Maxillofacial Surgery
School of Dentistry
Virginia Commonwealth University
Richmond, Virginia
第10章

Marcio A. da Fonseca, DDS, MS
Chicago Dental Society Associate Professor and Head
Department of Pediatric Dentistry
University of Illinois at Chicago College of Dentistry
Chicago, Illinois
第4章

Kevin J. Donly, DDS, MS
Professor and Chair
Department of Developmental Dentistry
Professor
Department of Pediatrics
University of Texas Health Science Center at San Antonio
San Antonio, Texas
第21章

Zameera Fida, DMD
Department of Dentistry
Boston Children's Hospital
Instructor, Developmental Biology
Harvard School of Dental Medicine
Boston, Massachusetts
第30章

Henry Fields, DDS, MS, MSD
Professor and Division Chair
Orthodontics
The Ohio State University College of Dentistry;
Chief, Section of Orthodontics
Department of Dentistry
Nationwide Children's Hospital
Columbus, Ohio
第19章
第26章
第27章
第28章
第30章
第31章
第35章（附加阅读）
第36章
第38章

Catherine M. Flaitz, DDS, MS
Professor
Pediatric Dentistry
The Ohio State University College of Dentistry;
Associate Chief of Dentistry
Department of Dentistry
Nationwide Children's Hospital
Columbus, Ohio
第2章

Fernando L. Esteban Florez, DDS, MS, PhD
Assistant Professor
Department of Dental Materials
University of Oklahoma College of Dentistry
Oklahoma City, Oklahoma
第21章（附加阅读）

Suzanne Fournier, DDS
Postgraduate Program Director
Department of Pediatric Dentistry
Louisiana State University
New Orleans, Louisiana
第11章（附加阅读）

Anna B. Fuks, DDS
Department of Pediatric Dentistry
Hadassah School of Dental Medicine
Hebrew University
Jerusalem, Israel;
Professor Emeritus
The Maurice and Gabriela Goldschleger School of Dental
    Medicine
Department of Pediatric Dentistry
Tel Aviv University
Tel Aviv, Israel
第23章
第34章

Matthew K. Geneser, DDS
Clinical Associate Professor
Department of Pediatric Dentistry
University of Iowa College of Dentistry
Iowa City, Iowa
第5章

Gayle J. Gilbaugh, RDH
Specialized Care Coordinator/Dental Hygienist
Department of Pediatric Dentistry
University of Iowa College of Dentistry
Iowa City, Iowa
第20章（附加阅读）

Elizabeth S. Gosnell, DMD, MS
Assistant Professor
Division of Pediatric Dentistry and Orthodontics
Cincinnati Children's Hospital Medical Center
Cincinnati, Ohio
第7章
第8章

Erin L. Gross, DDS, PhD, MS
Assistant Professor-Clinical
Division of Pediatric Dentistry
College of Dentistry
The Ohio State University
Columbus, Ohio
第13章
第18章

Steven H. Gross, CDT
President
SML Space Maintainers Laboratories
Headquarters
Chatsworth, California
第26章（附加阅读）

Marcio Guelmann, DDS
Professor and Chair
Department of Pediatric Dentistry
University of Florida
Gainesville, Florida
第23章

Kevin L. Haney, DDS, MS
Professor
Pediatric Dentistry
University of Oklahoma College of Dentistry
Oklahoma City, Oklahoma
第15章

Gideon Holan, DMD
Clinical Associate Professor
Pediatric Dentistry
The Hebrew University-Hadassah School of Dental Medicine
Jerusalem, Israel
第16章

Michael J. Kanellis, DDS, MS
Associate Dean and Professor
Department of Pediatric Dentistry
University of Iowa College of Dentistry
Iowa City, Iowa
第22章（附加阅读）

Piranit Nik Kantaputra, DDS, MS
Center of Excellence in Medical Genetics Research
Division of Pediatric Dentistry
Department of Orthodontics and Pediatric Dentistry
Chiang Mai University
Chiang Mai, Thailand
第17章

Sharukh S. Khajotia, BDS, MS, PhD
Associate Dean for Research
Professor and Chair, Department of Dental Materials
University of Oklahoma College of Dentistry
Affiliate Associate Professor of Chemical, Biological, and
    Materials Engineering
University of Oklahoma College of Engineering
Oklahoma City, Oklahoma
第21章（附加阅读）

Ari Kupietzky, DMD, MSc
Visiting Professor
Department of Pediatric Dentistry
Rutgers School of Dental Medicine
Newark, New Jersey;
Faculty Member
Department of Pediatric Dentistry
The Hebrew University-Hadassah School of Dental Medicine
Jerusalem, Israel
第23章

Clarice S. Law, DMD, MS
Associate Clinical Professor
Sections of Pediatric Dentistry and Orthodontics
Division of Growth and Development
UCLA School of Dentistry
Los Angeles, California
第26章
第27章

Kecia S. Leary, DDS, MS
Associate Professor
Department of Pediatric Dentistry
University of Iowa College of Dentistry
Iowa City, Iowa
第32章

Tad R. Mabry, DDS, MS
Clinical Professor
Department of Pediatric Dentistry
University of Iowa College of Dentistry
Iowa City, Iowa
第39章

Cindy L. Marek, PharmD
Clinical Associate Professor
Department of Oral Pathology, Radiology, and Medicine
University of Iowa College of Dentistry
Department of Pharmacy Practice and Science
University of Iowa College of Pharmacy
Iowa City, Iowa
第9章

Dennis J. McTigue, DDS, MS
Professor Emeritus
Pediatric Dentistry
The Ohio State University College of Dentistry
Columbus, Ohio
第16章
第35章

Beau D. Meyer, DDS, MPH
Research Assistant Professor
Pediatric Dentistry
University of North Carolina at Chapel Hill
Chapel Hill, North Carolina
第3章

Travis Nelson, DDS, MSD, MPH
Clinical Associate Professor
Department of Pediatric Dentistry
University of Washington
Seattle, Washington
第22章

Man Wai Ng, DDS, MPH
Associate Professor, Developmental Biology (Pediatric
    Dentistry)
Harvard School of Dental Medicine
Chief, Department of Dentistry
Boston Children's Hospital
Boston, Massachusetts
第30章

Arthur J. Nowak, DMD, MA
Professor Emeritus
Pediatric Dentistry and Pediatrics
University of Iowa
Iowa City, Iowa
第13章
第18章
第20章
第32章

Eyal Nuni, DMD
Endodontist, Senior Member
Department of Endodontics
The Hebrew University-Hadassah School of Dental Medicine
Jerusalem, Israel
第34章

Arwa I. Owais, BDS, MS
Associate Professor
Department of Pediatric Dentistry
University of Iowa School of Dentistry
Iowa City, Iowa
第20章

Rocio B. Quinonez, DMD, MS, MPH
Professor and Associate Dean of Educational Leadership and
    Innovation
Pediatric Dentistry and Academic Affairs
University of North Carolina at Chapel Hill
Chapel Hill, North Carolina
第19章

Issa S. Sasa, BDS, MS
Associate Clinical Professor
Developmental Dentistry
University of Texas Health Science Center at San Antonio
San Antonio, Texas
第21章

Scott B. Schwartz, DDS, MPH
Assistant Professor
Division of Pediatric Dentistry and Orthodontics
Cincinnati Children's Hospital Medical Center
Cincinnati, Ohio
第31章

N. Sue Seale, DDS, MSD
Clinical Professor
Department of Orthodontics and Pediatric Dentistry
University of Maryland School of Dentistry
Baltimore, Maryland
第22章（附加阅读）

Rose D. Sheats, DMD, MPH
Adjunct Associate Professor
School of Dentistry
University of North Carolina at Chapel Hill
Chapel Hill, North Carolina
第36章
第38章

Jonathan D. Shenkin, DDS, MPH
Clinical Associate Professor
Health Policy, Health Services Research, and Pediatric
    Dentistry
Boston University School of Dental Medicine
Boston, Massachusetts;
Private Practice
Augusta, Maine
第11章

M. Catherine Skotowski, RDH, MS
Clinical Assistant Professor
Department of Pediatric Dentistry
College of Dentistry
University of Iowa
Iowa City, Iowa
第15章（附加阅读）
第32章（附加阅读）

Rebecca L. Slayton, DDS, PhD
Professor Emeritus
Department of Pediatric Dentistry
University of Washington School of Dentistry
Seattle, Washington
第17章

Andrew Spadinger, DDS
Pediatric Dentist
Private Practice
Children's Dentistry and Orthodontics
Bridgeport, Connecticut
第41章

Thomas R. Stark, DDS
Pediatric Dentistry and Orofacial Pain
Assistant Professor at Uniform Service Health Science
    University
Comprehensive Dentistry Program
Schofield Barracks, Hawaii
第38章

William V. Stenberg, Jr., DDS, MPH, MS
Clinical Assistant Professor
Periodontics
Texas A&M University
Dallas, Texas
第25章

Deborah Studen-Pavlovich, DMD
Professor and Graduate Program Director
Department of Pediatric Dentistry
University of Pittsburgh School of Dental Medicine
Pittsburgh, Pennsylvania
第37章

S. Thikkurissy, DDS, MS
Professor and Division Director
Director, Residency Program
Division of Pediatric Dentistry
Cincinnati Children's Hospital
University of Cincinnati
Cincinnati, Ohio
第7章
第8章

Sherry R. Timmons, DDS, PhD
Clinical Associate Professor
Department of Oral Pathology, Radiology, and Medicine
University of Iowa College of Dentistry
Iowa City, Iowa
第9章

Norman Tinanoff, DDS, MS
Professor
Department of Orthodontics and Pediatric Dentistry
University of Maryland School of Dentistry
Baltimore, Maryland
第12章

Janice A. Townsend, DDS, MS
Associate Professor and Chair
Division of Pediatric Dentistry
The Ohio State University College of Dentistry;
Chief, Department of Dentistry
Nationwide Children's Hospital
Columbus, Ohio;
Clinical Associate Professor
Louisiana State University Health Sciences Center School of
    Dentistry
New Orleans, Louisiana
第1章
第24章

Elizabeth Velan, DMD, MSD
Pediatric Dentist
Dental Department
Seattle Children's Hospital;
Affiliate Assistant Professor
Department of Pediatric Dentistry
University of Washington School of Dentistry
Seattle, Washington
第40章

Adriana Modesto Vieira, DDS, MS, PhD, DMD
Professor and Chair
Department of Pediatric Dentistry
University of Pittsburgh School of Dental Medicine
Pittsburgh, Pennsylvania
第37章

William F. Waggoner, DDS, MS
Private Practice
Las Vegas, Nevada
第22章

Karin Weber-Gasparoni, DDS, MS, PhD
Professor
Department of Pediatric Dentistry
University of Iowa College of Dentistry
Iowa City, Iowa
第14章

Martha H. Wells, DMD, MS
Associate Professor and Program Director
Department of Pediatric Dentistry
The University of Tennessee Health Science Center
Memphis, Tennessee
第24章
第33章

J. Timothy Wright, DDS, MS
Bawden Distinguished Professor
Department of Pediatric Dentistry
University of North Carolina at Chapel Hill
Chapel Hill, North Carolina
第3章

目录
Contents

扫一扫即可浏览
参考文献

第1部分

儿童口腔医学的基础
Fundamentals of Pediatric Dentistry

　　儿童并不等同于"小大人"。由于种族、发育阶段、家庭构成、医疗史、气质和心理健康状况的不同，儿童会有独特的需求。因此，本书第一部分包含了12个章节，提供了与各年龄段儿童相关的信息和主题。但是，儿童仍然容易罹患牙齿和口腔疾病，而贫困和少数族裔家庭的儿童是最易受累的。本部分将增进您对儿童的了解，并为后面的4个年龄段相关部分奠定基础。

第1章
儿童口腔医学的重要性
The Importance of Pediatric Dentistry

PAUL S. CASAMASSIMO, JANICE A. TOWNSEND

章节概要

我们周围的环境在不断变化，自上一本图书出版以来，美国和世界各地发生的事件表明，现在的儿童比以往任何时候都更容易患上口腔疾病及相关并发症。毫无疑问，牙医有责任教育和倡导所有儿童，无论其国籍、种族或社会经济背景如何，都能度过一个没有疼痛和牙病的童年。然而，科技提高了我们护理这些儿童的能力。本章通过让全科医生和儿童口腔专科医生更清楚地了解影响儿童口腔健康因素的变化，并建立一个更广泛的"牙科之家"概念，以更好地服务儿童。

表1.1为美国儿童口腔医学发展的时间表。儿童口腔医学的历史使命有3个：通过修复、牙髓治疗和拔牙来阻止低龄儿童龋（ECC）的进展；建立预防措施以阻止疾病复发；培养定期进行保健的意识以确保成年后的口腔健康。事实上，这项任务在成年人中几乎是一样的。直至上世纪之交，牙科行业才认识到低龄儿童龋的持续流行及其对贫困和服务不足的少数族裔社区产生的不同影响，并开始对儿童口腔医学产生更广泛的关注[1-2]。叠加在这一持续流行疾病之上的是不断变化的社会环境，它将传统医生指导的护理转变为一种在更为复杂的期望和条件下的龋病管理复合模式[3]。父母、社会、媒体、其他专业人员以及一系列环境和科学变量的出现，对儿童口腔医学3个传统的历史使命提出了挑战[4]。在表1.2中，我们尝试使用Fisher Owens等人的多维模型列出这些变化[5]。本章的其余部分解释了这些新变量如何影响儿童保健提供方式，并更详细地概述了当前儿童口腔医学领域使用的治疗方法。

预防和诊断

几十年来，我们的龋齿预防措施一直保持不变，由4个部分组成：饮用含氟水、使用含氟牙膏刷牙、健康饮食（这里意味着低糖摄入）、每年看2次牙医。我们已经从笼统的预防要点转变为针对儿童自身和家庭特点的预防模式，包括进行龋病风险评估（CRA）、更好的龋齿诊断以及越来越多可供选择的预防制剂［例如，氟保护漆和氟化氨银（SDF）等］[6]。数字牙片和其他电子诊断工具可以更好地评估龋病的进展，提高了我们更保守和个性化管理这种疾病的能力[7]。窝沟封闭经受住了批判性的回顾，并作为一种龋齿预防技术获得了普遍认可，有望显著减少许多美国人的终身龋齿经历[8]。龋病风险评估也获得普遍接受，有望成为一种有用的椅旁诊断方式，并支持个性化、以患者为中心的保健。对于真正有用的临床工具，需要更多的研究以获得敏感性和特异性数据研究。当龋病风险评估与早期干预相匹配时，"无龋一代"的承诺可能最终实现[9]。

行为引导

随着口腔医学的进步，儿童和家庭参与专业口腔保健的方式也发生了变化。社会的变化、对口腔健康价值的看法、对保健人员的建议和信任的接受度、父母直接参与护理的演变，让人们重新评估了如何更好地管理儿童的就诊行为以及与家庭沟通的长期信念。毫无疑问，时代的变化同时影响着医护人员和父母，使椅旁

表1.1	美国儿童口腔医学发展的时间表
1900年	很少有儿童在牙科诊所接受治疗。在美国的50所牙科学校中，很少或根本没有提供"乳牙"护理方面的指导
1924年	第一本儿童口腔医学综合教材出版
1926年	Gies关于牙科教育的报告指出，在美国43所牙科学校中只有5所拥有专门为治疗儿童而设计的设施
1927年	经历了近10年的挫折后，美国儿童牙科促进协会在美国底特律市举行的美国牙科协会（ADA）会议上成立
1932年	美国儿童牙科促进协会学院委员会的一份报告指出，在1928年，15所牙科学校没有儿童相关临床经验，22所学校没有这方面的教学信息
1935年	儿童口腔医学当时有6个本科生项目和8个研究生项目
1940年	美国儿童牙科促进协会更名为美国儿童牙科协会（American Society of Dentistry）
1941年	美国俄亥俄州克利夫兰市设立"儿童牙齿健康日"，俄亥俄州阿克伦市设立"儿童牙齿健康周"
1942年	介绍了局部应用氟化物预防龋齿的有效性。美国牙科教育委员会建议所有牙科学校将儿童口腔医学作为其课程的一部分
1945年	美国密歇根州大急流城开始建设第一座人工饮水氟化工厂
1947年	美国儿童牙科学会成立（在很大程度上，该学会的成立是因为需要一个更注重科学的组织来关注儿童的牙齿健康）
1948年	美国儿童牙科委员会是一个旨在认证儿童牙医候选人的组织，得到了美国牙科教育委员会的正式认可
1949年	2月份的第一个星期被指定为"美国全国儿童牙齿健康周"
1955年	介绍了酸蚀技术
1960年	儿童口腔医学当时有18个本科生项目和17个研究生项目
1964年	佳洁士成为首款ADA批准的含氟牙膏
1974年	氟化物应用和减少龋齿国际研讨会建议在出生后尽快开始适当的氟化物补充（这一建议后来被修改为从6个月开始）
1981年	2月份被指定为"美国全国儿童牙齿健康月"
1983年	美国国立牙科卫生研究院举行的共识发展会议认可了窝沟封闭的有效性和实用性
1984年	美国儿科学会（American Academy of Pedodontics，AAP）更名为美国儿童牙科学会（American Academy of Pediatric Dentistry，AAPD）
1995年	ADA对儿童口腔医学专业采用了一个新的定义：儿童口腔医学是一个年龄定义的专业，为婴儿和儿童至青少年提供初级和全面的预防及口腔治疗，包括有特殊医疗保健需求的儿童
2003年	AAP制定了《口腔健康风险评估时机和建立牙科之家的政策声明》，该政策声明的发布将体现在几个结果中，包括需要确定在儿科诊所进行快速筛查的有效方法，以及对高危儿童进行快速转诊和干预的机制
2011年	AAPD成立了儿童口腔健康研究和政策中心，为研究和政策分析提供信息并进一步推进，以促成最佳的儿童口腔健康护理
2017年	人力与人才信息交换所结果显示，儿童口腔医学有676名申请人申请408个职位，超过了所有其他专业

与儿童的互动变得更具挑战性[10-11]。同样，低龄儿童龋在贫困和少数族裔儿童群体中的集中发生，以及需要护理的人群中文化亚群的出现，使儿童行为分级方法复杂化[12-13]。美国儿童牙科学会（AAPD）倡导的基本行为管理技术的应用必须与我们对龋齿患者儿童期不良经历（ACE）的深入理解相结合，更简单地说，还必须与文化相叠加（例如，在临床中限制接触和性别互动[14]）。父母希望在治疗期间在场，并希望找同意该做法的医生就诊[15]。

药物行为管理仍然是儿童口腔治疗的主要考虑因素，但也发生了巨大的变化。镇静死亡病例促使人们制订了新的指南、更好的培训和更好的患者监测，当然，还对如何提供这项服务进行了更严格的审查[16-17]。长期以来，作为儿科镇静的主要药物（例如，水合氯醛等）已经在很大程度上被更安全和可逆的药物所取代[18]。全身麻醉下牙科治疗的急剧增加，部分原因是低龄儿童龋的流行。尽管药物行为管理是父母的首选，但它也受到成本、手术部位的适用性以及越来越多的关于麻醉药可

表1.2	从跨越2000年的角度看儿童口腔医学的变化特征
儿童口腔保健的传统要素	**当前和未来的发展方向及其驱动因素**

预防

• 传统X线片诊断和龋齿诊断	• 数字X线摄像及电子龋齿检测
• 预防方式主要由氟化物组成，包括氟化水源、含氟牙膏、诊室氟化物制剂、氟化物补充剂和家庭非处方（OTC）含氟漱口水	• 预防仍然强调大多数传统的方法，但现在包括氟保护漆、氟化氨银（SDF）的使用，应用氟化物和其他技术的患龋风险范例，停止补充剂
• 选择性应用牙科封闭剂预防殆面和窝沟龋	• 牙科封闭剂现在以循证为基础，被普遍接受为主要的预防技术，并且可能具有治疗意义
• 龋病风险评估对提供预防性服务不是必要的	• 龋病风险评估现在被认为对预防性治疗计划是必不可少的，并且是预防保健的组成部分

行为引导

• 以牙医为主导，基于椅旁行为和有特殊医疗保健需求，应用简单的沟通和更先进的技术	• 更复杂的技术应用，注意椅旁和其他方面的行为，并着重强调与家长的沟通
• 家长在临床治疗时与患儿分离	• 认识到家长对束缚、药物行为管理和家长陪伴态度的变化
• 所有儿童都使用相同的范式和层次结构进行行为管理，而不考虑全身的、情绪的和其他缓解因素	• 认识到恶性刺激和儿童期不良经历（ACE）对儿童行为的影响
• 疼痛和焦虑主要针对术前治疗需求	• 更好地理解疼痛和焦虑并对其进行后续管理，认为是牙科治疗过程中回避治疗、社交和发育行为以及术中表现的影响因素
• 主要基于诊所的非药物行为管理	• 与牙科、医学麻醉医生和手术中心合作，在诊所使用镇静、全身麻醉的高级行为引导的新模型
• 牙科诊所对于行为的简单愿景基于传统家庭结构、多数社会特征和中产阶级价值体系	• 认识到文化、贫困和其他非传统要素对牙科诊所行为的影响

低龄儿童龋的治疗

• 简单地应用复合树脂、银汞合金、不锈钢预成冠	• 预成冠、氧化锆冠和渗透树脂的全面整合
• 使用甲醛甲酚（FC）、硫酸亚铁（FS）作为首选治疗方法的牙髓切断术	• 牙髓治疗有更全面的选择，包括间接牙髓治疗技术、三氧矿物聚合物（MTA）
• 在材料和技术的选择上强调即刻修复及乳牙生命周期内的成功	• 在修复治疗时考虑了安全性和毒性问题
• 大多数低龄儿童龋的病例治疗方法为修复或拔除	• 考虑一系列治疗方案，包括推迟治疗、使用氟化物和其他防龋剂（例如，SDF）进行更频繁的干预

牙科疾病的重要性

• 龋齿是儿童护理的主要驱动因素	• 儿童牙科对美观问题（氟中毒、牙齿洁白度）有了更多认识 • 磨牙-切牙矿化不全（MIH）和牙齿酸蚀症等新情况的出现成为治疗的考虑因素

系统性疾病与口腔健康

• 以可预测的模式出现的传统疾病可以进行一致性管理	• 新的疾病（例如，肥胖）及其管理方面的考量；其他饮食失调；自闭症患者的增加
• 根据有特殊医疗保健需求患者的疾病进展情况可以预测其牙齿问题	• 寿命延长伴末端器官损伤的并发症、新药物的影响以及对生命和功能维持技术依赖性的增加

续表

儿童口腔保健的传统要素	当前和未来的发展方向及其驱动因素
实践的考虑	
• 纸质记录和诊所管理	• 数字化的病历记录、账单、影像和技工室程序
• 简单的安全导向（OSHA、NIOSH、CDC）	• 诊所安全，包括风险降低，随着CBCT和其他数字化技术的引入，人们对辐射暴露的担忧日益加剧；HIPAA的变化、水路管理
• 整体的牙科知情同意	• 根据治疗程序改变知情同意
• 基于区域和培训的护理模式	• 儿童口腔保健循证指南的出现

CBCT，锥形束计算机断层扫描；CDC，美国疾病控制和预防中心；HIPAA，《健康保险可携性和责任法案》（1996年）；NIOSH，美国国家职业安全与健康研究所；OSHA，美国职业安全和健康管理局

能影响早期大脑发育的研究的挑战[19]。推动行为管理变化的还有深入认识到疼痛在行为中的作用，无论是椅旁治疗还是寻求护理过程中[20]。我们经常遇到很小的孩子因龋齿而疼痛多日，挑战了疼痛控制仅限于局部麻醉的简单概念[21]。

焦虑、疼痛和药物行为管理的科学研究及临床转化还会继续。我们的方法也将发生变化，我们添加了更强效的局部麻醉药（例如，阿替卡因），经鼻使用局部麻醉药以及酚妥拉明钠等拮抗剂被接受[22-23]。本书后续章节介绍了疼痛、焦虑和椅旁行为管理的新方法及长期以来使用的方法。

治疗方案

低龄儿童龋的治疗随着材料学和对口腔生物学的理解而不断变化。如今，临床医生可以有更多的选择来进行牙髓治疗并获得更好的结果。三氧矿物聚合物（MTA）和生物活性玻璃将彻底改变恒牙和乳牙牙髓治疗[24]。使用包括传统氢氧化钙和最新的玻璃离子水门汀等制剂的间接牙髓治疗挑战了患有深大龋坏的乳牙注定要进行侵入性牙髓治疗这一传统观念[25-26]。外伤现在受益于更大规模、更长时间的研究，这些研究指导临床医生获得更好的治疗结果。对于因龋齿或外伤而无法保留的恒牙，自体移植是一种现在公认的治疗技术[27-28]。再生技术的进步以及其他的系统治疗可以为传统意义上远期预后不佳的年轻恒牙增加保存机会，并可能在未来实现完整的牙齿再生[29]。

乳牙修复方案的选择持续增加。透明冠是乳前牙修复体中经久耐用的方法，不锈钢预成冠与之类似。氧化锆冠具有更好的美学性、强度，操作简单，尤其在后牙中越来越受到青睐[30]。开面不锈钢预成冠（SSC）在儿科历史上与不太美观的不锈钢预成冠并驾齐驱。生物活性修复材料属于一类具有内在修复能力的修复材料[31]。

对非常年幼的儿童来说，低龄儿童龋的治疗中最令人兴奋的进步是我们对治疗紧迫性、修复体寿命和非修复性辅助治疗的深入思考。低龄儿童龋的治疗曾经以修复或拔除为主，而且通常是立即进行治疗，同时使用行为管理技术来完成护理。如今，临床医生可以放心地使用非修复性技术（例如，氟保护漆）和SDF来阻止低龄儿童龋的发展，并可以避免进行昂贵的全身麻醉，且全身麻醉往往日后还需要再次进行[32-33]。Hall技术全冠修复也可以可靠而安全地阻止龋病进展并恢复功能，无须儿童的高度配合[34]。低龄儿童龋治疗的进步使口腔保健更安全、更有效，也更受许多家庭的欢迎。

牙科疾病的重要性与系统性疾病

低龄儿童龋长期以来一直是牙科之家就诊的主要原因，但在儿童口腔保健中也出现了其他情况（例如，氟中毒、美观问题，以及磨牙-切牙矿化不全的处理[35]）。牙齿酸蚀症已从一种提示饮食失调的独立的健康状况转变为儿童广泛存在的问题[36]。这些状况以及牙釉质发育不全、内源性染色和牙齿数量异常等牙列遗传性疾病，都是儿童口腔评估的重要交叉点。

儿童系统性疾病默认属于儿童牙医的职权范围。护理有特殊医疗保健需求的儿童需要了解这些儿童的医

疗、功能、社会和规划方面的工作知识。医学的进步在许多情况下延长了寿命，但也带来了技术依赖性（例如，脑分流和植入式设备）以及药物、手术或疾病原始状态的持续冲击对器官的影响。照顾这些儿童需要牙医了解相关疾病、治疗方法以及疾病对口腔生理和功能的影响，现在还需要了解这些儿童生活的社会环境和规划[37]。尽管儿童牙医可以继续带头照顾有特殊医疗保健需求的患儿，但我们的医疗保健系统的目的是将他们过渡到成年人保健，因为他们的牙科需求超出了儿童口腔医学通常的关注范围[38-39]。

现代儿童的实践与护理

随着所有牙科诊所都朝着日益复杂化和数字化的道路发展，儿童口腔保健相关领域也发生相应变化。纸质化办公已经成为过去，向无纸化办公的转变意味着可以跟踪龋病风险、健康史、转诊、系列疾病表现和治疗。模型、影像学检查和牙列发育分析等资料现在均可以存为电子文档[40]。随着激光和其他治疗技术的进步，儿童的知情同意程序变得更加复杂，尤其是随着家庭结构的变化。牙科诊所的诊室设计、玩具和诊所的其他方面都需要特殊的考虑，因为儿童是患者家庭的一部分。

父母对孩子安全的关注需要更为详细的安全注意事项、法规和办公环境。基本的感染控制仍然是患者安全的关键，但水路安全、牙科材料中的化学物质和辐射已成为儿童口腔科护理的特殊考虑因素[41]。跨专业护理是一个不断扩展的领域，这表明儿童牙医需要注意肥胖、免疫接种等其他牙科领域不一定考虑的事情。虐待儿童仍然是儿童牙医考虑的安全问题。

本版

相关主题大多在最新版本中进行了深入探讨。增加了关于唇腭裂患者管理和龋病的新章节以应对儿童口腔保健性质的变化。本书保留了其对儿童口腔医学发展的观点，验证了其不断变化的科学性，包括早期干预的优势以及新的年龄相关性疾病和治疗。正文许多章节继续深入地探讨了技术及其年龄相关性的诊断部分。欢迎阅读第6版！

第2章
口腔病变和发育异常的鉴别诊断
Differential Diagnosis of Oral Lesions and Developmental Anomalies

CATHERINE M. FLAITZ

在儿童中可检测到各种各样的口腔病变和软组织异常，但其中许多病变发生的频率较低，这使其临床诊断具有挑战性。本章的目的是强调在儿童最常见的口腔病变以及主要在这个年龄段发展的病理性改变。此外，还包括与几种遗传性疾病和特定恶性肿瘤相关的口腔病变，这些病变与良性或炎症条件类似，因而扩大了疾病范围。表格中列出的内容使这个综合性的主题更加简洁，更容易回顾。每种疾病的简要描述总结了与儿童患者相关的最重要的临床信息。展示了这些情况的代表性案例用于说明典型的临床表现或影像学表现。

每种口腔病变都根据以下要点进行描述：①最常见的受累年龄段和性别倾向性；②病变的特征性临床表现和影像学表现；③病变最常见的部位；④病变在儿科的意义；⑤病变的治疗和预后；⑥与这个年龄段相关的鉴别诊断。

除了第一个表格是关于选定的发育异常外，其他的表格都是展示了主要的临床或影像学特征以便进行比较。每个表格的标题所包含疾病的类别依次为：
- 发育异常（表2.1，图2.1）
- 白色软组织病变（表2.2，图2.2）
  - 表面白色增厚性病变
  - 表面白色病损
  - 白色皮下病变

- 深色软组织病变（表2.3，图2.3）
  - 红色或紫蓝色病变
  - 棕黑色病变
- 溃疡性病变（表2.4，图2.4）
- 软组织增生（表2.5，图2.5）
  - 乳头样病变
  - 急性炎症病变
  - 肿瘤和肿瘤样病变
- 透射性骨病损（表2.6，图2.6）
- 透射阻射混合性骨病损（表2.7，图2.7）
- 阻射性骨病损（表2.8，图2.8）

参考资料

[1] American Academy of Pediatric Dentistry Reference Manual. Useful medications for oral conditions. *Pediatr Dent.* 2016;38(6):443–450.

[2] Greer RO, Marx RE, Said S, et al. *Pediatric Head and Neck Pathology.* New York: Cambridge University Press; 2017.

[3] Hennekam R, Krantz I, Allanson J. *Gorlin's Syndromes of the Head and Neck.* 5th ed. New York: Oxford University Press; 2010.

[4] Kolokythas A, Miloro M. Pediatric oral and maxillofacial pathology. *Oral Maxillofac Surg Clin North Am.* 2016;28(1):ix–x.

[5] Neville BW, Damm DD, Allen CM, et al. *Oral & Maxillofacial Pathology.* 4th ed. St Louis: Elsevier; 2016.

[6] Philipone E, Yoon AJ. *Oral Pathology in the Pediatric Patient. A Clinical Guide to the Diagnosis and Treatment of Mucosal Lesions.* Heidelberg: Springer; 2017.

[7] Scully C, Welbury R, Flaitz C, et al. *A Color Atlas of Orofacial Health and Disease in Children and Adolescents.* 2nd ed. London: Martin Dunitz; 2002.

[8] Woo S-B. *Oral Pathology: A Comprehensive Atlas and Text.* New York: Elsevier; 2012.

表2.1 发育异常

病损	儿童年龄和性别	临床表现和影像学表现	部位	儿科的意义	治疗和预后	鉴别诊断
沟纹舌（阴囊舌）	0~20岁 无性别差异	中央有深沟；多个短的犁状沟；刺激敏感；可能发生游走性红斑	舌背和舌侧缘	多基因或常染色体显性性状；发生在唐氏综合征、口干、糖尿病中；在1%的儿童中检测到；呼吸异味的来源	刷舌；随着年龄的增长变得更加明显	游走性红斑 伴皱纹舌的巨舌症 舌半侧增生 面部肉芽肿病
舌系带过短	出生时存在 男性好发	舌尖上的短而厚的舌系带或附着物；可能导致舌尖出现轻微裂缝	舌腹和口底	发生在2%~11%的婴儿身上；很少引起语言、进食、吞咽或牙周问题；多发性舌系带与口-面-指综合征有关	偶尔需要进行系带切除术；许多人随着年龄增长而自我纠正	分叉舌 小舌症腭舌粘连（舌与腭部粘连） 舌瘢痕
舌异位甲状腺	10~20岁 女性好发	粉红色或红色结节状肿块；表面光滑；可能导致吞咽困难、发音困难或呼吸困难	舌中线；甲状舌管是一种发生在舌颈部中线的变异	症状出现在青春期或妊娠期；70%正常甲状腺缺失；婴儿甲状腺功能减退的重要原因	甲状腺激素治疗、切除或放射性碘消融术；癌症发生率<1%	淋巴管增生 血管瘤 淋巴管瘤 癫痫
口角凹陷	10~20岁 男性好发	单侧或双侧凹陷或流出液体	口角	<1%儿童中发生；与耳前凹陷有关	不需要	正中旁唇凹 口角唇炎
正中旁唇凹（先天性唇凹）	出生时存在 无性别差异	双侧对称凹陷或隆起；会流出液体	靠近下唇红中线	常染色体显性状；与唇裂相关；van der Woude和其他综合征	不需要；如果有美观问题可进行手术	黏液囊肿 软组织脓肿 正中唇裂 复唇 唇部穿孔
尖牙后乳头	0~20岁 女性好发	无症状、粉红色、无蒂丘疹或结节；通常是双侧的	舌侧附着龈，与下颌尖牙相邻	在儿童中非常常见，并随着年龄的增长而退化	不需要；正常解剖学变异	炎症性纤维瘤 巨细胞纤维瘤 软组织脓肿

续表

病损	儿童年龄和性别	临床表现和影像学表现	部位	儿科的意义	治疗和预后	鉴别诊断
悬雍垂裂	出生时存在 无性别差异	悬雍垂中线的凹沟或分裂；可能有语言障碍	中线，软腭后部	腭裂的最小表现；腭黏膜下裂标志；与Loeys-Dietz综合征等综合征相关	不需要；可能需要遗传咨询	外伤性缺损
唇系带增生	出生时存在 无性别差异	粉红色软组织的厚三角形带；可能与牙龈退缩或牙龈纵裂有关	唇黏膜和牙龈的中线；上唇和下唇均可发生	撕裂时自发出血；多发性系带与口-面-指综合征有关；罕见母乳喂养问题	不需要；系带切除未治疗一些较大的间隙，牙龈退缩或唇部活动问题	外伤瘢痕 系带标签
腭隆突	10~20岁 女性好发	大小和形状各不相同的坚硬骨质；无症状，除非受到外伤；X线片上显示为阻射影	硬腭中线	这个年龄段的大多数隆突都有轻微隆起，表面光滑；常染色色显性遗传或多因素影响	不需要；成年后将继续长大	腭中缝突出 腭外生骨疣 腭正中囊肿
下颌隆突	10~20岁 男性好发	大小和形状各不相同的坚硬骨质；无症状，除非受到外伤；X线片上与牙根重叠的阻射影	双侧的，下颌舌侧	比腭隆突少见；受遗传和环境影响	不需要；成年后将继续长大	外生骨疣 外周骨瘤 增殖性骨膜炎 纤维发育不良 致密性骨炎 特发性骨硬化
外生骨疣	10~20岁 无性别差异	单个或多个硬的骨结节；无症状，除非受到外伤；X线片上与牙根重叠的阻射影	上颌和下颌牙槽嵴颊侧；常是双侧的；可能发生在腭部	受到创伤的外生骨疣因其位置；通常牙齿异位萌出；儿童可能对触诊敏感	不需要；成年后将继续长大	外周骨瘤 增殖性骨膜炎 牙齿异位萌出 致密性骨炎 特发性骨硬化

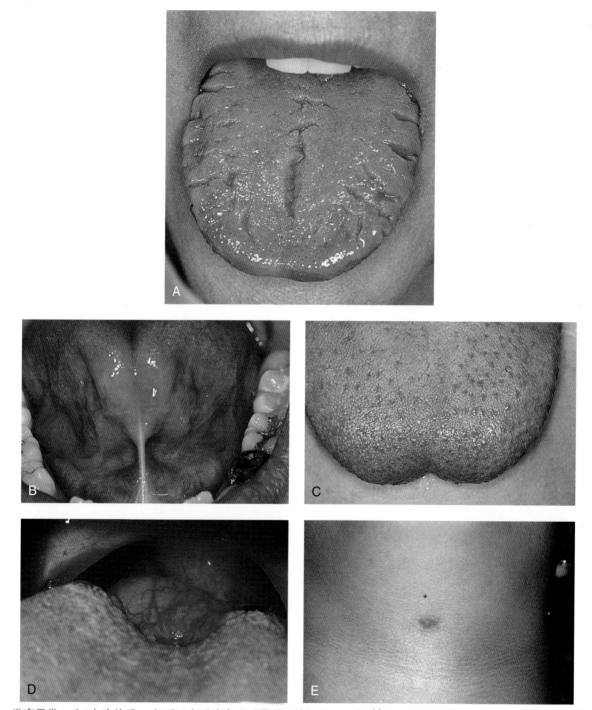

图2.1　发育异常。（A）沟纹舌。（B和C）舌尖有舌系带附着的部分舌系带过短。注意舌伸展时活动受限。（D）舌中线的舌异位甲状腺。（E）甲状舌管囊肿伴窦道，颈部中线。

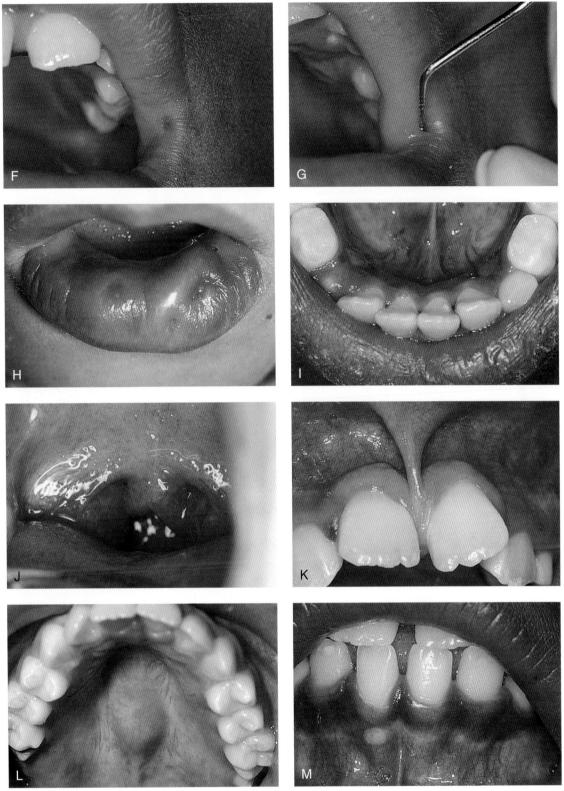

图2.1（续）　（F和G）口角凹陷，深度如牙周探针所示。（H）正中旁唇凹。（I）下颌舌侧牙龈的尖牙后乳头。（J）悬雍垂裂。（K）上颌唇系带增生。（L）硬腭中线的腭隆突。（M）下颌前牙槽的小的外生骨疣，正面观。（[D] Courtesy Dr. G.E. Lilly, University of Iowa College of Dentistry.）

表2.2　白色软组织病变

病损	儿童年龄和性别	临床表现	部位	儿科的意义	治疗和预后	鉴别诊断
表面白色增厚性病变						
摩擦性角化病和口腔黏膜白线病变	0～20岁 无性别差异	局部为弥漫性、白色、粗糙或碎片状斑块；粘着的；无症状的	咬面附近的黏膜，包括颊黏膜、唇黏膜、舌侧缘；附着龈	由慢性咀咬习惯（磨牙）、正畸附件刺激、牙折和刷牙不当引起	消除病因；病变消退；丙烯酸酯咬合夹板治疗严重病例	白色水肿 白线 无烟烟草接触性口炎 肉桂接触狼疮 红斑狼疮 增生性念珠菌感染
无烟烟草角化症（烟袋角化症）	10～20岁 男性好发	弥漫性、白色、褶皱斑块；粘着的；无症状；牙龈退缩；牙齿染色；由鼻烟或咀嚼烟草引起	前庭黏膜、唇黏膜和颊黏膜；通常为下颌部位	高度成瘾的习惯；1～5年后出现病变；患牙周病、龋齿，牙齿敏感和呼吸道异味的风险增加	习惯的中断可使病变逆转；持续性病变应当活检；恶化风险低	白色水肿 摩擦性角化病 肉桂接触性口炎 慢性增生性念珠菌感染
白色水肿	0～20岁 无性别差异	广泛的，白色膜状，有褶皱；粘着的；拉伸时消失	双侧唇颊黏膜和软腭	黑种人儿童中明显；病情随着年龄的增长而增加；在吸烟者中更为明显	不需要；正常黏膜的常见变异	摩擦性角化病 白线 白色海绵状斑痣
肉桂接触性口炎	10～20岁 无性别差异	长圆形到宽线形、表面粗糙、增厚的白色斑块，弥漫性红斑；柔软的	牙龈、咬面附近的黏膜，包括颊黏膜和舌侧缘	糖果、口香糖、牙膏、漱口水中的肉桂香料	识别并停止使用引起病变的产品；病变在1周内消退	口腔黏膜病变 增生性念珠菌感染 无烟烟草角化症 毛状白斑

续表

病损	儿童年龄和性别	临床表现	部位	儿科的意义	治疗和预后	鉴别诊断
白线	牙齿萌出后的任何年龄 女性好发	平滑或粗糙的白线；可以是扇形的；无症状的	双侧颊黏膜，沿殆面	与咬颊或吮吸习惯有关 能与白色水肿有关	不需要；可自行消退	肉桂接触性口炎 瘢痕形成 口腔黏膜病变
毛舌	10~20岁 无性别差异	奶油色至棕色；丝状乳头弥漫性伸长	舌背	导致呼吸异味；与吸烟、口腔卫生不良、抗生素、口干、过度使用漱口水有关；舌苔在儿童中更常见	消除病因；刷舌	摩擦性角化病 增生性念珠菌感染
白色海绵状斑痣	<10岁，可能在出生时出现 无性别差异	弥散的、对称的、波纹状的或天鹅绒般的白色斑块；粘着的；无症状；持久的	双侧颊黏膜最常见；也见于唇黏膜、舌腹、口底和软腭	常染色体显性皮肤病；角蛋白4和角蛋白13缺陷；可能涉及口外部位；在青春期达到充分表达	不需要；年轻时病情稳定	白色水肿 增生性念珠菌感染 摩擦性角化病 综合征相关白斑 遗传性良性上皮内病变
表面白色病损						
伪膜性念珠菌感染（鹅口疮）	任何年龄，尤其是婴儿期 无性别差异	广泛的白色斑块，擦去后留下正常或红色的原始基底；轻度灼热	任何黏膜部位，但常见于颊黏膜、舌和腭	由白色念珠菌和其他种类念珠菌引起；促成因素包括抗生素、类固醇、免疫抑制；婴儿可能出现尿布疹；奶嘴、矫治器和牙刷可能含有真菌	抗真菌药物和适当的口腔卫生；如果病因没有消除，可能会复发	牙菌斑 化学灼伤 舌苔 口腔黏膜剥脱 口腔黏膜病变 Koplik风疹斑

续表

病损	儿童年龄和性别	临床表现	部位	儿科的意义	治疗和预后	鉴别诊断
化学灼伤	0~20岁 无性别差异	局部性或广泛性分布的白色非黏附性斑块、糜烂或溃疡；敏感到疼痛；突然发作	任何部位，但常见于唇、舌、颊黏膜和牙龈	多种化学物质和药物可能会引起这种化学反应，包括牙科治疗的化学物质、局部麻醉药、苯酚、甲醛等的不当使用	发现并消除原因；询问顺势疗法；缓解症状	热灼伤 伪膜性念珠菌感染 舌苔 口腔黏膜剥脱 梅毒黏膜斑
舌苔	0~20岁 无性别差异	舌体上的白色或黄色非黏性表层；无症状；可能是呼吸异味的来源	舌背	与口腔呼吸、发热性疾病、脱水、口腔卫生不良有关的常见疾病；呼吸异味的来源	刷牙和充分补水；有复发倾向	伪膜性念珠菌感染 毛舌 白色草莓舌
口腔黏膜剥脱	10~20岁 无性别差异	半透明到白色的条状黏膜，可脱落；质地黏稠；可能有灼烧感	颊侧和唇侧黏膜、舌	与牙膏和漱口水中的洗涤剂和其他成分有关	发现并停止使用口腔卫生产品；可自然恢复	牙菌斑 伪膜性念珠菌感染 过敏性接触性口炎 热/化学灼伤
白色皮下病变（瘢痕） 瘢痕形成代（瘢痕）	0~20岁 无性别差异	表面光滑的白色或粉色线条或不规则斑块；十字形或星形；无症状	任何部位，但常见于唇黏膜、唇红、舌	口腔外伤或手术史；可能代表虐待儿童或自残	不需要；如果存在美观问题，则进行瘢痕修复	白线 黏膜移植 扁平苔藓
福代斯斑	10~20岁 男性好发	小的、黄色、多灶性丘疹；离散的或聚集的；无症状的	双侧颊黏膜、磨牙后垫和上唇红	20%~30%的儿童有口腔皮脂腺；青春期刺激发展	不需要任何治疗；大小可有增加；为美观可激光治疗	摩擦性角化病 瘢痕形成脓疱荨麻疹

续表

病损	儿童年龄和性别	临床表现	部位	儿科的意义	治疗和预后	鉴别诊断
口腔淋巴上皮囊肿	10~20岁 无性别差异	单个、柔软、粉色结节， 有浅表细血管图案；通常 触诊不柔软	舌后外侧、口底、软腭	类似脓肿，会有大小变化和 内容物排出	切除活检；不会复发	软组织脓肿 脂肪瘤 涎石症 扁桃体炎 增生性淋巴结
涎石症	10~20岁 无性别差异	孤立或多个坚硬的黄白色球 形物；进食时出现间歇性 疼痛和肿胀；导管阻塞性 疾病	通常在口底颌下腺导管内； 下颌下腺	殆片或全景片可能有助于诊 断；圆形钙化团块	按摩腺体，手术去除结石， 有时切除腺体；碎石；结 石可能复发	软组织脓肿 口腔淋巴上皮囊肿 表皮样囊肿 钙化淋巴结
新生儿腭囊肿	新生儿 无性别差异	孤立的或多个离散的或簇状 的丘疹，具有光滑的珍珠 白色表面，大小通常为 1~3mm，无症状	Epstein小结：腭中缝 Bohn小结：硬、软腭交界处 侧方	高达85%的新生儿出现囊肿	不需要；囊肿内充满角蛋白， 在第1个月内可自行破裂	软组织脓肿 口腔淋巴上皮囊肿
新生儿牙龈囊肿 （牙板囊肿）	新生儿 无性别差异	孤立的或多个离散的或簇状 丘疹，表面光滑半透明到 珍珠白色；大小通常为 1~3mm，无症状	牙槽黏膜，尤其是上颌黏膜	高达50%的新生儿出现囊肿	不需要；前3个月内自行破裂	新生牙 软组织脓肿 新生儿牙槽淋巴管瘤

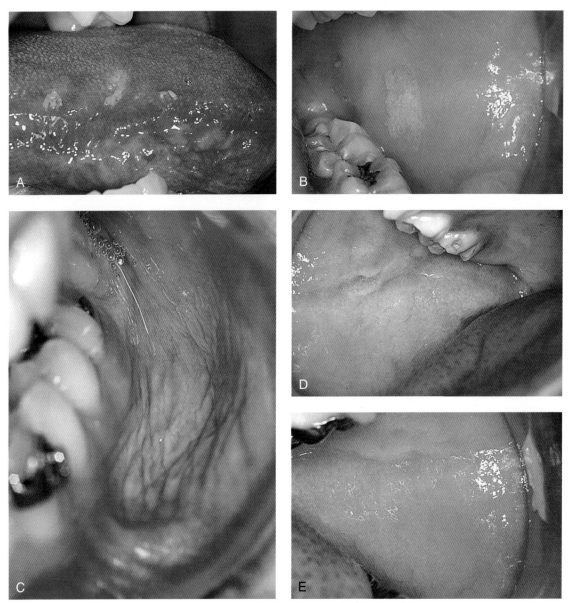

图2.2　白色软组织病变。（A和B）舌侧缘和颊黏膜因慢性咬合而发生的摩擦性角化病。（C）下颌前庭后部的无烟烟草角化症。（D和E）双侧颊黏膜的白色水肿。

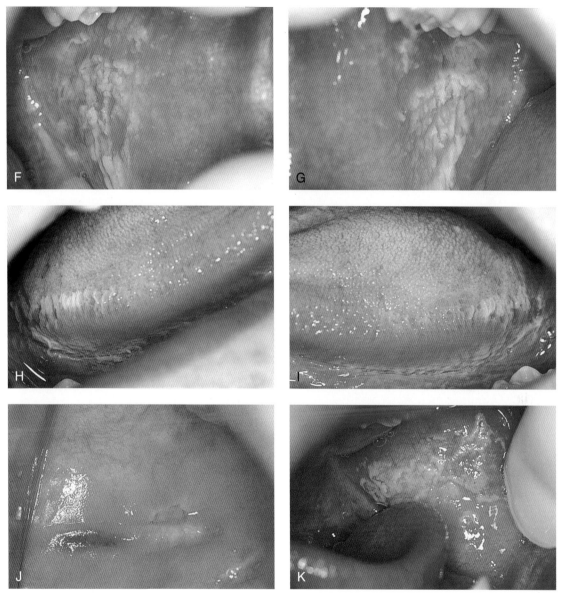

图2.2（续）　（F～I）颊黏膜和舌侧的白色海绵状斑痣。（J）由于有严重的吮吸习惯，导致白线溃疡。（K）口腔黏膜伪膜性念珠菌感染。

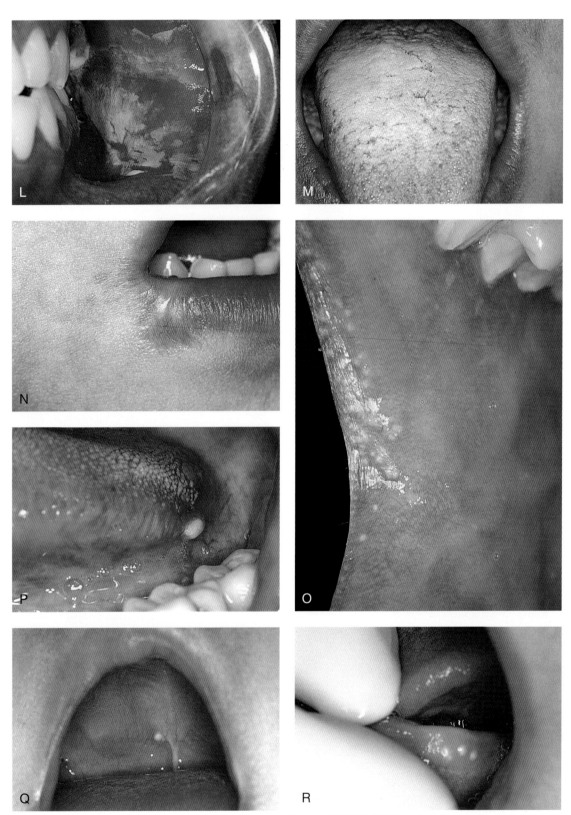

图2.2（续）　（L）过度使用局部麻醉药造成的化学灼伤。（M）有口呼吸的儿童舌头上有舌苔。（N）由于电灼伤，口角可见扇形瘢痕。（O）颊黏膜前部的福代斯斑。（P）舌外侧后部的口腔淋巴上皮囊肿。（Q）新生儿硬腭中线上的单个腭囊肿。（R）新生儿下颌牙槽黏膜上的一簇牙龈囊肿。

表2.3　深色软组织病变

病损	儿童年龄和性别	临床表现和影像学表现	部位	儿科的意义	治疗和预后	鉴别诊断
红色或蓝色紫色病变						
葡萄酒色斑痣（毛细血管畸形）	婴儿 无性别差异	局部为弥漫性，红色至紫色斑块状病变，颜色深浅不一；自发出血；牙龈和骨质增生	面部是最常见的部位，沿三叉神经分布；可能有唇和口腔黏膜受累	发生在约1%的新生儿中；可能是Sturge-Weber综合征；可能是并发症；牙龈系统性疾病；牙眼软性病变类似化脓性肉芽肿	激光治疗；持续性病变，随着年龄的增长，其颜色可能会变深并呈结节状	血管瘤 静脉和动静脉畸形 瘀血 遗传性出血性毛细血管扩张
黏膜下出血，包括瘀点、瘀斑和血肿	0~20岁 无性别差异	局限性或弥漫性的斑点、斑块变为红色；早期病变为蓝黑色；可能是柔软的	颊黏膜、唇、舌侧缘和软腭；可能在皮肤上同时发生	如果有多处病变，需要排除虐待儿童、人为伤害、传染性疾病（例如，传染性单核细胞增多）和血液疾病（包括白血病、血小板减少症、贫血和血友病）	明确原因；病变不需要治疗；自行愈合	银汞合金纹 血管瘤 血管畸形 红斑性念珠菌感染 血液异常
红斑性念珠菌感染	0~20岁 无性别差异	多发红色斑点至弥漫性红色斑块；舌苔脱落；灼烧感；可能患有口角炎	腭、颊黏膜、舌背	由白色念珠菌和其他种类念珠菌引起；促成因素包括抗生素、免疫抑制、口腔干燥、腭部覆盖义齿	抗真菌药物和适当的口腔卫生；如果没有消除病因或进行相应的管理，可能会复发	接触性过敏 外伤红斑 游走性红斑 热灼伤 腭部瘀点 贫血 猩红热（草莓舌）
正中菱形舌	0~20岁 无性别差异	局部红色，舌苔脱落样斑块，表面椭圆形到菱形，光滑或分叶；无症状	舌背中线后部	由念珠菌感染引起的；可能存在局部腭部红斑或"亲吻损伤"	抗真菌药物和适当口腔卫生	游走性红斑 创伤性慢性损伤 接触性过敏 血管瘤 血管畸形 舌甲状腺
游走性红斑（良性游走性舌炎）	0~20岁 女性好发	多个椭圆形或圆形的红色斑块，边缘为白色扇形；丝状乳头缺失，形状会有变化；可能有灼烧感	舌背和舌腹外侧；很少出现在其他黏膜部位	儿童比成年人更常见；特应性儿童的风险增加；可能伴沟纹舌和短暂性舌乳头炎	不需要；避免食用辛辣或酸性食物；有症状的病例局部应用涂剂或类固醇	正中菱形舌 接触性过敏 红斑性念珠菌感染 短暂性舌乳头炎 扁平苔藓

续表

病损	儿童年龄和性别	临床表现和影像学表现	部位	儿科的意义	治疗和预后	鉴别诊断
萌出性血肿和囊肿	0~20岁 无性别差异	局部斑块或肿胀；红色或蓝色；琥珀色；覆盖在正在萌出的牙齿上；通常是无痛的	牙槽黏膜	萌出性囊肿是软组织，相对于含牙囊肿；很少有牙齿迟萌；该部位可能少量出血	通常不需要任何治疗；随着牙齿萌出而消退；如果有症状则暴露牙齿	血管瘤；新生儿牙槽淋巴管瘤；化脓性肉芽肿；银汞合金纹
棕黑色病变						
生理性（种族性）色素沉着	0~20岁 无性别差异	表面光滑的灰色、棕色或黑色斑块；斑片状到广泛分布	任何部位，但附着龈最为常见	色素沉着随着儿童年龄的增长而增加；常见于深色皮肤者	不需要；正常黏膜是常见变异	炎症后色素沉着；药物引起的色素沉着；吸烟者黑色素沉着；铅中毒
银汞合金纹	10~20岁 无性别差异	灰蓝色、黑色斑点，表面光滑、边缘清晰到不规则，X线片显示为阻射的碎片影像	牙龈、牙槽黏膜、颊黏膜	腭部出现由于自伤引起的石墨色文身；故意文身；很少见	无须处理非细胞肿瘤色素细胞沉着	黑色素沉着；石墨色文身；黑色素痣；静脉瘤；晚期瘀斑
口腔黑色素沉着斑（局灶性黑色素沉着病）	0~20岁 女性好发	褐色、灰色或黑色椭圆形斑点，表面光滑、边缘清楚；单个或多个	下唇红、颊黏膜、牙龈	皮肤白皙的儿童最常见的口腔色素沉着；Peutz-Jeghers综合征的多发性唇斑	无须治疗除非有细胞肿瘤色素细胞沉着	银汞合金纹；石墨色文身；黑色素痣；吸烟者黑斑；晚期瘀斑；药物引起的黑色素沉着
黑色素细胞痣	10~20岁 女性好发	褐色、蓝色或黑色边界清晰的结节或斑点，表面光滑	唇红、腭、牙龈	口腔病变并不常见，但常累及头颈部皮肤	切除活组织检查；皮肤恶变风险低，但口腔黏膜恶变风险不确定	银汞合金纹；石墨色文身；口腔黑色素沉着斑；黑色素瘤

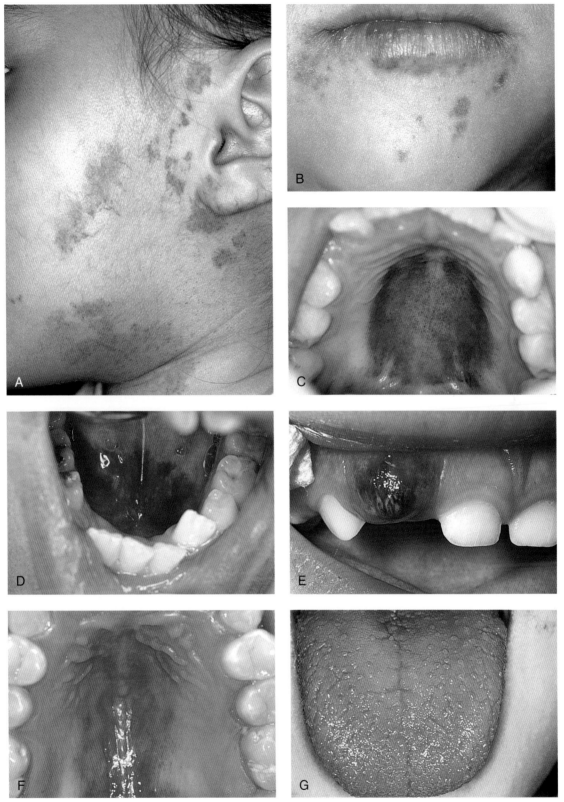

图2.3　深色软组织病变。（A和B）面部一侧和口唇周围的血管畸形。（C）用力吮吸棒棒糖导致硬腭黏膜瘀斑。（D）颏部外伤后口底血肿，常与髁突骨折有关。（E）上颌牙槽黏膜的出血性血肿。（F和G）硬腭黏膜和舌背的红斑性念珠菌感染。

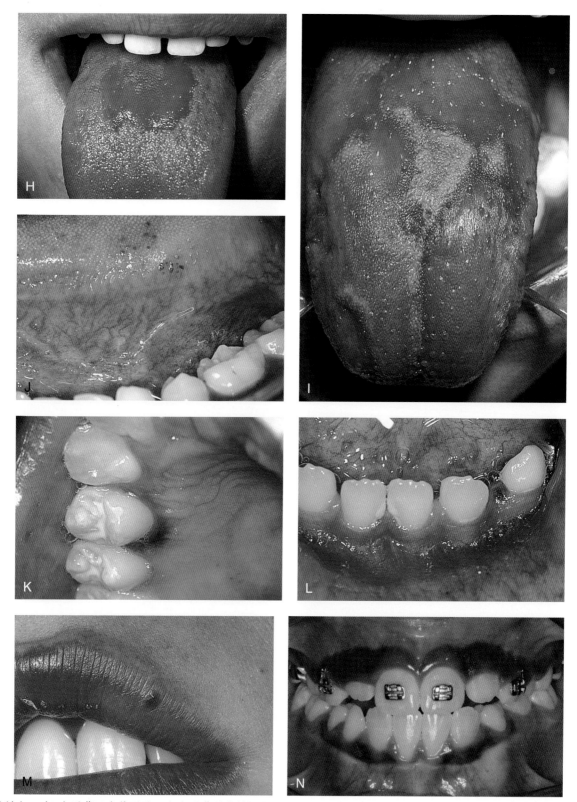

图2.3（续） （H）舌背正中菱形舌。（I）舌背游走性红斑。（J）舌侧菌状乳头炎症后色素沉着（乳头尖端黑色素沉着症）。（K）与第一前磨牙相邻的腭部牙龈的银汞合金纹。（L）有口腔黑色素瘤病史的儿童下颌牙龈的口腔黄斑。（M）上颌唇红区域的复合痣。（N）附着龈的生理性色素沉着。

表2.4 溃疡性病变

病损	儿童年龄和性别	临床表现	部位	儿科的意义	治疗和预后	鉴别诊断
阿弗他溃疡	0~20岁 女性好发	复发性疼痛性溃疡；轻型：1~5个浅表椭圆形溃疡<1cm；7~10天愈合；重型：多发性深溃疡>1cm；2~6周愈合；疱疹样：多发性小溃疡	颊、唇黏膜和舌腹是最常见的；主要发生在未角化的黏膜上	20%~30%儿童发病；T细胞介导的免疫反应；创伤和正畸矫治器是轻治症儿童的重要病因；与儿科系统性疾病有遗传倾向；营养敏感性、食物敏感、营养缺乏有关	用于症状缓解的局部麻醉药和全身应用类固醇；局部和全身应用类固醇、激素、氯己定口腔冲洗剂；光治疗、营养补充剂；重型愈合伴瘢痕形成	外伤性溃疡；继发性疱疹性溃疡；暂时性舌乳头炎；克罗恩病；白塞综合征；乳糜泻病；中性粒细胞性溃疡；PFAPA综合征；胃食管反流病
继发性疱疹性溃疡	0~20岁 无性别差异	多发性、复发性、小溃疡；疼痛；先表现为水疱；成簇出现；前驱症状有烧灼感；7~14天痊愈	唇疱疹在唇红和口周皮肤上；口内疱疹性溃疡出现在硬腭、附着龈；疱疹性甲沟炎出现在手指，特别是有吸吮手指习惯的	单纯疱疹病毒的再激活；1/3儿童发病；紫外线、系统性疾病、创伤、压力、月经是触发因素	预防用防晒霜；缓解症状的局部麻醉药；局部抗病毒药物，全身用阿昔洛韦、伐昔洛韦；免疫功能低下的儿童应该接受治疗	外伤性糜烂；阿弗他溃疡；脓疱型口角炎；接触性过敏；短暂性舌乳头炎；带状疱疹
口角炎	0~20岁 无性别差异	出血并可能形成溃疡的红色裂隙；表面结痂和硬壳；灼烧感；可能是复发性的	口腔连接处；可能与并发的口腔念珠菌感染有关	由念珠菌和葡萄球菌引起；唇肌功能不足、舔嘴唇和流口水是加重症状的因素	唇部润滑、抗真菌、抗菌类固醇软膏；复发性病变可能需要口服抗真菌药治疗	继发性疱疹性溃疡；脓疱病；剥脱性唇炎；外伤性糜烂；接触性过敏；贫血

续表

病损	儿童年龄和性别	临床表现	部位	儿科的意义	治疗和预后	鉴别诊断
创伤性溃疡	0~20岁 无性别差异	常单发；形状多变，边缘不规则；深浅均见；疼痛，常在1~3周愈合	舌侧缘、颊黏膜、唇、牙龈；Riga-Fede症常在下颌乳切牙摩擦婴儿舌腹发生溃疡	最常见的口腔溃疡；提示可能存在虐待儿童行为，神经功能缺损，如果持续或反复发作则可能是人为损伤所致	缓解症状，消除病因；自伤性溃疡是诊断难题；愈合后或留瘢痕	阿弗他溃疡；热灼伤性溃疡；继发性疱疹性溃疡；接触性变态反应
接触性变态反应	0~20岁 无性别差异	局灶性或广泛性红斑、疱和溃疡；肿胀，有烧灼感、疼痛感；慢性则可能出现色斑块	过敏原接触的黏膜部位，尤其好发于唇、颊黏膜和牙龈	提示多种过敏原，包括食物、口腔材料、口腔清洁用品、局部用药、化妆品等	明确并消除过敏原；对年龄较大的儿童可进行斑贴试验以减轻症状；局部使用类固醇于过敏原时，再次暴露则损伤复发	热灼伤性溃疡；继发性疱疹性溃疡；阿弗他溃疡；口角炎；多形性红斑
多形性红斑	10~20岁 男性好发	广泛发病，有疼痛感，可见红色斑块、疱、大疱、溃疡；唇部常形成血痂；皮肤常见靶形病变；急性发作；可伴发热、不适	口腔病变常见于唇、舌、颊黏膜和软腭；皮肤病变常见于头颈部和四肢	常见的诱发因素包括HSV和药物；有轻型、重型之分	停药，润消嘴唇，缓解症状，严重者住院治疗；如果由HSV导致，则常复发	原发性疱疹性龈口炎；坏死性溃疡性口炎；手-足-口病；化学灼伤性溃疡
原发性疱疹性龈口炎	0~10岁 无性别差异	流涎、发热、烦躁，有疼痛，淋巴结肿大，见多发性水疱，溃疡；弥漫性红斑；发病突然，常在7~10天消退	口腔和口周广泛受累；主诉常为牙龈疾病；青少年常累及咽部	由HSV引起；高热和脱水是儿童严重并发症；可能出现手指和眼部病变	支持性治疗包括始息性口腔局部用药、退烧药、镇痛药、补液等；全身性治疗主要使用阿昔洛韦	坏死性溃疡性龈口炎；多形性红斑；疱疹性咽峡炎；手-足-口病

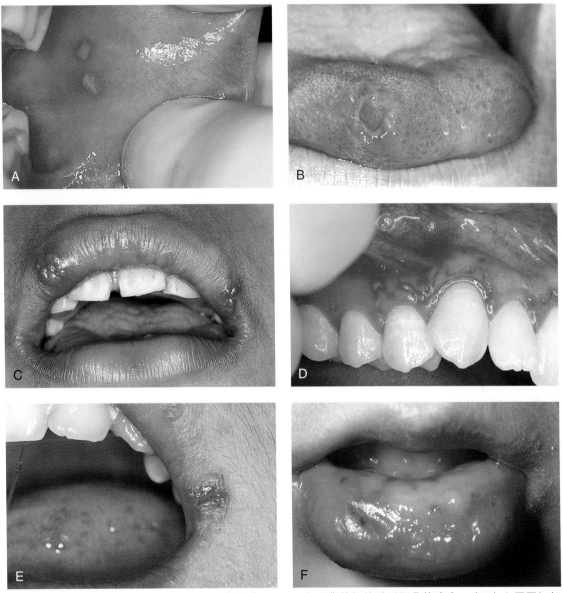

图2.4 溃疡性病变。（A）颊黏膜后部的轻型阿弗他溃疡。（B）舌背前部的重型阿弗他溃疡。（C）上唇唇红部的唇疱疹。（D）上颌附着龈的继发性疱疹性溃疡。（E）口角炎。（F）为行修复治疗而局部麻醉后，咬唇引发的弥漫性创伤性溃疡。

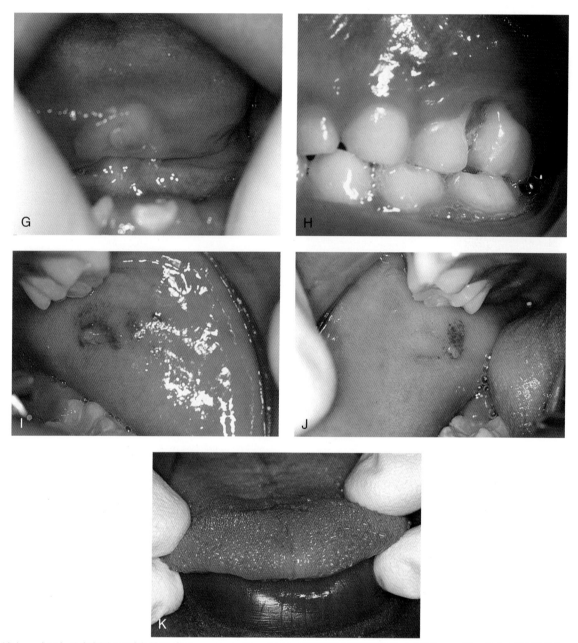

图2.4（续） （G）儿童新生牙引发的舌腹Riga-Fede症。（H）指甲刮伤组织引发的上颌第一、第二乳磨牙间附着龈红斑、退缩。（I和J）双侧颊黏膜糜烂。（K）由对牙膏过敏引发的舌尖部菌状乳头触痛。

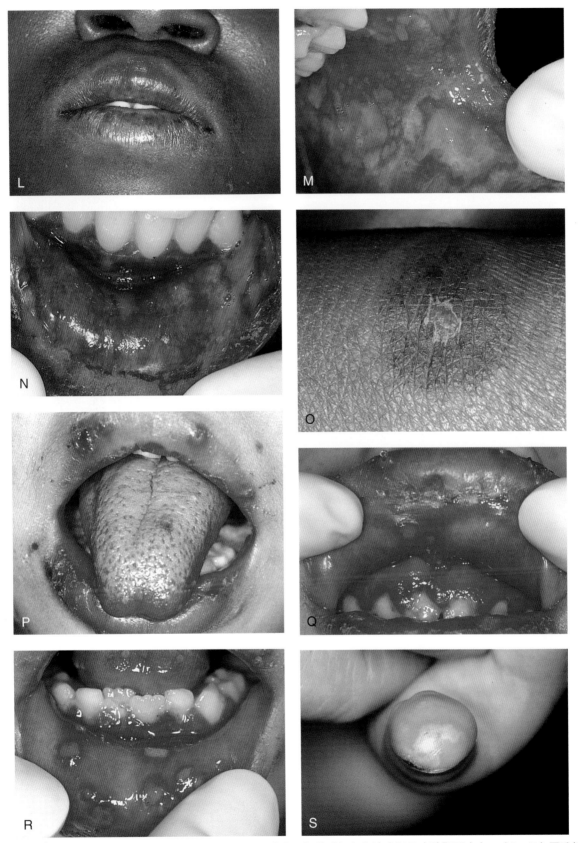

图2.4（续） （L~O）药源性多形性红斑伴唇部肿胀、唇黏膜及颊黏膜红斑和溃疡以及皮肤靶形病变。（P~R）唇舌部、上颌牙龈和唇黏膜、下颌唇龈黏膜的原发性疱疹性龈口炎。（S）拇指上的疱。

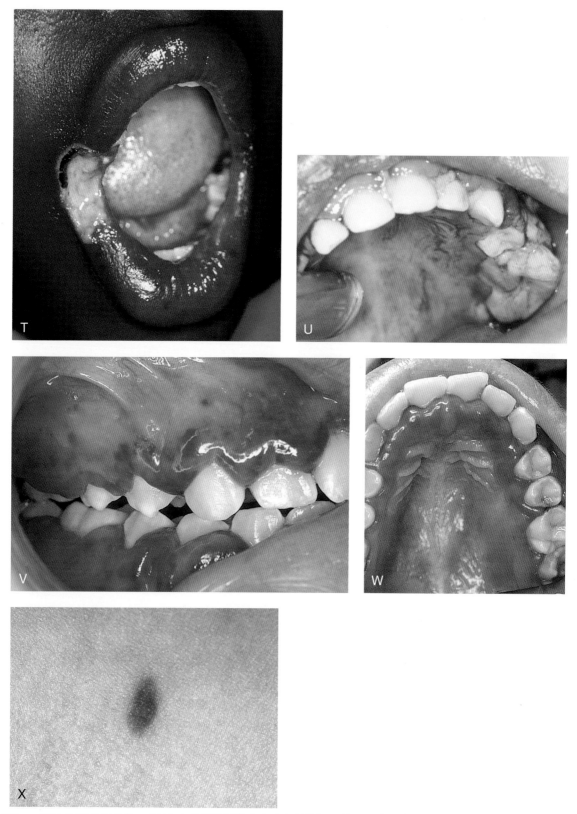

图2.4（续）（T）唇部的电灼伤。（U）急性淋巴细胞白血病患儿的坏死性牙龈溃疡伴厚假膜。（V~X）颊侧牙龈、腭黏膜、皮肤的紫红色增生，提示急性髓细胞白血病患儿白血病细胞浸润。

表2.5 软组织增生

病损	儿童年龄和性别	临床表现	部位	儿科的意义	治疗和预后	鉴别诊断
乳头样病变						
鳞状上皮乳头状瘤	10~20岁 无性别差异	单发，带指状突的有蒂结节；粉白色；柔软无压痛	口腔任何部位，尤好发于舌、唇、软腭	由HPV引发，6型、11型最常见；低毒力、低传染率	切除后活检；复发罕见；无恶变迹象	寻常疣；尖锐湿疣；巨细胞纤维瘤；局限型青少年海绵状牙龈增生
寻常疣（普通疣）	0~20岁 无性别差异	多发，无柄或有蒂的丘疹、结节，表面粗糙，呈卵石状或乳头状；白色；有压痛	常见于手部和面部皮肤；不常见于唇红、唇黏膜和舌前部	由HPV引发，2型最常见；传播途径常为通过吮吸手指或咬指甲自体接种至口腔部位	口腔疣切除后活检；口腔病变复发风险低；皮肤病变可自发消退；无恶变风险	鳞状上皮乳头状瘤；扁平疣；尖锐湿疣；巨细胞纤维瘤；传染性软疣；摩擦性角化病
尖锐湿疣（性病疣）	10~20岁 无性别差异	多发，离散状，无柄结节；表面钝化，呈乳头状；粉红色；无压痛	通常为肛门生殖器黏膜；口腔部位包括唇黏膜、软腭、软腭和舌腹部	口腔病变由HPV 6型、11型、16型、18型引发；16型、18型为致癌HPV；传播途径常为自身接种、垂直或性传播；可能提示虐待儿童	口腔疣切除后活检，激光消融；传染性高，常复发；口腔与口咽癌相关；可注射HPV疫苗	鳞状上皮乳头状瘤；多灶性上皮增生；炎性乳头状增生；巨细胞纤维瘤；浅表淋巴管瘤；线状表皮痣；局灶性真皮发育不全
巨细胞纤维瘤	10~20岁 女性好发	孤立，无柄，或表面呈卵石状的有蒂结节；无痛	附着龈、舌背和硬腭	不明原因的纤维性病变，好发于儿童	切除后活检；复发罕见	鳞状上皮乳头状瘤；尖牙后乳头；刺激性纤维瘤
多灶性上皮增生（赫克病）	0~20岁 无性别差异	多灶性无蒂丘疹和结节，表面呈粉红色颗粒状、斑点状；病灶融合则呈鹅卵石样；无痛	常位于下唇颊黏膜和舌部	由HPV 13型、32型引发；遗传倾向，家族易感性；其他风险因素包括口腔卫生差、居住环境拥挤、营养缺乏	切除后活检；激光消融；常复发；有自发消退可能；无恶变潜能	寻常疣；尖锐湿疣；多发性错构瘤综合征；2B型多发性内分泌腺瘤综合征

续表

病损	儿童年龄和性别	临床表现	部位	儿科的意义	治疗和预后	鉴别诊断
局限型青少年海绵状牙龈增生	10~20岁 女性好发	孤立的红色，天鹅绒样的乳头状斑块或增生；出血量大；病程持大；采取口腔卫生措施无明显效果	前牙唇侧牙龈，通常是上颌牙龈；尤其是移行沟或结合上皮	影响因素包括口呼吸、前牙拥挤、正畸矫治器；曾被诊断为青春期龈炎	切除后活检；能；复发率高达16%；有自发消退可	化脓性肉芽肿；炎症性鳞状上皮乳头状瘤；巨细胞纤维瘤；龈上淋巴管瘤
炎性乳头状增生	10~20岁 无性别差异	多发，成簇丘疹，结节，表面呈粉色，红色颗粒状；呈鹅卵石样；无痛	硬腭黏膜	矫治器覆盖部持续磨损所致；其他因素包括口呼吸和腭穹隆；可能存在念珠菌感染	取下并清洁矫治器；适宜情况可行重衬；行抗真菌治疗；持大性病灶行切除后活检	尖锐湿疣；多灶性上皮增生；红斑性念珠菌病；早期尼古丁口炎
急性炎症病变						
软性组织脓肿（腺膜）	0~20岁 无性别差异	孤立的粉白色或深红色结节；见脓；大小不定；有压痛；可进展为蜂窝组织炎	最常位于牙龈和牙槽黏膜	通常由牙源性感染或嵌顿性异物引发；冠周炎是一种与新出中磨牙相关的牙龈脓肿	控制传染源；局部清创；不使用抗生素；感染未完全消除，则导致复发	化脓性肉芽肿；口腔淋巴上皮囊肿；涎石症；扁桃体结石；新生儿牙龈囊肿
蜂窝组织炎	0~20岁 无性别差异	急性发作的弥漫性红斑性肿胀；质地从软到板状；组织温热、疼痛；可能出现发热、头痛、气道阻塞和白细胞增多	上、下面和颈部	由牙源性感染、颌面部撕裂伤、昆虫叮咬、颌骨骨折、涎腺炎脓肿、鼻窦炎和菌血症引发	控制传染源；行抗生素治疗；严重者行切开引流；路德维希咽峡炎和海绵窦血栓形成可能危及生命	颜面血肿；潜袋型舌下腺囊肿；肺气肿；阻塞性涎腺炎；血管性水肿；急性鼻窦炎；急性淋巴结炎
血管性水肿	0~20岁 无性别差异	急性发作的弥漫性肿胀；柔软无压痛；可能与气道疾病有关	唇、舌、软腭和面部以及其他皮肤部位	获得型是由对食物、植物、药物、昆虫叮咬、冷、热、乳胶、压力、应力感染的过敏反应引发；遗传型大多由C1-INH缺乏引发	过敏型采用抗组胺药、类固醇或经上腺素治疗；遗传型采用其他药物治疗。可能危及生命	蜂窝组织炎；肺气肿；创伤性水肿；接触性变态反应；颌面部肉芽肿病

续表

病损	儿童年龄和性别	临床表现	部位	儿科的意义	治疗和预后	鉴别诊断
黏液腺囊肿	0~20岁 无性别差异	液体充盈，表面光滑，呈半透明红色或蓝色；发病突然；大小不定；有创伤则引起疼痛；偶有流液	下唇黏膜、颊黏膜、舌腹前部	患儿嘴唇肿胀最常见；可能与创伤和口腔矫治器有关；极少数病例是先天性	切除小涎腺后活检；不完全切除或重复创伤可致复发	淋巴管瘤 血管瘤 血肿 软纤维瘤 软组织脓肿 涎腺导管囊肿
舌下腺囊肿	0~20岁 无性别差异	液体充盈，表面光滑，近期起病则表面半透明呈蓝色；大小不定；轻微疼痛；偶有流液，可致舌抬高	单侧口底，潜突型可致颌下区和颈部弥漫性肿胀	通常与舌下腺有关；先天性由颌下腺导管发育不全引发者极少见	切除舌下腺后活检，或行袋形缝合术；袋形缝合术后复发常见	淋巴管瘤 血管瘤 黏液表皮样癌 阻塞性涎腺炎 涎腺囊肿 皮样囊肿

肿瘤和肿瘤样病变

病损	儿童年龄和性别	临床表现	部位	儿科的意义	治疗和预后	鉴别诊断
刺激性纤维瘤	0~20岁 无性别差异	表面光滑呈粉红色；质实无压痛；生长潜力有限	唇颊黏膜、舌、附着龈	慢性创伤引发的常见反应性增生病变，似非真性肿瘤	保守切除后活检；刺激持续，可致复发	纤维性黏膜囊肿 巨细胞纤维瘤 纤维化化脓性肉芽肿 黏膜下良性肿瘤
外周型骨化纤维瘤	10~20岁 女性好发	表面呈粉色、红色。常见溃烂；质实无痛；可致牙槽骨吸收；生长潜力有限	于附着龈牙间乳头处散发；前牙部位最常见	反应性增生病变伴骨膜或牙周膜细胞矿化产物；可致牙齿移位	自骨膜处切除后活检，去除局部刺激；复发率为16%	刺激性纤维瘤 外周型巨细胞肉芽肿 巨细胞纤维瘤 化脓性肉芽肿 外周型牙源性纤维瘤
外周型巨细胞肉芽肿	10~20岁 女性好发	表面呈红色或蓝紫色。可能有溃烂；质实有痛；可致牙槽骨吸收；生长潜力有限	附着龈或牙槽黏膜	刺激引发的反应性增生病变；可致牙齿移位	自骨膜处切除后活检，去除局部刺激；复发率为10%~18%	化脓性肉芽肿 溃疡性刺激性纤维瘤 外周型骨化纤维瘤 血管瘤 异物性肉芽肿

续表

病损	儿童年龄和性别	临床表现	部位	儿科的意义	治疗和预后	鉴别诊断
化脓性肉芽肿	0~20岁 女性好发	表面光滑或不规则，呈红色；常溃烂，出血量大；柔软易碎，无痛；生长潜力有限	多位于附着龈；也可发生于唇、舌和颊黏膜、皮肤	刺激或口腔卫生不良引发的反应性增生性病变；可能与妊娠（妊娠肿瘤）有关，也可能由于牙死骨而发生在拔牙部位（肉芽肿性脓肿）	切除后活检，消除局部刺激；复发率为3%~15%	溃疡性刺激性纤维瘤；外周型骨化性纤维瘤；外周型巨细胞肉芽肿；软组织脓肿；血管瘤；局限型青少年海绵状牙龈增生
牙龈纤维瘤病	0~20岁 无性别差异	局部型或广泛型牙龈增生肥大；表面光滑或有斑点，呈粉红色；质实，无痛；乳牙列和恒牙列均受累	附着龈，上颌结节	家族性或特发性；与一些综合征相关；可能妨碍牙齿正常萌出或致牙齿移位	行牙龈切除术，保持良好口腔卫生；复发率高	药物性牙龈肥大；口呼吸性龈炎；慢性增生性龈炎；白血病性龈炎
血管瘤	婴儿期 女性好发	病变局限或弥漫，呈红色、蓝色或紫色，扁平或结节状；质地柔软，可压缩；颜色可能变浅；出血量大；20%是多发型	60%发生在头颈部；唇、舌和颊黏膜部位最常见；极少发生在颌部	出血是潜在并发症；可能导致错殆畸形；消退后伴瘢痕形成	10岁以内病变退化萎缩；部分病例行外科手术，其他治疗包括激光治疗修复、激光消融、皮质类固醇治疗、普萘洛尔治疗；无复发	血管畸形；化脓性肉芽肿；淋巴管瘤；萌出性囊肿/血肿；黏液囊肿
淋巴管瘤（淋巴管畸形）	婴儿期；大多数在2岁时检出 无性别差异	病变局限或弥漫，肿胀呈半透明红色或紫色；表面光滑或卵石状；质地柔软，可压缩；可触及及发音	75%发生于头颈部；常见的口腔部位包括舌、唇、颊黏膜	可能导致错殆畸形、吞咽困难和呼吸问题；水囊瘤和新生儿牙槽骨淋巴管瘤是变异型	手术切除；常见复发；位于头颈部或舌部的较大病变可能导致气道阻塞和死亡	血管瘤；鳞状细胞乳头状瘤；舌乳头炎；黏液囊肿；潜突型舌下腺囊肿；腮腺炎；鳃裂囊肿
先天性龈瘤	婴儿期 女性好发	有蒂或无蒂，呈粉、红色；有溃烂可能性；10%是多发型	前牙槽嵴；通常位于上颌	可能导致喂养困难；通常在出生时病变体积最大	手术切除；偶尔自发消退；无复发；牙发育正常	血管瘤；化脓性肉芽肿；新生儿牙槽骨淋巴管瘤；婴儿色素性神经外胚层瘤

续表

病损	儿童年龄和性别	临床表现	部位	儿科的意义	治疗和预后	鉴别诊断
神经纤维瘤	10～20岁 无性别差异	单发或多发，表面光滑；分散或弥漫；触诊柔软或质实；无痛	舌、颊黏膜和腭；下颌骨内罕见；综合征型病变可发生在任何部位，尤其常见于皮肤	神经纤维瘤病是一种常染色体显性遗传性疾病，主要表现为神经纤维瘤、咖啡斑、腋窝雀斑和虹膜上的Lisch结节	孤立型病灶行手术切除；综合征型病灶行选择性切除；合征型有5%转为恶性	神经鞘瘤；黏膜神经瘤；刺激性纤维瘤；良性黏膜下肿瘤；涎腺肿瘤
黏膜神经瘤（2B型多发性内分泌腺瘤综合征）	0～10岁 无性别差异	多发，粉红色丘疹结节；质地柔软无痛；Marfan体征；面型瘦长，嘴唇饱满	唇颊黏膜、舌前部、牙龈；也可发生于结膜和眼睑	常染色体显性遗传综合征；其他包括嗜铬细胞瘤和甲状腺髓样癌	神经瘤行手术切除以改善外观；在第一个十年发展为侵袭性甲状腺癌	神经纤维瘤病；多灶性上皮增生；多发性错构瘤综合征
多形性腺瘤（良性混合瘤）	10～20岁 轻微女性倾向	粉红色丘状增生，表面光滑；生长缓慢；质实无痛	好发于腮腺；口内最常见部位为腭部	最常见的良性涎腺肿瘤；黏液表皮样癌是这个年龄段最常见的恶性涎腺肿瘤	手术切除足够范围；复发率低；恶变率<4%	神经纤维瘤；神经鞘瘤；黏液表皮样癌；刺激性纤维瘤
青少年侵袭性纤维瘤	0～20岁 无性别差异	生长迅速；粉红色质实，体积大，表面不规则；有溃烂可能性；无痛；可伴面部毁容、邻骨破坏	好发于头颈部；口内最常见部位为下颌旁软组织	罕见，病变似恶性肿瘤有局部侵袭性和破坏性；与家族性腺瘤性息肉病、Gardner综合征相关	行扩大范围的手术切除术，可能需要辅助化疗和放疗；复发率高	大的化脓性肉芽肿；纤维肉瘤；横纹肌肉瘤；转移性肿瘤
横纹肌肉瘤	0～20岁 男性好发	生长迅速；具渗透性和破坏性；无痛	好发于头颈部；其他见于面部、眼眶、鼻腔、上颌窦、腭	骨骼肌恶性肿瘤；儿童最常见的肉瘤之一	手术切除、多药化疗，伴或不伴放疗；患儿5年生存率为70%	韧带样型纤维瘤病；冻疮；神经母细胞瘤；恶性涎腺细胞瘤；视网膜母细胞瘤；青少年鼻咽血管纤维瘤

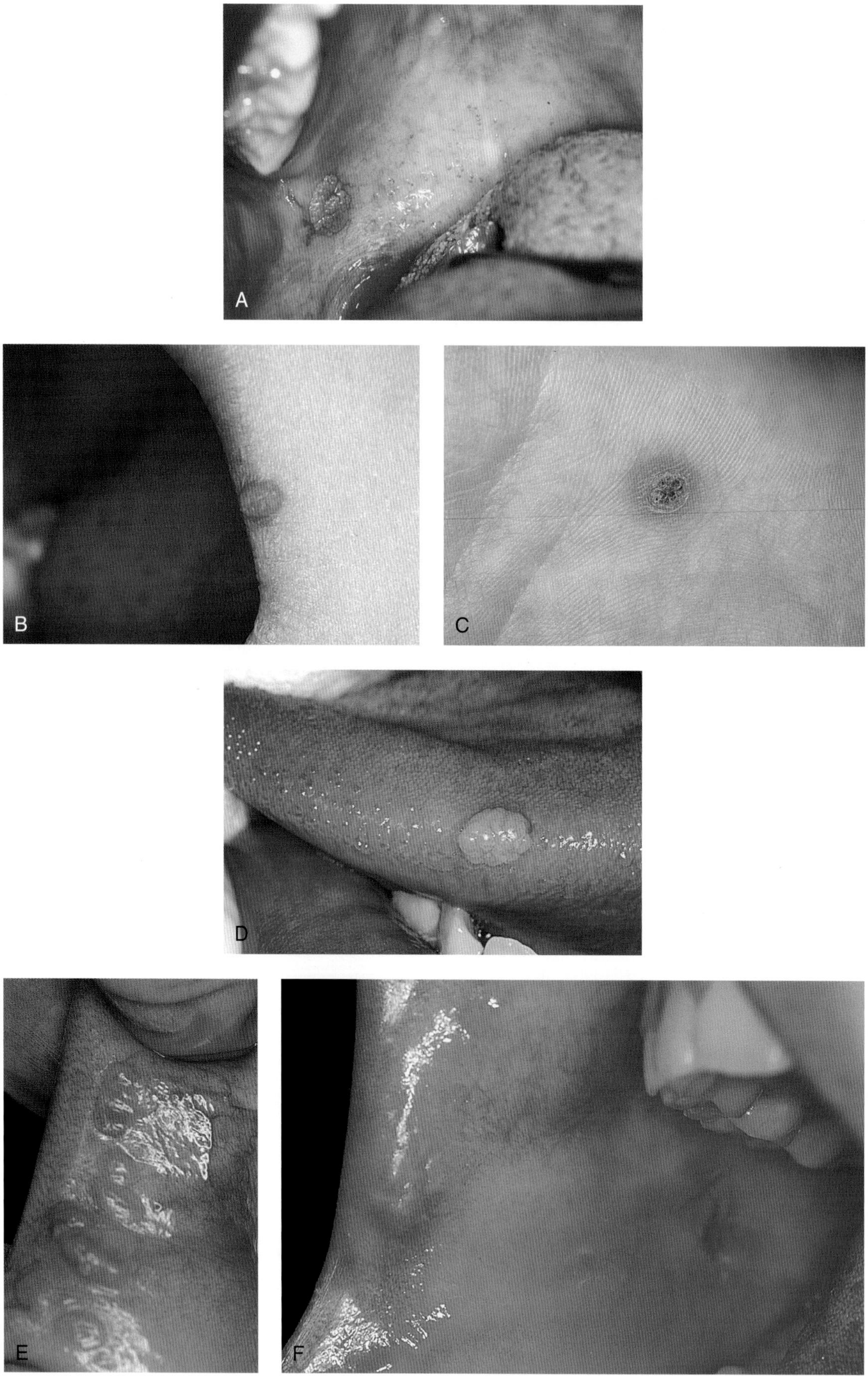

图2.5 软组织增生。（A）软腭处的鳞状上皮乳头状瘤。（B和C）唇红和手掌处的寻常疣。（D）舌侧缘处的巨细胞纤维瘤。（E和F）颊黏膜处的多灶性上皮增生，表现为鹅卵石样或小簇样外观。

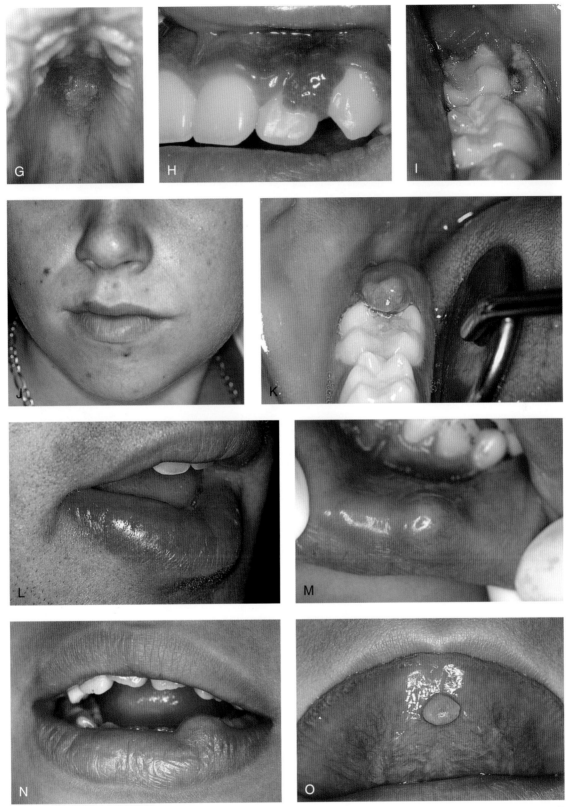

图2.5（续） （G）硬腭黏膜的炎性乳头状增生。（H）局限型青少年海绵状牙龈增生。（I和J）冠周炎伴下颌磨牙萌出和下面部蜂窝组织炎。（K）与下颌磨牙萌出相关的炎性龈瓣。（L）乳胶过敏引发嘴唇血管性水肿。（M和N）下唇黏膜的黏液腺囊肿。患儿嘴唇静止时病变明显。（O）舌腹前中线处的黏液腺囊肿。

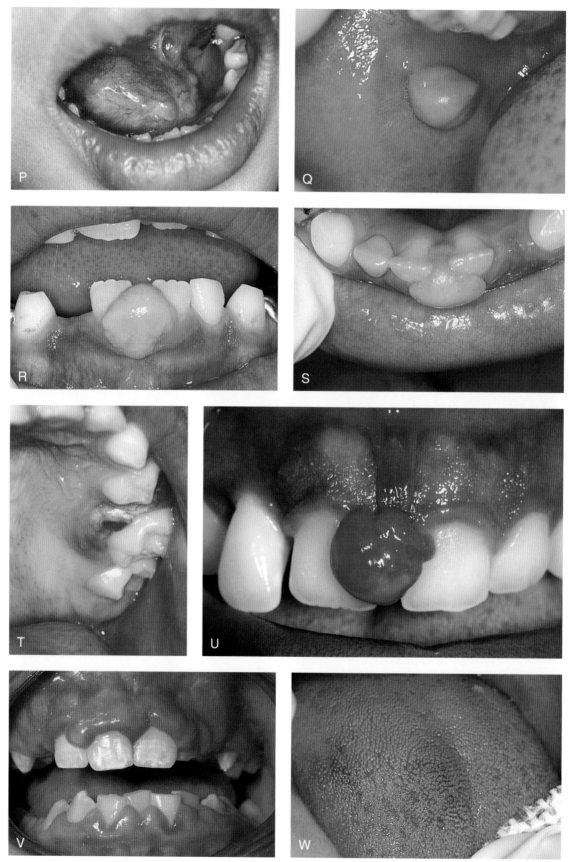

图2.5（续）　（P）舌下腺囊肿导致口底弥漫性肿胀。（Q）颊黏膜刺激性纤维瘤。（R和S）下颌前部牙龈外周型骨化纤维瘤。注意切牙分离。（T）前磨牙间腭侧牙龈外周型巨细胞肉芽肿。（U）上颌牙龈化脓性肉芽肿及生理性色素沉着。（V）遗传性牙龈纤维瘤病。（W）舌背血管瘤。

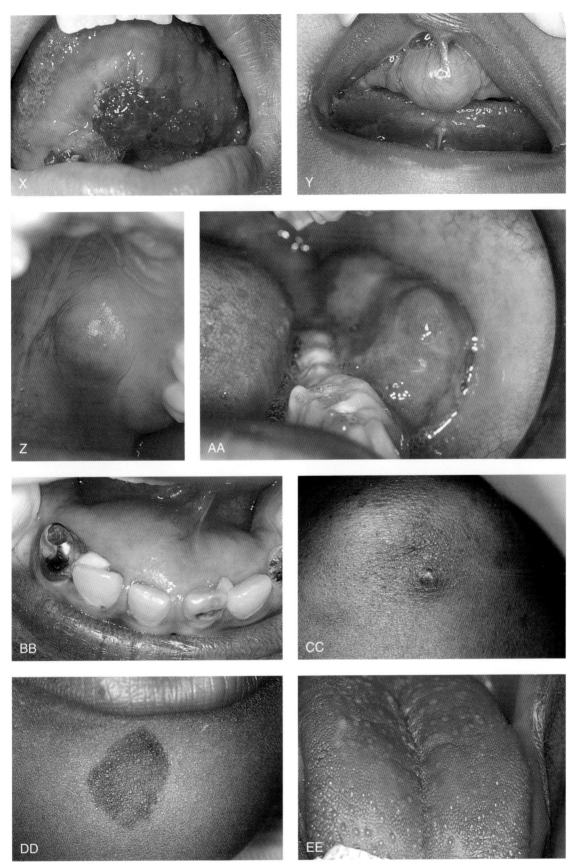

图2.5（续） （X）舌腹淋巴管瘤。（Y）上颌前部牙槽黏膜先天性龈瘤。（Z）硬腭后部多形性腺瘤。（AA）下颌后部前庭沟和牙龈的青少年纤维瘤病。（BB～EE）神经纤维瘤病患儿，体征包括口底部神经纤维瘤、颈部皮肤及颏部咖啡牛奶斑和肿大的菌状乳头。

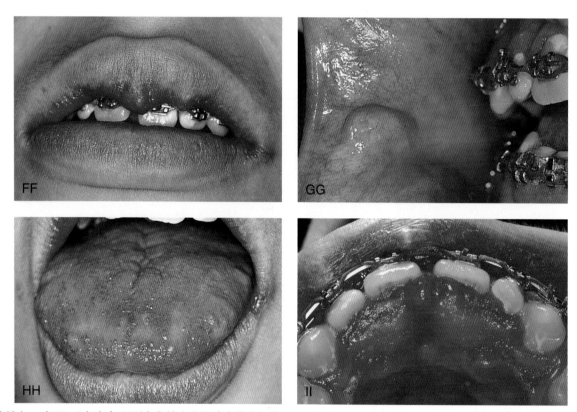

图2.5（续） （FF～Ⅱ）患有2B型多发性内分泌腺瘤综合征的儿童，包括唇、颊黏膜、舌、腭部牙龈的黏膜神经瘤。

表2.6　透射性骨病损

病损	儿童年龄和性别	临床表现和影像学表现	部位	儿科的意义	治疗和预后	鉴别诊断
含牙囊肿	10~20岁 轻微性别差异	可致牙齿移位、皮质骨扩张，牙根吸收；未感染时一般无症状 未萌出牙冠周围可见界限清楚的单房透射影	下颌、上颌第三磨牙和尖牙区	儿童常见牙源性囊肿；可能快速生长；可能涉及打牙或多生牙；萌出囊肿归属于软组织类囊肿	行摘除术；病变较大则行袋形缝合术；几乎不复发；成细胞瘤和癌为少见并发症	增生性牙囊；根尖周囊肿；成釉细胞纤维瘤；单囊性成釉细胞瘤；牙源性角化囊肿；腺瘤样牙源性肿瘤；颊侧根分歧囊肿
牙源性角化囊肿（牙源性角化囊性瘤）	10~20岁 轻微性别差异	局部膨隆；25%~40%与未萌牙相关，可致牙齿吸收和移位；可感疼痛 界限清楚的单房或多房透射影，有骨密质线包绕	下颌体后部和下颌升支；第三磨牙和尖牙区	多发性囊肿符合痣样基底细胞癌综合征，体征包括颌骨囊肿、基底细胞癌、掌跖小凹陷、分叉肋、表皮囊肿和大脑镰钙化	手术切除；包括外周骨切除术或化学烧灼术，可采用囊肿减压治疗；复发术为30%	含牙囊肿；单囊性成釉细胞瘤；成釉细胞纤维瘤；牙源性黏液瘤；中央性血管畸形；中央型巨细胞肉芽肿；成釉细胞瘤
成釉细胞纤维瘤	0~20岁 轻微性别差异	局部膨隆；75%与未萌牙相关，界限清楚的单房或多房病变，边缘硬化	下颌骨后部（70%）	成釉细胞纤维肉瘤是一种罕见的恶性肿瘤，起源于原发性或复发性肿瘤	手术切除；复发常见（18%）；建议长期随访	含牙囊肿；牙源性角化囊肿；中央性血管畸形；中央型巨细胞肉芽肿；成釉细胞瘤
成釉细胞瘤	10~20岁 无性别差异	局部膨隆；生长缓慢，牙根移位和吸收；皮质骨穿孔；一般无症状 界限清楚的单房或多房透射影	下颌骨磨牙区和下颌升支	单囊型成釉细胞瘤是儿童中最常见的变异型；与未萌磨牙相关；治疗方法包括刮治术、切除术等；较单房统肿瘤侵袭性小	侵袭性牙源性肿瘤需要扩边缘或整块切除；刮除术后复发率为50%~90%；极少恶变	含牙囊肿；牙源性角化囊肿；牙源性黏液瘤；中央型巨细胞肉芽肿；成釉细胞纤维瘤
婴儿黑色素性神经外胚层瘤	婴儿期 可能在出生时出现 轻微性别差异	快速扩张的骨病变；表面可能呈蓝黑色 界限不清的单房透射影；可致牙胚移位，可见"浮牙征"	上颌骨前部	病变与恶性肿瘤相似，具有破坏性，且生长速度异常；可致牙齿发育异常；香草基扁桃酸含量高	手术切除或刮除术；曾有转移病例报告20%；复发率为	转移性肉瘤；中央性血管畸形；大的萌出囊肿；大的先天性龈瘤

续表

病损	儿童年龄和性别	临床表现和影像学表现	部位	儿科的意义	治疗和预后	鉴别诊断
中央型巨细胞肉芽肿	0~20岁 女性好发	局部膨隆；可致牙齿移位和牙根吸收；可致疼痛和感觉异常 界限清晰的单房或多房性透射影	最常见于下颌骨；前牙至第一磨牙；可越中线	存在侵袭性；需要排除甲状旁腺功能亢进、家族性巨颌症以及其他综合征发性病变	彻底刮除术；其他包括病灶内皮质类固醇、降钙素、干扰素、双膦酸盐治疗；复发率为20%	根尖周囊肿 牙源性角化囊肿 单纯性骨囊肿 牙源性黏液瘤 中央血管瘤 动脉瘤性骨囊肿 成釉细胞纤维瘤
巨颌症	0~10岁，通常在5岁前 男性好发	面部肿胀；颌骨双侧对称性无痛性增生；广泛、多发 界限清楚的多房性透射影	上下颌骨；尤好发于下颌角；4个象限均常涉及	常染色体显性遗传；可导致乳牙早失；牙胚移位、严重错猞畸形和牙齿畸形	治疗有争议；可随青春期自然消退；外科手术可改善功能和外貌	痣样基底细胞癌综合征 甲状旁腺功能亢进 努南综合征 雷素综合征 1型神经纤维瘤病
单纯性骨囊肿（外伤性骨囊肿）	10~20岁 颌骨病变无性别差异	牙根间呈扇形；20%可能为膨胀型；牙齿为活髓 界限清楚或模糊的单房骨透射影，硬化边缘薄	下颌体前部、后部，下颌升支；双侧病变不常见	病因不明，但可能与创伤有关；可发生广泛、膨胀性病变；可见于纤维骨性病变	手术探查和刮除；低复发率（1%~2%）	中央型巨细胞肉芽肿 根尖周囊肿 牙源性角化囊肿 发育中的牙胚
动脉瘤样骨囊肿	0~20岁 无性别差异	疼痛性肿胀伴快速生长；可致牙齿移位感疼痛；单房或多房透射影伴频颊皮质气球样扩张	下颌骨后部区域	充血性假性囊肿；20%与原发病变相关，包括中央型巨细胞肉芽肿、纤维异常增生、骨化纤维瘤	刮除术或摘除术，控制出血；2年复发率约13%；常去除不完全	成釉细胞纤维瘤 成釉细胞瘤 中央型巨细胞肉芽肿 中央血管瘤 牙源性角化囊肿 牙源性黏液瘤
根尖周脓肿	0~20岁 无性别差异	牙齿活力丧失，松动；软组织肿胀化脓，可能有窦道；有疼痛感 牙周膜间隙增宽或边界模糊的透射影	牙槽骨；儿童最常累及乳牙列	可能进展为蜂窝织炎；可能导致继承恒牙发育中止或牙釉质发育不全	根管治疗或拔牙；可能需要抗生素和镇痛药治疗；严重的并发症包括海绵窦血栓形成和路德维希咽峡炎	已萌牙牙根未发育完成 牙周脓肿 根尖周肉芽肿或囊肿 颊侧根分歧囊肿 朗格汉斯细胞组织细胞增多症

续表

病损	儿童年龄和性别	临床表现和影像学表现	部位	儿科的意义	治疗和预后	鉴别诊断
根尖周肉芽肿和囊肿	0~20岁 无性别差异	牙齿活力丧失；除非病变急性发作，通常无症状 根尖透射影边界清楚或模糊；硬骨板缺失；牙根吸收	邻近根尖和根分歧处的牙槽骨	可能会使继承恒牙移位，导致牙齿发育异常；继承恒牙存在时，乳牙列中较大的病变类似于含牙囊肿	根管治疗或拔牙；恒牙胚时小心刮除，以免损伤	含牙囊肿；发育中的牙胚；孤立性骨囊肿；中央型巨细胞肉芽肿；朗格汉斯细胞组织细胞增多症
急性骨髓炎	0~20岁 男性好发	发热、疼痛、淋巴结肿大、白细胞升高和排脓性窦道；骨坏死 界限不清的弥散性透射影	儿童下颌后部；婴幼儿上颌前部	大多数病例由牙源性感染或颌骨骨折引起；偶尔由菌血症导致	切开引流并进行培养和敏感性试验；抗生素治疗；可能发展成慢性骨髓炎	颌骨骨折；尤文肉瘤；Burkitt淋巴瘤；朗格汉斯细胞组织细胞增多症；骨肉瘤
朗格汉斯细胞组织细胞增多症（组织细胞增多症X）	广泛型：0~10岁 局限型：10~20岁 男性好发	淋巴结肿大、皮疹、口腔疼痛、牙龈炎、溃疡、牙齿松动；乳牙早失 多发性穿牙孔样影，可见"浮牙征"	颅骨、下颌骨、肋骨和椎骨最常受累；20%的病例累及颌骨	髓系细胞肿瘤性疾病；慢性播散型包括嗜酸性骨性病变、眼球突出、尿崩症；所有病变类型都类似牙周病或多灶性牙源性感染	根据病变类型和部位，使用多药化疗、低剂量放疗、手术刮除术和干细胞移植术；<2岁儿童预后最差	周期性嗜中性白细胞减少；Burkitt淋巴瘤；白血病；侵袭性牙周炎；根尖周脓肿或肉芽肿；急性骨髓炎
Burkitt淋巴瘤	0~20岁 男性好发	淋巴结肿大、面部肿胀、压痛，牙齿松动、脱出，早失 硬骨板片状缺失，不规则透射影，可见"浮牙征"	最常见于下颌骨后部；4个象限均可能涉及；非洲（地方性）病例中50%~70%对颌骨有影响	颌骨病变常误诊为牙源性感染；与EB病毒和染色体易位有关	治疗包括多种药物化疗；侵袭性恶性肿瘤，5年生存率为75%~95%，取决于疾病分期	急性骨髓炎；朗格汉斯细胞组织细胞增多症；根尖周脓肿或肉芽肿；急性白血病；侵袭性牙周炎

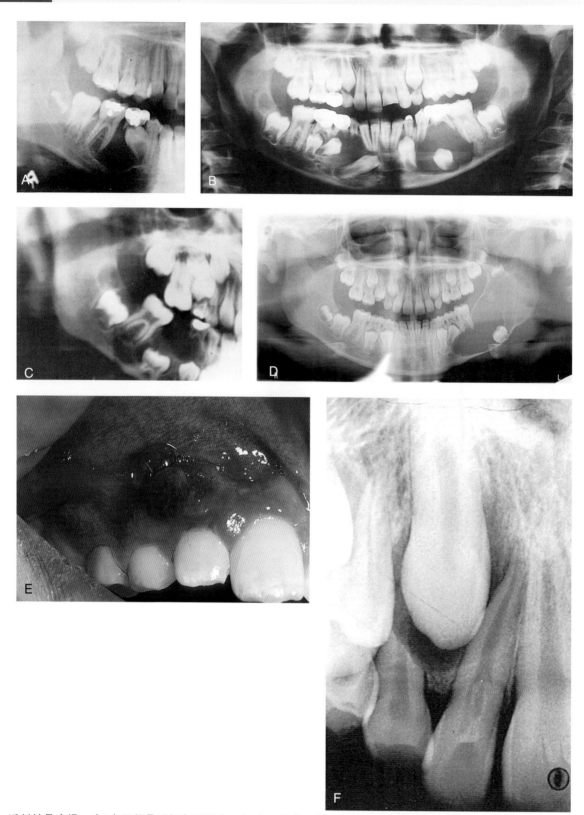

图2.6 透射性骨病损。（A）下颌骨后部含牙囊肿。（B）下颌骨双侧牙源性角化囊肿合并痣样基底细胞癌综合征。（C）下颌骨后部成釉细胞纤维瘤。（D）下颌骨后部成釉细胞瘤。（E和F）上颌侧切牙牙内陷导致根尖周脓肿、牙龈脓肿，以及其X线表现。注意恒尖牙冠周的增生性牙囊。

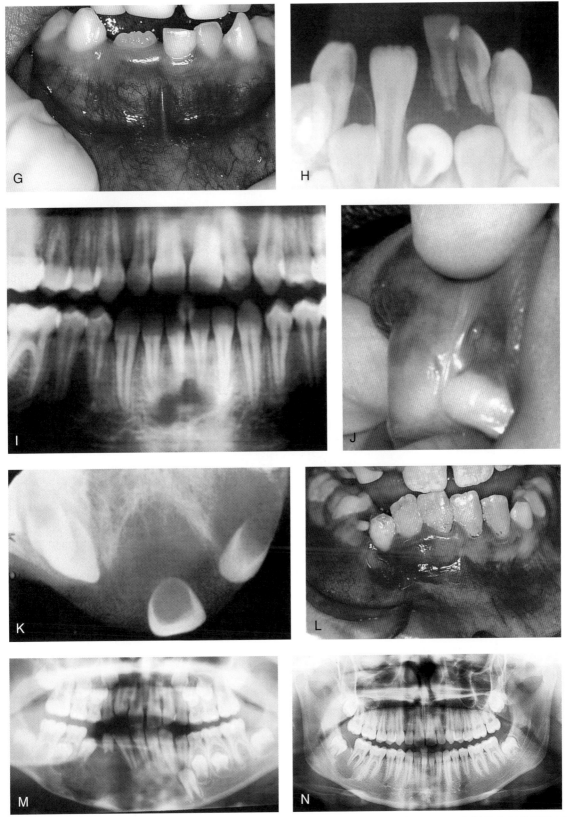

图2.6（续） （G和H）根尖周囊肿无明显骨扩张。（I）下颌骨前、后部单纯性骨囊肿。（J和K）婴儿上颌前部黑色素神经外胚层瘤。（L和M）下颌骨中央型巨细胞肉芽肿。（N）颊侧根分歧囊肿的曲面体层片。

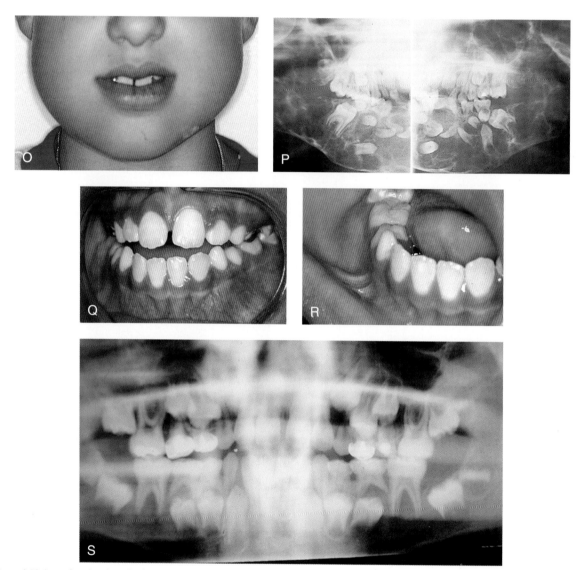

图2.6（续） （O和P）巨颌症。（Q～S）Burkitt淋巴瘤，后牙受挤压导致开𬌗；下颌颊侧膨隆，以及其曲面体层片。

表2.7 透射阻射混合性骨病损

病损	儿童年龄和性别	临床表现和影像学表现	部位	儿科的意义	治疗和预后	鉴别诊断
牙源性钙化囊肿（Gorlin囊肿）	10~20岁 无性别差异	33%与未萌牙有关；临床症状不明显 界限清楚的单房透射影，内见不规则钙化物或牙样结构；见膨胀	通常发生于上、下颌切牙—尖牙区；可能以牙龈病变形式出现	牙源性钙化囊肿患儿常合并牙瘤	摘除术；复发风险极小；很少出现侵袭性或恶性表现	牙瘤 牙源性腺样瘤 成釉细胞纤维牙瘤 牙源性钙化上皮瘤 中央型骨化纤维瘤
牙源性腺样瘤	10~20岁 女性好发	多与未萌牙（尖牙）有关；牙根移位；多表现为无痛性膨胀 界限清楚的单房透射影，内见细小雪花样钙化物	最常见于上颌前部，其次是下颌前部	大多数病变发生在10~20岁；极少以牙龈病变形式出现	摘除术；不复发	含牙囊肿 牙源性钙化囊肿 发育中的牙瘤 牙源性角化囊肿
成釉细胞纤维牙瘤	0~20岁 无性别差异	局部膨胀；常与未萌牙有关 界限清楚的单房透射影，内见钙化物和牙样结构	下颌磨牙和前磨牙区	因牙齿无法萌出，常被诊断为牙源性肿瘤	保守刮治术；极少复发	发育中的牙瘤 牙源性钙化囊肿 牙源性钙化上皮瘤 中央型骨化纤维瘤 成骨细胞瘤
骨化纤维瘤（牙骨质-骨化纤维瘤）	10~20岁 女性好发	无痛性肿胀，类圆形生长 界限清楚的单房性病灶，边缘硬化；下颌骨下缘皮质骨向下膨出；可能呈现阻射透影、混合密度影或阻射影	前磨牙区和磨牙区；通常发生在下颌骨	青少年骨化纤维瘤有侵袭性转化倾向，常发生在上颌骨目常复发	摘除术或切除术；极少复发	牙源性钙化囊肿 成釉细胞纤维牙瘤 骨纤维异常增殖症 特发性骨硬化 局灶性牙骨质骨发育不良 成骨细胞瘤 成牙骨质细胞瘤
骨髓炎伴增生性骨膜炎（Garré骨髓炎）	0~20岁 无性别差异	局部膨胀；轻微压痛 弥漫性界限不清的混合密度影病变；皮质骨以层状或洋葱皮样增生	下颌骨后部；通常包括第一恒磨牙	常发现磨牙龋坏；猫片显示结构显示皮质骨的层状结构	根管治疗或拔牙；必要时行抗生素治疗；骨质膨胀常可外形重塑，无须手术	骨纤维异常增殖症 骨折骨痂 颊侧根分歧囊肿 尤文肉瘤 婴儿皮质骨增生症 骨肉瘤

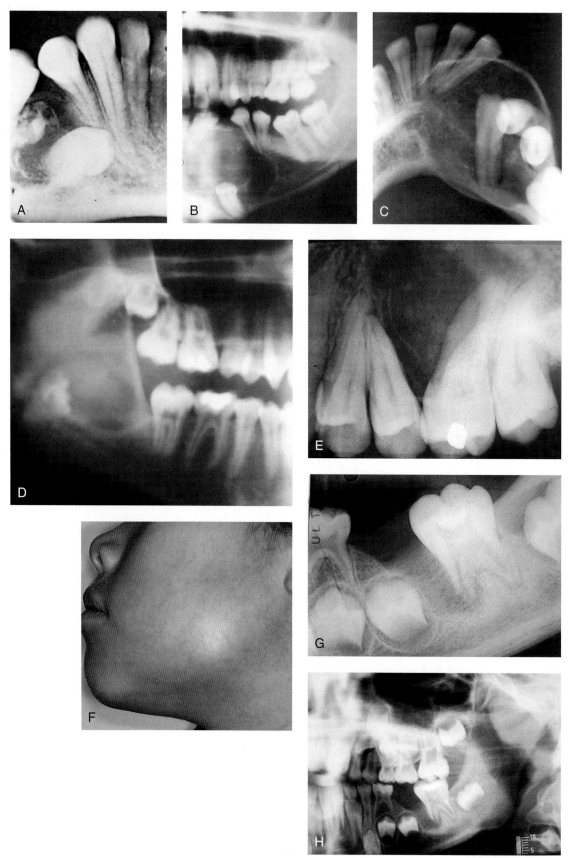

图2.7　透射阻射混合性骨病损。（A）下颌骨牙源性钙化囊肿伴未萌出前磨牙移位。（B和C）下颌骨牙源性腺样瘤伴未萌出尖牙移位。（D）下颌骨后部和下颌升支成釉细胞纤维牙瘤。（E）上颌骨后部骨化纤维瘤。（F～H）骨髓炎伴增生性骨膜炎。

表2.8 阻射性骨病损

病损	儿童年龄和性别	临床表现和影像学表现	部位	儿科的意义	治疗和预后	鉴别诊断
牙瘤（组合性和混合性）	0~20岁 无性别差异	发生于冠周或根尖区域；组合性可见小牙样结构 狭窄的透射边缘包绕的界限清楚的阻射影；混合性表现为不定形高密度团块	组合性：上颌骨前部，混合性：下颌骨后部；极少发生于牙龈	错构瘤；最常见的牙源性肿瘤样病变；常致牙齿迟萌	局部切除；复发少见	萌出性牙骨 成釉细胞纤维牙瘤 成牙骨质异常增生症 牙源性钙化囊肿 牙源性钙化上皮瘤
骨瘤	10~20岁 无性别差异	生长缓慢；可见膨胀并致面部畸形 常为单发界限清楚的球形阻射影	最常见于下颌骨体部和髁突；其他发生于骨内膜或骨膜	Gardner综合征，常染色体显性遗传；以骨瘤、肠息肉病、多生牙、牙瘤和皮肤病变为特征；恶性息肉	外科切除；无复发	外生骨疣 混合性牙瘤 骨纤维异常增殖症 致密性骨炎 家族性巨大牙骨质瘤 特发性骨硬化
骨纤维异常增殖症	10~20岁 无性别差异	可致牙齿移位和迟萌；生长缓慢；慢且无症状；面部不对称单侧发病，界限不清的核形毛玻璃样阻射影	上颌较下颌更常累及；颊舌侧皮质骨膨隆	McCune-Albright综合征包括多发性骨纤维发育不良、咖啡牛奶斑和内分泌异常	骨重建术以改善功能和美观；骨骼发育完成后病情稳定；恶变罕见	慢性硬化性骨髓炎 骨化纤维瘤 骨瘤 节段性牙源性上颌骨发育不良
致密性骨炎（局灶性硬化性骨髓炎）	0~20岁 无性别差异	通常无症状 局部阻射影位于牙髓感染牙的根尖周；边缘与周围骨融合	多数发生在下颌前磨牙和磨牙区	最常见的根尖周阻射性病变；硬化骨可能会阻碍继承恒牙萌出	骨性病变无须治疗；控制牙源性感染；致骨瘢痕	成牙骨质增生症 特发性骨硬化 混合性牙瘤 外生骨疣
成牙骨质细胞瘤	0~20岁 无性别差异	常见疼痛和肿胀 狭窄的透射边缘包绕的阻射影；可能为混合阻射影	下颌骨后部磨牙和前磨牙区域	很少累及乳牙	与肿瘤相连的牙行手术拔除，或载根术后行牙髓治疗	致密性骨炎 成骨细胞瘤 混合性牙瘤 牙骨质增生
特发性骨硬化（骨瘢痕）	0~20岁 无性别差异	邻牙为活髓 无症状非膨胀性的均匀阻射影，与周围骨融合，圆形或椭圆形	下颌骨磨牙-前磨牙区域 见于牙根尖处	病变极少>2cm，可能干扰牙 常萌出	无须治疗；成年初期范围趋于稳定	致密性骨炎 残根 外生骨疣 骨瘤

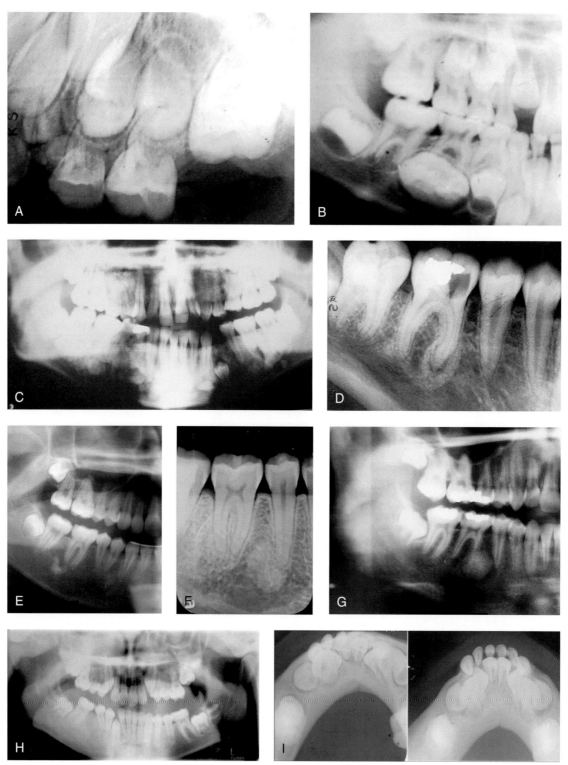

图2.8 阻射性骨病损。（A）上颌骨组合性牙瘤。（B）下颌骨混合性牙瘤。（C）多发性骨瘤，与Gardner综合征相关。（D）致密性骨炎，与下颌磨牙龋坏相关。（E和F）下颌骨后部特发性骨硬化，图F与致密性骨炎相似的根尖周影像示例。（G）与下颌磨牙相关的成牙骨质细胞瘤。（H和I）下颌骨的骨纤维发育不良。（[H and I] Dr. J.F. Yepes, Indiana University School of Dentistry.）

第3章
牙齿发育异常
Anomalies of the Developing Dentition

J. TIMOTHY WRIGHT, BEAU D. MEYER

章节概要

发育控制与环境相互作用

　　牙齿发育缺陷在临床中表现多样，因此临床治疗面临不同的挑战。牙齿的形成涉及一系列复杂且紧密协调的事件，这些事件在分子水平上受到高度调节，涉及数千个基因[1-2]。目前已知这其中的许多基因与牙齿发育缺陷相关[3]。细胞事件和过程对环境刺激很敏感，这些应激会改变细胞和组织的功能，导致牙齿发育缺陷。临床医生需要诊断这些缺陷、确定其潜在病因（遗传、环境、综合因素）以及了解牙齿组织如何受到影响，并对这些病因进行干预。本章的目的是回顾一些儿童牙医更常面临的情况。

　　目前可以通过分子检测对多种遗传性疾病进行准确诊断。在评估患儿的家族史特征后，如果患儿的疾病表现出遗传倾向时，牙医应在必要时向其儿科医生或遗传学家进行进一步评估和实验室或基因检测（例如，登录https：//www.genome.gov/pages/education/modules/your-familyhealthhistory.pdf网站进行家族史和谱系发育教程查询）。因为现在新的疗法可以有效地治疗各种疾病，所以这一点变得越来越重要（例如，低磷酸酯酶症）[4]。给予患者理想的治疗需要医生做出准确和及时的诊断，并提供可实施的治疗方案。临床医生应习惯于搜索数据库，这些数据库可以提供最新的遗传性疾病信息、临床表型或临床表现和导致这些疾病的分子学基础，例如，在线孟德尔人类遗传数据库（Online Mendelian Inheritance in Man，OMIM）网站（http://www.omim.org），此网站提供了遗传性疾病及其病因的电子目录。本章中包含了一些特定疾病的OMIM编号，以便于读者可以进一步研究特定的口腔相关遗传学特征。

牙齿数量异常

　　涉及牙齿数量的牙齿发育缺陷可以通过多种方式进行分类，但为了简单起见，我们将使用牙齿数量不足来表示任何数量上的牙齿缺失，而牙齿数量过多则表示任意数量上的多余牙齿。其他常用术语包括"多数牙缺失"［定义为缺失 > 6颗牙齿（不包括第三磨牙）］以及"先天性无牙症"（即牙齿完全缺失）。牙齿数量的发育异常相对常见，其中牙齿缺失比牙齿数量过多更加普遍。牙齿数量的变化通常是由牙齿发育的遗传和分子调控异常引起的，但环境刺激也可能在发育后期阻止牙胚发育[5]。感染、辐射、创伤等环境刺激可能与牙齿数量、大小和形态异常有关，其影响在很大程度上取决于牙齿发育相关的压力源的大小、时机和持续时间。根据治疗的剂量和时间以及牙齿发育的相应阶段，放疗

综合征	遗传模式	表型	OMIM#	基因
表3.1 表现为多生牙的综合征				
Apert综合征	常染色体显性遗传	舟状头，颅缝早闭，双侧并趾畸形，面中部发育不全	101200	*FGFR2*
颅骨锁骨发育不全	常染色体显性遗传	锁骨发育不全，额突，面中部发育不全	119600	*RUNX2*
Gardner综合征	常染色体显性遗传	骨肉瘤，表皮样囊肿，牙瘤，肠息肉	175100	*APC*
唐氏综合征	21-三体遗传	短头畸形，智力缺陷，内眦赘皮	190685	多种基因
Crouzon综合征	常染色体显性遗传	颅骨发育不全，眼球突出，面中部发育不全	123500	*FGFR2*
Sturge-Weber综合征	（正在研究中）	软脑膜血管瘤病和钙化，癫痫发作，面部葡萄酒痣	185300	*GNAQ*
口-面-指综合征	儿童X连锁显性遗传（正在研究中）	鼻翼软骨发育不良，舌裂，弯指	311200	*OFD1*
眼-牙-趾发育不良	常染色体隐性遗传（正在研究中）	上颌骨发育不全，小颌畸形，牙釉质发育不全	257850	*GJA1*

OMIM，在线孟德尔人类遗传数据库

和化疗可能与牙齿数量、牙齿体积小或牙齿仅少量牙根发育有关。两种最常见的化疗药物是长春新碱和烷化剂环磷酰胺[6-7]。如果在牙齿形成过程中使用这些药物，儿童患者就存在牙齿异常的风险（例如，牙齿数量不足[8]）。30Gy和10Gy的辐射剂量可分别阻止牙齿发育和牙釉质形成[8-9]。

多生牙

多生牙可单独存在，也可能与综合征相关（表3.1）。最常见的多生牙是正中多生牙，在人群中的患病率约1%（报告为0.15%～4%）[10]。正中多生牙发育于上颌牙列中线。90%～98%的多生牙出现在上颌骨，恒牙列比乳牙列更常见。多生的1颗或多颗牙齿通常是在常规的影像学检查中发现的，或者是因中切牙的不对称萌出而被发现的（图3.1）。可能存在1颗或2颗多生牙，通常是圆锥形或异常形态，可以正常萌出或倒置，最常位于恒切牙的腭侧。正中多生牙被认为是一种独立的发育异常，目前尚不清楚其是否与综合征和家族发病率增加相关。

多生牙可以分为发育完整型或发育不足型。发育完整型的多生牙与正常前牙或磨牙的典型解剖结构相同。发育不全型的多生牙形态畸形，可以呈现圆锥形、结节状或与磨牙解剖结构相同的形态。从临床的角度来看，结节状或柱状的多生牙会造成严重的并发症，包括拔除困难和对邻牙的不良影响（例如，阻生或异位萌出）。与多生牙相关的其他并发症包括含牙囊肿、牙间隙和牙

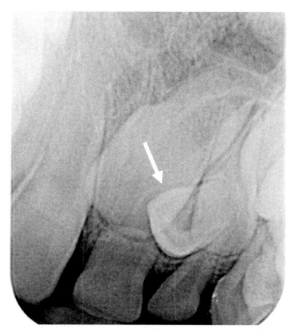

图3.1 8岁儿童上颌切牙不对称萌出，拍摄X线片时发现左上中切牙和侧切牙腭侧存在正中多生牙（箭头）。

冠吸收[11]。考虑到组合性牙瘤的相似形态学特征，多生牙具有与牙瘤相似的影像学和临床表现[12]。

伴或不伴腭裂的非综合征型和综合征型唇裂可出现多生牙，对于这些患者的管理更加复杂。据报道，唇腭裂患者多生牙的发病率会增加，可达5%[13]。颅面治疗小组须仔细评估，确定哪些牙齿需要保存和拔除以及治疗时机，这些是至关重要的。

与多生牙相关的多种综合征是由涉及不同发育途径的基因突变引起的（表3.1）[14]。Gardner综合征（OMIM#175100）是由涉及β-连环蛋白途径的*APC*基因

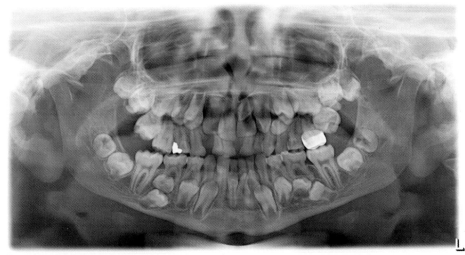

图3.2 患有颅骨锁骨发育不全的10岁儿童的曲面体层片显示,继承恒牙萌出障碍,并可见多颗多生牙。

突变引起(与先天性牙齿缺失相关的*AXIN2*基因也是如此)[15]。患有这种疾病的个体患肠癌的风险增加(腺息肉样癌),因此对有这一相关临床特征患者的家族史的评估至关重要。

颅骨锁骨发育不全(OMIM#119600)是一种由*RUNX2*基因突变引起的综合征,*RUNX2*基因对骨骼和牙齿的发育很重要[16]。患有这种疾病的个体通常身材矮小,可表现出以下症状:额突和骨缝关闭延迟、多颗多生牙以及继承恒牙无法萌出(图3.2)。尽管颅骨锁骨发育不全是一种常染色体显性遗传性疾病,但该疾病患者的症状常由*RUNX2*基因的新突变引起,因此常常没有家族史。对这种牙齿异常的治疗可能非常具有挑战性,通常需要团队合作完成[17]。

牙齿缺失

约6%的白种人缺失除第三恒磨牙以外的牙齿,牙齿缺失的患病率存在种族差异。最常见的先天性缺失恒牙(不包括第三磨牙)通常是下颌第二前磨牙(3.4%),其次是上颌侧切牙(2.2%)[18]。与恒牙相比,乳牙缺失要少得多,患病率约1%。然而,乳牙缺失和继承恒牙缺失之间存在高度相关性。缺失的牙齿数量越多就越可能患外胚层发育不全等综合征。对家族史的研究表明,通常牙齿缺失特征存在于多代家族成员中,并且表现为常染色体显性遗传模式。

与前面提到的多生牙一样,在伴或不伴腭裂的非综合征型和综合征型唇裂中也会出现牙齿缺失。据报道,

表3.2 与牙齿缺失相关的遗传特征

症状	遗传模式	OMIM#	基因
牙齿数量不足			
个别牙缺失:前磨牙,第三磨牙	常染色体显性遗传	106600	*MSX1*
多数牙缺失:切牙,磨牙	常染色体显性遗传	604625	*PAX9*
多数牙缺失	常染色体显性遗传		*WNT10A*
综合征/牙齿数量不足			
少汗型外胚层发育不全	X染色体隐性遗传	305100	*EDA*
少汗型外胚层发育不全	常染色体显性−隐性遗传	129490 ~ 224900	*DL*
色素失调症	X染色体显性遗传	308300	*NEMO*
少牙畸形和指甲发育不全综合征	常染色体显性遗传	189500	*MSX1*
Ⅰ型Reiger综合征	常染色体显性遗传	180500	*RIEG1*
Ellis−van Creveld综合征	常染色体隐性遗传	225500	*EVG*
外胚层发育不全,裂/并指	常染色体隐性遗传	225000	*PVRL1*

OMIM,在线孟德尔人类遗传数据库

唇腭裂患者的牙齿缺失发生率增加,诊断为腭裂的患者中牙齿缺失发生率可达47%[19]。在与唇腭裂相关的牙齿缺失病例中,腭裂部位外的牙齿缺失发生率约30%。多种基因已被确定在未患综合征时导致先天性牙齿缺失,包括*MSX1*、*PAX9*、*WNT10A*、*AXIN2*和*EDA*(表3.2)。

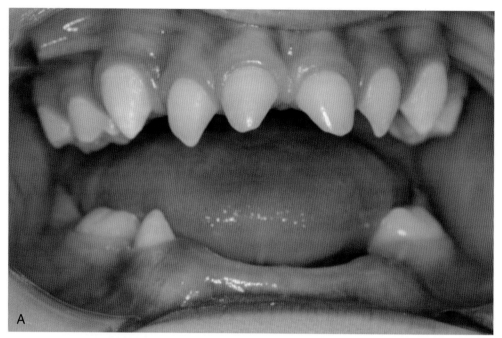

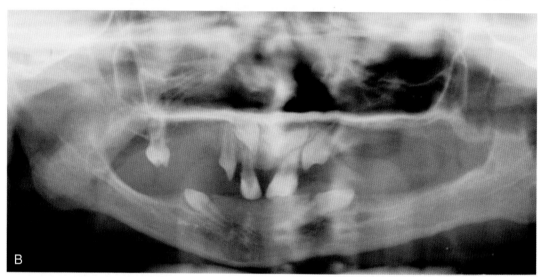

图3.3 （A和B）锥形切牙和牙齿缺失是X连锁少汗型外胚层发育不全的常见临床特征，如图中这两名男性患者。

*WNT10A*基因突变似乎是非综合征型先天性牙齿缺失最常见的原因。

除了非综合征型牙齿缺失外，还有许多综合征具有牙齿缺失的特征。外胚层发育不全是一种2个或多个外胚层衍生组织（例如，牙齿、头发、汗腺、乳腺、涎腺、指甲）发育不全的疾病，这些组织由于遗传原因而表现出异常发育（图3.3）。有近200种情况可被视为外胚层发育异常，最常见的类型是少汗型外胚层发育不全（OMIM#305100），其遗传模式是X染色体遗传[20]。许多其他疾病的表型中都有牙齿缺失（例如，唐氏综合征），其经常（20%～40%）与圆锥形切牙和牙齿缺失表现有关[21]。

牙齿大小异常

牙齿大小异常可以影响1颗或多颗牙，也可以影响所有牙齿。牙齿体积缩小被称为过小牙，牙齿体积增大被称为过大牙，前者比后者更常见。过小牙中的其中一种表现是锥形的上颌侧切牙，其与*WNT10A*基因突变有关（OMIM#150400），通常为常染色体显性遗传，表现多样，外显率不全。在某些情况下，患者的其中一颗侧切牙表现为锥形，而另一颗上颌侧切牙缺失。

许多外胚层发育不全（例如，OMIM#305100、OMIM#604292、OMIM#224900、OMIM#129490）、眼–牙–趾发育不良（OMIM#164200）和许多其他

综合征的特征为过小牙及锥形牙，包括唐氏综合征（OMIM#190685）。此外，化疗和放疗等环境刺激因素作为癌症治疗的一部分，可能会干扰牙齿的正常发育，许多情况下会导致过小牙[8,22]。

过小牙

牙齿体积缩小可能是由于牙齿整个体积的变化引起的，也可能是由于牙釉质厚度的减少引起的，或者二者兼而有之。表现为过小牙的疾病包括许多外胚层发育不全类疾病和毛发–牙–骨综合征（OMIM#193020），这些综合征通常伴薄牙釉质的过小牙（图3.3和图3.4）。牙本质形态和大小正常但牙釉质变薄也会使牙冠体积缩小（例如，牙釉质发育不全）。牙本质形成不全症患者的牙齿体积通常也会减小。

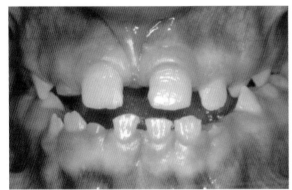

图3.4 患毛发–牙–骨综合征儿童的混合牙列晚期（恒切牙）表现为普遍过小牙。

过大牙

过大牙可以作为一种局部特征发生，最常见的是双生牙。双生牙是指乳牙或恒牙的不完全融合，目前尚不清楚是否有遗传倾向或可遗传的病因。这种发育障碍会导致牙齿的宽度几乎是正常牙的2倍（图3.5）。发育中的牙齿融合也会导致牙齿增大，但受累区域会少1颗牙齿，而双生牙牙列的牙齿数量则正常。双生牙和融合牙都相对罕见，患病率约0.5%[23]。与恒牙列相比，融合牙在乳牙列中更常见。

过大牙的遗传性疾病包括耳–齿综合征（OMIM#166750）以及虽罕见但很明显的Ekman-Westborg和Julin特征[24]。耳–齿综合征/耳–齿发育不良（OMIM#166750）是一种由染色体11q13上FGF3基因微缺失引起的常染色体显性疾病。其特征是尖牙和磨牙体积显著增大，通常与感音神经性耳聋和眼部裂隙有关。

牙齿形态异常

牙冠和/或牙根形态或形状的发育异常相对常见，并且临床表现和病因多样。这些发育异常可能累及1颗或多颗牙齿，并可能影响牙齿的任何部位或组成部分（例如，牙冠、牙根、牙髓）。

环境刺激因素也会对牙齿形态产生深远的影响。传

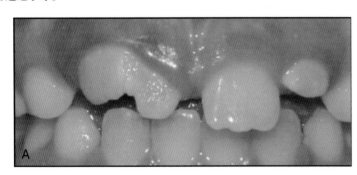
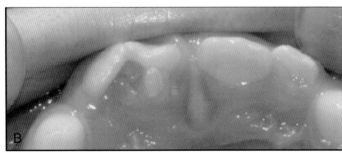
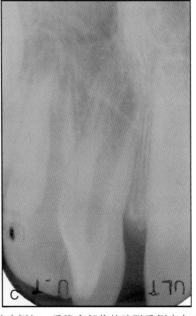

图3.5 从该患者表现可以看出，双生牙可造成局部过大牙（A）和其他发育异常（例如，舌隆突部位的畸形舌侧尖）（B）。传统影像学检查手段很难辨别不同牙齿之间的位置关系，如该根尖片所示（C）。锥形束计算机断层扫描可以帮助确定牙髓和牙根之间的连通情况。

染性疾病（例如，由苍白螺旋体引起的先天性梅毒），会造成典型的发育不良和恒牙畸形。切端呈锥形和缺口状的前牙被称为Hutchinson切牙，有不规则突起的后牙被称为桑葚状牙，是产前梅毒感染的经典临床表现[25]。

区域性牙齿发育不良影响3种组织，通常局限于特定区域或发育区域的1颗或多颗牙齿。受累牙齿表现出明显的牙冠、牙根和牙髓发育不良，通常与正常牙齿不协调。每种情况的治疗和预后是多变的，当临床医生治疗患其中一种发育异常的患者时，应进行进一步的研究[26]。

牙冠大小和形态

牙冠的大小和形态在遗传水平上受到高度调控，因此每颗乳牙和恒牙的形态具有高度可预测性。尽管存在这种调节模式，但还是有多种发育缺陷会表现为牙冠发育异常，包括多种牙尖样式（鹰爪尖、畸形中央尖、牙内陷、卡式尖），或更似球形的牙冠形态［例如，牙本质发育不全的牙齿（尤其是后牙）］可见明显的颈部缩窄。

畸形牙尖/牙内陷

畸形牙尖（OMIM#125280）是成釉器折叠造成的额外牙尖，通常位于后牙的中央凹陷或嵴以及前牙的舌隆突处，有时被称为畸形舌侧尖（图3.5），发生率为1%～4%，由成釉细胞的前体细胞内釉上皮的外翻形成。额外牙尖由牙釉质、牙本质和牙髓组织组成，因此在建立咬合过程中可能造成牙髓暴露。对这类牙齿发育畸形的管理包括谨慎的牙釉质成形术和预防性树脂修复[27]。

牙内陷，或牙中牙（OMIM#125300），是一种由内釉上皮内陷引起的疾病，在牙齿内部形成另一颗牙齿的形态（图3.6）。患病率为0.25%～3%，上颌侧切牙最常受累[28]。这种发育畸形的临床意义是，通过舌侧的内陷部分与外部环境连通，极有可能造成龋齿和/或牙髓受累。因此，及时诊断和预防性处理（例如，封闭剂、修复治疗）对牙中牙的诊治至关重要。

牙根大小和形态

牙根形态可能受到环境刺激的影响（例如，发育中的牙胚受到外伤导致牙根弯曲），可能由仅影响牙根发育的遗传因素引起，也可能与综合征有关。Stevens-Johnson综合征或脑膜炎球菌血症等严重感染可导致牙根形成异常[29]。如果在牙根发育过程中进行化疗和放

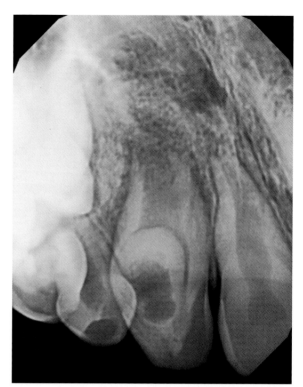

图3.6 上颌切牙牙中牙造成牙髓和口腔环境之间的连通，进而导致牙髓坏死。

疗，可导致牙根呈V形或发育不良（图3.7）[8,22]。

异常牙根形成的遗传因素包括与1型Singleton-Merten综合征（OMIM#182250）相关的IFIH1基因突变，导致形成短根[30]。患有肿瘤钙化症（OMIM#211900）的个体可能伴短球形牙根表现，是由GALNT3基因突变引起的[31]。此外，短根也可见于Sponastrime发育不良（OMIM#271510）和1型Bardet-Biedl综合征患者（OMIM#209900）[32-33]。

磨牙-切牙牙根畸形

最近出现了一种新的牙齿表型，其特征是第一恒磨牙的牙根形成减少和发育异常，以及异常的髓腔狭窄（图3.8）[34]。磨牙发育畸形是这种表型的主要特征。在某些病例中，第二乳磨牙和其他乳恒牙会受累，其发育异常与受累的第一恒磨牙相似。恒前牙可能受累，并表现出牙冠颈部缩窄和髓腔形态变化。这类表型特征被称为磨牙-切牙牙根畸形（MIRM）[35]。其病因尚不清楚，然而大多数受累人群都有系统性疾病或新生儿疾病史（例如，脑膜膨出或骶骨凹陷、脑膜炎、早产或慢性肾脏疾病等）。此类患者出现异位萌出、牙髓坏死和恒切牙畸形的可能性增加[35]，因此临床医生在诊治MIRM病例时应仔细评估。

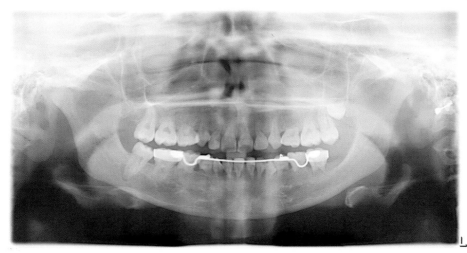

图3.7 这名18岁癌症幸存者的曲面体层片显示，由于1~2岁时的高强度化疗导致许多恒牙缺失，正常的牙根发育明显中断。

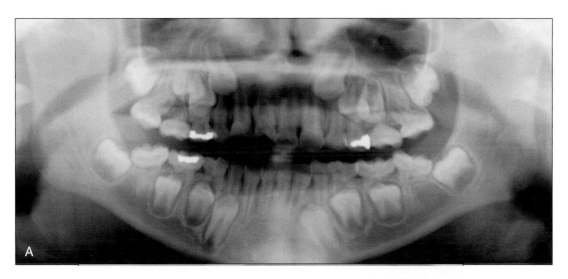

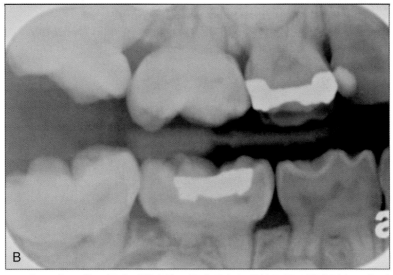

图3.8 （A）曲面体层片显示磨牙–切牙的牙根畸形影响第一恒磨牙和切牙的牙根及髓腔形态。（B）此患儿的根尖片显示第二乳磨牙同样受到影响，第一乳磨牙也受到了较小程度的影响。

短根异常

短根异常于20世纪70年代被首次提出，至今对其仍认知不足。中切牙和前磨牙是最常受累的牙齿，通常表现为短、宽而圆的牙根。尽管流行病学研究较少，但据估计，短根异常的患病率为1.3%[36]。其病因尚不清楚，可能是由遗传因素引起的，为常染色体显性遗传[37]。在短根异常综合征病例中［例如，Rothmund-Thomson综合征（OMIM#268400）］，特定的基因与牙齿畸形有关[38]。许多临床医生经常将其误诊为病理性吸收，然而这两种情况明显不同。对其进行正确的诊断对治疗计划的制订具有重要意义，因为相比于伴牙根吸收的病理性吸收来说，二者治疗方案不同。与短根异常相反，有报道称，眼-面-心-牙综合征（OMIM#300166）患者的*BCOR*基因突变，所以牙周膜（PDL）细胞增殖增加和牙根生长失控导致牙根延长，尤其是恒尖牙[39-40]。

牙骨质增生

牙骨质增生是指牙骨质沉积在牙根表面导致牙根形态异常，通常在根尖形成球形尖端。据估计，牙骨质增生的患病率为1.3%[41]。病因可能包括对根尖周炎症的反应、牙周膜创伤或异常发育过程。一些系统性疾病与牙骨质增生有关，包括动脉粥样硬化、肢端肥大症和Paget病。

牛牙样牙

牛牙样牙影响多根牙齿，由于髓室底向根尖方向移位导致髓室增长。因此，根分叉向根尖方向移位，虽然牙根整体长度可能是正常的，但是单个牙根长度大大缩短。据报道，普通人群中的患病率为0.5%～5%，其中恒磨牙最常受累。这种情况可以根据髓腔扩大的程度进行分类[42]。由于根分叉是由Hertwig上皮根鞘内陷形成的，所以许多外胚层发育不全疾病表现为牛牙样牙。患有毛发-牙-骨综合征（OMIM#190320）的个体通常具有明显的牛牙样牙特征（图3.9）[43]。牛牙样牙也与各种综合征有关，并且在性染色体非整倍体个体中的患病率增加（表3.3）。

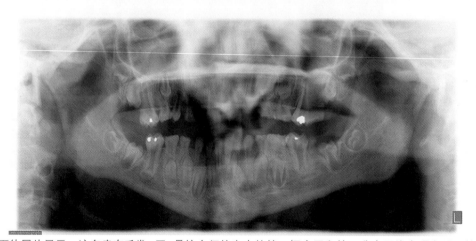

图3.9　曲面体层片显示，这名患有毛发-牙-骨综合征的患者的第一恒磨牙和第二乳磨牙均表现出明显的牛牙样牙。

表3.3　　表现为牛牙样牙的综合征

综合征	遗传模式	表型	OMIM#	基因
Klinefelter综合征	一	精子生成缺乏症，智力迟缓	400045	*46, XX*
毛发-牙-骨综合征	常染色体显性遗传	骨硬化，头发粗糙，牙釉质缺陷	190320	*DLX3*
2型口-面-指综合征	常染色体隐性遗传	指甲营养不良，系带增生，舌裂	252100	*OFD2*
外胚层发育不全（少汗型）	X染色体隐性遗传	毛发过少，汗腺/皮脂腺发育不全	305100	*EDA*
4型牙釉质发育不全	常染色体显性遗传	牙釉质发育不全和成熟不全，牙齿黄斑	104510	*DLX3*
唐氏综合征	21-三体遗传	短头畸形，智力迟钝、内眦赘皮	190685	多种基因

OMIM，在线孟德尔人类遗传数据库

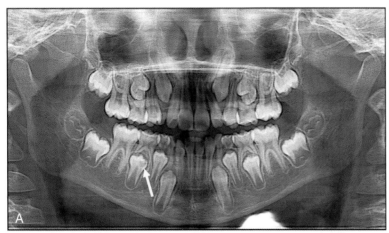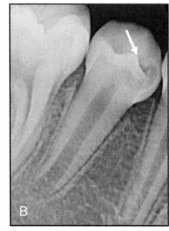

图3.10 （A）曲面体层片显示，患儿釉牙本质界下方可见约0.5cm的低密度影（箭头）。（B）根尖片中可见，牙齿萌出后，此边界清晰的病损没有向邻近的牙釉质扩展（箭头）。

牙齿组织成分和结构缺陷

牙齿组织的组成和结构是独特的，且具有高度特异性，每种组织都具有与磨损、弯曲、抗断裂和附着（组织对组织和牙齿对骨骼）相关的必要特性，从而形成能够承担各种口腔功能的牙列。涉及牙齿组织的组成和/或结构缺陷的病因可能是环境因素，也可能是遗传因素。然而，某些情况的病因尚不清楚。例如，在X线片上可以看到萌出前牙本质透射影（图3.10），尽管缺乏对这种病损的流行率研究，但病例报告和系列病例研究中确实存在这种病损，其病因尚不清楚，但最有可能的解释是发育异常、内部和/或外部吸收[44]。一些人认为，发育异常是一种发育不全或牙本质中包含未钙化的牙釉质基质[44-45]。牙齿组织发育过程具有高度的特异性，因此牙齿组织成分和结构缺陷的病因及临床表现多样也就不足为奇了。

环境缺陷改变牙齿颜色

牙釉质发育，或称牙釉质发生，是一个在分子水平上精细调控的过程，但也会被许多环境因素影响（例如，发热、感染、外伤、血氧饱和度变化、抗生素）和许多其他因素（表3.4）。总体来说，由此产生的牙釉质缺陷可分为牙釉质数量缺陷（发育不全）或矿物质含量不足（矿化不全）。牙釉质矿化的变化导致牙釉质透光性和颜色发生改变。由于牙釉质是半透明的，所以即使牙釉质相对不变（例如，四环素染色），牙本质的变化也会导致牙齿颜色改变。牙釉质发育不全或矿化不全可以累及全口，也可以累及局部。持续时间短的环境因

表3.4 影响牙釉质和/或牙齿颜色的环境因素

环境因素	表型
发热	矿化程度低至明显的牙釉质发育不全
饥饿	牙釉质发育不全
过量氟暴露	牙釉质矿化不全
外伤	矿化程度低至明显的牙釉质发育不全，蓝灰色到黄棕色
缺氧（例如，严重的心脏缺陷）	矿化程度低至明显的牙釉质发育不全
感染（例如，先天性梅毒、巨细胞病毒、先天性风疹）	矿化程度低至明显的牙釉质发育不全
四环素	蓝灰色，牙本质染色，可能伴牙釉质发育不全
低出生体重	牙釉质发育不全
高胆红素血症	绿色染色

素常会导致局部缺陷（例如，发热），而慢性刺激因素则更有可能与全口缺陷（例如，氟中毒）有关。

牙釉质缺陷在普通人群中很常见，有报告表明，20%~80%的人有牙釉质缺陷[46-47]。报道中的牙釉质缺陷患病范围很广，主要是由于对牙釉质缺陷的定义不同（真正的发育不全与矿化程度低导致的颜色变化）。并不是所有的牙齿都受到同样的影响，在恒牙列中，前牙比前磨牙受到的影响更大。患病更频繁和患病程度更严重的儿童更容易出现牙釉质缺陷。内源性染色的常见原因包括血源性色素、服药和发育不全-钙化不全的疾病状态（表3.4）。具有特征性血源性染色的疾病有先天性卟啉症、胆管缺陷、贫血和输血反应性溶血等。例如，胆道闭锁和由此产生的高胆红素血症通常会导致牙齿绿色染色（图3.11）。

药物引起的内源性染色的一个典型例子是四环素类抗生素的使用。如果服用这种抗生素超过3天，乳恒牙列都会出现严重变色。盐酸四环素在环素类抗生素中染色潜力最大。该药物与牙本质和牙釉质形成正磷酸钙复合物，然后被紫外线氧化，氧化过程会产生染色硬组织的色素。乳牙和恒牙开始染色的关键时期是从宫内发育至8岁。在此期间必须避免使用四环素。国际牙外伤学会（IADT）确实建议牙齿全脱出时每天2次全身使用多西环素并持续7天，但是同时明确指出四环素给药可能导致牙齿变色[48]。多西环素在龈沟液中的含量很高。

氟中毒

氟斑牙是一种病理性疾病，其特征是由于在牙釉质矿化过程中过度暴露于氟化物而导致牙釉质矿化不全。氟化牙釉质的低矿化水平和临床表现从轻度至重度不等（图3.12），部分取决于牙釉质形成过程中个体血清中的氟化物含量。根据基因构成和健康状况，个体患氟斑牙的风险和抵抗力不同。研究表明，多种基因在确定人群中患氟斑牙风险的差异中非常重要[49]。氟化物对于氟斑牙的发生有多种作用，包括对成釉细胞、基质发育和基质形成产生直接影响[50]。

磨牙-切牙矿化不全

磨牙-切牙矿化不全（MIH）是人类牙列的一种发育缺陷，主要影响第一恒磨牙的牙釉质，并可能累及切牙，通常不累及第二恒磨牙和前磨牙。这种疾病约在1970年开始被认识，并对其使用各种术语进行描述（例如，"奶酪磨牙""特发性牙釉质矿化不全"）。在2000年召开的欧洲儿童牙科学会年会上，相关领域的专家采用了"磨牙-切牙矿化不全"一词[51]。该疾病的临床特征因病例而异，在同一个体的不同牙齿也存在差异。第一恒磨牙受累越严重，切牙受累的可能性就越大。缺陷的程度从小范围清晰的颜色改变到包括整个牙冠在内的广泛性矿化不全（图3.13）。受累牙齿的牙釉

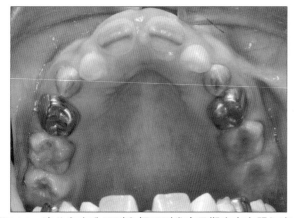

图3.11 该儿童在乳牙列和恒牙列发育早期患有高胆红素血症，注意乳牙和一些恒牙均有染色情况。

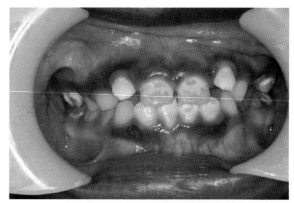

图3.12 由于母婴的流体动力学和氟摄入差异造成胎儿的氟暴露减少，这名儿童的恒切牙和磨牙出现严重氟斑牙，而乳牙列没有受到影响。

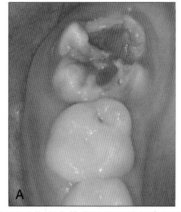
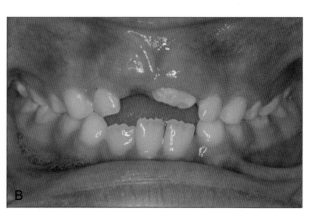

图3.13 磨牙-切牙矿化不全的表现和严重程度差异很大。（A）可能与早期牙釉质剥脱和牙齿敏感有关。（B）其他牙齿的受累表现也是多样的，但通常累及切牙，如图中部分萌出的上颌中切牙。

质厚度正常，而牙釉质异常区域矿物质含量降低、蛋白质和水含量增高。因此这种缺陷并不是发育不全，牙釉质厚度是正常的。一旦牙齿开始萌出并行使功能，牙釉质会快速剥脱造成牙冠表现为发育不全，但这通常是由牙釉质断裂、磨损和龋病造成的[52]。

遗传性牙釉质缺陷

成釉细胞表达数千个基因，有100多种不同的遗传性疾病与牙釉质表型相关[53]。大多数影响牙釉质形成的遗传性疾病都是综合征，其临床表现和表型都不仅局限于牙釉质。与成釉细胞功能相关的基因会导致这些疾病。最常见的牙釉质表型是发育不全。例如，交界性大疱性表皮松解症（OMIM#226700）是由成釉细胞表达的基因突变引起的，这些基因在细胞间黏附中很重要。由这些基因（例如，COL17A1、LAM3、IGbeta6）产生的异常蛋白质导致皮肤变得脆弱起疱，这些蛋白质的异常功能导致成釉细胞间不黏附或中间层细胞不黏附，细胞分离和牙釉质发育不全。

主要影响牙釉质的遗传性疾病被称为遗传性牙釉质发育不全（Amelogenesis imperfecta，AI）（表3.5）[54]。AI的患病率在世界各地相异，约1/8000，而在美国仅进行过一项流行病学研究[54]。根据其临床表型和遗传模式对这些疾病进行分类。AI也根据导致牙釉质缺陷的机制进行分类（例如，基质形成不足导致发育不全，牙釉质发育成熟阶段晶体生长和矿化不全导致成熟不全，以及牙釉质微晶的异常启动和随后的异常矿化或钙化不全）。成熟不全和钙化不全以牙釉质矿物质缺乏或矿化度低为特征（图3.14）。与正常牙釉质相比，矿化不全AI的牙釉质中蛋白质含量更多，因此半透明性改变，并因矿物质含量的降低而导致牙釉质的强度显著降低。

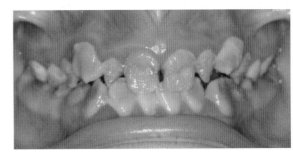

图3.14 该患者患有常染色体隐性遗传性牙釉质成熟不全，牙齿缺乏矿物质导致明显变色并且牙釉质的防御能力降低。

表3.5 遗传性牙釉质缺陷			
AI类型和遗传模式	表型	OMIM#	基因
X连锁ⅠE型	发育不全/成熟不全	301200	AMELX
X连锁发育不全：成熟不全	发育不全/成熟不全	201201	Xq22~q28
常染色体显性遗传ⅠB型	局限型到广泛型发育不全	104500	ENAM
常染色体显性遗传Ⅲ型	钙化不全	130900	FAM83H
常染色体显性遗传Ⅳ型	发育不全/成熟不全	104510	DLX3
常染色体显性遗传	矿化不全	未列出	AMTN
常染色体隐性遗传ⅠC型	发育不全	204650	ENAM
常染色体隐性遗传ⅡA1型	成熟不全	204700	KLK4
常染色体隐性遗传ⅡA2型	成熟不全	612529	MMP20
常染色体隐性遗传ⅡA3型	成熟不全	613211	WDR72
常染色体隐性遗传ⅠG型（牙釉质-肾综合征）	发育不全、牙髓钙化、萌出异常	611062 614253	FAM20A
常染色体隐性遗传ⅡA4型	成熟不全	614832	C40RF26
常染色体隐性遗传ⅡA5型	成熟不全	615887	SCL24A4
常染色体隐性遗传ⅠF型	发育不全	616270	AMBN
常染色体隐性遗传	发育不全	未列出	ACPT
常染色体隐性遗传	成熟不全	未列出	GPR68

成熟不全和钙化不全的表型特征是牙釉质矿物质含量不足或矿化不全
AI，牙釉质发育不全；OMIM，在线孟德尔人类遗传数据库

遗传性牙本质缺陷

与牙釉质形成相比，牙本质发育或形成的过程对环境损伤或系统性疾病的抵抗力较强。间充质来源的牙本质是牙齿中最丰富的组织，也是决定牙冠和牙根形态的主要组织。正常的牙本质发育和矿化需要足够水平的维生素D（活性形式为1-25二羟基维生素D或骨化三醇）。牙齿发育过程中维生素D水平不足会导致牙本质生成减少，髓腔增大，牙本质矿物质含量降低。与维生素D相关的基因突变会导致类似的发育障碍，例如，X染色体遗传的维生素D耐药症（OMIM#307800）和常染色体显性遗传的维生素D依赖性软骨病（OMIM#193100）。

牙本质发育不全

遗传性牙本质缺陷分为牙本质发育不全（DGI）和牙本质发育不良（DD）（表3.6）[55]。这些遗传性疾病与牙本质矿化异常和不同程度的牙齿形态变化相关。Ⅰ型DGI（OMIM#166200）与成骨不全有关，而临床表现与之相似的Ⅱ型DGI（OMIM#125490）则与综合征无关，是由编码牙本质涎磷蛋白的基因（DSPP）突变引起的[56]。

成骨不全或脆骨病是由编码Ⅰ型胶原或参与胶原纤维形成的蛋白质基因突变引起的。DGI的牙齿表现多样，其特征是乳光蓝灰色至黄棕色，这是由于变色的牙本质透过相对正常的半透明牙釉质（在某些情况下，

牙釉质也会受到影响；图3.15）。患牙在釉牙骨质界处可能出现明显的颈部缩窄，该区域区分了临床牙冠及牙根。DGI患者的牙根结构通常较小，并可能形态尖细类似"帐篷钉"样。与正常牙本质相比，DGI牙齿或Ⅱ型DD的牙本质结构不良，矿化程度低。这种异常的结构和矿物质含量低导致牙本质对牙釉质的支持不足，牙釉质经常从牙齿上剥脱，由于低矿化DGI的牙本质耐磨性差，更易磨损。牙釉质丧失和之后的快速磨损是DGI的一个常见但表现多样的特征。在牙釉质缺失的情况下，牙齿往往会很快磨损。一旦这个过程开始，全冠通常是首选的治疗方法。

牙本质发育不良

Ⅱ型DD或冠型DD型（OMIM#125420）是一种由DSPP基因突变引起的Ⅱ型DGI等位基因疾病。Ⅱ型DD的特征是乳牙出现DGI表型，恒牙临床表现轻微或无明显异常（例如，牙冠可能出现轻微变色）。影像学上，Ⅱ型DD的恒牙通常具有异常的髓腔形态，在前牙表现为蓟型管腔，在磨牙表现为蝴蝶结状形态。Ⅱ型DGI和Ⅱ型DD都是常染色体显性遗传性疾病，并且具有较高的外显率。Ⅱ型DD患者可能不记得乳牙的情况，因此明确家族史更具挑战性。

Ⅰ型DD或根型DD型（OMIM#125400）的特征是牙冠临床表现正常和牙本质明显改变，具有特征性的瀑布状组织学表现、髓腔闭锁和牙根异常甚至几乎缺失。这种具有正常牙冠和独特组织学外观的经典Ⅰ型DD的病因尚不清楚[57]。

遗传性牙骨质缺陷

牙骨质是由成牙骨质细胞沉积在牙齿表面形成的，这一过程被称为牙骨质生成。在牙齿硬组织中，牙骨质矿化程度最低、细胞成分最多，许多成牙骨质细胞被包裹在发育中的牙齿中。这种细胞性牙骨质更多地出现在牙根下半部分，而无细胞牙骨质在牙根上半部分占主导地位。

低磷酸酯酶症（OMIM#146300、OMIM#241500、OMIM#241510）是由组织非特异性碱性磷酸酶基因突变引起的。碱性磷酸酶对骨、牙本质和牙骨质等组织的正常矿化及发育至关重要。典型的临床特征是骨质疏松症、骨脆性增加和乳切牙早失（图3.16）。牙骨质发育异常会导致乳牙早失，但不会发生牙根吸收。出现牙

分型	牙齿表型	OMIM#	基因
Ⅰ型DGI	黄棕色至蓝灰色，牙釉质碎裂，牙齿体积小，颈部收缩，牙釉质碎裂，髓腔闭锁，通常在乳牙列更严重，牙根短	166200	COL1A1 COL1A2
Ⅱ型DGI	与上述基本相同 乳牙、恒牙通常受到相似影响 根尖周脓肿风险	125490	DSPP
Ⅲ型DGI	除了最初髓腔宽大，随着年龄增长而闭锁外，其他均与Ⅱ型DGI相同	125500	DSPP
Ⅰ型DD	临床牙冠形态和颜色正常，牙根短或无牙根，髓腔闭锁	125400	未知

表3.6 遗传性牙本质缺陷：Shields分类

DD，牙本质发育不良；DGI，牙本质发育不全；OMIM，在线孟德尔人类遗传数据库

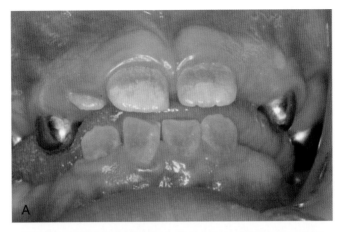

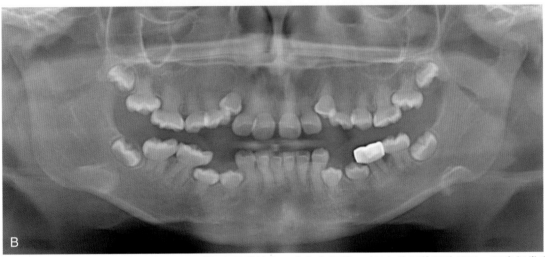

图3.15 （A）牙本质发育不全的临床特征是牙列颜色从黄棕色至蓝灰色不等。（B）曲面体层片显示，牙齿经常出现髓腔闭锁、釉牙骨质界处的颈部缩窄和牙根形成减少。如该曲面体层片所示，因明显的颈部缩窄造成的异位萌出也可能是牙本质发育不全的一个特征。

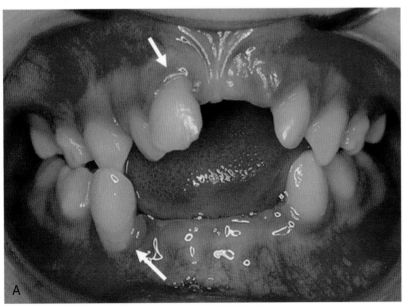

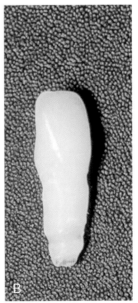

图3.16 （A和B）牙齿早失是低磷酸酯酶症的一个标志性特征，虽然患儿上颌乳切牙和下颌尖牙周围牙龈退缩，但脱落牙齿的炎症轻微（箭头）。对牙齿早失而不伴牙根吸收和软组织炎症的儿童应进行低磷酸酯酶症的评估。

表3.7	表现为牙齿萌出异常的综合征			
疾病	遗传模式	表型	OMIM#	基因
颅骨锁骨发育不全	常染色体显性遗传	继承恒牙无法萌出，多生牙	119600	RUNX2
原发性萌出障碍	常染色体显性遗传	后牙萌出失败且正畸无法移动	125350	PTHRP1
骨质疏松症	常染色体隐性遗传	破骨细胞功能异常导致萌出失败	259700	TCIRG1
家族性巨颌症	常染色体显性遗传	颌骨多室囊性变化，干扰牙齿萌出和面部生长	118400	SH3BP2
黏多糖病	X染色体隐性遗传	酶缺陷导致牙囊周围物质积聚	309900	IDS
眼–牙–趾发育不良	常染色体显性遗传 常染色体隐性遗传	异常萌出的小牙	164200 257850	GJA1
常染色体隐性遗传AI和牙龈纤维瘤病综合征（牙釉质–肾综合征）	常染色体隐性遗传	牙釉质发育不全，牙髓钙化，萌出异常	614253	FAM20A

AI，牙釉质发育不全；OMIM，在线孟德尔人类遗传数据库

齿早失的儿童，尤其是不伴牙根吸收或系统性疾病的儿童，应评估是否存在低磷酸酯酶症。这种情况现在可以通过使用一种替代碱性磷酸酶功能的融合蛋白进行治疗。

牙齿萌出异常

　　牙齿萌出（尤其是恒牙）的过程分为几个阶段，即萌出前阶段和萌出后阶段。在萌出前阶段一旦牙根开始形成，萌出过程就开始了。这个过程需要牙槽骨和乳牙牙根的吸收，以及向𬌗方的推进运动。一些人认为根尖处的硬组织增殖是萌出的主要机制。然而，一些牙齿（例如，挫入或脱位的牙齿）会出现萌出/再萌出但并未出现根尖区增生。控制牙齿萌出的机制很复杂，可能涉及多种牙齿成分，包括牙囊和牙周膜[58]。

　　牙齿萌出前期的主要任务是清理萌出路径。一般来说，只要一条路径是通畅的，牙齿就会经此路径萌出，并开始其萌出后过程。萌出路径阻塞可能会导致萌出异常。因此，间隙不足是导致牙齿萌出失败的常见原因。更常见的萌出异常之一是异位萌出，其患病率约3%，最常见的是第一恒磨牙、侧切牙和尖牙[59]。除了异位萌出外，乳牙可能会出现延迟脱落，恒牙可能会迟萌。表3.7列出了一些与牙齿萌出异常相关的常见综合征，包括颅骨锁骨发育不全、家族性巨颌症和牙釉质–肾综合征。

原发性萌出障碍

　　原发性萌出障碍（PFE；OMIM#125350）是一种影响牙齿萌出的非综合征型疾病，大多是由骨稳态调节因子PTHP1R基因突变引起的。PFE的特征是至少累及一颗第一恒磨牙；受累的第一恒磨牙远中的牙齿也萌出失败，通常伴进行性开𬌗。受累牙齿往往位于牙槽嵴上方，这意味着它们的萌出路径完全通畅，𬌗方没有牙槽骨阻挡[60]。正畸牵引不能将受累牙齿牵出，并且会出现固连。

总结

　　儿童口腔从业人员在诊断和治疗各种牙齿发育缺陷时面临挑战。其病因多样，因此明确诊断具有挑战性。采取最佳治疗方案和治疗患者的前提是明确诊断，然后根据组织受累的程度和对不同治疗方案的反应来明确其预后及选择治疗方法。随着新的生物医药疗法的出现，临床医生对影响牙齿发育的疾病进行诊断，并知道如何检索可用的数据库来帮助建立或明确诊断、明确转诊到医学专家或遗传学家的必要性以及选择最新和最合适的治疗方案，这一点变得越来越重要。

第4章
局部和系统性疾病的口腔及牙齿保健
Oral and Dental Care of Local and Systemic Diseases

MARCIO A. DA FONSECA

章节概要

镰状细胞病

镰状细胞贫血（SCA）是最常见的血液遗传性疾病，最常见于非洲、非裔加勒比、中东、印度、中南美洲和地中海血统的人，但目前在世界范围内都有分布[1-2]。镰状细胞特性在很大程度上被认为是良性的，但这一点最近受到了质疑，因为该特性的发病率很高[3]。镰状细胞病（SCD）是由一种被称为镰状血红蛋白的B珠蛋白基因突变引起的。镰状血红蛋白是由于B珠蛋白第六个氨基酸处的缬氨酸取代谷氨酸，使镰状血红蛋白在脱氧时发生聚合[2]。该疾病的特点是溶血、慢性器官梗塞和损伤、急性疼痛发作，以及可能危及生命、不可预测的急性并发症[1-2]。

脱氧血红蛋白的聚合会产生一种与其他纤维连接的绳状纤维，形成一束，并将红细胞扭曲成镰刀状，这会干扰红细胞的形变能力。镰状细胞主要滞留在微循环缓慢流动的小静脉里，增强它们与内皮的黏附，形成一个异细胞聚集体，导致局部缺氧，镰状血红蛋白聚合增加，并扩散到邻近的血管系统也发生阻塞[2]。因此，镰状血红蛋白会使红细胞"黏附"，而不是简单地使其镰状化，导致慢性内皮损伤。其显著变化的一种临床表现是慢性炎症性血管疾病。贫血和血管病变是该疾病的特征，症状在出生后6个月内出现[2]。镰状红细胞的平均寿命从120天减少至12~17天，血红蛋白水平为6~9g/dL（正常：12~18g/dL）[4]。

最初几年的疼痛症状表现为指关节炎（手–足综合征），可由感染、脱水、极端温度、缺氧、身体或情绪压力以及月经诱发[2,4]。骨痛通常剧烈、对称出现，并发作于多个部位，可持续几分钟到几天[2]。脾隔离危象是由大量红细胞滞留于脾脏引起的，会导致突然和严重的贫血、血小板减少和网织细胞增多症[5]。危及生命的脾切除术后败血症主要由多糖包裹的细菌引起，特别是肺炎链球菌，这是镰状细胞病导致婴儿死亡的主要原因[6-7]。其他全身表现包括心血管问题、骨髓炎、骨质疏松症、生长障碍、骨坏死、急性胸部综合征（ACS）、脑血管意外、慢性肾衰竭和阴茎异常勃起等[2]。

镰状细胞病最重要的干预措施是从出生后2个月时每天2次口服125mg青霉素V钾，以预防肺炎球菌感染。在3岁时剂量加倍，持续至5岁。对于预防脑卒中和改善急性胸部综合征患者的氧合来说，输血至关重要[2]。然而，长期输血会导致铁过载，从而导致器官损伤和同种异体免疫[2]。羟基脲（HU）与血红蛋白水平升高相关，可以减少疾病发作和长期后遗症[2,8]。目前已经开发了许多针对血管黏附、炎症和溶血的新疗法[8]。造血干细胞移植（HSCT）应该在器官功能障碍发生之前尽早进行，这种方法对几乎所有可以获得人类白细胞抗原匹配的同胞供体的儿童都有疗效[2,8-9]。

口腔表现

镰状细胞病的口腔表现在该疾病中是非特异性的。黏膜可能表现出黄疸，也可能表现为明显的舌炎和牙齿迟萌[10-12]。影像学检查结果包括骨骼影像学密度降低、骨小梁粗糙、下颌骨下缘薄、牙槽骨高度下降、明显的硬脑膜、牙本质矿化不全、根尖周区球间牙本质、牙髓钙化和牙骨质增生[11-12]。颅面异常包括双颌前突、切牙前突、顶骨和颧骨突出（"塔状"颅骨）、板障间隙变宽、颅骨外表变薄、垂直骨小梁形成（"毛发直立"样外观），以及具有环状外观的纤维性颅骨病变（"甜甜圈"病变）[11-12]。

面部骨骼和牙髓微循环内的镰状改变可能会导致口面部疼痛，而没有任何牙源性病变[12]。颏神经孔附近的血管阻塞可能会导致持续的下唇感觉异常[12]。这些患者长期服用青霉素预防，似乎可以防止变形链球菌的感染，从而显著降低乳牙列患龋率。然而，到8岁时，一旦预防性方案停止，儿童的龋齿水平与未患病的同龄人相同[13]。

口腔治疗

对这种特征的个体的牙科治疗没有任何挑战。对于受该疾病影响的患者，必须记录详细的病史，包括双膦酸盐用药史，因为在侵入性口腔治疗后有发生双膦酸盐相关颌骨坏死（BRONJ）的风险。必须认真处理健康牙齿疼痛的主诉，因为镰状细胞病存在牙髓梗死和坏死的可能性。必须积极治疗所有口腔感染，并避免择期手术[10]。正畸计划应考虑患者骨骼结构和生理学特点[10-11]。在非危机时期，可以在牙科诊所进行所有口腔治疗。如果患者正在服用羟基脲，因为存在中性粒细胞减少症和血小板减少症的风险，所以需要进行全血细胞计数[14]。如果涉及肝脏，还应检测凝血因子。镰状细胞病患者使用局部麻醉药和血管收缩剂以及 N_2O 是安全

的，但使用后者时应注意避免缺氧。低风险患者可以在门诊手术中心接受治疗，高危人群需要在医院设施中配备齐全的手术室，以获得足够的医疗支持。

出血性疾病

A型血友病

A型血友病是一种X连锁隐性遗传性疾病，导致血浆凝血因子Ⅷ活性降低，男性发病率为1/5000[15]，约占所有血友病患者的85%，可分为重度（血浆中可检测到的凝血因子Ⅷ<1%）、中度（仅为正常凝血因子Ⅷ水平的1%~5%）和轻度（凝血因子水平的6%~40%）[15]。当男性患者出现异常出血，但是血小板计数、出血时间、凝血酶时间和凝血酶原时间正常而活化部分凝血活酶时间延长时，应该考虑该疾病[16-18]。A型和B型血友病（凝血因子Ⅸ缺乏）是最常见的遗传性凝血障碍[15]。A型血友病的临床特征是肌肉和关节出血（血栓）、易擦伤和创伤或术后长时间出血，出血也可能自发发生[15]。尽管目前的预防性治疗有效，但并不能完全预防关节疾病[19]。膝关节作为肌肉控制的关节，能够通过预防变得更加稳定，因此踝关节是最先受到影响的关节[19]。肌内血肿会压迫重要结构，并可能导致神经麻痹以及血管或气道阻塞。A型血友病的临床治疗是根据病情的严重程度、目前或预期的出血类型以及抑制剂的存在来进行的[16-18,20]。在大手术和危及生命的出血情况下，应定期输注凝血因子Ⅷ。预防性使用凝血因子浓缩物是目前治疗重度血友病A的基础[19]。后叶加压素（去氨加压素）可提高血浆中因子Ⅷ和血管性血友病因子（vWF）的水平，可用于轻度和中度A型血友病。其峰值作用发生在20~60分钟，持续时间为4小时。不太常用的治疗方法包括给予新鲜冷冻血浆、冷凝蛋白质和冻干因子Ⅷ浓缩物[16-18]。15%的严重血友病患者中会产生因子Ⅷ抗体，处理这种情况十分困难[20]。

血管性血友病

血管性血友病（vWD）是最常见的遗传性出血疾病之一，患病率为1∶10000[21]。其特征是血管性血友病因子的数量或质量异常，该疾病分为1型和3型（分别为轻度至中度和重度血管性血友病因子数量不足）及2型（血管性血友病因子质量缺陷）[21]。对于1型和2型，

去氨加压素将提供足够的止血作用，以治疗黏膜皮肤出血，以及在微创手术后防止出血[22]。抗纤溶支持治疗药物（氨甲环酸）在血管性血友病中也很重要[22]。

口腔治疗

口腔治疗需要注意病史和临床表现，并应遵循规范和指南。仔细回顾患者的病史（包括牙科病史），并在侵入性手术前咨询血液专家，对于恢复止血系统以避免出血并发症至关重要。轻度至中度血友病患者的龈上洁治无须预防性处理。然而，如果有必要进行龈下洁治，则应与血液学家讨论预防性处理措施。严重血友病患者在解决止血问题前不应使用阻滞麻醉和某些浸润麻醉，因为这些麻醉可导致深层组织出血和潜在的气道阻塞。对于轻度和中度患者来说，风险很低。使用带稳定橡皮障夹的橡皮障对保护软组织很重要。可以轻柔使用楔子和成型片，如果矫治器对组织无损伤，则可以进行粘接。牙髓切断术、牙髓摘除术和根管治疗术通常可以在没有明显出血的情况下进行，避免器械和充填物超出根尖孔是很重要的。手术操作应无创伤，并应进行直接缝合以保护凝血块。正畸治疗不是禁忌证，但应特别注意边缘锋利的金属丝和带环的放置。

中度至重度血友病患者需要在口腔外科手术前输注凝血因子Ⅷ浓缩液，辅以局部止血剂（加压纱布、缝线、明胶海绵、纤维素材料、凝血酶、微纤维胶原、纤维蛋白胶等）和口服抗纤溶药（氨甲环酸漱口水），以帮助止血。血管升压素、ε-氨基己酸和氨甲环酸也可在拔牙后全身使用。

儿童骨质疏松症

骨折是10～14岁儿童住院治疗的主要原因[23-24]。生活方式、饮食、慢性疾病和药物等儿童时期的因素会对骨骼健康产生短期影响，并对最高骨生长量产生长期影响。不可改变的内在因素（例如，种族、遗传、性别）在75%～80%的程度上决定了个体的峰值骨量，而潜在的可变外在因素（例如，饮食、激素、疾病、体育运动）是最终骨量的重要决定因素。充足的钙和维生素D的摄入以及规律的体育运动是获得最佳骨矿物质量和密度的最重要的外在因素[25]。

骨质疏松症的特点是骨量低、骨微结构不良，导致骨脆性增加[26]。骨质疏松症主要发生在罕见的遗传性疾病中（例如，成骨不全、颅骨锁骨发育不全、Marfan综合征、Ehlers-Danlos综合征等）[26-27]。由于疾病本身对骨骼的影响或其药物治疗（例如，白血病、不能移动、炎症、糖皮质激素治疗、营养不良等）的影响，患有慢性系统性疾病的儿童可出现继发性骨质疏松症[26-27]。有症状的骨质疏松症儿童通常有复发性低冲击性骨折或因脊椎骨折引起的中度至重度背痛的病史[26]。

定义儿童骨质疏松症很困难，因为儿童骨密度（BMD）值随着年龄的增长而不断变化，取决于许多变量（例如，性别、体型、青春期、骨骼成熟度、激素作用、骨骼大小和种族[23,25-26]）。儿童骨密度通过Z评分进行评估，其参考人群是种族、性别和年龄匹配的，但是这些数据有限[24-26]。Z评分没有考虑到前面提到的一些变量，因为单名儿童的系列检测可能很难进行，所以存在诊断准确性的问题。Z评分值低于-2通常是骨质疏松症的严重警告，但大多数专家在至少观察到一处脆性骨折后才会做出诊断[25]。如果Z评分为-2或更低，则应使用"骨量低于实际年龄"一词；儿童骨骼报告中不应使用"骨质减少"一词[23-24]。脆性骨折是骨质疏松症的临床标志[25]。诊断和治疗成年人骨质疏松症最广泛使用的工具是双能X线吸收仪（DEXA），但对于成长中的儿童，它可能并不可信[24-26]。在儿童中进行骨密度测量最合适和可重复的部位是脊柱后部/前部及全身，而不是头部[23,26]。

关于健康生活习惯的预见性指导（例如，规律的体育运动、均衡的饮食以及避免吸烟、饮酒和非法药物），对于预防骨质流失非常重要，应从小开始。这是口腔专业人员对患者健康可以产生影响的一个领域，应在每次回访时进行宣教。骨密度降低不严重的情况下，纠正营养不良、增加钙和维生素D的摄入以及增加负重体育活动，可以在风险最小的情况下带来益处。软饮料的摄入对青春期女孩骨矿物质积累的不良影响大于对男孩的影响[28]。尽管治疗的持续时间和强度仍然存在长期安全性问题，但是双膦酸盐是原发性和继发性骨质疏松症的首选药物[26-27]。静脉注射帕米膦酸盐的应用最为广泛[26]。

口腔治疗

口腔专业人员在记录可能曾患低骨密度和骨质疏松症的患者的病史时必须严谨。知悉以下信息十分重要：

1. 患者的骨密度减低程度。将患者从轮椅转移到牙椅上、身体约束和牙齿拔除，尤其是恒牙，可能会导致骨折。

2. 患者骨密度低或骨质疏松症的原因。

3. 针对骨质问题正在接受的药物治疗，以防止侵入性牙科手术后的其他并发症（例如，双膦酸盐相关颌骨坏死）。鉴于该药物的半衰期可能长达几年，因此了解其潜在的长期口腔并发症是很重要的。

必须对患者和看护人进行宣教，包括口腔健康的重要性以及与侵入性牙科治疗相关的药物潜在长期副作用。在患者开始使用双膦酸盐治疗之前，必须消除所有潜在的牙源性和黏膜感染源。避免口腔外科手术是降低双膦酸盐相关颌骨坏死风险的关键；然而，迄今为止还没有儿童病例报告[26]。考虑到伤口相对较小，并且相对于成年人来说儿童颌骨的孔隙率和血管分布更高，可以推测乳牙拔除可能不会对双膦酸盐相关颌骨坏死的发展构成风险。另一个可能的原因是儿童的用药剂量较小。已发表的关于儿童患者未发生双膦酸盐相关颌骨坏死的研究存在许多设计缺陷（例如，患者数量少、缺乏随机化、随访期短、使用的药物和剂量不同）。然而，随着越来越多的青少年和年轻人被转诊进行正畸牙拔除、阻生牙和第三磨牙拔除、牙周手术及组织活检，双膦酸盐相关颌骨坏死的风险可能会增加。双膦酸盐可以抑制牙齿移动，给正畸治疗带来困难[29]。

儿童癌症

癌症是美国5~14岁儿童死亡的第二大常见原因，仅次于意外事故[30]。儿童恶性肿瘤的发病率在1岁内最高，第二个高峰出现在2~3岁[31]。急性白血病、脑肿瘤、软组织肿瘤和肾肿瘤是儿童中较为常见的恶性肿瘤[30]。早期诊断和医学的进步使总的5年生存率提高至80%[30]。多模式治疗方法通过手术和放疗来控制局部疾病，通过化疗来根除系统性疾病。化疗会干扰细胞中重要的核酸合成功能，而放疗会损伤癌细胞中的DNA，对邻近组织的伤害小（这对儿童患者至关重要）。免疫疗法通过使用白细胞、单克隆抗体和细胞因子进行抗肿瘤治疗，具有潜在的靶向特异性，这可能可以避免儿童承受标准肿瘤疗法的主要副作用。

急性淋巴细胞白血病（ALL）约占所有儿童白血病的80%，青春期约占56%，4岁时发病率最高，总治愈率为90%[30]。最常见的体征和症状是厌食、易怒、嗜睡、贫血、出血、瘀点、发热、淋巴结肿大、脾肿大和肝肿大。骨痛和关节痛可能是由于白血病细胞对软骨膜骨或关节的浸润或骨髓腔的白血病细胞扩散引起的，导致儿童出现跛行或拒绝走路的症状[32]。ALL最常见的头部、颈部和口腔表现是淋巴结肿大、喉咙痛、牙龈出血和口腔溃疡[33]。治疗期间复发的患者需接受强化化疗，然后进行造血干细胞移植。基于临床风险，ALL的管理通常分为4个阶段[32]：

1. 诱导缓解治疗：一般持续28天，由3~4种药物（例如，长春新碱、泼尼松和L-天冬酰胺酶）组成，成功率为95%。

2. 中枢神经系统（CNS）预防性治疗/预防：因为全身给药的化疗药物不能穿过血脑屏障，所以中枢神经系统是容易发生白血病浸润的部位。可以采用颅脑照射和/或每周鞘内注射化疗药物，通常是甲氨蝶呤。这种症状前治疗可以在每个阶段进行。

3. 巩固或强化：旨在通过强化治疗尽量减少药物交叉耐药性，以杀死残留的白血病细胞。

4. 维持：旨在通过连续给予甲氨蝶呤和6-巯基嘌呤以抑制白血病进展。这一阶段的最佳时长尚未确定，但通常持续2.5~3年。

患者的血细胞计数通常在每个治疗周期开始后5~7天开始下降，在再次上升之前，它们在14~21天保持低水平。

口腔护理注意事项[31]

化疗和/或放疗可能会导致许多急性和长期的口腔后遗症（注4.1）。口腔和牙齿感染可能会使肿瘤治疗复杂化并延迟治疗，导致儿童发病和生活质量下降。早期和彻底的口腔干预可以把口腔及相关系统并发症的风险降至最低（图4.1~图4.3）。与口腔功能和黏膜损伤相关的创伤会增加出血的风险。因此，应立即对刚诊断为白血病的患者进行口腔咨询，以便在癌症治疗开始前有足够的时间完成口腔维护。

患者病史和血液学状况

对患者病史的全面回顾应包括有关的潜在疾病、诊断时间、患者自诊断以来接受的治疗以及并发症。应注意住院、急诊就诊、感染（口腔和全身）、当前血液学状况、过敏、药物和全身状况。

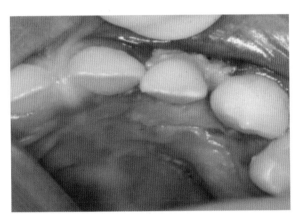

图4.1　一名患有急性淋巴细胞白血病的2岁女孩因假单胞菌感染导致乳牙早失。

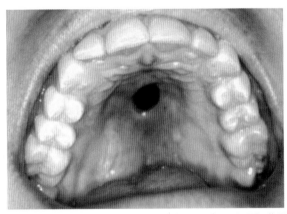

图4.2　一名患有急性淋巴细胞白血病的14岁女孩腭部曲霉菌感染。

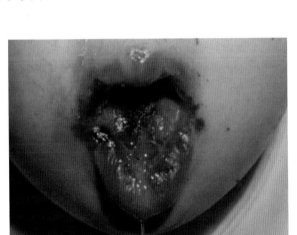

图4.3　一名5岁患儿因化疗引起的中度黏膜炎。

大多数患者都有中心静脉置管，是一根插入心脏右心房的留置导管，用于获取血液样本给予化疗药物。没有科学研究表明对于有中心静脉置管的患者，在进行侵入性牙科手术之前需要进行抗生素预防[31,34-35]。

儿童癌症患者长期出血可能是由化疗引起的骨髓抑制、一些药物以及与基础疾病相关的凝血和血小板紊乱导致的。在没有其他复杂因素的情况下，血小板计数 > 20000/mm³时发生临床严重出血的可能性小。当血小板计数 > 40000/mm³时，可以进行牙科手术，并注意控制长期出血的措施[31]。其他凝血试验可能适用于肝脏受累和凝血病患者。中性粒细胞是人体的第一道防线，因此感染的发生率和严重程度与其数量成反比。当中性粒细胞绝对计数（ANC） < 1000/mm³时，感染和菌血症的风险大大增加，应推迟择期口腔手术。但是，许多牙科团队在中性粒细胞绝对计数 > 500/mm³的情况下进行了择期侵入性口腔操作，并未导致患者出现并发症。表4.1显示了正常血细胞计数参考值。

口腔卫生、饮食和龋齿预防[31,36]

无论患儿的血液学状况如何，在整个肿瘤治疗过程中，健康的口腔卫生习惯对于减少口腔并发症很重要。因为患者能够在不同的血小板计数水平下刷牙而并不会出现出血情况，所以血小板减少症不应是限制保持口腔卫生的因素。有证据表明，接受强化口腔护理的患者罹患中度至重度黏膜炎的风险降低，且不会导致败血症和口腔感染发病率的增加。每天至少使用2次普通软牙刷或电动牙刷进行刷牙是降低牙龈严重出血和感染风险的

表4.1	正常血细胞计数参考值
血液成分	**正常值**
血红蛋白（g/dL）	男性：13.5～17.5 女性：12.3～15.3
红细胞比容（%）	男性：41.5～50.4 女性：35.9～44.6
白细胞计数	4000～10000/mL
血小板计数	150000～450000/mm³
分类计数	**正常值**
中性粒细胞（多形核白细胞）	分叶核：56 带状核：3
淋巴细胞	34
单核细胞	4
嗜酸性粒细胞	2.7
嗜碱性粒细胞	0.3

Data from McPherson RA, Pincus MR, eds. *Henry's Clinical Diagnosis and Management by Laboratory Methods*. 21st ed. Philadelphia: Saunders; 2007:1404-1418.

最有效方法。海绵、泡沫刷和超软刷由于其柔软性而不能提供有效的机械清洁，因此只有患者患重度黏膜炎并无法耐受常规刷牙时才使用上述工具。

牙刷在使用之间应风干，此外，因为浓烈的调味剂会刺激组织，所以应该使用不含浓烈调味剂的牙膏。口腔卫生差或患有牙周病的患者可以每天使用氯己定漱口直至恢复牙龈健康。当出现黏膜炎时，应避免使用含有酒精和调味剂的漱口水，因为它们会使黏膜脱水并刺激黏膜。微生物定植已证实会引起菌血症，因此牙周感染是一个关注重点。由于饮食问题、治疗引起的口干症和富含蔗糖的儿童药物，患有癌症的儿童可能有较高的患龋风险。虽然儿童经常使用制霉菌素，但它对于免疫抑制患者的念珠菌感染预防是无效的，不推荐使用[37]。有患龋风险的患者可使用氟化物补充剂、氟保护漆和中性漱口水或凝胶。

口腔治疗[31]

医生应回顾患者的口腔病史，并进行全面的头部、颈部和口腔检查，必要时辅以影像学检查。一些患者的主诉可能是白血病细胞浸润周围神经引起的感觉异常。其他人可能出现类似不可逆性牙髓炎的牙齿疼痛但是并无牙齿及牙周感染。这可能是两种常用的长春花生物碱化疗剂——长春新碱和长春碱的副作用。在这种情况下，患者应避免进食加剧不适的食物（糖果、冰块

等），可以给予镇痛药控制疼痛。疼痛通常在化疗停止后的几天或几周内消失。

患者的血细胞计数通常在化疗周期之间恢复正常或接近正常，此时通常可以进行牙科治疗。在抗肿瘤治疗开始时，相比于龋齿、恒牙根管治疗和更换不良修复体，应该优先进行感染控制、牙齿拔除、牙周护理和消除刺激源。因为免疫抑制期间的牙髓感染可能会危及生命，所以医生应该根据牙髓感染和疼痛的风险确定需要首先治疗的龋齿，可以进行临时修复，并推迟非急性口腔治疗，直至患者的健康状况稳定。当患者血小板水平为40000～75000/mm³时，应在术前和术后24小时考虑输注血小板。当患者血小板水平<40000/mm³时，应推迟口腔治疗。在免疫抑制期间，应避免所有择期口腔手术。在一些紧急情况下，必须咨询相关医生后才能开始口腔治疗。

在开始癌症治疗之前，如果有时间，应进行牙齿刮治和预防、更换不良修复体并抛光边缘锋利的牙齿。在进行激进的治疗时需谨慎（例如，拔除患有牙髓感染的乳牙），以最大限度地降低免疫抑制期间失败的牙髓治疗引发口腔和全身并发症的风险。已经接受牙髓治疗且临床检查和影像学检查良好的牙齿应该不会存在威胁。有症状的死髓恒牙应在开始癌症治疗前至少1周时进行根管治疗。如果无法实现，则需要在进行抗生素治疗约1周后进行牙齿拔除。如果患者中性粒细胞减少，可以延迟对无症状的根尖周受累恒牙的牙髓治疗[38]。在免疫抑制期间，可能不会出现肿胀和脓性渗出症状，这可能会掩盖牙源性感染的一些典型症状，因此在临床上可能会被忽略[38]。在这种情况下，X线片对于确定根尖周或根分叉病变至关重要。

如果患者口腔卫生差和/或治疗方案有造成中度至重度黏膜炎的风险，则应该去除固定正畸矫治器和间隙保持器。矫治装置可能会造成食物嵌塞从而影响口腔卫生状况，并造成机械刺激，增加二次感染的风险。只要患者口腔卫生良好并且可以耐受，就可以佩戴可摘矫治器和固定器。

部分萌出的磨牙可能因冠周炎而成为感染源，因此如果牙医认为这是潜在风险，则应切除覆盖的牙龈组织。松动的乳牙应自然脱落，建议患者避免自行晃动以防止菌血症。如果患者依从性差，则应拔除松动的牙齿。阻生牙、残根、部分萌出的第三磨牙、牙周袋＞

6mm的牙齿、急性感染的牙齿和不可修复的牙齿最好在癌症治疗开始前2周拔除以充分愈合[38]。如果由于医疗原因无法拔除恒牙，可进行截冠术，之后应服用抗生素7～10天，然后在患者血液学状况允许的情况下拔除剩余牙根。对于将接受或已经接受面部放疗的患者，因有放射性骨坏死风险，应特别注意恒牙的拔除。手术过程必须尽可能无创，去除尖锐的骨边缘，良好封闭伤口。应有可用的控制局部出血的措施（例如，加压纱布、缝线、明胶海绵、局部凝血酶或微纤维胶原）。如果局部止血失败，应立即联系内科医生。

当患者处于治疗的维持阶段并且总体预后良好时，血液学状况很可能接近正常，口腔手术可以常规进行，但需要在血液细胞计数检查后进行。在完成所有治疗并至少2年无病生存后，可以开始或恢复正畸治疗[39]。此时复发风险降低，并且患者不再使用免疫抑制药物。然而，临床医生必须评估癌症治疗引起的牙齿发育障碍，尤其是在6岁之前接受治疗的儿童（图4.4）[40-41]。Dahl-lof等人[42]提出了对有牙齿后遗症患者进行正畸治疗的策略：①使用最大限度降低牙根吸收风险的器械；②使用较轻的力；③提前结束治疗；④根据治疗需要选择最简单的方法；⑤不治疗下颌骨。患有癌症的儿童患者可能会出现骨质疏松症，许多患者会接受双膦酸盐治疗，因此需要对口腔和牙科治疗进行额外关注。

造血干细胞移植[43-44]

造血干细胞移植已被用作以下疾病患者的骨髓替代，包括血液系统性疾病、先天性免疫缺陷、高脂血症和先天性代谢异常，以及骨髓支持从而允许对实体瘤患者进行更高剂量的化疗和/或放疗。造血干细胞移植中使用的干细胞可以从髂嵴和其他骨骼的骨髓、外周血以及胎盘或脐带血的多次抽取中获得。细胞可以从患者自身骨髓中获取（自体移植）、与受体相关的供体或无关的人中获取（异基因骨髓移植），也可以从同卵双胞胎中获取（同基因骨髓移植）或从不同物种中收集（异种移植）。人类白细胞抗原（HLA）组织分型是为了识别潜在供体的6号染色体短臂上的抗原，以尽可能接近受体抗原（完全或部分匹配）。该方案可以是清髓性的（高剂量强度，毒性很强）、非清髓性的（细胞减少量最小）或减低强度处理的（低毒性，肿瘤在移植细胞取代之前并不一定能被根除）。在移植的前几天，患者入院接受单独或联合全身照射的高剂量化疗。移植的表现通常出现在第20天～第30天，有时更早，这是因为外周血白细胞和血小板计数增加，这一结论通过在骨髓穿刺中发现骨髓供体细胞得到证实。

口腔护理注意事项

接受造血干细胞移植患儿的牙科和口腔护理的大多数原则与"儿童癌症"一节中讨论的原则相似。有两个主要区别：①在造血干细胞移植中，和非移植肿瘤患者的管理一样，当血细胞计数恢复正常时，化疗周期之间无休息期；②移植后会有长期的免疫抑制，如果没有慢性移植物抗宿主病或其他并发症，大多数免疫功能可能在1年内完全恢复[31,45]。因此，必须在患者入院前完成所有牙科治疗，以消除移植期间和移植后可能导致的并发症。

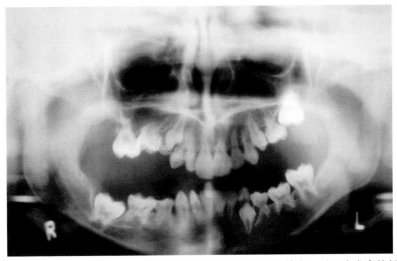

图4.4　14岁患儿在13个月时造血干细胞移植前接受了化疗和全身放疗，对牙齿发育的长期影响。

可以进行定期的口腔检查包括影像学检查，但免疫功能严重受损的患者应避免进行选择性的口腔治疗，包括预防性治疗[31,45]。如果在此期间出现口腔急症，必须在进行任何治疗之前咨询患者的主治医生。

化疗和放疗的急性及慢性口腔并发症

癌症治疗可导致口腔出现的广泛病症（注4.1），影响儿童的生活质量并增加治疗成本。在所有并发症中，黏膜炎（图4.3）是癌症治疗中口腔疼痛的最常见原因，也是造血干细胞移植中最常见的并发症[31,36,46]。治疗方案中使用的药物可以在很大程度上影响胃肠黏膜组织，抑制其基底层以取代表层细胞，从而导致全身性黏膜炎症。黏膜炎的发生和严重程度显示个体变异性大，在开始治疗后4~7天组织变化明显，通常持续10~14天[31]。其治疗旨在缓解症状，预防感染和软组织损伤[31,36]。

儿童牙医特别关注的一个长期问题是牙齿和/或颅面畸形的发生（图4.4）。开始治疗的年龄越小（尤其是6岁之前），发生颅面和牙齿发育不全（例如，牙齿缺失）的风险越大；牙根发育部分或完全停止，牙根细呈锥形；根尖早闭；球形和锥形冠；牙本质和牙釉质混浊及缺陷；过小牙；髓室过大；牛牙样牙和异常咬合[40-41,47-48]。髁突的垂直生长以及牙槽骨和磨牙的高度可能会受到抗肿瘤治疗的不利影响[40,47]。

曾患慢性或严重黏膜炎的患者有口腔黏膜恶变的风险，应密切关注[47]。仔细监测慢性口干症和口腔移植物抗宿主病也是非常重要的问题[36,45,47,49]。

在免疫系统受损的患者中，复发性单纯疱疹病毒（HSV）感染的溃疡可能面积大并呈进行性和持续性（图4.5）。由于其不典型的表现，常常会漏诊。它可能涉及口腔内的任何部位，包括非角化区[31,50-51]。接受癌症治疗的患者发生复发性HSV感染的风险很高，因此，他们的治疗倾向于预防[50]。在这一类患者中，7~10天未愈合的病变应重新培养或再次活检，并应进行阿昔洛韦（ACY）敏感性测试[50]。

原发性疱疹性龈口炎

1型单纯疱疹病毒（HSV-1）是引起原发性疱疹性龈口炎（PHG）的主要DNA病毒[50,52-53]。它主要通过直

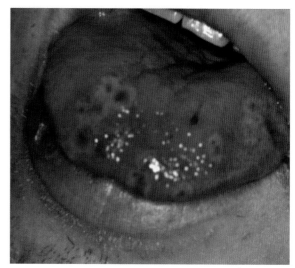

图4.5　免疫抑制患者的舌疱疹性病变。

接皮肤接触或体液传播，在日托中心等封闭环境中可以迅速传播。其发病突然，临床表现可能从轻微到严重至需住院治疗。非特异性症状包括颈部淋巴结病、不适、易怒、上气道感染和低热[54]。口腔病变可能最初表现为舌、颊黏膜和牙龈组织上的小疱，并迅速破溃成1~3mm大小的溃疡，随后可能形成一个黄灰色膜覆盖的大溃疡[54]。感染是自限性的，持续10~14天，愈合后无瘢痕[54]。儿童可能会出现剧烈的局部疼痛，这可能导致进食、进水困难从而面临脱水风险[53-54]。患儿经常出现流涎、呼吸异味和喉咙痛症状。

PHG治疗旨在通过避免与他人直接接触和不共享玩具、食物、用具、奶嘴、杯子、瓶子、牙刷、毛巾等物品，促进病变愈合和缓解、充足的水合作用和营养并防止感染进一步扩散。应避免饮用酸性或香料含量高的饮料和食物。冰激凌、冰棍和冰片等冰冻物品可以缓解受累的组织症状并帮助补水。镇痛药、局部麻醉药和涂布剂有助于缓解疼痛及促进食物摄入，并根据需要添加营养补充剂[52,54]。因局部麻醉药会通过溃疡组织迅速吸收，所以应谨慎使用。当牙龈严重受损和口腔卫生状况差时，非酒精抗菌漱口水可能有助于降低继发感染的风险。有脱水风险的患者应入院治疗。应在48~72小时后电话随访，询问原发性疱疹性龈口炎症状是否已经消退。如果未好转或病情恶化，应立即对患者进行会诊，以排除系统性疾病（恶性肿瘤、中性粒细胞减少症等）。

不充分的证据表明阿昔洛韦（ACY）可以减少一些<6岁儿童的PHG症状和住院次数[54]。口服阿昔洛韦

混悬液的剂量为15mg/kg，每天最多80mg/kg，可清醒时每3小时服用1次，或每天5次，持续10天[53]。

口咽念珠菌感染

念珠菌感染是一种机会性感染，由使用抗生素和/或皮质类固醇、口干症、糖尿病、覆盖腭部的装置、吸烟和/或未成熟或受损的免疫系统引起的念珠菌过度增殖引起[33,35]。儿童最常见的形式是假膜型（图4.6）和红斑型念珠菌感染。它通常发生在颊黏膜、黏膜颊褶、舌背外侧和口咽处[55]。红斑型或萎缩型从弥漫性到斑片状不等，主要累及腭部和舌背[55-56]。口腔念珠菌感染患者可能会感到疼痛、黏膜和舌头烧灼感、吞咽困难以及进食或饮水困难[56]。

改善口腔卫生、控制龋齿、保持奶嘴和器具清洁以及更换污染的牙刷以控制疾病是很重要的[57]。大多数可用的抗真菌药物可以抑制念珠菌活性。不明原因或频繁复发则应评估是否患隐匿性系统性疾病、可能导致免疫功能低下的疾病并评估母乳喂养的母亲乳房是否有真菌感染[56]。局部抗真菌药物包括复方克霉唑混悬液（10mg/mL）和制霉菌素口服混悬液，漱口2分钟，吞咽或吐出，每天4次，持续2周，随后对口腔进行重新评估[56-57]。患者在30分钟内不得进食或饮水。青少年可以使用1～2种锭剂（200000U），含服，每天5次[55]。他汀类药物溶液含有30%～50%的蔗糖，因此必须加强口腔卫生。氯三唑片剂（10mg）也富含蔗糖，可在清醒（每天5片）情况下，每3小时含服1片，持续14天[57]。当同时需要服用其他局部药物时，全身使用抗真菌药物是有利的。对于慢性口角炎，制霉菌素和曲安奈德乳膏

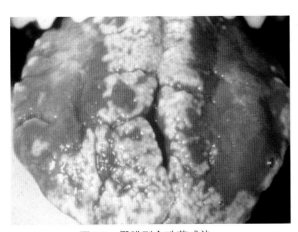

图4.6　假膜型念珠菌感染。

（MycologⅡ）涂抹口角是最佳选择，每天3次，持续5天[57]。

囊性纤维化

囊性纤维化（CF）是由位于7号染色体长臂的CF跨膜电导调节因子（CFTR）基因缺陷引起的[58]。它是最常见的遗传性疾病（每2500名北欧裔新生儿中有1人患病），已明确了近2000处突变，最常见的是F508缺失[59]。有缺陷的CFTR会导致上皮表面的氯化物分泌减少和钠吸收增加，因此"咸皮肤"是该疾病的标志[58]。反之，缺陷基因也会导致气道表面液体耗尽和黏液纤毛清除受损，引起早期感染和炎症，黏液黏度增加，黏液清除受损，细菌杀伤减少[58-59]。囊性纤维化最常见的症状是进行性肺病和慢性消化系统性疾病，但其他部位（例如，胰腺、鼻窦、心脏、肾脏和生殖器官），也可能受到影响[59-60]。患有囊性纤维化的年轻人骨质减少和骨质疏松症的患病率高，因此双膦酸盐可能是其治疗的一部分。一种新的治疗方法是CFTR调节剂疗法，旨在纠正CF基因产生的缺陷蛋白的功能。目前有两种美国食品药品监督管理局批准的药物：伊凡卡福（适用于≥2岁上儿童）和鲁马卡福/伊凡卡福（适用于≥6岁人群），这两种药物仅对具有某些突变的患者有效[61]。大多数患者需要每天常规吸入治疗、胰酶替代和运动来预防肺部疾病的进展[59]。囊性纤维化最常见的病原体是铜绿假单胞菌，使用吸入或雾化抗生素（例如，妥布霉素和粘杆菌素）对预防感染是有效的[58]。除非进行肺移植，否则90%的患者将死于呼吸衰竭[58]。

口腔治疗

与其他呼吸系统性疾病患者相比，囊性纤维化患者的恒牙出现的牙釉质缺陷明显更多，牙结石沉积更多，牙龈健康状况更差[62]。长期使用抗生素和胰酶可能会在一定程度上控制这一人群的龋病进展[62]。囊性纤维化儿童患龋病的风险可能较低，但青少年患龋病的风险可能不会降低；迄今为止，所有针对囊性纤维化龋病问题的研究在设计上都存在缺陷，因此还需要更多的研究[63]。尽管在Patrick等人的一项研究中，大多数患者的口腔健康状况良好，但青少年的口腔健康状况在统计学上明显差于更年幼的患者[64]。不应将多个囊性纤维化患者同时

安排在同一牙科诊所，以避免铜绿假单胞菌的交叉感染。由于呼吸系统受损，必须与患者的医生讨论N₂O、镇静和全身麻醉的选择问题。牙医必须意识到囊性纤维化患者可能正在使用双膦酸盐治疗骨质疏松症[65]。患者还可能出现肝脏受累，这可能会影响他们的凝血能力。

克罗恩病

炎症性肠病（IBD）是一种由慢性疾病引起的肠道炎症紊乱，其在儿童中的发病率处于上升趋势[66]。其病因尚不清楚，但可能是由遗传、宿主免疫和环境因素导致的[66]。炎症性肠病包括溃疡性结肠炎（结肠和直肠炎症）和克罗恩病（大肠炎症、小肠炎症，或二者兼有）[66]。腹泻和腹痛是儿童及成年人的常见特征，但一些儿童可能没有任何实验室异常（贫血、缺铁、炎症标志物升高等）[66]。克罗恩病儿童可能存在营养不良，原因是营养摄入不足、胃肠道损失增加或吸收不良，这可能导致生长缓慢和骨质疏松症[66]。内镜检查（内镜检查和结肠镜检查）是IBD诊断的"金标准"[66]。治疗的目标是黏膜愈合和长期缓解，但目前缺乏专门针对儿童的治疗方法[66]。

口腔表现

克罗恩病可能会累及口腔组织，可表现为口腔溃疡、唇部肿胀、颊黏膜肿胀、鹅卵石样结节、黏膜牙龈炎、深部线性溃疡，最常见的表现是黏膜增生[67]。只有在克罗恩病早期，儿童的口腔疾病诊断才有价值，因为口腔活动与肠道疾病的进展并不一致[67]。但是，口腔表现可能是疾病严重程度的标志。口腔表现通常是亚临床的、可自行缓解的，不需要特殊治疗[67]。口腔有症状的患者应使用不含肉桂和苯甲酸盐的饮食。短期使用类固醇漱口（0.5mg倍氯米松溶于水中，每天最多6次）可以缓解症状，唇部肿胀可局部使用他克莫司[67]。如果患者持续疼痛、肿胀和面容损毁，应与相关医生讨论使用免疫抑制剂[67]。沙利度胺已被证明能有效缓解儿童的口腔和肠道症状[68]。

"口面部肉芽肿病（OFG）"一词描述的是在没有肠道病变的情况下，口面部组织肉芽肿病变的患者[67-68]。

约40%的口面部肉芽肿病儿童会并发克罗恩病[69]。唇面部肿胀是口面部肉芽肿病最常见的症状[68]。因此，牙医在遇到患有口面部肉芽肿病的儿童时，应将克罗恩病纳入鉴别诊断[67,69]。

乳糜泻

谷蛋白是小麦的主要蛋白质，但在黑麦和大麦中也发现了同源蛋白质[70]。谷蛋白相关疾病（乳糜泻、小麦过敏和非乳糜泻谷蛋白过敏）在全球范围内的患病率约5%[70]。在乳糜泻中，小肠组织出现T细胞介导的自身免疫反应，导致肠病和吸收不良[70]。临床诊断应综合患者的临床病史、血清学和十二指肠活检[70]。当儿童出现不明原因的慢性胃肠道吸收不良症状（慢性腹泻、腹痛、腹胀、发育不良或体重减轻）时，应提高对乳糜泻的怀疑[70-71]。也可以表现为生长迟缓、缺铁性贫血、慢性疲劳、青春期延迟、闭经、疱疹样皮炎、骨质疏松症和/或肝功能改变[70-71]。目前唯一可用的治疗该疾病的方法是严格遵循终身无麸质饮食，但此方法不一定有效，且成本高，会造成患者社交孤立，并且可能会导致营养不良[71]。自身免疫性甲状腺疾病和1型糖尿病是与乳糜泻相关的最常见的自身免疫性疾病[71]。研究发现，其与干燥综合征、艾迪生病、甲状旁腺疾病、生长激素紊乱有相关性[71]。患有乳糜泻的成年人有发展为致命恶性肿瘤的风险，最常见的是非霍奇金淋巴瘤[71]。

口腔表现

患该疾病的儿童经常表现为牙釉质缺陷，伴牙齿钙磷比低[72-73]。其严格的饮食控制往往会避免进食致龋食物，因此可以预防龋齿发生，但还需要更多的研究来阐明二者之间的关系[72]。De Carvalho等人[72]发现，乳糜泻患儿患龋率降低，复发性阿弗他溃疡发生率增高，并且唾液流量显著减少。Acar等人[73]发现，与健康人相比，年轻乳糜泻患者的口腔炎患病率较高，致龋菌群水平显著较低。Ferraz等人[74]对该疾病的口腔表现进行了全面总结。由于骨质疏松症的风险，患者可能正在使用双膦酸盐。

第5章
唇腭裂
Cleft Lip and Palate

MATTHEW K. GENESER, VEERASATHPURUSH ALLAREDDY

章节概要

唇腭裂团队
解剖
唇腭裂的分类
唇腭裂的病因
唇腭裂相关的挑战和异常
婴儿整形外科治疗
治疗干预时间线的概述
牙医的作用

口面裂是全世界最常见的头颈部缺陷之一，影响所有社会经济和文化背景的儿童。总的患病率约1/700，但由于地理位置的不同会存在很大的差异[1]。在美国，估计将近1/1000的儿童出生患有口面裂，而亚洲或美洲原住民血统婴儿的患病率会略高[2]。裂会以不同组合的方式累及唇、牙槽骨和腭部。仅累及腭部的裂比较少见[2]。

出生患有口面裂的儿童经常有全身和牙科的综合问题，需要由多名专家组成的健康管理团队进行治疗[3]。患有口面裂的儿童常见的问题包括听力困难、发音和语言异常、中耳异常、社会心理问题，以及牙科方面的异常。儿童牙医在多专业治疗团队中起到重要作用，因为他们不仅提供了牙科之家，而且经常帮助协调治疗的很多方面[4]。

唇腭裂团队

通常唇腭裂治疗团队由多专业的专家组成（表5.1），每名专家都在唇腭裂患儿的整体治疗中起到很重要的作用。尽管确切的治疗序列和时机会根据患儿的裂的特点以及唇腭裂治疗团队人员的治疗理念而有所不同，但是关键的治疗干预步骤会贯穿整个儿童时期（图5.1）。

解剖

腭部在切牙孔位置被划分为原发腭和继发腭。原发腭从切牙孔向前延伸，包括上颌前部、唇、鼻尖、鼻小柱（图5.2）。继发腭从切牙孔向后延伸，包括硬腭、软腭和悬雍垂。

唇腭裂的分类

唇腭裂的分类历史很长且有时充满分歧[5]。1931年Veau根据解剖位置将腭裂分成4种形式：软腭裂、切牙孔裂、单侧牙槽嵴裂、双侧牙槽嵴裂[6]。Veau的分类系统至今仍在使用，但是也存在其他系统，而且对于如何最好地对各种裂进行分类的争论一直在持续中。无论使用的是哪种分类，对口腔解剖结构的掌握是理解如图5.3所示分类系统的基础。

唇裂根据裂的程度分为完全性唇裂和不完全性唇裂，同时根据其累及单侧抑或是双侧而被分类为单侧或双侧。不完全性唇裂未累及全部厚度的嘴唇，通常与牙槽嵴裂相关。

腭裂的分类定义模式相似，分为完全性腭裂和不完全性腭裂，同时根据是否累及单侧或双侧被分为单侧或双侧（图5.4）。完全腭裂累及原发腭、继发腭以及牙槽嵴。通常单纯的腭裂较少见[7]，往往累及切牙孔之前的继发腭。美国的患病率为1/1500[2]。

腭裂较轻的一种类型是黏膜下裂，表现为横贯软腭的肌肉层不完整，而表面口腔黏膜保持完整。典型的黏膜下裂表现为中央裂开的悬雍垂，后鼻棘缺如，腭中缝处透明的黏膜被称为透明带。黏膜下裂常常到学步年龄才能被诊断出来，最初的征象表现为高鼻音[8]。这种异常的发音模式是腭咽功能不全（VPD）的结果，约50%

表5.1	典型的唇腭裂治疗团队成员组成
成员	**作用**
整形外科医生	早期手术干预，包括唇粘连和/或最初的唇修复，以及贯穿生长发育全过程的美学手术治疗以使瘢痕最小化，并改善面部形态
儿童耳鼻喉科专家	早期手术干预，包括唇粘连和/或最初的唇腭修复，腭咽手术以及其他可能的手术干预（例如，鼻管）
口腔颌面外科医生	根据训练的情况，可能在唇腭修复手术中发挥作用 通常参与牙齿拔除、骨移植，以及牵引成骨
遗传学家	给家庭成员进行遗传咨询，关于未来孩子患有唇腭裂的概率 确定裂是综合征的一部分还是单发的病症
儿童口腔医生	为唇腭裂或者其他颅面部畸形患者提供牙科之家 可能在术前成形技术中发挥作用（例如，NAM） 高风险人群中预防牙科疾病，以及修复和阻断性矫治
正畸医生	可能在术前成形技术中发挥作用（例如，NAM或Latham） 排齐牙弓和扩宽狭窄牙弓的早期治疗，以及综合正畸治疗
修复医生	在青少年和成年人期修复牙列的功能及美观
听力学家	遵循正常听力发育的时间表，和耳鼻喉科专家共同协作决定是否需要耳管
语言病理学家	遵循语言发育的时间表 与当地语言训练师一起制订可以最大化地促进语言发育的方案 当决定做腭咽部手术时，介入是非常重要的
护士	为家庭成员提供支持和咨询 配合完成多项医疗护理 和家庭成员一起协作来完成喂养尤其是出生早期的喂养
心理学家	评估患儿终身的精神和情感状态 帮助患儿协调适应生命的不同阶段，在需要时提供帮助和支持
社会工作者	为家庭成员提供支持和协助，帮助克服困难，为患儿提供尽可能最好的治疗护理 经济援助、交通、当地安排和学校项目是一些例子

团队的组成和任务分工可能会有差异，取决于一些因素，包括地理位置、医院的政策以及可纳入的专家
NAM，鼻牙槽塑形器

黏膜下裂患儿会出现这种情况[9]。

唇腭裂的病因

　　唇腭裂的病因包括单独的基因突变和如注5.1所示的综合征、环境因素、致畸因素暴露（包括酒精和烟草），或者上述病因的综合。无论是综合征型和非综合征型，基因在口面部裂的产生中都起到了很重要的作用，但是目前知道的是，基因不是儿童患不患有裂的单一决定因素。

　　正常发育过程中，面突出现在胚胎第4周的末期。面突来源于神经嵴，由侧方的上颌突和前鼻突组成。位于双侧前鼻突的鼻基板，出现在胚胎第5周，最终形成鼻尖，周围被侧方和中央的鼻突所包围。中央鼻突的融合形成了鼻尖、鼻小柱、人中，以及一部分的上唇。上

注5.1	与唇腭裂相关的常见综合征和异常
van der Woude综合征	Pierre Robin序列症
Velocardiofacial综合征	Treacher Collins综合征
CHARGE综合征	Kabuki综合征
Beckwith–Wiedemann综合征	Klippel Feil综合征
Apert综合征	Goldenhar综合征
DiGeorge综合征	Stickler综合征

颌突的融合形成了其余部分的上唇。这些融合发生在胚胎第7周。

　　腭部开始形成于胚胎第5周，持续发育到胚胎第12周。原发腭形成于中鼻突融合时，只是发生在更深的水平。继发腭在原发腭融合后不久开始形成，约在胚胎第7周时。这发生于侧方腭突融合后，开始于胚胎第8周切牙孔的位置，结束于胚胎第12周的悬雍垂。

唇腭裂治疗团队

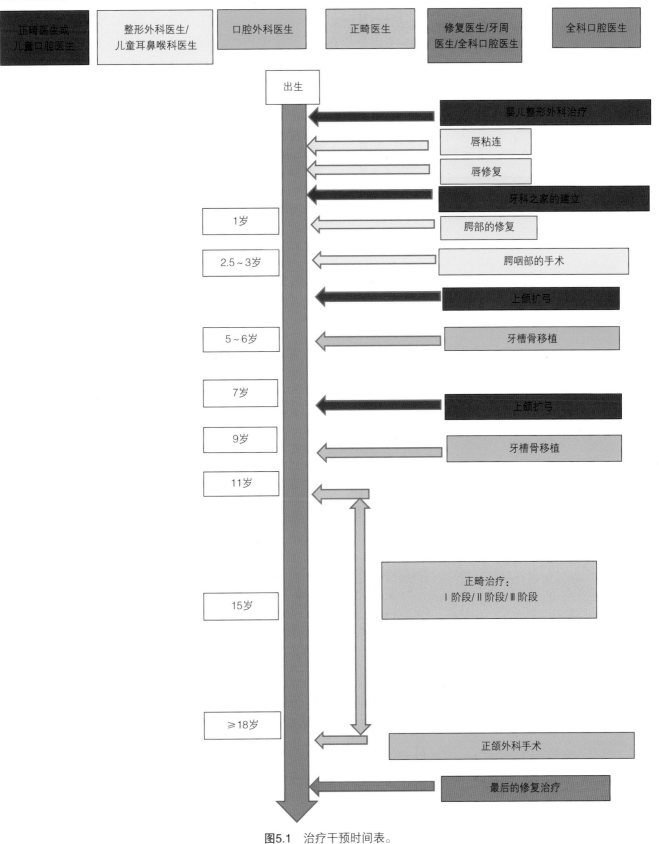

图5.1 治疗干预时间表。

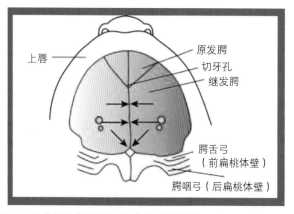

图5.2 原发腭和继发腭由切牙乳头来划分。（From Holzman R. Airway management. In: Davis P, Cladis F, eds. *Anesthesia for Infants and Children*. Philadelphia: Elsevier; 2017:349–369.）

唇腭裂相关的挑战和异常

唇腭裂患儿会遭受很多其他并发症和问题。唇腭裂患儿常常同时伴小颌畸形和巨舌。同时发生这3种情况时常被归类为Pierre Robin序列症（图5.5），是以20世纪20年代描述该症状的Pierre Robin医生来命名的[10]。这一序列症状发生在很多综合征患者，这些患者的主要症状是因为舌体的错位所导致的气道阻塞。在很小的时候就采用下颌牵引成骨来预防气道阻塞的治疗已成为患有Pierre Robin序列症儿童的常规治疗[11]。

仅患有唇裂的儿童喂养难度不大，常可以正常母乳或奶瓶喂养。而患有腭裂的儿童常常喂养非常困难，因为婴儿吮吸进食的能力有限或丧失[12]。为了帮助家庭克服这些喂养的挑战，喂养专家会提供独特的奶瓶和喂养方法来确定适合每个孩子和家庭的最佳方法（图5.6）。

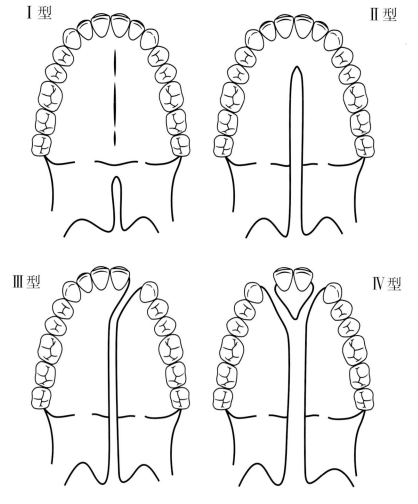

图5.3 腭裂的分类。Ⅰ型，继发腭不完全裂。Ⅱ型，继发腭完全裂。Ⅲ型，原发腭和继发腭单侧完全裂。Ⅳ型，原发腭和继发腭双侧完全裂。（Courtesy Monica Byrne.）

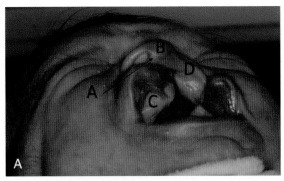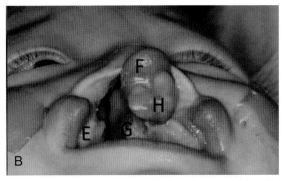

图5.4　（A）单侧不完全性唇腭裂。A，鼻小柱；B，鼻尖；C，牙槽突的较大部分；D，鼻翼边缘；（B）双侧完全性唇腭裂。E，牙槽突的侧方；F，唇红缘；G，犁骨；H，前颌骨。注意前颌骨右侧正在萌出的乳牙。

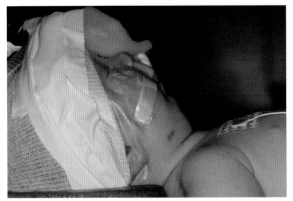

图5.5　患有Pierre Robin序列症的患者（正准备手术放置牵引器来牵引成骨以改善下颌骨位置）。

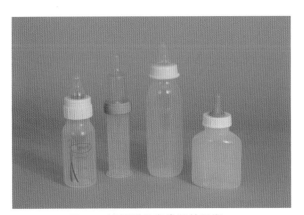

图5.6　唇腭裂儿童常用的奶瓶。

另一个常见的挑战是唇腭裂患儿会频繁患有中耳炎和其他耳部异常。研究显示，腭裂患者因为反复的感染，在儿童期间需要耳管，且需要多套耳管的比例非常高[13]。很重要的是，要早期筛查这些孩子是否存在听力丧失，进而早期干预，因为纠正听力障碍出现延迟的话会影响语言发育。

和没有裂的个体相比较，唇腭裂患者牙齿发育异常的发病率更高，尤其是恒牙列[14]。这些异常的严重程度不同，包括裂附近牙齿的扭转、牙釉质发育不全（尤其是在裂附近的牙齿）、先天性牙齿缺失和额外牙。

无牙症或牙齿缺失，在唇腭裂患者高发，而且通常恒牙列比乳牙列更高发。最易缺失的牙齿是侧切牙，裂侧的发病率更高[15]。侧切牙缺失的患病率随裂程度的加重而增高，依次是单纯型唇裂、单纯型腭裂、唇腭裂[15]。

很难回答的问题是"患有口面裂的儿童的患龋率是不是更高"。这个领域的研究结果有争议，世界范围内大量的研究结果显示，患裂的儿童龋病发病率更高[16-17]，而有些研究显示这些人群间没有差异[18]。有研究显示，唇腭裂患者的上颌牙齿尤其是靠近裂的牙齿的患龋率更高[16]。这可能归因于这些牙齿牙釉质发育不全和其他结构异常[19]。

这些患龋率异常的一个可能原因是口面裂儿童的全身健康的复杂性。很多人存在综合征和其他情况使其龋齿易感。此外，在唇腭裂周围区域进行日常口腔卫生维护和清除牙菌斑也存在身体上的挑战，因为唇腭裂内和周围的牙齿通常都是错位的，使进入该区域更加困难，牙菌斑更容易滞留。由于儿童身体发育上的挑战，灵巧度差可能是口腔清洁进一步复杂化的一个原因。还必须考虑到，对于有很多健康问题的儿童来说，牙科治疗可能不会在优先治疗列表中排名那么高，而日常口腔卫生可能会因为其他更紧迫的问题而受到影响。

婴儿整形外科治疗

如果考虑到17世纪晚期Hoffman头帽和口外矫治力的使用的话[22]，使用不同形式的矫治器和矫治力重塑牙槽骨，减轻裂的严重程度已经进行了数十年[20-21]甚至更长的时间。

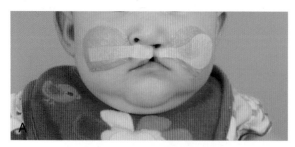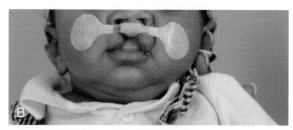

图5.7　橡胶带。（A）患有单侧裂的儿童。（B）患有双侧裂的儿童。

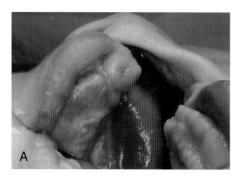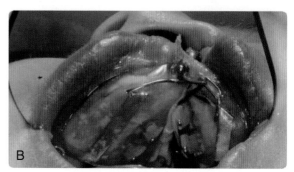

图5.8　（A和B）Latham矫治器。

最简单的形式是使用橡胶带施力，引发移动，减小牙槽嵴裂的宽度（图5.7）[23]。胶带的优点是相对便宜，与其他成型矫治器相比，对家庭来说不那么麻烦，但它的缺点是不加区分地施力，因此可能导致腭部收缩。胶带可以单独使用，也可以与其他成型技术（例如，口内矫治器）联合使用。

口内矫治器通常使用起来比较麻烦，但它们确实能保持腭部的宽度，因为它可以在较小的区域、更精确地施力。最近，这些口内矫治器被全球许多颅面团队认可，是研究的热门话题。如图5.8所示的Latham矫治器是通过手术放入幼儿的口腔中，并用螺钉固定在腭部的一种矫治器[24]。定期调整Latham矫治器，可以减小裂的大小。该矫治器的优点是不需要患者的依从性，而缺点是增加了非常年幼儿童的手术干预，无论是在植入还是取出时。

由Barry Grayson博士及其纽约大学团队首创的一种侵入性较小的方法是鼻牙槽塑形器（NAM）（图5.9）[25]。这种方法使用丙烯酸夹板来使牙槽骨成形，类似于Latham矫治器和早期的矫治器（例如，Hotz板），但它是可摘的，使用鼻支架来使鼻软骨成形，改善对称性，减少未来侵入性手术矫正的需要，因为手术矫正可能会引发瘢痕和阻碍生长。

NAM需要全天佩戴，通过胶带粘到孩子的面颊上来完成固定。牙科专业人员逐步对钢板进行改变，随着时间的推移，骨段慢慢移动到更有利的位置，减少了将唇段结合在一起所需手术的矫正量，同时简化了鼻的手术入路。NAM甚至被证明可以减少未来为了美学要求而进行手术干预的次数[26]。

治疗干预时间线的概述

先天性唇裂和腭裂患儿需要进行许多手术（图5.1）。最早的干预往往是婴儿整形外科治疗（见前一节）。婴儿整形外科治疗的目标是通过建立适当的骨骼基础来提升唇鼻的手术修复[27-29]。多种方法都在使用，其中最流行的一种治疗方法是NAM，它在出生的最初几周内即开始[30]。

唇裂在3~6个月大的时候进行修复，在婴儿整形外科治疗之后。一些颅面中心可能会选择在修复唇裂之前，先进行另一种被称为鼻唇粘连的手术，尽管这种手术在美国已经很大程度上不受青睐。鼻唇粘连手术旨在减少唇部修复时破坏的程度，并使唇部张力最小化[31]。低龄儿童的任何手术干预都必须仔细考虑，传统上唇腭裂修复手术遵循"10条规则"。规则规定，儿童体重必须达到10磅（约4.54kg），血红蛋白值 > 10g/dL，术前年龄 > 10周[32]。这条规则不是绝对的，但在制订计划时，必须考虑到非常年幼的婴儿在全身麻醉下治疗的风险，这也是鼻唇粘连手术不受欢迎的原因之一。

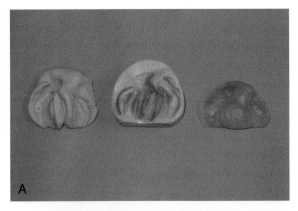
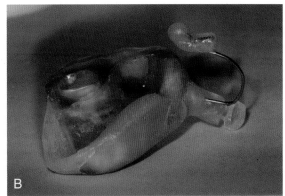
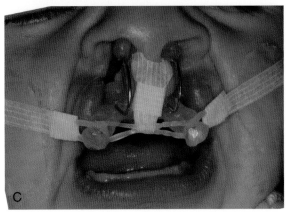

图5.9　（A）NAM的制作。（B）制作完成的NAM。（C）NAM粘贴固定在口内作为术前矫形。

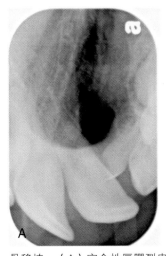
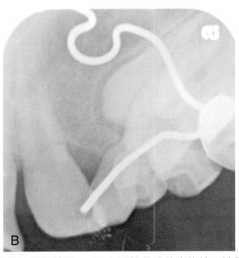

图5.10　骨移植。（A）完全性唇腭裂患者的牙槽骨缺损。（B）牙槽骨移植术修补牙槽骨缺损。

9～18个月，最常在1岁时修复腭裂。腭部早期修复的好处是可以获得更好的语言发育，但缺点是会形成瘢痕组织并抑制上颌的正常生长，导致错𬌗畸形（通常是Ⅲ类错𬌗和骨骼畸形）以及面部美观差。相反，如果腭裂修复较晚，在18个月后进行，则情况正好相反，腭部生长可能会正常，但语言发育可能会受到负面影响[33]。确定腭裂修复的最佳时间意味着要将这些竞争性的优先因素进行综合考虑，并作为一个团队来制订最佳的手术计划。

如果语言发育欠佳，可在2.5～3岁进行腭咽手术[34]。唇腭裂和腭咽手术的修复由整形外科医生、儿童耳鼻喉科医生或受过儿童颅颌面外科高级训练的口腔颌面外科医生进行。

有牙槽嵴裂的患者通常上颌牙弓塌陷，需要牙槽骨移植（图5.10）。牙槽骨移植可以使外科医生能够获得上颌牙弓的连续性，为牙列萌出提供支持，并且在进行正畸治疗前获得上颌牙弓的稳定[35-41]。牙槽骨移植的时

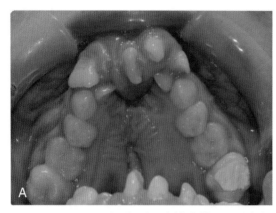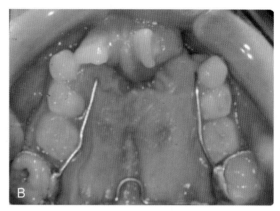

图5.11   （A和B）双侧完全性唇腭裂患者的上颌牙弓（注意扩弓前上颌前部的塌陷）。

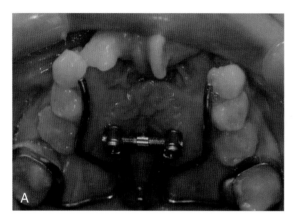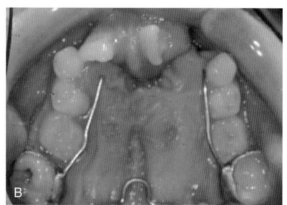

图5.12   上颌扩弓。（A）需要有扇形扩弓器对塌陷的上颌牙弓进行有差异的扩弓。（B）横腭杆保持扩弓效果。

机取决于牙槽嵴裂区附近是否有一颗可保留的上颌恒侧切牙，以及中切牙的牙根和牙槽嵴裂的距离有多近[35-41]。如果有可保留的恒侧切牙，或发育中的上颌中切牙牙根离牙槽嵴裂太近，则建议在5~7岁时进行牙槽骨移植。许多颅面中心选择在较晚的时间进行牙槽骨移植，临近上颌恒尖牙萌出时。最常用于牙槽骨移植的供体部位是髂骨，因为容易获取且骨量丰富[27,40]。可供选择的供体部位包括下颌正中联合、肋骨、颅骨和胫骨。少数颅面中心也使用骨形态发生蛋白（BMP）[27,40]。牙槽骨移植手术通常由口腔颌面外科医生完成。

建议在牙槽骨移植之前进行上颌扩弓，以建立适当的牙弓形态，并解决横向不调（图5.11）[27,34]。上颌扩弓有助于更好地进入牙槽骨移植部位。上颌扩弓（不同或对称）由唇腭裂团队中的儿童口腔医生或正畸医生完成，矫治器各不相同（图5.12）。

在牙槽骨移植后，唇腭裂团队通常会定期对患者进行随访。密切观察恒牙列的萌出情况，如果符合适应

证，在混合牙列即可完成一定程度的正畸治疗（通常只在上颌牙弓）。混合牙列上颌正畸治疗的目标是排齐和平衡上颌牙弓，纠正反𬌗，创造间隙以利于恒牙萌出，并治疗阻生或异位萌出的牙齿（图5.13）。

在青少年早期，如果确定前后向骨骼不调的量太大，则建议进行上颌牵引成骨术[42-43]。这个手术是在所有的恒牙都萌出之后，由口腔颌面外科医生完成的。正畸医生排齐和平衡上颌牙弓，为患者进行上颌牵引成骨术做好准备。直至几年前，上颌牵引是通过刚性口外牵引器（RED）完成的（图5.14）。如图5.15所示的口内牵引钩正越来越多地被口腔颌面外科医生用来替代较麻烦的口外矫治器[43-44]。

患者在青少年时期进行随访，正畸医生确定综合正畸治疗的时机。如果没有明显的骨骼异常需要解决，正畸治疗可以在所有恒牙萌出后开始。如果存在较大的骨骼异常，则建议在发育完成后进行全面的正畸-正颌手术联合治疗。

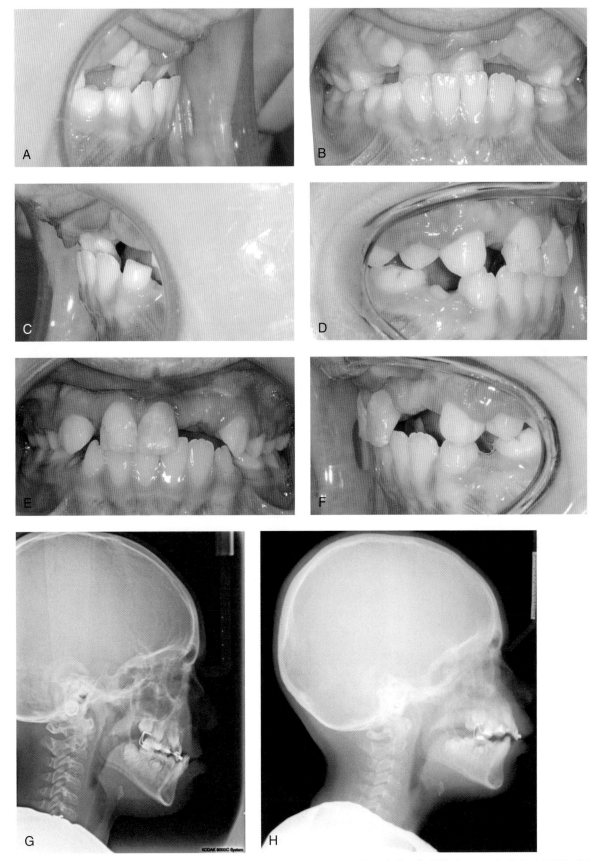

图5.13 正畸治疗。(A~C)治疗前照片。(D~F)治疗后照片。(G)治疗前头颅侧位片。(H)治疗后头颅侧位片。

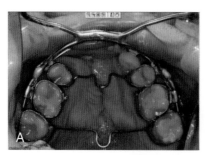 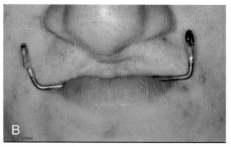

图5.14 （A和B）刚性口外牵引器。

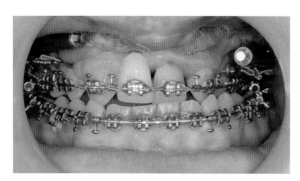

图5.15 口内牵引钩。

牙医的作用

先天性唇腭裂儿童在治疗中面临着漫长而艰难的道路。他们将由许多不同的人提供很多治疗干预。我们必须考虑到这将对儿童的身体、精神和情感健康产生的影响，并与治疗团队的其他成员密切合作，以提供尽可能全面的口腔护理。即使牙医不是唇腭裂治疗团队的活跃成员，他或她也必须知道在适当的时间推荐给合适的医生。儿童牙医有独特的机会从婴儿期到成年早期与这些儿童及其家庭合作，并在促进口腔健康以及确保家庭能够正确应对复杂的医疗环境中发挥关键作用。

第6章
儿童生理和解剖的基本原理
Fundamental Principles of Pediatric Physiology and Anatomy

JEFFREY N. BROWNSTEIN

章节概要

治疗儿童对医疗人员提出了特殊的挑战。儿童患者的身体不仅仅是他或她对应的成年人的缩小版，儿童的生理和解剖学与成年人有很大的不同。对这些生理和解剖差异的基本了解是确保患者安全及提供有效治疗的必要条件。治疗儿童的牙医在为年轻患者选择治疗方案，特别是药物治疗时，必须考虑到这些差异。给药途径和速度、剂量、起效、作用时间、是否存在毒性都可能受到儿童独特的生理及解剖结构的影响。

本章将回顾儿童生理和解剖的基本原理，因为它与儿童牙科的实践有关，特别强调镇静药、局部麻醉药和其他相关药物的使用。为简单起见，本章将按器官系统来介绍。但由于对这些主题的全面回顾超出了本章的范围，本章只强调与成年人患者差异很大的内容。会尽可能地介绍相应的临床应用。

呼吸系统（图6.1）

解剖

在治疗计划阶段，当考虑使用药物进行行为管理时，牙医必须完成气道评估。这是术前检查的基本要素，旨在确定可能增加发病率和死亡率的潜在疾病或障碍。如果有必要，医生可能会制订替代方案来提供治疗，以减轻已知的风险[1]。当治疗计划包括使用轻度、中度或深度镇静或全身麻醉时，对解剖差异的理解是至关重要的。欠缺考虑最终会导致对因抗焦虑药和镇静药的抑制作用而受损的气道的管理无效或延迟，尤其是在氧气储备减少的婴幼儿中。儿童呼吸系统的几个解剖特征易使患者发生大、小气道的阻塞和塌陷。儿童上气道易出现多处梗阻。婴幼儿狭窄的鼻道和被动鼻呼吸、舌/口腔体积占比失衡、扁桃体组织肥大（图6.2）以及气道总直径减小，使这些患者易出现部分或完全的上气道阻塞（图6.3）[2-3]。常规的门诊操作可能会产生额外的风险：密封的橡皮障覆盖口腔和鼻腔，纱布或棉卷抬高了舌的静止位置，或开口器使舌向后移位，这些都可能增加上气道阻塞的可能性。手术出血、唾液分泌和与上气道感染以及季节性过敏相关的水肿会进一步损害儿童的气道，当有症状的儿童要进行择期牙科治疗时应考虑到这一点。气管内插管全身麻醉患者的气道应引起额外的关注。支气管痉挛、喉痉挛、急性声门下水肿伴喘鸣、围术期缺氧、肺不张、屏气和拔管后喉炎是全身麻醉牙科手术后最常见的并发症。过去，大多数临床医生建议推迟择期镇静/全身麻醉手术，直至孩子上气道症状消失至少1周。尽管取消不插气管插管的选择性手术的适应证尚未达成共识，但文献提示下气道受累的体征和症状［例如，发热100.4°F（38℃）或更高、嗜睡、咳嗽、喘息或呼吸急促以及哮喘病史〕，常常与出现全身麻醉相关的并发症有关。同样，如果怀疑有细菌感染，患者应接受抗生素的治疗，并将全身麻醉下治疗推迟至少4周[4-6]。需要特别谨慎地对待继发于颅面部、神经肌肉或中枢神经系统性疾病的儿童气道异常（表6.1）。此外，儿童身体极度肥胖〔身体质量指数（BMI）>40〕可能会因咽部和颈部组织过多而出现气道困难[7-8]。

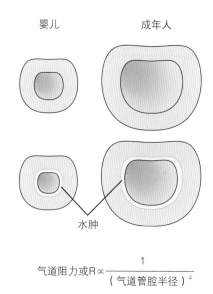

$$气道阻力或R \propto \frac{1}{（气道管腔半径）^4}$$

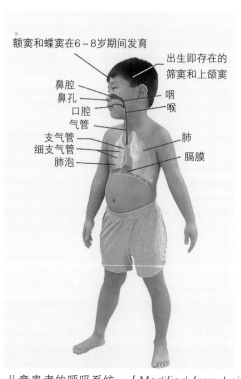

图6.1 儿童患者的呼吸系统。（Modified from Leifer G. *Introduction to Maternity & Pediatric Nursing*. 6th ed. St Louis:Saunders; 2011.）

	婴儿	成人
气道直径	4mm	8mm
水肿的气道直径	3mm	7mm
气道阻力	↑16×	↑3×
横断面积	↓75%	↓44%

图6.3 气道狭窄的影响。气道阻力与气道管腔半径的四次方成反比，意味着管腔直径的微小减小会导致气道阻力的大幅增加。由于在相同水平下，婴儿和儿童的气道比成年人小，因此相同程度的气道狭窄（例如，1mm）会导致这些患者的气道阻力不成比例地增加。使这一问题更为复杂的是，儿童患者不成熟的呼吸肌的效率较低，因此与成年人相比更容易疲劳。（Redrawn from King C, Rappaport LD. Emergent endotracheal intubation. In: King C, Henretig FM, eds. *Textbook of Pediatric Emergency Procedures*. 2nd ed. Philadelphia: Lippincott Williams & Wilkins; 2008. Modified from Coté CJ, Todres ID. The pediatric airway. In: Cote CJ, Ryan JF, Todres ID, et al, eds. *A Practice of Anesthesia for Infants and Children*. 2nd ed. Philadelphia: WB Saunders; 1993.）

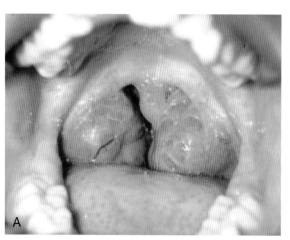

图6.2 （A和B）肥大的扁桃体。（Courtesy Mark Saxen, DDS, PhD.）

表6.1　气道的先天性条件和相关的临床特点

条件	临床特点
Pierre Robin序列症	小颌畸形，巨舌，舌后坠，唇腭裂
Treacher Collins序列症（下颌面部发育不全）	耳郭和眼部缺损，颧骨和下颌骨发育不良或发育不全，小口，后鼻孔闭锁，腭咽闭合不全，腭裂
Crouzon综合征	颅面骨性融合，颅骨突出，上颌骨发育不全，喙状鼻，腭部高拱和错𬌗畸形，唇腭裂，颈椎融合
Apert综合征（尖头并指畸形）	颅面融合，上颌骨发育不全，下颌前突，腭裂，气管支气管软骨畸形，颈椎融合
Goldenhar综合征（半侧颜面短小）	耳郭和眼部缺损，颧骨和下颌骨发育不全，寰椎枕骨化，唇裂和/或腭裂，腭咽闭合不全和咽气道狭窄，颈椎融合
唐氏综合征（21-三体综合征）	鼻咽狭窄，扁桃体和腺样体大，巨舌，鼻梁发育不良或缺失，声门下面积小，小头畸形，颈椎畸形，寰枢椎半脱位，颈宽短，肥胖
Klippel-Feil综合征	先天性数量不等的颈椎融合，颈部活动受限，腭裂
Beckwithe-Wiedemann综合征（婴儿巨人症）	巨舌，易患头颈部各种肿瘤
巨颌症（家族性纤维发育不良）	伴口内肿物的上下颌骨肿瘤性病变，下颌骨闭合受限和舌移位
克汀病（先天性甲状腺功能减退症）	巨舌，气管压迫，喉/气管移位，喉神经麻痹，反常声带运动
猫叫综合征（5p缺失综合征）	小头畸形，小下颌，喉软化，喉鸣，唇和/或腭裂，短颈，半椎体
Von Recklinghausen病（神经纤维瘤病）	肿瘤可发生在喉和右心室流出道，颈椎异常，舌病变，巨舌
Hunter综合征（Ⅰ型黏多糖贮积症）	石像鬼样面容，舌头肿大，小口，大量和黏稠的分泌物，淋巴组织浸润引发的上气道阻塞，异常的气管、支气管软骨，僵硬的关节，脊柱侧后突
Hunter综合征（Ⅱ型黏多糖贮积症）	与Hurler综合征相似，但较Hurler综合征轻
庞贝病（Ⅱ型糖原贮积症）	巨舌，肌肉沉积，呼吸肌无力
Prader-Willi综合征	严重肥胖，肌张力低下
成骨不全	长骨和脊柱畸形，短颈，关节过伸，上颌骨发育不良，上颈椎枕骨化
Moebius综合征（先天性双侧面瘫）	舌和下颌骨发育不全，上面中部前突，腭部高拱或腭裂，小口畸形，肌张力低下导致吞咽困难，缺乏面部表情，流涎，误吸风险
Saethro-Chotzen综合征	颅缝早闭，面部不对称，上颌骨发育不全，腭部高拱狭窄，腭裂，颈椎融合
Rubenstein-Taybi综合征	面部变形，腭部高拱，小下颌，悬雍垂裂，腭裂，巨舌，关节过度灵活，喉壁塌陷的可能性大
De Lange综合征（Brachmann-de Lange综合征）	严重的生长缺陷，反复气道感染，鼻梁塌陷，腭部高拱，短肌颈，小下颌，腭裂，容易反流和误吸

From Waage NS, Baker S, Sedano HO. Pediatric conditions associated with compromised airway: part I—congenital. *Pediatr Dent*. 2009;31(3):236–248.

婴儿喉部（C3～C4）的位置高于成年人喉部（C4～C5），会厌的比例更大，这使插管时声带的可视化可能会更有问题。下颌骨后突或颅面改变，颏甲距离缩短，颈椎活动受限，上颌切牙唇倾，使问题进一步复杂化，也可能妨碍急救人员获得气道通路。婴儿声带的位置略有改变，位于较低的前方，而不是后方。这种扭曲的角度有时会导致气管插管困难，特别是经鼻入路。声带下面是婴儿喉部最窄的部分，位于唯一完整的环状软骨的水平。非顺应性软骨周长的急剧减小，是气管插管创伤引起水肿的常见部位。获得性声门下狭窄也可能在长时间气管插管后发生，如肺部发育不全的早产儿需要持续的机械通气，或一些罕见病例如胃食管反流病（GERD）。

儿童胸廓的解剖差异也可能导致呼吸问题。儿童的胸壁比成年人的胸壁更有弹性，需要更低的通气压力来扩张肺。胸骨不那么坚硬，这意味着肋骨和肋间肌肉的支撑较少。仰卧位时，儿童的肋骨比成年人更为水平，这个体位的差异使肋间肌收缩效率低下。因此，儿童的膈肌和腹部肌肉疲劳得相对较快。腹部外伤或腹胀会进一步阻碍这些肌肉的运动，哭闹和/或气囊-瓣膜-面罩通气会导致胃内充气和误吸风险增加。通气主要是横膈膜式的。任何限制膈肌运动的姿势都应避免，包括仰卧位或头低脚高位（Trendelenburg位），这会增加胃对膈肌的压力。相反，许多学者推荐20°～30°的头高位姿势来防止这种压力，从而最大限度地减少胃肠道反流的风险。

儿童的肺部基础结构也不尽相同。大多数肺泡是在出生后形成的，一般6～8岁到达成年人的数量。虽然肺体积与身体大小的比例在整个生命周期中是相似的，但儿童的肺泡表面积与肺大小的比例更大[8-10]。

生理

由于肺泡表面积的这种相对差异，儿童单位面积肺泡通气（AV）率更高（肺泡间气体交换比例更高）。然而，气体交换的总量比成年人少，功能剩余容量（FRC）也是如此。FRC的定义是正常呼气结束时肺部剩余气体的体积。

用药注意事项

AV/FRC比值有助于确定吸入气体浓度的变化会在何种速度下影响临床反应。AV支持通过血液将吸入的气体输送到大脑，而FRC决定在正常呼吸过程中有多少气体留在肺部。因此，儿童AV/FRC比值升高导致对吸入麻醉药的反应更迅速且浓度更低。由于这个原因，也因为儿童心脏的一些独特方面，这在后面章节会讨论，儿童吸入剂过量反应的风险更高，包括低血压、心动过缓和通气不足。因此，在接受吸入麻醉的牙科治疗的儿童中，密切监测生命体征至关重要。

一旦进入血液，局部麻醉药分布到所有组织，在灌注增加的区域（包括肺），局部麻醉药水平显著升高。已证明治疗水平的局部麻醉药对支气管平滑肌有直接的松弛作用。然而，在血清水平升高时，严重的呼吸抑制与中枢神经系统的毒性作用相似。

除氯胺酮和N$_2$O外，镇静药和全身麻醉药对呼吸系统的显著抑制作用已得到充分证明（表6.2）[11-12]。长时间的气道损害可能会恶化导致完全性呼吸停止，是镇静/麻醉最可能的副作用。镇静医生为儿童选择药物种类和确定给药剂量时应特别注意，同时也应注意识别出气道阻塞可能性高的个体。生理监测非常重要，并应基于镇静/麻醉的目标水平。

表6.2	牙科常用镇静/麻醉药物的心肺影响	
药物	**心脏影响**	**肺脏影响**
哌啶（Demerol）	血压↓，外周血管阻力↓，心肌抑制，心率↑	呼吸抑制，可能胸腔壁坚硬
吗啡	心率↓，血压↓	呼吸抑制，气道阻力↑，呼吸暂停
氯胺酮（Ketalar）	血压↑，心率↑，一氧化碳（除非儿茶酚胺储存耗尽）↑，心肌耗氧量↑，可能心律失常	气道分泌↑，呼吸频率轻度↓，支气管扩张
N$_2$O	左心室充盈压↑，肺动脉压↓，外周血管阻力↓，中央静脉压↓	肺血管扩张，反跳性低氧血症
水合氯醛	血压↓，心率↓，可能心律失常	呼吸抑制
咪达唑仑（Versed）	血压↓，全身血管阻力↓，心输出量↓，心率↑	呼吸频率↑（低剂量），呼吸频率↓（高剂量），上气道阻塞，潮气量↓，低氧性呼吸驱动
地西泮（Valium）	心率↓，血压↓，全身血管阻力↓	潮气量↓，每分输出量↓，二氧化碳分压↓，低氧性呼吸驱动
三唑仑（Halcion）	对心率和血压的影响微小	呼吸频率轻微↓，潮气量↓
羟嗪（Vistaril）	对血压、心率和心律失常的影响微小	对呼吸频率的影响很微小
苯海拉明（Benadryl）	血压↓，可能心悸	支气管扩张，鼻塞，分泌物黏稠
丙泊酚（Diprivan）	心输出量↓，血压↓，心率↓，抑制心肌	呼吸频率↓，呼气末二氧化碳↑，二氧化碳分压，暂时性呼吸暂停

Data from Tobias JD, Leder M. Procedural sedation: a review of agents, monitoring, and management of complications. *Saudi J Anaesth*. 2011;5(4):395–410; White P. *Perioperative Drug Manual*. 2nd ed. Philadelphia: Saunders; 2005.

心血管系统（图6.4）

解剖

出生后，婴儿的心血管系统立即开始一系列复杂的变化，并将在未来10年持续进行。在钳断脐带和第一次宫外呼吸后，肺血管阻力下降，心脏本身发生一些变化，包括动脉导管和卵圆孔的闭合。

生理

其他生理变化贯穿婴儿期和儿童期。新生儿的心率平均约120次/分钟，在整个儿童期都在下降，到4岁时，平均心率<100次/分钟。一般在10~12岁时达到成年人的心率水平（表6.3）[13]。

心输出量，定义为心率和心搏输出量（左心室一次收缩所泵出的血量），在儿童中受到几个变量的影响。婴儿心脏相对缺乏弹性，不能快速改变心搏输出量。因此，与成年人相比，婴儿和幼儿的心脏收缩率是决定心输出量的更重要的因素。心率的明显下降可导致心输出量减少和随后的低血压。同时，副交感神经张力在未成熟的神经系统中更为明显，导致年幼儿童在迷走神经刺

激下容易出现显著的心动过缓。引起迷走神经反应的刺激因子包括排便、膀胱膨胀、眼球受压、放置喉袋和气管插管等。由于插管期间可能发生迷走神经诱导的心动过缓，在进行气道操作的儿童通常预先使用阿托品或类似的副交感神经阻滞剂。

与心率相反，在整个儿童期血压往往会增加。新生儿的平均收缩压范围为75~85mmHg，在出生后最初几周内升高5~10mmHg。一般在青春期早期达到成年人血压值。表6.3显示了儿童的平均血压[14]。

心输出量也随年龄变化。每千克体重的心输出量在新生儿中最高，在出生后最初几周内逐渐下降。相对顺应性差的婴儿心肌对突然变化的后负荷适应能力差，幼儿液体超负荷和全身性高血压会更快地产生心力衰竭[15-16]。

用药注意事项

心输出量的变化可对吸入麻醉药的吸收产生重大影响。心跳突然减慢导致心输出量减少，进而增加吸入麻醉药的吸收率。因为儿童40%的心输出量灌注到大脑，吸入麻醉药的增加与心输出量减少相关，可以显著抑制中枢神经系统。这些抑制作用包括中枢血管紧张度和外周性血管舒张压的降低，可加重与显著性心动过缓相关的低血压。

由于这些潜在的不良反应，儿童应谨慎使用吸入麻醉药。这些药物在儿童比在成年人起效更快，并且低于成年人所需浓度的气体就可以使儿童得到充分镇静[9]。

为了尽量减少与潜在的心率下降相关的降压反应，

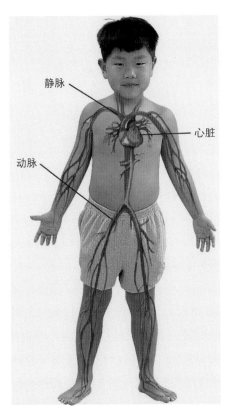

图6.4 儿童患者的心血管系统。（Modified from Leifer G. *Introduction to Maternity & Pediatric Nursing.* 6th ed. St Louis: Saunders; 2011.）

静脉

心脏

动脉

表6.3	同年龄的生命体征			
			血压[b]（mmHg）	
年龄	心率[a]（次/分钟）	呼吸频率（次/分钟）	第90百分位血压 对第50百分位身高	
			男孩	女孩
新生儿	120~170	30~80	87/68	76/68
1岁	80~160	20~40	98/53	100/58
3岁	80~120	20~30	105/61	103/62
6岁	75~115	16~22	110/70	107/69
10岁	70~110	16~20	115/75	115/74
17岁	60~110	12~20	133/83	125/80

[a]Data from Seidel H, et al. *Mosby's Guide to Physical Examination.* 6th ed. St Louis: Mosby; 2006.
[b] "正常"血压<第90百分位
Modified from Johns Hopkins Hospital, Arcara K, Tschudy M. *The Harriet Lane Handbook.* 19th ed. St Louis: Mosby; 2012.

儿童患者在需要吸入或静脉镇静的择期手术前应充分补水。术前几天反复呕吐、腹泻或进食不佳应重新安排手术时间。

局部麻醉药的心血管作用很大程度上依赖于血管收缩剂的存在，血管收缩剂经常用以延长镇痛作用，但会刺激交感神经系统。在推荐的局部麻醉药剂量下，将导致所有生理性心血管功能的增加。然而，如果没有血管收缩剂的话，常用的牙科局部麻醉药对心血管系统有抑制作用。

虽然已证实与镇静/麻醉药相关的多种血流动力学影响，但剂量相关的不良后果最为常见（表6.2）。为儿童提供诊室内镇静的牙医应充分了解每种药物对心血管系统的药理作用，并意识到协同作用的潜在效应，特别是对禁食禁饮（NPO）低血容量儿童患者。

胃肠和肝脏系统（图6.5）

儿童的胃肠道和肝脏活动与成年人相比，有几个重要的生理差异。这些差异改变了药物的药代动力学及其生物利用度。差异包括：

- 胃pH。在婴幼儿中，未成熟的胃黏膜分泌低水平的酸；一般要到2~3岁才会达到成年人的胃酸水平。在

此之前，婴儿肠道的低酸度有利于弱酸性药物（例如，青霉素和头孢菌素）的吸收，而弱碱性药物（例如，苯二氮䓬类药物）的吸收被推迟

- 肠道蠕动。由于运动减少，胃输送时间在新生儿期明显更长。幼小婴儿的平均排空时间可能接近8小时，只在6~8个月时达到成年人水平——2~3小时。排空时间延长，加上婴幼儿肠道蠕动不规律，通常会导致胃吸收率降低。相反，较大的婴儿由于运动性增强，肠内药物吸收减少

- 排泄功能。由于不成熟的排泄功能和酶活性，胆汁和胰液分泌进入胃肠道减少并改变药物特别是亲脂化合物的吸收

- 肝脏代谢改变。许多药物是通过肝脏代谢的。肝酶可起到解毒的作用或使药物变成更有效或可利用的形式。由于婴幼儿相对缺乏这些酶，药物通常代谢更慢，如果剂量不正确，会增加毒性风险。婴儿对苯二氮䓬类药物的氧化缓慢，与在出生的前2个月细胞色素P-450酶水平低有关，因此在这一人群中的临床作用时间延长。肝功能在2~4岁达到成年人水平

新生儿也缺乏将药物结合成可排泄形式的葡萄糖醛酸转移酶，但在出生的第1个月后就会达到成年人水平。吗啡、对乙酰氨基酚、类固醇和磺胺类抗生素均由葡萄糖醛转移酶偶联，因此在新生儿中应谨慎使用。

婴儿肝脏也缺乏假胆碱酯酶。在出生的最初几个月，该酶的水平是成年人水平的60%。即使根据调整后的体重量表计算，婴儿琥珀酰胆碱的剂量直至2岁以后才达到成年人水平。因此，琥珀酰胆碱对婴儿的作用被放大。有报告在未确诊肌病的儿童中应用琥珀酰胆碱与其死亡有关，不再推荐其常规使用。因此，给婴儿患者使用琥珀酰胆碱应慎重，他们可能会产生呼吸暂停延长的反应。

肾脏系统（图6.6）

虽然药物可以通过多种生理途径排泄，如汗液、胆汁和粪便，但绝大多数通过肾脏排泄。在出生后的前2年，由于肾血管阻力增加，肾血流量和肾小球滤过率较低。由于其不成熟的状态，年轻的肾脏排泄药物或负荷高钠的能力降低。大多数经肾脏排泄的药物通过肾小球滤过、肾小管转运或两种方式的结合来清除。

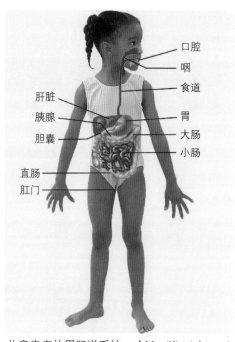

口腔
咽
食道
肝脏
胰腺
胆囊
胃
大肠
小肠
直肠
肛门

图6.5　儿童患者的胃肠道系统。（Modified from Leifer G. *Introduction to Maternity & Pediatric Nursing.* 6th ed. St Louis: Saunders; 2011.）

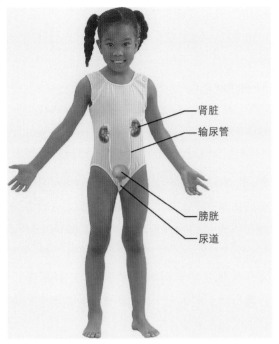

图6.6　儿童患者的肾脏系统。（Modified from Leifer G. *Introduction to Maternity & Pediatric Nursing*. 6th ed. St Louis: Saunders; 2011.）

表6.4	美国麻醉医师协会术前禁食指南
摄入食物	最低禁食时间（小时）
清澈的液体（水、清果汁或运动饮料）	2
母乳	4
配方奶粉	6
非母乳（牛奶、豆奶、杏仁奶、椰奶等）	6
轻食（燕麦、吐司、饼干、咖啡加奶）	6
重食（动物蛋白，或油炸食品）	8

Data from American Society of Anesthesiologists Committee. Practice guidelines for preoperative fasting and the use of pharmacologic agents to reduce the risk of pulmonary aspiration: application to healthy patients undergoing elective procedures: an updated report by the American Society of Anesthesiologists Committee on Standards and Practice Parameters. *Anesthesiology*. 2011;114(3):495–511.

2个月大时，肾小球滤过率（GFR）——单位时间内肾脏滤过的液体量，成倍于新生儿时的数值；成年人的水平约为新生儿的5倍，在8～12个月大时接近成年人水平。GFR参与常用儿科药物（例如，青霉素、短效巴比妥类药物和苯巴比妥）的排泄，这些药物对婴幼儿的推荐剂量是考虑到婴儿GFR较低来计算的。

术语"肾小管转运"描述了药物通过肾小管上皮转运和代谢的一组机制。肾小管转运起排泄作用的药物包括吗啡、阿托品和磺胺类抗生素。年幼婴儿对许多此类药物的肾小管转运率降低，因此在这一患者群体中的中毒界限要小得多。肾小管运输机制一般在7个月大时成熟[17-18]。

与镇静和麻醉相关的常见副作用可能包括术后恶心、呕吐和腹泻。长时间的手术可能会导致儿童体内必需的体液和电解质消耗，从而导致脱水。这种削弱的生理状态在幼儿中很难耐受，临床医生和家长对围术期体液的管理是必要的。为了尽量减少胃反流的机会，在手术开始之前，严格的NPO指导是必不可少的；然而，长时间遵循这些建议会增加此类事件发生的概率。因此，建议从业人员严格遵守美国麻醉医师协会（ASA）术前禁食指南（表6.4）[18]。

血液和体液

术语

药物代谢和排泄深受各体液成分大小的影响。不同成分的体液分布在婴儿期和儿童期的差别很大，这反过来又改变了某些药物在不同年龄段中的作用。

这时简要回顾一下体液命名法可能会有帮助。全身水分由细胞内液（ICF）和细胞外液（ECF）两部分组成。体积分布（Vd）是指药物在体内平衡分布的体积。虽然Vd通常在血浆中测量（用既定药物浓度下的血浆体积来计算体内所有药物），但许多药物也分布到身体组织中。因此，Vd可以估计为血浆总体积的许多倍。

生理学

体液的变化

随着儿童的成长，体重的变化伴随体液成分的变化。虽然总体液占婴儿体重的80%，但是只占正常成年人体重的50%～60%。这其中大部分的损失来自ECF。因为婴儿的体重中大部分是水，水溶性药物必须以较高的单位体重剂量来给药，才能在这个年龄段达到治疗浓度。

血浆蛋白差异

许多血浆蛋白在血液中起药物结合的作用。血浆蛋白既能运输药物，又能降低药物结合时的生理活性。其中一些蛋白质，包括人血白蛋白和血浆球蛋白，在新生儿和幼儿中是缺乏的。某些蛋白结合度高的药物（例如，克林霉素、布洛芬或萘普生）必须在这些患者中以相对较低的单位体重剂量给予。由于酰胺类的局部麻醉药（例如，利多卡因、甲哌卡因或丁哌卡因），与血清蛋白和白蛋白结合，因此药物的游离部分可能会增多。因此，在对非常年幼的患者使用该药物时需要格外谨慎，因为药物的毒性效应可能更为常见。

身体状态和皮肤

儿童在体格上明显小于成年人。直观地说，他们需要更少的药物剂量来维持药物的治疗浓度，药物毒性的产生也只需要更小的剂量。标准药物参考手册中列出的"最大安全剂量"可能足以使身材矮小的儿童患者达到药物过量。正因为如此，从业人员认可几个相关公式，包括Young's和Fried's规则，根据儿童的年龄，将既定的成年人剂量调整为儿童患者的安全剂量：

Young's规则：

$$儿童剂量 = \frac{儿童年龄 \times 成年人剂量}{儿童年龄 + 12}$$

Fried's规则： 儿童剂量

$$儿童剂量 = \frac{儿童月龄 \times 成年人剂量}{150}$$

因为相似年龄的孩子的体重范围相差很大，基于体重的剂量定量公式如Clark's规则，越来越受到欢迎[19]：

Clark's规则：

$$儿童剂量 = \frac{儿童体重（磅）\times 成年人剂量}{150}$$

然而，这些计算并不总是准确的。儿童患者不仅体型小，而且组织构成也与成年人患者不同。因为一个孩子的身高从出生到成年增加至3倍，而体重在这期间增加至20倍，许多专业人员认为体表面积（BSA）是最

准确的药物剂量基础参数[3,11,20]。以平方米（m^2）为单位，可以通过在列线图上绘制儿童的身高和体重来估算BSA[21]：

Mostellar公式：

$$BSA（m^2）= \frac{\sqrt{身高（cm）\times 体重（kg）}}{3600}$$

然而，BSA方法不能用于重量 < 10kg的患者。BSA与体重的比率在新生儿中是最高的，而后在青春期之前达到成年人水平的时候下降到新生儿水平的1/6。虽然BSA很少用于临床——不方便计算和使用，但它已被证明与多个生理变量（例如，体液需求、耗氧量、代谢率、心输出量）成正比。目前临床医生主要依赖由制药商制订出版的儿童推荐给药方案。

婴儿和儿童不同发育阶段的组织构成也不同。脂肪占足月新生儿体重10%～15%，在出生的最初几个月里，这一比例增加到20%～25%，然后在蹒跚学步和学龄前随着孩子变得更加活跃而下降。一些常规使用的牙科镇静药（苯二氮䓬类和巴比妥类）是脂溶性的，与脂肪组织广泛结合，因此降低了血清中的药物水平。由此可见，体脂率较低的儿童可能对这些药物更敏感。

体温控制

由于表面积-体重比率大，皮下脂肪极少，发育不完善的颤抖、出汗和血管收缩机制，婴儿很难维持理想的体温，特别是在全身麻醉下。低温效应导致呼吸抑制、心输出量减少、酸中毒、药物作用时间延长、血小板功能衰竭以及术后感染风险增加。为了努力维持体内平衡的生理状态，在所有镇静和全身麻醉过程中都应采取体温调节预防措施。

总结

儿童生理解剖与成年人有显著差异。负责评估和治疗不同发育阶段儿童的牙科从业人员知晓这些差异是至关重要的。认真考虑患者群体中不同个体的独特需求，同时使用ASA身体状态分类（表6.5）[22]来评估患者的身体状态，将有助于从业者进行安全和有效的治疗。

表6.5　2017年美国麻醉医师协会（ASA）对牙科患者身体状况分类

分类	定义	举例（包括但不限于）
ASA Ⅰ	身体健康的患者，牙科治疗没有风险	健康，不吸烟，没有或少量饮酒
ASA Ⅱ	轻度至中度系统性疾病的患者，牙科治疗轻度风险	轻度至中度系统性疾病，但不存在器质性功能受限，或对牙科治疗极度焦虑和恐慌的健康人群。例如，经常吸烟者，社交饮酒，妊娠，肥胖（30<BMI<40），控制良好的糖尿病/高血压，轻度肺部疾病
ASA Ⅲ	中度至重度系统性疾病的患者，牙科治疗的风险增高	一个以上中度至重度具有功能受限的疾病。例如，控制不佳的糖尿病或高血压，慢性阻塞性肺病，病态肥胖（BMI≥40），活动性肝炎，酒精依赖或滥用，植入起搏器，射血分数中度降低，接受定期透析的终末期肾病，心肌梗死，脑血管意外，短暂性脑缺血发作，或冠心病/支架病史（>3个月）
ASA Ⅳ	患有严重系统性疾病的患者，疾病持续威胁生命，牙科治疗期间风险显著增加	最近（<3个月）心肌梗死、脑血管意外、短暂性脑缺血发作或冠心病/支架病史，持续的心脏缺血或严重瓣膜功能障碍，射血分数严重降低，脓毒症、弥散性血管内凝血、急性呼吸系统疾病或未接受定期透析的终末期肾病
ASA Ⅴ	如果不进行手术，预计将无法生存的濒死患者	腹/胸动脉瘤破裂，大量创伤，伴占位效应的颅内出血，缺血的肠道伴严重的心脏病变或多器官/系统功能障碍
ASA Ⅵ	一名宣布脑死亡的患者，其器官正在被用于捐献目的	

From Fehrenbach M. ASA physical status classification system for dental patient care; 2017. http://www.dhed.net/ASA_Physical_Status_Classification_SYSTEM. html. Accessed September 11, 2017.

Modified from American Society of Anesthesiologists. ASA physical status classification system; 2014. https://www.asahq.org/resources/clinical-information/asa-physical-status-classification-system.

第7章
儿童患者的疼痛评估和处理
Assessment and Management of Pain in the Pediatric Patient

ELIZABETH S. GOSNELL, S. THIKKURISSY

章节概要

疼痛的影响和管理

　　疼痛通常被称为"第五个生命体征"[1]。英语单词"Pain"源自古希腊单词，意思是"惩罚"，拉丁单词意思是"处罚"和"惩罚"。当"疼痛"一词用于临床牙科或医学时，它是强烈不适的同义词。重要的是要认识到，尽管疼痛中的人经历了痛苦，但疼痛具有必要的功能。疼痛是真实或明显的组织损伤信号，从而激励生物体采取行动缓解或减轻其存在。从这个意义上说，这是维持和指导一个人生活活动所需要的一种体验。

　　理解疼痛不仅仅是一种感觉，相应的反应也是很重要的。它是物理、化学、体液、情感（情绪）、认知、心理、行为和社会因素的高度复杂、多方面相互作用的结果。当然，个人如何对疼痛进行理解和反应的决定因素还不清楚。然而，围绕疼痛理解的知识体系已经开始发展，并正在加速成为一门科学和有用的学科。疼痛的发生和持续可能与伴随疾病的症状有关，包括痛苦增加、生活质量下降和从最初的创伤中恢复延迟[2]。

　　一种与临床相关的疼痛平行体验是从疼痛体验中间接获得预期反应的存在。这些反应被概念化并被广泛称为"压力"和"恐惧"。对恐惧的感知会深刻影响儿童的行为和情绪反应。例如，4岁的儿童由于龋齿导致上颌前牙疼痛、出现脓肿，并且在固定下进行局部麻醉注射和拔牙，可能会产生强烈的破坏性和回避行为。这种行为可能包括伴随或不伴随流泪的哭闹、用手捂嘴、拒绝张口、踢打、尖叫、摇头、吐口水和咬人。这些行为可能会在随后的牙科复诊中表现出来。

牙科中使用的绝大多数药物都是用来治疗焦虑和疼痛的。一般来说，在牙科诊所中消除疼痛感需要使用局部麻醉从外周或使用全身麻醉从中枢来阻断疼痛感。焦虑可以部分或全部通过药物和/或非药物技术来控制。在实际临床实践中焦虑和疼痛及其管理在很大程度上是重叠的。

没有哪一种是"最好的"管理焦虑和疼痛的技术。医生可能有一种首选的技术，但一种技术并不是对所有情况下的所有牙科患者都有用。谨慎而明智的牙医会掌握多种技术，并根据个体情况选择最适合特定患者的技术。在某些情况下，也可能需要转诊。

疼痛的定义

疼痛是一种高度个性化的状态，通常在真实的（例如，皮肤撕裂）或明显的（例如，过度的肠扩张）组织损伤之前发生，这是适度刺激的结果。在正常情况下，痛苦的状态意味着同时存在认知激活、情绪和行为后果（既提供动力又提供行动方向）。

从生理学上讲，疼痛涉及通过多种途径传递的神经信号，这些途径涉及在空间、生物化学、大小和形态方面各有不同的神经元。这些信号诱发一系列次级反应，这些反应可能被组织成一个系统层次，并涉及部分中枢神经系统（CNS）。在生理水平上，其中一些反应涉及神经信号的进一步传递和神经化学物质及体液活性化学物质（例如，γ-氨基丁酸和内源性阿片类物质）的释放。这个反应体系中还包括那些为有目的地逃避而激活运动活动的系统。

研究表明，疼痛过程中的情感和认知因素对疼痛的程度起着至关重要的作用，可能更重要的是，在个体忍受疼痛时诱发自我控制的能力方面发挥重要作用[3]。例如，在患者经历疼痛之前，可以从认知机制（例如，认知分离）进行引导，从而减少其不适感的程度。通过暗示的过程，儿童可以被引导（在不同程度上）忽略或抑

制癌症治疗期间对疼痛刺激的反应[4-5]。

疼痛感知理论：为什么以及如何经历疼痛

特异性

过去通常认为，当一组特定神经元被激活时，疼痛就会发生[6-7]。神经受体（即游离神经末梢）及其通路，被认为特异性地感知疼痛，就像其他受体及其通路特异性地接收其他感觉信息（例如，压力感受）。这一理论的部分内容相当准确，在我们对疼痛机制的理解中仍占有重要地位，但该理论不足以解释疼痛体验的多面性（例如，截肢者失去肢体的幻痛）。

模式

随着技术的发展，能够记录神经通路内刺激诱发的活动，一种更复杂的疼痛机制模型出现了。在示波器上记录和放大神经活动，可以对刺激参数改变导致的神经动作电位的时间和分组的变化进行一些评估。轻触一块皮肤可在服务于该区域的大直径神经元中激发出1~2个孤立的动作电位，而热熨烫可在较小的神经元中引起最初的爆发，随后是动作电位的稳定放电。

从理论上讲，个体对疼痛刺激的识别主要基于进入中枢神经系统的神经活动模式。同样，这一理论不足以解释疼痛体验的复杂性，但它对提高对疼痛机制的认识做出了重大贡献[6-7]。

闸门控制理论

疼痛的闸门控制理论（图7.1）是由Melzack和Wall在1965年提出的，是迄今为止对疼痛及其后果最具影响力、最全面和最具适应性的概念化理论。该理论提出，控制通过小纤维神经元到脊髓的伤害输入水平的各种"闸门"可以被其他感觉、大纤维神经元及高级中枢神经系统输入调节，或二者同时调节。"闸门"的假定机制包括对脊髓中次级传递细胞的突触前抑制作用。这意味着大的C纤维（例如，传递触觉的纤维）可引起小的α、δ纤维（例如，传递疼痛）的神经末梢的部分去极化，从而释放更少的神经递质分子"包"，降低突触前细胞聚集和放电的可能性。

一个简单的例子是，父母在幼儿跌倒后立即摩擦"被撞"的膝盖区域，这一行为具有减轻疼痛的抑制作

用[8]。轻微的摩擦不成比例地激活了大量的大纤维，抑制了先前激活的小纤维。在牙科中，通常认为在局部麻醉过程中摇晃嘴唇可以分散或减轻相关的不适。

经皮神经电刺激（TENS），或在外周部位使用低强度电刺激，已经证明可以缓解疼痛。尽管TENS介导的疼痛缓解机制尚不清楚，但有人认为其节段效应可能是由于大直径初级传入纤维的激活，而这些纤维又抑制了闸门控制理论预测的小纤维传递。类似的机制可能解

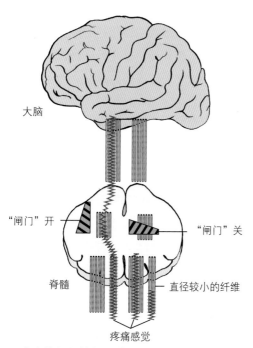

图7.1 疼痛的闸门控制理论。（From deWit SC. *Medical-Surgical Nursing: Concepts and Practice*. St Louis: Saunders; 2009.）

释了针灸的有效性。TENS已被证明在学龄儿童中可以通过电刺激牙髓而产生部分镇痛作用[9]。

相应地，中枢神经系统对痛觉感知和痛觉反应的调节作用及影响越来越受到重视[3,10-11]。这种重新定位部分是更复杂研究的结果，表明需要对疼痛感知和控制中的认知、行为、情绪影响进行更全面的解释[12]。内源性阿片类药物的发现、阿片类受体在整个中枢神经系统中的广泛分布，以及中枢神经系统部位的非自然（例如，电）刺激导致痛阈升高，也引发了人们对疼痛研究的重新兴趣。

神经矩阵

近年来，我们通常指的中枢神经系统功能的高级部分（即中脑以上）已成为疼痛研究的热门焦点。在一个理论中，据称存在一个高度复杂的神经元网络或矩阵，被称为神经矩阵（图7.2）。它被认为具有一定的遗传基础，但可被内外环境所影响[13]。神经矩阵基因组成的独特性及其最终功能特性可能有助于区分每个个体的"身体-自我"。正是通过这种神经矩阵，神经元活动的循环处理和合成可能导致被称为神经特质的特征模式。理论上，神经特质可以帮助解释复杂的状态（例如，经历一组特定症状的个体的疼痛），这些症状是由环境、情境或其他有影响的介质（例如，情绪）引起的。这种抽象的模型无疑将激发人们对未来研究的关注，以帮助诊断、理解和解释许多临床状况。

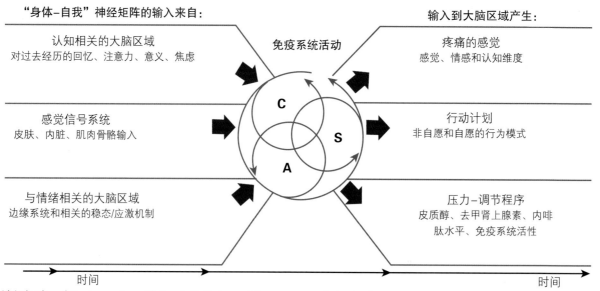

图7.2 神经矩阵。（Redrawn from Melzack R. Pain and the neuromatrix in the brain. *J Dent Educ*. 2001;65(12):1378-1382.）

中枢神经系统对疼痛的感知和控制

功能复杂且广泛存在于哺乳动物中枢神经系统中的内源性阿片系统已得到部分表征和描述[14]。内源性阿片类药物是体内自然合成的肽，其作用与阿片类药物（例如，吗啡）相似。β-内啡肽是作用最强的多肽之一，具有与甲脑啡肽相同的N末端，是最早分离出的阿片肽之一。

活性阿片肽是从较大的前体裂解而来的，作用于各种中枢神经系统阿片受体位点，包括脊髓。这些肽效力并不相同，但均可被纳洛酮（一种麻醉拮抗剂）灭活，并且每种肽都可能参与疼痛感知过程的选择性和特化机制。

相应地，在整个中枢神经系统中至少有4种阿片受体被表征（μ、δ、κ和痛觉肽）。然而，每种受体在产生镇痛中的作用尚不清楚。与μ受体结合的阿片配体注射到延髓周围灰质（PAG）区域时可产生强效镇痛作用。其他部位，从下丘脑延伸到延髓头端腹内侧，包括PAG，在适当的电刺激或阿片类药物刺激时产生镇痛作用。但是，N_2O的镇痛作用被认为部分是由内源性阿片配体介导的，或者它可能能够直接激活阿片受体[15]。

有证据表明，该系统在中枢神经系统发育早期发育，因此在年幼儿童中应具有功能。其影响程度和激活所需的条件尚不清楚。未来的研究可能会强调激活该系统解决临床疼痛状态的方法和有用性。

疼痛感知的认知要素

认知是一个复杂的过程，它导致对潜在后果的理解，并常常随后产生对这些后果的认知，是一种"知晓"的功能。认知涉及许多过程，包括但不限于感知、组织、判断、意义、推理和反应。

认知是指意识到内外环境对自己的影响。它还暗示个体可以采取措施来控制这些影响，并利用这种控制来改变个体的反应（例如，应对）。例如，人们可能会经历一些不适，但可以通过练习心理过程（例如，想象愉快的事件或天花板瓷砖中的洞）来降低不适的程度。

一个人可以应对各种情况，包括压力环境，这取决于他或她对情况的认知。情况的后果和影响、时间和个人资源等因素对应对策略的结果很重要。应对策略可能包括催眠和放松技巧、想象、模仿、分散注意力及重

新概念化。通常，疼痛管理的治疗应对策略有许多共同的要素，包括：①评估问题，②对患者观点的重新概念化，③发展适当的技能（例如，呼吸和放松），④推广和维持这些技能以预防复发，⑤治疗成功的衡量[16]。

有证据支持这样的观点，即使对儿童也可以教授疼痛和焦虑背景下的应对技能，并且可以通过自我报告或生理/行为指标评估认知训练的有效性。在一项研究中，接受修复治疗的儿童在接受牙科治疗前被教授分散注意力和自我支持技术；随后将其与一组阅读故事的儿童进行比较。接受认知训练的儿童对特定程序（例如，注射）的焦虑自我报告少于未接受认知训练的儿童[17]。学龄儿童如果有机会在引起焦虑的环境中锻炼自我控制能力，那么他们就能够运用自己的个性化应对技巧，为牙科预约期间预期发生的事件做好准备。

然而，在某些情况下，提前了解即将发生的不适可能会产生有害影响。例如，对于一个在认知上无法采取有效应对策略的幼儿（即≤3岁），在告知其操作相关疼痛刺激（例如，注射）和实际操作之间的时间越短，干扰行为发生的时间就越少。在这种情况下，甚至有可能在操作前后减少情绪爆发的持续时间。

一些研究表明，那些被引导相信自己对即将到来的不适有一定控制能力的成年人，对痛苦的刺激表现出更强的忍耐力[3]。然而，对自我控制能力的强烈信念显然是调节不适程度的一个重要因素。那些缺乏这种能力的人可能会更加信任他人（例如，医生），在他们的照顾下"痛苦更少"。

认知发育和成熟是认知策略成功的关键。在学龄人群中，随着年龄的增长，在医疗和牙科环境中可以实现焦虑的降低。这些策略在多大程度上能成功地应用于学龄前儿童还有待确定。然而，年幼的儿童能够通过类似认知策略的过程显著调节疼痛。在一项研究中，与对照组相比，静脉穿刺前使用针头和玩偶进行游戏疗法使患儿在抽血后5分钟内的心率恢复速度显著加快，身体活动减少。这一发现被解释为儿童焦虑减少的证据[18]。

疼痛感知的情感要素

尽管疼痛和对疼痛刺激的预期（即焦虑）会引发个性化的情绪体验，但大多数人类对这类体验伴随的情绪有一个共同的理解。当然，我们擅长认识到他人的痛苦，甚至可能更好地理解他人对不适的预期。

在疼痛经历期间或之前，表达情绪的内容很有可能是生活早期发生的现象的复杂组合，这种组合部分来自遗传，又经后天学习得到。婴儿因接种疫苗而产生的不适表现随着年龄的增长而变化，从一种更分散的、哭泣和反射性反应，变为对有害物体的一种预期和关注，有时表现为愤怒[19-20]。

社会环境的反应可能对疼痛具有引领性和吸引注意力的效果[21]。例如，在跌倒时擦伤了膝盖皮肤的幼儿，最初可能没有表现出很痛，但如果父母对损伤有继发性反应，孩子随后就表现出痛苦。如果父母看起来心烦意乱或根本不回应，而只对孩子进行了口头鼓励，由于父母的反应，孩子可能会突然大哭。

尽管人们可能认为疼痛的情绪要素继发于疼痛本身，但情绪的暗示可能协同作用调节疼痛体验。间接和轶事证据表明，某些药物（例如，N_2O 和苯二氮䓬类）作用于中枢神经系统负责情绪影响的区域。一个人感觉到疼痛，但并不为此特别烦恼。

相反，已知预期不适的情绪困扰可降低疼痛阈值并增加反应性。旨在引起积极情绪状态的认知策略可有效减轻焦虑和对疼痛刺激的反应程度（有关的处理讨论，见第24章）。

儿童疼痛评估

当前的临床算法和研究强调了适当的儿童疼痛评估及管理。即便如此，儿童疼痛仍然是被低估、未被充分对待的[22]。儿童疼痛与生理和心理症状的风险增加相关。此外，与儿童疼痛相关的医疗保健支出也相对庞大[23-24]。对儿童疼痛的评估，特别是对于年龄较小的儿童或发育迟缓的儿童，可能很困难。

研究表明，对疼痛刺激反应的发育变化发生在婴儿期早期。事实上，1岁左右的儿童就会有对尖锐物体的预期恐惧[25]。随着孩子的成熟、有了更好的语言能力和目睹各种环境，他们交流感觉的能力变得越来越复杂。与儿童的认知发展相对应和反映的是应对技能进化的迹象[26]。在正常发育中的儿童中，随着年龄的增加，疼痛阈值有下降的趋势，疼痛的自我管理变得更有效[27]。在年轻的牙科患者中，类似的自我管理趋势是值得注意的[28]。这种现象是由多种因素相互作用的结果，包括应对技能的成熟、自我控制能力的提升和社会影响。

与牙科或其他医学程序相关的疼痛可能有助于为某些自我控制和应对机制的发展及测试提供机会[29]。许多儿童的应对技能很有效，能耐受轻度不适，几乎没有明显的表达。少数人缺乏良好的应对技能，在预期或轻微不适期间表现出歇斯底里的行为（例如，极度惊恐、尖叫和挣扎）。因此，针对儿童对牙科环境的行为和认知的任何评估，都应根据适合年龄的表达、特定程序和认知探索的应用来完成。

研究表明，医疗服务提供者往往会低估儿童所经历的痛苦。应使用疼痛评估工具或疼痛量表，为执业医师提供更客观的方法来评估和充分管理儿童患者的疼痛。

有3种类型的疼痛评估工具：观察/行为评估工具、自我报告评估工具和生理测量。**观察/行为评估工具**用于低龄或认知受损的患者；例如，不会说话的儿童或无法理解自我报告量表的患者。**自我报告评估工具**是理想的，但要求儿童能够理解指示，并指出或用语言表达他或她的反应。某些**生理测量**，尤其是心率，结合不适的自我报告被认为为疼痛刺激反应特异性的表征增加了另一个重要维度[30-31]。有许多评估工具可用，此处列出的工具已被证明对预期目标人群最可靠和有效。重要的是要注意，应根据儿童的发育年龄选择适当的量表。列出的实际年龄仅作为参考[23,32]。

由于认知和语言发育水平的原因，测量幼儿，尤其是学龄前儿童经历的疼痛或不适程度似乎很困难。为此有几种工具被开发，包括非语言自我报告技术［例如，选择的扑克筹码数量（扑克筹码工具）］以及根据"疼痛温度计"量表进行评级和颜色选择[33]。对于 <3 岁儿童，疼痛强度的自我报告测量不够有效。此外，许多3~4岁儿童可能无法准确地自我报告他们的疼痛。因此，可使用观察性测量工具评估疼痛强度[32]。面部、腿部、活动、哭泣、安慰行为疼痛评估量表（FLACC）是 ≥1岁儿童的有效可靠工具。这是一个5项量表，评定者对每个类别的评分为0~2，总分范围为0~10（表7.1）[34-35]。

对于4~12岁的儿童，面部疼痛量表（修订版）（FPS-R）是一种有效的疼痛测量工具。这个自我报告量表由6张性别和种族中性的面部线条图组成，疼痛程度为0~10分（图7.3）；它已被翻译成40多种语言。该修订版量表中最两端的面部未显示微笑或流泪，以避免唤起虽与疼痛无直接相关性，但可能与所经历过的疼痛

表7.1　面部、腿部、活动、哭泣、安慰行为疼痛评估量表（FLACC）

类别	得分		
	0	1	2
面部	没有特别的表情或微笑	偶尔做鬼脸或皱眉，沉默寡言，冷漠	经常或持续皱眉，咬紧牙关，颏部颤抖
腿部	体位正常或放松	不安，紧张	踢腿或伸腿
活动	安静躺卧，体位正常，行动自如	扭动，前后移动，紧张	弓状的，僵硬的或抽搐的
哭泣	没有哭泣（醒着或睡着）	呻吟或呜咽，偶尔抱怨	持续哭泣、尖叫或抽泣；经常抱怨
安慰	满足，放松	可通过偶尔的触摸、拥抱或交谈获得安慰；可分散注意力的	难以安慰或感到舒适

这是一个5项量表，评定者对每个类别的评分为0～2，总分范围为0～10
From Merkel SI, Voepel-Lewis T, Shayevitz JR, Malviya S. The FLACC: a behavioral scale for scoring postoperative pain in young children. *Pediatr Nurs.* 1997;23(3):293-297. The FLACC scale was developed by Sandra Merkel, MS, RN, Terri Voepel-Lewis, MS, RN, and ShobhaMalviya, MD, at C.S. Mott Children's Hospital, University of Michigan Health System, Ann Arbor, Michigan.

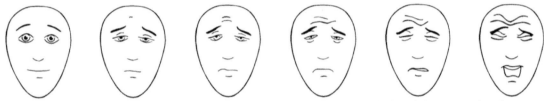

图7.3　面部疼痛量表（修订版）。这是一种自我报告量表，由6张面部线条图组成，疼痛程度分为0～10分。（From International Association for the Study of Pain © 2001; Hicks CL, von Baeyer CL, Spafford P, et al. The Faces Pain Scale—Revised: toward a common metric in pediatric pain measurement. *Pain.* 2001;93(2):173-183. ）

相关联的情绪或恐惧。实施该量表的人使用适当的语言非常重要，例如，"这些面孔显示了多种程度的疼痛。这张脸（**指向最左边的脸**）没有疼痛。这些脸表现出越来越多的疼痛（**从左向右指向每个**），直至这个（**指向最右边的脸**）——它表现出非常多的疼痛。指向那张显示您（**现在**）疼痛程度的脸。"必须避免使用"快乐"和"悲伤"这两个词。此外，该量表旨在评估儿童的感觉；这不一定与他或她的面部表情相关[36-37]。

　　视觉模拟量表（VAS）是≥8岁儿童疼痛自我报告最可靠和有效的测量工具之一。VAS是一条长度约100mm的线，两端由极端描述词锚定（例如，无痛与重度疼痛）。患者通过在线上做标记来表示感知到的疼痛程度。从左手边缘到标记的直线长度决定了该个体的疼痛幅度（图7.4）。某些生理测量，特别是心率，结合不适的自我报告被认为为疼痛刺激特定反应的表征增加了另一个重要维度[30-31]。

　　对于认知功能障碍（CI）儿童，自我报告的测量工

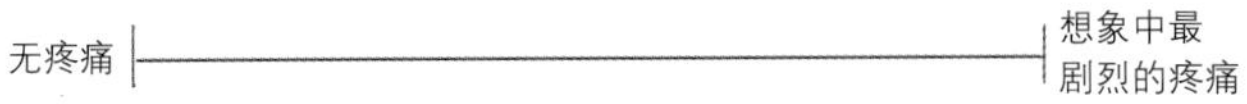

图7.4　视觉模拟量表。这是一个自我报告量表。患者画一条线表示所经历的疼痛程度。（From Heller GZ, Manuguerra M, Chow R. How to analyze the Visual Analogue Scale: myths, truths, and clinical relevance. *Scand J Pain.* 2016;13:67-75. ）

具可能不适用。医疗保健提供者必须能够观察和评估疼痛的存在及强度，以便有效管理CI儿童的疼痛。对于该人群，已证实修订版FLACC对于术后疼痛评估是有效和可靠的（表7.2）。该评估量表考虑了可能表现出的各种面部表情或身体运动。它结合了其他行为描述，包括震颤、痉挛增加、抽搐运动、呼吸模式变化和语言爆发（Verbal outburst）。父母还可以在每个类别中输入他们的个人回答和开放式描述[38]。

　　家庭和文化因素在调节与疼痛相关表达及影响中的作用是显而易见的。婴儿的哭声可能会引起成年人看

表7.2　面部、腿部、活动、哭泣、安慰行为疼痛评估量表（修订版）

类别	个人行为
面部 0. 没有特别的表情或微笑 1. 偶尔做鬼脸/皱眉；孤僻的或不感兴趣的；看起来很悲伤或担心 2. 持续做鬼脸或皱眉；频繁/持续抖动颏部，咬紧牙关；愁眉苦脸；惊恐或恐慌的表现 个人行为：＿＿＿＿＿＿＿	嘬嘴；咬紧牙关，磨牙；眉头紧锁；紧张的表情；严厉的脸；眼睛睁得大大的——看起来很惊讶；茫然的表情；无表情的
腿部 0. 体位正常或放松；四肢正常的张力和动作 1. 不安，紧张，偶尔的震颤 2. 踢腿或伸腿；明显的痉挛，持续的震颤或抽搐 个人行为：＿＿＿＿＿＿＿	腿和手臂向身体中心靠拢；左腿阵挛伴疼痛；非常紧张和静止的；双腿颤抖
活动 0. 安静躺卧，体位正常，行动自如；有规律、有节奏的呼吸 1. 扭动，前后移动，紧张或警惕的动作；轻度焦躁不安（例如，头来回摆动，攻击性）；急促的呼吸，断断续续的叹息 2. 弓状的，僵硬的或抽搐的；严重躁动；撞头；颤抖（不是僵硬）；屏气、喘气或急促吸气，严重的用夹板固定 个人行为：＿＿＿＿＿＿＿	抓住疼痛部位；点头；握紧拳头，举起手臂；拱颈；手臂颤抖；左右转动；摇头；指向疼痛的地方；握拳打脸，打自己，打耳光；紧张的，戒备的，装腔作势的；拍打手臂；咬伤手掌；屏住呼吸
哭泣 0. 没有哭泣/语言 1. 呻吟或呜咽；偶尔抱怨；偶尔的语言爆发或"咕哝" 2. 持续哭泣，尖叫或抽泣，经常抱怨；反复的语言爆发，持续的"咕哝" 个人行为：＿＿＿＿＿＿＿	表示"我很好"或"一切就绪"；大张着嘴尖叫；回答"哦"或"不"；喘气，尖叫；"咕哝"或简短的回应；发牢骚，呜咽，哀号，大喊大叫；需要用药；哭泣是罕见的
安慰 0. 满足，放松 1. 可通过偶尔的触摸、拥抱或交谈来获得安慰；可分散注意力的 2. 难以安慰或感到舒适；推开看护人，拒绝照顾或安慰措施 个人行为：＿＿＿＿＿＿＿	对拥抱、父母、抚摸、亲吻有反应；痛苦时冷漠和麻木

这一修订后的量表对认知功能障碍患者很有用。额外的描述包括面部表情、身体动作和发声，这些都可能表明行为的变化。还有一些开放式描述供父母输入信息
From Malviya S, Voepel-Lewis T, Burke C, et al. The revised FLACC observational pain tool: improved reliability and validity for pain assessment in children with cognitive impairment. *Paediatr Anaesth*. 2006;16(3):258–265.

护人的保护性和纵容行为，或者可悲的是虐待行为。家庭成员可能对孩子的痛苦表情有不同的反应，女性更支持和安慰，男性对此则更粗犷和分心。一些社会成员对婴儿痛苦高度敏感，而另一些社会成员则不太敏感。此外，疼痛的行为表现、自我报告方法受到最小化、夸大以及社会和背景变量的影响。任何评估方法都有优点和缺点。例如，患者倾向于选择FPS-R中的极端面部表情。适当时，行为观察和自我报告的方法可与生理测量结合使用[23]。

总之，许多因素可能影响儿童对疼痛的感知。McGrath等人列出了倾向于加重癌症儿童疼痛的因素，并建议对疼痛进行定量的发展性考虑（注7.1，表7.3）[39]。

注7.1　加剧儿童疼痛的因素

内在因素
儿童的认知发展、焦虑、抑郁和恐惧
既往疼痛管理不当的经验（儿童缺乏控制）
有其他不愉快的症状（恶心、疲劳和呼吸困难）
儿童对情境的消极解读

外在因素
父母和兄弟姐妹的焦虑、恐惧
预后不良
治疗方案的侵入性
父母对疼痛极度反应不足（坚忍）或过度反应的强化
卫生保健人员疼痛管理方法不恰当
无聊或不适合年龄的环境

使用镇痛药控制疼痛

儿童患者偶尔可能需要通过药物缓解疼痛。用于缓解疼痛的药物被称为镇痛药。理想情况下，镇痛药应在不显著改变意识的情况下缓解疼痛。镇痛药作用于外周组织、脑和脊髓中枢或二者兼有。麻醉性镇痛药被认为主要作用于中枢神经系统。非麻醉性镇痛药［例如，非甾体抗炎药（NSAID），如布洛芬］的作用是减少外周和中枢神经系统的炎症，以减少疼痛传递。绝大多数儿童患者的牙痛可以并且应该使用非麻醉药进行治疗；然而，所有年龄段的儿童都有能力感受到疼痛，最近研究者表示担心年龄较小的儿童和婴儿在某些临床程序后疼痛治疗可能不足。儿童常用镇痛药的概述见表7.4。

非麻醉性镇痛药

一般而言，非麻醉性镇痛药对轻度至中度疼痛有效，包括绝大多数牙科手术疼痛。非麻醉性镇痛药与麻醉药在作用部位和作用机制、不良反应特征及镇痛上限效应（即能最大限度缓解疼痛的剂量）等方面有所不同。这些药物主要在外周神经末梢发挥抗炎作用。这类药物的标准原型药物是对乙酰氨基酚和NSAID。需要注意的是，在大多数儿童牙科手术疼痛病例中，应将非麻醉性镇痛药视为一线治疗药物。

对乙酰氨基酚

对乙酰氨基酚（例如，泰诺、坦普拉和帕特利）是当今美国儿科最常用的镇痛药。它是一种有效的镇痛和解热药物，在治疗轻度至中度疼痛方面与阿司匹林一样有效[40]。与阿司匹林不同，对乙酰氨基酚不抑制血小板功能，它还较少引起胃部不适，与Reye综合征无关。对乙酰氨基酚的主要缺点是它没有临床显著的抗炎特性。

药物过量的毒性可能导致急性肝衰竭伴严重或致死性肝坏死。病理生理学与部分肝细胞损伤患者的血清转氨酶水平一过性升高相关。据估计，成年人产生肝损害需要15g对乙酰氨基酚，而<2岁儿童需>3g对乙酰氨基酚[41]。过敏反应非常罕见。对于不需要抗炎作用的患者，对乙酰氨基酚是一种良好的替代镇痛药。给药信息见表7.4。

表7.3	年龄和疼痛强度的测量		
年龄	自我报告测量	行为测量	生理测量
<3岁	不可行	最重要的	次要的
3~6岁	有专门的、适合发育程度的量表可用	如果无法获得自我报告，则为首选	次要的
>6岁	最重要的	次要的	次要的

From McGrath PJ, Beyer J, Cleeland C, et al. Report of the Subcommittee on Assessment and Methodologic Issues in the Management of Pain in Childhood Cancer. *Pediatrics*. 1990;86:814–817.

表7.4	儿童常用镇痛药				
	药物	类别	通用名称	商品名	剂量
轻度至中度疼痛	阿司匹林	水杨酸，非甾体抗炎药	阿司匹林	拜耳阿司匹林	10~15mg/kg，每4~6小时1次；最大剂量：60~80mg/（kg·d），4g/d
	对乙酰氨基酚	非麻醉性镇痛药	对乙酰氨基酚	泰诺；扑热息痛	10~15mg/kg，按照需求每4~6小时1次；每24小时不超过5次
	布洛芬	非甾体抗炎药	布洛芬	雅维；儿童布洛芬制剂	4~10mg/kg，每6~8小时1次；最大剂量：40mg/（kg·d）
	对乙酰氨基酚和可待因	非麻醉性镇痛药和麻醉性镇痛药	对乙酰氨基酚和可待因	含可待因的泰诺；泰诺3	可待因：0.5~1mg/kg，每4~6小时1次；最大剂量：60mg/次 对乙酰氨基酚：10~15mg/kg，每4~6小时1次；每24小时不超过5次 口服溶液：120mg对乙酰氨基酚和12mg可待因/5mL
中度至重度疼痛	对乙酰氨基酚和氢可酮	非麻醉性镇痛药和麻醉性镇痛药	对乙酰氨基酚和氢可酮	Lortab，Norco	氢可酮：0.1~0.2mg/kg，按照需求每4~6小时1次；最大剂量：6次/天 对乙酰氨基酚：10~15mg/kg，每4~6小时1次；每24小时不超过5次 口服溶液：300mg对乙酰氨基酚和10mg氢可酮/15mL 325mg对乙酰氨基酚和7.5mg氢可酮/15mL 325mg对乙酰氨基酚和10mg氢可酮/15mL

非甾体抗炎药

NSAID主要是苯基烷酸的衍生物，通过抑制外周和中枢神经系统中的前列腺素合成酶发挥其镇痛作用。这些药物具有优于阿司匹林的镇痛和抗炎特性，尤其是对关节炎、小手术或创伤后急性疼痛的治疗有效。NSAID产生的出血问题少于阿司匹林，因为其对血小板聚集的抑制在其被机体排出后是可逆的。报告的其他副作用包括胃肠道不适、皮疹、头痛、头晕、眼部问题、肝功能损伤和肾功能损伤。在儿童中评价NSAID的临床药物试验相对较少，但美国食品药品监督管理局（FDA）批准用于儿童的常见药物是布洛芬、萘普生和托美丁。布洛芬和萘普生均有口服混悬液形式。

阿司匹林

阿司匹林是一种水杨酸盐（乙酰水杨酸），自1899年问世以来，因其镇痛、解热、抗血小板和抗炎特性而被广泛使用。尽管出现了许多新药，与其他镇痛药比较，阿司匹林仍然是标准药物。

阿司匹林最显著的副作用包括通过不可逆地抑制血小板聚集改变凝血功能、胃部不适和消化不良、隐匿性失血以及非常罕见的过敏反应（例如，荨麻疹、血管神经性水肿、哮喘或过敏反应）。阿司匹林的抗凝特性在儿童中很少出现；然而，阿司匹林应避免用于出血或血小板疾病患者以及服用华法林（香豆素）或类似药物的患者。

阿司匹林的胃肠道反应是最常见的问题，可通过与食物同服或使用缓冲或肠溶制剂来调节，但吸收可能会受到影响。更严重的过敏反应更常发生在已有哮喘、特应性反应或鼻息肉的患者中，有此类病史的患者可能应避免使用阿司匹林。阿司匹林与某些病毒性疾病和Reye综合征（一种知之甚少的疾病，特征为呕吐、长期嗜睡并最终导致癫痫发作和昏迷）的发生相关，导致许多从业者选择阿司匹林替代品，尤其是在儿童中[42]。给药信息见表7.4。

麻醉性镇痛药

阿片类镇痛药，通常被称为麻醉药，已被证明与中枢神经系统中的阿片受体相互作用[43]。这些相互作用产生了麻醉药特有的药理作用，包括镇痛、镇静和止咳。与非麻醉性镇痛药相比，麻醉性镇痛药对严重和急性疼痛的疗效明显更好，并且它们对镇痛没有天花板效应。

但它们可产生镇静、呼吸抑制等严重不良反应，随着使用时间的延长，可产生依赖性和成瘾的可能性。即使是短期使用，便秘也可能是一个问题。当为未成年人开阿片类药物处方时，执业医师应了解他们所在州的规定。许多州要求获得法定监护人的明确同意，并要求进行核实，以确保患者没有其他未完成的阿片类药物处方[43]。

有许多麻醉性镇痛药可用，包括吗啡、哌替啶（度冷丁）、芬太尼、可待因、氢可酮（例如，诺可、维柯丁、洛塔布）、羟考酮（例如，Percocet）和氢吗啡酮（双劳地酮）。其中许多药物仅可用于胃肠外制剂。可待因、氢可酮和羟考酮可口服使用。

可待因是口服阿片类药物的标准比较药物。口服给药吸收良好，是一种必须在肝脏转化为其活性形式吗啡的前体药物。可用于对对乙酰氨基酚或NSAID无反应的更显著的疼痛。可待因的效力远低于其同类吗啡。副作用包括恶心、嗜睡、头晕、便秘和痉挛。可待因可能产生更严重的呼吸抑制和依赖的副作用。因此，所有其他非阿片类药物均应视为一线镇痛药。根据文献，"在服用与体重相符剂量的可待因的儿童中发生过缺氧性脑损伤和死亡。据报道，基于细胞色素P450家族2亚家族D型6（CYP2D6），药物遗传学存在变异，这可能会改变药物的作用"[44]。根据FDA的数据，可待因具有包括呼吸减慢或呼吸困难和死亡的风险，并且在<12岁儿童中似乎风险更大。在用于<12岁儿童和<18岁青少年的疼痛管理，尤其是具有某些遗传因素、肥胖或阻塞性睡眠呼吸暂停和其他呼吸问题的儿童时，强烈建议推荐非处方药物或其他FDA批准的处方药物[45]。

氢可酮和羟考酮对阿片受体的亲和力优于可待因。氢可酮和羟考酮代谢均受到与可待因相同的酶调节。然而，这些药物的药物遗传学尚不清楚。已证明，氢可酮联合对乙酰氨基酚可安全有效地缓解扁桃体切除术后的疼痛，世界卫生组织在其疼痛分级管理中建议使用强效阿片类药物（例如，羟考酮）治疗儿童中度至重度疼痛[46-47]。这些药物不是疼痛管理的一线药物，在单独使用非麻醉性镇痛药不能缓解的中度至重度"爆发性"疼痛时，应保留使用。

可待因与另一种镇痛药，通常为对乙酰氨基酚（例如，含可待因的泰诺3号）联合使用时，是美国缉毒局（DEA）附表Ⅲ类药物，氢可酮和羟考酮是Ⅱ类药物。

在用于儿科镇痛时，建议麻醉药与对乙酰氨基酚联合口服给药。给药信息见表7.4。然而，对乙酰氨基酚与麻醉药的最大允许剂量不是基于可待因或氢可酮组分，而是基于对乙酰氨基酚组分。对于儿童，24小时内给药不得超过5次。

据报道，接受有创性修复治疗的儿童需要术后镇痛[48-49]。由于大多数术后疼痛病例包括炎症成分，NSAID被认为是治疗轻度至中度术后疼痛的一线药物[50]。当一种药物控制术后疼痛无效时，可使用对乙酰氨基酚和布洛芬之间的交替疗法。对乙酰氨基酚与布洛芬每3小时交替1次被称为多模式镇痛，其原理是这些药物作用于不同的受体位点[51]。通常，推荐剂量的对乙酰氨基酚或NSAID无法控制牙痛的情况很少见。在少数情况下，牙痛难以用这些方法治疗，可使用更强效的药物（例如，氢可酮或羟考酮）。执业医师应仔细区分生理性疼痛和行为反应。此类药物使用的时间通常应较短，如果认为需要使用镇痛药的时间较长，应及时重新评估或进一步咨询，以确定持续报告疼痛的病因。

关于在儿科人群中使用麻醉药的法规和指南正在发生变化。执业医师有责任查阅这些建议。

给药方案

如果预期出现中度至重度疼痛，应规律给予镇痛药。这被称为定时给药，并一直被证明是减少爆发性疼痛的最有效方法，因为它保持血浆镇痛水平稳定。建议父母"根据需要"给药，有时意味着儿童不会使用任何药物，除非孩子大声疾呼[47]。对于牙痛，建议在前36~48小时按照处方使用镇痛药（例如，每4~6小时1次）[50]。

使用局部麻醉进行疼痛控制

深度局部麻醉通过减轻患者在修复和外科手术过程中的焦虑及不适，有利于患者特别是儿童患者的成功治疗。

良好的操作技术在小儿患者局部麻醉中至关重要，需要掌握：①儿童生长发育（身心）；②行为管理；③全面的技术；④局部麻醉药的药理学。与任何麻醉药给药一样，在选择技术和麻醉药之前，必须进行全面的术前医学评估。这应包括但不限于回顾病史、评价患者的体重和体重指数、潜在不良药物相互作用以及根据需要完成医学问询[52]。

作用机制

局部麻醉用于通过阻断神经冲动的传导来改变外周水平的痛觉。痛觉的最初过程是通过伤害性刺激产生神经冲动，激活专门的神经纤维（被称为伤害性感受器，分为A-δ和C纤维）将疼痛信息传递到中枢神经系统。神经冲动通过离子跨神经元膜转运的过程沿神经纤维行进[53-54]。

局部麻醉药的主要作用是穿透神经细胞膜，阻断受体部位，控制与膜去极化相关的钠离子流入。局部麻醉阻滞所涉及的事件顺序包括：①局部麻醉药的神经元内渗透，随后与细胞膜内部存在的受体位点结合；②阻断钠离子在去极化期间通过的钠离子通道；③钠电导降低；④电去极化率降低；⑤未能达到阈电位；⑥缺乏传播动作电位的发展，从而阻断神经冲动的传导[54]。图7.5说明了局部麻醉机制。最终结果是抑制了神经元兴奋性，从而降低动作电位传递的可能性。因此，局部麻醉药改变了神经膜对传播动作电位的反应性，动作电位可能在麻醉阻滞远端的组织中产生。进入充分麻醉的神经组织区域的动作电位被阻断，不能将信息传递到中枢神经系统。一般而言，小神经纤维比大神经纤维更易受到局部麻醉药起效的影响。因此，痛觉是第一个被阻断的方式，随后是冷、热、触摸，有时是压力[52]。

局部麻醉药是弱化学碱，一般以盐的形式供应（例如，盐酸利多卡因）。盐可以以两种形式中的一种存在，即不带电荷的游离碱或电荷由其解离常数（pKa）决定的阳离子。游离碱是酯溶性的，能够穿透神经细胞膜。组织和细胞膜的渗透是局部麻醉药发挥作用的必要条件，因为受体位点位于细胞膜的内部。一旦游离碱穿透细胞，它就会重新平衡，人们认为阳离子随后与受体相互作用以阻止钠离子传导[54]。局部感染和炎症可通过引起神经活性物质（例如，组胺、白三烯、激肽和前列腺素）的释放及降低pH来改变组织的正常局部生理功能。这些变化降低了麻醉药的酯溶性，干扰了其穿透神经组织的能力。在远离感染区域的更近端的部位阻断神经可能是一种可行的替代方案。抗生素的使用可降低感染程度，并允许在局部麻醉下进行彻底的治疗，否则是不可能的[54]。

局部麻醉机制
周围神经阻滞

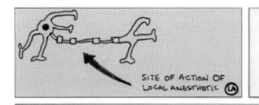

1. 局部麻醉药的神经内渗透和随后与受体位点的结合

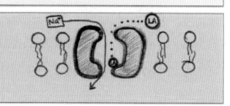

2. 在去极化过程中，钠离子（Na^+）正常进入的钠离子通道被阻断，导致钠电导降低

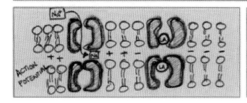

3. 电去极化率降低，继发的动作电位发展不足，导致神经传导阻滞

图7.5 局部麻醉药的作用机制。

局部麻醉药

酯类

苯佐卡因是一种常用的酯类麻醉药，为局部麻醉药。酯类局部麻醉药的主要问题是其产生过敏反应的倾向。酯类局部麻醉药在血浆中被拟胆碱酯酶水解。酯类局部麻醉药代谢为对氨基苯甲酸（PABA），与过敏性致敏相关[52,54-55]。

酰胺类

酰胺于1943年随着利多卡因的合成而引入使用。这些化合物是二乙氨基乙酸的酰胺衍生物。本产品相对无致敏反应。自合成利多卡因以来，已引入其他几种局部麻醉药用于牙科。酰胺类由于其较低的致敏特性和较低的浓度下较强的效力而被更频繁地使用。酰胺类局部麻醉药主要在肝脏代谢。因此，肝功能可能显著影响代谢率。显著的肝功能障碍可能导致代谢减慢和局部麻醉毒性风险增加。常用的酰胺类药物包括利多卡因、甲哌卡因、丙胺卡因、丁哌卡因、阿替卡因[52,54-55]。

局部麻醉药排泄

对于酯类和酰胺类局部麻醉药及其代谢产物，肾脏是主要的排泄器官。显著的肾损害可能导致无法消除局部麻醉药，从而导致毒性风险增加[52,54]。

局部麻醉药性质

不同的局部麻醉药在药理学特性上各不相同（表7.5）[56]。读者可以参考额外的阅读以获得关于很少用于儿童的局部麻醉药的更深入的信息。它们的效力、毒性、起效时间和作用持续时间各不相同。所有这些特征可能在临床中都很重要，并且都因麻醉药本身的特性和所采用的区域麻醉程序而有所不同。此外，通过添加血管收缩剂可改变这些特征。

效力

局部麻醉药的内在效力是达到所需神经阻滞所需的浓度，最好通过其酯溶性进行预测。酯溶性好的使麻醉药更容易穿透90%由酯质构成的神经膜[54]。利多卡因、丙胺卡因、甲哌卡因、阿替卡因效力中等，丁哌卡因效

| 表7.5 | 儿童牙科常用麻醉药 |

麻醉药	持续时间（分钟）				最大剂量		最大总剂量（mg）
	上颌阻滞		下颌阻滞				
	牙髓	软组织	牙髓	软组织	mg/kg	mg/lb	
利多卡因					4.4	2	300
2%+1∶100000肾上腺素	60	170	85	190			
甲哌卡因					4.4	2	300
3%纯的	25	90	40	165			
2%+1∶100000肾上腺素	60	170	85	190			
阿替卡因					7	3.2	500
4%+1∶100000肾上腺素	60	190	90	230			
丙胺卡因					6	2.7	400
4%纯的	20	105	55	190			

力最高[52]。局部麻醉的疗效取决于麻醉药在一段神经上的浓度。除了阻断神经元冲动所需的固定剂量局部麻醉药外，任何过量都是浪费和潜在的危险。麻醉失败最可能的原因是术者错误地将溶液注射在离神经足够近的地方，或者是解剖畸变（例如，副神经支配）。

毒性

局部麻醉药的浓度不一定相同，因此，需要谨慎防止超过局部麻醉的毒性剂量，尤其是与影响心血管系统和中枢神经系统的其他药物（例如，镇静药）联合使用时。例如，成年人可能很容易耐受不含血管收缩剂的两整支（卡局芯）2%利多卡因，但这个剂量可能超过儿童的最大允许剂量。当4%浓度的局部麻醉药（例如，阿替卡因）用于儿童时必须非常小心，因为局部麻醉药的量是2%溶液的2倍。

起效时间

起效时间是局部麻醉溶液穿透神经纤维并引起完全传导阻滞所需的时间。解离常数（pKa）是确定起效时间的最重要因素。pKa是衡量分子对氢离子亲和力的指标。为了使局部麻醉溶液在神经鞘中扩散，它必须以游离碱形式存在。例如，pKa高的局部麻醉药会有较少的游离碱形式的分子可用，因此通过膜扩散缓慢，起效较慢。虽然局部麻醉药的两种分子形式（游离碱和阳离子）在神经阻滞中都很重要，但pKa较低的药物比pKa较高的药物起效更快[54]。局部麻醉药起效时间的速度如下：甲哌卡因起效最快，阿替卡因、利多卡因、丙胺卡

因起效时间中等，丁哌卡因起效时间最长[52,54]。临床医生必须了解传导阻滞是需要时间才能起效的；否则，过早开始手术可能会导致不必要的疼痛。

持续时间

在为特定手术选择适当的局部麻醉药时，麻醉持续时间是要考虑的最重要的临床特性之一，并且最好通过蛋白结合特征进行预测。局部麻醉药穿透神经鞘后，分子在碱基和阳离子形式之间重新平衡。阳离子形式与钠离子通道受体位点结合。局部麻醉药具有不同的血管舒张特性，也影响作用时间。在局部麻醉药中加入血管收缩剂将减缓远离注射部位的吸收和血流摄取。因此，具有增加蛋白质结合能力和血管收缩剂的局部麻醉药将比具有降低蛋白质结合能力和无血管收缩剂的药物持续时间更长。常见的麻醉持续时间见表7.5[54,56]。

区域阻滞技术

决定药物特征的一个主要因素是使用的区域（局部）麻醉程序的类型。根据表面麻醉，浸润或主要或次要神经阻滞，各种药物的起效和持续时间会有所不同。效力不受累。

起效

对所有局部麻醉药来说，通过浸润技术对软组织进行的局部麻醉几乎都立即发生。随着需要更多的组织渗透，之前讨论的内在起始潜伏期发挥了更大的作用。通

常，在牙科中，对于任何给定的药物，浸润所需的起效时间最短，周围神经阻滞所需的起效时间更长。

持续时间

麻醉持续时间因所采用的区域技术而不同。对于上颌牙浸润或下颌骨的下牙槽神经（IAN）阻滞，2%利多卡因与1∶100000肾上腺素的平均软组织麻醉持续时间为180~300分钟，牙髓麻醉时间为40~60分钟。使用3%甲哌卡因（不含肾上腺素）在上颌浸润时可提供约20分钟的牙髓麻醉时间，但对于IAN阻滞可提供40分钟。两种技术的软组织麻醉时间为120~180分钟[54]。

当考虑到可能的术后不良反应（主要是创伤）时，局部麻醉持续时间是很重要的。年幼儿童更容易因长期麻木而出现软组织损伤，在选择局部麻醉药和手术时应考虑到这一点[57]。

其他因素

剂量

为了持续、有效的局部麻醉阻滞，必须给予足够的浓度和剂量。但是，剂量的增加必须受到麻醉毒性问题的限制。为了计算麻醉药的最大剂量，儿童的体重应以千克为单位表示[56]。表7.5列出了局部麻醉药的推荐最大剂量。局部麻醉药计算示例见注7.2。

血管收缩剂

添加血管收缩剂（例如，肾上腺素），也会影响阻滞的起效时间、持续时间和效果。血管收缩剂通过收缩血管降低全身药物吸收速率，从而减少局部血流量，抵消局部麻醉药的血管舒张作用，并在注射部位维持较高的麻醉药浓度。这通常会延长产生的局部麻醉持续时间，并增加获得充分麻醉的频率。由于进入体循环的吸

注7.2 计算局部麻醉药最大剂量
以2%利多卡因+1∶100000肾上腺素为例

步骤1	• 给儿童称体重（kg） • 重量（例如）=20kg
步骤2	• 用体重乘以麻醉药允许的最大剂量 • 20kg × 4.4mg/kg=88mg，为利多卡因最大剂量
步骤3	• 用局部麻醉药的最大剂量除以每支麻醉药的局部麻醉药含量 • 结果是最大支数 • 88mg ÷ 34mg/支=2.5支，为麻醉药最大支数

收延迟，局部麻醉药的毒性作用降低。麻醉起效时间也可能缩短。

在儿童牙科患者中，通常需要使用血管收缩剂，因为在儿童生理学中，血管收缩剂有可能增加全身摄取。这将使麻醉药作用持续时间更短，以及在血液中更快累积到毒性水平。最后，血管收缩剂在局部麻醉药渗透到术野后产生局部止血。这有助于术后出血控制，这是处理幼儿拔牙的一个优势。

血管收缩剂都是拟交感神经药物，具有自身的内在毒性作用，包括心动过速、高血压、头痛、焦虑、震颤、心律失常等。有研究表明，含1∶200000肾上腺素的2%利多卡因在增加局部麻醉阻滞深度和持续时间方面，与较高浓度（例如，1∶100000或1∶50000）的肾上腺素一样有效[54,58]。为预防儿童血管收缩毒性，肾上腺素的浓度不应超过1∶100000。对于健康患者，推荐的最大剂量受局部麻醉药剂量的限制。在心血管疾病患者中，需要在给予血管收缩剂局部麻醉前进行医学咨询。一般而言，对于心血管疾病患者，不应超过肾上腺素推荐的最大剂量0.04mg[54,58]。此外，服用具有药物相互作用（Drug interaction）的药物的患者应慎用，例如，β-肾上腺素能阻滞剂和三环类抗抑郁药[52,54,59]。读者对心脏疾病患者的血管收缩剂进行全面讨论时，可以参考局部麻醉相关图书。

毒性

局部麻醉药在牙科中的使用如此普遍，以至于这些药物的潜在毒性很容易被忽视。局部麻醉药的毒性反应可能是由于药物过量、意外血管内注射、特异质反应、过敏反应或与其他药物（例如，镇静药）的相互作用[54,60]。

牙医应熟悉所有局部麻醉药的最大推荐剂量，以单位体重的剂量给药（例如，mg/kg）。仅仅知道普通成年人的总毫克剂量是不够的，可能导致儿童患者用药过量。

儿童使用局部麻醉药的药代动力学必须时刻引起注意。由于儿童心输出量较高、基础代谢率较高及组织灌注程度较高，这些药物往往从组织中吸收更快。非常年幼的儿童的肝酶系统不太成熟，在对这些化学物质进行解毒时，可能比年长儿童和成年人速度更慢。此外，与成年人相比，肾脏中肾小球滤过率改变，以及不成熟的

中枢神经和心血管系统可能在较低药物水平下更易受到毒性的影响。由于这些原因，应使用精确的局部麻醉技术，并辅以回吸。通常需要使用血管收缩剂，全面了解局部麻醉药的内在特性至关重要。

最重要的是，应精确计算每例患者推荐的局部麻醉药最大安全剂量，不得超过这个量。表7.5列出了局部麻醉药的最大安全剂量[56]。

中枢神经系统反应

在安全治疗剂量的局部麻醉药下，未观察到具有临床意义的中枢神经系统效应[54]。在较高的毒性剂量下，可能发生不良反应。药物过量的初始体征见于中枢神经系统。局部麻醉药血药浓度升高可引起中枢神经系统的双相反应（兴奋后抑制）。尽管局部麻醉药通常具有抑制作用，但它们被认为最初选择性地抑制抑制性神经元，产生中枢神经系统兴奋的净效应。早期麻醉毒性的主观体征和症状包括口周麻木或刺痛、头晕、耳鸣（通常描述为"嗡嗡声"或嗡嗡作响）、睫状肌麻痹（眼睛聚焦困难）和定向障碍。明显的抑制作用可能是立即出现的，包括嗜睡、镇静，甚至一过性意识丧失。客观体征可能包括肌肉抽搐、震颤、语言不清和寒战，随后为明显的癫痫发作。全身性中枢神经系统抑制是局部麻醉药毒性第二阶段的特征，有时伴呼吸抑制[52,54,60]。

心血管系统反应

局部麻醉药对心血管系统的毒性反应也是双相的。在中枢神经系统兴奋期间，由于交感神经活性增加，心率和血压可能升高。当血浆麻醉药水平升高时，发生血管扩张，随后发生心肌抑制，导致血压下降。高剂量的药物下可能发生心动过缓、心血管衰竭和心搏骤停。对心肌的抑制作用基本上与局部麻醉药的固有效力成正比[54]。

操作技术

局部麻醉在解剖学可通过3种方法中之一实现：

1. **神经阻滞**，在主神经干上或附近使用麻醉药，这导致广泛的组织麻醉。
2. **区域阻滞**，即在主神经的二级分支上放置麻醉药。

3. **局部浸润**，即麻醉药在神经终末支上的注射。局部麻醉药很容易在儿童身体中充分扩散，因为他们的骨密度低于成年人[54]。

表面麻醉

表面麻醉用于消除与针头刺入黏膜相关的不适。尽管有几项研究显示表面麻醉比安慰剂更有效，但其作用一直存在争议[61]。在应用表面麻醉药时，有几个因素可能被认为是不利的，包括麻醉药的味道、患者预期使用针头以及在应用表面麻醉药后立即对针头建立条件性反应[62]。然而，操作者与儿童互动分散了他们的注意力，帮助他们应对焦虑，这种有效性可能取代其缺点。因此，建议使用易于控制的凝胶型的苯佐卡因表面麻醉药。当谨慎使用凝胶并应用于非常干燥的黏膜表面至少2分钟时，在行为和生理上达到最佳结果。

用棉签将少量表面麻醉药涂抹于已充分干燥的黏膜上，用2英寸×2英寸的棉纱垫隔离（图7.6）。表面麻醉药使用2分钟后起效，在使用得当时，表面麻醉药对深度达3mm的表面组织有效[54]。这就可以允许针无刺激地穿透黏膜。尽管对表面麻醉的毒性反应罕见，但由于其在心血管系统中吸收较差，应避免应用过量[54]。

表面麻醉的并发症

使用苯佐卡因（作为酯类麻醉药）可能发生过敏反应，在使用前应进行处理。据估计，苯佐卡因导致高铁

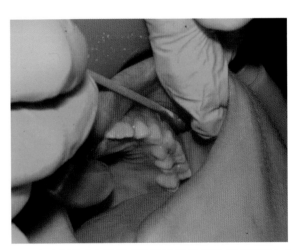

图7.6　在上颌前庭部位进行浸润麻醉前使用表面麻醉技术。注意，棉签上的麻醉药量要最小。操作方法：①拉紧组织暴露注射部位；②用2英寸×2英寸纱布干燥软组织；③用棉签涂抹局部麻醉凝胶，缓慢地将其渗入组织内（根据制造商的建议）。取下涂抹器，开始局部注射。

血红蛋白血症的概率为1/7000[63-64]，在这种情况下，对氧转运起作用的亚铁（Fe^{2+}）状态被氧化为铁（Fe^{3+}）状态。这导致血红蛋白功能丧失，不能与氧结合，可能引起低氧血症[65]。苯佐卡因过量（生理浓度通常接近或 > 8%，而推荐浓度为1%）可能导致高铁血红蛋白血症和组织缺氧，在其初始阶段无法通过脉搏血氧测定法检测到。临床医生必须使用苯佐卡因的最小临床有效剂量[66]。此外，临床医生应与父母讨论这些风险，父母可能会购买非处方苯佐卡因用于在家中处理儿童牙齿不适。

表面麻醉药替代品

一些研究报告称，在局部麻醉给药之前，在注射部位进行冷却替代表面麻醉凝胶，可以显著降低疼痛感，报告中的冷却方式各不相同，从制冷剂喷雾到手套灌装冰袋均存在。报告的冷却应用时间为1～2分钟，制冷剂喷雾的应用时间为5秒。这是表面麻醉凝胶的潜在替代品，是一种简单、可靠的技术[67-69]。

针头选择

应根据所需的注射类型来确定针的型号。短针（20mm）或长针（32mm），27号或30号针头可用于大多数儿童口内注射，包括下颌阻滞。对于下牙槽神经注射，观察到25号、27号和30号针头之间的不适水平差异极小。由于27号针头在注射期间断裂或弯曲的可能性较小，因此是首选[54]。超短（10mm）30号针头适用于上颌前部注射。

由于担心意外针刺，注射输送系统现在有针鞘覆盖的针头和可伸缩的盖子，防止与注射后重新装入针鞘相关的针刺伤。如果未使用可伸缩针头，应将针鞘固定在适当位置，以避免双手复鞘[54]。

注射技术

在儿童牙科实践中，在适合儿童发育的水平上进行沟通是必要的。在讨论注射时，牙医可能不得不修改他或她的措辞，以适应儿童的理解水平。例如，儿童可能会被告知，在牙齿附近感觉到"轻微的挤压"后，牙齿会"入睡"。牙医不应否认注射可能会带来疼痛，因为这种否认可能会导致孩子失去对牙医的信任和对手术的信心。牙医应该尽量减少而不是加强孩子对"刺痛"的

焦虑和恐惧。

通过对抗刺激、分散注意力和缓慢速率给药可以减轻注射的不适。对抗刺激是在注射部位附近区域施加振动刺激（例如，摇晃面颊）或中等压力（例如，使用棉签涂抹器）。这些刺激具有改变伤害输入的生理和心理基础。分散注意力可以通过与儿童保持持续的对话和保持他或她的注意力远离注射器来完成。操作者应始终回吸（即轻轻回拉牙科注射器的柱塞以产生负压；如果针头在血管内，血液就会被吸入回药瓶中），必要时改变针头深度，并在缓慢注射麻醉药之前重新回吸，这大大降低了血管内注射的可能性。推荐的注射速率为1mL/min。由于组织快速扩张，快速注射往往更疼痛。如果溶液意外注射在血管中，它们也会增加毒性反应的可能性[54]。

牙医助理在注射器转移和预测患者移动的过程中有重要的作用。在注射器从助理转移到牙医的过程中，孩子的眼睛倾向于跟随牙医。牙医的目光应该集中在患者的面部（图7.7）。接受注射器的手在靠近儿童头部或身体的位置伸出。注射器的主体放置在食指和中指之间，由助理将柱塞环滑到牙医的拇指上。然后，由助理取出保护针的塑料鞘管。牙医用余光观察着注射器以缓慢、平稳的运动到患者的口腔。

应预料到儿童头部和身体的反射性运动[54]。头部可以通过身体和手臂或牙医的手之间轻轻夹住来稳定。助理被动地将他或她的手臂伸过孩子的胸部，这样就可以拦截潜在的手臂和身体运动。要接受注射的软组织区域由牙医的自由手并保持拉紧，使针尖易于穿透黏膜[54]。当注射器接近口腔时，这只手也可以用来阻挡孩子的视

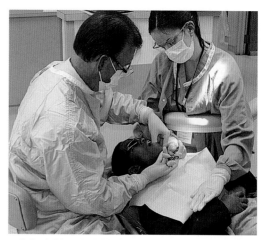

图7.7 准备注射。在注射过程中，注意牙医和助理的手的位置，以固定孩子的头部和身体。

力。一旦针头穿透组织，针头不应因儿童的反应而缩回。否则，如果儿童预期再次注射，他或她的行为可能显著恶化。强烈建议使用手指支点。给予局部麻醉药后，小心撤回注射器，并使用针鞘套重新盖上针头。给药后，患者不得无人看管。

上颌乳磨牙和恒磨牙麻醉

上颌乳磨牙和恒磨牙的神经支配来自上牙槽后神经（恒磨牙）和上牙槽中神经（第一恒磨牙近中颊根、乳磨牙和前磨牙）。

在麻醉上颌乳磨牙或恒前磨牙时，可使用骨膜上注射。针头应穿透颊黏膜皱襞，插入深度与牙齿颊根根尖接近（图7.8）。溶液应注射在骨附近。上颌恒磨牙可采用上牙槽后神经阻滞麻醉或局部浸润麻醉。

上颌乳、恒切牙和尖牙麻醉

上颌乳、恒切牙和尖牙是由上颌神经的上牙槽前神经支配。唇侧浸润或骨膜上注射常用于乳前牙麻醉。针插入颊黏膜皱襞至与牙齿根尖近似的深度（图7.9）。应禁止在该区域快速注射药液，因为在组织快速扩张期间会产生不适。前牙的神经支配可来自中线的对侧，因此，可能有必要在对侧中切牙根尖附近注射一些溶液。

腭组织麻醉

硬腭的组织由腭前神经和鼻腭神经支配。涉及腭部组织的外科手术通常需要鼻腭神经阻滞或腭前神经麻醉。这些神经阻滞是疼痛的，应注意使患儿充分做好准备。常规修复治疗通常不需要这些注射，除非手术涉及腭组织。但是，如果预计橡皮障夹会影响腭部组织，应将少量麻醉溶液注射到牙齿舌侧附近的边缘组织中，应在注射部位进行充分的表面麻醉，可以通过使用棉签施加压力产生压力麻醉。应紧邻注射部位，使组织变白。在整个给药期间保持该状态。腭部组织与骨紧密结合，因此缓慢地注射将控制患者在组织扩张过程中感觉到的不适。可以观察到组织变白的情况（图7.10）。

下颌牙齿麻醉

下牙槽神经（IAN）支配下颌乳恒牙，该神经在下颌骨舌侧进入下颌孔。随着儿童进入成年期，下颌孔的位置会发生变化，从𬌗平面更向上重塑。乳牙列期下颌

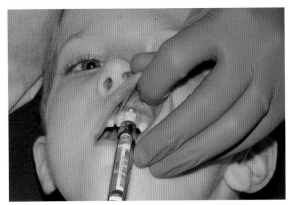

图7.9　上颌乳切牙、恒切牙及尖牙的唇侧浸润麻醉。操作方法：①牵拉组织暴露注射部位；②使针的斜面与骨面平行；③在黏膜皱襞处插入针；④接近根尖深度。乳牙列的这个深度比恒牙列小；⑤针的斜面应紧贴骨膜，回吸；⑥缓慢注射麻醉药；⑦取出针头，用2英寸×2英寸纱布按压止血。

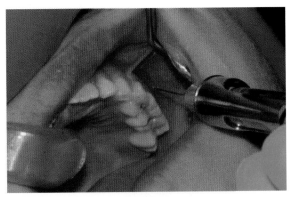

图7.8　上颌乳磨牙的颊侧浸润麻醉。操作方法：①牵拉组织暴露注射部位；②使针的斜面与骨面平行；③在颊黏膜皱襞处插入针；④继续深入，接近磨牙颊根的根尖部；⑤针的斜面应紧贴骨膜，回吸；⑥缓慢注射麻醉药；⑦取出针头，用2英寸×2英寸纱布按压1分钟至止血。

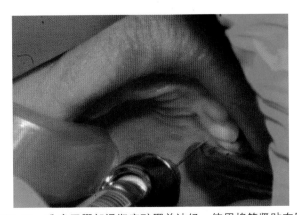

图7.10　乳磨牙腭部浸润麻醉腭前神经。使用棉签紧贴在腭组织上。针被插入棉签和牙齿之间的区域。棉签可提供遮盖或分散注意力效果。操作方法：①用棉签在接受针头注射的部位施加压力；②针的斜面与骨面平行，紧贴棉签插入针；③继续进针至针的斜面紧贴骨膜，回吸；④缓慢注射麻醉药；⑤取出针头，用2英寸×2英寸纱布按压止血。

孔在𬌗平面或稍上方[70]。在成年人中，平均在𬌗平面上方7mm。下颌孔约在下颌升支前后缘的中间。

对于IAN阻滞麻醉，要求儿童尽量大张口。开口器可能有助于维持儿童的这一位置。将拇指球置于下颌升支前缘冠突切迹处，手指置于其后缘。将针头插入内斜嵴和翼下颌间隙之间（图7.11）。注射器的针筒覆盖在牙弓对侧的两颗下颌乳磨牙上，并与𬌗平面平行。推进针头直至接触骨面，完成回吸，并缓慢注射药液[54-55]。

偶尔IAN阻滞麻醉不成功时，可尝试第二次注射；但针头的插入水平应高于第一次注射的水平，必须注意防止麻醉药过量（表7.5）。

为了减少与IAN阻滞麻醉相关的软组织麻醉和可能的软组织损伤（即咬唇），提倡在邻近牙齿的下颌颊侧前庭进行局部浸润。然而，使用下颌浸润技术与阻滞相比，在预防软组织损伤方面没有重要价值，因为唇部仍然处于麻醉状态，并且软组织麻醉的持续时间可能不会显著缩短[54,56]。

此外，也有建议在下牙槽阻滞麻醉后进行补充浸润麻醉。这些操作的有效性存在争议，尤其是对于不可逆性牙髓炎等情况[71-73]。

颊长神经为磨牙颊侧牙龈提供感觉神经支配。只有在预期操作这些组织时才应该进行麻醉。这可以在确认阻滞成功后，与IAN阻滞麻醉一起进行。将少量药液

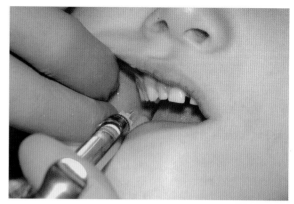

图7.12 颊长神经阻滞。操作方法：①牵拉组织暴露注射部位；②在最后的磨牙远中偏颊侧的一点的黏膜皱襞插入针。针的斜面应该与骨面平行；③将针插入骨膜附近的深度，回吸；④缓慢注射麻醉药；⑤取出针头，用2英寸×2英寸纱布加压止血。

注射在最后的磨牙远中颊侧的一点的黏膜皱襞中（图7.12）[54]。

一些术者主张使用牙周膜注射麻醉单颗牙齿[74]。这种方法的一个优点是麻醉的软组织有限，这可以防止牙科手术后咀嚼导致的意外软组织损伤。然而，有一些证据表明，这种类型的注射可能在继承恒牙上产生发育不全或脱矿区域[75]。

局部麻醉并发症

局部麻醉的并发症可能包括局部和全身反应[54]。局部并发症可能包括咀嚼创伤（图7.13）、血肿、感染、针头导致的神经损伤、牙关紧闭，以及罕见的软组织内针头断裂。这些类型的并发症可以通过回吸、减少针头

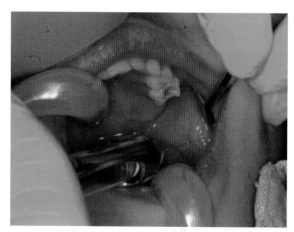

图7.11 下牙槽神经阻滞。操作方法：①患者尽量大张口；将拇指球置于下颌升支前缘冠状切迹处；②食指、中指置于下颌骨外后缘；③在内斜嵴与翼下颌间隙𬌗平面的水平面上，针的斜面平行于骨面插入针。注射器的针筒从待麻醉侧相反的口角旁伸出口腔；④将针插入骨头附近的深度，回吸；⑤缓慢注射麻醉药；⑥取出针头，用2英寸×2英寸纱布按压止血。

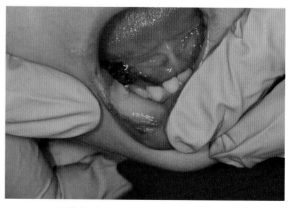

图7.13 IAN阻滞麻醉后下唇的咀嚼外伤。

缺陷以及警告父母和孩子在修复治疗后软组织将被麻醉长达1~2小时来最小化。感觉异常是指麻醉持续超过预期持续时间。潜在病因可能包括神经创伤、神经内或神经周围出血或针头创伤。据估计，0.5%、2%和4%局部麻醉药的永久性感觉异常风险为1:1200000[54]。使用阿替卡因和丙胺卡因时，感觉异常的报告频率高于预期[54,76]。

甲磺酸酚妥拉明（PM）是一种非选择性竞争性α-肾上腺素能拮抗剂，也是一种血管扩张剂。当将PM（OraVerse；Septodont，Lancaster，PA）注射到与之前注射局部麻醉药相同的区域时，认为其有利于通过血管舒张从该区域清除局部麻醉药，从而缩短软组织麻醉的时间。研究表明，在4岁儿童中，软组织麻醉的持续时间缩短了约45分钟[77-78]。但是，制造商建议PM不得用于<6岁或体重<15kg的儿童。还必须注意的是，PM不是真正的局部麻醉拮抗剂（就像纳洛酮对阿片类药物那样），这意味着它不能用于治疗局部麻醉毒性反应。

局部麻醉药的全身并发症包括过敏反应和心血管及中枢神经系统功能障碍。局部麻醉药含有防腐剂、有机盐和血管收缩剂。防腐剂亚硫酸氢钠可能是过敏反应的来源，在使用前对患者进行医学评价时应予以考虑。没有研究或病例报告支持局部麻醉药筒中的橡胶制品是过敏反应的来源[54]。过敏反应可以通过各种方式表现，包括荨麻疹、皮炎、血管性水肿、发热或速发型过敏反应[60]。执业医师应准备好处理医疗急症（见第10章）。

如前所述，中枢神经系统对局部麻醉药的反应是复杂的，取决于血浆浓度。当存在镇静药（尤其是阿片类药物）的情况下超过局部麻醉药的剂量限制时，可能发生显著不良事件。药物过量的处理可能需要补氧、通气支持，甚至可能需要住院治疗。如第10章所述，牙医应熟练掌握医疗急症的处理。

替代麻醉系统

一般而言，采用常规的局部麻醉技术结合行为管理技术可成功用于牙科诊所的儿童。然而，这种经历对一些儿童来说可能是压倒性的和破坏性的。近年来，口腔麻醉的替代输送系统已经可以使用。包括缓冲局部麻醉药、计算机控制局部麻醉药输送（C-CLAD）和振动装置。

含血管收缩剂的酰胺类麻醉药的pH非常低，约3.5，导致给药期间会有烧灼感。用肾上腺素增加盐酸利多卡因药筒的pH，将pH升高至7.4，会导致：①患者舒适度增加；②麻醉起效更快；③注射后损伤的可能性降低。为了缓冲局部麻醉药，可在即将给药前将碳酸氢钠（NaHCO₃）溶液与局部麻醉药混合。有一种系统可将局部麻醉药筒插入混合笔中，以持续缓冲局部溶液。一项比较传统局部给药与缓冲局部给药的前瞻性、随机、双盲、交叉试验显示，当给予缓冲药液时，患者报告疼痛显著减轻[79]。然而，在一项设计相似的6~12岁儿童研究中，传统或缓冲局部麻醉药之间的疼痛感觉或起效时间无显著差异[80]。

有几种C-CLAD系统可用。例如，单颗牙麻醉（STA）系统，它利用了手持注射杆（Milestone Scientific，Livingston，NJ；图7.14）。该系统的优点之一是细的、像魔杖一样的注射器，外观类似于一支笔，握持起来也像一支笔。脚踏开关通过微处理器控制的调节器以恒定的压力和相对较慢的速率输送麻醉药。有证据表明，这些系统对幼儿来说看起来不太可怕。然而，在比较传统局部麻醉药给药（使用注射器）与计算机局部麻醉药给药的研究中，证据尚无定论，且尚不支持明确的推荐[81-85]。

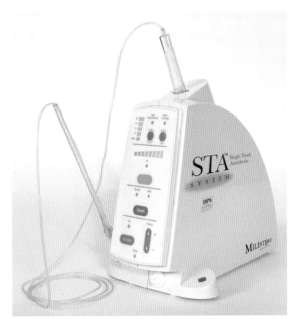

图7.14 单颗牙麻醉（STA）系统，一种计算机控制的局部麻醉药输送系统，包括手持注射杆。（Courtesy Milestone Scientific, Livingston, New Jersey, © 2010.）

连接到牙科注射器或邻近牙科注射器的振动装置是可用的，示例包括VibraJect（Newport Coast，CA）和DentalVibe（BING Innovations LLC，Boca Raton，FL）。它们的有效性是基于疼痛的闸门控制理论和可能的听觉注意力分散。VibraJect是传统注射器的附件，如前所述，旨在激活与疼痛闸门控制理论一致的大的C纤维。在儿童人群中的研究有限，没有确凿证据支持振动器械优于传统技术[86-87]。

结论：局部麻醉药

深度局部麻醉是为所有患者提供安全、有效口腔保健的必要和关键部分。儿童患者面临着生理功能不成熟、年龄依赖性沟通技能以及与年龄相关的行为和与疼痛相关的行为之间重叠的额外挑战。牙科团队必须确保提供了恰当的局部麻醉，并在相对舒适的环境中进行修复或手术治疗。

第8章

疼痛反应控制：镇静
Pain Reaction Control : Sedation

S. THIKKURISSY, ELIZABETH S. GOSNELL

章节概要

大多数儿童牙科患者可以在常规牙科门诊进行治疗。通过与患者和家长建立良好的关系，并依靠有效的行为管理技术（见第24章），仅使用局部麻醉，许多儿童牙科患者的焦虑和疼痛即可以进行有效管理。对那些尽管给予温柔的鼓励和充分的局部麻醉，但仍不能耐受牙科治疗的儿童，其焦虑和疼痛的控制必须采用医患交流行为管理以外的方式，通过生理化学对解剖通路的阻断来实现。药物行为管理适用于传统行为管理技术和局部麻醉不能处理的患儿。

对低龄患者进行药物行为管理的主要目的是减轻或消除焦虑。全身麻醉可完全消除焦虑，提高疼痛反应阈值。镇静，取决于其深度，可相对减轻焦虑，有利于：①增加患者学习使用应对技能的机会；②减少对疼痛刺激的反应。然而，镇静和全身麻醉并非没有风险，必须

权衡这些技术的益处。镇静的程度取决于许多因素，这些因素既与所给药物有关，也与患者的某些特征有关（图8.1）。突出的药物因素包括剂量、给药途径和给药速率，重要的患者因素是年龄、病史、身高/体重和代谢率。重要的是，镇静是一个连续的统一体，其效应从轻度镇静（既往被称为"抗焦虑"）、中度镇静（既往被称为"清醒镇静"）至深度镇静和全身麻醉不等。出于本书的目的，将采用"轻度镇静"和"中度镇静"的新术语，并取代之前版本中使用的"清醒镇静"。许多牙科学校进行某种形式的轻度镇静专项教学，通常是用笑气/氧气吸入镇静，也可能是口服轻度镇静。牙科学校的中度镇静教学，通常是高年级牙科学生的选修课，多为针对成年人患者的技术。如果计划对儿童患者尤其是≤12岁患者使用中度镇静时，则需要进行专门的儿科培训。对于提供深度镇静和全身麻醉的人员，需要在牙科学校以外再接受牙科认证委员会（CODA）正式认可的住院医师培训。

1985年，美国儿科学会（AAP）和美国儿童牙科学会（AAPD）联合发布了《儿童患者清醒镇静、深度镇静和全身麻醉的选择性使用指南》[1]。该指南为对儿童患者实施这些镇静技术制定了治疗标准。最新联合发起的指南发布于2016年，使用了轻度镇静、中度镇静和深度镇静的定义，可以进行概括总结（表8.1）[2]。

该指南强调镇静的目标是：①保护患者的安全和福利；②最大限度地减少身体不适和疼痛；③控制焦虑，最大限度地减少心理创伤，最大限度地增加遗忘的可能性；④控制行为和/或运动，从而使手术安全完成；⑤使患者恢复到按公认标准可安全出院的状态。

本章的目的是关注轻度镇静和中度镇静及其作为辅助手段在儿童患者焦虑及疼痛控制管理中的应用。由于轻度镇静与中度镇静以及中度镇静与深度镇静和全身麻

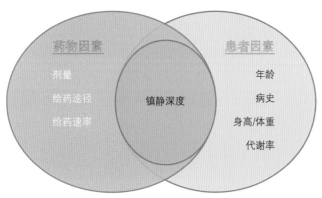

图8.1 镇静深度取决于药物因素和患者因素。

醉的潜在重叠，因此必须在明确轻度镇静和中度镇静是什么，在什么背景下来定义和描述这些模式以及更为重要的明确它们不是什么。

轻度镇静和中度镇静

轻度镇静是一种药物引起的状态，在此期间患者对语言指令的反应正常。虽然认知功能和协调性可能受损，但通气和心血管功能不受累。

中度镇静是一种药物引起的意识抑制，在此期间患者可有目的地对语言指令做出反应（例如，"睁开眼睛"，可以单独或伴随轻度触觉刺激，如轻拍肩部或面部，而非摩擦胸骨）。意识丧失的可能性不大，这是中度镇静定义的一个特别重要的方面。使用的药物和技术应具有足够宽的安全范围，使意外意识丧失的可能性控制在极低范围内。

对于非常年幼的、有智力或身体障碍的患儿，他们不能给出通常预期的语言反应，因此应该保持最低限度的意识抑制水平。但是，与此相反的是，这类患者通常需要克服更多的原始反应和情绪反应，这就需要更深层次的镇静或全身麻醉。请注意，中度镇静意味着儿童可能处于眼睛暂时闭合的状态；然而，儿童在发出语言指令后可被唤醒（即睁开眼睛）或在轻度疼痛刺激（例如，注射局部麻醉药）后发生退缩和哭闹。疼痛刺激下出现退缩和哭泣在这个镇静水平上是很明显的，而更深的镇静水平可能只导致反射性退缩或呻吟。如前所述，如果未发生觉醒，尤其是在重复中度疼痛刺激（例如，挤压斜方肌）后，则该儿童处于深度镇静状态，必须进行相应的管理和监测。

表8.1 不同镇静深度的定义和特点

	轻度镇静	中度镇静	深度镇静
定义	药物引起的一种状态，患者对语言指令反应正常	药物引起的意识抑制，患者对语言指令或轻微的触觉刺激可有目的性地做出反应 意识丧失的可能性不大，这是中度镇静定义的一个特别重要的方面 使用的药物和技术应具有足够宽的安全范围，使意外意识丧失的可能性控制在极低范围内	药物引起的意识抑制，患者不易被唤醒，但在反复的语言或疼痛刺激后可能做出反应
认知和生理功能	虽然认知功能和协调性可能受损，但通气和心血管功能不受累	不需要任何干预措施来维持通畅的气道（即患者应该能够在没有帮助的情况下维持气道），并且自然通气是足够的 心血管功能通常可以维持	深度镇静的状态和风险可能与全身麻醉难以区分
人员需求	2	2	3
监测	接受轻度镇静的儿童一般只需要观察和间歇评估镇静水平	应持续监测血氧饱和度和心率，间歇记录呼吸频率和血压；这些应该记录在一个时间表中	除了之前提到的用于中度镇静的设备外，还应备有用于儿童患者的心电监测仪和除颤器 生命体征必须每5分钟记录1次
其他注意事项	尽管预期为轻度镇静水平，有些孩子会进入中度镇静；如果发生这种情况，需依据适用中度镇静的指导方针	应检查约束装置以防止气道阻塞或胸部运动受限 如果使用约束装置，手或脚应保持暴露 应经常检查患儿头部位置，确保气道通畅 必须有能正常工作的吸痰器	必须有一个人在场；他唯一的责任就是持续观察患者的生命体征，气道是否通畅和通气是否充足，并给药或指导给药 接受深度镇静的患者应在手术开始时放置静脉导管，或有一名可以立即熟练地建立儿童患者血管通路的工作人员

目前，中度镇静的最低监测要求是：

- 用于监测氧合和脉率的脉搏血氧仪（图8.2A）
- 用于监测循环的血压袖带（图8.2B）
- 心前区听诊器或使用二氧化碳监测仪监测通气（图8.2C和D）。观察胸部运动和持续的语言交流对于中度镇静是可行的，但由于持续的语言交流对于儿童患者可能是不可取的，因此中度镇静通常需要心前区听诊器或二氧化碳监测仪，而对于深度镇静则始终是必需的

如果患者进入了超出牙医资质所能提供的更深的镇静水平，牙医必须停止牙科治疗，直至患者恢复到预期的镇静水平。

深度镇静

深度镇静是患者不易被唤醒的意识抑制或无意识状态。深度镇静可能伴随保护性反射的部分或完全丧失，包括独立维持气道通畅和有目的地对身体刺激或语言指令做出反应的能力。处于深度镇静状态的年轻患者可能仅对强烈疼痛刺激产生反射性反应。深度镇静的监测要求至少需要脉搏血氧仪、呼气末二氧化碳监测仪或心前区听诊器、心电图和血压袖带。

全身麻醉

全身麻醉是一种受控的无意识状态，伴随保护性反射的丧失，包括不能独立维持气道，不能对物理刺激或语言指令有目的地做出反应。

轻度镇静和中度镇静与深度镇静的比较：一个关键问题

轻度镇静和中度镇静与深度镇静之间的差异是对

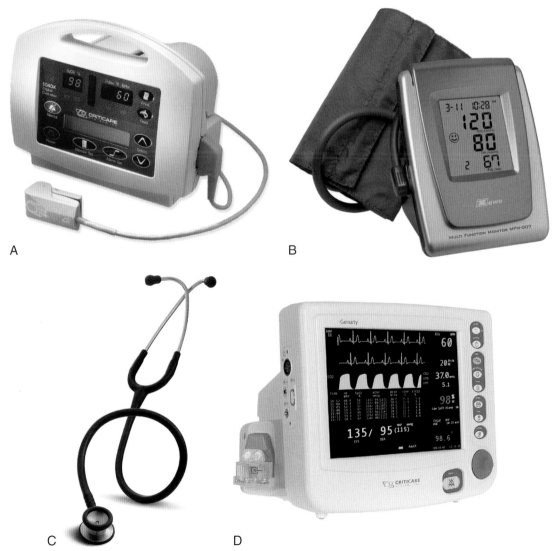

A   B

C   D

图8.2 （A）脉搏血氧仪。（B）自动血压袖带。（C）儿童听诊器。（D）二氧化碳监测仪。

儿童牙科患者实施镇静者必须充分理解的一个概念。执业医师必须意识到轻度镇静和中度镇静的目标是：对最小疼痛刺激无反应，且不会使患者意识丧失或对语言提示无反应的镇静水平。对反复轻微或中度疼痛刺激产生的单独反射性反应代表不是轻度镇静和中度镇静，这表明镇静水平较深。处于轻度镇静和中度镇静状态的患者可对语言指令或最低限度的伤害性刺激做出适当反应，并能够始终保持气道通畅。如果以这种方式使用镇静技术，患者的心血管和呼吸功能应始终保持良好，并且对于儿童的年龄来说是可接受的。

为什么对医生来说，从轻度镇静和中度镇静的阈值转向深度镇静是一个问题？答案很简单：在更深度的镇静过程中，患者发生呼吸或心血管并发症的风险要频繁得多，也要严重得多。当患者保护性反射部分或完全丧失，不能独立维持气道时，低氧血症、喉痉挛、肺吸入和呼吸暂停可能是严重甚至是危及生命的结局[3]。由于中度镇静和深度镇静之间的区分有时很难辨别，因此在对儿童进行药物行为管理之前，明智的执业医师应接受适当的监测技术和镇静管理培训。此外，现行指南指出，医生应该经过充分的培训，以便在儿童进入比预期的镇静水平更深的镇静状态时"拯救"他或她。尽管在紧急情况下可以启动紧急医疗服务（EMS；拨打911），但执业医师不能仅依靠急救人员的到达和干预。换句话说，在等待急救小组到达的同时，医生及其工作人员应积极进行基本或高级生命支持。等待EMS人员时，气道和通气的管理通常是团队必须完成和掌握的最关键任务。由于镇静的深度，尤其是在口服给药途径下，并不总是可预测的，因此执业医师需要接受培训，能够拯救进入比最初预期或治疗计划更深镇静水平的儿童。

对于那些选择为儿童牙科患者实行深度镇静的执业医师，该指南明确要求需要有更高水平的人员培训，以及更高程度的对患者生命体征和镇静水平的监测，还规定了对人员、设备、静脉通路、监测程序和复苏护理的要求，与使用轻度镇静或中度镇静的情况相比，对医护人员的预期和培训水平更高。简而言之，对于选择使用深度镇静的从业者来说，指南中规定的诊疗标准是严格的，但问题是，许多全科医生或儿童牙医是否有在门诊环境中进行深度镇静的培训或设施。

AAP/AAPD指南作为轻度镇静和中度镇静的治疗标准

AAP/AAPD指南为儿童患者的轻度镇静和中度镇静制定了治疗标准。在考虑术前问题时，该指南重点关注父母指导、饮食预防措施以及术前健康和身体评估。从本质上讲，该指南强调了镇静前行为，并敏锐地注意到消除镇静并发症的可能性。该指南还要求以书面形式记录治疗期间的事件（例如，生命体征、给予的药物和患者反应）。

指南中的3个标准极大地改变了儿童镇静在诊室环境中的实践方式：①工作人员；②患者监测；③术前处方。关于工作人员，该指南规定，除牙医外，必须有一名助理参与镇静治疗过程，并且该助理必须接受相关的生理参数监测培训，并协助采取任何必要的辅助或复苏措施。关于镇静期间的术中监测，指南规定由经过培训的人员进行连续监测。胸前听诊器、血压袖带和脉搏血氧仪是获得心率和呼吸频率连续信息所需的最基本设备[4-5]。

术前处方是指执业医师向父母提供的书面处方，以在治疗机构外获得并应用镇静药。尽管没有强有力的证据支持这一观点，但是对极度焦虑的大龄儿童给予术前处方以缓解焦虑（例如，使用地西泮）可能是有帮助的。对于年龄较小的儿童（即学龄前），不适合在治疗机构外和无专业监督的情况下使用处方药物。拟用于镇静的药物［例如，水合氯醛、哌替啶（度冷丁）或高剂量苯二氮䓬类药物］，尤其是可能会使儿童难以唤醒或可能丧失意识的剂量，由父母或监护人在镇静前一夜或当天家中使用，然后再将儿童送至进行治疗的机构这种做法是绝对不应该的。同样，水合氯醛和哌替啶不是轻度镇静药或抗焦虑药，因此不应在牙科诊所外对儿童用药。

总之，该指南对医生如何处理儿童的镇静产生了重大影响。目前关于指南对儿科镇静安全性的影响尚无系统性评估；然而，我们认为该指南在改善牙科诊所环境中镇静的安全性方面具有显著影响。不幸的是，已经发生了相当数量的死亡率[6-9]；然而，据我们所知，当医生严格地遵循指南时，未发生死亡现象。

给药途径

轻度镇静和中度镇静的主要给药途径为：①吸入；②肠内（例如，口服或直肠）；③肠道外（例如，肌内、皮下、黏膜下、鼻内或静脉注射）。在回顾这些技术时，将仅讨论主要优点和缺点。

吸入给药途径（笑气）

优点

使用安全型牙科输送系统给予笑气和氧气可产生轻度镇静或较轻的中度镇静，这几乎不可能造成意识丧失和/或无法维持气道通畅的情况。笑气用于儿童牙科镇静的主要优势在以下章节中讨论。

快速起效和恢复时间

由于笑气的"血液∶气体"溶解度非常低，在血液中能迅速达到治疗水平；相反，当停用笑气时，血液水平会迅速下降。

易于控制剂量（滴定）

笑气在儿童的初始给药有两种方法。一种是用于成年人的标准滴定技术，另一种是快速"诱导"技术。对于标准滴定技术，笑气应以10%的浓度开始，并以5%~10%的增量增加，直至患者感觉舒适并观察到最佳镇静的临床体征。可观察到的最佳镇静体征包括四肢和下颌肌肉的轻微松弛、眼睑下垂、茫然的凝视，反复仰视星空、手掌张开、温暖、略湿润，患者声音音调的轻微变化、心率降低、患者报告感到舒适和放松。每次临床医生增加浓度时，他或她应该等待至少30~60秒，同时与儿童交谈并观察是否出现这些最佳镇静的体征，然后决定是否再次增加浓度。对于儿童，笑气最大浓度的终点通常不应超过50%。在35%~50%笑气的浓度范围内，大多数儿童似乎很舒适，表现出最佳的镇静体征（图8.3A）。标准滴定技术主要用于轻度至中度焦虑但合作的儿童。

笑气用药的标准滴定技术以外的第二个选择是快速

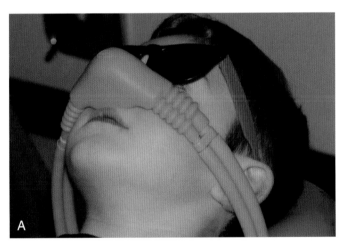

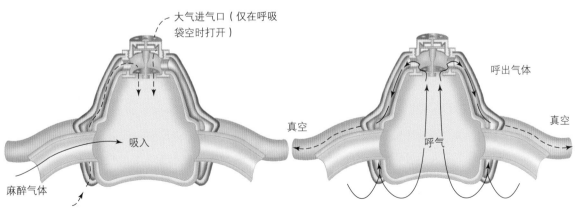

图8.3　（A）接受吸入镇静的患者。（B）废气清除鼻罩系统。（[B] From Malamed SF. Sedation: *A Guide to Patient Management*. 5th ed. St Louis: Mosby; 2010.）

"诱导"[a]技术。该技术通常适用于轻度至中度焦虑、潜在合作的儿童，这些儿童可能处于失去应对能力的边缘，需要临床医生迅速控制。该技术包括立即给予患者50%笑气，而不采取任何滴定步骤。

在任何一种技术中，如果儿童出现躁动或不再通过笑气罩呼吸，应停止使用笑气。如果儿童出现恶心或呕吐，或二者兼有，也应终止气流。此外，始终强调良好的笑气卫生，包括使用废气清除鼻罩系统（图8.3B）、大型手术室、快速室内空气交换、补充空气流通（即风扇）以及与面部鼻区紧密贴合的鼻罩。

无严重不良反应

当给予患者足够的氧气时，笑气在生理上是安全的。最常见的不良反应是恶心，但除非使用高浓度的笑气，否则也非常罕见。高浓度笑气以及不良使用技术可能导致出现"兴奋期"，在此阶段，患者可能变得不适、不合作和谵妄，类似于全身麻醉的过渡阶段。

缺点

在儿童牙科中使用笑气也有以下几个缺点。

效力较弱

试图通过增加笑气的浓度来控制**中度或重度**焦虑的患者将会失败，对操作者和患者来说都不会愉快。

患者不接受

有一些患者（成年人和儿童）不觉得笑气的作用令人愉快。这些患者可能变得明显不依从、自行摘下鼻罩或变得不合作。

不便性

在某些区域（例如，上颌前牙），使用笑气鼻罩可能会阻碍该区域的暴露。尤其是在幼儿中，这可能是一个问题。

禁忌证

急性中耳炎（中耳感染）是儿童使用笑气/氧气的主要禁忌证，因为它可能进入封闭的鼓室并使鼓膜破裂。患有活动性肺部感染的儿童不适合使用笑气，但他们也通常不会在牙科诊所就诊。哮喘病史不是笑气的禁忌证。有严重心理健康问题的大龄儿童可能对笑气的心理效应有不适当的反应，就像他们对其他镇静药的反应一样。

潜在的慢性毒性

对牙科诊所工作人员进行的回顾性调查研究表明，暴露于微量笑气可能与自然流产、先天性畸形、某些癌症、肝脏疾病、肾脏疾病和神经系统性疾病的发生率增加具有相关性[10-11]。这些结果强调了从牙科诊室充分清除废气的必要性，如果有适当的措施，可显著降低或消除这些风险。需要注意的是，在不合作的儿童中很难充分清除笑气，因为通过口腔呼出的气体不能有效清除。

协同作用

虽然笑气作为唯一的镇静药与氧气一起使用时是一种较弱且非常安全的药物，但如果在通过其他途径给予镇静药的基础上加用笑气（例如，口服或静脉给药），则很容易产生深度镇静或全身麻醉。笑气与其他镇静药的联合应用必须由经过适当培训和有经验的人员极其谨慎地进行。

设备

必须采购、安装、测试其正常功能并进行维护。

吸入镇静技术的实际应用

笑气镇静用于牙科诊所儿童的治疗相对安全、有效。它有助于将焦虑降低至最低，适用于笑气用药期间能够依从并遵循指令的患者。有鼻塞或不能配合经鼻呼吸的儿童不适宜使用笑气。笑气的镇痛特性有助于提高疼痛阈值，可用于减轻局部麻醉药注射期间的不适。然而，除了非常小的牙科治疗（例如，小的Ⅴ类洞预备）外，笑气不会消除大多数儿童对局部麻醉疼痛控制的需求。

笑气改变了患者对环境和时间推移的感知，因此有助于管理注意力集中时间较短的儿童。一些儿童可能认为这种短暂分离是令人不快的，在这种情况下，应降低笑气浓度或停止用药。

应首先用100%氧气建立每分钟气体的总流量（升）。成年人需要5～7L/min，而3～4岁需要3～5L/min。在调整控制时，牙医应使用"Tell-Show-Do"技术，术语使用适合儿童年龄水平的语言（例如，"闻快乐的空气"）。在使用鼻罩时，应说明如何进行鼻呼吸。手指在下唇下轻轻按压以产生口腔密封，并轻轻敲击鼻罩，有助于鼓励幼儿进行鼻呼吸。

在鼻罩稳定并输送100%氧气3～5分钟后，应将笑

---

[a] "诱导"一词通常用于描述进入全身麻醉状态，而应用牙科的安全型笑气输送系统几乎不可能进入全身麻醉状态，因此在本章中这个词并不意味着进入全身麻醉状态。

气浓度增加至30%~35%，诱导期3~5分钟。在给予笑气的同时，牙医应与儿童轻声交谈，以促进放松和加强合作行为。虽然询问大龄儿童和成年人是否感觉手指及脚趾有刺痛感可以验证笑气对中枢神经系统（CNS）影响的早期效应，但这些提示性问题对幼儿可能会引起不良的身体运动。在幼儿中，CNS效应的指征可以是幼儿手指和脚趾微动或持续运动。

大多数牙医倾向于在3~5分钟将笑气水平增加至50%，以提供局部麻醉药注射时的最大镇痛效果；然而，超过50%的笑气浓度通常不适用于牙科诊所镇静。当牙科注射完成时，在牙科治疗过程中，应将笑气浓度降低至30%~35%作为维持剂量；或者，当仅需要笑气进行与牙科注射相关的行为管理时，可在治疗过程中给予100%氧气。

终止笑气用药后，建议吸入100%氧气不少于3~5分钟，以防止弥散性缺氧。这样可以使笑气从静脉血快速扩散到肺泡，同时维持氧合，使患者能够恢复到治疗前的运动状态。氧合不足可能产生恶心、头晕目眩或头晕等术后副作用，所有这些副作用均可通过继续给氧逆转。

牙医应认识到，在牙科诊所儿童管理问题上，笑气镇痛不应作为传统行为管理方法的替代，这一点很重要。笑气应被认为是一种辅助治疗，以帮助管理能够在牙椅上合作的儿童的轻微焦虑。

口服给药途径

儿童牙科中，轻度镇静和中度镇静常用的给药途径是口服术前用药。

所需许可证

许多州现在要求对≤12岁儿童进行口服镇静需要特殊许可。谨慎做法是回顾您所在州的相关规定。

优点

方便

口服药物一般简单、方便，尤其是如果药物口感好，可以小剂量用药。通常，最好在单独的、安静的诊室内，在父母可以配合的有利环境中，给予口服镇静药。

经济

口服镇静药时，无须购买或维护特殊设备。但是，如指南中所述，需要特殊设备来监测患者的生命体征和镇静水平。

无毒性

如果为每名患者计算治疗剂量（牢记之前关于药代动力学的讨论），并且单剂量使用单一药物，则口服镇静途径是非常安全的。然而，如果联合用药或联合两种给药途径（例如，术前口服给药，随后静脉给药或吸入给药），不良副作用的概率显著增加。

缺点

效应的变异性

口服术前用药的最大缺点是所有患者必须根据体重（或最好的是根据体表面积，但是不切实际）使用标准剂量。然而，相同体重的个体对相同剂量药物的反应可能完全不同，这取决于许多变量。药物从胃肠道的吸收可被多种因素改变（例如，食物的存在、自主神经张力、恐惧和焦虑、情绪、疲劳、药物和胃排空时间）。患者可能不配合摄入药物或可能呕吐，因此无法估计实际接受的剂量。在某些情况下，可能会看到反常的反应，这可能是由于对情绪的直接影响或情绪抑制的丧失。在这种情况下，患者可能变得焦躁不安，更加不合作，而不是镇静和合作。这些因素使口服给药途径在药效确定性方面的可靠性最低。在任何情况下都不应给予第二剂口服药物以弥补可能不足的剂量。口服药物不能进行滴定，也不安全。如果初始剂量的吸收由于任何原因而延迟，并且在假设首次用药无效的情况下随后给予第二次用药，则两次剂量最终都将被吸收，可能导致CNS抑制剂的血清浓度升高，从而可能引发严重后果（例如，呼吸骤停、心血管衰竭和死亡）。

起效时间

在镇静的所有给药途径中，口服给药的起效时间最长。滞后时间为15~90分钟，视药物而定，从用药到尝试治疗之间应等待适当的时间。

口服预给药在儿童牙科非常有用，但必须清楚地了解其局限性。必须给予足够的剂量，并且在达到预期疗效之前，必须留出足够的时间进行吸收。

鼻内给药途径

鼻内给药途径偶尔用于儿童牙科，特别是对于可能难以饮用味道不佳的药物的幼儿。在这种情况下，可以将药物喷洒或滴入鼻孔。

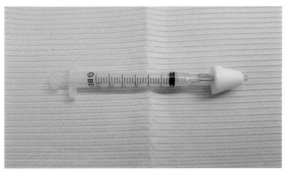

图8.4 鼻内镇静用黏膜雾化装置。

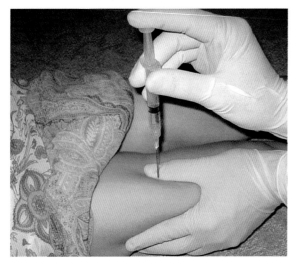

图8.5 肌内注射部位：股外侧肌。（From Malamed SF. *Medical Emergencies in the Dental Office*. 6th ed. St Louis: Mosby; 2007. ）

优点

技术优势

与肌内给药途径相似，鼻内给药途径几乎不需要儿童任何合作，并且可以高度确定地给予完整的计算剂量。黏膜雾化装置（图8.4）质地柔软，在提高患者舒适度的同时，也会产生"雾"状药物，更容易应用。

吸收和起效

鼻内给药可不经过胃肠道，不需要肝脏代谢。鼻内给药的药物通过筛状板进入血脑屏障，可使药物比口服途径更快起效。

缺点

不适

在应用药物后可能会引起烧灼感，这可能会使儿童患者感到不安。尽管在用药前使用局部麻醉药喷雾可将该缺点降至最低，但该技术要求幼儿耐受两种鼻内给药药物，以及局部麻醉药的毒性问题。

有效性

与口服和肌内给药途径一样，鼻内给药的药物有效性不能通过滴定测量。

责任成本

非肠道药物的使用增加了医疗事故的费用，并且可能会受到州牙科法律的约束，使用非肠道镇静药需要获得许可。

肌内给药途径

肌内给药途径（图8.5）涉及将镇静药注射到骨骼肌肉中。用于儿童牙科时也有一定的优缺点。

优点

吸收

注射到大肌肉深处的药物吸收比口服吸收更快、更可靠。

技术优势

从技术上讲，肌内给药途径可能是所有途径中最容易的。除注射器和针头外，无须特殊设备。口服给药途径需要患者合作，有时对于不合作的儿童，很难给予全剂量的苦味药物。当肌内给药时，很少或不需要患者合作，可以高度确定地给予全部剂量。即使儿童需要约束，肌内注射在技术上也比静脉穿刺更容易完成。儿童和父母熟悉这种给药途径，即使可能会有短暂不适。

缺点

起效

注射药物的吸收可因多种因素而降低或延迟。感冒或非常焦虑的患者可能会在注射区域出现外周血管收缩，从而显著降低吸收速率。起效的最大变量可能与药物实际沉积的部位有关。如果药物沉积在大块肌肉的深处，其丰富的血管分布使药物的摄取非常快。然而，如果一部分或全部药物沉积在脂肪中或肌肉层之间（在年龄小的、挣扎的儿童中存在可能性），吸收情况可能不可预测。

有效性

与口服给药途径一样，根据患者体重计算标准化剂量。由于与口服给药途径相同的原因（即累积过量的可能性），无法通过给予额外剂量来安全滴定药物。标准剂量对一些儿童可能几乎无效，而对其他儿童则可能产生过度镇静作用。

创伤

无大神经和血管的部位可用于肌内注射的注射部位（例如，三角肌中部、大腿股外侧肌和臀中肌）。正确选择注射部位和采用正确的技术可最大限度地降低组织创伤的可能性。任何注射部位均可能出现血肿。

缺乏静脉通路

肌内给药比吸入或口服给药更容易产生副作用和毒性，且发生得更快。与静脉途径相比，肌内途径的一个主要缺点是在医疗紧急情况下缺乏通畅的血管内通路（静脉导管）。

责任成本

医疗事故保险公司通常向在牙科诊所使用非肠道镇静药的牙医收取较高的保费。此外，大多数州的牙科执业法都规定了牙医管理非肠道药物的许可要求。

皮下给药途径

皮下给药途径偶尔会用于儿童牙科镇静。在这种情况下，药物最常注射到口内黏膜下间隙，而不是像结核菌素皮肤试验那样注射到真正的皮下间隙。一般来说，这种方法与肌内注射的方法有相似的优点和缺点，但有以下几个例外。

优点

位置

对于牙科手术，一些药物可在口腔黏膜下注射，通常注射到颊前庭。与传统的肌内或皮下注射部位相比，一些患者和家长对此方法的异议可能较小，牙医可能认为操作更舒适和方便。

缺点

技术缺点

皮下给药途径的吸收速率比其他非肠道给药途径慢。与肌肉相比，皮下组织的血液供应通常很少。但口腔黏膜下注射因血管丰富，作用相对较快。

组织脱落

由于药物沉积在皮肤或黏膜表面附近，因此存在组织脱落的可能性。因此，只有非刺激性药物才能进行皮下注射，且不应注射大量溶液。

责任成本

非肠道药物的使用增加了医疗事故的费用，并且可能会受到州牙科法律的约束，使用非肠道镇静药需要获得许可。

静脉给药途径

静脉给药途径是镇静药用药的最佳和理想途径。

优点

滴定

在非肠道给药途径中，仅静脉给药途径可准确滴定至预期药物作用效果。因为药物直接注入血液，吸收不是影响因素，药效作用达到峰值的时间是稳定的。在几个循环时间内，静脉给药将发挥其最大效应。可以在相对较短的时间内给予小量递增的剂量，直至达到所需的镇静水平，从而避免口服、肌内或皮下注射按标准化、基于体重的单次给药出现的剂量不足或过量。

试验剂量

通过静脉给药途径，可以给予非常小的初始试验剂量，并允许短时间观察过敏反应或患者对药物的极端敏感性。

静脉通路

在紧急医疗情况下，最好通过静脉给药途径给予急救药物。在紧急情况发生后建立静脉通路可能很困难，并且可能耗费宝贵的时间。

缺点

如果不涉及一些缺点，静脉注射途径将用于所有需要镇静的患者。

技术缺点

建立静脉通路（静脉穿刺）在技术上是最困难的，在轻度镇静和中度镇静时必须掌握该技术，且需要患者一定程度的合作。即使是经验丰富的临床医生，在儿童身上放置和维持静脉导管也可能是很困难的。该技术需要培训和反复实践。尤其是年幼的儿童，他们很少能配合放置静脉导管。

潜在并发症

由于强效药物直接注射到血流中，静脉途径发生并发症的可能性增加。药物外渗进入组织、血肿形成和意外动脉内注射可能是错误放置静脉导管的并发症。如果药物注射过快，可能会产生过度的效应。如果静脉推注药物引起速发型过敏性反应，可能比口服或肌内给药引起的速发型过敏性反应更快危及生命。所有这些并发症都应该通过使用试验剂量和适当、仔细的技术来避免。血栓性静脉炎是一种罕见的并发症，可直接归因于静脉导管或刺激性静脉药物。

患者监护

由于之前讨论的快速发生并发症的可能性增加，接受静脉镇静的患者需要更高水平的监护。

责任成本

同样，由于静脉给药途径是一种非肠道途径，因此责任成本远高于口服给药。随着额外的监测和所需的医疗设备，静脉镇静可能是昂贵的，但随着监测仪和静脉设备的使用越来越普遍，成本已经降低。

镇静药的药理学

大量药物可用于镇静和麻醉。在本章中，将对个别药物或技术进行分析，而不是进行详细讨论。除笑气外，儿童牙科还主要使用3种药物进行镇静：镇静催眠药、抗焦虑药和麻醉性镇痛药（表8.2）。每组主要作用于大脑的不同区域，产生独特的主要效应。明智的医生应了解特定药物的特定效果，并主要应用该药物以达到相应效果。

镇静催眠药

镇静催眠药是主要作用为镇静或嗜睡的药物。随着镇静催眠药剂量的增加，患者会变得越来越昏昏欲睡，直至进入睡眠（催眠）。进一步增加剂量可产生全身麻醉、昏迷，甚至死亡。值得注意的是，这些药物的主要作用不是减轻焦虑或提高疼痛阈值（镇痛）。事实上，在某些情况下，单独使用镇静催眠药可以通过消除抑制来降低疼痛反应阈值。然而，在剂量不足时，它可能会使患者对疼痛刺激更敏感。网状激活系统是大脑中参与维持意识的区域，镇静催眠药对该系统产生作用，从而产生主要的镇静效果。进一步增加剂量将影响其他脑

表8.2   轻度镇静和中度镇静：药理学

组别	主要作用位点	效果
镇静催眠药	网状激活系统	镇静/催眠
抗焦虑药	大脑边缘系统	减少焦虑
麻醉镇静药	阿片受体	镇痛

区，尤其是皮质。

镇静催眠药分为3类：巴比妥类药物（例如，戊巴比妥、司可巴比妥和美索比妥）；苯二氮䓬类药物，将在"抗焦虑药"部分讨论；非巴比妥类药物（例如，水合氯醛和副醛）。

口服水合氯醛是儿童牙科常用的镇静药，可单独使用或与其他药物联合使用。当以低剂量（15~25mg/kg；最大1000mg）使用时，水合氯醛可产生轻度和中度的镇静作用，也可产生相反的作用，使患者产生抵抗性和躁动，巴比妥类镇静药在儿童中也会出现这种情况。较高剂量（30~50mg/kg），尤其是与其他药物联合使用[例如，羟嗪（Atarax或Vistaril）或哌替啶]，可产生更深的镇静水平。由于呼吸抑制和意识丧失的风险增加，必须密切监测患者的生命体征和意识水平[12]。水合氯醛味苦，用药时可能会有行为管理问题。最后一个缺点是水合氯醛可诱发继发于胃激惹的恶心和呕吐。

儿科镇静最常用的口服巴比妥类药物是戊巴比妥，它常用于儿童放射科医生，但尚未发现儿童牙医对此有太多青睐。

抗焦虑药

这些药物的主要作用是消除或减轻焦虑，主要作用部位是边缘系统，即"情绪的所在地"。实际上，每种抗焦虑药都有一个剂量，在这个剂量下，焦虑会减轻，而不会产生显著的镇静作用。然而，随着剂量的增加，网状激活系统和大脑皮质受到影响，产生镇静和睡眠。有些苯二氮䓬类药物也被归类为镇静催眠药。由于焦虑通常是牙科恐惧症患者的主要问题，因此对抗焦虑的主要作用是合适的，尤其是在应该合作的成年人中。在药理学上，抗焦虑药比许多镇静催眠药（尤其是巴比妥类）具有更平缓的剂量–反应曲线，从而具有更安全的治疗指数。这意味着对于大多数抗焦虑药（例如，地西泮）来说，与快速作用的镇静催眠药[例如，美索比妥（Brevital）]相比，产生意识丧失的剂量差异更大，后者具有陡峭的剂量–反应曲线（即最小镇静药剂量与全身麻醉药剂量之间的差异较小）。由于这个原因，美索比妥等药物不应用于镇静。抗焦虑药不产生镇痛作用。

抗焦虑药主要由苯二氮䓬类药物组成[例如，地西泮、咪达唑仑（Versed）和三唑仑（Halcion）]。这是一组主要用于成年人的轻度镇静和中度镇静的药物。咪

达唑仑是唯一在儿童中开展广泛研究的药物，是临床医学和牙科中儿童口服镇静最常用的药物。咪达唑仑具有一些积极的特性，例如，快速起效和降低引起意识丧失的可能性。然而，咪达唑仑的一些特性并不总是有益于执业医师的操作，例如，作用持续时间短，在牙科局部麻醉药用药后可能增加患者的躁动。氟马西尼是一种苯二氮䓬类拮抗剂，可逆转苯二氮䓬类药物的镇静效果和药物过量的作用。与许多拮抗剂一样，医生必须意识到，拮抗剂的作用持续时间可能没有被逆转药物介导的效应持续时间长。因此，拮抗剂可能必须通过非肠道途径重复给药。

一些抗组胺药［例如，羟嗪和苯海拉明（Benadryl）］，同时具有抗焦虑和镇静催眠特性。它们通常被归类为抗焦虑药。这些药物单独使用时对镇静不是很有用，但与其他药物联合使用［例如，水合氯醛或哌替啶（稍后讨论）］作为增强剂和止吐特性是有用的。

麻醉药

之前在第7章中讨论了阿片类药物（通常被称为麻醉药）。这些药物也用于镇静，因为它们的主要作用是镇痛。麻醉药的作用部位是中枢神经系统的阿片受体。这些药物改变了对中枢神经系统疼痛刺激的解释，因此提高了疼痛阈值。随着麻醉药剂量的增加，会出现镇静等其他作用。应该认识到，镇静本身不是麻醉药寻求的主要终点。如果增加麻醉药剂量以达到镇静作用，将会出现严重不良反应，其中最常见的是呼吸抑制和呼吸暂停，可导致缺氧和死亡。如果需要镇静，应将麻醉药作为主要产生镇静作用的药物的辅助用药。

麻醉药可引起恶心和呕吐，尤其是单独使用时。在高剂量时，麻醉药也可引起心血管抑制。麻醉药可强烈增强其他中枢神经系统抑制剂的作用。因此，轻度镇静和中度镇静时，麻醉药的主要用途应是增强镇静催眠药或抗焦虑药的作用，并提供其他药物所不能提供的一定程度的镇痛作用。但需要注意的是，麻醉药获得的镇痛不足以作为局部麻醉的替代。当麻醉药与镇静催眠药或抗焦虑药联合使用时，可引起超叠加性呼吸抑制，这一点应引起重视。这意味着联合用药的呼吸抑制作用比预期的叠加呼吸抑制作用大得多。

儿童镇静技术中最常用的麻醉药是哌替啶。当考虑在儿童牙科中使用麻醉药时，明智的做法是记住指南中

阐述的轻度镇静和中度镇静的定义。需要重申的是，在中度镇静中不应该发生意识丧失，或者在中度镇静中发生意识丧失的可能性不大，这是镇静水平定义中特别重要的部分。此外，对于中度镇静，使用的药物和技术应具有足够宽的安全范围，使意外意识丧失的可能性控制在极低范围内。麻醉药的剂量–反应曲线陡峭。对于轻度镇静和中度镇静，必须非常谨慎地使用，因为它们产生呼吸抑制和意识丧失的风险很高，尤其是当它们与其他药物（例如，笑气）联合使用时。纳洛酮是一种阿片类拮抗剂，可胃肠外给药，以逆转阿片类药物相关镇静的不良反应（例如，呼吸抑制）。

氯胺酮

产生分离作用的药物氯胺酮在儿童牙科门诊有一段时间非常常用。根据剂量的不同，它可引起明显的镇痛效果和记忆遗忘。由于氯胺酮主要作用于丘脑和皮质，而不是网状激活系统，患者看起来并没有睡着，而只是与环境分离。适当剂量通常不会抑制呼吸。通常会产生刺激性的心血管变化，因此可以预期产生心动过速和血压升高。眼球震颤和唾液分泌过多也很常见。提到氯胺酮主要是为了指出其被归类为全身麻醉药，因为患者在其影响下无法对语言指令或刺激做出适当反应。它可能引起部分患者呼吸抑制和呼吸停止，以及谵妄和幻觉。氯胺酮应仅由有资格进行全身麻醉的执业医师使用。

监测仪

在镇静和全身麻醉过程中使用了大量监测仪。最常见的是脉搏血氧仪、二氧化碳监测仪、自动血压袖带、心前区听诊器、心电图和温度探头。镇静所需的监测仪组合取决于最终的镇静深度。轻度镇静和中度镇静最常用的监测仪是脉搏血氧仪、心前区听诊器和自动血压袖带。这些内容将简单概述。

脉搏血氧仪

脉搏血氧仪是一种独立的仪器，它可以无创监测患者血红蛋白的氧饱和度和患者的脉率。放置在灌注组织床上的氧传感器可以检测到脉搏（例如，指尖），通过测量传感器发射的红光和红外光的吸收差异来确定氧饱和度。正常情况下，健康儿童和成年人动脉中的血红蛋白饱和度为97%～99%（但脉搏血氧测量仪通常读数为

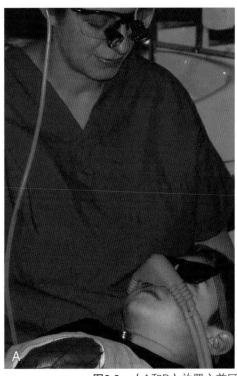
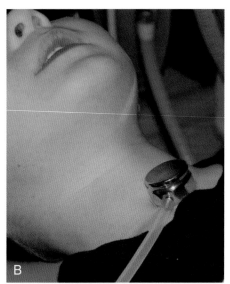

图8.6 （A和B）放置心前区听诊器监测心音和呼吸音。

100%）。脉搏血氧仪通常相当准确，但一些因素，例如，患者运动伪影、组织床冰冷、组织床灌注不良和哭闹，可能导致"误报警"，错误指示低氧水平。

心前区听诊器

心前区听诊器在本质上是一个听诊器，其听诊钟暂时附着在胸壁上，用于监测通气（图8.6A和B）。通过听诊器，临床医生可以确定呼吸过程中的呼吸频率和空气运动质量，以及心音。当听诊器的听诊钟靠近胸前切迹（即紧邻胸骨柄上方的软组织区域）时，与心音相比，呼吸音的响度更大。部分阻塞的气道或受限的气道具有不同的音质，包括喘息、喘鸣和鸣叫。心前区听诊器对竞争性手术声音（例如，高速手机的音高）特别敏感，操作者必须经常依靠其他临床体征（例如，胸廓运动）或生理监视器（例如，二氧化碳监测仪）（图8.7）来确定患者的稳定性和状况。

未来

牙医安全使用镇静或麻醉所需的培训水平仍有争议，在美国各地差异较大。在几乎所有的州，都需要特殊的许可证来实施非肠道镇静技术。许多州也制定了成年人和/或儿童口服镇静的许可。

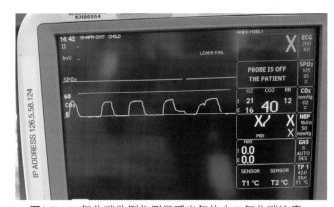

图8.7 二氧化碳监测仪测量呼出气体中二氧化碳浓度。

根据培训要求、医学法律原因和医疗事故保险的目的，将深度镇静和全身麻醉归为一类。临床医生应该记住，一种镇静技术，如果患者不易被唤醒，全程不能对语言指令做出目的性的反应，那么根据定义，这是深度镇静。建议的深度镇静或全身麻醉的教育要求是完成CODA认证的住院医师培训项目，该项目提供全面的全身麻醉培训。

总结

在牙科诊所使用镇静技术对不合作儿童进行行为管理的药理学方法非常复杂，需要额外的培训，超出了本书的范围。镇静不足的儿童可能会继续构成行为管理问题，而镇静过度的儿童可能很快成为在牙科诊所中的危及生命的紧急情况。

第9章
儿童口腔科中的抗微生物药物
Antimicrobials in Pediatric Dentistry

CINDY L. MAREK, SHERRY R. TIMMONS

章节概要

儿童口腔科在多种情况下需要使用抗微生物药物：牙源性感染、口腔创伤、牙周病、念珠菌病和原发性疱疹性龈口炎。感染治疗的成功取决于医生的相关知识储备，包括牙源性和口腔内感染的微生物学知识、处方药物的抗菌谱、药理学和不良反应。此外，还需要考虑到患者的特异性因素（例如，全身健康状况、合并用药以及患者支付和遵循处方药物的能力）。对于儿童患者，让孩子服用难以下咽的液体药物是个难题。

抗微生物药物（或抗感染药物）是杀死或抑制微生物（细菌、病毒、真菌或寄生虫）生长或增殖的物质。这些药物具有选择性毒性，即稀释浓度后只会破坏微生物而不会对宿主细胞造成伤害，从而实现药物安全有效的使用。选择性毒性的出现是因为微生物的细胞在生化、解剖结构和物质亲和性方面与人类的细胞不同[1]。

抗微生物药物的分类和使用

微生物

抗生素是由微生物（酵母或真菌）自然产生的物质，用于抑制细菌，有时也抑制原生动物。磺胺类和氟喹诺酮类等半合成药物也属于此类。

通过实验室培养或血清学检测对病原体进行鉴定后，利用敏感性测试确定哪种治疗药物对病原体最有效，这样抗微生物治疗的疗效可以实现最大化。在口腔门诊中，目前已经识别出了常见致病病原体，并建立了针对这些病原体的有效抗微生物药物，因此很少进行微生物学检测[2]。然而，在治疗顽固感染、再感染、术后感染，患者疑似骨髓炎或免疫功能显著受损时，病原体培养和敏感性测试可能是有用的[3]。

微生物对抗生素的敏感性基于最低抑菌浓度，即阻止微生物生长的药物最低浓度。这些微生物可能仍然具有活力，但不再积极分裂。

病原体培养和敏感性测试的过程可能需要几小时或几天才能完成。通过Gram染色（结晶紫）和显微镜检查，通常可以快速初步鉴定细菌。保持结晶紫染色的细菌具有厚厚的肽聚糖外层，被称为革兰阳性菌。革兰阴性菌具有不保留染料的最外层脂多糖膜。用显微镜可观察到细菌形态。具有医学意义的革兰阳性病原体通常是球菌（球形）而非杆菌（杆状）[1]。链球菌倾向于成对或链状排列，而葡萄球菌成簇出现。

其他常见的微生物学检测包括：

- 快速过氧化氢酶试验：区分葡萄球菌和链球菌
- 血琼脂平板（BAP）：通过观察细菌菌落周围溶血（清晰区）的模式来区分链球菌。β-溶血是红细胞内容物的溶解和完全消化。α-溶血（链球菌绿菌）导致红细胞部分溶解，并在平板上呈现绿色/棕色外观。γ-溶血是指无溶血活性，平板保持原始的红色
- 凝固酶试验：区分葡萄球菌属金黄色葡萄球菌和葡萄球菌属表皮葡萄球菌，前者是一种致病性强的凝固酶阳性微生物，后者是一种凝固酶阴性的常见血培养污染物[1]

药物的活性谱

抗生素的活性谱是指药物对微生物种类的作用范围。窄谱抗生素针对单一或有限组的微生物有效（例如，一些革兰阳性菌）。广谱抗生素对革兰阳性菌和大量革兰阴性菌有效。

广谱抗生素作用于多种微生物。这些药物通常最初用于中性粒细胞减少或危重患者，在等待病原体培养和敏感性测试结果时使用。使用广谱药物可能会显著改变正常菌群并导致共生菌变为病原体（白色念珠菌）[1]。医生应选择作用范围最窄的抗生素来针对已识别的病原体。

抑菌剂与杀菌剂

抗微生物药物可分为抑菌剂和杀菌剂（注9.1）。抑菌剂通过阻止细菌生长和复制来限制感染的传播。这使身体的免疫系统可以攻击、固定并杀死病原体。为了消除感染，患者的宿主防御机制必须完好无损。宿主防

注9.1　抑菌剂与杀菌剂

杀菌剂	抑菌剂
氨基糖苷类	克林霉素[a]
碳青霉烯类	大环内酯类[a]
头孢菌素	磺胺类
氟喹诺酮类	甲氧苄啶
甲硝唑	四环素
青霉素类	
万古霉素	

[a]对某些病原体起到杀菌作用或者在高浓度下起到杀菌作用

Data from Flynn TR. Principles of management of odontogenic infections. In: Miloro M, Ghali GE, Larsen PE, Waite PD, eds. Peterson's Principles of Oral and Maxillofacial Surgery. 2nd ed. Hamilton, Ontario: BC Decker, Inc.; 2004. Used with permission of PMPH USA, Ltd., Raleigh, North Carolina.

御机制可能受到各种因素的影响，包括酒精中毒、糖尿病、营养不良、老年、人类免疫缺陷病毒感染和免疫抑制药物。抑菌型抗生素对微生物的作用是可逆的。如果患者依从性差或在清除细菌之前停药，可能会发生第二轮感染，因为剩余的活菌将能够生长和繁殖。

杀菌剂独立于宿主免疫防御来引起病原体细胞死亡。这些效果是不可逆的——在足够的药物暴露后，微生物最终会死亡。对于大部分感染（包括口腔感染）而言杀菌剂通常是首选的治疗方法，因为它们主要独立于宿主因素，这对于快速进展的感染或患者免疫功能低下时尤为重要。值得注意的是，一些抗生素可能对某些微生物具有杀灭作用，同时对其他微生物有抑制作用，或者作用效果与药物浓度相关[4]。

一些抗菌药物，包括β-内酰胺类抗生素、万古霉素，在细胞活跃生长或者分裂时起作用。将抑菌剂和β-内酰胺类抗生素合并使用时会干扰杀菌剂的效果[4]。

抗菌药物使用的范畴

抗菌药物的临床使用分为3种：预防性用药、经验性用药和确定性用药。预防性用药指使用抗微生物药物预防感染。预防性治疗用于感染高危的患者。常见的原因有疾病（既往细菌性心内膜炎、没有控制的糖尿病）、免疫抑制剂治疗和高风险的手术[1]。因为有出现抗药性和再感染的风险，预防性用药只能用于利大于弊时。预防性用药的疗程由用药风险的持续时间决定[1]。

在内科和口腔科临床实践中，大多数抗生素都是经验性用药。这种方式在口腔科应用良好，因为有大量关于口腔感染的致病微生物的有效信息，并且有杀灭这些致病微生物的最好的药物。除了严重的感染或者快速扩

散的感染，青霉素一般可作为不过敏患者的选择用药。如果感染没有改善或者加重了，那么可以使用抗厌氧菌的更广谱的抗生素。

确定性用药在病原体培养和敏感性测试之后进行。最开始一般经验性用药，使用广谱抗生素，尤其是患者病情严重时。在病原体确认后，医生选择针对病原体的窄谱抗生素。确定性用药的转变失败和广泛的经验性用药是造成全世界抗药性负担的主要原因[1]。

抗微生物药物的作用机制

抗微生物药物通过各种机制对微生物发挥作用，包括抑制细胞壁合成、抑制核糖体蛋白质合成、抑制脱氧核糖核酸（DNA）合成、破坏细胞膜完整性以及改变细胞膜通透性[5]。抗微生物药物的选择及其作用机制见注9.2。

通常，抑制DNA合成或影响细胞壁或细胞膜的抗微生物药物往往是杀菌性的，而抑制蛋白质或叶酸合成的药物是抑菌性的。了解口腔实践中常用抗生素的作用机制是合理开处方的重要因素。

抑制细胞壁合成

β-内酰胺类抗生素根据环结构分为青霉素类、头孢菌素类、碳青霉烯类以及单环内酰胺类等。这些类别都具有四面的β-内酰胺环结构，使它们在化学、作用机制、药理学和免疫学特性方面具有相似特点[6]。大多数β-内酰胺与五元环或六元环相结合；唯一的例外是单环内酰胺类，它只含有β-内酰胺环。这些药物选择性地作用于具有细胞壁的细菌，而不是被外膜包围的哺乳动物细胞。

β-内酰胺抗生素通过破坏细菌细胞壁合成发挥其杀菌效果。细菌细胞壁由肽聚糖组成，肽聚糖是多糖和多肽的交联聚合物。肽的交联是形成能承受细胞质内渗透压的刚性细胞壁的必要条件。青霉素是D-丙氨酸的结构类似物，通过竞争性抑制完成交联所需的最后一个转肽酶反应（去除末端D-丙氨酸）。抑制转肽酶（也被称为青霉素结合蛋白）会阻止肽聚糖合成，最终导致细胞死亡。

在某些生物体中，β-内酰胺类抗生素的存在会导致内源性自溶素的去抑制。自溶素是一种能够选择性地分解刚性肽聚糖基质以促进细胞生长和分裂的酶。过量的自溶素会削弱肽聚糖并导致细胞溶解[6]。

万古霉素是一种三环糖肽类抗生素，通过与肽聚糖细胞壁上的末端D-丙氨酸-D-丙氨酸链结合，破坏细胞壁合成，阻止肽聚糖链的延长（早于β-内酰胺类抗生素一步）[1,6]。万古霉素需要活跃的细胞生长来发挥杀菌作用。万古霉素的大分子量阻止了该药物进入革兰阴性菌，将其活性范围限制在需氧和厌氧的革兰阳性菌。万古霉素对多种耐药菌株有效，包括耐甲氧西林的葡萄球菌、大多数肠球菌和艰难梭状芽孢杆菌。

β-内酰胺类抗生素和万古霉素都表现出时间依赖性的杀菌效果。这意味着只要血清浓度大于抗微生物药物对病原体的最低杀菌浓度，杀菌活性就会持续。

抑制核糖体蛋白质合成

抑制蛋白质合成的抗微生物药物作用于细菌核糖体，其结构与人类核糖体不同（70S vs 80S）[5]。细菌核糖体的功能是翻译信使RNA，添加正确的氨基酸以生成蛋白质。细菌核糖体由50S和30S亚基组成。大环内酯类

注9.2　抗微生物药物的作用机制

抑制细胞壁合成
β-内酰胺类抗生素
　青霉素
　头孢菌素
　碳青霉烯类
　单环内酰胺类
万古霉素

抑制核糖体蛋白质合成
结合50S核糖体
　克林霉素
　大环内酯类

结合30S核糖体
　氨基糖苷类
　四环素类

抑制DNA合成
氟喹诺酮类

改变细胞膜通透性
多烯类抗真菌药物
唑类抗真菌药物

Data from *Carroll KC, Morse A, Mietzner T, Miller S, et al.*, eds. Antimicrobial chemotherapy. In: Jawetz, Melnick, & Adelberg's Medical Microbiology. 27th ed. New York: McGraw-Hill; 2016:363–396.

和克林霉素都不可逆地结合到50S亚基的相同位点，抑制蛋白质合成的转位步骤[7]。四环素类抗生素结合到30S核糖体亚基，阻止氨基酰-tRNA向蛋白质中添加氨基酸，从而终止蛋白质生长[5,8]。

氨基糖苷类（庆大霉素、妥布霉素、阿米卡星）不可逆地结合到分离的30S核糖体亚基上，并干扰微生物的遗传密码，产生杀菌效果[7,9]。敏感菌株具有依赖氧的转运系统，允许药物进入细胞壁；因此，这些药物仅对需氧生物有效[9]。强毒性（肾毒性和耳毒性）限制了它们的使用。氨基糖苷类（通常是庆大霉素）与β-内酰胺类抗生素结合，可产生协同作用。β-内酰胺对细胞壁的抑制增强了氨基糖苷类药物进入细胞的能力[8]。

许多抑制蛋白质或DNA合成的药物（氨基糖苷类、喹诺酮类）对细菌的杀灭呈现出浓度依赖性，在药物浓度达到峰值时，杀菌速度和强度增加[9]。这些药物还表现出"抗菌后效应"，即细菌生长抑制持续存在，即使药物暴露时间较短。这种效应的可能机制包括细菌在非致命性药物暴露后恢复缓慢，需要合成新的蛋白质以及抗生素占据结合位点[4]。具有长抗菌后效应的药物（氨基糖苷类、阿奇霉素、氟喹诺酮类）的临床优势是给药间隔较长。每天较少的剂量可提高患者依从性。

抑制DNA合成

氟喹诺酮类药物通过被动扩散进入细胞，并在细菌生长过程中与拓扑异构酶-DNA复合物结合，干扰DNA回旋酶（拓扑异构酶Ⅱ）和拓扑异构酶Ⅳ的作用。拓扑异构酶通过在双螺旋中引起短暂的断裂来改变DNA的拓扑结构，这对于松弛超螺旋DNA和成功的细菌细胞分裂是必要的。它们参与DNA复制、转录和重组的关键过程[7]。氟喹诺酮介导的细胞死亡通过多种破坏和失活细菌DNA的机制发生。

改变细胞膜通透性

麦角固醇是一种存在于真菌细胞膜上的固醇，起着维持细胞膜完整性的作用，类似于哺乳动物的胆固醇。多烯类抗真菌药物（例如，两性霉素B、酵母菌素）是一类与真菌细胞膜上的麦角固醇结合的大环内酯类抗生素。结合后的药物分子在麦角固醇中形成一个孔，使电解质和小分子泄漏出细胞[10]。

唑类抗真菌药物（例如，氟康唑、伊曲康唑、酮康

唑）通过抑制真菌细胞色素P450来阻止羊毛固醇向麦角固醇的转化。在没有麦角固醇的保护层的情况下，细胞膜变得通透，渗漏细胞内含物[10]。然而，唑类药物对多烯类抗真菌药物有拮抗作用——它们只能与麦角固醇结合[11]。

抗微生物药物的不良反应

过敏反应

抗微生物药物和其他药物通过激活适应性免疫系统引发免疫反应。患者可能会在第一次接触药物时因当前药物与先前使用过的药物之间的交叉反应而产生过敏反应[12]。相关反应可能是立即发生的（过敏反应性休克或荨麻疹）或延迟发生的（药物热、皮疹）[1]。

药物过敏反应的真实发生率远低于患者或看护人的报告。例如，胃肠不耐受、恶心、低血压或头晕等对药物的反应常常被认为是对药物的过敏反应，实际上它们是不良事件（副作用）。临床医生应跟进药物过敏的报告、提问以判断真正的过敏事件的可能性。

患者可能会报告对青霉素过敏。例如，当反应发生在父母或兄弟姐妹身上，因为他们认为这种反应是遗传性的。当对药物的反应未知时，应认为患者对该药物过敏，除非通过药物历史报告或敏感性测试证实其他情况。当确定患者对药物的反应是不耐受而不是过敏时，应将其记录为此类反应，并与患者或看护人讨论。

光敏反应

抗微生物药物、非甾体抗炎药、噻嗪类利尿剂和其他类别的局部及全身药物有关的药物可引起光敏反应。光敏反应可以是光毒性的，或者较少见的光过敏性的。

药物光毒性反应是指药物在暴露于阳光或紫外线A（UV-A）光下被激活。反应可以迅速发生，在暴露后几分钟至几小时内，导致暴露部位发生急性炎症反应。所产生的红斑类似于夸张的晒伤。症状包括烧灼感的快速发作、水肿、红斑和偶发的水疱。皮肤较白的患者更容易出现这个问题[13]。非甾体抗炎药、氟喹诺酮类抗生素和四环素类等药物会表现出这种反应，主要与UV-A光相互作用。据估计，多西环素引起的光敏反应发生率高达35%，并且是剂量依赖性反应[13]。此外，阿昔洛韦、阿奇霉素和伊曲康唑也与光敏反应有关，尽管发生

率较低。在抗微生物治疗期间建议患者避免直接暴露在阳光下使用防晒设施，并在可能的情况下晚上服用药物，有助于减轻这种不良反应[13]。

光过敏反应是免疫介导的，发生的次数比光毒性反应少。这些反应通常是由于较长的UV-A波长（>315nm）引起的，只发生在已经敏感的患者身上。与过敏性皮炎类似，反应可以表现为阳光性荨麻疹或者表现为主要暴露于阳光区域的湿疹性或苔藓样皮炎[13]。

长QT间期综合征

心电图上的QT间期代表心室传导脉冲并再极化所需的时间，换句话说，心脏收缩后恢复所需的时间。长QT综合征（Long QT syndrome，LQTS）是由于心脏离子通道的缺陷导致的，增加了发生致命的室性心动过速、扭转型室性心动过速的风险。

LQTS可以是先天性的，也可以是后天性的。先天性LQTS的风险因素包括先天性耳聋和家族成员中有突发死亡、已知LQTS或晕厥的儿童[14]。后天性LQTS可能是由于药物引起的，特别是在患者具有基因易感性的情况下。尽管大部分情况是由大环内酯类抗生素引起的，但氟喹诺酮类和克林霉素也可能导致这种疾病[7]。

药物-药物相互作用

随着代谢酶和药物转运蛋白的发现，已知的抗微生物药物与其他药物之间的相互作用数量不断增加[15]。

因此，临床医生不可能了解他们所开处方的药物所有的药物-药物相互作用。全面的在线药物信息资源通常包含一个"药物相互作用检查器"，它会分析药物列表，以确定药物-药物相互作用的可能性和严重程度。

在开处方之前，了解患者当前的处方药物、非处方药物以及草药和膳食补充剂的详细病史是必要的。

抗菌药物

青霉素类

所有青霉素共享一个由噻唑烷环连接到带有游离氨基的β-内酰胺环的通用结构，从而形成6-氨基青霉烷酸核心（图9.1）。在氨基位点的核心结构上的取代基产生了这个类别中的各种独特的抗菌和药理特性。这些特性将各个药物分为3个大类（表9.1）。口服给予青霉素的吸收率为15%～80%，部分原因是因为胃酸对其化学降解、与食物的结合程度和缓冲作用。大多数青霉素的口服吸收受到食物的影响，应在餐前1小时或餐后2小时给药。例外的是青霉素V钾和阿莫西林，它们可以不考虑餐次给药。青霉素半衰期短，需要每天给药3～4次。青霉素在大多数组织中的浓度等于血清浓度。

表9.1　青霉素

药物分类和名称	给药途径	酸稳定性	青霉素酶抵抗
青霉素类			
青霉素G苄胺	IM	否	否
青霉素G钾	IV、IM	否	否
青霉素G普鲁卡因	IM	否	否
青霉素V	PO	是	否
抗葡萄球菌青霉素类			
氯唑西林	PO[a]	是	
双氯西林	PO	是	
苯唑西林	PO[a]、IM、IV	是	是
萘夫西林	IM、IV	否	是
广谱青霉素类			
氨基青霉素类			
阿莫西林	PO	是	否
氨苄西林	PO、IM、IV	是	否
阿莫西林/克拉维酸	PO	是	是
哌拉西林/他唑巴坦	IM、IV	否	是
替卡西林/克拉维酸	IM、IV	否	是

[a]目前美国市场没有口服制剂
IM，肌肉；IV，静脉；PO，口服

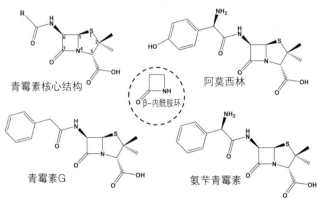

青霉素核心结构　阿莫西林　β-内酰胺环　青霉素G　氨苄青霉素

图9.1　青霉素的结构。青霉素共享β-内酰胺环的核心结构，R端连接不同结构。（From Pichichero ME, Zagursky R. Penicillin and cephalosporin allergy. *Ann Allergy Asthma Immunol*. 2014; 112(5):404-412.）

大多数青霉素的代谢很少，主要通过肾脏排泄。随着肾功能的下降，这些药物的消除半衰期会增加，因此需要对肾功能明显受损的患者进行剂量调整。抗葡萄球菌青霉素（苯唑西林、萘夫西林）部分通过肝脏排泄，需要对肝病患者进行剂量调整。

青霉素对细菌的杀死具有时间依赖性，部分原因是它们不能进入细胞质。在没有抗生素后效应的情况下，治疗成功依赖于药物浓度在整个给药间隔内始终大于最低抑菌浓度，因为只有活跃生长的细菌细胞才会受到药物的影响。患者必须尽可能严格遵循给药方案，剂量间隔应以小时而不是"每天3次"为单位。

青霉素G和青霉素V

青霉素G由Alexander Fleming于1928年发现，自1942年开始商业化，开创了抗生素时代。青霉素G的活性最初用单位来定义，1600单位相当于1mg。近来，半合成青霉素按毫克（mg）剂量计量。

青霉素G和青霉素V（苯氧甲基青霉素）是"天然"青霉素，由于青霉素酶（针对青霉素的β-内酰胺酶）的发展，它们具有狭窄的抗菌谱。金黄色葡萄球菌最初对青霉素G敏感，但现在被认为具有很高的抗药性。天然青霉素仍然对其他革兰阳性球菌和杆菌以及革兰阴性球菌具有活性。青霉素G的苄胺盐和普鲁卡因盐用于肌内注射，以提供持续的血液和组织水平。青霉素G苄胺盐肌内注射主要用于治疗梅毒螺旋体感染和根除慢性携带者的A组β-溶血性链球菌定植。苄胺盐是青霉素G的最低溶度盐形式，因此提供了最长的作用时间（长达3周）。

青霉素G普鲁卡因通常每天给药1次，注射部位位于大腿外侧中部或臀大肌外上象限。在婴儿和幼儿中，大腿外侧肌内注射更为安全，以避免损伤坐骨神经（来自臀部注射）。青霉素G普鲁卡因注射后血药浓度较低，但比青霉素G钾的静脉（IV）给药高。

因为大剂量青霉素G给药可能导致不适，相较于肌内注射，更为推荐静脉给药。胃酸导致药物降解，青霉素G已不再口服使用。青霉素V和阿莫西林的化学结构可以增强它们酸性环境下的稳定性，从而改善口服吸收效果（生物利用度）。青霉素V作为钾盐口服给药，每6小时给药1次。青霉素V钾可不考虑餐次给药。过去，青霉素V钾一直是治疗非过敏患者轻度至中度口腔感染

的首选药物。

阿莫西林和氨苄西林

氨苄西林和阿莫西林是美国市场上仍在使用的两种氨基青霉素。这些药物的抗菌谱比青霉素V广泛，但由于广泛使用，革兰阴性杆菌和其他微生物出现了耐药性。

氨基青霉素具有相似的抗菌谱，但由于多种原因，阿莫西林是优于氨苄西林的首选药物。阿莫西林可以在不考虑餐次的情况下服用，每8小时给药1次。氨苄西林必须每6小时给药1次。食物降低了氨苄西林口服吸收的速度和峰值血浆浓度；因此，必须在空腹时给药。此外，阿莫西林的生物利用度高于氨苄西林；口服吸收的改善降低了腹泻的发生率。

阿莫西林已取代青霉素V钾成为美国心脏协会推荐的感染性心内膜炎预防药物，因为阿莫西林产生的血药浓度比青霉素V钾更高且维持时间更长。由于美国没有阿莫西林的静脉剂型，氨苄西林仍用于静脉预防方案。

阿莫西林/克拉维酸

克拉维酸钾（克拉维酸的钾盐）是一种β-内酰胺酶抑制剂，可添加至阿莫西林中，防止细菌酶的灭活。β-内酰胺酶抑制剂（克拉维酸、舒巴坦、他唑巴坦）可以不可逆地结合至β-内酰胺酶。这些药物不针对所有β-内酰胺酶具有活性。需要注意的是，β-内酰胺酶抑制剂不会增强抗生素的固有活性或扩大药物的抗菌谱。抑制剂只是结合β-内酰胺酶，使药物能够杀死细菌。

制造商建议在餐前服用阿莫西林/克拉维酸，以增强克拉维酸的吸收并减少胃肠刺激。过量给予克拉维酸可能导致严重腹泻。对于医生来说，特别重要的是要了解并非所有阿莫西林/克拉维酸剂型都适合儿童使用。

阿莫西林/克拉维酸制剂包含不同比例的阿莫西林和克拉维酸，从250mg/125mg口服片中的2mg阿莫西林和1mg克拉维酸，到1000mg/62.5mg缓释片中的16mg阿莫西林和1mg克拉维酸。因此，这些产品不能互换。由于250mg和500mg的阿莫西林/克拉维酸口服片都含有125mg克拉维酸，所以2片250mg片不能替代1片500mg片。

同样，250mg咀嚼片（62.5mg克拉维酸）与250mg

据估计，约10%的人口报告有青霉素过敏，但在皮肤测试中，超过90%的这些患者没有显示免疫球蛋白E（IgE）抗体[17]。研究表明，经证实有IgE介导过敏的患者中，有97%的人可以耐受头孢菌素，99%的人可以耐受碳青霉烯[17]。然而，在美国，β-内酰胺类药物仍然是导致药物诱导的过敏反应和过敏性死亡的主要原因[7,17]。

β-内酰胺类抗生素的化学结构提供了多种抗原决定性（β-内酰胺环、附着的环结构、R-基团侧链），这些抗原决定性可以与IgE介导过敏反应的患者中的抗体发生反应。不同人群中的敏感性模式各异。青霉素之间存在交叉过敏性。科学文献在青霉素与头孢菌素之间的交叉敏感性问题上存在分歧。

有证据表明，从β-内酰胺环上的R1侧链可以决定青霉素和头孢菌素之间的交叉反应率[16,18]。氨基青霉素、阿莫西林和氨苄西林与几种第一代和第二代头孢菌素具有相同的R-基团侧链。已知对青霉素过敏的患者应避免使用这些头孢菌素（表9.2）[16,18]。

青霉素过敏的风险因素包括对多种药物（特别是抗生素）的过敏反应史、异位性疾病（哮喘、鼻息肉、过敏性鼻炎）[7]和多次暴露于药物。青霉素皮肤测试是确定患者是否能安全使用青霉素的有价值的辅助手段。

青霉素可引起多种类型的过敏反应，但即刻IgE反应构成了最急性的威胁。这些反应可在药物暴露后的几秒至1小时内开始。症状可能包括荨麻疹、支气管痉挛、喘息、低血压、皮肤红斑和血管性水肿。几乎所有致命的过敏反应都发生在青霉素暴露后的第一个60分钟内。

接受氨基青霉素治疗的患者中，不到5%的人可能会出现轻度、瘙痒性皮疹，这种皮疹可能在治疗过程中的任何时候出现，甚至在停止使用抗生素后2周内仍然出现[19]。反应的原因尚不清楚，但并不会增加对青霉素过敏的风险。患有单核细胞增多症或巨细胞病毒感染的患者几乎都会出现这种皮疹[7]。

表9.2　氨基青霉素和头孢菌素的交叉反应

青霉素	起交叉反应的头孢菌素	常见的R1侧链
阿莫西林	头孢克洛[a]	
氨苄西林	头孢羟氨苄[b]	
	头孢曲嗪[b]	
	头孢丙烯[a]	
	头孢氨苄[b]	
	头孢拉定[b]	

[a]第二代
[b]第一代
青霉素和头孢菌素有交叉过敏反应的风险
对青霉素过敏的患者应避免使用这些头孢菌素。对阿莫西林或氨苄西林选择性过敏的患者应避免使用头孢菌素，因为它们有相似的R1侧链
From Campagna JD, Bond MC, Schabelman E, Hayes BD. The use of cephalosporins in penicillin–allergic patients: a literature review. J Emerg Med. 2012;42(5):612–612.

口服片（125mg克拉维酸）之间也不等同。250mg口服片在儿童体重>40kg时才能使用。尽管儿童可能能够吞咽口服片，但在体重达到40kg之前，他们应当使用咀嚼片或悬液。本产品的剂量是基于阿莫西林成分。给儿童使用时，应始终使用剂量推荐中列出的适当剂型，以避免给儿童过量使用克拉维酸（注9.3）[16-19]。

头孢菌素

头孢菌素在结构和功能上与青霉素密切相关，六元环二氢噻嗪环替代了五元环噻唑烷环。总体而言，它们的活性范围比青霉素更广，因为它们在β-内酰胺酶存在时具有更高的稳定性。目前有五代头孢菌素，随着代数的增加，活性范围逐渐扩大，增加了抗厌氧活性、抗铜绿假单胞菌活性以及对β-内酰胺酶的稳定性。

口服的第一代头孢菌素包括头孢呋辛和头孢地尼。第二代头孢菌素对革兰阴性β-内酰胺酶更稳定，但对革兰阳性菌的抗菌活性较弱[1]。口服的第二代药物包括头孢克洛、头孢丙烯、头孢呋辛和洛拉卡夫。头孢霉素对厌氧菌有良好的内在活性，但巴氏杆菌群的耐药性越来越强[1]。

第三代头孢菌素具有更强的革兰阴性抗菌性、良好的链球菌抗菌性，但对金黄色葡萄球菌的抗菌性不如前几代[1]。这些药物与高发的C艰难梭菌诱导的腹泻相关，革兰阴性菌杆菌中的耐药性广泛存在。头孢吡肟是唯一的第四代药物，具有所有头孢菌素中最广泛的活性。

头孢菌素在口腔传统药物治疗中起作用较小。一些口服的第一代和第二代药物可能对于有青霉素过敏史（非Ⅰ型）的特定患者有用。

克林霉素

克林霉素是一种林科霉素类抗生素，在化学上与红霉素无关。大环内酯类和克林霉素之间没有交叉过敏性。克林霉素对非肠球菌革兰阳性菌和许多厌氧菌（包括巴氏杆菌）具有显著活性。它既具有抑菌作用，也具有杀菌作用。克林霉素的口服途径几乎有100%生物利用度，但由于胃不耐受，口服剂量低于静脉注射剂量。它在所有体液（除脑脊液外）中分布良好，并能渗入骨和脓肿。克林霉素被吞噬细胞和成纤维细胞摄取，将抗生素输送到炎症和感染区域[8]。

克林霉素对口腔病原体的活性使其成为治疗显著性口腔感染的首选药物。它有一种儿科用粉末制剂，每

5mL含有75mg克林霉素（100mL瓶），此外还有150mg和300mg胶囊。溶液的口感不佳。

克林霉素与C艰难梭菌感染（C. difficile infection，CDI）的风险增加相关。CDI是一种产生可引起多种严重胃肠症状的毒素的厌氧芽孢杆菌[20-21]。Adams等人的一项大型研究发现：近期接触氟喹诺酮类、克林霉素和第三代头孢菌素以及多种类型抗生素[20]与儿童社区获得性CDI的诊断有关。该研究确定质子泵抑制剂、门诊医疗诊所和患有CDI的家庭成员为其他风险因素。但是，这项研究中40%被诊断为CDI的儿童在此之前没有接触过抗生素，这突显出识别导致儿童和成年人社区获得性CDI因素的重要性[20]。

大环内酯类

大环内酯类是一组具有大环内酯结构的抗生素。红霉素是该类药物中首个上市的药物，但由于胃肠道不耐受、频繁给药和多种药物相互作用，现在已很少使用。较新的大环内酯类药物（例如，阿奇霉素和克拉霉素），由于其对广泛的气道病原体具有活性，已成为门诊中最常开处方的抗生素之一。不出所料，对这些新型药物的耐药性正在增加，特别是在肺炎链球菌中[1]。

已知对其他大环内酯类药物过敏的患者不应使用大环内酯类药物，因为这些药物具有交叉过敏性。所有大环内酯类药物都通过肝脏排除。大环内酯类药物有许多药物相互作用，并可延长QT间期。对于已有心脏病的患者，尤其是心律失常的患者，应谨慎使用这些药物。

大环内酯类对许多链球菌具有中度覆盖，但对厌氧菌和其他口腔病原体的覆盖率较低，限制了它们在口腔科的应用。由于药物-药物和药物-疾病相互作用的不断增加，使用大环内酯类药物前，坚持检查可能的相互作用是很重要的。

阿奇霉素

阿奇霉素具有明显的细胞内渗透能力，并在吞噬细胞和成纤维细胞内浓缩，因此组织液中的浓度比血浆中的浓度高得多。该药物在儿童中的半衰期较长（32～64小时）。通过成纤维细胞和吞噬细胞的选择性摄取，组织液中的浓度可能是血液中的100～1000倍[7]。阿奇霉素有250mg、500mg和600mg口服片剂以及100mg/5mL和200mg/5mL悬液粉末。当怀疑住院患者的社区存在获得

性肺炎有非典型病原体时，静脉注射阿奇霉素有时会与静脉注射β-内酰胺类药物结合使用[8]。儿童患者接受阿奇霉素治疗最常见的不良反应是与剂量相关的胃肠道反应。阿奇霉素的代谢不明显。

克拉霉素

胃肠道不良反应是使用克拉霉素最常报告的不良反应，包括腹泻、恶心、呕吐以及高达19%的味觉紊乱（金属味）。所有儿科剂量推荐都是基于即时释放产品配方（片剂和口服悬液）[22]。即时释放产品可以不考虑饭点服用，并应每12小时给药1次，而不是每天1次，以避免高峰和低谷波动。如果出现胃肠刺激，制造商建议在进食时服用该产品。克拉霉素有250mg和500mg口服片剂、500mg缓释片以及125mg/5mL和250mg/5mL悬液粉末。患有肝病的患者应避免使用克拉霉素，因为活性代谢物的产生减少。它部分通过肾脏排除，因此肾功能受损的患者可能需要调整剂量。

甲硝唑

甲硝唑属于硝基咪唑类抗生素，对厌氧菌和原生动物有活性。它通过产生自由基抑制厌氧生物的DNA合成并导致DNA降解，对厌氧生物具有杀菌作用[23]。该药对分裂和非分裂细胞同样有效。甲硝唑在肝脏代谢，对肝功能不全的患者应谨慎使用，因为甲硝唑及其代谢物的清除减少，可能导致其累积。不良反应包括胃肠道反应（恶心、上腹部不适、胃肠不适）和味觉紊乱（金属味）。

口服甲硝唑是治疗轻度至中度C艰难梭菌性结肠炎的首选药物。甲硝唑可与阿莫西林或头孢菌素联合治疗牙周病；或者在患者有C艰难梭菌性结肠炎的风险因素时增强抗厌氧菌的覆盖范围。急性颌面部感染和牙周病中的革兰阴性厌氧菌对甲硝唑非常敏感。因为甲硝唑不影响需氧微生物，所以不应用作口腔感染的单一治疗药物。与克林霉素相比，脆弱拟杆菌对甲硝唑的耐药性较低[1]。甲硝唑抑制酒精代谢酶，导致乙醛积累和类似二硫仑的不良反应。患者在接受甲硝唑治疗期间及停药后至少3天内不应饮酒。

常用的商业剂量形式包括250mg和500mg口服片剂。甲硝唑是一种非常苦的药物。制剂师可以将片剂研碎，制成儿科悬液，但口感无法掩盖，孩子会拒绝服用。FIRST-Metronidazole 100和FIRST-Metronidazole 50

是可以购买的商业制剂，用甲硝唑苯甲酸盐制成葡萄味口服悬液[24]。苯甲酸盐几乎无味，产品更容易被儿童接受。100mg/mL和50mg/mL的剂量都可以制成150mL的悬液。每次使用前必须充分摇匀，以确保正确的剂量。尽管大多数药店可能没有这些产品现货，但通常可以订购，第二天就能到货。遗憾的是，大多数保险公司不会支付这些产品的费用，100mg/mL悬液的费用至少为130美元（1美元≈7元人民币）。

氟喹诺酮类

氟喹诺酮类（例如，环丙沙星、左氧氟沙星、氧氟沙星等）是具有抗多种革兰阳性、革兰阴性和非典型生物活性的广谱抗生素[1]。这些药物的过度使用导致了耐药性不断上升。美国儿科学会感染病委员会建议，仅在无其他安全、有效的替代药物可用于治疗由多重耐药病原体引起的感染时，才使用这些药物[25]。

这些药物的不良反应包括光敏感性、QT间期延长和周围神经病变。由于在未成年动物实验中出现关节病和骨软骨病，这类药物在儿科人群中的使用受到限制。除非在培养和敏感性测试后被指定为首选药物，否则在口腔科治疗中没有使用这些药物的适应证。

抗真菌药物

多烯类

酸霉素和两性霉素B与真菌细胞膜中的麦角固醇结合，并在真菌细胞膜上形成孔道，使细胞内容物泄漏，最终导致细胞死亡[1]。酸霉素被认为是抗真菌活性较差的药物。两性霉素B具有广谱杀真菌作用，在棘手球菌素和广谱唑类抗真菌药物研发之前，是治疗全身真菌感染的静脉输液的主要药物。这种药物被称为"恐怖的两性"，因为它具有肾毒性和输注相关的反应。所有患者对全身使用两性霉素B都会出现不良反应。几年前，美国市场上曾有两性霉素B悬液，但后来被制造商停产。这使酸霉素成为治疗口腔念珠菌病唯一的局部多烯类药物，但其抗真菌效果较差。

抗真菌药物的全身毒性是由于它们对真菌和人类细胞的选择性不足。真菌和我们一样，是与动物界一起演化的真核生物。共同的细胞和分子过程及其成分使寻找一个能够选择性影响真菌的"靶标"变得更加困难。

酸霉素

酸霉素是一种与两性霉素B结构相似的局部多烯类抗真菌药物。酸霉素能与人类和真菌细胞中的固醇结合。尽管它对麦角固醇的选择性比胆固醇更强，但仍缺乏靶标特异性，这使酸霉素毒性过大无法静脉输注。酸霉素通常被认为是抑制真菌的药物，但在高浓度或高敏感性生物体中可起杀菌作用[26]。酸霉素不经口腔吸收。

市售的酸霉素悬液含有100000μ/mL，常用配方是33%~50%的蔗糖制剂以提高稳定性。针对轻度口咽念珠菌病，美国感染病学会（the Infectious Disease Society of America，ISDA）建议的给药方案为每天4~6mL，分4次给药，持续7~14天[27]。根据ISDA指南，患者应将悬液在口中漱口数分钟，然后吞咽。尽管可以吞咽悬液，但可能引起恶心和腹泻。许多患者反感口服悬液的味道。

关于在免疫功能正常的患者中治疗应持续多长时间，存在分歧。一些资料显示治疗应至少持续10天，或在病情缓解后48小时[1]。对于口腔念珠菌病的短期治疗，通常会导致感染复发。因此，ISDA和一些药物参考资料建议进行14天的治疗[28]。

唑类抗真菌药物

唑类药物通过抑制真菌的细胞色素P450来降低麦角固醇的产生，从而产生抗真菌的静态效果。真菌细胞色素P450对唑类药物的敏感性是哺乳动物细胞的100~1000倍[29]。唑类药物对细胞色素P450的影响导致其与其他药物产生大量严重的相互作用。唑类药物在结构上分为两组：咪唑类和三唑类。咪唑类包括酮康唑、咪康唑和克霉唑。

酮康唑于1981年获得美国食品药品监督管理局（Food and Drug Administration，FDA）批准，是美国市场上的第一种唑类药物。目前，FDA因肝损伤致命风险、与其他药物产生致命相互作用以及全身性酮康唑患者性激素产生减少的风险，仅将口服酮康唑的使用限制在某些危及生命的全身性真菌感染。这类药物的其他两个成员全身用药毒性强，仅可局部使用。三唑类抗真菌药物已扩展至更广谱的药物。

较新的唑类药物有口服和静脉注射剂型，主要用于治疗严重的全身性感染。这些药物包括伏立康唑（一种氟康唑衍生物），具有更好的抗真菌特异性和更强的疗效。伏立康唑可用于 > 3岁的儿童，尤其对霉菌感染的治疗非常有效。泊沙康唑是伊曲康唑的类似物，对更广泛范围的真菌具有更强的活性，并获得青少年使用批准。依沙伏康唑是最新的唑类抗真菌药物，具有更广谱的活性，可治疗成年人侵袭性曲霉病和黏菌病[1]。

克霉唑

克霉唑仅限于局部使用。当作为喉片在口腔内使用时，只有少量被吸收并在肝脏中代谢。通常通过10mg含片（喉片）给药，每天5次，每次在口腔内慢慢溶解，持续7~14天[30]。喉片已获得美国食品药品监督管理局（FDA）批准，适用于≥3岁儿童[31]。

咪康唑

咪康唑也是一种仅局部使用的咪唑类抗真菌药物。在口腔内使用时，该药物的吸收似乎较差[32]。对于口腔念珠菌病的治疗，每天在尖牙窝处放置1片50mg的黏附性颊片，连续14天。颊片已获得美国食品药品监督管理局（FDA）批准，适用于≥16岁患者。在临床试验中，使用颊片的患者出现了胃肠道不良反应，包括腹泻、恶心、呕吐和味觉紊乱[32]。颊片的平均黏附时间为15小时[33]。一个疗程的治疗费用约1000美元，保险公司一直不愿支付这种产品的费用。

氟康唑

1990年，氟康唑的引入被誉为抗真菌药物治疗的重大进步。氟康唑具有高口服生物利用度和良好的胃肠耐受性，比酮康唑更选择性地作用于真菌细胞[11,29]。它对多种念珠菌具有高度活性。氟康唑已获得美国食品药品监督管理局批准，适用于 > 6个月儿童，尽管它也用于治疗新生儿真菌性脑膜炎[34]。

氟康唑与QT间期延长有关，影响几种细胞色素P450酶（CYP2C9、CYP3A4），导致多种药物相互作用。在线数据库Clinical Pharmacology的搜索结果显示，有70种药物与氟康唑有严重相互作用的可能性，还有数百种其他药物具有较低程度的药物–药物相互作用[34]。

治疗的第一天，给予相当于通常每天剂量2倍的氟康唑负荷剂量。给予负荷剂量后，稳态血浆水平在开始治疗后的2天内达到。如果没有负荷剂量，可能需要5~10天才能达到稳态[34]。与成年人相比，儿童氟康

唑的肾清除率较高，这解释了给予儿童较高剂量的原因。儿童的消除半衰期为15~20小时，而成年人则为30小时。氟康唑可用于静脉注射，以及50mg、100mg、150mg和200mg的口服片剂和10mg/mL和40mg/mL的悬液粉末。

伊曲康唑

伊曲康唑的抗真菌谱比氟康唑更广，但由于几个原因，其实用性受到限制。伊曲康唑具有令人生畏的副作用，包括肝毒性。它是细胞色素P450酶的更强抑制剂，意味着药物–药物相互作用可能更为严重。伊曲康唑是一种负性肌力药，它会减弱心肌收缩力，因此不应用于心力衰竭患者。它有大量的"黑框警告"，包括充血性心力衰竭、心脏效应和药物相互作用。伊曲康唑可能导致QT间期延长[35]。

口服伊曲康唑的吸收不稳定，因此制造商推出了多种复合制剂，它们之间不能互换。口服胶囊的生物利用度低于溶液，因此不应用于治疗全身真菌感染。溶液必须在空腹时服用，而胶囊应在饱餐后服用。与酮康唑一样，伊曲康唑的吸收受胃酸度的提高而改善，因此让患者在服用碳酸饮料时服用药物可以提高吸收。由于伊曲康唑的生物利用度较差，用这种药物制备的临时制剂不会有效。

抗疱疹病毒药物

抗单纯疱疹病毒（Herpes simplex viruse，HSV）和带状疱疹病毒（Varicella-zoster，VZV）药物是核苷酸类似物，它们在细胞内磷酸化以激活。激活的药物插入病毒DNA链，通过多种机制阻止复制。这些药物对抗HSV和VZV都有效。此外，它们只对正在积极复制的病毒有效，因此不会影响潜伏的疱疹病毒基因组。这些药物被认为具有交叉敏感性。

阿昔洛韦

阿昔洛韦对单纯疱疹病毒（HSV-1、HSV-2）的效力是带状疱疹病毒的10倍，且已获批用于新生儿[36]。阿昔洛韦通过肾脏排泄，需要调整剂量和剂量间隔，以避免神经毒性。药物还可能在尿液中沉淀并损伤肾脏，因此在高剂量治疗期间，患者应保持充分水合。阿昔洛韦

的剂量应基于理想体重。肥胖患者按实际体重计算的过大药量有出现药物性肾毒性或神经毒性的风险[36]。除了静脉注射制剂外，阿昔洛韦还有200mg胶囊、400mg和800mg片剂以及200mg/5mL悬液。

一种50mg黏附性阿昔洛韦颊内片剂已获美国食品药品监督管理局（FDA）批准用于成年人唇疱疹。包装说明书指出，应在预兆症状出现1小时内和疱疹出现前使用1片。2片的价格超过300美元，大多数保险公司不会支付这种产品的费用。阿昔洛韦还有一种外用膏剂（每克175美元）或软膏（每克30美元），用于治疗唇疱疹患者的额外口腔部位。有效性和保险支付都存在疑虑。

伐昔洛韦

伐昔洛韦是一种前药，体内转化为阿昔洛韦。前药的生物利用度高于阿昔洛韦，使给药次数减少。伐昔洛韦已获美国食品药品监督管理局（FDA）批准用于≥12岁儿童的唇疱疹和≥2岁患有水痘的儿童[37]。伐昔洛韦有500mg和1g的片剂。Valtrex处方包装说明书为药剂师提供了制作临时悬液的说明，从片剂中可以制成100mL的25mg/mL或50mg/mL悬液[37]。

儿童患者的特殊注意事项

依从性障碍

随着每天剂量的增加，患者对处方药物方案的依从性降低。在抗微生物化疗中，漏服剂量会导致血浆浓度降低至最低抑菌浓度（MIC）以下，此时药物在临床上不再有效。在亚治疗剂量下，抗微生物药物会产生选择性压力，导致耐药菌株的出现。不依从的后果会导致患者治疗效果不佳，并增加社区耐药负担[38]。

在开处方抗生素方案时，执业医师必须咨询患者/看护人，以评估和解决可能影响依从处方给药方案的障碍。这在牙科设置中尤为重要，原因有二：我们主要开处方的抗微生物药物半衰期较短，需要每天给药3～4次；最常使用的药物是β-内酰胺类抗生素，它们几乎没有抗生素后效应。在许多情况下，可能无法开具需要每6小时给药1次的药物，晚服药物很可能演变为漏服药物。

儿童在药物治疗方面面临许多障碍。学校和托儿所等机构可能有规定，禁止学生将药物带到学校。这些机构通常要求将所有药物放在一个中心位置，并放在原标签容器中，以解决法律责任问题。在学校里，学生通常需要到办公室去领取药物。

如果确定药物需要在家以外给药，应指导家长向药店索要额外的标签容器和带盖子的液体药物口服注射器。如果家长感到压力大或缺乏经验，医生可以在处方上写上"额外的标签容器和用于学校的注射器"。这解决了一半问题。另一半问题是让儿童服用药物。家长应与老师讨论这个问题，以便老师放学时提醒学生服药。此外，家长还可以通过短信提醒孩子或老师。

当儿童足够大，能理解并配合药物治疗方案时，他们应该承担起服药的一部分责任。牙医应与家长和儿童用适当的方式讨论这个问题。寻求合作和参与可能有助于提高依从性。

但是，对于一些儿童来说，家长/看护人可能是依从性的最大障碍，因为他们可能不去拿处方或不遵守给药方案。当对儿童的看护人有任何怀疑时，可以将处方电话传给药店。牙医可以稍后致电药店，确认处方已经配发。设立回访预约以密切跟踪患者可能是有帮助的。如果确定儿童在家中得不到充分的护理，住院治疗可能是患者的最佳选择。

准确剂量

儿童比成年人更容易出现药物剂量错误。最常见的有害儿科用药错误是药物剂量/数量不当，这可能是由于开处方者剂量计算错误或家庭中液体药物计量不当造成的[39]。

大多数儿科药物的剂量是根据孩子的体重来计算的。一项研究显示，83%的家长能够报告孩子目前的体重误差在10磅（约4.54kg）以内。然而，在体重报告错误的家长中，有60%的家长报告孩子的体重超过100磅（约45.4kg），这将使他们在许多药物的剂量范围内属于成年人剂量[40]。

抗微生物药物的不良反应通常与剂量有关（胃肠不适、腹泻等），这将导致不依从并增加治疗失败的风险。抗微生物药物剂量不足的后果可能会导致患者疗效不佳。为避免剂量错误，医生应在开处方前为患者测量体重，并将其记录为千克，因为儿科剂量建议通常以每千克每天或每千克每剂的毫克为单位。

大量研究表明，家长在测量液体药物时经常出错。给儿童服用液体药物时，成年人倾向于使用计量杯、茶匙和滴管[40]。这些设备的准确性不如口服注射器——联合委员会推荐的儿科液体药物计量器[39]。然而，在大多数家庭中（可能少于20%），口服注射器的使用较少[40]。家长可能认为口服注射器只适用于婴儿，而年长的孩子也可能因为同样的原因拒绝通过口服注射器服药。

家长最常用的液体药物计量器是药杯。家长通常在使用带刻度的塑料药杯计量液体药物时，会给予过量剂量[41]。应当教育家长关于儿童液体药物准确剂量的重要性。剂量应始终通过口服注射器测量以确保准确性[39]。一旦测量完毕，如果患者不愿接受口服注射器，可将液体放入药杯中服用。

难以入口的药物

许多儿童因为液体抗微生物药物的味道或气味不好，或者因为之前使用其他药物的经历而拒绝服用。拒绝服药可能导致家长和儿童之间的意志之战，在治疗过程中逐渐升级。这几乎不可避免地导致不遵守剂量方案和过早停药。

克林霉素儿童溶液有着最难喝抗生素液体的名声。这种产品气味难闻，味道更糟。然而，有方法可以克服儿童对服用液体药物的抗拒，甚至是克林霉素溶液。使用口服注射器给儿童服用味道不好的药物，可以减少药物与口腔接触的表面积。它还比药杯更能掩盖药物的气味。味道不好的液体通常有令人反感的气味，特别是一些抗微生物药物。

一个常见的错误是在儿童或其兄弟姐妹听得见的地方告诫家长某种"难以下咽"的液体药物。更常见的错误是，在孩子有服药拒绝史或产品已知有问题的情况下，不告诉家长如何执行药物给药计划。

让难喝的药物停留在儿童的口腔里会让儿童在治疗过程中越来越不愿意服用。成功对抗难喝药物的方法是，在儿童吞下药物后立即准备一小杯冰镇葡萄汽水作为"追逐剂"。葡萄是掩盖难吃和苦涩药物味道的最佳口味之一。葡萄汽水比葡萄汁好得多，因为碳酸有助于将味道从口腔中消除。牛奶、橙汁甚至其他口味的汽水效果都不太好。然而，葡萄口味在儿童中很受欢迎。为了开始这种习惯，家长去商店买一趟绝对是值得的。

另一种可用于困难情况的方法是使用糖注射器。如果正确剂量的药物以胶囊形式或可分割片剂形式提供以实现所需剂量，这种方法会非常有用。应该指导家长从口服注射器中取出柱塞，然后将其盖住。将注射器装满至2mL的糖，然后将细碎的片剂或胶囊内容物加到糖的顶部。在药物上方再加一层2mL的糖。慢慢滴入水，直至底部的糖变成糊状。然后加入柱塞，立即给予注射器内的药物。难喝的药物被糖包围，孩子往往不会察觉到药物的味道。

儿童口腔抗微生物药物的临床应用

细菌感染

坏死性溃疡性龈炎、坏死性溃疡性牙周炎、坏死性溃疡性口腔炎

坏死性溃疡性龈炎（Necrptizing ukcerative gingivitis，NUG）、坏死性溃疡性牙周炎（Necrutizing ukcerative periodontitis，NUP）和坏死性溃疡性口腔炎（Necrutizing ukcerative stomotitis，NUS）是一组可以影响特定口腔结构（例如，龈、牙周组织和黏膜）的疾病。已从受累组织中分离出各种微生物，包括梭状核杆菌（Fusobacterium Nucleatum）、文氏螺旋体（Borrelia Vincentii）、间前微球菌（Prevotella Intermedia）、牙龈卟啉单胞菌（Porphyromonas Gingivalis）、产氢硒单胞菌（Selenomonas Sputigena）和其他厌氧生物[42]。关于病因的其他理论还包括病毒的作用［例如，人类疱疹病毒（Human herpesviruses，HHV）］。已确定一些可能诱发这些疾病的因素，包括压力、免疫状态改变、创伤、疾病、吸烟、营养不良和缺乏睡眠[43-44]。NUG表现为坏死性、火山口样溃疡，最初影响牙间乳头，随后进展到自由龈缘并向相邻组织（NUP、NUS）扩展。也有报道自发性出血、呼吸异味、发热、淋巴结病、乏力等症状。

治疗这些疾病的方法包括去除局部因素、局部抗菌药物和口腔卫生指导，以及可能在有发热和/或淋巴结病患者中使用的抗生素（例如，青霉素和甲硝唑）。

根尖周脓肿

这种急性炎症与牙髓坏死有关，导致在非活髓牙的根尖牙槽内出现脓液。从这些病变中已分离出需氧菌

和厌氧菌。根尖周脓肿可表现为叩痛，牙齿在牙槽内浮起，以及根周区域的软组织肿胀。如果感染扩散至骨髓内，可能发展为骨髓炎[45]。通过皮质扩展至相邻软组织可导致窦道形成。这种病状可能伴发热和淋巴结病。治疗方法可能包括切开引流，针对非活髓牙的适当治疗（根管治疗或拔牙）以及使用镇痛药控制疼痛。具有适当引流的局部病变不需要抗生素治疗。对于免疫力低下的患者或出现蜂窝组织炎的患者，抗生素治疗是必要的。

牙周脓肿

牙周脓肿是一种急性感染，表现为牙周袋内脓液。从这些病变中已分离出需氧菌和厌氧菌。通常会鉴别出外源物质。牙周脓肿表现为局部肿胀和龈部发红。可能存在疼痛、牙齿松动和叩痛，但受累牙齿对活力测试有反应。如果发展出窦道，可能会注意到脓性渗出物。骨损失和附着丧失的程度可能各不相同。治疗包括通过牙周袋引流以避免窗口形成，以及清创和刮治。如果发现发热和/或淋巴结病，可能需要使用全身抗生素。

冠周炎

冠周炎是指部分长出、阻生或正在长出的牙齿周围急性或亚急性龈炎症反应。当食物、碎屑和/或微生物在覆盖的软组织下积累时，可能发展为炎症反应[42]。冠周炎好发于青少年的下颌第一和第二磨牙以及青年人的下颌第三磨牙。患者可能出现严重疼痛性的牙龈炎、软组织水肿、味觉改变、恶臭或异味、牙关紧闭症和脓肿形成。发热、淋巴结病和乏力也可能出现。治疗包括在软组织瓣下冲洗、抗菌漱口水，以及通过手术切除覆盖的软组织或拔牙来缓解病症。如果发现发热和/或淋巴结病，可能需要使用全身抗生素。

颈面部蜂窝组织炎/面部间隙感染

当脓肿无法形成引流通道时，会发展为颈面部蜂窝组织炎。急性水肿和感染通过渗出液扩散到相邻面部软组织[45]。从这些病变中已分离出多种微生物（例如，金黄色葡萄球菌、α-溶血性链球菌、革兰阴性菌和厌氧菌）。此外，婴儿颊部蜂窝组织炎病例中还发现了流感嗜血杆菌B型。这些患者表现为颊部和/或颌下面部区域的弥漫性肿胀。肿胀部位坚实、边界不清、发红，触

摸时温热。疼痛、发热、淋巴结病和乏力被报道过。根据受累区域的不同，患者还可能表现出牙关紧闭或吞咽困难。这种病症通常通过血培养、细针抽吸或活检来诊断。治疗包括住院治疗、保持气道通畅，以及进行细菌培养和药敏试验。需要进行切开引流和全身抗生素治疗。

急性化脓性涎腺炎

急性化脓性涎腺炎是由于导管阻塞引起唾液回流和逆行感染唾液导管和/或腺体。这种情况可以影响主要或次要的涎腺，并可能呈现为单侧或双侧受累。已发现与此病症有关的微生物包括金黄色葡萄球菌、化脓性链球菌、肺炎链球菌等[46]。受累的腺体会出现疼痛性硬结肿胀。触诊时区域可能感觉温热，导管口可能出现炎症，还可能观察到脓性排液。可能有或没有涎石。全身不适、发热和淋巴结压痛可能出现，可能伴颞下颌关节紧张。通过培养、磁共振成像（MRI）或计算机断层扫描（CT）成像和/或涎腺造影检查诊断此病症。治疗包括细菌培养和抗生素敏感性测试以及适当的抗生素治疗。如果有涎石，应予以取出。

放线菌病

放线菌病是一种慢性化脓性肉芽肿感染，可见于严重龋齿或根管治疗过的牙齿的临床背景下。它还可能与阻生牙、牙周炎或种植体周炎有关。大多数病例无症状。已分离出的厌氧革兰阳性菌包括以色列放线菌、齿源性放线菌、内斯氏放线菌、格氏放线菌和黏放线菌。这种病症通常局限于下颌和下颌角区域。常见的表现为颈面部无症状、生长缓慢、硬肿胀。可能伴颞下颌关节紧张。可以发展为脓肿和引流窦道或牙龈肉芽，黄色脓性渗出物（硫黄颗粒）是此病症的特征性表现。通过培养渗出物和分离微生物或活检诊断此病症。治疗包括长期使用抗生素（青霉素、多西环素、克林霉素、红霉素和四环素），以及外科清创和对原发感染源的处理。

病毒感染

原发性疱疹性龈口炎

原发性疱疹性龈口炎是影响口腔黏膜最常见的急性病毒感染。该病症由HHV-1或HHV-2感染引起，通过直接接触传播。该病症在2~4岁高发，损害广泛分布

在角化和非角化组织上。最常受累的部位包括牙龈、舌、腭、唇黏膜、颊黏膜、扁桃体和咽后壁[46]。该病症表现为突发性发热和全身不适。通常会有口内不适以及红肿的黏膜和小水疱。这些水疱在24小时内破裂，形成带有假膜和红晕的浅表、疼痛的小溃疡。溃疡可以逐渐融合。损害继续发展3～5天，病症在7～10天愈合，无瘢痕。可能出现双侧淋巴结压痛、发热、全身不适和口周疾病。诊断可以通过培养、细胞学、抗体滴度血清学和/或活检进行。治疗包括姑息治疗，当需要时可能包括全身抗病毒治疗[47]。尽管进食通常会引起疼痛，但应鼓励幼儿多饮水以预防脱水。应告知家长不要给原发性疱疹性龈口炎的婴儿或幼儿使用含有苯佐卡因的产品，因为有报道称苯佐卡因凝胶与高铁血红蛋白血症病例有关。

复发性疱疹感染

复发性疱疹感染是通过在之前感染过HHV-1或HHV-2的患者中重新激活发生的。在初次感染后，病毒在神经节中处于潜伏状态，直至重新激活。已确定的诱发因素包括疾病、创伤、压力、紫外线和免疫抑制。受累最常见的部位包括唇（唇疱疹）和口腔角化组织（例如，硬腭、舌背和附着龈）。这种病症可能表现为烧灼感、刺痛、瘙痒或麻木等前驱症状。会有一些独立的小水疱成簇排列，水疱在2～3天破裂，留下1～3mm的溃疡区域，这些溃疡在6～10天愈合[46]。唇疱疹的病变也可能被皮肤菌群二次感染。免疫功能受损患者的复发性疱疹可出现在任何黏膜部位。诊断可以通过培养、细胞学、抗体滴度血清学和/或活检进行。治疗包括姑息治疗和适当的全身抗病毒治疗，最好在前驱症状出现时给予[47]。

水痘

是由水痘带状疱疹病毒/人类疱疹病毒-3（VZV/HHV-3）引起的初次感染，表现为复发性疱疹（带状疱疹）。最易患复发性感染的患者包括老年人、病情复杂和免疫功能低下的患者。复发性感染通常呈单侧分布，沿三叉神经分布，延伸至中线。水痘表现为皮疹，最初出现在面部和躯干，然后扩散到其他部位。皮疹开始时为红斑性皮损，然后发展为水疱和脓疱，最后破裂形成硬壳。水疱周围有一圈红斑。每隔2～3天，病症会出现新一轮疹子，直至所有疹子结痂前都具有传染性。口腔受累可能早于皮肤受累，常见的口腔受累部位包括腭部、红唇缘和颊黏膜，以及牙龈。口腔内水疱会破裂，形成带有红色晕圈的小圆浅表糜烂。水痘常伴疼痛性淋巴结肿大、发热和乏力。诊断可通过细胞学、血清学、活检或对水疱液进行聚合酶链反应（PCR）检测来进行。治疗包括姑息治疗，对于重症风险患者可使用抗病毒药物。对于二次家庭成员，也可以考虑使用全身抗病毒药物。

真菌感染

念珠菌病/假丝酵母病

念珠菌病是最常见的口腔内浅表真菌感染。最常涉及的是白色念珠菌，但也发现了热带念珠菌、克鲁塞念珠菌和光滑念珠菌。感染的易感因素包括口腔干燥、贫血、未控制的糖尿病、恶性肿瘤、免疫缺陷以及抗生素等药物。患有唇裂和/或腭裂的婴儿特别容易感染念珠菌，因为母乳或配方奶在裂隙区域的积聚为该微生物提供了一个储存处。应鼓励父母和看护人在每次喂养后用干净湿润的抹布擦拭唇裂/腭裂婴儿的口腔。

念珠菌感染最常见的受累部位包括软腭、颊黏膜和舌头。假膜性念珠菌病（鹅口疮）表现为白色可移除的丘疹或斑块，下方组织呈红斑[48]。患有鹅口疮的患者可能会报告灼热感或疼痛。口角炎表现为口角部位的红肿、裂纹和结痂，而红斑性念珠菌病（包括假牙口炎）则表现为伴灼热感的红斑，主要影响舌背和腭部。诊断可通过细胞学涂片、培养和组织病理学检查来进行。大多数形式的念珠菌病的治疗包括局部或全身抗真菌药物，而口角炎可能伴金黄色葡萄球菌感染，需要抗真菌和抗菌药物[49]。

预防性用药

根据美国心脏协会的指南，对于患有人工心脏瓣膜、感染性心内膜炎病史、心脏移植患者伴瓣膜问题病史以及某些先天性心脏病患者的个体，应考虑使用抗生素预防。需要预防的先天性病症可能包括未修复的发绀性先天性心脏病、姑息性分流术和传导系统、使用人工材料或设备修复的缺陷（术后的前6个月内）以及在修复后残留在人工补片或人工设备部位或邻近部位的修复缺陷。

第10章
医疗急症
Medical Emergencies

MATTHEW COOKE, R. JOHN BREWER

章节概要

儿童牙科门诊的医疗急症

　　儿童牙科门诊中会出现一些急症情况[1]。医疗急症的定义是突然、出乎意料地偏离正常预期模式的（正常生理学）。任何人都可能出现急症：患者、父母/监护人或陪同患者的其他人、牙医或工作人员[1]。

发生率

　　会发生各种类型的医疗急症。本章稍后讨论一些较为常见的类型（过敏反应、哮喘、心搏骤停、糖尿病、过度换气、癫痫发作和晕厥）。任何原因导致的急症发作都可导致发病、疾病、残疾或健康状况不佳[2]。

死亡率

　　儿童牙科诊所的紧急情况可能会威胁到患者的生命。然而，只有在极少数情况下才会导致死亡。医疗急救培训的目标包括控制发病率以及预防死亡[1]。

事故因果关系的"瑞士奶酪模型"

　　医疗急症是身体系统性衰竭的结果[3]。这个过程中的每一步都有失败的可能性。理想的模型类似于切片的瑞士奶酪。这个模型通常被称为事故因果关系的"瑞士奶酪模型"[3]。孔洞代表着失败的可能，每片奶酪切片充当着"防御层"。错误可能会使问题通过一层中的孔，但在下一层中，由于孔洞位于不同的位置，从而可以识别问题。每一层都是对影响总结果的额外错误的防御（图10.1A）[3]。当孔洞在该过程的每一步都对齐时，就会发生灾难性错误，从而使所有防御都被击败（图10.1B）[3]。

　　"瑞士奶酪模型"既包括主动性失败和潜在性失败，也包括"明知故犯和失职之罪"。主动性失败是指直接导致事故的不安全行为。潜在性失败是指在面对有风险的状况时，没有主动采取行动来防止或控制该事件。这两种类型的失败都会导致灾难性的后果。"瑞士奶酪模型"受到业内重视并被认为是有用的，但它可能无法解释儿童牙科门诊的所有医疗急症[4]。

　　恐惧、焦虑和疼痛通常与儿童牙科的外科专业有

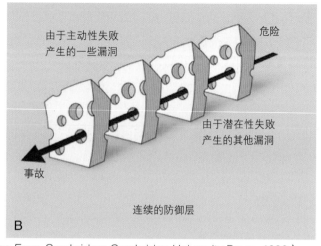

图10.1 （A和B）瑞士奶酪模型。（From Reason J. *Human Error*. Cambridge: Cambridge University Press; 1990）

关。急性应激反应会导致内源性儿茶酚胺激增[1]。此种生理反应可能促使产生了医疗急症[5]。几乎所有儿童牙科手术中使用的高血管活性药物（局部麻醉药和血管收缩剂）都可能增加医疗急症发生的概率[1]。其他药物（例如，抗生素、镇静药和镇痛药）也有可能因毒性或过敏反应而产生急性、危及生命的急症[1]。

识别和行动是处理急症中的关键步骤。由于儿童牙医在工作中常规不需要处理医疗急症，因此在牙科门诊处理危机时可能会感到没有把握。

然而，对一些人来说的紧急情况，对其他人而言可能是常规情况[6]。儿童牙医的职责包括预防、准备、基本生命支持（BLS）、基本紧急医疗救治和呼叫帮助[7]。患者可能需要由紧急医疗服务（EMS）人员转移至适当的医疗机构进行最终诊断和治疗。一旦意识到发生了医疗急症，儿童牙医应努力维持患者的稳定生命体征。

医疗急症的预防

毫无疑问，预防急诊的发生是最理想的[1]。研究表明，对所有牙科患者进行完整的系统性评估可以预防约90%可能危及生命的急症[8-10]。其余10%在即便做了最好的预防工作的情况下仍可能会发生[9]。了解关于急性和慢性疾病的知识有助于优化医疗及降低风险，从而降低医疗急症发生的概率[1,9]。在治疗前完成对患者的评估至关重要，需要完整的病史和临床检查。如有需要，应考虑进行医疗咨询[1]。

病史和临床检查

了解患者的身体状况并预先处置，有助于防止绝大多数医疗急症的发生[1,8-9]。同时还应包括评估患者对牙科治疗的心理预期。病史通常通过书面问卷获得，由患儿本人或家长填写[11-12]。目前有许多标准化表格，但可能需要针对儿童牙科实际情况进行适当的调整。这些表格应包括对当前或既往医疗状况、过敏或药物不良反应、住院、手术和药物等有关的问题（图10.2）。此外，还应包括牙齿方面的主诉和既往牙科治疗史相关的问题（见第14章）。牙医应仔细阅读此表格，注意其中阳性的项目，并与患者核对，以明确其中的细节，并记录相关的其他信息。牙医还应在记录中对阳性发现进行细节阐述和进一步解释，以证明这些问题得到了彻底解决[12]。例如，父母在病史调查表中填写了"哮喘"。哮喘是儿童患者中第二常见的慢性疾病，有多种形式（轻度、间歇性、重度、持续性）。儿童牙医有责任获得更多的信息，而不仅仅是记录"患者目前患有哮喘"或"过去患有哮喘"这一事实。牙医应进一步记录哮喘发作的频率和严重程度、是何种原因引起的、如何治疗，以及过去发作的严重程度，是否需要在医院或急诊室马上开始紧急治疗。此外，谨慎起见，准确记录哮喘上次发作的时间，以及患者今天是否呼吸顺畅。根据这些清晰的问诊记录，牙医可以从容决定是在患者就诊当次即开始牙科治疗，还是由儿科医生帮助其改善全身情况之后，再择期开始牙科治疗[12]。

临床检查应包括基本生命体征（血压、脉搏节律、呼吸频率和特征）、详细的头颈部检查以及全身情况观察（步态、精神状态、肤色和颜色等）[12]。进一步的身体评估应根据牙医受到的相关培训、专长和治疗计划进行[12-13]。

完整的病史和临床检查可以使儿童牙医了解可能导致患者出现急症的前驱状况[1,12]。涉及心脏、肺和内分泌系统的疾病是最令人担忧的。有癫痫病史的患者也需要特别关注。这些有助于完善治疗方案，以降低严重医疗事件出现的可能性。

这些方案可能涉及感染性心内膜炎的预防、适当的预约时间，或使用镇静/麻醉来应对压力导致的身体状况[1,13-15]。

医疗病史问卷

患者姓名：_____ 　　出生日期：_____/_____/_____

患者儿科医生：_____ 　　儿科医生电话：_____

儿科医生地址：_____

药物使用或治疗：

1. 您的孩子接种疫苗了吗？　　　　　　　　　　　　　　　　　□否　□是
2. 您的孩子目前是否正在服用任何药物（处方药物、非处方药物或吸入剂）？　□否　□是
3. 您的孩子曾经接受过放疗或化疗吗？或计划接受放疗或化疗？　□否　□是

如果以上任何一项的答案是肯定的，请说明：_____

过敏：

1. 您的孩子对任何药物有过敏吗？　　　　　　　　　　　　　　　□否　□是
2. 您的孩子对乳胶过敏吗？　　　　　　　　　　　　　　　　　　□否　□是
3. 还有其他过敏源吗，例如皮肤、食物等？　　　　　　　　　　　□否　□是

如果以上任何一项的答案是肯定的，请说明：_____

请说明您的孩子是否有或有以下任何一项的病史：

生长发育：

□出生并发症/早产　　□身体发育　　□发育迟缓　　□智力残疾
□行为问题/障碍　　　□学习障碍　　□沟通障碍　　□以上均没有

如果以上任何一项的答案是肯定的，请说明：_____

中枢神经系统：

□脑瘫　　　　　　　　□癫痫（癫痫发作）/惊厥　　□晕厥　　□自闭症谱系障碍
□语言、听力、视力问题　□脑积水　　　　　　　　　□以上均没有

如果以上任何一项的答案是肯定的，请说明：_____

心脏问题：

□先天性心脏病　　　　□心脏杂音　　　　　□风湿热引起的心脏损伤
□高血压　　　　　　　□任何其他心脏问题　□以上均没有

如果以上任何一项的答案是肯定的，请说明：_____

血液系统性疾病：

□输血　　　　　□贫血　　　　　　□镰状细胞病/特征　　□癌症
□容易瘀血　　　□频繁流鼻血　　　□小伤口大量出血　　□以上均没有
□其他血液疾病

如果以上任何一项的答案是肯定的，请说明：_____

呼吸系统性疾病：

□哮喘　　　　　□呼吸急促　　　　□呼吸困难
□肺炎　　　　　□囊性纤维化　　　□任何其他呼吸问题　□以上均没有
□打鼾　　　　　□阻塞性睡眠障碍

如果以上任何一项的答案是肯定的，请说明：_____

图10.2　医疗病史问卷。

消化系统性疾病：

☐胃/肠道问题   ☐肝炎   ☐黄疸或肝脏问题   ☐其他

☐饮食失调/问题   ☐不明原因体重减轻   ☐反流/胃食管反流   ☐以上均没有

如果以上任何一项的答案是肯定的，请说明：_____

生殖系统：

☐膀胱/肾脏问题   ☐患者是否妊娠或可能妊娠？   ☐以上均没有

如果以上任何一项的答案是肯定的，请说明：_____

内分泌系统：

☐糖尿病   ☐甲状腺疾病   ☐腺体问题   ☐以上均没有

如果以上任何一项的答案是肯定的，请说明：_____

皮肤：

☐皮肤问题   ☐皮疹/荨麻疹，湿疹   ☐唇疱疹或溃疡   ☐以上均没有

如果以上任何一项的答案是肯定的，请说明：_____

手臂/腿部：

☐手臂或腿部活动受限   ☐关节炎   ☐关节出血   ☐以上均没有

☐关节置换术   ☐肌营养不良症   ☐肌无力

如果以上任何一项的答案是肯定的，请说明：_____

住院：

您的孩子曾住院过吗？   ☐否   ☐是

如果是，请列出医院名称、日期和住院原因：_____

请检查您的孩子现在、最近或过去是否患过以下疾病：

☐HIV/AIDS   ☐结核病

☐猩红热   ☐耐甲氧西林金黄色葡萄球菌感染

☐药物滥用、酗酒、药物成瘾

☐上气道感染，普通感冒、鼻窦感染或扁桃体炎

☐性传播疾病（生殖器疱疹、淋病、梅毒等）

您的孩子目前正在看医生吗？   ☐否   ☐是

如果是，原因是什么：_____

这个孩子或其家人是否有其他重要的病史需要告诉牙医？   ☐否   ☐是

如果是，请描述：_____

签名（父母或监护人）：_____   与患者关系：_____   日期：_____

图10.2（续）

医疗咨询

对于伴全身情况的患者，强烈建议牙医在开展治疗前咨询其疾病的主治医生[1,12]。在牙科治疗开始前从医疗顾问那里获得"医疗许可"的概念已经过时，现在需要出具的声明为"患者处于适宜治疗的最佳状态"[1,12]。所获取的信息应该有助于牙医为该患者制订最安全的治疗计划。

患者监测

监测是指对患者身体状况生理指标的持续观察[13]。牙医和/或受过培训的工作人员应始终监测/观察患者[12-24]。为了保证能够安全地治疗儿童牙科的患者，健康监测的水平取决于所提供的治疗程序、患者的潜在身体状况和所使用的行为管理技术[1,13,23-24]。

当监测到变化时，可以进行干预来防止潜在的危险

情况。

监测/观察患者的总体外观，包括意识水平、舒适度、肌肉张力、皮肤和黏膜的颜色以及呼吸情况。对于美国牙科协会定义的大多数仅使用局部麻醉或最低限度镇静治疗的健康患者，这是所有必要的监测[23]。一旦给药（局部麻醉药或镇静药），绝不应让患者独处[21-22,24-25]。

中度镇静需要按时间记录血压、脉搏和脉搏血氧饱和度。强烈建议进行波形二氧化碳图[13]，同时使用心前区听诊器（图10.3）[13]。可考虑使用心电图监测，尽管目前在进行中度镇静的＜12岁儿童中并不强制要求使用[13]。这些措施对无法进行顺畅语言交流的患者尤为重要[13]（有关镇静期间监测的详细讨论，见第8章）。对于深度镇静和全身麻醉的患者，由于其处于无意识状态，因此需要更高级别的监测[21-22]（注意：这些工作需要由经过专门培训的从业者来完成）。在镇静治疗开始之前和患者离院之前，都应测量患者的生命体征，包括脉搏、呼吸频率和血压，除非因患者不合作而无法配合测量[13]。患者应在离院前各项指标均恢复至基线状态[13,21-22]。

应对门诊急症的准备工作

所有牙医和工作人员必须在医疗保健提供者（HCP）级别的培训中掌握BLS[1,26]。建议牙医和工作人员额外接受医疗急救培训，包括模拟医疗急症。如果开展椅旁镇静，则需要接受高级心脏生命支持（ACLS）和儿科高级生命支持（PALS）培训[13,21,27-28]。读者可参考美国心脏协会关于紧急心血管护理的出版物。

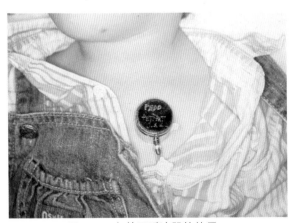

图10.3 心前区听诊器的使用。

个人准备

虽然不能要求执业牙医能够诊断和管理每一种可能的医疗急症，但应该可以预测哪些急症最有可能出现在牙科诊所，以及哪些情况最有可能导致患者发病或死亡[1,29]。不仅必须预料到，而且必须充分了解由于所使用的药物或治疗技术可能直接导致的医疗急症[1]。例如，局部麻醉药毒性反应和镇静药引起的呼吸抑制[29]。牙医必须能够快速反应、制订计划来控制这种情况[29-30]。牙医的个人准备至少应包括对常见疾病的体征、症状、病程和治疗的知识储备[29-30]。

工作人员准备

医疗机构中应该有一个应急预案。医疗团队中的每个成员都应该知晓在医疗急症下会发生什么[1,30-35]。团队中牙医和其他工作人员的职责包括照顾患者、拨打911急救电话、及时记录病历、帮助其他患者和家属，以及引导EMS人员至患者。

团队协作可以有组织地应对医疗急症[1,30]。定期安排模拟医疗演习可以保持团队协作的顺利进行，并减少实际紧急情况下的恐慌[30-31]。

医疗辅助储备

牙医和工作人员应在EMS人员到达之前负责处理医疗急症。

在既往某些案例中，牙科诊所中应对包括心搏骤停在内的急症的反应时间长达20～40分钟[1,25,27]。牙医和工作人员不应依赖附近的其他医生来帮助处理这些急症。牙医有责任在EMS到达现场之前做好应对急症的处理[1,30-31,34]。在可行的情况下，对看护人的需求超过对急救技术人员的需求[1]。

门诊准备：急救设备

表10.1详细列出了推荐用于儿童牙科门诊的急救设备。儿童患者的急救设备必须大小合适（从婴儿到青少年），并且可使用（图10.4）[1,13,29,31]。

氧气是牙科门诊的主要急救药物[31]。它需要专门的给药设备。理想状态是氧气源可至少持续1小时，以10L/min的流量输送＞90%的氧气。这意味着所需至少为"E"型的气缸。儿童牙科患者很少发生心肌梗死或出

表10.1 急救设备

设备	说明	数量
吸引器和吸引器头	大容量抽吸系统	门诊吸引使用
	大直径圆端吸引器头（Yankauer型吸引器头）	最少2个
氧气输送设备	通过袋–阀–面罩装置的正压（AMBU袋）给氧	至少1个婴儿型号、1个儿童型号、1个成年人小号、1个成年人大号
	鼻插管基本氧气面罩	
	非呼吸器氧气面罩	
气道	口腔和鼻腔（合适的尺寸）	各尺寸1个
患者监控	听诊器、脉搏血氧仪、血糖仪	各1个
	血压袖带（儿童和成年人）	
自动体外除颤器	提供儿童和成年人护垫	各1个
给药注射器	一次性注射器和18G针头	4个3mL管

如进行椅旁镇静，建议配备以下急救设备：
气道维护：i–gel/LMA成年人和儿童（经过医疗急救操作培训）
心脏监测仪
二氧化碳监测仪
IV/IO设备
黏膜雾化设备
雾化面罩

IO，骨内；IV，静脉注射；LMA，喉罩导气管

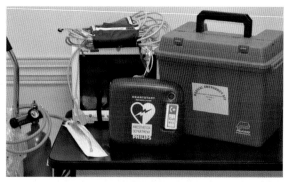

图10.4 儿科需要的急诊设备。

现心搏骤停作为首发症状[28]。更易发生的是药物引起的呼吸抑制和镇静或全身麻醉下气道不畅通[13,36-37]。在大多数严重的儿科急症情况下，低氧血症（动脉血中的氧含量低）通常是导致发病和死亡的诱因[28,36-37]。因此，建立气道通气和稳定呼吸功能至关重要[13,31]。

通过补充氧气可以确保充分的氧气供应[28]。如果患者可以自主呼吸，可通过面罩、鼻罩或鼻插管给氧来输送氧气[28]。同时应储备非呼吸面罩，因为在最严重的医疗急症下，此面罩可以为自主呼吸的患者提供最高浓度的氧气[28]。然而，如果患者在急症下停止呼吸，则有必要进行正压通气[28]。虽然可以进行口对口通气，或者最好是口对面罩通气，但是这只能向救援者的肺部输送约17%的氧气，并不理想，不过对于无法呼吸的患者来说也肯定比不通气要好[31]。对于呼吸暂停的患者，可使用

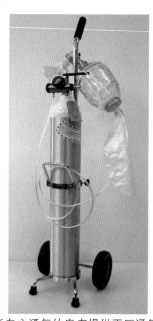

图10.5 为不能自主通气的患者提供正压通气的气袋–阀–面罩装置设备。

连接高流量氧气源的正压氧气输送系统（袋–阀–面罩装置）来输送氧气（图10.5）[13,28,31]。袋–阀–面罩装置、面罩和氧气瓶应该放在口腔门诊的中央位置[1,13,31]。

在医疗急症中，另一个非常重要的设备是大容量吸引器[1,13,28]。急症情况下，尤其是晕厥的患者，通常会引起呕吐[38-39]。呕吐物的吸入可能是灾难性的，可能会导致肺炎和死亡[38-42]。可以通过适当调节患者的体位和吸引呕吐物来最大限度地减少或预防这种情况的发生[39]。

大多数牙科诊所都有用于牙科修复项目的大容量抽吸设备。建议配置并使用连接到大容量抽吸装置的Yankauer型吸引器头用于口腔和咽部的吸引（图10.6）。

急症下可能需要的其他物品包括用于给药注射器与针头、口咽和鼻咽气道设备、适当尺寸的基本监测设备，以及能够为儿童和成年人提供电击治疗的自动体外除颤器（AED）[1,31]。对于实施门诊镇静治疗的儿童牙医，应储备用于建立静脉（IV）通道设备和气道设备（i-gel/LMA、气管插管）[13,21]。

急救药物

医疗急症情况并不都需要急救药物[1,29]。当有明确的适应证时，需使用急救药物[31]。儿童牙医的急救包中应储备10种基本药物（表10.2）（图10.7）[1,23,27-31]。实施门诊镇静的儿童牙医需要储备额外的药物[13,20-21]。

建议儿童牙医自行组装药物储备盒，而不是购买商业既定套装（图10.8）[31,43-45]。大多数商业可用的急救药物包不仅价格昂贵，通常也不是最佳的，不能根据个体从业者的需求量身定制[1,31]。购买商业急救包所面临的风险包括通过购买它而获得了虚假的安全感。急救药

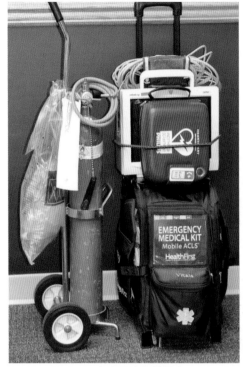

图10.8　全套医疗急救设备。

物和急救设备应该存放在一个固定的地方，使整个牙科团队都容易取到这些药物[1,30-31]。

儿童牙医需要了解有哪些可用的药物，以及适应证、禁忌证、使用剂量和副作用[28,31,43-45]。当急症发生时，这些内容、可能很难记住；因此，建议储备一套应急药物卡片作为参考[28,45-46]。了解救援药物的有效期并及时更新也很重要[1,30-31]。

各种国家法规可能要求表10.2内容之外的其他特定药物。该列表仅包含了有限的信息，根据需要可进行扩展。

阿司匹林

尽管儿童患者不太可能需要这种药物，但其陪同家长可能在急症下会需要。

肾上腺素

肾上腺素是治疗危及生命的医疗急症事件的首选药物，包括对沙丁胺醇无反应的过敏反应和严重哮喘发作[1,31,47]。它也是治疗心搏骤停的早期ACLS药物[27]。只要儿科医生预备给患儿使用药物，包括局部麻醉药，必须储备肾上腺素以预防过敏的发生[1,31]。

葡萄糖

在疑似低血糖休克的情况下，应摄入单糖，而不是复杂的碳水化合物[31]。单糖包括咖啡配料糖包、非减糖的苏打水，或例如Life Savers可溶解的糖包[31]。受过静

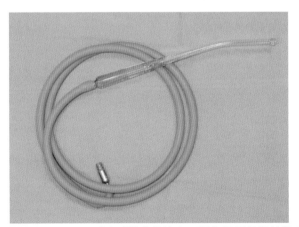

图10.6　Yankauer型吸引器头能够在不损伤周围组织的情况下进行有效抽吸。

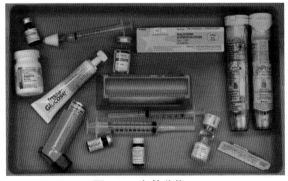

图10.7　急救药物。

表10.2 急救药物

沙丁胺醇

适应证	哮喘发作或过敏反应时支气管痉挛的治疗
作用	β_2-肾上腺素受体激动剂，可引起支气管扩张
用法用量	计量吸入器和预混2.5mg/3mL雾化溶液
门诊常备药量	1个吸入器和3个用于雾化治疗的预先混合的沙丁胺醇
剂量	2次抽吸；理想情况下应该有一个垫片；可根据需要多备 2.5mg/mL，通过氧气动力喷雾器预混；可根据需要多备
副作用	心动过速，焦虑，手臂、手、腿、脚颤抖

阿司匹林

适应证	疑似急性冠状动脉综合征或心肌梗死
作用	抗血小板药物；抑制血栓素合成
用法用量	儿童用阿司匹林咀嚼片（优选81mg/片）
门诊常备药量	1瓶
剂量	4片/次
副作用	消化不良（最初）

苯海拉明

适应证	迟发或程度较低的过敏反应；在严重的过敏反应中用于肾上腺素的辅助药物
作用	组胺（H_1）受体拮抗剂，阻断H_1受体对组胺的反应
用法用量	50mg/mL瓶装和25mg/mL盒装口服片剂
门诊常备药量	分别为3瓶和1盒
剂量	肌肉或静脉注射1mg/kg；最大剂量50mg
副作用	口干，嗜睡

肾上腺素

适应证	过敏、严重的持续性哮喘、支气管痉挛
作用	刺激α-和β-肾上腺素受体，增加心率和血压，放松支气管平滑肌，抑制组胺（对抗组胺的生理作用）
用法用量	1：1000（1mg/mL）瓶装，自动注射器0.3mg/mL（EpiPen）和0.15mg自动注射器（EpiPen Jr）
门诊常备药量	分别为2瓶（>30kg）（15～30kg）、1个（成年人）、1个
剂量	成年人剂量：0.3mL（0.3mg） 儿童剂量：0.01mg/kg IM，每次最大剂量0.3mg
副作用	窦性心动过速、室上心动过速和室性心动过速、高血压、胸痛、焦虑和头痛

葡萄糖（口服）

适应证	极低血糖（低血糖）的治疗，最常见于糖尿病患者
作用	如果患者能够吞咽，可升高血糖
用法用量	37.5g/支
门诊常备药量	4支
剂量	吞咽37.5g；可根据需要多备
副作用	无

咪达唑仑（对照）

适应证	抗惊厥药，用于治疗癫痫持续状态（反复发作，或持续发作超过2分钟）或局部麻醉药过量引起的癫痫
作用	抗惊厥药；增强GABA-A受体活性
用法用量	5mg/mL，装在1mL、2mL、5mL、10mL小瓶
门诊常备药量	1mg/mL和5mg/mL，装在10mL小瓶中；以上容量各1瓶
剂量	IV/IM/IN：成年人剂量2mg（最大剂量10mg）；儿童剂量0.2mg/kg；如果癫痫发作在5～10分钟没有缓解，可酌情补充给药
副作用	嗜睡；呼吸抑制或呼吸暂停

续表

纳洛酮

适应证	阻断或逆转阿片类药物的作用，包括抑制呼吸或意识丧失；急症下治疗麻醉药物过量
作用	阿片类拮抗剂
用法用量	0.4mg/mL小瓶；0.4mg/mL多剂量小瓶；2mg预充注射器
门诊常备药量	分别为5瓶、1瓶
剂量	成年人剂量0.4 ~ 2mg，每3 ~ 5分钟1次；最大剂量：10mg IV/IM/IN：根据反应，儿童剂量0.01 ~ 0.1mg/kg，每3 ~ 5分钟1次；最大剂量10mg
副作用	对阿片类药物有依赖的人服用后可能会引发急性戒断综合征，包括疼痛、发热、出汗、流鼻涕、打喷嚏、虚弱、震颤或颤抖、紧张、烦躁或易怒、腹泻、恶心或呕吐、腹部痉挛、血压升高和心动过速；突发性肺水肿

硝酸甘油

适应证	心绞痛或心肌梗死引起的胸痛
作用	硝酸盐通过扩张外周动脉和静脉（主要是静脉扩张）减少左心室及右心室负荷
用法用量	片剂0.4mg或喷雾0.4mg剂量
门诊常备药量	1瓶
剂量	0.4mg舌下用药，每3 ~ 5分钟1次，直至疼痛缓解 只有当收缩压 > 100mmHg且心率在60 ~ 100次/分钟时才可服用
副作用	头痛、面部潮红、低血压

氧气

适应证	患者出现呼吸窘迫和低氧血症的任何医疗紧急情况
作用	氧气浓度的增加会增加血液中溶解的氧气量，缓解组织中低氧引起的症状
用法用量	气缸
门诊常备药量	型号不小于E型的气缸1个，可调节0 ~ 1L
剂量	如果脉搏血氧含量<94%，则使用基本或再呼吸面罩吸氧，达到中高浓度，8 ~ 15L/min。如果脉搏血氧含量>94%，则只需要低浓度，经鼻插管2 ~ 4L/min
副作用	当脉搏血氧含量>94%时，高浓度给药会增加心肌缺血/损伤

氟马西尼（罗马齐康）

适应证	用于逆转过度嗜睡和呼吸抑制 使用苯二氮䓬类药物镇静时需要
作用	苯二氮䓬类拮抗剂
用法用量	0.1mg/mL，装在5mL和10mL小瓶[a]
门诊常备药量	1瓶（5mL）
剂量	成年人剂量：0.2mg IN/IM，每分钟重复1次；最大剂量1mg 儿童剂量：0.01mg/kg IN/IM，初始最大剂量为0.2mg；可重复使用至最大剂量1mg
副作用	可能诱发癫痫发作；可能导致镇静

[a]未经FDA批准
FDA，美国食品药品监督管理局；GABA，γ-氨基丁酸；IM，肌内；IN，鼻内；IV，静脉

脉注射训练的医疗人员可以给予患者静脉注射葡萄糖。

其他可选药物

有些情况下，儿童牙医需提供呼吸兴奋剂（例如，氨气球囊[29,45]）。通常情况下，这些药物是牙科诊所内的常备药，放置在诊室的橱柜中，以帮助晕厥的患者恢复意识[1]。急救包中应准备的其他药物包括皮质类固醇〔例如，甲基泼尼松龙（Solu Medrol）或氢化可的松（Solu Cortef）〕来治疗急性肾上腺功能不全[1,48-49]。这些药物也可以作为过敏治疗的辅助药物[47]。

其他治疗心血管急症的药物也可以包括在内。经过培训（ACLS和PALS）的儿童牙医应可以熟练掌握并使用治疗低血压、高血压、心动过速和心动过缓的药物[25,27]。

牙科诊所医疗急症的处置

应系统地处理医疗急症[29,31]。应适用某些基本医疗原则（注10.1）[1,29,31]。每次应对都应遵循同样的处理流程，尽管可能确定的诊断不同。这有助于提高疗效和效率，同时减少牙科诊疗团队在面对医疗急症的焦虑和困惑[29-31]。

体位（"P"）

对于昏迷或意识丧失的患者，应将其仰卧[30]。这将最大限度地减少其心脏负担，增加四肢血液的回流量，并增加流向大脑重要组织器官的血液流量。如果患者处于清醒状态，则可以将患者置于舒适的位置（坐姿或半卧位）[30]。

循环（"C"）

第一个评估步骤是确定患者是否有脉搏[27-28,46]。颈动脉脉搏是成年人和儿童患者中最简单、最准确的指标（图10.9）[30]。颈动脉位于颈部胸锁乳突肌下方。不要同时触诊两条颈动脉，因为颈动脉窦上的压力感受器反馈可能会导致反射性心动过缓[27]。在评估婴儿时，应触诊肱动脉脉搏[28,46]。

在评估脉搏时，同时评估胸廓运动[28,46]。如果胸廓和脉搏都有良好的起伏，患者应该存在循环。如果患者没有胸廓运动或呼吸非常缓慢、喘息型呼吸（无意识呼吸），则认为循环丧失[27-28,46]。应立即开始胸外按压（注10.2）[46]。EMS应同时启动。每次按压后，保证胸廓充分回弹；每次按压后手不要压在胸部[46]。按压应该快速并且保证足够的深度[46]。

气道（"A"）

如果肺部的氧气供应中断，患者情况就会迅速恶化，导致脑细胞损伤、心搏骤停和死亡[1,28,30]。在确定患者有脉搏后，应评估是否气道开放[27-28,46]。上气道可能因进行性的肿胀、创伤、异物或其他因素而受到阻塞[50-51]。

气道阻塞最常见的原因是舌头[52]。当患者变得失去知觉或昏迷时，支配下颌骨和舌头的肌肉组织会变得松弛，舌根会垂至咽后壁，从而阻塞气道。扁桃体肿大的儿童尤其容易发生这种类型的气道阻塞[53]。将头后仰

注10.1　医疗急症处置步骤

5个基本步骤包括（C、A、B）：
（P）-体位
（C）-循环
（A）-气道
（B）-呼吸
（D）-确定性治疗
对于所有急症：
1. 停止牙科治疗
2. 呼叫援助/同事取来氧气和急救箱
3. 对患者进行体位安置，以确保气道畅通
4. 监测生命体征
5. 准备好支持呼吸，支持循环，提供心肺复苏，并呼叫EMS人员

注10.2　胸外按压

按压速率为100～120次/分钟。按压点是在胸骨下半部、乳头连线中点
按压深度如下：
成年人（青春期及以上）：深度2～2.4英寸（5～6cm）
儿童（1岁至青春期前）：深度2英寸（约5cm）
婴儿（出院至1岁）：深度1.5英寸（约4cm）
按压与人工呼吸比为：
30：2 一名救援人员
30：2 两名救援人员，成年人
15：2 两名救援人员，婴儿和儿童心肺复苏

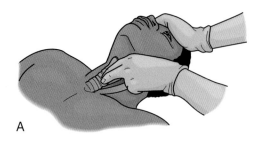
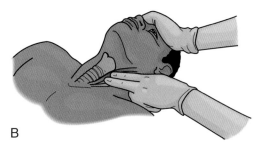

A

B

图10.9　（A和B）颈动脉触诊。（From Sorrentino S, Remmert L. *Mosby's Textbook for Nursing Assistants*. 9th ed. St Louis: Elsevier; 2017.）

（头后仰或颈部伸展，图10.10）和拉颏部向前（颏部抬起或拉颏部向前）将有助于打开阻塞的气道[30]。口腔或鼻腔气道装置也有助于在患者无意识或深度昏迷的情况下保持舌根不发生后坠[27-28]。这些做法不能应用于意识清醒的患者，因为往往会引起患者的呕吐[28]。

如果气道被异物阻塞（例如，棉卷或牙科器械），则根据患者的情况进行处理[26,30]。如果患者意识清醒，可通过咳嗽或发声，允许患者自己努力将异物排出[26]。如果自行排出无效，或者患者出现双手环绕颈部的窒息状态时，则应首先采用腹部冲击（海姆立克急救法）[26,54-57]。坐在或站在患者身后，将一只拳头放在剑突下方；用另一只手按压在这只手上，用力向上和向后冲击[26,54]。这个动作将横膈膜向上推，使胸腔内压力持续有力地增加，通过喉部排出空气，有望清除阻塞物[26,55]。腹部冲击法应迅速地、连续地进行，直至成功或失去意识。

对于躺着的患者（例如，在牙椅上），可采用改良腹部冲击法。施救者可以用掌根从患者的侧面或前方进行冲击。不应对＜1岁的婴儿中进行腹部冲击，因为他们的腹部器官（尤其是肝脏）相对较大，这种方法可能会造成脏器的损伤[26]。在面对婴儿时，应进行胸部推挤法。将掌根置于胸骨中部进行类似于心肺复苏（CPR）中的胸外按压方式进行胸部推挤[26]。

如果异物没有被去除，患者就会出现意识丧失。应尽快开展EMS，开展CPR或BLS、胸外按压和仰面举颏法[26,28]。如果可以直视下看到异物，可以将其直接取出，但不要在看不见异物时用手盲探，这可能会将异物进一步推入咽部，并造成口咽组织的损伤[26]。尝试进行

2次人工呼吸，继续进行胸外按压和通气循环[26,28]。对上气道进行非常短暂的间歇性评估，以确定异物是否发生移位或可以被看到并能够进行清除。如果还存在气道阻塞，请再次尝试仰面举颏法，并考虑使用口腔或鼻腔插管[26,28]。插管时应小心，以免将异物推向更深的气道，加重气道阻塞[58]。受过训练的牙医可以进行喉镜检查、气管插管、经气管喷射通气或环颈切开术[31]。

呼吸（"B"）

如果患者的气道畅通，可以观察到胸廓起伏[1]。如果胸廓没有起伏，或呼吸不畅，就有必要为患者通气[26]。在办公室环境中，最好使用尺寸合适的球囊面罩来保证通气[26,58-59]。球囊面罩系统［例如，急救气囊（Ballerup，丹麦）］，应是每个牙科诊所必不可少的应急装备[31]。球囊面罩可能需要两个人进行操作[28]。一名急救人员用手指按C形或E形的手型来保证面罩的密封性，另一名急救人员挤压气囊来通气（图10.11）。球囊面罩应以15L/min的速度连接到氧气源（至少E罐），以确保100%的氧气输送[28]。球囊面罩通气是医务人员需要掌握的最关键的急救技能[59-60]。

如果可以扪及脉搏（≥60次/分钟），但患者存在气息不足的情况，应以12～20次/分钟的呼吸速度进行人工呼吸（每3～5秒呼吸1次），直至患者恢复自主呼吸[26]。每2分钟重新评估1次脉搏[26]。

使用100%氧气进行通气。不要过度换气，过度换气时会导致患者情况恶化[27-28,61-62]。如果不能使用球囊面罩进行通气，应该使用经口腔或鼻腔气道的插管[28]。当口腔或鼻腔插管不成功时，考虑使用改良技术[28,31]。

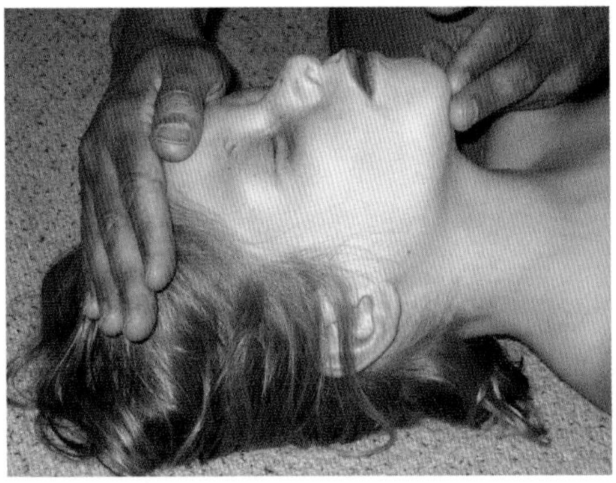

图10.10 仰面举颏法。（From Malamed SF. *Medical Emergencies in the Dental Office*. 7th ed. St Louis: Elsevier; 2015.）

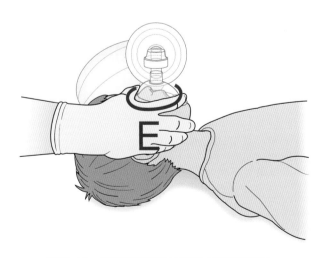

图10.11 用于球囊面罩的手型（C形和E形）。

对于初次实施插管的医生可尝试使用i-gel/LMA技术（Intersurgical，Ltd，Wokingham，Berkshire，UK）（图10.12）[31,63-64]。

确定性治疗（"D"）

"D"代表确定性治疗[1,30]。当患者处于合适的体位、保持了气道通畅、维持呼吸和循环，此时就应该考虑后面可行的多种治疗方案，包括给药[30,65]。是否给药应基于风险评估[1]。如果病因明确，或明确是由某种治疗或给药原因造成的意识丧失，相应的治疗是很重要和关键的[28,30,65]。

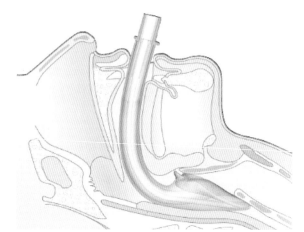

图10.12   i-gel一次性声门上气道通气装置。（Courtesy Intersurgical Inc., East Syracuse, NY.）

常见医疗急症

过敏反应

儿童牙科中使用的引起过敏反应的主要药物是青霉素和乳胶[65-66]。含有血管收缩剂的局部麻醉药中的亚硫酸盐抗氧化剂和局部麻醉中使用的酯型局部麻醉药也是已知的致敏因素[67-68]。常见的儿科口服镇静药和酰胺类局部麻醉药很少引起过敏反应[1,68]。

过敏是免疫系统对被识别为外来抗原的超敏反应[69]。临床上常见的几种类型的过敏反应程度从轻微到严重不等，临床治疗因反应类型而异[70-72]。其中，Ⅰ型速发型过敏反应最为紧急[1,71-72]。

轻度过敏反应表现为孤立性皮疹或少量荨麻疹[71]。对于该类型儿童患者可口服25～50mg或1mg/kg苯海拉明。并且应对患者进行监测，以确保过敏症状不会恶化[1,29]。这些患者可以携带开具苯海拉明的处方出院

（儿童1mg/kg；成年人25～50mg，24小时内每6小时1次）[1]。也可考虑使用甲泼尼龙剂量包[73]。告知患者和家长，如果发现过敏症状恶化（红肿、皮疹或呼吸困难加剧），应立即就医[1]。

速发型过敏反应的皮肤表现为全身发红、荨麻疹（瘙痒、荨麻疹）、红斑（皮疹）或血管性水肿（直径几厘米的局部肿胀）[1,71]。在这种情况下，只要没有累及气道，就可以采用肌内（IM）注射1～50mg/kg苯海拉明[65]。如果不能立即恢复，则开展EMS[1]。应注意这种中度反应可能迅速发展为严重的过敏反应，这是一种真正危及生命的紧急情况（注10.3）[74]。

一般来说，发病越快、症状越重，全身反应就越重[1,74]。面部和颈部水肿可能会迅速发展为气道阻塞并导致患者死亡[74]。全身过敏反应中，皮肤反应后会迅速出现气道症状[1,74]。支气管平滑肌收缩会导致呼吸窘迫。喘鸣是气道阻塞的特征症状，这是一种与支气管收缩有关的独特呼吸音，类似于哮喘发作[74]。随着气道阻塞的恶化，患者越来越难以换气[74]。

45%的患者可能会累及心血管系统，导致危及生命的低血压[47,74]。低血压是由组胺和其他介质的血管舒张效应引起的。随后可能会出现反射性心动过速、心律失常，并最终导致心搏骤停。下文讨论了速发型过敏反应的处理[47,74]。

处理

去除可疑过敏原，开展基本生命支持（CAB），开展EMS，成年人肌内注射0.3mg肾上腺素，儿童肌内注射0.15mg肾上腺素（分别为EpiPen和EpiPen Jr）[1,47,76]（图10.13）。肾上腺素的给药剂量为0.01mg/kg，最大初始剂量为0.3mg，以逆转组胺不良反应（支气管收缩和血管舒张）[1,47,76]。如果症状再次出现，在EMS尚未介入时，可能需要每5～15分钟重复给药1次[47]。也可以进行氧气治疗、吸入沙丁胺醇和苯海拉明。患有严重过敏反应的患者必须送往医院，接受抗组胺药和皮质类固醇的治疗[47]。

注10.3 严重系统性过敏反应

严重过敏反应会突然发生，并在全身各系统中都有表现：
皮肤：潮红、荨麻疹和血管性水肿
呼吸系统：喘息、喉水肿、呼吸窘迫
心血管系统：低血压、心动过速、头晕、意识丧失、心血管性虚脱
胃肠道：腹部痉挛、恶心、呕吐、腹泻

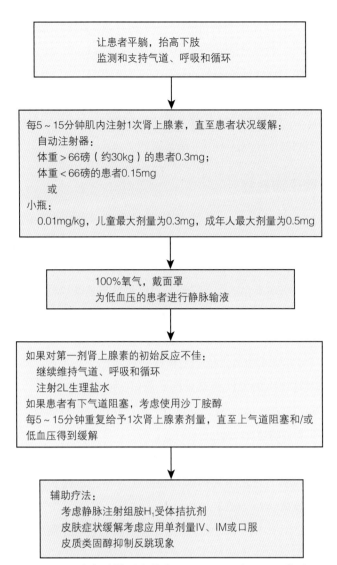

让患者平躺，抬高下肢
监测和支持气道、呼吸和循环

↓

每5～15分钟肌内注射1次肾上腺素，直至患者状况缓解：
　自动注射器：
　体重 >66磅（约30kg）的患者0.3mg；
　体重 <66磅的患者0.15mg
　或
小瓶：
　0.01mg/kg，儿童最大剂量为0.3mg，成年人最大剂量为0.5mg

↓

100%氧气，戴面罩
为低血压的患者进行静脉输液

↓

如果对第一剂肾上腺素的初始反应不佳：
　继续维持气道、呼吸和循环
　注射2L生理盐水
如果患者有下气道阻塞，考虑使用沙丁胺醇
每5～15分钟重复给予1次肾上腺素剂量，直至上气道阻塞和/或
低血压得到缓解

↓

辅助疗法：
　考虑静脉注射组胺H₂受体拮抗剂
　皮肤症状缓解考虑应用单剂量IV、IM或口服
　皮质类固醇抑制反跳现象

图10.13 门诊中过敏反应的处置。IM，肌内；IV，静脉。（Data from Lieberman P, Kemp SF, Oppenheimer J, et al. The diagnosis and management of anaphylaxis: an updated practice parameter. J Allergy Clin Immunol. 2005; 115 (3 suppl 2): S483–S523. ）

哮喘（急性支气管痉挛）

哮喘是一种可能发生在牙科诊所的常见医疗急症[1,29,65]。据估计，约有1700万美国人患有哮喘[76]。每年约200万患者到急诊科就诊，每年有5000～6000人死亡[1,76]。

哮喘是一种导致间歇性气道阻塞的气道炎症性疾病[77-78]。哮喘的病理生理学非常复杂。哮喘患者的气道极度敏感，气道收缩反应增加，分泌物过多。支气管壁高反应性平滑肌的突然收缩会导致支气管痉挛和典型喘鸣音发生[1,79]。黏稠分泌物和支气管壁水肿阻塞小气道，造成气道损伤。

急性哮喘发作的体征和症状包括胸闷、咳嗽、喘鸣、呼吸困难、附属肌肉紧张、焦虑、不安、忧虑、呼吸急促、心动过速、血压升高、发汗、意识模糊、鼻腔扩张和发绀[1]。

儿童哮喘的主要类型是过敏性或外源性哮喘，由免疫球蛋白（IgE）抗体介导[1,79]。这种哮喘发作是由花粉、灰尘和霉菌等特定过敏原引发的[79-80]。这一过程可能会产生从轻微的喘息和咳嗽到严重的呼吸困难、发绀，甚至死亡的各种症状[78-80]。

外源性哮喘的急性发作通常随着儿童年龄的增长而减少，并可能在以后的生活中消失[1]。在成年人中，主要的哮喘类型是内源性哮喘。对于先天性哮喘，感染、寒冷天气、运动和压力可能会导致哮喘发作[81-82]。哮喘类型可能会出现一些重叠。

应在病历中记录完整的病史，包括发作的频率、发作的严重程度（是否需要急诊科就诊或住院治疗）、诱发原因以及正在服用的药物。应尽一切努力避免诱发因素的发生。如果患者正在服用药物，应告知患者在牙科就诊前继续服用[1]。如果需要，应告知患者携带沙丁胺醇吸入剂就诊。患者可能正在使用其他吸入剂（例如，皮质类固醇吸入剂），但沙丁胺醇是必要的急救型吸入剂[29,65]。如果哮喘患者在牙科就诊时开始喘鸣并出现呼吸窘迫，应让他们坐直，保持舒服的体位[1]。患者应吸入沙丁胺醇，喷2下。如果没有吸入剂，牙医应从办公室急救箱中给患者拿吸入剂。在绝大多数情况下，吸入沙丁胺醇即可中止哮喘发作[1]。如果仍不能逆转支气管痉挛，则应给予患者氧气。这种状态可能是持续性哮喘，表明患者情况非常紧急[29,78,83]。如果牙医认为哮喘的发作可能危及患者的生命，则应注射0.01mg/kg（最大初始剂量，0.3mg）肾上腺素（1:1000），并开展IM和EMS[29]。在大多数情况下，肾上腺素的注射在发作前几分钟最为有效。早期给予皮质类固醇也可能有助于缓解哮喘的严重发作[73]。

处置

停止牙科手术，让患者放松。评估CAB并吸入沙丁胺醇（喷2下），或通过氧气雾化面罩以6L/min的速度吸入2.5mg沙丁胺醇/3mL雾化溶液。如果患者对治疗没有反应，则应开展EMS。重新评估CAB；输送高浓度氧气；并考虑给成年人肌内注射0.3mg（1:1000）肾

上腺素，给儿童肌内注射0.15mg（1：1000）肾上腺素（EpiPen和EpiPen Jr）[1,29,84]。

心脏症状（急性冠状动脉综合征）

儿童牙医不会经常遇到急性冠状动脉综合征（ACS）的患者。然而，陪同患者的父母和祖父母可能会出现这些症状[1]。主诉通常是胸痛。这种疼痛通常被描述为胸闷。严重程度可从轻微到严重的挤压型不适。疼痛可能会辐射到颈部、背部、颌部和/或手臂。相关症状包括呼吸困难、恶心、呕吐和发汗[27,85]。患者也可能出现严重虚弱[27]。

处置

将患者置于舒适的位置，并对生命体征进行身体评估。开展EMS，服用阿司匹林咀嚼片（81mg×4片）和硝酸甘油0.4mg（心率在60~100次/分钟，血压>100mmHg收缩压）。如果脉搏血氧仪<90%，则以4L/min的速度输氧。保证心率和血压保持稳定，每5分钟重复1次给药硝酸甘油（最多3次）[85]。

心搏骤停

根据美国心脏协会的数据，非创伤性急性心搏骤停的院外发病率为32.62万例/年，每10名患者中就有9人死亡[86-87]。这一事件可能发生在任何地方，包括牙科诊所，涉及包括婴儿在内的所有年龄段的人[1]。

心搏骤停最常见的原因是血栓形成、心肌病和QT间期延长[1,87]。心脏病易发情况可能非常隐蔽，注意力缺陷/多动障碍药物、抗抑郁药和抗生素等药物可能会导致其发生[88]。一些提示即将发生心搏骤停的警告信号包括在运动过程中或运动后头晕，无明显原因的短暂意识丧失，或曾有其他家庭成员<50岁突然死亡的病史[88-93]。如果发生心搏骤停，需要做出准确的判断，及时处理至关重要[1,27-28]。

处置

通过检查脉搏和胸廓起伏来评估血液循环。开展EMS，获取AED以及急救箱和氧气。如本章前面所述，以100~120次/分钟的速度开始胸外按压，保证良好的深度和强度，直至AED到达。AED到达后，将其打开，并按照语音提示进行操作。如果实施电击，患者仍未恢

复，应立即恢复胸外按压，并在适当的时间间隔进行通气。如果放置了改良插管（i-gel/LMA），持续进行按压，通气速率为每6秒呼吸1次。AED将每2分钟进行1次分析。继续BLS，直至救护车到达或患者恢复自主循环。AED适用于包括婴儿在内的所有人。儿童电极应用于55磅（约25kg）以下的儿童[28]。

糖尿病急症

糖尿病是一种涉及胰岛素产生和/或抵抗的疾病[94]。胰岛素减少或胰岛素不敏感会导致碳水化合物、脂肪和蛋白质代谢受损。这种疾病的特征是患者在未治疗时出现高血糖[95]。慢性高血糖易导致血管损伤，随后导致心血管系统、外周神经系统、肾脏和其他身体系统功能障碍[1,94]。

1型或胰岛素依赖型糖尿病最常见于儿童[96]。其病因是产生内源性胰岛素的胰腺β细胞功能丧失[1,95]。因此，这类患者需每天胃肠外给药，获得外源性胰岛素来控制血糖水平[1,95]。

儿童急症可能是由低血糖或高血糖导致的[1]。如果血浆胰岛素水平长期保持较低或为零，血糖水平将变得极高。由于患者体内胰岛素缺乏，某些组织无法代谢应用摄入的葡萄糖，导致细胞需要通过代谢脂肪和蛋白质以产生机体所需的能量。脂肪和蛋白质的分解会产生酮体和其他代谢酸，这可能会导致糖尿病酮症酸中毒（DKA）[95]。这种情况可能会导致患者的昏迷和死亡[1]。酮症酸中毒的发展需要时间，在此期间患者会有一些相应的临床表现。如果患者长期关注自己的身体变化，一般不会出现因酮症酸中毒导致的急症。因此，这种情况在牙科诊所中并不常见。当糖尿病患者看起来状态不好，特别是呼吸中有丙酮样气味，应该告知其立即就医[1,95]。

如果一名看起来状态较好的糖尿病患者在牙科诊所突然出现昏迷或意识丧失，其原因更有可能是由于急性低血糖或胰岛素休克引起的[1,65,95]。通常情况下是患者服用了胰岛素后忘记吃饭或碳水化合物摄入不足导致的[1]。

运动和精神压力也可增加碳水化合物的代谢，导致血糖浓度降低[97-98]。

葡萄糖和氧气是脑细胞的主要代谢源[95]。随着血糖水平的下降，相应的大脑症状就会出现[98]。机体的交感

神经系统会试图提高体内的血糖水平，从而导致患者心动过速、高血压、焦虑和出汗[94-95]。如果不及时纠正血糖水平，患者就会出现口齿不清、共济失调，最终失去意识[1]。这种情况下，患者也有可能会出现癫痫发作的情况。

大多数糖尿病患者都知道会有这类情况的发生，并会随身携带碳水食物来进行预防[98-99]。如果没有及时摄入碳水化合物，患者的血糖浓度持续下降，大脑功能反应也会降低。患者会出现情绪改变、肢体不协调和语言不畅等早期临床症状[94-95]。这种症状与醉酒需要鉴别诊断[1]。

建议患者继续维持原有日常饮食方案[1]。需预防低血糖的发生（血糖<80mg/dL）。但是，患者在镇静治疗或全身麻醉前需要禁食[99-100]。

处置[1,101]

将患者置于舒适的位置，并对患者进行评估（CAB）。进行快速血糖测试（如果可能的话）并提供明确治疗[1]。低血糖的处置包括葡萄糖给药[98-99]。如果患者意识清醒并出现早期症状，则采用口服途径，口服葡萄糖片37.5g，必要时可以重复给药。也可以服用溶解在果汁中的糖或含糖软饮料。单糖比复杂的碳水化合物吸收得更快。如果患者失去意识，应启动BLS。最终处置为50%的葡萄糖静脉注射。这可以迅速恢复患者意识。如果患者明显昏迷或无意识，则不应让患者口服葡萄糖，因为可能会发生误吸或气道阻塞。此时可以考虑应用胰高血糖素。

过度通气综合征

过度通气综合征是一种应激反应，主要发生在焦虑患者身上[102]。该综合征通常是精神焦虑诱发的，例如，患者需进行局部麻醉注射操作时产生的紧张情绪[1]。这种情况发生时，患者通常不知道自己呼吸急促。呼吸频率随着潮气量的增加而增加（25~30次/分钟）。通气量的增加会导致血液中二氧化碳显著减少[102-103]。二氧化碳动脉分压（$PaCO_2$）的降低，即低碳血症，会导致供应大脑的动脉发生生理性血管收缩。血流量减少使患者感到头晕目眩，进一步加剧了患者的焦虑情绪，使病情陷入恶性循环[1]。过度通气时可能出现的其他症状包括四肢和口周麻木和刺痛、肌肉抽搐及痉挛、癫痫发作、

意识丧失[102-104]。

处置

过度通气综合征需要早期诊断[1]。安抚患者的情绪、与患者建立融洽关系，并冷静地指导患者缓慢呼吸，终止病情发展[1]。输氧会使症状恶化[103]。如果无法终止过度通气过程，应采取措施增加$PaCO_2$[1]。可以通过让患者重新吸入呼出的含CO_2的空气来实现，通过提高$PaCO_2$逆转过度通气这一过程。不建议延长呼吸间隔，会出现缺氧情况[1]。后续的牙科治疗建议选择镇静或全身麻醉下进行。

癫痫

癫痫发作是发作性脑神经元过度活动的临床表现[1]。中枢神经系统（CNS）内不受控制的神经元放电会导致患者的知觉或肢体活动、内脏功能改变、运动异常、精神敏锐度变化和意识丧失[1]。

癫痫发作有多种类型。全身性（强直-阵挛）癫痫发作可能危及生命[1]。全身性癫痫发作分为4个阶段：前驱期、先兆期、抽搐（发作）期和发作后期。前驱期由几分钟至几小时内发生的细微变化组成。通常临床表现非常不明显，患者不易察觉。一过性的感觉异常是患者在癫痫发作前的一种神经系统先兆。其与癫痫发作活动开始的大脑触发区域有关，可能包括味觉、嗅觉、幻觉、运动活动或其他症状。对于所有的癫痫发作，患者的感觉基本一致。随着中枢神经系统大规模放电，病情进入到发作期[105]。

发作期患者会出现意识丧失、摔倒在地、出现强直性骨骼肌收缩。癫痫发作开始时，四肢和躯干迅速抽搐。在此期间，患者会出现呼吸困难，身体很容易受伤。这种强直-阵挛期通常持续1~3分钟[105-107]。当阵挛阶段结束时，患者肢体肌肉放松，痉挛运动停止。发作后期通常会出现严重的中枢神经系统抑制[105]。发作后期的患者必须密切关注，此时可能会出现呼吸抑制。通常，患者在整个癫痫发作过程中都会伴有意识丧失[1]。

处置[1,29]

癫痫发作的处置包括患者所处环境的清理、固定（稳定）患者以防其发生自我伤害[1,108-109]。癫痫发作

后的处置至关重要，因为患者在此时可能出现反应迟钝或低血糖[108]。应确保患者保持充分的通气（气道处置）并提供营养支持。如果患者无法唤醒，应检测其血糖水平以排除低血糖的发生[1,108]。

单次癫痫发作不需要药物治疗，因为它是自限性疾病。如果发作期持续时间 > 5分钟，或者如果癫痫发作间隔时间很短，就需要高度关注[105-106]。这种情况下患者会出现不受控制的肌肉活动，会导致其体温升高、低血糖、耗氧量增加、心动过速、高血压和心律失常，是一种危及患者生命的急症[106-107]。遇到此种情况，应静脉注射苯二氮䓬类抗惊厥药（地西泮、劳拉西泮或咪达唑仑）[110]。在儿童口腔门诊，若无法通过静脉注射，可采用肌肉注射咪达唑仑0.2mg/kg（最大剂量为10mg）或鼻内给予咪达唑仑0.2mg/kg（最大剂量为1~2mg）进行治疗[111-113]。给药后的气道开放至关重要，因为苯二氮䓬类药物会导致呼吸抑制。应拨打急救电话，紧急运送患者至医院进行进一步诊疗[111]。

晕厥

晕厥是牙科诊所最常见的医疗急症[114-115]。这种情况在幼儿患者中不太常见，在青少年和年轻人中非常普遍[1]。使患者容易发生晕厥的因素包括焦虑、疼痛和压力等[116]。

血管升压性晕厥或单纯性晕厥是最常见的晕厥类型，也是牙科诊所常见病情[1]。这种应激反应会激活交感神经系统反馈机制。内源性肾上腺素和去甲肾上腺素大量释放，导致流向机体肌肉的血液流量大幅增加。如果患者在运动中，机体肌肉收缩可以使体内血容量得以平衡。然而在牙科治疗过程中，患者处于放松状态，此时血液大量流向肌肉组织，大幅减少了可用于中央循环的相对血容量，从而减少了大脑的相对血流量。心率最初增加是为了维持患者血压，但随着静脉回流不良，会导致心室血液充盈量减少，反射机制会减慢心率以改善心室充盈。因此，对最初的高血压和心动过速会进一步的反馈出现低血压和心动过缓。进而导致大脑灌注受损，患者出现意识丧失或昏迷。在这一病程的早期阶段，随着流向大脑的血流量减少，患者会感到头晕目眩。患者可能出现面色苍白。先兆晕厥通常开始得很快[1]。

如果能在早期做出及时的判断，就可以防止患者出现意识丧失。对于此类情况的处置包括将患者仰卧，降低头部，将腿抬高到心脏上方，通过重力增加流向大脑的血流量。心输出量增加，进一步恢复充足的脑灌注量。任何涉及脑血灌注量减少的急症，都可以应急输氧。

如果晕厥的过程继续下去，交感神经系统会出现疲劳，副交感神经系统会占主导地位。迷走神经反应导致心率和血压突然严重下降。大脑血流量进一步受到影响，患者出现意识丧失。然而，如果患者迅速处于仰卧位，双腿抬高，晕厥引起的意识丧失可能会得到解决。尽管患者的意识恢复得很快，但其心率和血压的恢复可能相对较缓慢。如果意识丧失在1分钟内没有恢复，那就不能诊断为晕厥。虽然临床上不是所有晕厥都是血管迷走性晕厥，然而其治疗方法基本相同[116]。

处置

让患者仰卧，双腿轻微抬高，并给患者进行输氧。应根据需要对气道、呼吸和循环进行监测和支持。应松开紧身衣物，并监测生命体征。氨吸入剂对患者的恢复有益[29]。

如果意识丧失 > 5分钟才恢复，或在15~20分钟后仍未完全恢复，则应寻求医疗救助[1]。晕厥通常不需要药物治疗，除非患者心率或血压仍有下降的趋势。在这种情况下，注射肾上腺素可以提高心率并提高心输出量[27]。

在晕厥发作后，患者需要一段时间的医疗监测，待其生命体征恢复后可以出院。然而，在发作后的一段时间内，反复晕厥的风险很大[116]。患者不应驾驶车辆；如果需要，应安排其他交通工具[1]。

建议

儿童牙医应：

- 通过进一步扩大储备的药物和设备，充分进行准备工作
- 熟悉牙科诊所内可能出现的其他潜在的医疗急症情况
- 了解日常诊疗中可能因应用药物制剂而导致的医疗急症

第11章
儿童口腔医学相关的公共健康问题
Dental Public Health Issues in Pediatric Dentistry

HOMA AMINI, JONATHAN D. SHENKIN, DONALD L. CHI

章节概要

活动示例见注11.1。

个体从业者扮演的角色

牙科专业人员在改善患者和社区的口腔健康方面具有独特的地位。他们不仅为患者个体提供直接的口腔保健，也是儿童口腔健康的主要倡导者。参与宣传工作以促进口腔健康是所有牙科专业人员的责任，这可以发生在个人、社区和政策/立法等多个层面。

重要的是，个体从业者需理解在私人诊所接受护理的儿童的口腔健康状况和需求可能并不代表社区中所有儿童的状况及需求。牙科需求未得到满足的儿童往往没有定期进行口腔保健。因此，牙医面临的挑战是需要越过个人牙科诊所，对社区的需求进行广泛评估，同时评估自己在提高整个社区口腔健康方面的作用。州及地区牙科指导协会（Association of State and Territorial Dental Directors，ASTDD）开发并发布了一个需求评估模型，该模型上次修订于2003年，旨在帮助社区确定和解决其口腔健康需求[3-4]。该模型被称为ASTDD七步需求评估模型（图11.1）。它提供了一种直接的方法来确定社区的口腔健康需求，并根据可用资源设计相应的计划。基于社区的需求评估也为宣教社区口腔健康的重要性提供了绝佳的机会[4]。

除了参加需求评估活动外，从业者还经常被要求参加其他公共卫生活动，包括倡导社区供水的氟化，参加学校和社区健康促进活动，倡导医生为高危儿童涂氟，以及就包括医疗补助在内的口腔保健计划向政策制定者提供建议。个体从业者可以从各种来源寻求对参与牙科公共卫生活动的支持和指导，包括州公共卫生机构、县卫生委员会、牙科/医学协会以及各种社区委员会和组织的口腔健康组成部分。

牙科行业面临的主要挑战之一是确保所有儿童和成年人都能享受良好口腔健康带来的益处。尽管在专业环境中对儿童的治疗是儿童牙科实践的基石，但由于获得牙科诊疗的机会和能力有限，它无法满足所有儿童的所有需求。因此，为了优化所有儿童的口腔健康，有必要实施以社区为基础的公共卫生方案。本章概述了牙科公共卫生以及通过各种公共卫生活动增强儿童口腔健康的方法。

牙科公共卫生的定义

牙科公共卫生被定义为"通过有组织的社区活动预防和控制牙科疾病并促进牙科健康的科学和艺术[1]。"对牙科公共卫生常见的误解是，其主要目标是为低收入人群提供口腔保健，尽管这很重要，但实际上，提供口腔保健只是牙科公共卫生的一个方面。1988年，医学研究所的研究表明，公共卫生的三大核心职能是评估、政策制定和保险[2]。牙科公共卫生的主要活动可以分为这些相同的类别。影响儿童口腔健康的核心牙科公共卫生

注11.1　影响儿童的牙科公共卫生活动的实例

评估

1. 通过流行病学调查记录儿童的口腔健康状况
2. 评估牙医的储备和工作效率以满足儿童的需求
3. 评估社区用水的氟化情况
4. 评估有特殊医疗保健需求的儿童的口腔保健需求
5. 找出获得口腔保健的障碍
6. 入学前对儿童进行筛查

政策制定

1. 制定政策并倡导立法行动，以确保低收入、弱势、难以接触和易患病的儿童获得口腔健康服务
2. 制定以一级预防和二级预防为重点的方案
3. 制定为有特殊医疗保健需求或无法获得适宜口腔保健的儿童提供口腔保健的方案
4. 通过州规定，强制对首次入学的儿童进行口腔健康检查

保险

1. 鼓励和协调在学校、诊所、社区和其他环境中提供口腔健康宣教的工作
2. 扩大或建立新的牙科临床站点（例如，社区卫生中心的扩建）
3. 由国家卫生机构开展宣传活动，以满足特定目标群体或社区的口腔健康需求
4. 针对没有氟化水源供应的地区和高危人群制订局部及系统氟化物计划
5. 将口腔健康部分纳入所有学校的健康方案
6. 建立以学校为基础的预防计划和以学校为基础或联系的牙科诊所，作为学校健康的组成部分
7. 制订计划，培训医疗专业人员和其他健康相关工作者认识口腔健康问题，包括幼儿龋齿
8. 将口腔健康服务纳入适当的健康、教育和社会服务计划（例如，妇幼保健；营养；妇女、婴儿和儿童；健康促进；学校健康）

Modified from *Association of State and Territorial Dental Directors*. Guidelines for State and Territorial Oral Health Programs. *June 2010.*

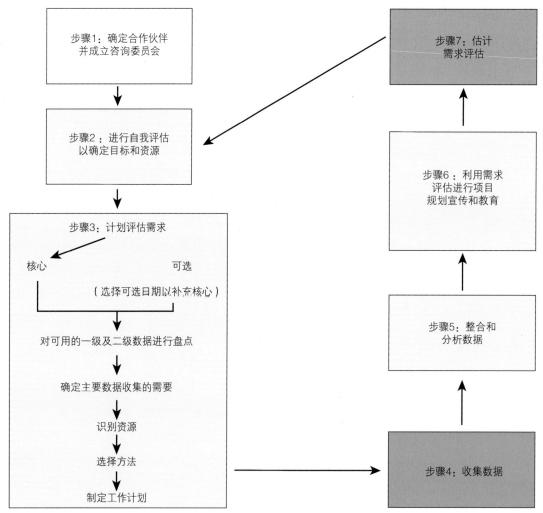

图11.1　ASTDD七步需求评估模型。（Redrawn from *Association of State and Territorial Dental Directors*. Assessing oral health needs: ASTDD Seven-Step Model. www.astdd.org/oral-health-assessment-7-step-model/. Accessed August 24, 2017.）

从业者经常遇到的一个重要问题是如何增加社区成员获得口腔保健的机会。该主题将在以下部分进行讨论。

获得保健

尽管定期口腔保健对数百万儿童的口腔健康有很大贡献，但仍有相当一部分儿童和成年人在获得所需保健方面存在严重问题。这些儿童通常来自贫困或少数族裔家庭，但是这些群体往往比其他儿童患有更多的口腔疾病[5-7]。限制这些儿童获得口腔保健的一些因素是：①缺乏保险（包括缺乏第三方保险）；②交通匮乏和地理隔离；③语言和文化障碍；④受限于接受医疗补助保险的牙科范围。

限制获得牙科服务的另一个主要因素是缺乏保健需求和口腔健康知识水平低。尽管经济、文化、行为、社会和生物因素是口腔健康的主要决定因素，但读写技能也被认为与口腔健康情况相关。口腔健康素养被定义为"个人有能力获得、处理和理解做出适当健康决策所需的基本口腔健康信息及服务的程度"[8]。患者的技能、提供者有效、准确沟通的能力以及卫生保健系统对患者的信息需求影响了健康素养。健康知识水平低与不良健康后果、预防性服务使用率低、医院急诊室使用率高和医疗保健费用高有关。

牙科参与医疗补助

从历史上看，财政限制一直是低收入儿童获得医疗保健的最大障碍之一。1965年，美国联邦政府试图通过制订医疗补助计划（第19条）来减少这些财政障碍，该计划为符合条件的低收入家庭儿童支付医疗和口腔保健费用。医疗补助计划下的成年人牙科保险是可选的，各州的承保服务差异很大。然而，由于1968年对医疗补助计划的修正案制定了早期和定期筛查、诊断和治疗计划（Early and Periodic Screening, Diagnostic and Treatment, EPSDT），所以儿童牙科服务的覆盖范围是强制性的[9]。EPSDT的目的是尽早发现儿童的健康问题，并提供全面的预防和治疗服务。

自1965年以来，医疗补助计划一直是美国低收入儿童牙科服务的主要公共保险计划。大多数接受口腔保健的贫困儿童都是通过医疗补助计划（第19条）获

得口腔保健的[10]。1997年，美国国家儿童健康保险项目（State Children's Health Insurance Program, SCHIP）开始将公共保险扩大到收入过高而没有资格获得医疗补助但不足以购买私人保险家庭的儿童；该项目现在被简称为CHIP项目[11]。2015年1月，《平价医疗法案》（Affordable Care Act, ACA）要求所有达到美国联邦贫困水平133%的儿童从CHIP项目过渡到医疗补助计划。截至2015年，各州通过扩大现有的医疗补助计划（9个州）、单独的儿童健康计划（13个州）或二者结合（29个州）将儿童纳入其CHIP计划[12]。

尽管医疗补助和CHIP成功增加了一些人获得牙科服务的机会，但1996年美国卫生与公众服务部（Department of Health and Human Service, DHHS）监察长的一份报告表明，每年只有1/5符合医疗补助条件的儿童获得牙科服务[13]。然而，自2000年以来，接受医疗补助牙科服务的儿童人数持续增长。据报道，截至2012年，< 20岁儿童中几乎有50%接受了牙科服务，而2000年这一比例为29.3%。接受预防性牙科服务的< 20岁儿童的比例从23.2%增加至42.4%，牙科治疗服务的比例从15.3%增加至22.9%[14]。

口腔保健的最大障碍之一是缺乏愿意接受医疗补助注册儿童的牙医。参与率因州和参与的定义而异[15]。牙医不参与医疗补助的最常见原因是报销率低[16]。然而，其他非经济相关的问题也很重要。例如，在美国艾奥瓦州的一项研究中，尽管牙医更有可能将低费用列为最重要的问题，但更多的牙医表示在他们的临床实践中，爽约比低费用更严重[17]。那些不那么忙的牙医和那些认为牙医有道德义务治疗医疗补助注册者的牙医最有可能在他们的诊所中接受新的医疗补助患者。许多州提高了报销率，试图提高牙医对医疗补助参保者的接受度。其他几个州因无法获得口腔保健而被成功起诉后，被迫提高医疗补助报销率。美国密歇根州选择了一种不同的方法，通过将39个县的医疗补助计划中的牙科部分"划分"给密歇根州的德尔塔牙科公司来提高牙医对医疗补助项目的参与度，以提高牙医对医疗补助项目的接收率并提高报销率。截至2007年，21个司法管辖区共有27起诉讼旨在提高医疗补助中牙科服务的报销率[18]。

截至2016年，在美国50个州和哥伦比亚特区，有4个医疗补助计划取消成年人牙科服务，13个仅提供牙科急诊服务，19个仅提供有限的覆盖，其余15个提供综合

服务，这是近年来的巨大进步[19]。减少或取消成年人牙科服务可能会导致儿童不良行为模式的增加，有证据表明，父母的口腔健康状况会影响孩子的口腔健康[20]。

《平价医疗法案》中的儿童牙科福利

美国历史上最大的医疗保险覆盖变化之一涉及2010年Barack Obama总统实施的ACA。虽然法律中没有针对成年人的私人牙科福利，但儿童牙科福利是包括在内的。

根据ACA，各州可以选择针对成年人扩大医疗补助，其中涵盖了大多数情况下的牙科福利。2013—2016年，参加医疗补助或CHIP的人数增加了1550万[21]。

尽管初衷是好的，但由于存在一些漏洞，ACA缺乏为儿童提供综合牙科医疗的有效途径。该法律允许取消儿童的强制性牙科保险，也允许规定大免赔额，只有当家庭支付大笔医疗支出时才能获得牙科保险[22]。

此外，2011年，Obama政府站在各州立场反对针对削减医疗补助率的诉讼，可能会导致儿童及其父母/监护人获得医疗补助的机会进一步减少[23]。

在Donald Trump新政府的领导下，医疗补助计划的未来还不得而知，人们对该计划的未来普遍持负面预测[24]。2017年1月之前国会两院都采取了废除ACA的初步措施，目前还不知道它将被什么取代，牙科将如何融入任何新的医疗保健计划也未知[25]。

美国联邦认证的卫生中心

Lyndon Johnson总统于1965年资助了8个社区卫生中心，作为消除贫困的"伟大社会"计划的一部分。多年来，社区卫生中心的概念不断发展和扩大，已发展成为一个约1200个联邦合格卫生中心（Federally Qualified Health Centers，FQHC）组成的全国性网络，其中包括社区卫生中心、移民卫生中心、无家可归者医疗保健计划和公共住房初级保健计划。这些中心的任务是增加低收入家庭得到可负担的医疗保健服务的机会。FQHC位于全国各地，经济、地理和/或文化等的障碍限制了相当一部分人口获得初级卫生保健。FQHC许多中心提供包括牙科服务在内的初级和预防性医疗保健服务。

2015财年，FQHC盈利200亿美元。2015年统一数据系统（Uniform data system，UDS）同一年的项目统计数据如下[26-27]：

- 总用户：2430万
- 接受牙科服务的患者总数：520万
- 医生总数：11867
- 执业护士/助理医生总数：9664
- 牙医总数：4108
- 卫生学家总数：1920

在未来几年，FQHC为无法获得口腔保健的个人提供口腔保健的机会可能会增加。

《儿童与牙科公共卫生》

这本是根据儿童的发展阶段编写的。在同样的发展背景下讨论牙科公共卫生问题效果很好。本章的剩余部分专门介绍一些与不同年龄段儿童有关的牙科公共卫生问题。

低收入家庭婴幼儿保健的障碍

低收入家庭难以获得婴幼儿口腔保健有几点原因。这些儿童通常：①缺乏获得口腔保健的经济能力；②看护人没有认识到早期牙科就诊的重要性；③难以找到接受医疗补助的牙医；④难以找到治疗<3岁儿童的牙医；⑤患者的初级保健医生没有建议在适当的年龄寻求口腔保健。

儿童的口腔保健应从婴儿期开始，低收入儿童尤其如此，他们患病的风险更高。尽管许多儿童的乳牙列未患龋，但也有严重龋齿的儿童。对于年幼的儿童，特别是<3岁的儿童，这种治疗通常需要住院治疗和全身麻醉。因此，对于患有严重龋齿的低收入家庭儿童来说，治疗费用可能非常高，对患者、家长和从业者来说是一个主要障碍。

尽管EPSDT计划要求符合条件的儿童在3岁之前（在一些州甚至更小）去看牙医，但0~3岁的低收入儿童对牙科服务的使用率仍然极低[28]，需要继续努力传达早期牙科就诊对这类儿童的重要性。初级医疗保健提供者于医疗保健婴儿就诊和转诊牙医期间，在婴儿筛查方面发挥着重要作用，但医疗补助计划中大多数多次就诊的婴儿在1岁之前都很难看到牙医[29]。此外，口腔健康筛查和咨询应成为现有公共卫生计划的一部分，让幼儿接受其他服务，包括预防、教育和筛查在内的口腔健康活动已成功整合到许多公共卫生项目中，包括妇幼保健诊所以及妇女、婴儿和儿童（Women，Infants，and Children，WIC）诊所。

开端计划项目

开端计划项目是美国最大的学前教育项目，为低收入家庭的儿童和残疾儿童提供服务。它成立于1965年，由DHHS管理。开端计划是一项全面的儿童发展计划，为从出生至5岁的儿童、孕妇及其家人提供服务。这些都是以儿童为重点的项目，其总体目标是提高低收入家庭幼儿的入学准备程度。

1994年，美国国会批准开发"早期启动"，为孕妇、婴儿和学步儿童提供服务。学前教育项目在课堂环境中为儿童提供服务，而早期开端计划主要为孕妇、婴儿和学步儿童提供服务。整个家庭每周家访90分钟。

同样在1994年，开端计划和早期开端计划开始通过社区儿童保育中心提供服务（图11.2）。许多受资助者现在都有正式的合作协议，将开端计划的绩效标准扩展到这些社区组织。

开端计划在美国所有50个州、哥伦比亚特区、波多黎各、维尔京群岛和外太平洋群岛开展业务。此外，开端计划为移民儿童和家庭以及印度部落国家提供儿童发展服务。开端计划由"受赠人"组织；2015年，美国联邦政府对开端计划项目的资助刚刚超过80亿美元，为不到100万名儿童提供了服务。截至2015年底，开端计划注册的儿童中有91%拥有牙科之家[30]。

开端计划一直以来对参与其项目的儿童及其家庭的健康做出坚定承诺，反映了入学准备与良好健康（包括口腔健康）之间的联系。开端计划和早期开端计划有一个强制性的牙科组成部分，要求所有注册的儿童接受牙科检查，包括预防和后续护理，以进行必要的恢复性治疗。开端计划项目为参加该项目的儿童建立和维护牙科记录，但必要的牙科治疗通常由社区或公共卫生诊所的牙科专业人员提供。开端计划为无法获得医疗补助或其他来源资助的儿童提供了必要牙科治疗的最后保障。独特的公私伙伴关系有助于确保美国全国低收入学龄前儿童获得护理。开端计划的既定目标之一是试图将家庭与持续的医疗保健系统联系起来，以确保儿童即使在离开开端计划后仍能继续获得全面的医疗保健[31]。所有开端计划"受赠人"都有一名卫生服务经理，他必须协调确保家庭、工作人员和社区资源，为儿童提供高质量的卫生服务。这项工作包括培训家庭和工作人员进行持续观察，以发现健康问题的迹象，包括"抬起嘴唇"技术（图11.3）。卫生服务经理和工作人员招聘并与社区卫生建立专业关系以及牙科专业人员为所有儿童的健康而努力。

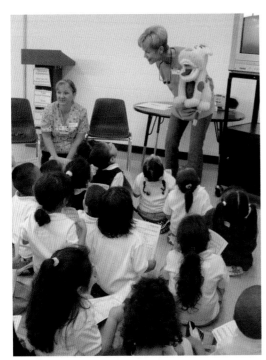

图11.2 口腔保健师为开端计划儿童提供教育。（From Geurink KV. *Community Oral Health for the Dental Hygienist*. 3rded. St Louis: Saunders; 2012.）

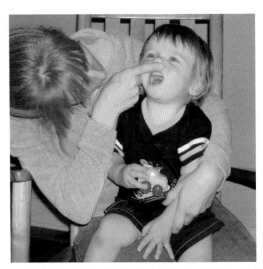

图11.3 母亲用"抬起嘴唇"的方法检查孩子的口腔是否龋坏。（From Bird DL, Robinson DS. *Modern Dental Assisting*. 10th ed. St Louis: Saunders; 2012.）

特殊医疗补助牙科计划

一些州医疗补助项目实施了特殊计划，以改善年轻参保者的口腔健康。一个例子是美国华盛顿州的"获得婴儿和儿童牙科服务（Access to Baby and Children Dentistry，ABCD）"计划。ABCD是一个公私合作伙伴关系，在该伙伴关系中，护理协调员帮助连接家庭和牙科诊所，＜6岁的儿童可以在那里获得额外的预防性保健，牙医可以接受儿童牙科行为管理技术的高级培训，并获得更多的报销[32]。初步研究表明，ABCD可以提高口腔保健的利用率，减少牙科疾病[33-34]。美国北卡罗来纳州（重点关注医疗保健提供者）和艾奥瓦州也有类似的项目[35-37]。

基于学校的口腔保健

儿童入学是提高儿童口腔健康的一个独特契机。因为学校的儿童高度集中，可以通过教育和预防计划促进口腔健康，并为学龄儿童提供牙科服务[38]。美国在学校开展口腔健康活动方面有着悠久的传统。美国疾病控制和预防中心通过协调学校健康计划为学校牙科服务制定了指导方针，该计划旨在改善学校环境中的基本健康结果[39]。在这些环境中可以提供的服务包括口腔健康宣教、氟化物漱口（FMR）、窝沟封闭、口腔健康筛查和转诊，以及综合修复治疗。

健康宣教，包括口腔健康教育，长期以来一直被认为是美国学校课程的重要组成部分。牙医和其他牙科专业人员通常有会通过参观教室和参加健康博览会或其他特别活动来进行口腔健康宣教。这些论坛上的口腔健康信息可以引起人们的兴趣，并促进知识和态度的改变。然而，这些变化通常是短暂的，需要定期、长期随访[40]。

30年来，美国以学校为基础的FMR计划一直是主要的公共卫生预防战略。最近的一项Cochrane综述显示，FMR可使恒牙的龋、失、补牙面数减少27%[41]。1988年，估计有325万儿童参加了11683所学校的FMR项目[42]。然而，在2003—2011年，FMR项目的数量减少了15%[43]，参加FMR项目的儿童人数减少到约80万[42-43]。历来学校的FMR项目最常见的目标是多数儿童无法获得氟化饮用水的学校，无论该学校学生的社会经济水平如何。儿童龋齿率的普遍下降引起了研究人员对这些计划的成本效益的质疑，这导致了现如今项目量的大幅下

降[44]。当这些项目针对除了缺水之外还有其他风险因素的学校（例如，低收入状态、高龋齿率、缺乏初级保健），这些项目最有可能具有成本效益。通常，儿童参加学校的FMR项目规定每周用10mL 0.2%氟化钠溶液冲洗1次，一般由课堂教师、学校护士或其他受过培训的人员进行监督。

基于学校的窝沟封闭项目是一种在低收入儿童中增加窝沟封闭普及率的手段，近年来越来越受欢迎[45-48]。尽管30多年来，人们一直知道窝沟封闭能有效预防龋齿，但在1989年，只有11%的美国学龄儿童牙齿上有窝沟封闭剂[49]。10多年后，在最近的美国国家健康和营养检查调查（NHANES）（2011—2014年）中取得了进步，43.6%的儿童都使用了窝沟封闭。值得注意的是，在这段时间内，使用窝沟封闭的贫困儿童比例从22.5%增加至38.7%，几乎翻了一番[50-52]。2009年，在美国33个州确定了学校相关的窝沟封闭项目，惠及约50万名儿童[50]。这些计划通常针对低收入儿童比例高的学校（基于免费和低成本膳食计划的资格）。根据恒磨牙的萌出模式，通常会选择某些级别的牙齿参加。由于第一恒磨牙的萌出，一般在二年级开始窝沟封闭计划。大多数窝沟封闭项目使用四手操作，每个团队通常每天为10～15名儿童提供窝沟封闭（图11.4）。

氟化氨银是一种用于龋病的价格较低的局部药物，有助于控制和管理龋病。在学校进行的研究表明它有效且安全[53-54]。美国食品药品监督管理局最近批准氟化氨银作为牙齿脱敏剂。氟化氨银在美国市场有售，但阻止龋齿的作用未在标签上标明。

口腔健康检查在不同情况下在学校进行。口腔健

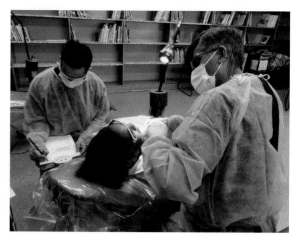

图11.4　牙医将窝沟封闭剂作为校窝沟封闭计划的一部分。通常，为二年级至六年级的儿童提供窝沟封闭。

康检查通常是作为健康博览会的一部分或与其他宣教活动相结合。这些筛查的目的通常是确定口腔内严重的问题，并推荐儿童接受牙科治疗。这种筛查需要最少的设备：手电筒和压舌板。当筛查与学校窝沟封闭计划结合进行时，或作为收集儿童口腔健康状况数据的调查的一部分，使用口镜和探诊通常更完善。

在学校口腔健康筛查之后，通常会将后续治疗转诊到地区牙医、FAHC或校医院，很少有学校的筛查取代校外牙医的完整牙科检查。应将信息传达给学校接受筛查的儿童的父母和监护人，以便他们了解学校筛查的意图和局限性（例如，没有X线片）。

全面学校口腔保健在美国并不常见，尽管一些提供综合服务的学校项目已经存在了80多年。在美国弗吉尼亚州，综合性的学校牙科项目于1921年首次推出，此后一直在实施[55]。尽管在美国可以找到以学校为基础的综合护理项目，但最著名的综合学校牙科模式是新西兰学校牙科服务，它已经存在了60多年[56]。然而，新西兰从童年到成年，口腔健康仍然存在巨大差异。可能是由于他们倾向于治疗牙科疾病，而不是专注于早期预防[57]。

以学校为基础的口腔保健可以增加没有或无法在私立医院接受护理的儿童接受牙科治疗的机会。基于学校的牙科项目，无论范围如何，都应该仔细规划。规划的最基本方面包括对学校牙科服务需求的仔细评估和持续评估。以学校为基础的项目不应试图取代私立医院提供的服务，也不应争夺现有资源充分服务的患者。以学校为基础的牙科诊所缺少的一个重要内容是，家长不是教育组成部分；从长远来看，这是预防性牙科就诊中最重要的服务之一。与通过传统牙科服务进行教育的结果相比，实验性的强化教育效果并不能改善学校环境中的口腔健康结果，因为父母是患者行为的最重要决定因素[58]。

青春期的挑战

为青少年提供口腔保健对从业者来说是有益的，青少年通常处于可教育阶段，大多数青少年对自己的外表和健康非常重视。然而，对于一些青少年来说日常生活可能会使口腔保健成为一个优先级非常低的事项。青春期是一个生命周期，健康和教育领域的风险均会增加[59]；然而在过去的20年里，青少年的整体健康状况有了很大的改善[60]：

- 1991年，26%的青少年没有系安全带，而2015年只有6%的青少年没有
- 1991年，28%的青少年在过去30天内至少吸过1次烟，而在2009年，只有10.8%的青少年吸过
- 1991年，51%的青少年在过去30天内至少喝过1杯酒，但在2009年，32.8%的青少年喝过
- 1991年，19%的青少年与≥4人发生过性关系，而2009年，只有不到11.5%的青少年发生过性行为

在青少年行为研究中相关的两个新指标与过去30天发短信和驾驶（41.5%）以及使用纸烟或电子烟有关。

可以看到青少年健康状况下降，一个方面来自肥胖率的飙升。1980—2008年，12～19岁青少年肥胖的比例从5%上升到18%，2014年上升到20.5%[61-62]。所以，青少年的口腔健康需求往往被其他紧迫问题所掩盖。

"有风险"一词为描述有困难的人的通用术语[63]，经常用于对因一个或多个因素而不太可能在学校或生活中取得成功的青少年进行分类[64]。可能的因素可能包括但不限于化学品依赖、少女妊娠、贫困、与学校和社会脱节、情感和身体虐待、身体和情感残疾以及学习障碍[65]。

这些因素中的许多都会影响青少年的口腔健康以及寻求口腔保健的能力或意愿。低收入青少年比其他青少年患更多龋齿[66]，并且与其他青少年相比，有贫困、少女妊娠、低年级或辍学风险因素的青少年不太可能使用或接受口腔保健[67]。

与其他年龄段一样，缺乏抗生素是高危青少年口腔保健的一个重大障碍。据估计，2008—2014年，生活在贫困或低收入家庭的青少年比例从51%上升至59%[68]。护理的非财政障碍也存在，可能包括：①对口腔健康的重视程度较低；②主观认为不需要口腔保健；③不喜欢看牙医；④缺乏不影响学校和其他活动的治疗时间；⑤缺乏交通工具。这些障碍会使有特殊医疗保健需求的青少年难以过渡到以成年人为中心的护理[69-70]。

解决高危青少年的口腔健康需求是一个新认识到的问题，解决这个问题的策略还没有像其他年龄段那样制定好。可能的非紧急解决方案策略包括将口腔健康服务整合到综合的学校健康中心，在青少年经常光顾的社区环境中开展非急诊筛查和转诊计划，以及最大限度地让青少年参与EPSDT计划[71]。

附加阅读11.1 虐待和忽视儿童

Suzanne Fournier

虐待和忽视儿童是社会中家庭功能障碍问题中不幸和情绪化的方面。自20世纪60年代以来，这些方面越来越受到法律和卫生专业人员的关注。到1966年，美国50个州都起草立法说明了专业人员具有报告涉嫌虐待儿童的责任。

同样的法律要求牙医报告可疑的虐待行为，通常也保护他们免受愤怒报复的父母提起的法律诉讼。这些法律还规定了牙医故意不报告疑似虐待儿童的法律后果。一般来说，根据州法律，未报告此类案件的牙医被处以从简单轻罪到重罪不等的指控。惩罚可能包括罚款或监禁[1]。通常根据法律，牙医对因未报告虐待行为而对儿童造成的任何损害负有民事责任。

识别和记录虐待行为的技术方面已经确立，牙科办公室应该包括一项政策以描述与识别虐待行为相关的程序。美国儿童牙科学会（AAPD）为牙医提供有关在牙科治疗过程中遇到虐待儿童管理的教育材料[2]。在检查儿童时，牙医可能会遇到可疑的病变。牙医应尝试以一种不具威胁性的方式，与患者和家长分开来辨别损伤的病因。如果两种伤害描述之间存在差异，或者报告的病因与伤害不匹配，则存在虐待嫌疑，应通知相关当局。牙医没有义务调查或证明虐待儿童，只有怀疑虐待儿童，调查应该留给受过训练的专业人员。

报告可以通过以下3种方式之一进行。如果医生担心孩子的直接安全，应该在孩子离开诊所前立即通知当地警察。如果怀疑儿童被忽视，医生可以向所在州的儿童和家庭服务部（DCFS）提交报告，或者大多数DCFS网站都有一份可以填写并传真的表格。无论以何种方式提交报告，法律要求提供者在获悉案件后立即提交报告。根据美国儿科学会的数据，虐待和忽视导致死亡的比率与贫困有关[3]。然而，虐待和忽视可能发生在任何社会经济层面。

儿童瘀伤的正常区域通常是骨质突起（例如，颏部、肘部、胫骨和膝盖）。上臂、颈部、耳朵和其他此类软组织周围的瘀伤应引起虐待的怀疑。身体虐待可由烧伤、拍打、击打、窒息、扭曲、拉扯和挤压引起；牙齿断裂、不太可能的地方或模式的烧伤、不同模式和不同愈合阶段的撕裂伤及瘀伤都应该提醒牙医注意[2]。舌系带撕裂是极为罕见的意外伤害，可能是由于强迫进食造成的。"不动的孩子很少受伤"这句俗语提醒我们，<6个月的孩子很少受伤。图11.5描述了在牙科检查过程中一些明显的身体虐待的例子。遭受身体虐待的儿童可能会表现出类似注意力缺陷、多动障碍的行为[4-5]，不与提供者进行眼神交流且显得孤僻。此外，穿着不适合天气的衣服［例如，80℉（约27℃）高温下的运动衫］可能表明有瘀伤。

性虐待更难识别，可能超出了牙医的权限。受性虐待影响的区域不易被牙医看到；然而，遭受性虐待的儿童可能会在牙医面前表现出不恰当的行为，语言中有暗示性，表现出语言延迟，或对正常接触有躲闪退缩。在青春期前儿童身上发现的性传播疾病表明性虐待，需要转诊给合适的医疗专业人员进行检查、检测和治疗[7-8]。腭部擦伤可能与强迫口交有关。

忽视可能不太容易识别。通常，口腔健康状况不佳是促使牙医进一步调查忽视的可能性的诱因。牙医应该检查孩子的整体卫生和衣服，以及牙齿卫生。对营养不良的怀疑可能源于干燥和蓬乱的头发、脏衣服以及明显缺乏医疗护理（例如，脓疱病等皮肤病变）。牙医有责任对忽视采取与虐待相同的处理方法；报告此类案件是强制性的[9]。通过认识到儿童患者的牙齿忽视情况，可以减少虐待儿童的现象。受虐待的儿童比未受虐待的同龄人有更严重的未经治疗的牙齿疾患（即忽视）。AAPD将牙科忽视定义为"父母或监护人故意不进行必要的治疗以确保口腔健康免受疼痛和感染"。此外，一旦父母或监护人被告知存在上述情况，他或她未能继续接受治疗，也将构成忽视。社会服务机构可能会参与进来帮助家庭，或将儿童从虐待和忽视的环境转移到更安全的环境中。虽然报告是一项道德和法律任务，但牙医可能会发现，忽视牙齿只是孩子的一个问题领域，当更严重的问题尚未解决时，不应因社会服务无法治疗牙齿而感到沮丧。

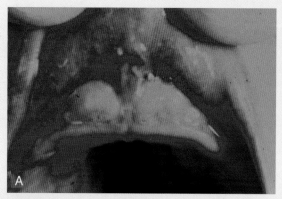

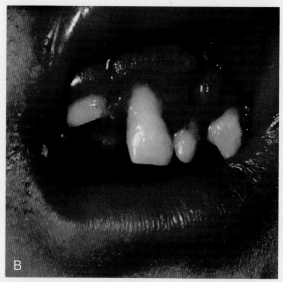

图11.5 （A）患有腭裂的婴儿因拉扯嘴唇而导致的Frenum撕裂。（B）乳牙列中未经治疗的牙齿创伤。

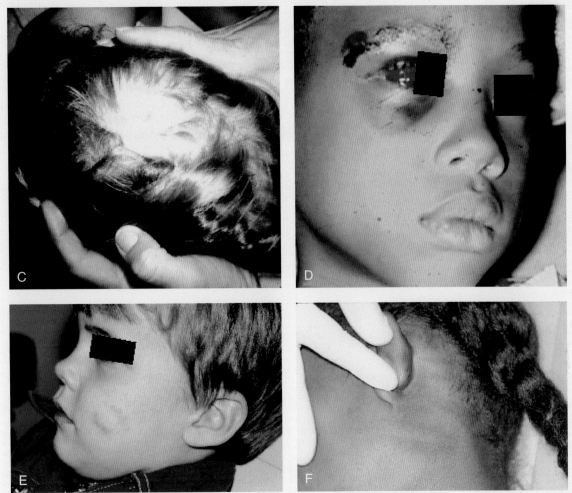

图11.5（续）　（C）由于施虐者的拉扯导致头皮上的头发脱落。（D）殴打造成的眼睛损伤，如果是意外摔倒（例如，从自行车上摔下来），也应该涉及鼻梁，但不是。（E）面颊上的咬痕，以特征性的模式显示上颌和下颌牙齿的印记。（F）拍打造成的瘀伤显示出更奇怪的模式，关注父母的惯用手（即惯用右手的人倾向于击打受害者的左侧，而惯用左手的人倾向于击打受害者的右侧）。

参考文献

[1] Price S OLR research report: penalties for failing to report suspected child abuse; January 23, 2012 (cited April 27, 2017). Hartford, CT: Connecticut General Assembly, Office of Legislative Research. Report No. 2012-R-0058. https://www.cga.ct.gov/2012/rpt/2012-R-0058.htm. Accessed August 24, 2017.

[2] American Academy of Pediatric Dentistry. Guideline on oral and dental aspects of child abuse and neglect. *Pediatr Dent.* 2016;38(special issue):177–180.

[3] Block RW. No surprise: the rate of fatal child abuse and neglect fatalities is related to poverty. *Pediatrics.* 2017;139(5).

[4] Weissenberger S, Ptacek R, Klicperova-Baker M, et al. ADHD, lifestyles and comorbidities: a call for an holistic perspective—from medical to societal intervening factors. *Front Psychol.* 2017;8:454.

[5] Brownlie EB, Graham E, Bao L, et al. Language disorder and retrospectively reported sexual abuse of girls: severity and disclosure. *J Child Psychol Psychiatry.* 2017;58(10):1114–1121.

[6] McNeese MC, Hebeler JR. The abused child: a clinical approach to identification and management. *Clin Symp.* 1977;29:1–36.

[7] Levin AV. Otorhinolaryngologic manifestations. In: Levin AV, Sheridan MS, eds. *Munchausen Syndrome by Proxy: Issues in Diagnosis and Treatment.* New York: Lexington Books; 1995:219–230.

[8] Katner D, Brown C, Fournier S. Considerations in identifying pediatric dental neglect and the legal obligation to report. *J Am Dent Assoc.* 2016;147(10):812–816.

[9] Harris JC, Balmer RC, Sidebotham PD. British Society of Paediatric Dentistry: a policy document on dental neglect in children. *Int J Paediatr Dent.* 2009 May 14. [Epub ahead of print].

第12章

龋病
Dental Caries

NORMAN TINANOFF

章节概要

龋病可能是最普遍的慢性疾病，后果是形成龋洞。这种疾病是牙齿表面附着的产酸细菌和可发酵碳水化合物之间复杂相互作用的结果。随着时间的推移，牙菌斑中的酸可能会使牙齿表面和光滑表面的牙釉质及牙本质脱矿。龋病最早的视觉症状是白垩斑。如果继续脱矿，白垩斑将产生龋洞。然而，如果脱矿环境减弱或消失，白垩斑可能会重新矿化而不会进展。龋病的风险包括致龋细菌数量多、高频率吃糖、唾液流量不足、氟化物暴露不足、口腔卫生不良和贫困等因素。预防龋齿的方法应基于以患者为中心的循证实践，减少风险因素，增加预防措施。如果存在明显的疾病，则应将重点放在评估患者的依从性、疾病是否会继续发展以及保护牙体组织的治疗方法上。

龋病带来的后果

儿童龋病的严重性和社会成本是巨大的。龋病在高收入国家仍然是一个主要的公共卫生问题，在许多中低收入国家也在增加。龋病的后果通常包括高昂的治疗费用、影响上学时间、疼痛导致学习能力下降、住院和急诊室就诊、残疾甚至死亡、口腔健康相关的生活质量下降及其他、羞于微笑和饮食等问题。

尽管医生经常治疗儿童牙痛，但有关儿童牙痛的流行病学研究很少。一项针对美国马里兰州儿童开端计划的研究报告称，16.6%的龋病儿童抱怨牙痛，8.9%的儿童曾因为牙痛而哭泣[1]。关于儿童牙科问题导致的医院就诊的客观数据，美国休斯敦得克萨斯儿童医院报告称，1997—2001年，<5岁儿童急诊室就诊636次，其中73%是非创伤性牙科问题[2]。美国加利福尼亚州对急诊科就诊的研究表明，2005年<6岁儿童的预防性检查的就诊率为189/10万，2007年为203/10万[3]。关于口腔保健费用，一项针对<18岁儿童的全国性研究发现，2005年口腔保健费用为每年539美元（约3934元人民币）[4]。现在的医疗成本比既往要高得多。据估计，龋病对儿童的生活质量、身体健康、家庭和社会成本都有很大影响。

龋病的流行病学

乳牙

国家健康和营养检查调查（NHANES）的乳牙信息

已被用于跟踪美国儿童患龋率的变化。这项全国性研究比其他调查更可靠，因为它的样本量大，全国代表性强，而且审查人员的标准化也很严格。此外，由于这些调查包括社会经济因素，因此可以得出关于不同收入水平的美国儿童患龋率及其治疗的情况。1988—2004年进行的研究表明，在美国患龋率与贫困水平有关，接近贫困或贫困的儿童的患龋率通常是非贫困儿童的2倍。同样令人感兴趣的是，在2次调查之间的10年里，所有社会经济水平的儿童患龋率都持续增加（表12.1）[5]。因此，我们可以得出结论，总体来说，贫困对儿童患龋率有重大影响，但这种影响的原因尚未确定，可能与预防行为和饮食有关。

在1/4个世纪的时间里，研究2～5岁儿童的NHANES数据得出的另一个重要结论是，随着时间的推移，龋齿数和充填牙齿数的显著变化。美国国家数据显示，除2001—2002年和2011—2012年的调查外，多年来龋齿牙面数的平均数量保持不变。值得注意的是，2011—2012年的调查报告比之前的调查减少了约75%。然而，尽管2011—2012年的调查显示平均龋齿大幅减少，但充填牙齿的数量却成比例增加（图12.1）[6]。龋齿的大幅减少和充填牙面的大幅增加可能表明2～5岁儿童有了更多的机会获得口腔保健。

在美国，许多关于学龄前儿童患龋率的研究通常来自开端计划与妇女、婴儿和儿童（WIC）人群的便利样本，这些样本可能与美国国家数据有很大差异。图12.2概述了1988—2012年美国对龋病患病率的流行病学研究，显示选定州人群的龋病患病率高于3项全国性研究（NHANES，1988—1994年、1999—2004年和2011—2012年）。与可推广到整个美国人口的国家样本相比，州调查中龋病患病率较高可能是由于州样本（例如，开端计划、WIC儿童）的社会经济地位较低。在这些州的研究中，患病率的可变性更大，可能是由于许多可能影响不同地区患龋率的局部因素（例如，饮水、获得护理和社会经济水平）。人们应该认识到，美国国家监测调查数据可能无法反映特定人群的患龋率。

恒牙

从2011—2012年NHANES来看，美国儿童恒牙的患龋率仍然很高。最新调查发现，6～8岁的儿童恒牙患龋率为14%，9～11岁的儿童患龋率为29%。在6～11岁的儿童中，约有6%的恒牙龋齿未经治疗。6～8岁儿童的患龋率高，因为恒牙通常在6岁左右开始萌出。关于种族/民族与恒牙龋病的关系，2011—2012年的调查发现，西班牙裔6～11岁儿童的患龋率最高（27%），而非西班牙裔白种人儿童和非西班牙裔亚裔儿童的患龋率分别为19%和18%[7]。青少年的患龋率也很高，12～15岁的青少年中有50%，16～19岁的青少年有57%的恒牙

表12.1	美国2～8岁儿童乳牙列患龋率，按照调查年代和贫困状况区分		
年龄段	贫困状况	NHANES 1988—1994年	NHANES 1999—2004年
2～5岁	贫困	35.5%	41.8%
	接近贫困	29.1%	30.4%
	非贫困	14%	17.8%
6～8岁	贫困	60.6%	65.7%
	接近贫困	54%	61.1%
	非贫困	38.4%	39.4%

贫困=0～99%的美国联邦贫困水平
接近贫困=100%～199%的美国联邦贫困水平
非贫困≥贫困水平的200%
NHANES，国家健康和营养检查调查
Data from Dye BA, Tan S, Smith V, et al. Trends on oral health status: United States, 1988–1994 and 1999–2004. National Center for Health Statistics. Vital Health Stat. 2007;11(248):1–92.

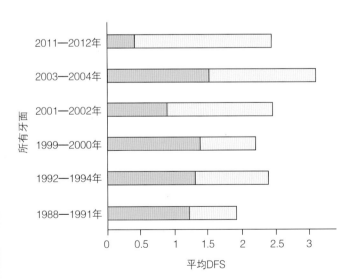

图12.1　1988—2012年，美国2～5岁儿童的龋、补牙面数（DFS）。深色条代表平均龋坏牙面；亮条表示平均补牙面数。（Modified from Dye BA, Hsu K–L, Afful J. Prevalence and measurement of dental caries in young children. *Pediatr Dent.* 2015;37: 200–216.）

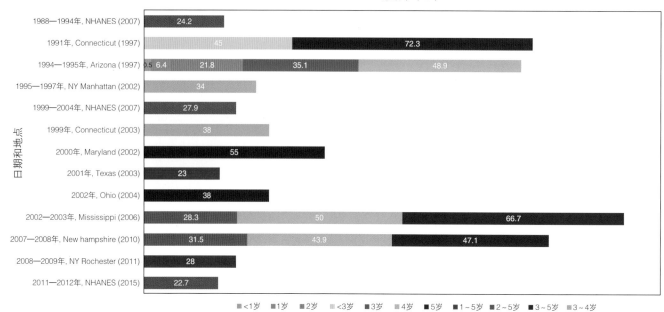

图12.2　1988—2012年，美国对＜6岁儿童的长期研究中的患龋率。左边一栏显示了研究进行的日期、地点和发表日期。（Unpublished data from Alkuhl H, Tsai YJ, Tinanoff N, 2017.）

出现龋齿。12%的12~15岁儿童有未治疗的龋齿，19%的16~19岁儿童有未治疗的龋齿[7]。这些对乳牙和恒牙的流行病学研究表明龋病在所有年龄段的儿童中仍然非常普遍，很大比例的龋齿没有得到治疗。

龋病因素

牙釉质

龋齿病变的早期表现为白垩斑。这种病变在清洁牙齿表面并吹干后才能看到。这些病变主要出现在牙菌斑易堆积的区域（例如，殆面、邻面和龈缘）。白垩斑阶段的牙釉质较硬，表面可能比周围未脱矿的区域粗糙或不粗糙（图12.3）。

白垩斑表明，由于细菌代谢产生的酸的脱矿作用，已经受累及区域的牙釉质可能会受损。如果白斑病损继续脱矿，表面将产生缺损，从而形成龋洞。然而，如果脱矿环境减少或消除，白斑病损可能会重新矿化。再矿化白斑病损的证据表明，病变没有扩大，并且随着牙齿的萌出，不再出现龈缘的病变（图12.4）。

偏振光显微镜观察到的牙齿切片显示了与白垩斑相关的脱矿和再矿化过程（图12.5）。白斑病损的最外层30μm通常被称为表面区，看起来相对完整，但可能比牙釉质更多孔。由于唾液中钙、磷酸盐和氟化物的再矿化作用，表面区域保持相对完整。表面区域的下方是

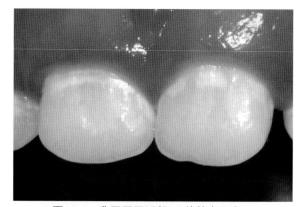

图12.3　乳牙牙冠近龈1/3处的白垩斑。

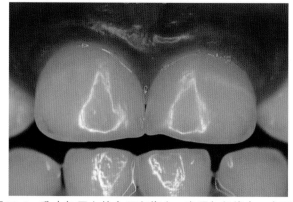

图12.4　乳中切牙上的白垩斑停止，表明与龈缘有一定距离的病变。

"病损体部"，它是病变最软的部分。它的孔隙体积为5%~25%[8]，由于牙釉质受损，偏光显微镜观察为深棕色。如果病变继续发展，表面将出现小缺损，从而使酸促进表面更快脱矿。如果脱矿环境持续存在，表面牙釉

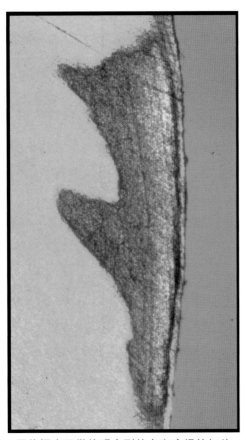

图12.5　用偏振光显微镜观察到的白斑病损的切片。由于脱矿作用产生的孔隙体积较大，病损体部较暗。表面完好无损，可能由于再矿化作用而变得更加致密。（Courtesy Dr. J. Wefel.）

质将受到破坏，并出现龋洞。一旦出现龋洞，细菌很容易侵入下面的牙本质，如果进行预防性治疗则不易感染。

白垩斑的治疗存在一定的不确定性，因为如前所述，这些病变可能正在进展、停滞或再矿化。除了临床为了帮助确定这些初始病变的活性，人们开始使用龋病风险评估工具来评估个别牙齿和个人的潜在龋病进展（详细信息见本章下文）。如果病变被认为是活动性的，那么管理目标应该是个性化的方法，通过控制患者的饮食和产酸细菌来减弱致龋环境，以及循证预防措施（例如，氟化物和窝沟封闭）。

龋病微生物学

对龋病微生物学的理解已经随着微生物学的进步而更加深入。Loesche提出的特异性牙菌斑假说认为，只有某些细菌致病[9]。随着口腔链球菌专用微生物培养基（例如，唾液酸杆菌肽、卡那霉素琼脂）的发展，研究人员进行的大量研究表明，变形链球菌（S. mutans）

与龋病的流行和发病率密切相关。变形链球菌致龋，是因为它们能够黏附在牙齿表面产酸，并在低pH条件下存活且继续代谢。随着DNA技术的出现，以前被描述为变形链球菌（Mutans Streptococci, MS）的细菌实际上是由几个物种组成的一组菌，其中包括S. mutans、S. sobrinus、S. cricetus和S. rattus[10]。超过98%的成年人携带变形链球菌，其次是在5%~35%的个体中发现的S. sobrinus[11]。由于大多数临床研究和牙科实践中使用的评估都是通过半选择性培养基来识别和定量这些链球菌的，这些培养基无法区分S. mutans与S. sobrinus，因此将培养的结果称为细菌群（即MS）是最合适的。

2004年提出的生态牙菌斑假说通过确定MS与牙菌斑生物膜中其他细菌的关系，促进了对细菌致龋的理解。研究表明，由于频繁摄入糖，牙菌斑中的低pH会导致牙齿黏附生物膜的改变，有利于在酸性条件下生存和成长的细菌[12]。因此，细菌产酸不仅是牙齿脱矿的关键因素，还会影响牙菌斑的微生物组成。由于MS对酸性条件具有抵抗力，且可以在低pH环境中继续代谢，因此它们比其他牙菌斑细菌更具竞争优势，在低pH牙菌斑环境中成为优势物种。

分子生物学的最新进展使人们能够进一步了解牙菌斑致龋的相关因素。16S rRNA基因测序等技术揭示了复杂的宿主–细菌群落相互作用，这与用选择性培养基培养细菌开发的单一微生物致病模型不符。分子方法仍然支持MS是龋齿的主要病原体的观点，并且频繁摄入碳水化合物会增加更易产酸、耐酸的细菌。然而，分子生物学通过鉴定可能与龋齿有关的其他细菌（例如，乳杆菌属、韦氏菌属、放线菌属、双歧杆菌属、Scardovia、梭杆菌属、普雷韦氏菌、念珠菌等）揭示了生物膜的复杂性，并进一步了解了细菌群落在疾病和健康中的贡献及相互作用[13]。

分子遗传学技术（例如，DNA指纹图谱和核糖分型），也增加了对MS在儿童早期定植的理解。这些研究表明，母亲是其子女MS定植的主要来源[14]。确切的传播方式尚不清楚，但怀疑是由于母婴密切接触以及共享食物和餐具。早期MS的定植是早期龋齿发生的重要风险因素。研究表明，在儿童中检测到的MS越早，龋病的发病率就越高[15]。

将龋病作为一种微生物疾病进行处理，有助于根据患者的致龋微生物水平对患者进行个性化护理。此外，对微生物学的了解有助于理解龋病机制，包括频繁的糖消耗，这会导致牙菌斑pH低，从而促进脱矿，并使MS相对于较少致龋的微生物具有竞争优势。

预防龋齿

教育和改变口腔健康行为

预防或减少龋病发病率的教育计划包括书面材料以及与父母或儿童的交流，以减少高频率的糖消耗，每天用含氟牙膏刷牙2次，或定期专业口腔检查等。然而，研究结果表明，教育项目增长了知识，但只是暂时对牙菌斑的控制水平有影响，对龋病发病率没有明显影响[16]。尽管有这些限制，口腔健康宣教仍然是预防性牙科计划的重要组成部分。改变健康行为的动机性面谈（Motivational Interviewing，MI）技术在提高教育信息的接受率、改善口腔健康行为（刷牙、看牙医、饮食管理）和减少龋齿方面表现出了有效性[17]。MI方法试图了解患者对改变其健康行为的期望、信念、观点和担忧，且咨询是根据患者准备改变的程度进行校准的。咨询是非评判性的，没有强迫或过早提出改变的建议，患者可以自主决定改变。

饮食

由于龋病和儿童肥胖的高患病率，现在人们越来越关注儿童每天摄入的含糖食品和饮料的数量。单糖（例如，蔗糖、葡萄糖和果糖）容易促进MS和其他产酸和耐酸细菌的生长和代谢。随着糖的频繁摄入，附着在牙齿上的细菌会产生酸，从而降低环境的pH并使牙齿脱矿。果汁和软饮料由于其含糖量高且在两餐之间频繁食用，具有很大的致龋潜力。自2015年以来，国家和国际组织制定了每天糖摄入建议，以解决儿童肥胖和龋病风险。他们对4~8岁儿童的建议是，添加的糖应低于每天热量消耗的10%，即约32.5g糖[18-19]但通常消费的产品中的糖含量往往超过每天建议。

儿童通常以推荐的份量饮用饮料[20]。从表12.2中可以明显看出，某些食品和饮料，特别是儿童经常食用的饮料，含有大量的糖。在许多情况下，只喝1杯8盎司的饮料就接近儿童每天的糖摄入量建议。为了降低儿童患龋病和肥胖的风险，卫生专业人员和家长应该了解加工食品和饮料的含糖量，以及当前的每天糖消费建议。此外，牙科专业人员需要更多地参与识别高糖儿童，并提供饮食信息或推荐进行饮食咨询。

表12.2　儿童经常食用的食品和饮料中的含糖量示例

食品及饮料	包装上建议的份量	含糖量（g）
运动饮料	20盎司	34
苏打水	8盎司	26
100%橙汁	8盎司	24
巧克力奶	8盎司	24
带水果的酸奶	170g	24
果汁饮料	8盎司	21
冰激凌	62g	13
儿童麦片	29g	10
曲奇饼干	25g	8

注意：24g糖相当于6茶匙糖，即96kcal；1盎司≈29.57mL
From Tinanoff N, Holt K. Children's sugar consumption: obesity and dental caries. *Pediatr Dent*. 2017;39(1):12–13.

刷牙

刷牙在预防龋齿方面的作用不言而喻，但几乎没有证据支持刷牙本身可以减少龋齿。个人口腔卫生状况与患龋之间的关系较弱，旨在通过促进口腔卫生来降低患龋率的教学计划也失败了[21]。然而，有证据表明，当与含氟牙膏一起使用时，刷牙具有防止龋坏的优点[22]。为了防止因过度吞咽牙膏而导致的氟中毒，<3岁的儿童应该用"一薄层"量的含氟牙膏刷牙，≥3岁的儿童应该使用豌豆大小的牙膏量刷牙[23]。为了最大限度地发挥氟化物在牙膏中的作用，应每天刷牙2次，刷牙后应尽量减少或完全不漱口[24]。

最佳氟化水源

社区水氟化是向大多数社区的所有成员提供氟化物的最公平、最具成本效益的方法。20世纪40年代，美国引入了0.7~1.2mg氟化物离子/L（ppm F）的水氟化。由于供水中的氟化物现在是几种氟化物来源之一，美国卫生与公众服务部（DHHS）在2015年建议社区供水中不要有氟化物范围，而是建议氟的下限为0.7ppm[25]。在一些国家（例如，美国），大多数食品和饮料加工都是在最佳氟化水源的城市进行的，生活在低氟地区的儿童也从加工食品的消费中获得了一些氟化水源的好处，被称为"光晕效应"，这是居住在非氟化物地区的儿童龋齿减少的主要因素。

氟化物补充剂

氟化物补充剂于20世纪50年代末推出，旨在为居住在没有最佳氟化水源地区的人群提供防龋福利。氟化物补充计划的前提是，氟化物的抑龋作用主要是全身性的，而不是局部性的，并且氟化物的全身剂量应等于从最佳氟化水源中摄入的剂量。全身氟化物补充剂治疗龋齿效果的试验总结显示，在≤2岁的乳牙中，龋齿减少了50%～80%（21项试验），恒牙减少了39%～80%（34项试验）[26]。然而，由于有些研究的结论是在龋病发生率比现在高得多的时候报告的，因此必须谨慎对待这些研究数据。对氟化物补充剂的剂量建议多年来有所不同，通常会向下调整以降低氟中毒的风险。2001年，美国疾病控制和预防中心进一步建议，只有龋病高危儿童才能服用氟化物补充剂，并指出，对于<6岁的儿童，医生及家长应权衡服用和不服用氟化物补充剂的患龋风险与患牙釉质氟中毒的可能性[27]。因此，目前关于补充氟化物的建议是基于水中的氟化物含量、儿童的年龄和儿童的患龋风险（表12.3）[28]。无论效果如何，都存在与氟化物补充剂管理相关的问题，这使氟化物补充剂不是学龄前儿童防龋的"一线"方法。补充氟化物的问题包括儿童，无论生活在氟化区还是非氟化区，都会从牙膏、饮料和食物中摄入足够数量的氟化物；高危儿童的父母往往不遵守氟化物补充方案；许多医生在没有检测儿童供水中氟化物含量的情况下，也没有考虑儿童的患龋风险，就开了氟化物补充剂。

专业应用的局部氟化物制剂

直至最近，专业应用的氟化物制剂是5%的氟化

钠漆（NaF；22500ppm F）和1.23%的酸化磷酸氟化物（APF；12300ppm F）。尽管一些证据来自20～30年前进行的研究，但这些产品在儿童和成年人的许多临床试验中已被证明是有效的。氟保护漆已经取代了传统的含氟凝胶，因为它易于使用，并且由单剂量分配剂型而更具有安全性。至少在4项随机对照试验中报道了每年至少使用2次氟保护漆对乳牙的防龋效果[29]。分装于0.25mL、0.4mL或0.6mL氟保护漆分配器中的氟含量分别相当于5.5mg、8.8mg或13.2mg氟化物。其他局部氟化物产品［例如，0.2%氟化钠漱口水（900ppm F）］和刷涂凝胶/糊剂（例如，1.1%氟化钠；5000ppm F），也已被证明能有效减少恒牙的龋齿。

氟化氨银（SDF）是一种局部氟化物，含有5%［重量/体积（W/V）］的氟化物和24%～27%（W/V）的银。据报道，SDF与暴露的牙本质结构的反应导致牙齿表面的氟化钙沉积和磷酸银层的沉积。银和其他重金属一样，具有实质性的抗微生物效果[30]。因此，龋病的进展过程可能在施用后不久停止。SDF治疗后，黑色染色的牙本质与阻断性龋损有关。SDF的支持者建议每年使用2次，作为降低乳牙患龋风险的有效临时疗法[31]。截至2017年，只有5项对照研究检验了SDF的有效性，这限制了临床医生使用SDF治疗龋病的证据来源[32]。

抗微生物药物

一些抗微生物药物（例如，氯己定、碘、益生菌和木糖醇）已被提出可通过抑制附着在牙齿上的产酸和耐酸细菌来减少龋齿。一项系统综述发现，大多数抗微生物药物在局部使用后会使致龋细菌水平适度降低，但一旦停止治疗，细菌就会再次增长，并出现新的龋损，尤其是在高危儿童中[33]。也有证据表明，刚刚生产后的母亲的MS水平降低可能会减少婴幼儿MS的检出概率；然而，其对控制儿童龋病的长期效果并不理想[33]。另一项系统综述检查了木糖醇在减少龋齿方面的作用；研究发现，木糖醇对减少龋齿的作用很小，而且研究质量低，使木糖醇的预防作用不确定[34]。

窝沟封闭剂

许多报告表明，牙科窝沟封闭在预防乳牙和恒牙的窝沟龋方面是安全有效的，经过2～3年的随访，龋病减少了＞70%[35]。关于有效性的证据，Cochrane的一项综

| 表12.3 | 氟化物补充计划实施时间[a] |

社区饮用水的氟化物浓度	年龄			
	出生至6个月	6个月至3岁	3～6岁	6～16岁
<0.3ppm	无	0.25mg/天	0.5mg/天	1mg/天
0.3～0.6ppm	无	无	0.25mg/天	0.5mg/天
>0.6ppm	无	无	无	无

[a]仅适用于龋病高危儿童[27]
Modified from American Academy of Pediatric Dentistry, Council on Clinical Affairs. Guideline on fluoride therapy; 2014. http://www.aapd.org/media/Policies_Guidelines/G_FluorideTherapy1.pdf. Accessed August 25, 2017.

述发现，与不使用窝沟封闭剂相比，在儿童和青少年的恒磨牙殆面上放置窝沟封闭剂可以在长达48个月内减少龋齿的发生[36]。结合维护的研究报告称，10年或更长时间后，窝沟封闭剂的成功率为80%～90%[37]。放置后，窝沟封闭剂极大地减少了覆盖窝沟中的活细菌数量，包括变形链球菌和乳酸杆菌。因此，窝沟封闭剂可以有效地密封窝沟，并最大限度地减少非成洞龋坏的进展[36-37]。这些综述和临床试验评估了窝沟封闭剂的放置技术。一项综述表明，在窝沟封闭前使用牙刷清洁牙齿比使用手持器械进行洁治表现出相似或更高的窝沟封闭成功率[38]。此外，有有限且相互矛盾的证据支持在放置封闭剂之前用车针进行机械预备，因此不建议这样做[39]。

龋病风险因素

龋病风险评估的目标是估计某一时间段内龋齿的发生率（即新的龋洞或早期病损的数量），或已经存在的病变的大小或活动发生变化的可能性。尽管牙科中的患龋风险数据仍然不足以量化模型，确定风险的过程应该是临床决策过程中的一个必要组成部分。确定风险的过程使提供者和患者了解疾病因素，预测龋病是否会进展或稳定，并有助于确定预防程序的强度和召回间隔。目前，龋病风险评估模型涉及多种因素的组合，包括既往患龋经历、饮食因素、微生物因素、母亲的因素、可视及的牙菌斑和牙釉质发育缺陷，以及社会经济状况（表12.4和表12.5）。

既往患龋经历

未来是否患龋的最佳预测因素之一是既往患龋经历[40]。有患龋病史的<5岁儿童应自动归类为未来患龋的高危人群。然而，对于婴幼儿来说，没有龋齿并不是预测龋病风险的有效指标，因为即使这些儿童处于高危状态，也可能没有足够的时间来发展龋损。由于白斑病损是龋洞病变的前兆，因此在成洞之前会很明显。这些白斑病损最常见于靠近牙龈的牙釉质光滑表面。

饮食因素

有大量的流行病学证据表明，饮食中的糖，尤其是蔗糖，是影响患龋率和进展的因素[41]。儿童龋病的严重程度可能是与食用糖的频率相关。高频率的糖消耗使附着在牙齿上的致龋细菌能够重复产生酸。每天饮用含糖饮料，尤其是在夜间，以及每天摄入糖已被证明是龋病发展的独立风险因素[42]。

微生物因素

MS与龋齿过程最为相关，也是理解学龄前儿童龋齿的关键。MS有助于龋齿的形成，其黏附在牙齿表面的能力增强，产生大量的酸，并在低pH条件下存活和继续代谢。患有高MS定植水平的学龄前儿童比患有低MS的儿童有更高的患龋率，以及更大的新病变风险[43-44]。此外，儿童早期MS的定植是低龄儿童龋病发生的重要因素[45]。

母亲的因素

儿童MS口腔定植通常被认为是从儿童的主要看护人传播的结果[46]。尚未确认定义模式，但有人提出了母亲有MS的龋病情况、家庭经济水平以及允许唾液从母

表12.4　≤5岁儿童的龋病风险评估表

因素	风险等级
生物学因素	
母亲/看护人有活跃龋齿	高
看护人社会经济地位低	高
两餐间进食含糖零食或饮料>3次/天	高
含添加了糖的奶瓶入睡	高
有特殊医疗保健需求	中
近期迁入本地	中
保护性因素	
饮用水含氟（最佳浓度）或氟化物补充剂	低
每天使用含氟牙膏	低
接受健康专业人员的局部涂氟	低
加入牙科之家/定期进行口腔检查和护理	低
临床检查	
邻面龋数量>1	高
有活跃白垩斑或牙釉质缺陷	高
变形链球菌含量高	高
牙面上附着有牙菌斑	中

Modified from American Academy of Pediatric Dentistry, Council on Clinical Affairs. Guideline for caries-risk assessment and management of infants, children and adolescents; 2014. http://www.aapd.org/media/Policies_Guidelines/G_CariesRiskAssessment7.pdf. Accessed August 25, 2017. Copyright © 2016-2017 by the American Academy of Pediatric Dentistry, reproduced with permission.

亲转移到婴儿的喂养习惯和健康习惯[46]。此外，研究发现，父母的牙齿脓肿史也是预测孩子迫切需要修复治疗的预测因素[47]。

可视及的牙菌斑

研究表明，乳牙上可视及的牙菌斑与患龋风险之间存在相关性[48]。一项研究发现，91%的儿童仅根据可视及的牙菌斑存在或不存在而被正确分类患龋风险[49]。一项针对39名年龄在12～36个月的儿童的研究，该研究发现基线MS与牙菌斑形成之间呈正相关，这表明幼儿前牙上的牙菌斑与MS定植有关[50]。由于这种筛查方法相对容易，可见牙菌斑作为幼儿患龋风险和MS定植的准确预测指标非常具有潜力。

牙釉质发育缺陷

牙釉质发育不成熟或存在发育结构缺陷可能会增加学龄前儿童的患龋风险。这种缺陷会增强牙菌斑的滞留，增加MS的定植，在严重的情况下，牙釉质缺陷会使牙齿更容易脱矿。牙釉质发育不全的存在与MS的高发病率之间有很强的相关性[51]。乳牙列中的牙釉质缺陷大多与出生前、围生期或出生后的情况有关（例如，出生体重低、儿童或母亲营养不良或疾病[52]）。

社会经济状况

尽管有一致的证据表明社会经济状况对患龋风险的重要性，但人们对解释这些差异根本机制的理解有限。然而，有一致的证据支持以收入为代表的社会经济地位与患龋率之间的强相关。低收入家庭的学龄前儿童更容易患龋病[53]。此外，有移民背景的儿童的患龋率是非移民儿童的3倍[54]。

龋病管理的护理路径

护理路径（也被称为临床路径、协议、护理路径和循证护理）是自20世纪80年代以来用于指导医学中复杂医疗保健决策管理的工具[55]。护理途径通过提供有关诊断和治疗的标准来帮助临床决策，从而得出建议的行动方案。这些都是基于当前同行评审文献中的证据和专家小组经过深思熟虑的判断。这些途径经常随着新技术和新证据的出现而更新。在牙科中，护理途径可以根据患者的风险水平、年龄和对预防策略的遵守情况，使有关龋病管理的决策个性化和标准化。与标准化程度较低的治疗相比，此类方案应产生更大的成功概率和更好的治疗成本效益。目前的龋齿护理途径是基于临床试验、系统综述、国家指南和专家小组建议的结果。如表12.6和表12.7所示的护理途径来自美国儿童牙科学会（AAPD）的指南[56]和美国牙科协会（ADA）的反射射线照相方案[57]，氟化物基于美国疾病控制和预防中心[27]、美国牙科协会[29]和苏格兰校际指导网络的协议[58]。窝沟封闭剂的协议基于ADA和AAPD关于窝沟封闭剂使用的建议[35]。对牙釉质病变的积极监测（预防治疗和密切监测）基于这样一个概念，即只有在疾病进展的情况下才有必要进行疾病治疗[59]，近几十年来龋病进展有所减少[60]，并且大多数影像学上邻面牙釉质病变没有进展为龋洞[61]。

众所周知，传统的龋病治疗可以恢复牙齿结构，

表12.5 ≥6岁儿童的龋病风险评估表

因素	风险等级
生物学因素	
看护人社会经济地位低	高
两餐间进食含糖零食或饮料>3次/天	高
有特殊医疗保健需求	中
近期迁入本地	中
保护性因素	
饮用水含氟（最佳浓度）	低
每天使用含氟牙膏	低
接受健康专业人员的局部涂氟	低
家庭保护措施（例如，木糖醇、MI牙膏、抗菌药物）	低
加入牙科之家/定期进行口腔检查和护理	低
临床检查	
邻面龋数量>1	高
有活跃白垩斑或牙釉质缺陷	高
唾液流率低	高
有充填体	低
佩戴矫治器	低

Modified from American Academy of Pediatric Dentistry, Council on Clinical Affairs. Guideline for caries-risk assessment and management of infants, children and adolescents; 2014. http://www.aapd.org/media/Policies_Guidelines/G_CariesRiskAssessment7.pdf. Accessed August 25, 2017. Copyright © 2016-2017 by the American Academy of Pediatric Dentistry, reproduced with permission.

但不能阻止疾病的发展。此外，许多病变没有进展，或者通过预防性治疗，病变可能会停止。因此，"主动监测"的原则（即，在监测龋病停止或进展迹象的同时采取预防措施）可能适用于符合预防程序的患者的某些病变的管理。作为护理途径决策的一部分，主动监测将促进基于个人风险和预防干预成功的以患者为中心的决策的制订（图12.6）。

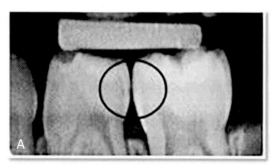 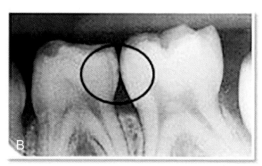

图12.6 （A和B）主动监测：相隔13个月的X线片显示，下颌磨牙邻面的龋损没有进展。家长每天用含氟牙膏给孩子刷牙2次。

表12.6	3～5岁儿童龋病管理方案范例				
风险类别	低风险	中风险 （父母参与）	中风险 （父母不参与）	高风险 （父母参与）	高风险 （父母不参与）
诊断	• 每6～12个月定期复查 • 每12～24个月影像学检查 • 基线MS水平	• 每6个月定期复查 • 每6～12个月影像学检查 • 基线MS水平[a]	• 每6个月定期复查 • 每6～12个月影像学检查 • 基线MS水平[a]	• 每3个月定期复查 • 每6个月影像学检查 • 基线及复查时MS水平[a]	• 每3个月定期复查 • 每6个月影像学检查 • 基线及复查时MS水平[a]
干预措施					
氟化物	• 每天用含氟牙膏刷牙2次[e]	• 每天用含氟牙膏刷牙2次[e] • 氟化物补充剂[c] • 每6个月接受专业局部涂氟	• 每天用含氟牙膏刷牙2次[e] • 每6个月接受专业局部涂氟	• 使用氟浓度为0.5%的含氟牙膏刷牙 • 氟化物补充剂[c] • 每3个月接受专业局部涂氟	• 使用氟浓度为0.5%的含氟牙膏刷牙 • 每3个月接受专业局部涂氟
饮食	• 无	• 专业咨询	• 专业咨询 （期望有限）	• 专业咨询	• 专业咨询 （期望有限） • 使用木糖醇
封闭剂[f]	是	是	是	是	是
修复	• 监测[b]	• 主动监测[d]早期龋损 • 修复龋洞或扩大的龋损	• 主动监测[d]早期龋损 • 修复龋洞或扩大的龋损	• 主动监测[d]早期龋损 • 修复龋洞或扩大的龋损	• 修复早期龋损、龋洞或扩大的龋损

[a]唾液变形链球菌细菌水平
[b]定期监测龋病进展的迹象
[c]需要考虑饮用水中的氟化物含量
[d]密切监测龋病进展和实施预防计划
[e]父母监督"豌豆大小"的牙膏
[f]适用于具有深窝沟解剖结构或发育缺陷的牙齿
MS，变形链球菌

表12.7 ≥6岁儿童龋病管理方案范例

风险类别	低风险	中风险（患儿/父母参与）	中风险（患儿/父母不参与）	高风险（患儿/父母参与）	高风险（患儿/父母不参与）
诊断	• 每6~12个月定期复查 • 每12~24个月影像学检查	• 每6个月定期复查 • 每6~12个月影像学检查	• 每6个月定期复查 • 每6~12个月影像学检查	• 每3个月定期复查 • 每6个月影像学检查	• 每3个月定期复查 • 每6个月影像学检查
干预措施					
氟化物	• 每天用含氟牙膏刷牙2次[e]	• 每天用含氟牙膏刷牙2次[e] • 氟化物补充剂[b] • 每6个月接受专业局部涂氟	• 每天用含氟牙膏刷牙2次[e] • 每6个月接受专业局部涂氟	• 使用氟浓度为0.5%的含氟牙膏刷牙 • 氟化物补充剂[b] • 每3个月接受专业局部涂氟	• 使用氟浓度为0.5%的含氟牙膏刷牙 • 每3个月接受专业局部涂氟
饮食	• 无	• 专业咨询	• 专业咨询（期望有限）	• 专业咨询 • 使用木糖醇	• 专业咨询（期望有限） • 使用木糖醇
封闭剂[d]	是	是	是	是	是
修复	• 监测[a]	• 主动监测[c]早期龋损 • 修复龋洞或扩大的龋损	• 主动监测[c]早期龋损 • 修复龋洞或扩大的龋损	• 主动监测[c]早期龋损 • 修复龋洞或扩大的龋损	• 修复早期龋损、龋洞或扩大的龋损

[a] 定期监测龋病进展的迹象
[b] 需要考虑饮用水中的氟化物含量
[c] 密切监测龋病进展和实施预防计划
[d] 适用于具有深窝沟解剖结构或发育缺陷的牙齿
[e] 对牙膏的用量问题关注较少

Modified from American Academy of Pediatric Dentistry, Council on Clinical Affairs. Guideline for caries-risk assessment and management of infants, children and adolescents; 2014. http://www.aapd .org/media/Policies_Guidelines/G_CariesRiskAssessment7.pdf. Accessed August 25, 2017. Copyright © 2016-2017 by the American Academy of Pediatric Dentistry, reproduced with permission.

第2部分

从妊娠至3岁（婴儿期）
Conception to Age Three

　　毫无疑问，从妊娠到3岁这个阶段，儿童的生长和发育是最为显著的。在牙齿方面，刚出生的婴儿将成长为拥有20颗乳牙的幼儿。理想情况下，终身良好的口腔健康基础将在这个时期内奠定。不会有其他时期会像这些年一样，他人会对孩子的口腔健康产生如此大的影响。让利益相关者（包括父母、监护人以及牙科专业人员）理解并接受婴幼儿口腔护理的概念至关重要。对于所有参与其中的人来说，这都是一个具有挑战性的年龄段。不合作的行为是常态，这个年龄段的儿童对于牙科专业人员和父母/监护人来说都是一个挑战。为什么对牙科专业人员来说，在这么低龄阶段进行诊疗如此关键？如何制订有效的婴幼儿口腔健康计划？如何吸引父母接受对这些年幼患者进行良好家庭护理的概念？对于有特殊医疗保健需求的儿童来说，为什么良好的家庭口腔护理更为重要？这些问题的答案将在本部分中讨论。

第13章
动态变化
The Dynamics of Change

ERIN L. GROSS, ARTHUR J. NOWAK

生理变化

身体变化

　　人类的妊娠期从卵细胞和精子结合开始，接近9个月。卵子被精子穿透卵壁的那一刻，精子释放出来23条染色体进入卵子，卵子也从溶解的细胞核中释放出23条染色体。人类婴儿出生时就拥有这46条染色体。受精细胞通过有丝分裂的过程开始扩张。受精卵第一次分裂成两个细胞通常在24~36小时发生。

　　从妊娠到出生通常分为3个阶段。第一阶段被称为卵子期（孕10~14天），是从受精到着床。这段时间一直持续到分裂的受精卵子或囊胚附着在子宫壁上。第二阶段被称为胚胎期（孕2~8周）。这个时期是最重要的，因为细胞分化发生在该阶段。也正是在这一时期，所有的主要器官都出现了。第三阶段被称为胎儿期（孕8周开始），一直持续到约40周分娩。这个时期的特点是新形成的器官发育成熟。

　　图13.1显示了从胎儿到新生儿、幼儿、青少年、成年早期阶段，儿童身体比例的差异。就生长而言，没有

哪一年比出生第1年更引人注目，在此期间，大多数儿童的身高增加了50%，体重几乎增加了200%。在快到1岁时，生长速度放缓。1周岁后，增长率稳定，一直至青春期，儿童的身高和体重增长仍然是相对可预测的。

　　在孩子3岁前，对于最终身高没有准确的预测指标。然而，到3岁时，孩子的身高和体重之间的相关性相当强。新生儿向成年人转变的过程是一个延伸的过程。起初，腿比躯干短，后来变长了。此外，儿童躯干的长度，与其宽度相比，明显变大。

　　随着身体的变化和成熟，婴儿适应了越来越复杂的姿势和运动动作。表13.1显示了一个孩子在其出生的前18个月内一些身体和认知的发展特征（Piaget心理学特点，以及物体恒久性和因果关系，将在本章的"认知变化"部分进行讨论）。

　　到2岁时，孩子已经具备了奔跑、攀爬、上下台阶和踢球的大动作技能。精细运动技能让幼儿可以叠积木（最多6个），用蜡笔画出平行的笔道，一次翻一页书。表13.2显示了习得各种运动技能的中位月龄和范围。

　　从出生到3岁，孩子的神经系统急速发育。到出生后第2年年底，孩子的大脑已经达到成年人脑重量的75%[1]。

颅面变化

宫内的生长与发育

　　生长发育的组织性、复杂性在头部和面部所发生的变化中最为明显（表13.3）。人类的面部在宫内生命的第4周随着鳃器的发育开始第一次可见的生长。约在宫内第3周，鳃器最初为胚胎头端侧面的一系列脊状突起。1个月大的胚胎没有真正的面部，但关键的原基已经开始聚集。这些轻微的肿胀、凹陷和增厚经历一系列

迅速的合并、重排和扩大，使它们从一组分离的基团转变为一张脸（图13.2）[2]。

Sperber描述了胚胎发育前期阶段（21～31天）[3]，在此期间，3mm的胚胎在其头端发育为间充质隆起或突起。5个突起构成了面部的初始特征，包括额鼻突、两个上颌突和两个下颌突。这些突起以不同方式生长，并

通过消除它们之间的外胚层沟，最终形成面部轮廓。

胚胎的口腔由额鼻突和第一鳃弓的上颌突及下颌突包围而成（图13.3）。每个上颌突向中线移动与额鼻突的侧鼻突相连。当这种情况发生时，在每个上颌突的内侧会出现一个搁架状突起（腭突）。这两个腭突向中线移动并融合。腭部融合通常在宫内第8周完成。下颌突

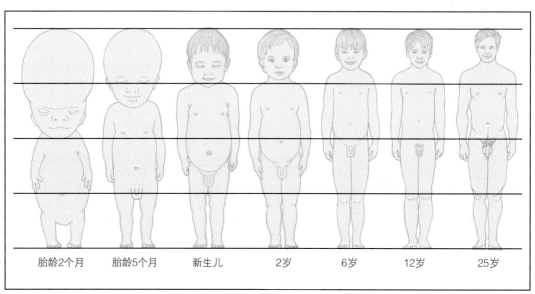

| 胎龄2个月 | 胎龄5个月 | 新生儿 | 2岁 | 6岁 | 12岁 | 25岁 |

图13.1 从胎龄2个月到成年人身体比例的变化。（From James SR, Nelson K, Ashwill J. *Nursing Care Of Children: Principles and Practice*. 4th ed. St Louis:Saunders; 2013. Piagetian Stage）

表13.1 认知、游戏和语言

Piaget 分期	年龄	物体恒久性	因果关系	游戏	语言接受	语言表达
I 期	出生至1个月	移动的图像	一般反射		转向声音	哭声范围（饥饿、疼痛）
II 期	1～4个月	盯着物体消失的地方（纱线掉落后看着手上）	一级循环反应（吮拇指）		用眼睛搜索说话者	咕咕叫 拖长声音
III 期	4～8个月	通过垂直轨迹直观跟踪掉落的物体（跟踪掉落的纱线到地板）	二级循环反应［重现偶然发现的环境效应（例如，踢床垫、摇晃悬挂的饰物）］	对所有物体都有相同的行为（重击，摇晃，放进嘴里，使物体掉下）	对自己的名字和语调有反应	咿呀学语 4个不同的音节
IV 期	9～12个月	看一个物体被隐藏后找到它	二级循环反应的协调	视觉运动（例如，检查物体）捉迷藏	选择性地听熟悉的词 回答"不"和其他口头要求	第一个真正的单词
V 期	12～18个月	在多次可见的位置变化后恢复隐藏对象的位置	三级循环反应（故意改变行为以创造新的效果）	认识对象的社会功能 以自己身体为中心的象征性游戏（用玩具杯喝水）	能从另一个房间拿来熟悉的物品 指出身体的各个部位	很多单字——用单字来表达需求 18个月时学会10个单词
VI 期	18个月至2岁	在不可见的位置变化后恢复隐藏对象的位置	自发使用非直接因果机制（使用钥匙驱动发条玩具）	针对玩偶的象征性游戏（给玩偶喝水）	听从2个或3个命令组成的系列指令，根据名称找出图片	电报式的两个词的句子

From Zuckerman BS, Frank DA. Infancy. In: Levine MD, Carey WB, Crocker AT, et al., eds. *Developmental–Behavioral Pediatrics*. Philadelphia: Saunders; 1983:91.

表13.2 习得各种运动技能的中位月龄和范围

运动技能	月龄	
	中位数	范围[a]
把物品从一只手传到另一只手	5.5	4~8
单独坐至少30秒	6	5~8
从仰卧翻身到俯卧	6.4	4~10
很好地钳握	8.9	7~12
独自站立	11	9~12
握持蜡笔	11.2	8~15
独立行走	11.7	9~17
在协助下上台阶	16.1	12~23
独立双脚交替上台阶	25.8	19~30

[a]第5到第95百分位

Modified from Bayley N. Manual for the Bayley Scales of Infant Development . New York:Psychological Corporation; 1969. From Zuckerman BS, Frank DA. Infancy. In: Levine MD, Carey WB, Crocker AT, et al., eds. Developmental–Behavioral Pediatrics . Philadelphia: Saunders; 1983.

表13.3 头部和面部结构发育

结构发育	启动（孕周）
神经板	2
口咽膜	2
下颌突	3
舌下肌（舌）	5
中鼻突和侧鼻突	5
眼睛晶状体	5
视网膜	5
颈外动脉	6
咽鼓管	6
喉	6
上颌突	6
外耳道	7
鼻中隔	8
两个腭突融合在一起	8
腭突与鼻中隔融合	10
颅面骨骼骨化	10
眼睑完全形成并合上	10
眼睑张开	28

在中线融合，略早于上颌突和鼻突的融合（图13.4）。胎儿时期，腭的宽度比长度增长更快，这是腭中缝的生长和牙槽骨外侧缘附加性生长的结果。融合失败会导致口裂或面裂或二者兼有。在下颌骨中，第一鳃弓的软骨

骨架，被称为梅克尔（Meckel）软骨，决定了下颌骨发育的形态。

咀嚼肌（包括颞肌、咬肌、翼内肌和翼外肌），以及三叉神经都起源于第一鳃弓。在妊娠约60天，胚胎已经获得了所有的基本形态特征，并进入以骨骼发育为标志的胎儿期。

快速的口腔颌面发育造成了胚胎颅部比尾部发育领先的特征。不同的生长速度导致了梨形胚盘，头部区域形成梨的膨大部分。由于胚胎头端的早期发育，头部在胚胎发育后期（第4周~第8周）几乎占全身大小的一半。

胚胎期头部生长发育的优势在胎儿期并未维持下去。因此，头部的比例从胚胎期结束时约占整个体长的1/2减少到第5个月时约占1/3。

在胎儿期，眼球遵循神经生长模式，最初的快速生长有助于面部变宽。然而，鼻腔和鼻中隔被认为是发育的基板或生物力学模板，对面部形态的决定有着相当大的影响。

鼻中隔区的生长导致额上颌、额鼻、额颧和颧上颌骨缝的改变。眼球、大脑和蝶枕软骨的扩张也起着分离面部骨缝的作用。这些不同扩张力的总体效应是面骨后表面的骨质沉积[4]。

在胎儿期，上颌骨和下颌骨的大小比例相差很大。在胚胎早期，下颌骨比上颌骨大得多。继而，在胎儿阶段，上颌骨比下颌骨更发达。随后，下颌骨以更快的速度生长，在宫内第11周时与上颌骨的大小相等。在宫内第13周~第20周，下颌骨的生长相对于上颌骨再次滞后。出生时，下颌骨比上颌骨显得后缩[5]。胎儿在宫内生活的时间里经历了一个生长和成熟的过程，以及各种结构之间空间关系的重组[6]。

快速和广泛的生长是后7个月胎儿的生命特征。发生在这个时期的颅骨扩张是多种生长过程结合的结果，包括间质生长、软骨内生长、骨缝生长或平移生长。存留在骨之间的软骨颅的软骨剩余被称为软骨联合。

此外，颅底通过骨吸收和骨沉积发生选择性骨改建。这一过程是由骨形成细胞（成骨细胞）和骨破坏细胞（破骨细胞）的活动介导的。

早期面部骨骼的大部分骨改建始于胚胎第14周左右并贯穿其后的整个胚胎发育期。在此之前，骨骼从各自的骨化中心向各个方向扩张。改建是当面部和头颅的

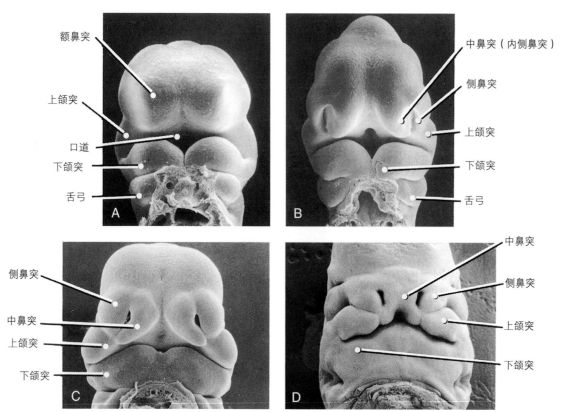

图13.2 小鼠胚胎（A~C）与处于相似发育阶段的人类胚胎（D）的扫描电子显微图像。（A）在人类胚胎约24天，显示第一鳃弓分为上颌突、下颌突和舌弓。（B）在人类胚胎约31天，在鼻小凹旁边可以辨认出中鼻突、侧鼻突。（C）在人类胚胎约36天，中鼻突、侧鼻突和上颌突融合形成上唇。上颌突和下颌突的融合决定了口腔的宽度。（D）在人类胚胎约42天，已经发生了更明确的融合，口和鼻很明显。然而，这一阶段能够观察到面部发育中最常见的潜在裂隙部位。（Courtesy Dr. K. Sulik. [A to C] From Proffit WR, Fields HW. *Contemporary Orthodontics*. 4th ed. St Louis: Mosby; 2007.）

每一块骨达到确定的形态时开始的一个伴随生长的过程（图13.5）[6]。

出生后的生长与发育

出生时，个体之间面部和颅部的骨块之间几乎没有差别。新生儿的嘴很小，几乎没有颏部。他们的面部很小，而他们的眼睛，与小脸相比显得特别大。额头和头顶比较大。从如此相似的婴儿面容很难想象个体在童年和青春期发育后容貌的差异（图13.6）。

新生儿的上颌骨非常低且相对较小。9个月大时，下颌变得相当宽和高。新生儿的上颌窦很低。在出生时，组成颅骨的骨头是未融合的，被6个充满膜的间隙隔开，这些间隙被称为"囟门"（图13.7）。在出生后2年内，这些间隙通过骨化完全闭合。

新生儿的面部显得宽而扁。下颌似乎发育不足且后缩。面部过宽是由于缺乏垂直向生长，此时垂直向生长尚未开始。横向维度更接近成年人。根据Ranly等人的研究，新生儿上面高只有成年人的43%[7]。同样，新生儿总面高只有成年人的40%。这证明头部最惊人且最复杂的生长过程是与面部相关的。经历了3岁以内的迸发期生长，这些维度的生长速度放缓，保持稳定，直至达到成年大小。婴儿的颅骨（例如，头颅的宽度和长度），比其他指标都更接近成年人头部。这可以用大脑的发育来解释。大脑在宫内的第8个月已经拥有全量的神经细胞。颅骨的生长在上颌骨之前完成，上颌骨的生长又早于下颌骨生长。关于头尾生长梯度，举个例子来说明：婴儿期和儿童期，人体头颅的结构与身体的其他部位相比更接近于成年期的大小[8]。下颌骨联合的生长增加了下颌骨的宽度。出生后第2年，下颌骨联合闭合，生长局限在下颌骨内，和鼻上颌复合体一样。此时面部已经发生了巨大变形，但在儿童的成年外貌定型之前，还会发生更多的变化。

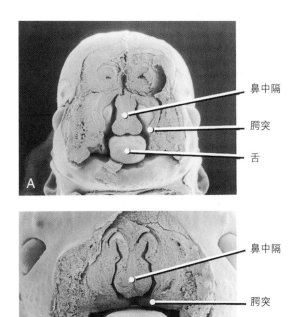

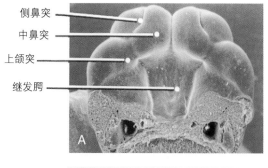

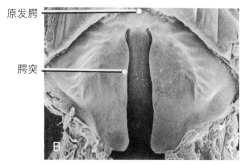

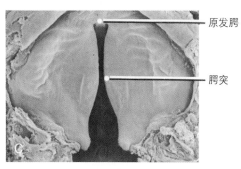

图13.3 小鼠胚胎额状面的扫描电子显微镜图像。（A）在腭突抬升之前可见其边缘延伸至舌侧缘水平。（B）腭突抬升之后。（Courtesy Dr. K. Sulik. [A to C] From Proffit WR, Fields HW. *Contemporary Orthodontics*. 4th ed. St Louis: Mosby; 2007.）

牙齿变化

本节介绍了每个牙齿单元从起始到完全萌出的生长、发育和萌出过程。根据定义，生长是指任何特定组织的增加、扩张或延伸。例如，随着成釉细胞沉积了更多的牙釉质，牙齿就会生长。发育是指组织的逐步进化。成釉细胞由特异性不强的外胚层组织发育而成，成牙本质细胞由非特异的中胚层发育而成。

牙齿是由外胚层和中胚层的组织共同形成的。在宫内约6周时，胎儿口腔上皮基底层在未来牙弓的区域显示出活性的增加和范围的扩大，产生了形成未来牙胚的牙板。随着牙胚的发育，达到一个被称为"帽状期"的阶段。在这个时期，牙胚将中胚层纳入其结构。因此，牙齿形成器官最初是由外胚层形成的，但不久之后就包括了中胚层。

上皮边界的组织扩张代表了牙齿生命周期的开始。外胚层形成将来的牙釉质，而中胚层将主要负责牙髓和牙本质的发育。牙胚发育形成下列3种组织：

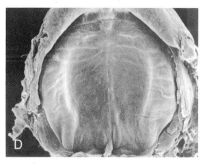

图13.4 小鼠标本（A）、人体标本（B~D）的扫描电子显微镜图像在受孕后53~59天出现了几个阶段的腭闭合。（A）初次腭闭合完成时。（B）抬升过程中的腭突。（C）在腭突融合之前。（D）融合后的继发腭。（Courtesy Dr. K. Sulik. From Proffit WR, Fields HW. *Contemporary Orthodontics*. 4th ed. St Louis: Mosby; 2007.）

1. 成釉器（上皮）。
2. 牙乳头。
3. 牙囊。

6周的胚胎在发育中的上颌骨和下颌骨殆面软组织边界上出现10个上皮活性位点[9]。这些位点彼此相邻排列，最终决定了上颌骨和下颌骨中10颗乳牙的位置（图13.8）。

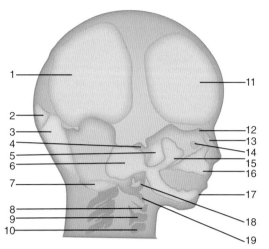

图13.5 约3个月大的人类头骨。膜内骨用黄色表示，软骨用浅橙色表示，软骨内成骨发育的骨用浅灰色表示。每块骨出现的大致时间在括号中。1. 顶骨（10周）；2. 顶间骨（8周）；3. 上枕骨（8周）；4. 鞍背（仍为软骨）；5. 蝶骨颞翼（2～3个月；12～13周时出现蝶底骨，12周时出现眶蝶骨，5个月时出现前蝶骨）；6. 颞骨鳞状部分（2～3个月）；7. 枕骨底部（2～3个月）；8. 舌骨（仍为软骨）；9. 甲状软骨（仍为软骨）；10. 环状软骨（仍为软骨）；11. 额骨（7.5周）；12. 鸡冠突（仍为软骨，下、中鼻甲在16周开始骨化，上、下鼻甲在18周开始骨化；筛骨垂直板在出生后第1年开始骨化，筛骨筛板在出生后第2年开始骨化，犁骨在胎儿第8周形成）；13. 鼻骨（8周）；14. 泪骨（8.5周）；15. 颧骨（8周）；16. 上颌骨（第6周的末尾；前颌骨，7周）；17. 下颌骨（6～8周）；18. 听骨环（开始于9周，12周完全成环；颞骨岩部，5～6个月）；19. 茎突（仍为软骨）。（Redrawn from Enlow DH. *Handbook of Facial Growth*. Philadelphia: Saunders; 1982; Modified from Patten BM. *Human Embryology*. 3rd ed. New York: McGraw-Hill; 1968.）

除了发育20颗乳牙外，每个单元还发育出一个牙板，负责未来恒牙的发育。乳中切牙、侧切牙和尖牙为将来的恒中切牙、侧切牙和尖牙提供牙板。第一、第二乳磨牙为将来的第一、第二前磨牙提供牙板。恒磨牙从第二乳磨牙向远端延伸的牙板上的3个连续位点开始发育（图13.9）[9]。

对牙胚连续生长的分析可以按照牙齿生命周期的以下阶段来进行：

- 生长
  - 启动
  - 增殖
  - 组织分化
  - 形态分化
  - 基质沉积
- 钙化
- 萌出
- 磨耗

生长

起始

起始阶段最早见于6周大的胎儿（图13.10）。正如"起始"一词所暗示的那样，这一阶段是通过紧邻基底膜的口腔基底层的初始扩张来识别的。基底层是基底膜上的一层有序排列的细胞，基底膜是外胚层（上皮细胞）和中胚层之间的组织分界线（图13.11）。基底层

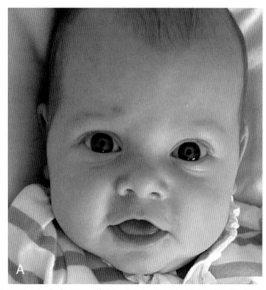
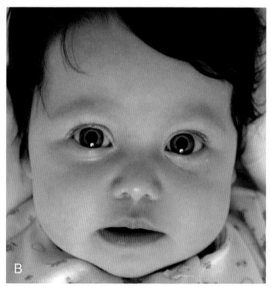

图13.6 （A和B）小鼻子、嘴唇、耳朵和颏部这些特征是婴儿共有的。婴儿的外貌是相似的。当然，随着年龄的增长，小婴儿面部的细微差异变得明显而容易识别。

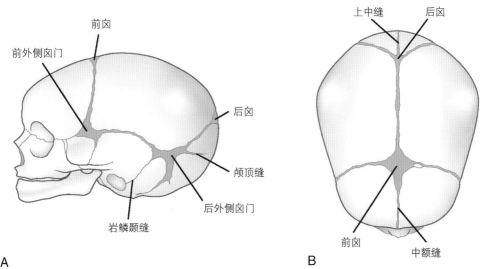

图13.7 （A和B）出生时的颅骨。注意囟门，在顶骨的每个角上都有一个。（From Slovis TL. *Caffey's Pediatric Diagnostic Imaging*. 11th ed. St Louis: Mosby; 2008.）

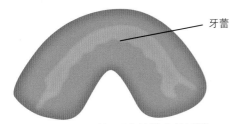

图13.8　约8周大的胎儿的牙蕾。

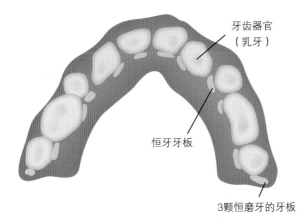

图13.9　约4个月大的胎儿的牙齿器官和牙板。

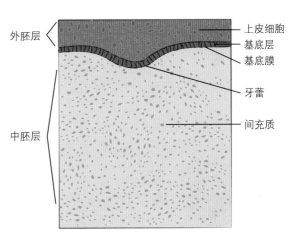

图13.10　牙齿生命周期的起始阶段（胎龄5~6周）。

的细胞是口腔上皮细胞（外胚层）的最内层细胞，与基底膜相邻。

在沿着基膜的10个特定间隔位置，基底层细胞的增殖速度比周围细胞快得多[10]。口腔上皮的这种发育形成牙胚，负责牙齿的初始生长（图13.12）。

可以观察到，各颗牙齿的起始时间不同[11]。这个发育阶段被称为牙齿发育的"蕾状期"。这样的描述有助于直观地了解未成熟牙齿的发育过程。

增殖

增殖是起始阶段细胞的增殖和牙蕾的扩张，导致牙胚的形成（图13.13）。牙胚是增殖上皮细胞与中胚层结合形成帽状外观的结果。帽下和帽内的中胚层组织合并形成牙乳头。

围绕着牙器官和牙乳头的间充质（中胚层）是形成牙囊的组织。牙囊最终形成牙齿的支持结构，这些结构就是牙骨质和牙周韧带。

当牙胚继续以不规则的方式增殖时，它就产生了帽状外观。该发育阶段被称为"帽状期"（图13.14）。像蕾状期一样，它是视觉识别的参考。当"帽"开始形成时，在"帽"内的间充质发生变化，开始了牙乳头的发育。

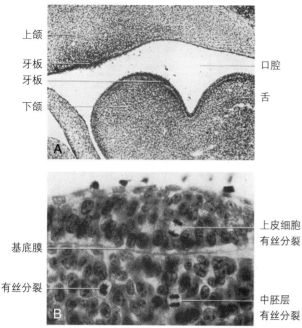

图13.11 牙齿开始发育。人类胎龄第5周，胚胎长13.5mm。（A）经上下颌骨的矢状向切面。（B）高倍镜下增厚的口腔上皮。（From Orban B. *Dental Histology and Embryology*. 2nd ed. New York: McGraw-Hill; 1929.）

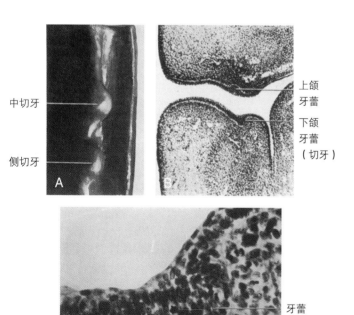

图13.12 牙齿发育的蕾状期（增殖期）。胎龄第6周，人类胚胎长16mm。（A）下颌中切牙、侧切牙牙胚的蜡型。（B）通过上下颌骨的矢状向切面。（C）高倍镜下下颌切牙蕾状期牙胚。（From Orban B. *Dental Histology and Embryology*. 2nd ed. New York: McGraw-Hill; 1929.）

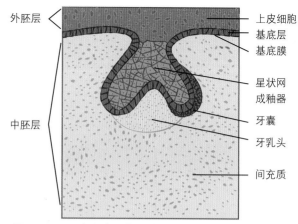

图13.13 牙齿生命周期的增殖阶段（胎龄9～11周）。

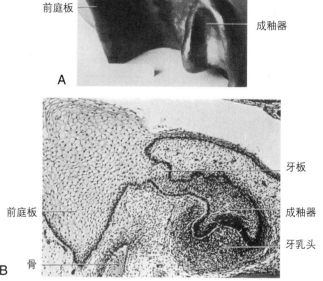

图13.14 牙齿发育的帽状期。胎龄第11周，人类胚胎长60mm。（A）下颌侧切牙成釉器的蜡型。（B）同一颗牙齿的唇舌向切面。（From Orban B. *Dental Histology and Embryology*. 2nd ed. New York: McGraw-Hill; 1929.）

牙乳头由内陷于牙内上皮的间充质演变而来，形成牙髓和牙本质。牙囊也是由围绕着成釉器和牙乳头的间充质的边缘凝聚而形成的。星网状层是成釉器下降部分内部的细胞组织，成釉器是牙釉质形成组织，被视为"牙釉质髓"。在这一阶段，牙胚拥有了所有必要的形成组织，以支撑牙齿及牙周韧带的发育[9]。

综上所述，牙胚包含了发育完整牙齿的所有必要元素。牙胚由以下3个不同的部分组成：①成釉器；②牙乳头；③牙囊。成釉器产生牙釉质。牙乳头形成牙本质和牙髓。牙囊负责形成牙骨质和牙周膜[9]。

组织分化

组织分化阶段以牙胚细胞外观的组织学差异为标志，在此阶段细胞开始特化（图13.15）。帽状牙胚继续长大，开始看起来更像一个钟形。因为"帽"延伸深入到中胚层，钟的形态开始显现。这个发育阶段被形象地被称为"钟状期"，钟内的组织形成了牙乳头。

成釉器现在完全被基底膜包围，并分为内釉上皮和外釉上皮。成釉器最终形成牙釉质。

邻近钟状外侧面的中胚层组织聚集形成牙囊。牙囊最终形成覆盖牙根的牙骨质和牙周韧带，牙周韧带将牙齿连接到牙根周围的牙槽骨上。

牙板继续收缩，结果它看起来更像一根细绳。继承恒牙的牙板是乳牙牙板的延伸。基底层继续存在，现在分为内釉上皮和外釉上皮。星网状层扩张，组织内吸收了更多的细胞间液，为牙釉质的形成做好准备（图13.16～图13.18）。

形态分化

形态分化阶段，顾名思义，是细胞增殖排列达到决定牙齿最终大小和形态的阶段（图13.19）[11]，被称为"钟状期晚期"（图13.19）。内釉上皮细胞进化为成釉细胞，形成牙釉质基质。当成釉细胞开始形成时，紧邻基底膜的牙乳头组织开始分化出成牙本质细胞（图13.20和图13.21）。成牙本质细胞和成釉细胞分别负责牙本质和牙釉质的形成。

虽然牙本质的发育机制还不十分清楚，但结构上已经显示出进行性变化。牙本质形成的第一个变化是内釉上皮基底膜增厚，以及牙乳头形成牙髓。牙髓间充质膜含有细小的网状纤维，在髓深部有不规则螺旋状纤维形成，与牙髓间充质的网状纤维交织在一起，可见生长的继续。这些螺旋状的长纤维被称为Korff纤维，有助于发育中牙本质的结构支撑（图13.22）[9]。

前一阶段的特化细胞现在按照其自身限定的大小和形态排列。除了紧邻发育中乳牙的部分牙板外，其余牙板消失。

乳牙舌侧牙板继续增殖，开始恒牙的发育。乳牙胚现在变成游离的牙胚。在组织分化阶段出现了特化细胞。形态分化阶段，这些特化细胞的组织构建为牙釉质、牙本质、牙髓、牙骨质和牙周韧带等各种组织的发育做好了准备。

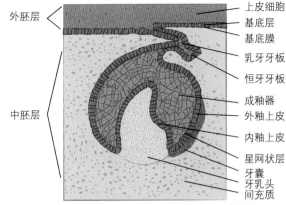

图13.15 牙齿生命周期的组织分化阶段（胎龄约14周）。

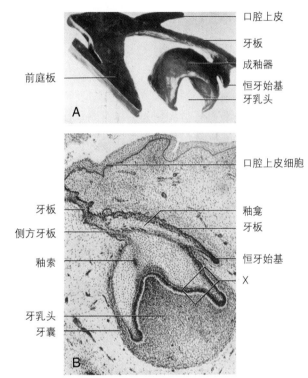

图13.16 牙齿发育的钟状期。胎龄第14周，人类胚胎长105mm。（A）下颌中切牙的蜡型。（B）同一颗牙齿的唇舌向切面。X表示放大区域（高倍镜图见图13.17）。（From Orban B. *Dental Histology and Embryology*. 2nd ed. New York: McGraw-Hill; 1929.）

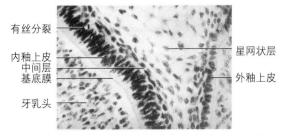

图13.17 高倍镜下的4层上皮性成釉器（图13.16中的X）。（From Orban B. *Dental Histology and Embryology*. 2nd ed. New York: McGraw-Hill; 1929.）

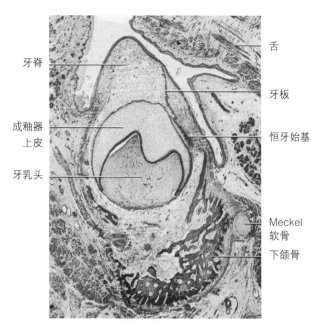

图13.18 牙齿发育的钟状期。胎龄约18周，人类胚胎长200mm。下颌第一乳磨牙的颊舌向切面。（From Bhaskar S. *Synopsis of Oral Histology*. St Louis: Mosby; 1962:44.）

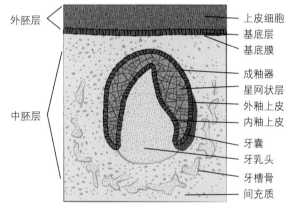

图13.19 牙齿生命周期的形态分化阶段（胎龄约18周）。

基质沉积

形态分化阶段决定了牙齿的大小和形态，而基质沉积阶段发生在牙齿的构架或组织基质形成时（图13.23）。细胞具有分泌细胞外基质的能力，从而完成在前几个阶段建立的牙胚发育程序。生长是定位、叠加和有规律的。这是牙釉质和牙本质呈分层状的原因[9]。有序的特定组织在牙釉质和牙本质基质中分层沉积。成釉细胞和成牙本质细胞沿着釉牙本质界和牙本质–牙骨质界的生长中心分层沉积基质（图13.24和图13.25）。

钙化

先前发育的组织基质中有大量矿物盐的涌入，即钙化开始了（图13.26）。牙釉质的化学结构由约96%的无

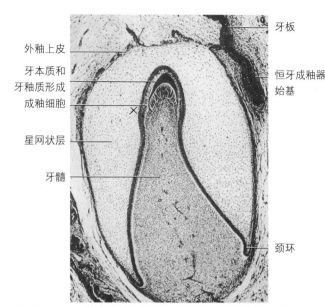

图13.20 人类胎儿（5个月）牙胚（下颌切牙）。牙本质和牙釉质开始形成。牙冠顶端星网状层厚度减小。X表示放大区域（高倍镜图见图13.21）。（From Diamond M, Applebaum E. The epithelial sheath: histogenesis and function. *J Dent Res*. 1942;21:403.）

机物及4%的有机物质和水组成。无机物部分主要由钙和磷组成，还有一小部分其他化合物和元素（例如，二氧化碳、镁和钠等）（表13.4）。

钙化始于牙尖和切缘的牙釉质沉淀，并在这些小的起始点上继续形成更多层矿化。这导致牙尖和切缘的牙釉质更老、更成熟，而颈部牙釉质更新一些（图13.24和图13.25）。

牙釉质和牙本质的钙化是一个长期发生的非常敏感的过程。因此，在任何发育完全的牙齿中发现的钙化不规则现象通常可以等同于一种特定的系统性疾病[11]。在准备好做组织学检查的临床牙冠横断面上，有明显的线或带，被称为芮氏牙釉质生长线（图13.27）。根据切片的预备方向（纵向或水平），芮氏牙釉质生长线（简称为芮氏线）可表现为线段或圆圈（图13.28）。这些线段或圆圈反映了牙齿生长中的发育模式。

线条的变化程度通常反映了牙齿生长发育过程中的生理变化。例如，在乳牙中有一条芮氏线，被称为新生线或新生环（图13.29）。新生线可归因于胎儿出生时身体状态的突然变化。在出生时，新生儿身体的变化或损伤足以导致生长变化，在牙齿上反映为新生环[9]。这个环实际上是牙齿的生长和钙化受到干扰的结果。

综上所述，牙釉质成熟过程中被称为钙化的部分包括先前形成的基质因矿物盐（无机钙盐）的沉积而发生

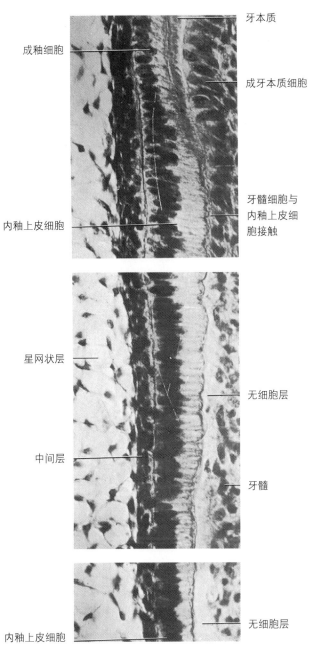

图13.21 图13.20中的X所指内釉上皮的高倍视图。牙颈部的细胞很短，而牙髓的最外层没有细胞。殆方的牙髓细胞较长，牙髓的无细胞区消失。在牙本质形成开始的地方，成釉细胞再次变短，牙釉质即将形成。（From Diamond M, Applebaum E. The epithelial sheath: histogenesis and function. *J Dent Res*. 1942;21:403.）

硬化。钙化是一个缓慢、渐进的过程，始于牙尖或切缘（图13.25）。

萌出

在探寻萌出问题之前，有必要提到牙根的发育（图13.30）。牙冠的发育过程包括许多同时发生的重叠的进程。牙根发育也是如此。牙根的发育与萌出具有相关

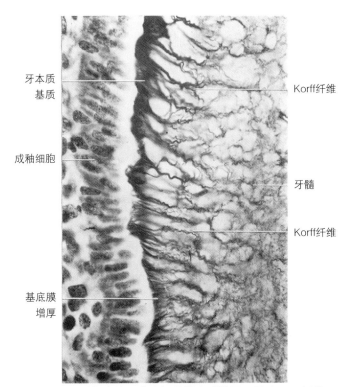

图13.22 牙髓与内釉上皮之间的基底膜增厚，导致Korff纤维发育。（From Bhasker SN, ed. *Orban's Oral Histology and Embryology*. 11th ed. St Louis: Mosby; 1990.）

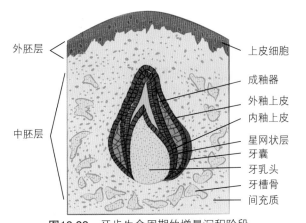

图13.23 牙齿生命周期的增量沉积阶段。

性。当临床牙冠的形成完成后，成釉器的内釉上皮、外釉上皮细胞似乎在牙釉质–牙骨质交界处折叠起来，并在它们之间没有任何组织的情况下继续生长。此前，星网状层占据了这个空间。没有星网状层的内、外釉上皮被称为Hertwig上皮根鞘，它决定了牙根的大小和形态以及牙齿的萌出（图13.31）[9]。

萌出可分为3个不同的阶段：①萌出前期；②功能前萌出期；③功能萌出期。在萌出前期，牙根开始形成，并开始从骨内向口腔方向移动。功能前萌出期

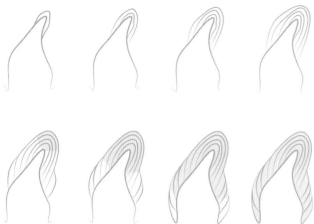

图13.24 牙釉质基质的形成和成熟。牙釉质的形成遵循增量模式，成熟从牙冠尖端开始，并以增量沉积模式向颈部推进。（Redrawn from Bhasker SN, ed. *Orban's Oral Histology and Embryology*. 11th ed. St Louis: Mosby; 1990.）

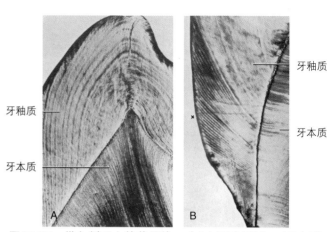

图13.27 纵向剖面上的芮氏线。（A）牙尖区域。（B）颈部区域。（From Bhasker SN, ed. *Orban's Oral Histology and Embryology*. 11th ed. St Louis: Mosby; 1990.）

图13.25 乳磨牙的颊舌向切面。舌尖的牙釉质开始成熟；牙釉质在颊尖发育得很好。注意牙釉质基质和完全成熟的牙釉质之间的逐渐过渡。（From Bhasker SN, ed. *Orban's Oral Histology and Embryology*. 11th ed. St Louis: Mosby; 1990.）

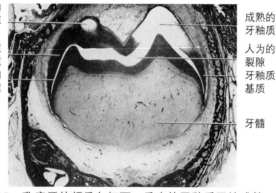

图13.26 牙齿生命周期中的钙化阶段。

表13.4	牙釉质、牙本质、牙骨质和骨的化学成分		
	牙釉质	牙本质	牙骨质
			骨密质
水（%）	2.3	13.2	32
有机物（%）	1.7	17.5	22
灰分（%）	96	69.3	46
在100g灰分中			
钙（g）	36.1	35.3	35.5
磷（g）	17.3	17.1	17.1
二氧化碳（g）	3	4	0.4
镁（g）	5	1.2	0.9
钠（g）	0.2	0.2	1.1
钾（g）	0.3	0.07	0.1
氯（g）	0.3	0.03	0.1
氟（g）	0.016	0.017	0.015
硫（g）	0.1	0.2	0.6
铜（g）	0.01		
硅（g）	0.003		0.04
铁（g）	0.0025		0.09
锌（g）	0.016	0.018	
铅（g）	整颗牙齿	骨	
	0.0071～0.037	0.002～0.02	

微量元素：铈、镧、锴、氪、银、锶、钡、铬、锡、锰、钛、镍、钒、铝、硼、金、锂、硒

Data from Sicher H. Orban's *Oral Histology and Embryology*. 5th ed. St Louis: Mosby; 1962. Compiled by Dr. Harold C. Hodge.

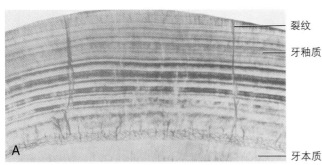

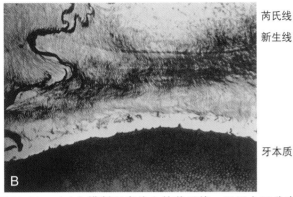

图13.28 （A）横断面磨片上的芮氏线，呈同心圆分布。（B）脱落乳磨牙脱钙石蜡切片（×20）。深色的片层以不依赖于发育模式的不规则形状从深染的牙本质延伸到牙齿表面。近似平行于牙本质表面，可见一些生长线，其中最明显的是一条新生线。（From Bhasker SN, ed. *Orban's Oral His-tology and Embryology.* 11th ed. St Louis: Mosby; 1990.）

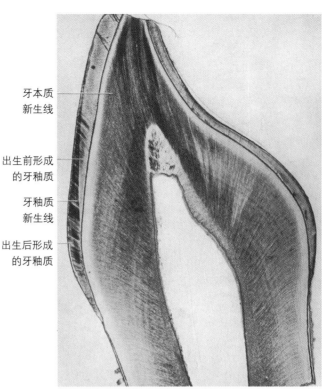

图13.29 牙釉质的新生线。乳尖牙的纵向磨片。（From Schour I. The neonatal line in the enamel and dentin of the human deciduous teeth and first permanent molar. *J Am Dent Assoc.* 1936;23:1946. Copyright by the American Dental Association. Reprinted with permission.）

是指牙根发育到牙龈萌出的时期。大多数牙齿萌出时间表都报告了牙齿在口腔中出现的时间（图13.32和图13.33）。当牙齿破龈而出时，牙根发育通常为其最终长度的1/2~2/3。

当牙齿萌出进入口腔并接触到它的对抗物（对颌牙）后，就被认为处于功能萌出期。牙齿仍然是一个动态单元，因为无论多么轻微，一定程度的牙齿移动总是在发生。随着身体在一生中不断变化，牙齿也在不断移动和萌出[11]。

关于牙齿萌出的原因一直有很多猜测。常被引用的导致牙齿萌出的原因有：①牙根的形成；②Hertwig上皮根鞘的增生；③牙乳头结缔组织的增生；④颌骨的生长；⑤肌肉活动的压力；⑥牙齿根尖部的压力；⑦骨的沉积和吸收。因为在牙齿萌出的过程中发生了很多情况，所以很难将任何一个过程单独列为牙齿萌出的主要原因。

乳牙脱落的过程是由邻近乳牙根尖继承恒牙的萌出和周围的压力引起的。萌出压力刺激破骨细胞的发育。在破骨细胞的作用下，牙根、牙本质、牙骨质以及邻近骨质的逐渐吸收完成。

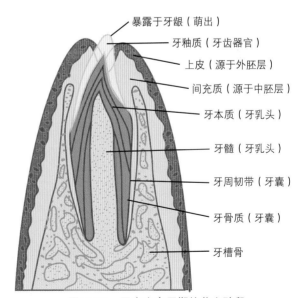

图13.30 牙齿生命周期的萌出阶段。

磨耗

磨耗是牙齿在行使功能过程中的磨损（图13.34）。这是一个正常的生理过程，发生在牙齿与对颌牙相接触

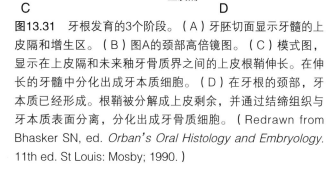

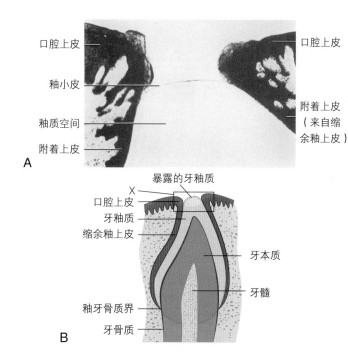

图13.31 牙根发育的3个阶段。（A）牙胚切面显示牙髓的上皮隔和增生区。（B）图A的颈部高倍镜图。（C）模式图，显示在上皮隔和未来釉牙骨质界之间的上皮根鞘伸长。在伸长的牙髓中分化出成牙本质细胞。（D）在牙根的颈部，牙本质已经形成。根鞘被分解成上皮剩余，并通过结缔组织与牙本质表面分离，分化出成牙骨质细胞。（Redrawn from Bhasker SN, ed. *Orban's Oral Histology and Embryology.* 11th ed. St Louis: Mosby; 1990. ）

图13.32 （A和B）牙齿穿透上皮萌出。图B中的X表示为拍摄显微照片的区域。（[B] Redrawn from Bhasker SN, ed. *Orban's Oral Histology and Embryology*. 11th ed. St Louis: Mosby; 1990. ）

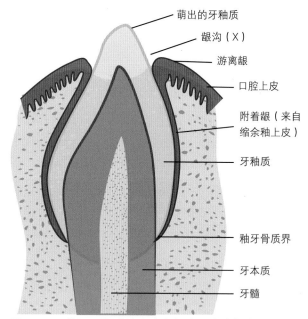

图13.33 萌牙早期附着上皮和龈沟。沟底部在X处。（Redrawn from Bhasker SN, ed. *Orban's Oral Histology and Embryology.* 11th ed. St Louis: Mosby; 1990. ）

的牙面。某些类型的食物和相关的习惯可能会导致个别牙齿或多或少的磨损。

磨耗对咬合的影响可通过进一步的功能性萌出得到补偿。图13.35总结了牙齿从萌出到磨损的生命周期。

3岁之前的乳牙列发育

表13.5列出了从妊娠到青春期牙齿发育的不同阶段[12]。乳牙在宫内6周开始形成，所有乳牙的牙釉质通常在1岁前形成（图13.36和图13.37）。6个月大时，第一颗萌出的乳牙是下颌中切牙。所有的乳牙一般都在2岁前萌出。

3岁之前的恒牙发育

第一恒磨牙是最早出现牙胚的恒牙，发生在胎龄3.5～4个月。其次是中切牙和侧切牙，在胎龄5～5.5个月显现。尖牙也是在出生前就开始形成的恒牙，在胎龄5.5～6个月显现。出生后，第一前磨牙、第二前磨牙和第二磨牙、第三磨牙形成牙胚。

在出生时，唯一显示出硬组织形成痕迹的恒牙是第一恒磨牙[9]。除第三恒磨牙外，所有恒牙在3岁时均有硬组织形成（表13.5）[12]。有关本章的术语表，见注13.1。

认知变化

人类婴儿由于弱小无助，长期以来被认为其认知能力也是低下的。许多心理学家现在认识到新生儿具备认知能力。有证据表明，新生儿会感知疼痛、触摸以及身体位置的变化。此外，我们知道婴儿从出生的第一天起

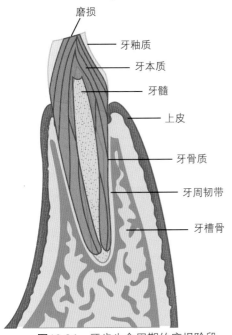

图13.34　牙齿生命周期的磨损阶段。

标注：磨损、牙釉质、牙本质、牙髓、上皮、牙骨质、牙周韧带、牙槽骨

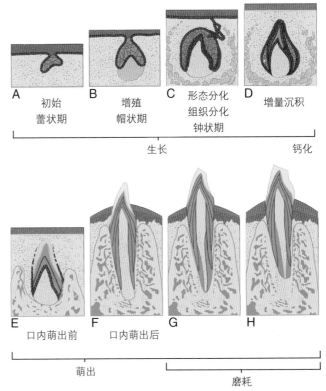

A　初始　蕾状期
B　增殖　帽状期
C　形态分化　组织分化　钟状期
D　增量沉积
生长　钙化

E　口内萌出前
F　口内萌出后
G
H
萌出　磨耗

图13.35　（A~H）牙齿生命周期。（Redrawn from Schour I, Massler M. Studies in tooth development: the growth pattern of human teeth. *J Am Dent Assoc.* 1940;27:1785. Copyright by the American Dental Association. Reprinted with permission.）

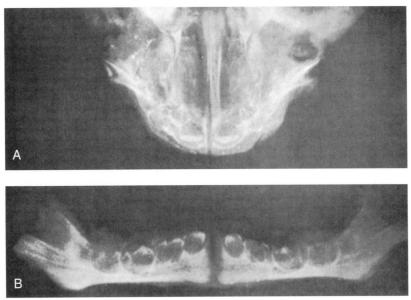

图13.36　（A和B）8个月胎儿湿标本。注意下颌切牙、尖牙、第一磨牙以及上颌中切牙、侧切牙和第一乳磨牙的牙齿钙化区域。上颌尖牙及第二乳磨牙的牙尖部仅有轻微钙化。（From McCall JO, Wald SS. *Clinical Dental Roentgenology.* 4th ed. Philadelphia: Saunders; 1957.）

表13.5 人类牙齿发育年表

牙位	硬组织开始形成	出生时牙釉质形成量	牙釉质完成	萌出	根发育完成
乳牙					
上颌					
中切牙	胎龄4个月	5/6	1.5个月	7.5个月	1.5岁
侧切牙	胎龄4.5个月	2/3	2.5个月	9个月	2岁
尖牙	胎龄5个月	1/3	9个月	18个月	39个月
第一磨牙	胎龄5个月	牙尖融合	6个月	14个月	2.5岁
第二磨牙	胎龄6个月	牙尖分离	11个月	24个月	3岁
下颌					
中切牙	胎龄4.5个月	3/5	2.5个月	6个月	1.5岁
侧切牙	胎龄4.5个月	3/5	3个月	7个月	1.5岁
尖牙	胎龄5个月	1/3	9个月	16个月	39个月
第一磨牙	胎龄5个月	牙尖融合	5.5个月	12个月	27个月
第二磨牙	胎龄6个月	牙尖分离	10个月	20个月	3岁
恒牙					
上颌					
中切牙	3~4个月	—	4~5岁	7~8岁	10岁
侧切牙	10~12个月	—	4~5岁	8~9岁	11岁
尖牙	4~5个月	—	6~7岁	11~12岁	13~15岁
第一前磨牙	18~21个月	—	5~6岁	10~11岁	12~13岁
第二前磨牙	24~27个月	—	6~7岁	10~12岁	12~14岁
第一磨牙	出生	偶有发育迹象	2.5~3岁	6~7岁	9~10岁
第二磨牙	30~36个月	—	7~8岁	12~13岁	14~16岁
下颌					
中切牙	3~4个月	—	4~5岁	6~7岁	9岁
侧切牙	3~4个月	—	4~5岁	7~8岁	10岁
尖牙	4~5个月	—	6~7岁	9~10岁	12~14岁
第一前磨牙	21~24个月	—	5~6岁	10~12岁	12~13岁
第二前磨牙	24~27个月	—	6~7岁	11~12岁	13~14岁
第一磨牙	出生	偶有发育迹象	2.5~3岁	6~7岁	9~10岁
第二磨牙	30~36个月	—	7~8岁	11~13岁	14~15岁

After Logan WHG, Kronfeld R. Development of the human jaws and surrounding structures from birth to the age of fifteen years. *J Am Dent Assoc.* 1933;20:379–427 (slightly modified by McCall and Schour). Copyright by the American Dental Association.

就有嗅觉、视觉和听觉。认知能力解释了婴儿如何以及为什么会探索哺乳母亲的手指和研究她的脸。

1984年，Mussen等人指出，在婴儿出生的第1年里，认知发展有4个主要方面。第一个方面是知觉领域。即使是很小的婴儿也有感知运动、面部关系和颜色的能力（表13.1）。

第二个方面是信息的识别。婴儿可以从不同的观察角度识别特定的刺激（例如，一张脸）。在这种情况下，有人认为婴儿对他们意识到的事物形成了心理框架或表征，这些框架包含了物体或事件的一些但不是全部的关键要素。这使他们能够识别新物体与旧物体的相似性，因为他们有能力概括这些关键元素。

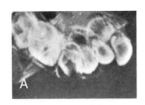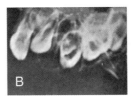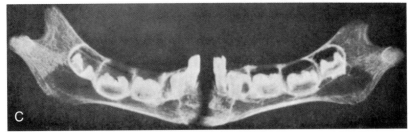

图13.37　（A～C）婴儿出生时的湿标本。注意与图13.36相似的牙齿钙化区域。上颌牙齿钙化程度稍低。（From McCall JO, Wald SS. *Clinical Dental Roentgenology*. 4th ed. Philadelphia: Saunders; 1957.）

第三个方面是分类能力。孩子们早在1岁时就会根据形态、颜色和用途把东西组合在一起。

第四个方面是记忆力的增强。即使是很小的婴儿也有一些记忆。在＞6个月的孩子，回忆过去经历的能力显得很明显。在这个年龄，大多数孩子都有能力回忆事件，并利用从事件中获得的信息来帮助他们对新情况做出反应。在婴儿认知的研究中，有两种理论令人感兴趣。其中一个是学习理论。条件作用的概念就是从此中衍生出来的。本质上有两种条件反射：经典条件反射和操作性条件反射。经典条件反射发生在两个刺激成对出现的时候。例如，如果在听到摇篮曲的时候经常吮吸乳头，最终会导致婴儿在听到摇篮曲时开始吮吸。当孩子的行为得到强化或奖励时，就会发生工具性或操作性条件反射；奖励行为是指可能再次发生的行为。当父母用微笑回应孩子的微笑时，孩子会再次微笑以得到同样的回应。

Piaget的认知发展理论是另一个试图解释婴儿认知的理论。Piaget[14]认为孩子从出生至2岁的智力发展很大程度上源于孩子与周围环境中物体的相互作用。虽然Piaget理论的准确性并非没有争议，但它对研究人员、临床医生、父母和其他婴儿观察者非常有用，因为Piaget的结论是基于对他自己孩子行为的观察。他所看到的行为是所有孩子都有的。

1954年，Piaget将生命的前2年描述为感觉运动发展期，并将其分为6个独立的阶段。Piaget认为，在这段时间里，儿童必须在以下3个方面发展认知：

1. 物体恒久性：物体持续存在，即使儿童无法感知。
2. 因果关系：对象有用途，事件有原因。Piaget用循环反应（一级循环反应、二级循环反应和三级循环反应）来描述在这一领域发生的变化。一级循环反应描述的是重新创造一个已知的令人满意的行为（例如，吮吸拇指）。二级循环反应是重新创造一个意外发现的原因和结果。三级循环反应涉及试验，而且，正如人们可能猜到的那样，这种行为经常激怒孩子的父母。

3. 象征性游戏：一个物体可以代表另一个物体。

婴儿的语言发展起初非常缓慢。一个18个月大的婴儿的平均表达词汇量（使用的单词）是10个单词。在这个时候，孩子的接受性词汇量（他们理解的单词）比表达性词汇量要高得多。快到2岁的时候，孩子的表达性词汇发展得异常迅速。1983年，Levine等人[15]观察到3岁孩子的平均词汇量是1000个单词。

表13.1将感觉运动发展的6个阶段与认知、游戏和语言发展进行了关联对照。

情感变化

人类有许多情感（例如，羞愧、内疚、愤怒、喜悦、恐惧和悲伤）。情绪可以通过观察行为反应（哭泣）、测量生理反应（心率增加），或确定一个人的想法和反应（例如，"我很沮丧"）来识别。

在评估幼儿的情绪状态时，后两种辨别方法几乎没有价值。一般来说，在婴儿出生后的第1年，成年人会赋予他们认为孩子在特定情况下应该感受到的情绪。因此，存在着各种不同的解释。当一个18个月大的婴儿打翻牛奶时，父母可能会把孩子的哭泣理解为对他或她的

注13.1 术语表

成釉细胞：由外胚层发育而来的一组细胞，负责形成牙釉质。成釉细胞覆盖在成釉器的牙乳头上

增量沉积：增量沉积是牙齿发育生命周期的一个阶段（即钟状期之后的阶段，译者注）。在此期间，无生命的细胞外分泌物呈层状沉积形成组织基质，随即出现钙化

磨耗：在牙科中，是指在咀嚼压力下由于摩擦造成的牙齿自然磨损

基底层：基底是形容词，意思是关于或位于基底附近。在发育中的牙齿中，基底层是位于外胚层和中胚层交界处的组织

基底膜：位于外胚层和中胚层交界处的黏膜上皮及分泌腺下面的细腻、透明的膜状细胞层

蕾状期：牙齿发育生命周期中外胚层细胞的初始扩张阶段

钙化：有机组织因其内部钙盐沉积而变硬的过程

帽状期：牙齿在蕾状期之后、钟状期之前的发育阶段，这是由于基底层细胞向中胚层发育不均匀，导致帽状结构出现

成牙骨质细胞：来源于中胚层的一种细胞，负责牙骨质发育

牙骨质：覆盖牙根的一层骨组织。它的结构不同于普通骨，因为它含有更多的Sharpey纤维（见"Sharpey纤维"）

牙板：牙板–牙脊；在胚胎时期沿龈缘的一层增厚的上皮，成釉器最终从这里发育而来

成釉器：罩在牙乳头上的上皮细胞结构，牙釉质由其形成

牙乳头：在成釉器内下方凝聚的间充质结构，牙本质和牙髓由其形成

牙囊：成釉器和牙乳头周围包绕的间充质结构，牙骨质和牙周韧带由此形成

成牙本质细胞：位于牙本质与牙釉质交界处牙髓侧的细胞，负责形成牙本质

外胚层：原始（两层）胚胎的外层，由其发育出表皮和神经管

釉质髓（基质）：牙釉质发育中的软组织

萌出：突破、出现或变得可见的行为。对于牙齿来说，是牙齿通过牙槽骨进入口腔的过程

Hertwig上皮根鞘：在牙囊内牙根周围由成釉器延续下来的上皮细胞结构

组织分化：牙齿生命周期的一个阶段，其特征是胚胎组织细胞特异化。外胚层和中胚层的增殖细胞在这一阶段发生了分化，能够产生牙釉质、牙本质和牙骨质

起始：牙齿生命周期中可确定为开始发育的第一个阶段

间充质：胚胎结缔组织；中胚层的一部分，负责形成身体结缔组织以及血管和淋巴管

中胚层：原始胚胎三层的中间层

形态分化：牙齿生命周期的一个阶段，被认为是构建牙齿形状的时期

成牙本质细胞：位于牙髓外表面与牙本质相邻的圆柱形结缔组织细胞之一。它们通过原生质连接在一起。每个成牙本质细胞都有一个长而线状的突起，这种纤维（或Tomes纤维）通过牙本质小管延伸到釉牙本质界处

破牙细胞：帮助吸收乳牙根的细胞之一。它们发生在乳牙和继承恒牙之间

牙周韧带：牙周——位于牙齿周围的；将牙齿连接到牙槽骨的牙周膜

牙周膜：占据牙根和牙槽骨之间空间的结缔组织，在牙根和骨头之间提供牢固的连接

增殖：相似形式的增殖或繁殖；牙齿生命周期中仅次于起始阶段的时期

Sharpey纤维：牙骨质是覆盖在牙根表面的物质。在牙骨质表面有类牙骨质样组织，内衬成牙骨质细胞以维持动态状态。结缔组织纤维从牙周韧带穿过成牙骨质细胞进入牙骨质。嵌入牙骨质的纤维部分被称为"Sharpey纤维"

星网状层：星——形状像一颗或多颗星星；网——网络，尤指细胞原生质网络；星网状层（星状网）——网状结缔组织样上皮，形成发育中的牙釉质基质

牙蕾：口腔上皮（仅外胚层）基底层某些细胞发生扩张，是最初可识别的牙齿发育的早期阶段

牙胚：牙齿的雏形，由牙囊、牙乳头和成釉器等结构组成

尴尬感到沮丧，另一个是对错误的内疚，还有一个是对没有牛奶喝的恐惧或悲伤。

同样明显的是，在年龄较大的儿童和成年人中，对情感的真实描述受到一个人如何对自己的感觉做出反应、分析和研究的强烈影响。因此，对于同一刺激，一个人可能会笑，另一个人可能会哭。

在非常年幼的儿童中，确定这些细微差别是不可能的。3个月大的婴儿兴奋地咿呀学语被父母称为喜悦，或许更恰当的说法是兴奋。

这似乎是4～10个月婴儿情绪状态的觉醒。1984年，Mussen等人[16]注意到婴儿能够表现出恐惧的行为以及愤怒或沮丧。当一个孩子接近1岁生日时，与父母分离时的悲伤、团聚时的喜悦以及对同伴或兄弟姐妹的嫉妒成为可靠的发现。

对治疗儿童的临床医生来说，婴儿和儿童的恐惧是值得注意的，在制订应对儿童的策略时必须考虑到这一点。不确定性和确定性是一对在婴儿期早期出现的元素，可能导致恐惧或缺乏恐惧。例如，如果玩偶盒子里的小人儿第一次跳起来吓到了孩子，孩子可能会躲着玩具，直至后来他意识到小人儿会在曲调的哪一部分跳出来的时候才有改善。避免令人吃惊的情况对帮助孩子应对新的环境非常重要。

对陌生人的恐惧在7～12个月的婴儿中几乎是一个普遍现象，尽管其强度因人而异。这个年龄段另一种常见的恐惧是害怕与父母分离。恐惧在6个月左右开始，在13～18个月达到顶峰，然后下降。产生这种恐惧的基础很可能是在父母不在场的情况下对父母产生记忆的结果（即物体永久性）。因为这个心理过程，分离变得痛苦。1974年，Goin-DeCarie[17]提出，与母亲关系不正常的婴儿比那些母亲始终充满爱意的婴儿发育得更晚。

在不同文化背景的儿童中，分离焦虑的开始和高峰似乎是相同的，尽管恐惧的减弱速度差异很大[18]。值得注意的是，大多数儿童在36～40个月大时结束了分离焦虑；许多儿童早在32～36个月大时分离焦虑的问题就得

到了很好的控制。

1967年，Ainsworth提出那些与他们的主要看护人关系密切的孩子可以把这种关系作为一个中间地带，通过探索冒险进入更广泛的社交圈[19]。相反，与看护人关系不佳的孩子无法进行这样的探索，因为他们缺乏安全感。

社交变化

第1年

在出生第1年，孩子完全、彻底地依赖父母。在这个时候，母爱对孩子来说是极其重要的。在最初的几个月里，婴儿没有表现出能明显地区分人的能力。婴儿既可以对着陌生人，也可以对着父母"咕咕"叫或微笑。

非反射性微笑出现在婴儿2~3个月大的时候，这代表了婴儿除了哭泣之外的第一个主要社会行为。通过这种微笑，婴儿开始理解除了哭泣的行为之外可以做点儿什么来扩大他或她在家里的影响力。

在婴儿出生后的第1年里，最重要的社交互动是对养育和照顾他们的成年人产生强大而安全的依恋。研究表明，与完全由母亲在家抚养长大的孩子相比，早年在高质量日托环境中长大的孩子较少受到社交发展影响。

第2年

1岁的孩子在成长的第2年就能取得很大的社交进步。语言技能的出现使孩子能够学习并与家庭成员建立联系。在社交方面，孩子们寻求能够发挥他们的意志，测试独立性的需求开始浮现。有效和一致的育儿策略变得非常重要。

在这个年龄段，观察榜样变得很重要，而且在未来几年都是如此。行为一致的榜样最有效。观察到以非攻击性的方式处理挫折的孩子很可能会获得类似的方法。但是，经常目睹暴力或攻击性行为的孩子很可能会采取这种特殊的方法。

在这个年龄，父母和孩子之间的感情维系，以及多在口头上表示赞许和反对是很重要的。纪律应该是教育性的，而不是惩罚性的。应该提醒父母，1岁和2岁的孩子还没有获得内部控制能力，经常发脾气是正常的，最好置之不理。除了父母吸引孩子注意力的技巧之外（例如，在屁股上无痛地猛击一下），体罚通常是禁忌的，而且实际上会让行为不端的孩子表现得更糟。

第3年

通常情况下，孩子在第2年年底或第3年年初开始在没有父母帮助的情况下自己吃饭。第3年也是如厕训练的开始。这个训练过程不应该过早开始，也不应该成为孩子和父母之间冲突的根源。父母最好等到孩子在身体、心理和社交方面都准备好了，再开始这项艰巨的任务。

对父母来说，第3年可能是要求很高的一年。孩子在2~3岁这段时间被称为"可怕的2岁"。3岁的孩子任何时候都可能说"不！"，想表现出抵抗。这个年龄的孩子可能会让他们的父母感到尴尬，因为他们会毫不犹豫地在所有人面前陈述自己的看法（例如，"简阿姨很胖！"）。在这个年龄段，玩弄生殖器并不少见，这对父母来说管束起来可能也很困难。

到了第3年年底，孩子开始问"如何"和"为什么"的问题。孩子的独特性开始显现，他或她可以把别人的标准融入自己的生活中。正因为如此，由于沟通技能的提高，3岁的孩子能够与其他人进行各种各样的社会交流。从历史上看，这种在孩子满3周岁时达到的交流能力标志着许多孩子可以进入口腔保健计划。然而，从预防的角度来看，3岁的孩子第一次看牙医已经太迟了。这是很好理解的，也是本书的重要理念之一。

第14章
检查、诊断和治疗计划
Examination, Diagnosis, and Treatment Planning

KARIN WEBER–GASPARONI

章节概要

婴儿口腔保健

1986年，美国儿童牙科学会（AAPD）对婴儿口腔保健提出了建议，建议在第一颗乳牙萌出后6个月内进行首次门诊检查[1]。这一大胆的建议是基于认识到许多3岁儿童已经患过龋病，更令人不安的是，即使随后进行了预防性干预[2]，这些儿童未来仍然易患龋齿。在采取这项政策之前，内科医生声称对3岁以下儿童的口腔健康负责[3]。这个逻辑关系看似有些曲折，其实就是婴儿在出生后不久定期去看内科医生，但直至年龄较大才去看牙医。然而，事实证明，内科或儿科医生对口腔预防

的知识和意愿是不足的。自1960年以来，儿童龋病的患病率有所下降，但仍然是一个严重的健康问题。2011—2012年，美国关于儿童和青少年龋齿的全国调查数据显示，近37%的2~8岁儿童乳牙患龋，而6~11岁儿童中21%和12~19岁青少年中58%的人恒牙患龋[4]。因此，医学界的参与和干预是否能有效改变这一模式仍有待观察。

在保健理念方面进行重大转变，例如，让婴儿到牙医处进行口腔健康检查并非没有障碍。一些牙医不愿意接诊年幼的儿童，因为他们担心这些儿童的不合作行为、复杂的牙科需求、缺乏对预防时机的了解以及费用报销的问题[5]。考虑到牙医的接诊意愿不强，以及可能提供服务的儿童牙医的稀缺，内科医生质疑将婴儿纳入牙科诊所的转变是否有效？

本章的目的是描述婴儿口腔健康的目标、程序和基本原理。这样做的目的是让牙医更好地了解这些做法，并能更为轻松地治疗这个年龄段的患者。

婴儿口腔保健目标

在婴儿时期开始口腔保健是理想的，原因有很多：龋齿还没有形成，口腔习惯还没有变得有害，而且全套的牙病预防程序都是可用的[6]。婴儿健康的口腔提供了一个独特的机会，可以从头开始，目标是在一生中保持良好的口腔健康。在人生的其他阶段，牙医不会得到父母同等程度的关心、关注和顺从。这些目标可以概括为以下6条原则。

打破低龄儿童龋的恶性循环

虽然预防低龄儿童龋的费用相对较低，但龋病在特定人群，包括低收入、某些人种和少数族裔的幼儿中是

一种流行病。低龄儿童龋在弱势群体中的患病率可高达70%[7]。未经治疗的低龄儿童龋病例可能导致潜在的危及生命的感染、疼痛、发育迟缓、学习困难、住院和急诊室就诊[1,8]。低龄儿童龋进展迅速，到寻求治疗时，疾病可能已经发展到需要采用镇静或全身麻醉下治疗。因此，治疗低龄儿童龋总费用相当高[9]。令人关切的是幼儿期龋齿的周期性，即使有预防措施，患龋儿童在整个儿童期仍处于危险之中[2]。

干扰有害微生物的获取

研究表明，儿童通过看护人（主要是母亲）的垂直传播感染了致龋细菌。母亲唾液中变形链球菌（MS）水平与婴儿感染风险之间的关系似乎相对较强，因为MS水平高的母亲生出的孩子往往是MS高水平的，而MS水平低的母亲生出的孩子往往是MS低水平的[10]。如果儿童的看护人携带有害细菌，则可能通过接吻、分享食物、共用餐具或其他接触传播，并引发龋齿过程[11]。这个过程在第12章中有详细的描述。

这种获取模式的积极方面是，通过牙科治疗、提高口腔健康素养、改善口腔健康饮食和卫生习惯[12]，以及在较小程度上通过使用抗菌化疗药物，有可能减少看护人的细菌接种量，从而预防传播[13]。最近的预防策略强调了通过建立低糖饮食、充足的氟暴露和有效的口腔卫生习惯[14]来维持儿童良好的口腔健康环境和健康的生物膜的重要性。产前咨询加上产妇口腔保健和婴儿口腔保健形成了预防细菌感染的链条。

管理口腔习惯的风险/获益

婴儿会产生许多习惯，那些影响口腔发育的习惯将在本章后面的"非营养性吸吮习惯"一节中描述。传统上，牙医通常只处理较大儿童遗留的导致口腔及牙齿问题的习惯。在婴儿口腔健康访视期间，为父母提供咨询的机会可以让牙医进入口腔习惯管理的体系，与家人一起减轻不利影响，并过渡到孩子戒除习惯。我们的目标是逐渐减少口腔习惯，从而消除与口腔不良习惯相关的错𬌗畸形的治疗需要。

为口腔健康或远离伤害建立一个牙科之家

AAPD定义牙科之家的概念为"牙医和患者之间的持续关系，包括以全面、持续可及、协调和以家庭为中心的方式提供的口腔卫生保健的各个方面"。牙科之家的建立应不迟于婴儿12个月的年龄段，并包括在适当的时候转诊到牙科专家[15]。这个概念来源于美国儿科学会（AAP）医疗之家的定义[16]。我们的医生同事都理解建立医-家关系的好处。照护是从不会引起焦虑的预防性措施开始的，如果发生紧急情况，父母知道去哪里求助；如果出现问题，能获得值得信赖的可靠信息；如果需要治疗，则已经建立了坚实的信任基础。与医疗之家一样，与急诊机构或医院提供的牙科治疗相比，早期建立的牙科之家具有提供更有效和更低成本的口腔保健的潜力[17-18]。美国公共卫生署的报告清楚地指出，那些看牙医的孩子更有可能得到预防服务[19]。研究表明，针对高危人群的早期预防性口腔保健可以降低总体牙科费用，并产生更好的口腔健康结果[20]。研究发现，在医疗补助登记涵盖的学龄前儿童中，预防性牙科检查发生得越早，这些孩子越有可能使用后续的预防性服务，并经历较低的牙科相关费用[21]。此外，据报道，在高危儿童中，较早就诊与较晚就诊的儿童相比，接受牙科治疗的次数和费用更少。这证实了一个规律，即儿童越早看牙医，他们将来可能需要的治疗就越少[22]。

提供最佳的氟化物保护

氟化物仍然是牙科最好的预防工具，适宜氟化物暴露是早期干预的基础。最近的系统综述支持含氟牙膏和临床氟保护漆的应用是预防低龄儿童龋的有效措施[23-24]。Twetman和Dhar认为[24]，在第一颗牙齿萌出后立即开始每天使用含氟牙膏是儿童早期龋齿的最佳临床预防方法。一个令人担忧的问题是，由于摄入过量的氟化物，这个年龄的儿童氟中毒的风险最大。因此，目前的AAPD《氟化物治疗指南》建议，≤3岁儿童使用的含氟牙膏量不得超过点状或米粒大小[25]。第15章详细介绍了氟在这个年龄段中的安全性和毒性问题。

通过预见性指导提升父母的能力

父母参与已成为儿童保健的基石。因为婴儿的口腔健康在很大程度上依赖于家庭的保护，所以父母成了共同治疗师。牙医必须授权家长在家里提供良好的预防措施，但更重要的是，预测快速成长孩子的口腔健康变化。这可以通过预见性指导的概念来实现，正如本章后面所描述的那样。

婴儿口腔健康的概念

风险评估

　　未长牙的婴儿是不存在获得性牙齿状况和疾病的。但随着孩子的成长和他或她的世界的扩展，这一情况发生了变化。考虑到传染病以外的风险，包括创伤和损伤、正畸问题、遵守口腔卫生和饮食习惯，有助于最大限度地提高儿童获得良好口腔健康的机会。风险评估是指为了进一步诊断、预防或治疗，对已知或认为与疾病或状况相关的因素进行识别。根据AAPD指南，风险评估包括：**①促进疾病的治疗过程，而不是治疗疾病的结果；②对特定患者的疾病因素和艾滋病进行个性化预防讨论；③个性化，选择和决定预防和恢复性治疗的频率；④预测龋齿的进展或稳定**[2]。婴儿口腔保健的一个重要部分是对风险因素进行个体化审查。通过在疾病发生之前消除风险因素，可以在近期和远期预防疾病的发展。例如，婴儿睡觉时喝一瓶或一小杯含糖饮料，但没有明显的龋齿。干预措施将侧重于消除这种习惯，降低患低龄儿童龋的风险。考虑到幼儿龋病的病因是多因素和复杂的，目前的龋病风险评估模型需要综合考虑饮食、氟暴露、宿主易感性和微生物菌群等因素，并考虑这些因素与社会、文化和行为因素之间的相互作用。还有更全面的模式，包括健康的社会、政治、心理和环境决定因素[26-28]。Fisher-Owens等人提出的儿童口腔健康概念模型就是一个很好的例子[26]。多层概念模型认识到病因之间复杂的相互作用，并描述了与经典的Keyes生物学模型相比，儿童、家庭和社区层面对口腔健康结果的影响（图14.1）。它包括健康决定因素的5个关键领域：遗传和生物因素、社会环境、物理环境、健康行为以及牙科和医疗保健。最后，该模型纳入了时间因素，认识到口腔健康疾病（例如，龋齿）的演变及其对儿童宿主的影响。第12章的表12.4描述了由美国牙科协会制定的龋病风险评估表，口腔保健人员可以使用该表来识别从出生到5岁儿童龋病发展的风险因素[2]。美国儿科学会还制订了龋病管理方案，目的是协助医生明确个体化治疗方案。这些方案是基于患者的患龋风险水平、年龄和父母对推荐的预防策略的依从性。这有助于从业者确定龋病管理的诊断、预防和修复的类型和频率。这样的方案增加了成功和有效治疗的可能性。表14.1显示了1~2岁儿童龋病管理方案示例[2]。

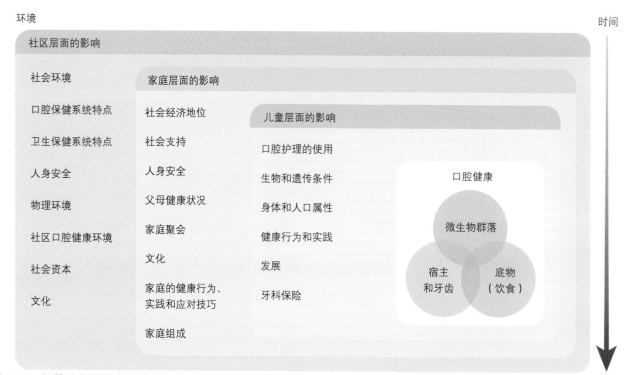

图14.1　低龄儿童龋的多因素模型描述了儿童、家庭和社区在经典生物感染性疾病模型之外可能扮演的角色。（Redrawn from Fisher-Owens SA, Gansky SA, Platt LJ, et al. Influences on children's oral health: a conceptual model. *Pediatrics*. 2007;120(3):e510-e520.)

表14.1 1~2岁儿童龋病管理方案示例

风险类别	低风险	中风险 （父母参与）	中风险 （父母不参与）	高风险 （父母参与）	高风险 （父母不参与）
诊断	• 每6~12个月定期复查 • 基线MS水平[a]	• 每6个月定期复查 • 基线MS水平[a]	• 每6个月定期复查 • 基线MS水平[a]	• 每3个月定期复查 • 基线及复查时MS水平[a]	• 每3个月定期复查 • 基线及复查时MS水平[a]
干预措施					
氟化物	• 每天用含氟牙膏刷牙2次[b]	• 每天用含氟牙膏刷牙2次[b] • 氟化物补充剂[d] • 每6个月接受专业局部涂氟	• 每天用含氟牙膏刷牙2次[b] • 每6个月接受专业局部涂氟	• 每天用含氟牙膏刷牙2次 • 氟化物补充剂 • 每3个月接受专业局部涂氟	• 每天用含氟牙膏刷牙2次 • 每3个月接受专业局部涂氟
饮食	• 专业咨询	• 专业咨询	• 专业咨询 （期望有限）	• 专业咨询	• 专业咨询 （期望有限）
修复	• 监测[c]	• 主动监测[e]早期龋损	• 主动监测[e]早期龋损	• 主动监测[e]早期龋损 • ITR或永久性修复龋洞	• 主动监测[e]早期龋损 • ITR或永久性修复龋洞

[a] 唾液变形链球菌水平
[b] 父母监督"涂抹"一定量的牙膏
[c] 定期监测龋病进展的迹象
[d] 需要考虑饮用水中的氟化物含量
[e] 密切监测龋病进展和实施预防计划
ITR，临时性充填修复；MS，变形链球菌
From American Academy of Pediatric Dentistry. Clinical guideline on caries-risk assessment and management for infants, children, and adolescents. *Pediatr Dent*. 2016;38(special issue):142-149.

预见性指导

预见性指导被定义为主动咨询，以解决在两次健康检查之间的间隔期儿童可能发生的重大身体、情感、心理和发育变化。预见性指导是对风险评估的补充。它涉及旨在预防口腔健康问题的保护因素。预见性指导的一个例子是，在婴儿学习站立和行走时，对可能发生的牙齿损伤进行讨论，并进行预警。这个年龄段需要解决的问题包括口腔发育、氟化物充分性、非营养口腔习惯、饮食和营养、口腔卫生和外伤预防[29]。这6个领域涵盖了与龋齿、牙周病、创伤和错𬌗畸形有关的口腔状况。

健康监督

健康监督被定义为牙医和家庭之间的纵向伙伴关系，这种关系是个性化的，以最大限度地提高特定儿童的健康结果。"每6个月复查1次"的方法在牙科诊所中太常见了，并没有强有力的证据支持。有些儿童需要更频繁的复诊，而有些儿童则不需要。在婴儿口腔健康方面，牙医在初次检查时评估风险，使用预见性指导提出预防性建议，并提供必要的治疗和预防服务。结果是衡量成功的标准。这些可以是身体上的（减少牙龈炎症）、认知上的（了解龋病的过程），或者行为上的

（消除夜间进食习惯）。例如，婴儿乳牙上存在牙菌斑是未来龋病的一个强有力的预测因素，因此在口腔卫生指导之后，父母可以通过寻找牙菌斑的存在来监测是否成功[30]。理想的结果是没有牙菌斑。另一个例子是，指导父母通过掀开孩子的嘴唇寻找牙面的白斑病损，来检查孩子的牙齿是否有早期龋齿的初步迹象。根据婴儿的患龋风险，推荐这种周期性"提唇"方案。理想的结果是家长发现白斑病损后及早安排牙科就诊。目标是用工具（预见性指导）教育父母，使他们除了可以监测结果之外，还能影响结果。值得注意的是，有特殊医疗保健需求的个体，考虑到患者的独特需求和身心障碍。可能需要制订个性化的牙科预防和治疗策略。

婴儿口腔健康的诊断过程

对婴儿口腔保健就诊的最佳预期方式是与传统的疾病诊断医学模式进行比较。医学模式采用循序渐进的方法，从主诉、病史、临床检查、鉴别诊断和治疗计划开始。婴儿口腔健康干预假设婴儿没有口腔疾病，但可能因摄入大量含糖饮料或缺乏氟等风险因素而患病。从概念上讲，如果不加以处理，这些风险因素最终将导致疾病。相反，如果消除了风险因素，婴儿就不会生病。

在婴儿口腔健康检查时，主诉可能是希望进行口腔疾病的预防。检查相当于对婴儿进行口腔健康评估，病史被针对牙科疾病易感因素的风险调查所取代。为患者检查时除了找寻现存的疾病，还要发现易导致口腔疾病的生理因素。鉴别诊断被针对儿童的个体化风险评估所取代。家庭收到的不是治疗计划，而是得到预见性指导，包括消除风险和提供保护措施的指导。他们得到了可衡量的结果，以确定健康的进展。这两个因素都使父母成为治疗联盟的一部分。复诊间隔的设计是为了给父母时间来解决风险，以及让牙医重新评估进展，必要时采取预防措施，并确保疾病没有发生。

婴儿口腔健康访视的内容

风险评估

父母或其他监护人是孩子的病史记录者。第19章对全身健康史进行了深入的讨论。本节的重点是与口腔疾病风险相关的病史因素。

注14.1 婴儿口腔健康风险评估表

健康史

母亲在妊娠期间有异常吗？

您的孩子是早产吗？

您的孩子出生体重低吗？

出生时有什么并发症吗？

您的孩子有什么健康问题吗？

目前和/或以前的用药情况？

有过敏史或过敏反应吗？

有住院史吗？

备注＿＿＿＿＿＿＿＿＿＿＿＿＿＿＿＿＿

牙科病史

您的孩子以前看过牙医吗？

目前或以前是否有牙痛史？

疼痛是否妨碍您的孩子吃、喝、睡和进行日常活动？

饮食与营养

您的孩子是母乳喂养/奶瓶喂养的吗？喂养持续时间、时间和频率？

您的孩子含着奶瓶/防溅杯入睡吗？里面放了什么？

您的孩子白天用防溅杯喝水吗？

内容、数量和频率？

您的孩子喜欢吃什么零食，吃的频率是多少？

您的孩子是否经常吃含糖的零食和饮料？

您的孩子需要特殊的饮食吗？

备注＿＿＿＿＿＿＿＿＿＿＿＿＿＿＿＿＿

氟化物充分性

您的孩子饮用的主要水源是：自来水（未经过滤、Brita/Pur过滤）、自来水（过滤、反渗透）、井水、瓶装水？

您知道您的孩子饮用水中的氟化物含量吗？

您的孩子是否服用氟化物补充剂？

如果有，剂量和频率？

您给孩子用含氟牙膏吗？

如果有，刷牙的频率和次数？

备注＿＿＿＿＿＿＿＿＿＿＿＿＿＿＿＿＿

口腔卫生

您给孩子清洁牙齿/牙龈吗？

您用牙刷给孩子刷牙吗？时间和频率？

刷牙时体位和孩子的配合是否有问题？

备注＿＿＿＿＿＿＿＿＿＿＿＿＿＿＿＿＿

细菌传播

孩子的母亲（亲密看护人）是否有未经治疗的龋齿？

您和您的孩子共用同一餐具和/或杯子吗？

您会亲吻孩子的嘴吗？

备注＿＿＿＿＿＿＿＿＿＿＿＿＿＿＿＿＿

口腔习惯

您的孩子用安抚奶嘴吗？

您的孩子吸吮拇指或手指吗？

您的孩子是白天还是晚上磨牙？

口腔习惯的频率、持续时间和强度？

备注＿＿＿＿＿＿＿＿＿＿＿＿＿＿＿＿＿

外伤预防/创伤

您的孩子会走路了吗？

您的家对于孩子是安全的吗？

您会给您的孩子使用汽车安全座椅吗？

您的孩子有过口腔/颌面部损伤吗？

备注＿＿＿＿＿＿＿＿＿＿＿＿＿＿＿＿＿

口腔发育

您的孩子长牙了吗？

孩子第一颗牙的萌出年龄（几个月）：＿＿＿＿＿＿＿＿＿＿＿

您的孩子有过牙齿萌出问题吗？

您注意到孩子有口腔问题吗？

备注＿＿＿＿＿＿＿＿＿＿＿＿＿＿＿＿＿

临床医生评估

人口统计信息

孩子是否来自社会经济地位较低的家庭？

孩子是否来自少数族裔？

孩子是否来自口腔卫生知识水平较低的家庭？

临床发现

牙齿上有可见的牙菌斑、成洞和/或非成洞病变（白斑病损）、牙釉质发育不良、牙釉质缺陷、牙窝/牙釉质着色或染色？

医源性因素

孩子是否使用任何口腔矫治器？

备注＿＿＿＿＿＿＿＿＿＿＿＿＿＿＿＿＿

Modified from American Academy of Pediatric Dentistry (AAPD). Risk assessment. In: ABCs of Infant Oral Health. *Chicago: AAPD; 2000.*

注14.1描述了婴儿口腔健康风险评估表[31]。病史风险因素可分为围生期因素、牙科病史、饮食与营养、氟化物充分性、口腔卫生、细菌传播、口腔习惯、外伤预防和口腔发育。临床医生应将全身病史与口腔疾病风险结合起来，形成儿童的个性化病史风险概况，这有助于确定预防和治疗策略。由于早产会有相关口腔影响，所以围生期因素很重要。虽然专家已经得出结论，早产不会增加儿童患龋风险[32]，但一些低出生体重儿童接受特殊饮食、牙齿发育不良[33]并有发育障碍，这些都使他们面临更高的风险。饮食与营养问题应侧重于母乳喂养；奶瓶和吸管杯的使用以及向杯子的过渡；含糖饮料和零食的食用频率；特殊饮食。

美国儿科学会（AAP）建议"纯母乳喂养6个月左右，然后在引入辅食后继续母乳喂养，时间为1年或者更长，这要取决于母亲和婴儿的意愿[34]"。由于母乳喂养能够为母亲和孩子提供发育、经济、健康、营养、免疫、心理和社交等优势，临床医生应促进和鼓励适宜的母乳喂养习惯[35]。在一篇系统综述中，长达12个月的较高母乳喂养频率与患龋风险降低相关[36]。然而，随着其他膳食碳水化合物的引入和口腔卫生的不适当，12个月龄后的母乳喂养增加了儿童患龋的风险。虽然母乳本身不会导致龋齿，但体外研究发现，母乳与其他碳水化合物结合会高度致龋[37]。因此，临床医生可以向愿意进行母乳喂养的母亲（包括在夜间）提供预防龋齿的最佳建议是：在母乳喂养之外引入其他食物和饮料时，应建立低碳水化合物和糖的饮食结构，每天至少为孩子刷牙2次，尤其是在睡前，并考虑使用微量的含氟牙膏。

婴儿风险评估的另一个组成部分是确定氟化物是否充足和当前的口腔卫生习惯。氟化物充分性是指考虑饮用水（社区饮用水vs瓶装水）是否能提供最佳的氟化物。并探讨含氟牙膏对减少龋齿的有效性和适当的用量以降低氟中毒的风险。口腔卫生是通过询问父母当前是否参与孩子的口腔清洁过程来评估的。询问后应讨论清洁牙齿的工具、时间和频率，以及儿童进行口腔保健的体位和含氟牙膏的用量。应全面讨论细菌从母亲/看护人传播给婴儿的方式以及避免这种传播的方法。对口腔习惯的讨论为家庭建立了一个基线，使牙医能够就整个幼儿期行为习惯的风险和益处向父母提供咨询。关于外伤预防的历史信息不仅涉及单纯的牙外伤，还涉及全身健康问题（例如，游戏物品、电线、家庭儿童防护用品和汽车安全座椅的使用）。口腔发育的评估涵盖了是否有牙齿萌出障碍和牙齿萌出问题。最后，临床医生评估家庭的口腔健康认知、教育/社会经济背景，并评估已知会导致低龄儿童龋风险较高的临床因素（例如，牙菌斑、白斑病损、牙釉质缺陷）。

口腔检查与临床评估风险因素

婴幼儿的口腔检查是一个快速的过程，但与典型的儿童检查在几个方面有所不同：

- 使用牙科诊椅是不必要的，也是最不可取的方法
- 家长作为学习者参与并负责固定婴幼儿的身体
- 在检查过程中教授有关口腔的知识
- 孩子可能会哭，这是有助于检查的

婴幼儿检查的首选方法是膝对膝位（图14.2），即父母和牙医面对面坐着。他们的膝盖应该接触，最好稍微对合，创造一个孩子可以躺着的平面。孩子首先面对父母，然后斜倚在牙医的腿上。父母让孩子的腿跨在他们的腰上，并用肘部托住孩子的脚，抓住孩子的手，牙医固定孩子的头部。检查可以在任何可以找到合适光源的地方进行。父母和检查者的密切接触可能会让一些家长感到担心，在检查开始前应该解释清楚。

在可能只需要几秒的检查过程中，牙医有机会说明孩子的口腔卫生状况，并指出口腔结构的重要性。大多数婴儿在检查过程中会短暂地哭泣，嘴巴张得很大！可能需要让父母确信哭泣是一种正常的反应，是可以预料的。检查结束后，孩子被交还给父母，父母可以根据需要拥抱和安慰孩子。

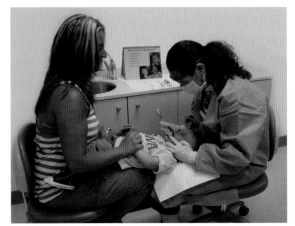

图14.2 牙医和家长的膝对膝临床检查体位。父母和牙医面对面，膝盖接触，父母将孩子抱在膝盖上，孩子面对父母。父母抓住孩子的手，小心地把孩子放在牙医的腿上。

这个年龄段的儿童更有可能定期去看内科医生，所以在第一次看牙医之前，父母通常就知道孩子在认知、身体、情感和大肌肉运动发育方面是否存在延迟。然而，牙医应该熟悉儿童从出生到3岁的发育特征（表14.2）。并在发现问题或怀疑存在发育问题时，告知家庭需要进行医疗评估。此外，通过了解这些发育特征，当向父母提供预见性指导时，更容易与孩子的行为和能力相关联。

在大多数婴儿中，牙医预期应该见到的是一个健康的口腔。表14.3列出了一些常见的婴儿口腔疾病及其处理方法。此外，第2章讨论了一些少见的婴儿病理状况，包括牙板囊肿（或Bohn小结和Epstein小结）、先天性龈瘤、萌出性囊肿和婴儿神经外胚层肿瘤。婴儿检查应评估儿童的发育状况，以及牙列的其他情况，包括龋

齿、发育不全和牙菌斑堆积。在婴儿口腔检查时，还应对非典型系带附着进行评估和讨论，这种情况可能与母乳喂养困难相关。对牙医来说，了解婴儿正常的头部、颈部和口腔表现是很重要的，这样他们就更容易识别出异常的表现。表14.4描述了这些正常的表现。

风险分析

根据从父母和孩子那里获得的病史和临床数据，牙医可以使用前面提到的预见性指导中相同的6个领域创建风险概况。风险概况可能是简单的，也可能因一些难以克服的障碍而较为复杂，例如，特殊饮食或严重残疾。应向父母提供有关某一特定风险因素如何影响其子女口腔健康的预测和解释。

表14.2	6个月至3岁儿童的部分发育特征	
6~9个月	**12~13个月**	**>24个月**
智力发育		
接受用勺喂食	复制声音和动作	3~4个单词的句子
模仿成年人的行为	能理解简单的命令	把玩具分组
转动身体来定位声音	努力完成简单的动作	指出身体的5个部位
大/精细运动技能		
翻身	手扶站立	涂鸦
能够独立坐着	无须支撑坐着	踢/扔球
用手指捡东西	自己吃葡萄干	穿脱衣服
心理发育		
高兴时又笑又叫	对成年人示爱	多变的情绪
生气时会尖叫	害怕生人	认识到情绪
牙科影响		
需要身体支持	害怕分离	听得懂命令
能独自拿奶瓶	吸管杯使用	容易跌倒/受伤
身高（第75百分位）		
男孩：69.7~74cm	男孩：77.7cm	男孩：89.9cm
女孩：67.8~72.4cm	女孩：76.3cm	女孩：88.7cm
体重（第75百分位）		
男孩：8.49~9.88kg	男孩：10.91kg	男孩：13.44kg
女孩：7.83~9.24kg	女孩：10.23kg	女孩：12.74kg
脉搏（第90百分位）		
120次/分钟	120次/分钟	110次/分钟
呼吸（第50百分位）		
30次/分钟	28次/分钟	25次/分钟
血压		
105/67mmHg	105/69mmHg	106/68mmHg

表14.3 婴儿口腔病理及异常临床表现和处理

病情描述和说明	临床表现和处理
舌系带过短 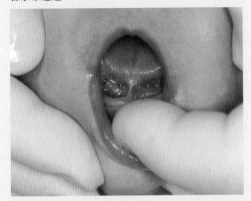	患病率为0.02%～10.7% 系带可能短、厚、肌肉发达或纤维化 是否与母乳喂养困难、发育不良、吞咽、发音等并发症有关 Coryllos分类：1型、2型和3型 治疗：舌系带切除术
诞生牙和新生牙 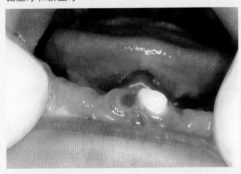	出生时出现的诞生牙和出生后30天内出现的新生牙 发病率1～2/6000 90%为乳牙；10%为额外牙；85%在下颌 拔除额外牙；如果乳牙松动度不大则保留 可能有误吸风险；哺乳障碍
Riga-Fede症 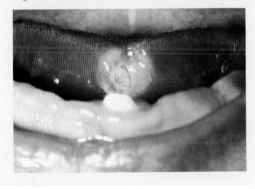	实际上是牙齿引起的舌腹溃疡 可能引起活动性出血和不适 治疗选择观察、停止母乳喂养或调磨/拔除患牙

预见性指导

预见性指导是至关重要的，它可以改善口腔卫生行为，同时降低低龄儿童龋的风险。它假定发育信息应涵盖本次至下一次健康检查的期间。表14.5列出了预见性指导的专项领域清单和每个领域所需的知识库。在讨论对3岁前幼儿的预见性指导时，应考虑到这些问题。注14.2提供了一个基本的照顾婴儿建议清单，可以在特殊情况下添加[38]。

在预见性指导过程中，牙齿萌出和龋齿预防是常见的话题。与牙齿萌出相关的症状仍然存在争议。几十年来在许多文化社会中，父母和卫生专业人员一直在报告关于牙齿萌出症状的问题。然而，尽管一些研究报告发烧、流口水、腹泻、易怒和睡眠障碍与牙齿萌出有关，但其他研究并未发现这些症状与牙齿萌出的关联[39]。在1969—2012年发表的一项Meta分析中，牙龈刺激、易激惹和流口水是乳牙萌出的最常见体征和症状。此外，对体温的分析表明，牙齿萌出可能导致体温上升，而不是发烧[40]。研究中观察到的差异反映了看护人对牙齿萌出症状的报告可能存在偏倚和主观性。此外，在出生的前

表14.4　婴儿头颈部检查要点

结构	诊断技术	正常特点
头	视诊	不成比例地大
毛发	视诊	纤细
头皮	视诊/触诊	开放的囟门
颞下颌关节	触诊/扣诊	髁突短/关节凹浅
皮肤	视诊	柔软、光滑
颈部	触诊	肌肉结构弱，气道软骨软
唇部	视诊	饱满，形似丘比特弓
口腔		
牙弓	视诊	无牙，有突起
系带	视诊	位于牙槽嵴高位
腭部	视诊	突出的中间缝/褶
牙龈	视诊	粉红色，水润，包裹牙齿

3年里，牙齿萌出可能是常见儿童疾病（例如，腹泻、气道和耳部感染）的罪魁祸首。当婴儿处于通过口腔探索环境的阶段时，恰与牙齿萌出的时间重叠。通过将物体和手指放入婴儿口中，婴儿有可能接触到可能导致疾病的病毒和细菌并发生感染。卫生专业人员应提醒孩子的看护人，如果孩子有牙齿萌出症状，这些症状应该是轻微的。如果孩子表现出强烈和持续的症状，父母应咨询医生。可以与家长讨论使用无毒材料制作的安全牙齿萌出玩具。建议父母不要使用含有苯佐卡因的牙齿萌出产品。自从美国食品药品监督管理局（FDA）在2006年首次警告其潜在的风险以来，该机构已经收到了与苯佐卡因凝胶相关的高铁血红蛋白血症报告29例。FDA在2011年4月重申了这一警告，并一直特别关注在婴儿中使用非处方苯佐卡因产品来缓解牙齿萌出疼痛。基于这些原因。FDA建议除非在卫生保健专业人员的建议和监

注14.2　照顾婴儿口腔健康的家长/看护人信息

孩子的名字：_____
孩子下次口腔保健就诊：_____

全身健康状况（健康的儿童请遵循以下建议）
☐ 继续接受医生的常规医疗保健
☐ 孩子需要立即治疗
_____

饮食与营养（遵循以下建议，为儿童提供饮食，可减少患龋风险）
☐ 保持健康的饮食
☐ 除了在正餐或间食时间，奶瓶和/或防溅杯中只有白水
☐ 避免6个月后或牙齿萌出后含奶入睡或夜间喂养
☐ 当孩子能够用开口杯饮用足够量的液体时，就从奶瓶/防溅杯过渡到开口杯
☐ 鼓励在正餐和吃零食时饮用牛奶
☐ 限制每天在正餐或零食中摄入的果汁不超过4～6盎司
☐ 避免随时喝含糖饮料（例如，果汁饮料、汽水、运动饮料）
☐ 用奶酪、水果和其他蛋白质类零食取代含糖零食
☐ 减少零食的频率（特别是甜食）
☐ 每天只吃3种零食
☐ 改变饮食_____
_____

口腔卫生（遵循以下建议，有助于保持儿童口腔清洁及没有牙菌斑）
☐ 孩子应由成年人给刷牙
☐ 每天给孩子刷牙2次，尤其是在睡觉前
☐ 用湿毛巾清洁婴儿的口腔
☐ 当第一颗乳牙萌出时就使用软毛牙刷
☐ 特殊指导_____

氟化物充分性（遵循以下建议，为儿童提供适量的氟化物，既可以减少龋坏的风险，又可以修复早期龋损部位）
☐ 使用少量含氟牙膏
☐ 使用豌豆大小的含氟牙膏
☐ 不要使用含氟牙膏

口腔习惯（遵循以下建议，破除会导致儿童牙齿排列不齐或咬合紊乱的口腔不良习惯）
☐ 拇指/食指吸吮习惯，建议终止年龄_____
☐ 使用安抚奶嘴，建议终止年龄_____
☐ 使用贴合嘴唇和面颊并支撑嘴唇的安抚奶嘴
☐ 磨牙症或其他习惯_____

外伤预防（遵循以下建议，提供一个安全的儿童家居环境）
☐ 在家中做好儿童防护措施，防止窒息、溺水、跌倒、中毒和电烧伤等伤害
☐ 使用婴儿/儿童安全座椅
☐ 其他保护装置_____

口腔发育（遵循以下建议，将提高您对可能影响孩子口腔发育问题的认知）
☐ 现已经萌出的乳牙
_____
☐ 下一颗要萌出的牙齿
_____
☐ 针对牙齿萌出症状的特别建议
_____
☐ 孩子需要进一步评估

对家长/看护人的特别建议（遵循以下建议，将帮助您减少将致龋细菌传播给孩子以及孩子的患龋风险）
☐ 定期检查并进行牙科治疗以保持口腔和牙齿健康
☐ 不要和孩子共用牙刷
_____
☐ 不要舔或吮吸孩子的手、奶嘴或奶瓶
☐ 不要与孩子共用餐具（杯、匙、叉）

表14.5 3岁前幼儿预见性指导领域和所需的知识库

预见性指导领域	领域知识库
口腔和牙齿发育	
牙齿萌出	正常范围，迟萌，萌出过快和可能的原因，顺序，咬合，牙齿脱落
	牙齿萌出问题，包括位置不正，囊肿形成，牙齿萌出，Riga-Fede症和睡眠磨牙症
牙齿	颜色，形态，染色原因，发音中的作用，咀嚼
软组织	黏膜颜色，溃疡，牙槽骨解剖结构，先天性发育异常
解剖	结构，完整性，颜色
氟化物	
全身	氟化水源过程，氟化物补充剂，氟化物运输车辆，时间，存储安全性，氟中毒风险，瓶装水，母乳，配方奶，出生前氟化物，饮食的光圈效应
局部	牙膏的作用，储存安全性，龋齿和氟中毒的风险，不同年龄牙膏的可吞咽量，补充问题（如有需要）
非营养性习惯	
评估	频率，持续时间和强度
	拇指，手指，安慰奶嘴，玩具，或毯子
	对孩子情感的益处
	对口腔的影响
	目前采用的干预措施
治疗	干预措施以终止习惯
	干预措施技术、有效性和安全性
	习惯持续的总时间
	习惯的全身影响
饮食与营养	
喂养	致龋性食物
	母乳喂养、断奶和对牙齿及颌骨的影响
	配方奶喂养、频率和配方奶的成分
	喂养技能的发展
零食	零食频率和内容
	食物的选择
	安全性和全身健康益处
饮食	婴儿食物的选择和3岁前幼儿饮食的演变
问题	肥胖问题，挑食，种族差异，食欲
口腔卫生	
科学	牙菌斑的作用（致龋方面）
	清除牙菌斑的目的
	发育问题
活动	目前采用的口腔清洁方式
	父母的参与
	频率和持续时间
	设备
	牙膏
问题	定位困难
	儿童抵抗与行为
	牙膏的味道、选择
	家长技术技能
	牙线的使用
外伤预防	
一般问题	意外伤害意识
	汽车安全
	玩具和食品的窒息风险
	将技能与活动相匹配
	预防儿童中毒

续表

预见性指导领域	领域知识库
口腔健康问题	正常解剖
	创伤评估与处理
	牙科之家紧急联系电话
	吃零食的安全性
	氟化物的安全性
	治疗口腔疾病的药物
	虐待儿童的迹象
	头盔的安全性

From Casamassimo PS, Nowak AJ. Anticipatory guidance. In: Berg JH, Slayton RL, eds. *Early Childhood Oral Health.* 2nd ed. Hoboken, NJ: Wiley-Blackwell; 2016.

督下[41]，父母和看护人不要给 < 2岁的儿童使用苯佐卡因产品。FDA发布了一项关于顺势疗法中牙齿萌出药片和凝胶潜在危险的警告。消费者被告知这些产品的益处并没有得到证实，并建议停止使用。报道的几种不良反应包括呼吸困难、癫痫发作、过度嗜睡、肌肉无力和便秘等[42]。

针对家长的关于牙病的初级预防咨询必须包括及时的家庭教育、指导和激励。由于儿童早期龋齿的病因是多因素的，并受到健康行为的显著影响，因此针对准父母和婴幼儿父母的预防信息应针对已知的患龋风险较高的因素（例如，早期变形链球菌污染、口腔卫生习惯差、吃糖频率高）。当父母对改变行为不感兴趣或觉得改变需要过度努力时，动机问题就会出现。两种有效的心理学方法可用于低龄儿童龋的预防，即动机访谈和自我决定理论[43-46]。这两种心理学方法都基于这样一个概念，即支持一个人的自主性是改变人类行为的关键因素[47]。因此，在激励父母为自己和/或孩子采取更健康的行为时，卫生专业人员能满足父母对自主的心理需求是很重要的。这一点可以通过将信息与他们的个人目标联系在一起，以此促进父母对信息的兴趣和好奇心、感恩及提升价值来实现。专业人员需要为要求的行为提供理由，尤其对那些被认为是无趣的或需要特别努力的行为是有帮助的。此外，使用信息性和非控制性的语言，同时避免诸如"你应该"或"你必须"之类的施压性指令，可以提高父母的依从性。最后，指导者应认可父母对保健挑战的看法，并接受他们对指导者传达的健康信息所表达出的负面情绪和抵制。卫生保健专业人员应该注意如何有效地传达他们的建议，以便父母能够将这些要求视为值得为之努力的行为[45]。

生长和发育治疗计划

在极少数情况下，婴儿口腔健康检查可能包括正畸或颅面检查（例如，唇裂或腭裂或颅面明显异常的儿童）。这些患者应转诊到颌面外科进行治疗，并由初级保健牙医进行常规随访，以满足基本的口腔健康需求。

父母常对咬合发育感兴趣，并可能要求牙医讨论未来的正畸需求。在这个年龄，生长很难预测，但牙医应该抓住机会与父母讨论牙齿萌出、牙间隙和咬合问题，作为预见性指导的一部分。第28章讨论了早期正畸治疗计划，在该年龄段，从儿童合作的角度来看治疗更为现实。

非营养性吸吮习惯

父母经常会询问孩子吸吮的问题，尤其是吸吮拇指和奶嘴的习惯。这些问题很常见，因为口腔习惯在幼儿中非常普遍，长期吸吮习惯对牙列的负面影响是有据可查的。传统上，在长期的吸吮习惯对牙列造成明显损害并引起父母的关注后，牙医才会介入干预非营养性吸吮习惯。人们向牙医咨询如何停止非营养性吸吮习惯。这种情况仍然经常发生。在给予预见性指导之前，牙医必须彻底了解非营养性吸吮习惯是怎样以及为什么形成的，它们是如何影响口腔结构的，以及吸吮行为持续多长时间可能会造成伤害。

非营养性吸吮习惯的起源

吮吸行为被认为是由心理需求引起的，其基础是生理上对营养的需求，正常发育的婴儿有吮吸的内在生理动力。精神分析理论家和学习理论家对人类婴儿为什么会有吸吮冲动以及为什么吸吮冲动会在婴儿期之后持续存在的解释存在分歧，但他们一致认为这种冲动是一种正常的发育特征[48]。根据精神分析理论，非营养性吸吮行为（例如，安抚奶嘴、拇指或手指吸吮）是由口腔刺激引起的性快感产生的。如果持续大量的非营养性吸吮超过所谓的口欲期（约3岁），则反映了一种心理障碍，暗示无法控制的压力或焦虑。相反，学习理论认为，非营养性吸吮是一种适应性反应，经常得到奖励并成为一种习得的习惯，没有心理异常表现。鉴于非营养性吸吮行为在正常发育儿童中的普遍存在，学习理论的解释是最被广泛接受的。Larsson和Dahlin[49]提出的另一种补充理论认为，如果婴儿的吸吮需求在乳房上得不到满足，婴儿的手指将被用作替代品。

非营养性吸吮习惯的普遍性

据报道，超过90%的婴儿在出生后第1年的某个时候进行过非营养性吸吮[50]。长时间的非营养性吸吮习惯可能对口腔颌面部结构产生负面影响；因此，延续到学步期之后的习惯比早期终止的习惯更令人担心。平均而言，婴儿在24～36个月大的时候就会停止这些习惯，而继续维持这些习惯的孩子往往来自受教育程度较高或收入较高的家庭。大量研究表明，吮吸拇指和手指的习惯比安抚奶嘴的使用有可能持续更长时间[50,52]。因为孩子在进入幼儿园后会受到同龄人的压力，所以使用安抚奶嘴的习惯很少会持续到学前班之后。因而，出现了这样的建议：当吮指习惯养成时，应该鼓励用安抚奶嘴替代手指[52-53]。

当评估口腔习惯导致错𬌗的风险时，口腔习惯的实际参与时间（持续时间）可能是最重要的因素。其他需要考虑的因素还包括孩子每天维持特定习惯的时间（频率）和与孩子吮吸模式相关的力度（强度）。例如，一个孩子在晚上睡觉前只吮吸安抚奶嘴几分钟；而另一个孩子每天使用几小时的安抚奶嘴，且吮吸的强度会产生可听到的声音。前者发生错𬌗的风险比后者小。因此，应该指导父母限制安抚奶嘴含在婴儿嘴里的时间，避免全天随意使用[54]。

非营养性吸吮习惯对牙列的影响及其机制

20世纪60年代中期之前发表的大量研究发现，吸吮手指通常会导致覆𬌗减少、覆盖显著增加、上颌切牙前突、上后牙的牙弓宽度变窄[55]。

对乳牙列的研究发现，吮吸习惯与乳牙列中较高的错𬌗畸形患病率有关，包括Ⅱ类尖牙和磨牙关系、前牙开𬌗、覆盖增加、上颌牙弓宽度减小及下颌牙弓宽度增加，导致后牙反𬌗的可能性增加。吮指习惯通常与严重的深覆盖和前牙开𬌗有关，而安抚奶嘴与后牙反𬌗和Ⅱ类尖牙关系有关[50,52,56-58]。使用安抚奶嘴的习惯即使在2岁时停止，也会增加错𬌗的风险。开𬌗往往会随着安抚奶嘴的停止使用而缓解，而反𬌗更有可能在不良习惯停止后持续存在。传统安抚奶嘴和所谓的正畸安抚奶嘴之间的比较表明，它们对口腔颌面部结构的影响几乎没有区别[51]。

手指和安抚奶嘴对口腔颌面部结构的影响不同可能是由于施加的力不同。安抚奶嘴，可能因为它们进入口腔内更深，往往会迫使舌头向下，对下颌牙弓施加向外的侧向压力。与此同时，吮吸动作激活了口腔周围的肌肉，增加了面颊的压力，对上颌牙弓产生更大的内侧力。安抚奶嘴会使下颌牙弓变宽、上颌牙弓变窄，导致后牙反𬌗。由于手臂的重量，手指或拇指倾向于对上颌切牙区施加向前和轻微向上的压力，并伴随对下颌切牙向后和向下的压力；吮指习惯的净效应是产生更大的覆盖和形成开𬌗的趋势。

使用安抚奶嘴的儿童患急性中耳炎（中耳感染）的风险可能更高。一些研究表明，使用安抚奶嘴可导致母乳喂养提前停止[54]。而另一些研究则得出结论，使用安抚奶嘴是母乳喂养困难的标志，母乳喂养的动机降低，父母选择了奶瓶喂养。安抚奶嘴不是过早断奶的真正原因[59-60]。一些研究表明，使用安抚奶嘴可能有利于减少婴儿猝死综合征，其益处可能远远超过急性中耳炎或母乳喂养停止等相关风险[61]。

建议

传统思想认为，只要在6～7岁时停止口腔习惯，对咬合的影响就会自我纠正；因此，口腔习惯对永久性错𬌗的发生影响不大。这主要是基于临床观察，而不是纵向数据。最近的研究表明，持续时间较长的口腔习惯与较高的错𬌗畸形患病率相关。如果口腔习惯持续24～36个月则会存在一些潜在的危害，而如果习惯持续超过48个月则发生错𬌗的风险更大[56,58]。超过48个月的长时间吮吸奶嘴或手指的习惯对乳牙列晚期咬合会有不利影响[52]；超过60个月的不良习惯则会影响到混合牙列[58]。鉴于婴儿在出生后的第1年有吸吮的生理和心理需要，在12个月或24个月之前就改掉吸吮习惯的建议既不谨慎也不现实[56]。因此，在婴儿口腔健康检查时，对父母的预见性指导应提倡非营养性吸吮习惯的停止时间不迟于36个月[56,58]。因为吮指习惯比吮吸安抚奶嘴更容易引起严重的错𬌗，而且吮指习惯更难克服，所以用安抚奶嘴替代吮指或许是可取的。

婴儿口腔保健的诊室准备

　　婴儿保健在许多方面都与常规的诊疗惯例不同，其中很大一部分可以由辅助人员而非牙医来完成。通常不需要用较年长患者使用的设备。检查地点可以在牙科诊所，但也可以在光线充足、舒适的会议室或游乐区。在大多数婴儿检查中，X线检查是被排除在外的。

　　牙科记录仍然是必需的，但可以简化。医疗和牙科病史、检查记录、治疗计划及进展记录的基本要素仍然存在。对这个特定年龄段应提供患者教育手册和其他指导材料。牙科小组可以参与制订婴儿口腔保健门诊的时间、地点和方案。这使团队有机会利用他们的知识对父母进行教育。与小婴儿一起工作，这对大多数儿童牙科人员来说是一件快乐的事。最后，在一个繁忙的诊所，婴儿牙科预约的组织工作需要一些考虑，因为它需要相关人员密切合作，如果在牙科诊所以外的地方进行，则需要改变人员行动的模式。

非牙科专业人员对婴儿口腔健康的责任

　　在适当的较低年龄为婴幼儿建立牙科之家，其主要障碍是缺乏获得专业口腔保健的机会。卫生保健专业人员（例如，儿科医生、内科医生和执业护士）比起牙科专业人员，更有可能为出生前3年的儿童提供服务。据报道，在参加医疗补助项目的儿童中，只有2%的孩子在1岁之前看过牙医，而99%的儿童参加过婴儿健康体检[62]。因此重要的是，医疗服务人员必须了解他们在减小口腔健康差距方面所起的关键作用，将口腔保健作为他们为尚未建立牙科之家的儿童所提供服务的一部分。医疗专业人员有机会在儿童出生早期实施初级预防，并帮助建立终身的积极口腔卫生习惯。获得医疗保健不像

获得口腔保健那样具有挑战性。此外，儿童健康体检在出生早期就开始了，而且非常频繁。因此，儿童保健专业人员对口腔健康问题的了解至关重要。他们应该了解引起幼儿龋齿的细菌的传染性和传播特性、龋齿的风险因素，口腔健康风险评估的方法、预见性指导，以及进行有效干预和转诊的适当时机。2003年，美国儿科学会（AAP）发布了一份政策声明，内容涉及儿科医生和其他儿科初级保健人员在口腔健康方面的作用。建议将预防性口腔健康宣教纳入这些专业人员的实践，并对6个月大的婴儿进行口腔健康风险评估[3]。2008年，AAP发布《儿科医生的口腔健康预防性干预措施》，进一步强化了这个建议[63]。2011年，AAP发表了一项关于加拿大和美国土著儿童口腔健康的调查，在这些人群中观察到的患龋率很高[64]。2014年，AAP发布了一份关于"维护和改善幼儿口腔健康"的最新声明[65]。在这篇综合性的文献中，对龋病的病因和发病机制、龋病风险评估及预见性指导（饮食咨询、口腔卫生、氟化物、口腔习惯、牙齿/口腔面部外伤和1岁转诊）进行了全面的讨论[65]。

　　据报道，缺乏对口腔健康问题的了解是医疗专业人员提供口腔保健相关服务的最大障碍之一[66-67]。为了提高医疗专业人员的口腔健康知识和技能，并向他们提供早期牙科干预所需的工具和支持，美国儿科学会开发了许多培训项目、资源和易于使用的工具。这些工具可通过网络模块、培训视频、期刊文章和新闻通讯获得。这些资源包括美国儿科学会的儿童口腔健康网站[68]、促进口腔健康光明未来指南[69]、儿童牙齿健康项目[70]和国家妇幼口腔健康资源中心[71]。另一个口腔健康信息非常丰富的资源是2009年出版的《学术儿科学》杂志，该杂志完全致力于儿童口腔健康。它汇编了来自2008年美国儿科学会儿童口腔健康全国峰会的背景文件[72]。为了将现有证据纳入评估0～3岁儿童患龋风险水平的实用工具中，让医疗从业人员和其他非牙科专业人员都可以使用，AAPD创建了一份龋病风险评估表以供这些卫生专业人员专门使用。该龋病风险评估表旨在帮助非牙科专业人员和家长了解导致或保护幼儿免于患龋的因素。表14.6就是这类表单的一个范例[2]。

　　至关重要的是，医学教育者应努力将口腔保健作为儿科和家庭医学住院医师培训计划，以及所有儿童健康专业人员继续教育计划的必要组成部分。研究结果表明，将婴幼儿口腔健康宣教纳入儿科住院医师培训

表14.6	0~3岁儿童龋病风险评估表（供牙医和非牙科专业人员使用）
因素	**风险等级**
生物学因素	
母亲/看护人有活跃龋齿	高
父母/看护人社会经济地位低	高
两餐间进食含糖零食或饮料>3次/天	高
含添加了糖的奶瓶入睡	高
有特殊医疗保健需求	高
近期迁入本地	高
保护性因素	
饮用水含氟（最佳浓度）或氟化物补充剂	低
每天使用含氟牙膏	低
接受健康专业人员的局部涂氟	低
加入牙科之家/定期进行口腔检查和护理	低
临床检查	
有活跃白垩斑或牙釉质缺陷	高
有明显的龋洞和充填体	高
牙面上附着有牙菌斑	高

围绕适用于特定儿童的条件，有助于从业者和儿童/父母了解导致或预防龋齿的因素。风险等级低、中、高的分类是基于个人因素。然而，临床判断可能证明在确定总体风险时使用一个因素（例如，常接触含糖零食或饮料，龋/失/补的牙面≥1）是合理的

龋病风险的总体评估：低□ 中□ 高□

From American Academy of Pediatric Dentistry. Guideline on caries-risk assessment and management for infants, children, and adolescents. *Pediatr Dent*. 2016;38(Special issue):142–149.

计划，可以扩宽和提高住院医师的口腔健康知识、信心及行为，同时提供口腔保健服务[73-74]。在执业医务人员的培训项目中也观察到同样的情况[75-77]。在美国华盛顿州[76]、北卡罗来纳州[77]和加利福尼亚州[78]开展了广泛的项目，重点培训医疗专业人员提供预防性牙科服务（例如，咨询、口腔筛查、风险评估、氟化物应用和转诊）。他们还讨论了这些预防性服务的医疗补助报销问题。这些培训课程的总体结果是积极的，增加了口腔健康知识，整合了医疗诊所的预防服务，提高了这些专业人员识别需要转诊的儿童的准确性。在美国艾奥瓦大学婴儿口腔健康项目（IOHP）实习期间轮转的儿科医生的调查结果令人鼓舞。这些儿科医生与那些在将这一培训课程纳入轮转之前毕业的人相比，他们更了解儿童早期龋齿预防的重要措施，例如，父母为孩子刷牙和使用微量的含氟牙膏。此外，这些儿科医生更有可能为≤3岁儿童进行口腔检查[79]。

医疗之家和牙科之家之间的合作及有效沟通对于预防口腔疾病、促进口腔与全身健康至关重要，特别是在高危的低龄儿童中。牙科和医学之间的历史分离，以及口腔与身体其他部分分开治疗的一般观念，极大地抑制了这些合作。医疗专业人员可以通过提供初级预防和协调护理在儿童口腔保健方面发挥重要作用。同样，牙医也可以改善儿童的整体健康，不仅是通过治疗牙科疾病，还可以通过主动识别儿童虐待，通过预见性指导预防创伤性伤害，通过纵向饮食咨询和监测体重状况预防肥胖[80]。此外，牙医可以在评估免疫状态、发育标志（即大/精细运动技能、发音、语言、社会互动）潜在延迟、自闭症谱系障碍等残疾以及适当转诊治疗服务等方面发挥重要作用[81]。随着儿童年龄的增长，牙医帮助解决全身健康问题的独特机会越来越多，因为每年参加保健检查的儿童少了，而参加牙科定期检查的儿童增加了。研究表明，6~12岁的儿童平均看牙医的可能性是看儿科医生的4倍[82-83]。牙科、医学、护理和其他卫生学科之间的领导及合作，对于克服阻碍初级保健人员更多地参与口腔保健服务的障碍也至关重要。一方面，医疗专业人员面临诸如时间限制、预防性口腔保健服务费用报销有限以及难以找到愿意接受＜3岁儿童转诊的牙医等障碍[84-85]。另一方面，尽管据报道在美国儿童牙科是最受欢迎的博士后培训项目[86]，但仍然没有足够的儿童牙医来满足所有儿童的牙科需求。因此，全科牙医必须治疗这些儿童，或者至少通过在出生早期提供预防龋齿的措施来减轻他们的牙病负担。然而，国家数据表明，很少有全科牙医治疗年龄＜4岁的儿童[5]。但是，并非所有的牙科学校在他们的博士前课程中都有婴儿口腔健康项目（IOHP）实践。因此，如果牙科学校的课程没有充分培训和增加学生在治疗婴幼儿方面的学习经验，期望全科牙医提供早期干预是不现实的。此外，医疗补助报销费用低和有限的牙科劳动力分布与人口需求不匹配也阻碍了幼儿接受专业的初级预防性口腔护理。Casamassimo和Seale在他们的评论文章中讨论了正在进行的辩论，即：我们毕业的牙医如何为治疗患龋风险较高的＜5岁低收入少数族裔儿童做好准备？在他们2014年针对博士前儿童牙科项目主任的调查中发现，美国约1/2的牙科学校让学生接触婴儿口腔保健。然而，据报道，从2004—2014年只有约1/3的牙医学校的博士培养计划在社区项目中设立了外部轮转[87]。1998年，在

美国艾奥瓦大学进行的一项研究成功地表明，这类以社区为基础的项目可以纳入牙科学校的课程，作为增加对未来全科牙医在婴儿口腔保健方面培训的一种手段，同时可以为患有严重龋齿的幼儿提供重要的预防性口腔护理[88]。

尽管医学界已采取行动，使儿科初级保健人员更多地参与为幼儿提供口腔保健服务，但在偏远地区，很少有医生承担这一责任。我们需要采取更多措施，在医学院和住院医师项目中加强预防性口腔保健教育，在全国范围内开展继续教育项目，游说政策制定者了解儿童口腔保健服务报销的重要性，并在牙医和医学之间建立更加有效的合作。

第15章
牙科疾病的预防
Prevention of Dental Disease

KEVIN L. HANEY, KAY S. BEAVERS

龋病和牙周病是影响人类最常见的细菌性疾病。尽管这些疾病患病水平、严重程度和后遗症在大多数西方国家已经有了明显的降低，但全球仍有数百万儿童患有龋病、牙周病、牙齿脱落和错殆畸形。如果患者或负责为患者提供口腔保健的人员采取日常口腔卫生措施，获得最佳的全身和局部氟化物应用，保持良好的饮食习惯，并定期寻求专业的口腔护理，那么很多牙科疾病是可以预防的。牙科疾病及其后遗症在很大程度上是可以预防的。

本章的目标是为临床医生提供指导方针，帮助口腔保健提供者使婴幼儿避免出现可预防的口腔疾病。涉及婴儿口腔健康的利益攸关方不仅仅是牙科人员，他们还包括患儿、患儿父母、儿科医生和医学专家，以及任何对儿童的健康和幸福感兴趣或负责的人。应在妊娠后就马上开始规划一生的口腔健康，并应持续、定期规划，以确保口腔疾病的风险因素及早得到认识，并在整个妊娠期、婴儿期、儿童期和青春期得到有效处理。

口腔在人的一生中具有重要的作用。所有的营养物质都通过它，它帮助我们发出声音和进行表达，通过它我们与他人交流，同时它也是我们容貌的主要组成部分。健康的口腔与完整的牙齿和功能、美观的咬合应该是牙科专业人员通过治疗患者以促进和追寻的一个目标。

产前咨询

一个多世纪以来，医学界已经认识到为孕妇提供产前咨询和护理的重要性。口腔保健对孕妇也很重要。尽管一些研究报告了母亲牙周炎与先兆子痫和早产之间的相关性，但其因果关系很难得到一致的证明[1-5]。无论如何，牙科专业人员可以通过在妊娠期间助力女性的口腔健康，并提供与婴儿口腔健康和口腔发育有关的产前咨询，在初级预防工作中做出重要贡献。

产前咨询通常与社区医院、社区卫生中心和诊所的项目一起提供。无论项目在何处实施，各种保健专业人员和社区支助团体（例如，牙医、医生、护士、营养学家、社会工作者）成员之间的密切合作对于确保合理安排教育讲座和强化概念非常重要。

虽然近年来开发了许多口腔健康咨询项目，但这些项目的目标是相似的（注15.1）。无论设置、时间分配和工作人员如何，这些项目都应尽可能个性化，并应向家长提供有关口腔结构发育、功能形成、牙科疾病过程和推荐的预防方法等信息。此类项目应提供有关妊娠期母亲饮食和健康相关行为（包括药物、烟草和酒精的影响）的重要性的信息、妊娠期妇女口腔保健的重要性，以及推荐的产妇牙科治疗计划（注15.2）。

我们知道孕妇体内的变形链球菌水平与其后代的患龋经历之间存在着密切的关系，产前咨询应包括有关干预措施的讨论，这些干预措施可以阻断这些致病性生物的传播[6]。可以抑制母体中变形链球菌储存库的干预措施，包括改变饮食、减少简单碳水化合物消耗的频

注15.1　产前咨询模式

目的
宣教父母有关孩子牙齿发育的知识
宣教父母有关牙病及预防的知识
为孩子提供一个合适的环境
加强和准备孩子和牙齿的生活

方法
有关发育、预防和疾病的宣教
示范口腔清洁的操作
通过咨询灌输预防的态度和动力
对学习、接受度和需求的评价

内容
外部构成（父母）
父母对牙科疾病及口腔卫生的教育
父母进行牙菌斑清除计划的动力
母亲口腔健康的改变
摄入甜食
妊娠期龈炎
关于妊娠和牙齿的错误观点及误解
父母的牙科治疗

内部构成（父母和孩子）
父母的教育/孩子的发育
生活方式对孩子的影响
习惯（吸烟、饮酒）
甜食摄入
接触疾病（例如，风疹、梅毒）
药物对儿童的影响（例如，四环素）
营养
钙
维生素
氟化物
必需的营养
婴儿出生后的需求
母乳喂养与奶瓶喂养
补充氟化物
牙齿萌出
口腔卫生
非营养性吮吸
初次就医

注15.2　妊娠期妇女的牙科治疗

妊娠早期
咨询妇科医生[a]
仅限紧急治疗

妊娠中期
选择性和急症治疗
在充分的防护下可以拍X线

妊娠晚期
仅限急症治疗
避免仰卧
在充分的防护下可以拍X线

整个妊娠期间
为孩子父母设计的牙菌斑控制方案
麻醉时选择局部麻醉
尽可能避免使用药物。如果需要药物，只使用那些在妊娠期间被证明
　是安全的药物，并在咨询医生的情况下使用
在妊娠期间使用全身麻醉治疗牙齿是禁忌的

[a]妊娠早期是最关键的；然而，在这些容易出问题的期间，在妊娠中晚期咨询妇
科医生是明智之举，特别是如果有一个重大问题

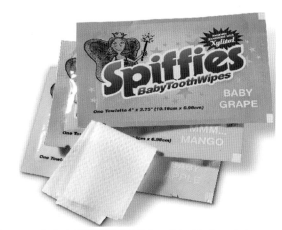

图15.1　含有木糖醇的预湿湿巾，用于清洁口腔（Spiffies婴儿湿巾）。（Courtesy Practicon Dental, Greenville, NC.）

率、化学制剂应用（例如，局部氟化物和局部氯已定的应用），以及通过牙齿充填或拔牙来消除龋齿[7-8]。此外，有证据表明，含有木糖醇的产品可以显著降低母体中变形链球菌的水平[9-11]。木糖醇是一种糖醇，用作低热量的糖替代品。它有多种形式，包括口香糖、薄荷糖、鼻喷雾剂、牙膏和凝胶、含木糖醇的饮料和零食，以及用于清洁婴儿口腔的湿巾（图15.1）。每天在3个不同的时间间隔摄入6～10g木糖醇已被证明可以降低成年人体内变形链球菌的水平[12]。降低母体中变形链球菌的水平可以帮助延迟其下一代在口腔中的定植，这反过来又有可能减少这些孩子的龋齿活跃度[10,13]。

　　产前咨询时应讨论牙齿的萌出时间和顺序。变异是常见的，这也是父母焦虑的常见原因。长牙也应该提到，因为这很可能是父母出生后面临的第一个口腔问题。长牙是一种自然现象，通常很少或没有相关问题。

然而，一些婴儿表现全身症状，包括体温轻微升高［通常＜101℉（38℃）］、腹泻、脱水、流涎增多、皮肤出疹和胃肠道紊乱[14-16]。增加液体的摄入、非阿司匹林镇痛药，以及包括使用牙齿咬环对患处施加降温和压力在内的姑息治疗，通常会减轻症状，使婴儿舒服些[17]。如果症状持续超过24小时或体温超过101℉（38℃），应咨询内科医生，以排除婴儿其他常见疾病和状况的可能性。

产前咨询项目也应该为父母提供关于建立牙科之家时机的指导。过去，指南建议对于没有疾病症状的儿童从3岁开始进行第一次牙科检查。如今，专业指南已经纳入了早期关注婴幼儿口腔健康的重要性，特别是对患龋风险较高的儿童，旨在提供全面预防措施的项目[18-20]。现在强调了对第一颗牙萌出后6个月内或年龄不超过12个月的婴儿在开始专业就诊时进行风险评估的重要性（图15.2）[21]。

一些教育项目提供全面和实用的信息，旨在帮助保健专业人员和家庭更有效地促进儿童与青少年的健康及福祉。美国儿科学会的"光明未来：婴幼儿、儿童和青少年健康监督指南"就是这样一个项目[22]。这些项目不仅强调了早期初步检查对评估婴儿患牙科疾病风险的重要性，而且还提供了预见性指导和指南，以帮助建立基于龋病风险评估结果的预约就诊[23]。

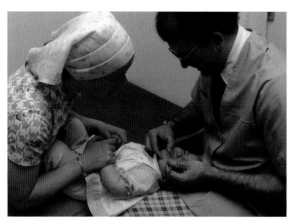

图15.2　15个月大婴儿的首次牙科检查。牙医正在示范怎样给那名男孩刷牙。（Courtesy John Warren, University of Iowa.）

龋病风险评估

设计预防方案的另一个创新是基于第14章中详述的龋病风险评估概念。患龋风险因不同儿童而有差异，即便对于同一儿童也随时间而异。评估每名儿童患常见牙病的风险，并定期确定具体的风险因素，使医生能够更有效地制订个性化的口腔健康监督和预防措施。

基于单一风险指标的龋病风险评估对于区分高风险和低风险可能不太可靠，这是因为龋病是一个复杂的疾病过程。因此，开发了各种多因素模型。美国儿科牙科学会（AAPD）制订的风险评估方案，见第14章的表14.1和注14.1，就是这样一个模型。根据风险水平，临床医生可以个性化地为孩子启动一个全面的预防方案。风险状况应定期重新评估，以发现儿童的临床、环境和全身健康状况的变化。美国儿科学会也支持进行早期风险评估，并在婴儿12个月时建立牙科之家[18]。

建立牙科之家

所有儿童都应该有一个地方，在那里他们可以得到由内科医生、牙医和其他专职卫生专业人员提供的相应健康保健。医疗服务提供者应该了解孩子和父母，并与家庭建立一定程度的信任和责任。这样做可以实现最佳合作，并为家庭和提供者之间的沟通开辟了途径。大多数父母很早就为他们的婴幼儿建立了这样的医疗环境。作为医疗之家的补充，所有婴幼儿也应该有一个牙科之家。牙科之家的概念是在2002年提出的，作为解决低龄儿童龋流行以及与儿童患者有关的其他口腔健康问题的一种方式[24]。第一次牙科检查应在3岁以前进行，虽然以前是惯例，但在理念上是一个重大变化。这一建议是基于这样一个事实：尽管几十年来恒牙的龋病发病率一直在下降，但幼儿龋病的发病率一直保持不变，甚至在最近几年变得更高[25]。人们认识到，到3岁时龋病造成的损害已经发生，牙科专业人员不得不采用有创治疗方式，包括充填和拔牙，而不是预防性治疗措施。早期初步检查的好处已经得到了研究的支持，这些研究表明，儿童早期参加口腔保健计划可以提高家长对预防措施的依从性[26]，减少龋齿活跃度[27-29]，并降低将来牙科治疗的费用[30]。

牙科之家应包括便利的设施和全面的口腔保健服务，以满足儿童及其家庭的需要。无论牙科之家是在私人诊所、社区卫生中心，还是在附近的医院，它都应该由接受过初级儿科治疗培训的牙医监督。通过尽早建立牙科之家，父母将在婴儿早期得到相应的建议，并在发生口腔面部外伤时可立即联系。牙科之家应提供注15.3所列的所有服务。现在的孩子应该已经建立了医疗之家以及牙科之家，作为其综合医疗保健计划的一部分[24,31]。

氟化物制剂的应用

基本原理

在过去的几十年里，在美国和其他国家中年龄较大的儿童和成年人中，龋病的患病率有了显著的下降[25]。虽然这种下降的原因尚不清楚，但大多数专家认为，氟化物应用的增加是主要因素之一。尽管取得了这些进展，但龋病仍然是一种相对常见但在很大程度上可以预防的儿童疾病。由于氟化物在这方面的重要性，现代牙医应该了解使用多种可用氟化物的基础。

作用机制

虽然氟化物预防龋齿的确切机制尚不完全清楚，但一般认为有3种机制：①增加牙齿结构对脱矿的抵抗力；②增强再矿化过程；③降低牙菌斑的致龋潜力。

氟化物的作用通常分为全身作用和局部作用。通过摄入含有天然氟化物的食物、含有天然氟化物或添加了氟化物的水以及膳食氟化物补充剂，可以获得全身效应。由于与牙齿接触，从前面提到的氟来源可获得氟应用的局部益处，也可以从含氟牙膏、含氟漱口水和其他更浓缩的氟化物形式中获得，这些氟化物是自我使用或专业应用。

是否使用各种形式的氟化物主要取决于儿童的年龄及其龋病风险评估的结果。对于确定患有龋病的中风险或高风险的儿童，应考虑局部氟化物的最佳使用。

注15.3 牙科之家提供的服务

1. 在12~18个月大的时候安排早期牙科检查
2. 评估婴幼儿将来患牙科疾病的风险
3. 评估婴儿的氟化物状况并提出适当的建议
4. 向看护人员示范正确清洁牙齿的方法
5. 讨论非营养性吸吮的优点/缺点
6. 如果婴幼儿诊断出低龄儿童龋，准备好治疗或进行适合的转诊
7. 每周7天，每天24小时处理任何急性牙科问题
8. 意识到专业咨询和转诊的必要性

全身用氟

饮水氟化

饮水氟化仍然是任何有效的龋齿预防计划的基础。它不仅是减少龋齿的最有效手段，而且仍然是最具成本效益、最节省成本、最方便和最可靠的方法，因为它不依赖于个人的依从性[33-34]。早期的研究表明，从出生开始就接触氟化水源的儿童和青少年的乳牙龋减少了40%~50%，恒牙龋减少了50%~65%[35]。最近的研究报告称，持续居住在饮水氟化地区的儿童的平均龋失补牙面数（dmfs）比未接触氟化水源地区的儿童低约18%。在排除了局部或补充氟化物的儿童后，持续接触饮水氟化组的儿童平均dmfs降低了25%[36]。

许多水源含有大量的天然氟化物，特别是在美国中西部和西南部地区。虽然从社区水源中去除现有氟化物的费用相对昂贵，但向社区水源中添加氟化物的费用相对低廉。许多氟化物缺乏的社区供水已人工加氟，费用低于每人0.5美元，视社区规模而定。2012年，超过2.1亿美国人（占公共供水系统服务人口的75%）获得了最佳氟化水源。这比2008年报告的1.95亿（72.4%）有所增加[37-38]。

由于家庭用水过滤和净化装置的日益普及，准确测定个人水中氟化物浓度的问题变得更加复杂。这些过滤装置通常安装在一个点源上（例如，水龙头或冰箱管路），或者集中安装在过滤所有进入家庭的水的地方。这个问题的复杂性是由于一些过滤装置（例如，那些通过反渗透起作用的过滤装置）改变氟化物浓度，而其他装置（例如，木炭过滤系统）不改变氟化物浓度。在使用过滤装置的家庭中，测定氟化物浓度最准确的方法是收集和测试经过过滤系统处理的水样。

作为促进口腔健康责任的一部分，牙医有义务向公众宣传社区饮水氟化的有效性和安全性。在地方一级参与支持这一行之有效的预防措施，是牙医可以为提高其所在社区所有儿童的口腔健康做出的主要贡献之一。

膳食氟化物补充剂

氟化物补充剂为患龋风险高且主要饮用水缺乏氟化物的儿童提供了膳食氟化物的替代来源。此外，那些居住在饮水氟化社区但不以最佳氟化水源作为主要水源的儿童，或那些使用过滤系统从水源中去除氟化物的儿

童，可能受益于氟化物补充剂。

近年来，瓶装水和加工水用于饮用和烹饪越来越受欢迎。据估计，在2012年美国瓶装水的总消费量超过91亿加仑（1加仑约3.8L）[39-40]。消费者正在转向这些水源，作为自来水的替代品，他们认为自来水受到微生物、杀虫剂、除草剂、工业废料和重金属的污染。这些瓶装水的氟化物含量通常变化很大，通常低于最佳浓度。目前的法规并未要求瓶装水制造商在标签上列出氟化物浓度[41-45]。虽然市面上有最佳含氟瓶装水，但消费者很少使用。因此，牙医必须了解他们社区中现成的瓶装水产品，并准备在必要时获得氟化物分析。此外，所有父母，包括那些居住在含氟水地区的父母，都应该被询问婴儿饮食中液体的来源，并应该意识到，对于摄入很少含氟水的高危儿童，建议补充氟化物。

在预防龋齿方面，氟化物补充剂可以像饮水氟化一样有效[46-48]；然而，它们的有效性在很大程度上取决于父母的依从性。市面上有液体和片剂形式的补充剂，有含维生素的，也有不含维生素的。在减少龋齿方面，含氟维生素制剂并不比不含维生素的补充剂优越。但是，患龋风险高的儿童的父母往往不遵守氟化物补充方案[49]。氟化物和维生素的结合可以提高父母的依从性，从而提供更大的好处[50]。这些含氟维生素组合只应推荐给那些确定氟化物摄入不足的儿童。给已经使用最佳氟化水源的儿童开氟化物-维生素组合会使该儿童面临患氟中毒的风险。

对于可能有咀嚼或吞咽药片困难的年轻患者，建议使用液体制剂。在氟化物剂量为0.125mg/滴、0.25mg/滴或0.5mg/mL的制剂中分配不含维生素的液体补充剂；在提供0.25mg/mL和0.5mg/mL的制剂中分配含有维生素的液体补充剂。为老年患者提供咀嚼片剂形式的氟化物补充剂不含维生素，剂量为0.25mg、0.5mg和1mg氟化物，氟化物-维生素组合的剂量为0.5mg和1mg。

大多数膳食补充剂中的氟化物以氟化钠的形式存在。1mg的氟相当于约2.2mg的氟化钠。在开氟化物补充剂处方时，医生应明确说明按氟离子（F⁻）、氟化钠（NaF）或二者配用的剂量。注15.4列出了膳食氟化物补充剂的处方。

为了获得局部和全身的效果，氟化物补充剂应该在吞咽之前接触牙齿。对于液体制剂，这可以通过将滴剂直接滴在儿童的牙齿上或将其放入儿童的食物或饮料

注15.4 氟化物补充剂处方样本

8个月大的儿童饮用水含氟量 < 0.1ppm
处方：氟化钠溶液，0.5mg/mL（0.25mg F⁻）
容量：50mL
用法：睡前将本品1mL口服

3岁儿童饮用水含氟0.2ppm
处方：氟化钠片，0.25mgNaF/片（0.55mg NaF/片）
容量：180片
用法：睡前刷牙后，咀嚼1片，含漱并吞咽。30分钟内禁食禁饮

中来实现，尽管后一种做法可能会降低氟化物的生物有效性。应鼓励年龄较大的儿童"咀嚼和含漱"片剂，或让片剂在吞咽前溶解在口腔中，以延长氟化物与牙齿外表面的接触。在使用氟化物补充剂后，饮食和刷牙应延迟至少30分钟。一旦刷牙完成，在睡前给药是理想的，因为它可以消除孩子可能不得不吃或喝的诱惑。此外，唾液流量在夜间减少，这反过来又可能增加睡前给药氟化物的局部效果，因为与白天给药时可能获得的水平相比，会增加唾液浓度。

处方开具的氟化物剂量取决于儿童的年龄和他或她饮用水中的氟化物浓度。中央社区供水的氟化物浓度可以通过与当地或州卫生部门或当地水务局联系来确定。"我的饮用水氟化物（My Water's Fluoride）"是一个详细的网站（www.cdc.gov/oralheadth/），由美国疾病控制和预防中心提供，来自参与州的消费者可以访问他们的公共供水系统的氟化物状况[51]。对于不从中央水源获取饮用水的人，应检测水样的氟化物含量。这项服务通常由州卫生部门、牙科学校或商业公司提供。另外，临床医生可以使用相对便宜的手持式比色计在办公室对水中氟化物浓度进行分析。虽然不如更昂贵的氟化物电极精确，但比较表明，比色法测定与电极结果密切相关，通常会给出具有可比性的氟化物补充剂推荐[52]。当电极检测结果和比色法测定结果不同时，基于比色法的相应补充建议往往较低，从而最大限度地减少潜在的不良后果（例如，氟中毒；图15.3）。由于从同一地区不同井中获得的水中氟化物含量可能存在相当大的差异，因此对每个非中央水源进行采样以准确确定每名患者的适当氟化物补充剂水平非常重要。表15.1显示了美国牙科协会目前推荐的每天氟化物补充剂量表[53]。

直至最近，氟化物补充剂还被普遍推荐给所有饮用水中氟化物含量低于理想水平的儿童。然而，与日益强

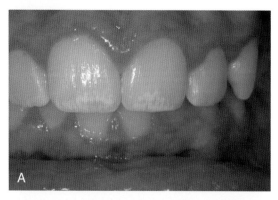

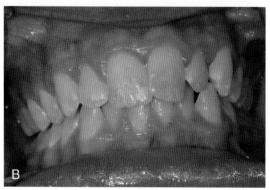

图15.3 轻度（A）和中度（B）氟斑牙病例。（Courtesy John Warren, University of Iowa.）

调风险评估和基于风险的预防做法相一致，最近的建议要求为基础饮用水氟化物浓度低的龋齿高风险儿童开氟化物补充剂[33]。这些新的建议还要求牙医、内科医生和其他卫生保健提供者权衡不补充氟化物的患龋风险、补充剂提供的龋齿预防以及<6岁儿童出现氟斑牙的可能性。此外，家长和看护人必须了解氟化物保护的好处和患氟斑牙的可能性。

婴儿的乳牙和恒牙正在发育成熟及钙化，特别容易受到过量氟化物的影响。自1978年以来，氟化水已不再用于生产即食婴儿配方奶粉[54]。当含有一些氟化物的浓缩或粉状婴儿配方奶粉用最佳氟化水源重新配制时，就会出现问题。这对婴儿造成了过度暴露的风险。美国牙科协会建议，尽管牙科专业人员应该提醒婴儿的父母和看护人注意出现氟斑牙的风险，但当婴儿配方奶粉在使用前需要重新配制时，可以用最适宜的含氟饮用水来完成[55]。

氟斑牙患病率在最佳加氟地区显著降低的事实表明，额外接触传统的摄入氟来源可能不是主要病因。这一结论进一步得到了研究的支持，这些研究表明，自20世纪50年代以来，从饮食来源摄入的氟化物一直保持相对稳定[56]。在儿童群体中，值得注意的例外情况包括降低婴儿配方奶粉中的氟化物浓度[57]，导致氟化物暴露减少，以及在非氟化地区增加含氟饮料的供应（例如，用含氟水配制的软饮料），这可能会增加氟的摄入量[58]。后一种现象被称为"光环效应"，反映了饮水氟化效应超出氟化社区的概念。

由于婴儿和儿童在第一次看牙医之前与医生多次接触是很常见的，为儿童提供治疗的牙医应该了解当地医生的处方做法，并准备提供适当的氟化物补充建议。此外，牙医可以为当地的产前护理方案提供意见，以便准父母能够了解氟化物的好处和适当使用。

在美国，在妊娠期间开全身性的氟化物处方以促进牙齿发育曾经是一种常见的做法。然而，1966年，美国食品药品监督管理局禁止在美国推广产前氟化物补充剂[59]。在这个决定中，安全并不是最重要的问题。相反，这一决定是基于缺乏关于产前氟化物补充剂在预防后代龋病方面的有效性证据。来自人体研究的数据表明，胎盘不是氟化物输送到胎儿的有效屏障，母亲和胎儿的血清氟化物浓度之间存在直接关系[60-61]。一项研究报告称，在产前4~9个月期间，每天向母亲提供1mg氟化物的5岁儿童的龋齿状况与对照组相比没有统计学上的显著差异。此外，有发生轻度氟斑牙的风险（虽然很低）。因此，仍然没有支持产前补充氟化物[62-63]。

表15.1	每天氟化物补充剂量表		
年龄	饮水中的氟含量		
	<0.3ppm F⁻	0.3~0.6ppm F⁻	>0.6ppm F⁻
出生至6个月	0	0	0
6个月至3岁	0.25mg	0	0
3~6岁	0.5mg	0.25mg	0
6岁~（至少）16岁	1mg	0.5mg	0

局部用氟

< 3岁儿童的局部氟化物制剂使用通常包括由父母或看护人使用适量含氟牙膏。如果儿童的牙齿有结构缺陷，或者出现脱矿区域，或者有其他迹象表明他们有患龋病的中风险或高风险，或者曾经有过患龋经历的幼儿（低龄儿童龋），可能会接受额外的局部氟化物制剂应用，以专业使用的形式（例如，氟保护漆）或家长使用的浓缩制剂。无论使用的是牙膏，还是更浓缩的氟化物，都应该注意尽量减少摄入。对于不愿吐的孩子，应在牙刷上涂不含氟的牙膏或只涂少量的含氟牙膏。父母或监护人应该始终直接参与刷牙过程，因为这个年龄段的孩子还没有形成足够的操作灵巧性来充分清除牙齿表面的牙菌斑。

氟保护漆

氟保护漆于1964年首次在欧洲推出。超过48年的临床研究已经证明，氟保护漆是一种安全、有效的预防龋齿的方法。基于这些研究，美国牙科协会将氟保护漆在预防和控制乳牙及恒牙龋齿方面的有效性的证据质量评级为"高"[64]。尽管在龋齿出现之前，对婴儿、幼儿和学龄前儿童的预防效果是最强的，但研究表明，即使对那些乳牙列患龋风险很高的儿童，氟保护漆也能有效地降低龋齿的发生率[65]。

氟保护漆于1991年首次在美国上市，当时美国食品药品监督管理局批准将其作用于口腔。如今，有多种氟保护漆产品可供牙科专业人员使用。虽然氟保护漆已被批准用作口腔保护漆和治疗敏感，但它最常见的用途是预防龋齿。在美国，氟保护漆用于预防龋齿的治疗用途被称为"标签外"用途。这个概念有时会让人感到困惑，他们可能会误解为将产品用于未经批准的用途是非法的或不道德的。然而，美国联邦食品、药品和化妆品法案并没有限制牙医使用批准药物的方式。将药物用于与药物最初获得批准作用的不同用途，通常被认为是可以接受的医疗或牙科治疗[66]。

氟保护漆被很多人认为是非常适合应用于儿童牙科患者的牙齿。其由于氟保护漆易于使用，因此很适合用于年轻患者或术前需要局部氟化物治疗的患者。大多数氟保护漆含有5%的氟化钠（2.26%的氟离子），因此比大多数其他专业应用的氟化物产品浓度更高。它们通常用木糖醇加糖，并含有各种调味剂，这提高了它们在儿科人群中的接受度，而不是早期的配方。此外，现在市面上的许多氟保护漆都是牙色的，而不是原来产品的焦糖色。临床使用时，只需少量即可。涂布儿童的牙齿通常只需要不到0.5mL的氟保护漆。氟保护漆的其他潜在用途包括用于确定的高风险区域（例如，脱钙区域、深坑和无法密封的裂缝，以及口腔卫生差的患者的正畸器具周围）。氟保护漆的其他潜在用途包括应用于明确的高风险区域（例如，脱矿部位、深窝沟，以及口腔卫生差的正畸患者的矫治器周围）。

使用一次性毛刷涂布氟保护漆非常简单。在使用氟保护漆之前可以进行牙齿的专业清洁，也可以在用牙刷刷牙后使用。使用前应先用压缩空气或干纱布擦干牙齿。氟保护漆可以涂在所有牙齿表面，也可以选择性地涂在患龋风险较高的部位（即脱矿的位点或者儿童早期患龋风险较高的上颌前牙）。没有必要等待氟保护漆干燥后再让患者闭上嘴，因为氟保护漆在接触口腔液体时就会固化。涂布氟保护漆后，至少30分钟之后饮食。建议第二天再刷牙，这样可以使氟保护漆尽可能长时间地与牙齿接触。氟保护漆每年可以涂1 ~ 4次。尽管每年使用1次已被证明有益处，但美国牙科协会建议每年至少使用2次，或每6个月1次[65]。

安全性和毒性

如果使用得当，各种形式的氟化物可以改善婴幼儿的口腔健康状况。然而，与许多其他物质一样，如果使用不当，这些药物也有可能产生不良的副作用。因此，牙科专业团队的每个成员都有责任教育患者如何正确储存和使用这些产品。

急性毒性可由意外摄入过量的氟化物引起。急性氟化物中毒的表现通常仅限于恶心和呕吐，但偶尔也有因过量摄入氟化物而死亡的报告[67]。产生急性症状所需摄入的氟化物量与个体的体重直接相关。应采取预防措施，防止所有儿童，特别是婴幼儿意外摄入浓缩形式的氟化物。通常对于一个的3岁儿童来说，氟的致死剂量约500mg，但对一个更小的儿童来说，这一剂量会相应减少。

为了避免摄入大量氟化物的可能性，建议在任何时候不要开具补充氟化物超过120mg的处方[33]。同样，用于家庭使用的浓缩局部氟化物制剂（例如，每毫升含5mg氟化物的0.5%含氟凝胶）的处方应限制在30～40mL。摄入中等量的含氟漱口水和牙膏，每毫升含氟1mg或更少，预计不会引起严重症状，但可能导致恶心和呕吐。

应鼓励父母将这些和所有潜在有害物质存放在儿童够不到的地方。含氟咀嚼片通常用木糖醇和人工香料来增甜，可能会被幼儿误认为是糖果或零食。如果儿童摄入过量的氟化物，建议的方法是打电话给当地的毒物控制中心。应该提供可疑的摄入量，这将有助于确定儿童是否需要向急诊室报告，或者是否可以在家中对儿童进行监测。建议使用牛奶、碳酸钙和铝/镁基抗酸剂来减缓吸收。除非中毒控制中心建议，否则不应诱导呕吐。不建议使用吐根糖浆和活性炭[69]。

反复摄入少量氟化物可导致慢性氟化物中毒的表现，其中最常见的是氟斑牙。不能完全控制吞咽反射或不明白应该吐出仅局部应用的产品的婴幼儿可能会定期吞下大量含氟牙膏。对于从含氟水、氟化物补充剂或其他饮食来源中摄入氟化物的儿童来说，这一氟化物量可能是显著的[70-71]。由于担心氟斑牙的患病率可能会上升，家长应密切监督孩子，并限制幼儿使用含氟牙膏的量。<3岁的婴儿被认为患龋齿的风险较低，也可以限制他们使用牙膏。

过量摄入氟化物的另一个潜在来源是开具不适当的氟化物补充剂处方。卫生保健人员可能没有意识到，他们所在地区的一些供水天然氟化物的含量可能不同，或者他们可能认为不同水源的氟化物含量相对一致。除非对每名患者的饮用水样本进行分析，否则可能会在不需要的情况下无意中开出氟化物补充剂的处方[72-73]。

氟化物在预防儿童龋齿方面起着关键作用。因此，负责儿童口腔健康的牙医应该了解如何安全、适当地使用各种形式的氟化物。

饮食

第12章详细介绍了口腔龋病的过程以及宿主、细菌和食物之间的关系。饮食在龋病的发病过程中起着重要作用。重要的是在儿童早期建立饮食习惯，促进身体生长和发育，并创造一个有利于最佳口腔健康的环境。尽管关于各种食物在促进龋病潜在作用的大量研究在持续开展，但现有证据表明，食物的溶解度和黏附性是重要

因素。在牙齿和组织上黏附时间长且溶解缓慢的食物更有可能促进酸的产生，从而降低口腔环境的pH。pH < 5.5为细菌生长和牙釉质脱矿提供了环境[74]。

最初，婴儿的饮食主要由乳汁组成，无论是母乳还是牛奶，或二者兼而有之。牛奶的钙、磷和蛋白质含量比人奶高，含有4%的乳糖，而人奶的乳糖含量为7%[75]。母乳的缓冲能力很差。因此，人奶和牛奶都有促进龋齿形成的可能，如果给没有日常口腔卫生保健的婴儿提供人奶或者牛奶，将可能导致低龄儿童龋。在白天、午睡时间或晚上睡觉时间，都不应该给婴儿一瓶牛奶或其他含糖饮料作为安抚他们的手段。如果习惯在午睡或就寝时使用奶瓶，则应由父母抱着婴儿用奶瓶喂奶。喂奶完成后，应将婴儿放在没有奶瓶的床上。如果需要额外的吸吮，使用安抚奶嘴比奶瓶更合适。如果家长继续坚持长时间使用奶瓶，那么奶瓶里的内容物应该仅限于水。

母乳喂养婴儿在美国和欧洲都很流行。数据显示，近年来母乳喂养的发生率稳步上升。美国疾病控制和预防中心2014年报告称，79%的新生儿是母乳喂养的。到6个月大时，这一比例下降到49%，到12个月大时进一步下降到29%[76]。虽然目前的数据似乎没有实现"健康人2020（Health People 2020）"的目标，即6个月婴儿母乳喂养率达到60.6%[77]，但最近实现这一目标的趋势似乎是乐观的。

如前所述，由于母乳的成分，母乳可能具有产酸作用，促进牙釉质脱矿。这通常只发生在另一种碳水化合物源可用于细菌发酵和并且超过缓冲能力[78]。"按需"母乳喂养的婴儿可能在24小时内哺乳10～40次，具有长时间产酸作用的风险。然而，许多人认为母乳喂养的好处大于任何有害的影响。牙医应该建议"按需"母乳喂养的母亲经常清洁婴儿的牙齿，确认全身氟化物摄入量是最佳的，并仔细监测饮食习惯[79]。

尽管包括美国儿科学会、美国妇产科医师学会、美国家庭医生学会、世界卫生组织和联合国儿童基金会在内的一些组织建议在出生后的前6个月纯母乳喂养，但调查报告显示，美国大多数2个月大的婴儿食用的不是牛奶或婴儿配方奶粉[80]。在6个月大的时候，建议吃铁强化干谷物，然后每周吃1～2种新的商用或家庭自制食品。在婴儿期建立的良好饮食习惯有助于在以后的生活中继续保持良好的习惯。不建议让婴儿喝完瓶子里的最

后一滴奶或吃完盘子里的最后一勺食物。当婴儿表示想停止进食时，强迫他们进食可能会导致他们暴饮暴食、频繁吃零食，并在以后的生活中导致肥胖[81]。

通常到婴儿乳后牙长出，可以坐在高脚椅上吃饭的时候，孩子已经接触了各种各样的食物。应该向家长推荐既营养又"对牙齿安全"的零食。手指食物（例如，软的水果和蔬菜、没有糖涂层的谷物、明胶块、无盐饼干和奶酪）是可以接受的，应该在婴儿形成咀嚼模式和吞咽反射时引入，以处理这些新食物。碳水化合物含量高的食物应该避免，黏附在牙齿上且溶解缓慢的食物也应该避免。

通常，应该向婴儿推荐食用天然果汁和人工强化果汁。儿科医生建议不要把果汁装在瓶子里、有盖的杯子里或在睡前给婴儿喝。6个月以前的婴儿不应该喝果汁。习惯性和长时间饮用瓶装果汁会导致低龄儿童龋[82]。一旦孩子开始喝果汁，在学龄前期间每天喝果汁的量应该限制在4~6盎司[82]。调味牛奶（例如，巧克力和草莓牛奶），通常含糖量很高；应该限制它们的摄入量。

家庭护理

确保口腔健康最佳环境的计划应从婴儿时期开始启动[22]。应该告知家长，他们有责任执行这个计划，并从牙医和工作人员那里获得信息及指导。长期以来，牙科专家一直为父母提供有关孩子牙齿健康的指导，主要重点是预防龋齿。儿童龋齿的变化模式，父母对其他口腔健康问题的关注，单亲家庭数量的增加，以及牙科管理龋病以外问题的能力，扩大了儿童口腔保健服务的咨询作用。

"预见性指导"是一个术语，用来描述一个积极主动的、基于发展的咨询项目，重点关注儿童在出生的特定阶段的需求。牙医和父母之间一对一的发展相关干预的概念为传统的片面预防龋齿信息提供了一个受欢迎的替代方案。预见性指导使父母有机会谈论他们的孩子，获得与年龄相适应的信息，并展望未来的成长和环境将如何影响孩子的口腔健康。它扩大了牙科的范围，进入相关领域，对儿童的口腔健康有影响。最后，它为牙科专业人员提供了一个一致的咨询和记录保存的阶段格式，并避免了常见的常规重复，通常无法为儿童和家长提供有效的动力。

一个健全的牙齿预防计划包括许多方面：饮食管理、最佳的全身氟化物应用和持续的牙菌斑控制。所有这些都很重要，但在婴幼儿中清除牙菌斑往往被忽视和误解。

研究证实，导致龋齿形成的细菌在乳牙萌出时就存在。这些细菌的获得通常是由看护人垂直传播给孩子的。这种获得的时间受到多种因素的影响，包括母亲细菌的高水平、低出生体重、牙齿萌出早和低唾液IgA抗体水平[83]。致龋细菌的生长和婴儿饮食的某些成分共同促进牙菌斑的形成及随后的产酸。这种酸性环境有利于牙釉质脱矿，并最终形成龋洞。此外，牙龈每天都受到细菌代谢产物的损害，这可能导致边缘性龈炎。

每天清除牙菌斑可以促进牙釉质和牙龈的健康。尽早开始清除牙菌斑有助于建立终身口腔护理的习惯。无病的口腔不仅给父母和孩子带来快乐及满足，也给提供咨询和鼓励的牙科团队带来快乐及满足。

一旦父母被告知牙科疾病的过程，并要求负责为孩子每天清洁牙齿，就应该提供咨询，说明进行治疗的合适地点、清除牙菌斑的设备、使用牙膏的利弊、清洁牙齿时婴儿的位置，以及有效清除牙菌斑的方法。最初，婴儿的口腔卫生可能应在白天的常规间隔进行，例如，洗澡时间、就寝时间或饭后。随着婴儿的成长，膝对膝的体位有利于清洁口腔（图14.2）。卫生间（通常是年龄较大的儿童和成年人清洁口腔的适合场所）对婴儿来说通常比较拥挤，而且设计并不利于婴儿的安全。

把婴儿放到以便观察和控制的位置很重要。无论父母是使用换尿布台、床头柜、台面还是膝对膝的体位，稳定性、视野和对嘴唇、舌头和面颊的控制对于彻底、愉快的口腔清洁是很重要的。

可使用稍微湿润的手巾或推荐的口腔卫生设备轻轻清洁牙齿萌出前的口腔。当新生儿从医院回到家时，这些就可以作为日常程序引入。在这么小的时候这样做有助于让新生儿养成这样的观念，即每天至少1次，母亲或父亲或其他看护人会把一个物体放进他们的嘴里来清洁他们的口腔。这使过渡到牙刷简单化，使用牙刷应该在牙齿萌出之后开始。可以使用湿的小头软毛刷来清洁。与那些从出生起就养成口腔卫生习惯的孩子相比，第一次接触口腔卫生习惯的幼儿对这种操作的接受度较低。对于不愿意清洁口腔的孩子，建议父母应该坚持下去。随着时间的推移，清洁牙齿成为日常生活中可以接受的一部分。

附加阅读15.1　婴幼儿牙菌斑清除创新

M. Catherine Skotowski

口腔保健市场上有几种产品旨在帮助父母清洁婴幼儿的口腔，它们不像传统的牙刷形状。适合成年人手指的小棉质指布（图15.4A）已经作为一种针对没有长牙的婴儿的初级口腔保健产品在市场销售。它们有助于清除牙菌斑和食物残渣，刺激牙龈组织，并有助于在很小的时候进行口腔清洁。它们不能有效地清除窝沟里牙菌斑，一旦乳磨牙萌出，就应该转换成软毛牙刷。另一种常见的用于幼儿的口腔清洁产品类似于一端有几簇刷毛的小圆形橡胶圈（图15.4B）。易于掌握的形状使儿童或成年人在刺激牙龈和清洁口腔时不会出现有过度伸入的风险。

以往看来，婴幼儿牙刷一直是成年人牙刷的微型复制品，主要是在大小和特征设计上有所不同，以吸引年幼的孩子。近年来，人们投入了大量的研究，为这个年龄段的人群探索设计更好、功能更强的牙刷，重点是牙刷本身的形状和样式。认识到父母应该是幼儿牙菌斑的主要清除者，一些制造商生产了手柄更长牙刷，让父母更容易刷牙。一些制造商正在设计刷头，以满足发育中的牙列的特殊需求。大多数牙刷仍然以柔软的刷毛为特色，但已努力改变刷毛的长度，以适应不同的牙面。一些设计在刷头周围有柔软的橡胶衬垫，使它不刺激牙龈。在手柄形状的创新也已经开放，以利于握持，同时获得刷毛最佳的45°。

近年来，随着人们对幼儿牙刷的形状和设计的关注，许多基于牙刷颜色和特征设计的研究在持续进行。紧跟这一领域的最新趋势是必要的，因为大多数情况下，消费者会选择最吸引眼球的产品。事实上，有助于更好地清除牙菌斑的设计，成了牙刷的一个额外的好处。

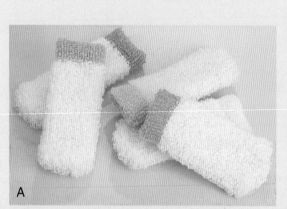
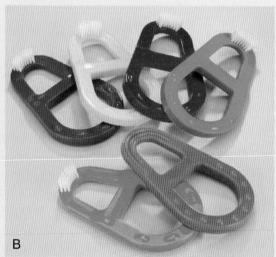

图15.4　（A）在开始刷牙前使用于清洁口腔的单指拭子（Tenders Pre-Toothbrushes）。（B）婴幼儿安全牙刷。（Courtesy Practicon Dental, Greenville, NC.）

第16章

牙外伤概论：乳牙外伤的治疗

Introduction to Dental Trauma : Managing Traumatic Injuries in the Primary Dentition

GIDEON HOLAN, DENNIS J. MCTIGUE

章节概要

幼儿的牙外伤会造成严重和长期的后果，导致牙冠变色、畸形或可能脱落。这种外伤对情感的影响可能是深远的。因此，牙医对儿童的治疗是很重要的：

1. 熟悉外伤治疗技术。

2. 上班、下班时间都能快速有效地提供治疗。

如果不能满足这些条件中的任何一个，那么遭受牙外伤的孩子应立即转诊到专科医生。

本章的目的是提供简单的方法来治疗乳牙外伤，叙述了诊断、治疗和复查的方法。本章所涵盖的基本问题（例如，涉及乳牙列和恒牙列的外伤分类、病史、检查），以及外伤的病理性后遗症。第35章将着重于对年轻恒牙外伤的治疗，并将参考本章所提到的信息。从这两章中汇集的原则应该使牙医能够处理儿童遇到的绝大多数牙外伤。

乳牙外伤的病因学和流行病学

在乳牙列中最常受伤的牙齿是上颌切牙。乳磨牙很少受伤，当发生损伤时，通常是由于间接创伤（例如，颏部下方受到打击，导致下颌骨与上颌骨用力闭合）[1]。乳切牙比恒牙更容易脱位。这是由于幼儿的颌骨呈海绵状，而且与恒牙相比，根/冠比较低。据报道，当儿童使用安抚奶嘴时发生外伤往往是牙齿移位而不是折断[2]。

虽然关于学龄前儿童的外伤报告显示大多数儿童为脱位性损伤[3-4]，但社区流行病学研究表明，冠折（主要是牙釉质折断）是最常见的乳牙外伤形式[5-8]。研究还发现，既往发生过外伤牙冠折断的儿童中，外伤的发生率更高[9]。然而这些损伤可能只会导致轻微的不适，并不会促使父母寻求专业的牙科建议。

到5岁时，多达40%的男孩和30%的女孩经历过牙外伤[10]。乳牙损伤的高峰年龄是2～4岁，此时儿童正在形成运动技能[11]。有前牙突出的儿童（例如，形成中的Ⅱ类错𬌗），是切牙正常覆盖的儿童遭受牙外伤的可能性的2～3倍[12-16]。

造成幼儿牙外伤的另一个主要原因是车祸。当汽车突然停车时，坐着或站着的没系安全带的孩子经常会撞到仪表盘或挡风玻璃。现在所有的州都有法律强制要求在汽车中使用儿童安全带，希望这些法律的普遍采用能减少此类儿童外伤的发生率[17]。

患有慢性癫痫的儿童患牙外伤的概率增加。通常，这些高危儿童会戴上防护帽，并为他们定制防护牙托（见第41章）。

造成幼儿牙外伤的另一个重要原因是虐待儿童。高达50%的受虐待儿童头部和颈部受伤，这经常被牙科专业人员所忽视。虐待的主要症状是处于不同愈合阶段的损伤、唇系带撕裂、反复损伤以及临床表现与父母报告的病史不一致的损伤。受虐待儿童经常说谎以保护他们的父母或害怕遭到报复。法律规定牙医必须举报涉嫌虐待儿童的案件（见第11章）。

牙外伤的分类

牙折可能累及牙冠、牙根或二者均累及（图16.1～图16.3；图35.1～图35.3）。牙冠折断可能局限于牙釉质，可能累及牙本质，也可能累及牙髓。牙髓损伤是最复杂和最难处理的。

如前所述，脱位（移位）损伤是在牙科诊所最常治疗的乳牙外伤类型。这些外伤会损害牙齿的支持组织，包括牙周膜（PDL）和牙槽骨（图16.1）。PDL是支撑牙齿于牙槽窝内的生理"吊床"。保持其活力是所有脱位性损伤治疗的首要目标。脱位性损伤有几种类型[10]。

1. 牙震荡：牙齿不松动，无移位。PDL吸收损伤并出现炎症，使牙齿在咬合和叩诊时出现疼痛。

2. 半脱位：牙齿松动，但未从牙槽窝移位。

3. 挫入：牙齿受到撞击进入牙槽窝。PDL受压，通常会出现牙槽窝的粉碎性骨折（图16.4和图35.15）。

4. 部分脱出：这是延迟从牙槽窝的中央脱位（图16.5和图35.16A）。在这种外伤中，PDL通常被撕裂。

5. 侧方脱出：牙齿向唇侧、舌侧或侧方移位。PDL撕裂，支持牙槽骨出现挫伤或骨折（图16.6和图35.16B）。

6. 全脱出：牙齿完全脱离牙槽窝。PDL断裂，牙槽骨可能出现骨折（图16.7和图35.17）。

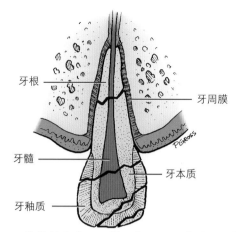

图16.1　牙外伤的分类。牙折可能累及牙釉质、牙本质或牙髓，可能发生在牙冠或牙根。

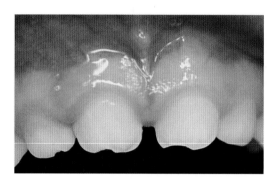

图16.2　双侧上颌乳中切牙牙釉质和牙本质折断。

病史

获得充分的全身和牙科病史对正确的诊断及治疗至关重要。如果受伤的孩子被带到他或她的常规牙医那里，病史应该已经记录在案。然而，父母经常会带受伤的孩子去最近的牙医或者已知的治疗儿童的医生那里。由于受外伤的孩子可能是第一次来到诊所，打乱了一天的计划，因此忘记收集重要病史信息的可能性很大。强烈建议使用外伤评估表来帮助记录信息和进行治疗设计（图16.8）。

全身病史

应该获取患者全身健康的常规信息。与牙外伤明确相关的病史信息包括：

1. 心脏疾病，可能需要预防感染性心内膜炎。

2. 异常出血。

3. 药物过敏。

4. 癫痫。

5. 用药史。

6. 预防破伤风的情况。

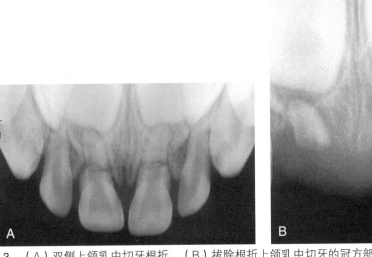

图16.3　（A）双侧上颌乳中切牙根折。（B）拔除根折上颌乳中切牙的冠方部分后剩余的根尖部分。

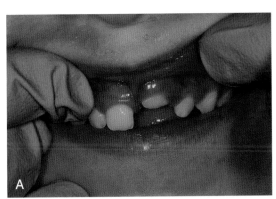
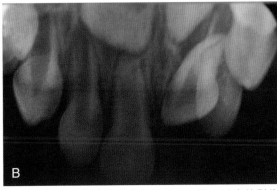

图16.4　（A）左上乳中切牙挫入。（B）根尖片显示挫入后的左上乳中切牙。与右上乳中切牙相比，挫入牙齿的影像缩短且密度更高，表明牙根被推向唇侧，远离下方的恒牙。（From McTigue DJ. Managing injuries to the primary dentition. *Dent Clin North Am*. 2009;53(4):627–638.）

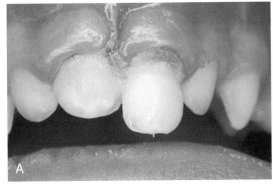
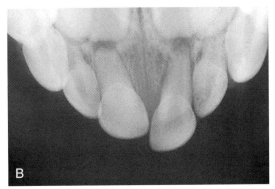

图16.5　左上乳中切牙部分脱出。（A）临床表现。（B）X线表现。注意右上乳中切牙髓腔闭锁，这是之前外伤造成的。

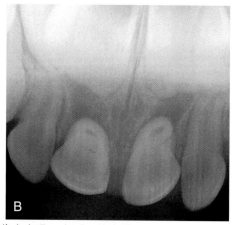

图16.6 双侧上颌乳中切牙舌侧移位。（A）临床表现。（B）X线表现。

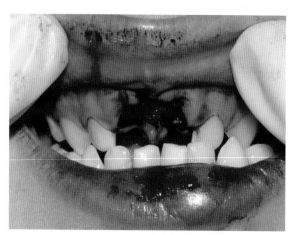

图16.7 双侧上颌乳中切牙全脱出。

当儿童具有脏的伤口（全脱出）、深的撕裂伤或泥土混入组织的挫入性损伤时，破伤风保护的问题尤为重要。含有坏死组织、污垢和异物的伤口应进行清洁及清创，这是预防破伤风的重要组成部分。儿童通过连续5次注射吸附破伤风类毒素获得主动免疫，通常在4~6岁时完成。这些通常作为白喉–百日咳免疫接种的一部分进行。然后，儿童应在11~12岁时接种破伤风类毒素加强剂，5年后再接种1次[18]。越来越多的报告表明，美国儿童没有接受适当的儿童免疫接种。如果对儿童是否具有足够的破伤风保护有任何疑问，应立即咨询儿童的内科医生。

牙外伤史

收集牙外伤病史时要问3个重要的问题：外伤发生的时间、地点以及外伤是如何发生的？外伤发生后经过的时间是决定所提供治疗方式的一个主要因素。牙医还应该确定牙齿以前是否受过伤，或者是否曾在其他地方治疗过。

受伤地点说明了伤势的严重程度。孩子是在客厅滑倒撞到咖啡桌，还是在公园里从父母的自行车上摔了下来？这一信息有助于确定是否需要破伤风预防，并作为排除对儿童受到更严重外伤的可能性的信号。

显然，事故是如何发生的为牙医提供了有关事故严重程度的最多信息。应该通过询问孩子是否意识丧失、呕吐或因事故而迷失方向来排除严重的头部损伤。阳性结果提示潜在的中枢神经系统损伤，应立即向医生咨询[19]。严重的头部损伤可能在最初的创伤发生几小时后才会出现症状，在这种情况下，要提醒父母在24小时内观察之前提到的症状，包括每隔2~3小时叫醒孩子[20-22]。

如前所述，儿童虐待的可能性也可以通过详细的牙科病史来排除。任何以前的牙外伤史也应确定，因为它们的后遗症可能使当前外伤的诊断复杂化。

关注那些受累牙齿，牙医应该询问孩子是否有任何牙齿自发疼痛。阳性结果可能表明牙髓炎症，这是由于牙冠折断或支持组织损伤引起的（例如，血液外渗到PDL）。孩子吃甜的或酸的食物会有温度的变化吗？如果是这样，牙本质或牙髓可能暴露了。牙齿触诊或者咀嚼时会痛吗？孩子注意到咬合改变了吗？这些结果可能提示牙齿脱位性损伤或牙槽骨骨折。

生活中的口腔健康质量

"乳牙外伤后的牙齿美观受损会影响儿童的生活质量吗？"对这个问题进行了调查，并提出了相互矛盾的结果。一项研究发现，4~5岁儿童对改变的牙齿美学有负面的社会认知和自我认知[23]；而其他出版物报告说，儿童及其家庭的口腔健康相关生活质量不受牙外伤的影响[24-25]。

临床检查

一旦病史和牙科病史记录完成，牙医就准备开始临床检查了。人们很容易把注意力集中在折断或移位的牙齿上，从而忽略了其他重要的损伤。在诊断每一种外伤时，应遵循严格的方法进行完整的临床检查。

口外检查

全面的检查应该排除孩子颌面部骨骼的损伤。应触诊面部骨骼以确定面部骨骼的不连续性[26]。记录口外伤口和擦伤。触诊颞下颌关节，注意任何肿胀、咔嗒声或捻发音。应检查下颌功能中的所有侧方运动。如果孩子颈部出现僵硬或疼痛，需要立即去看医生，以排除颈椎损伤的可能。

口内检查

应检查所有软组织，并记录所有的损伤。应识别嘴唇和面颊撕裂处的异物（例如，牙齿碎片或泥土）。在初次就诊时去除异物将避免慢性感染和毁容性纤维化。

应检查咬合情况，以确定可能由上颌切牙脱位所造成的咬合干扰。

应检查口腔中的每颗牙齿是否有折断、牙髓暴露和脱位。在一些牙冠折断中，牙髓表面只剩下一层非常薄的牙本质覆盖，因此在牙本质上可见牙髓的淡粉色的轮廓。牙医应该非常小心，不要用器械刺穿这层牙本质。

要记录牙齿的移位，以及牙齿水平向和垂直向的松

牙科学院
儿童口腔科

儿童姓名 ____________ 学生姓名 ____________
年龄 ______ 性别 ______ 种族 ______ 教师姓名 ____________
受伤位置 ____________ 评估表编号 ______ 日期 ______
受伤日期 ____________
受伤时间 ____________
受伤后至就诊的时间 ____________

病史
主诉 ____________ 既往外伤 ____________
既往病史 ____________
牙科病史 ____________
受伤原因 ____________
破伤风保护 □ 无 □ 有 上次加强针接种日期 ____________

口外检查
中枢神经系统状态
□ 失去知觉 □ 失忆
□ 瞳孔大小不等 □ 头痛
□ 瞳孔固定 □ 恶心
□ 耳漏脑脊液 □ 失去方向感
□ 鼻漏脑脊液 □ 失去嗅觉
□ 眼球震颤 □ 癫痫发作
□ 眩晕
具体描述 ____________

硬组织
□颅骨骨折 □ 颧骨骨折
□ 下颌骨骨折 □ 感染
□ 上颌骨骨折
具体描述 ____________

软组织
□ 撕裂伤 □ 擦伤
□ 挫伤 □ 感染
□ 肿胀 □ 嵌入物
具体描述 ____________

口内检查
硬组织
□ 牙槽骨骨折 □ 腭骨骨折
具体描述 ____________

软组织
□ 唇 □ 带状肌
□ 颊黏膜 □ 舌
□ 牙龈 □ 腭
具体描述 ____________

牙齿咬合
磨牙 ______ 尖牙 ______
覆盖 ______ mm 覆殆 ______ %
开殆 ______ 反殆 ______
创伤引起的偏移分类 ____________
具体描述 ____________

X线片
□ 根尖片 □ 咬合片
□ 前侧位片 □ 全景片
其他 ____________
病理 ____________

图16.8　外伤评估表。

口腔检查结果

| 牙折 | Ⅰ类 | Ⅱ类 | Ⅲ类 | Ⅳ类 |

绘制外伤情况

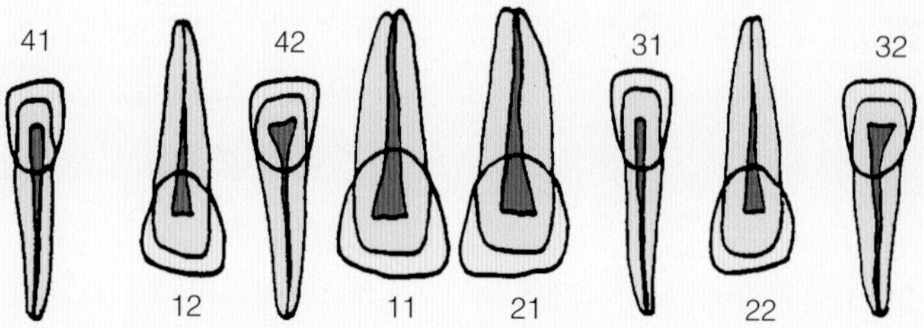

41   42   31   32

12   11   21   22

受累牙齿 _____

牙齿反应–牙髓和牙周膜

牙齿编号

露髓				
出血				
热				
冷				
污染				
叩诊				
松动度				
活力测试				

移位

□挫入   □亚脱位
□部分脱出   □侧向脱出
□全脱出

颜色

□正常   □色暗   □色浅

总结与诊断

牙冠 _____

牙髓 _____

牙根 _____

根尖周组织 _____

牙槽骨 _____

牙根移位 _____

修复 _____
折断片 _____

治疗

软组织 _____
牙髓 _____
修复 _____
固定 _____
药物 _____

复诊随访

□2周   □3周   □6周
□3个月   □6个月
其他 _____

图16.8（续）

动度。外伤乳牙松动度的增加是PDL损伤的一个表现，除非牙齿接近自然脱落。记录牙齿对触诊和叩诊的反应。叩诊敏感是PDL炎症的指标。

牙髓活力测试不常规用于乳牙列。这是因为测试需要患者的放松和合作，能够客观地告知反应，而一些年幼的孩子缺乏这样的能力。

影像学检查

X线片的适应证

X线片是牙外伤诊断和治疗的重要组成部分。它们使临床医生能够检查的根折、牙根发育程度、牙髓腔大小、根尖周透影区、牙根吸收的程度和类型、牙齿移位程度、未萌牙的位置、外伤乳牙与其继承恒牙之间的关系、颌骨骨折以及牙齿碎片和软组织中存在其他异物。虽然一些X线片在初次预约时会显示阴性结果，但它们仍然是重要的基础资料。之后的影像学检查结果可以与最初X线片进行比较。

X线拍摄技术

牙外伤的X线片没有"标准系列"。所有拍摄的片子都应清楚显示根尖区域（图19.15E）。为了确定唇部或舌体是否有异物（例如，牙齿碎片），需要使用正常曝光时间的1/4。将胶片置于待检查组织下方，再曝光X线（图16.9）。

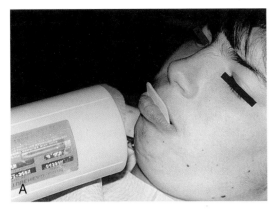

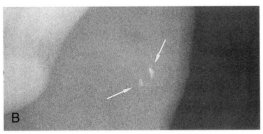

图16.9 （A）定位片，用于检测唇部是否存在牙齿碎片。（B）X线片显示唇部牙齿碎片（箭头）。

复诊拍摄X线片的时间

如前所述，许多病理性改变在X线片上不能立即显现。约3周后，通常可以检测到由于牙髓坏死引起的根尖周低密度影。此外，这个时候炎症性牙根吸收可能很明显。6~7周后，可以观察到替代吸收或固连。因此，有充分的理由在外伤后1个月进行术后影像学检查。如果没有任何临床体征或症状（例如，肿胀、瘘管、松动、牙冠变色或疼痛），则在外伤后6个月才需要进行额外的影像学检查。如果改变在X线片上出现，通常在这个时候就可以观察到。

急诊治疗

牙体硬组织外伤

不伴牙髓暴露的牙釉质和牙本质裂纹及折断

牙釉质裂纹和少量折断是乳牙常见的现象（图16.2）。我们认为，即使是牙本质暴露的牙冠折断，也不会对牙髓造成损害，因此不需要进行断面覆盖[27]。对于较大的牙折，治疗通常是为了恢复美观。修复牙冠折断的方法有多种，包括透明冠、预成美学冠和开面不锈钢预成冠（见第22章）。

如果由于儿童的年龄和/或行为原因决定不进行冠修复，可以用抛光车针将折断线的锐利边缘磨平，以防

止对舌头和唇部的刺激。对于暴露的牙本质需要自己检查，以确保牙髓没有暴露。如果牙折伴唇部伤口，则应对唇部拍摄X线片，以排除牙齿碎片陷入软组织（图16.9）。后期并发症（例如，牙冠变色）（见下文），通常不是由于牙冠折断，而是由于被忽视的牙齿轻度移位和牙髓血液供应受阻所致。

伴牙髓暴露的牙釉质和牙本质折断

牙冠折断较深可能伴牙髓暴露，通常会在髓角。如果髓角暴露在切嵴部位则可能不出血，因此可能被忽略。如果牙髓暴露水平较深，可以看到出血的红点。如果不立即治疗，广泛暴露的牙髓可能会增生，出现牙髓息肉[28]。

对于伴牙髓暴露的乳牙冠折，有几种治疗方法可供选择，包括牙髓切断术、根管治疗术和拔牙[29]。组织的活力和受伤后经过的时间决定了治疗的选择。如果牙髓组织是存活的，可以进行牙髓切断术（见第23章）。Ram和Holan建议，对于根尖孔开放和根部牙本质壁薄弱的乳牙，可采用部分牙髓切断术保持牙髓活力[30]。

牙髓暴露有时被忽视而不进行治疗。不可避免的结果是牙髓坏死和感染，随之而来的是牙龈肿胀或出现瘘管。如果检查到明显的炎症性牙根外吸收，或者如果炎症过程累及下方恒牙胚的牙囊，那么必须尽快拔除牙齿。这样的牙齿不治疗会增加恒切牙受损的风险。如果没有炎症性牙根外吸收的证据，一些临床医生会尝试使用彻底的牙髓摘除术来保留这些牙齿。这种治疗的原则是完全去除坏死的牙髓，根管充填入可吸收糊剂，并进行美学的冠修复（见第23章）。

乳牙经过感染和根管治疗后，其相应恒切牙表现轻微的牙釉质缺陷，这可能是由于炎症过程和根管治疗过程中的超预备所致[31]。

冠根折

同时累及牙冠和牙根的牙折是少见的。这种类型损伤的牙齿分裂成两个或多个碎片，其中一个主要部分保持稳固，另一个碎片由于牙周纤维损伤而变得松动（图16.10）。应将两个碎片分开，以确定牙髓是否已暴露。应去除松动的碎片，以便检查主要部分牙本质暴露的情况。这种牙髓暴露建议使用牙髓切断术进行治疗，之后进行牙冠的美学修复。如果折断延伸到牙槽骨内，

之前被松动碎片占据的空间形成了牙周袋，那么折断的两部分都应该取出。

根折

根折在乳牙中也很少见[32]。折断的两部分可能彼此贴近，牙齿表现出轻微的松动和对叩诊敏感（图16.3）。如果冠部折断部分与根尖部分分离，牙冠经常舌倾，可能会造成咬合干扰，除非孩子是开𬌗。在这种情况下，应该拔除冠部折断片。应避免尝试去除根尖部分，因为这样的操作可能会损伤发育中的继承恒牙。这些根尖碎片通常在牙齿替换的生理过程中被吸收。如果孩子的咬合没有受到干扰，可以不治疗牙齿，并在有限的时间内为父母提供充分的口腔卫生和软食的指导（见"家长须知及指导"）。附着在松动的折断冠部上的PDL可能恢复，使牙齿的松动度和对叩诊的敏感性降低。与恒牙不同的是，对于根折的乳牙，钙化组织不能修复根折；因此，固定牙齿（作为文献报道中一种治疗选择）[33]是不必要的。建议仅在日常使用时为减轻牙齿敏感才进行固定。

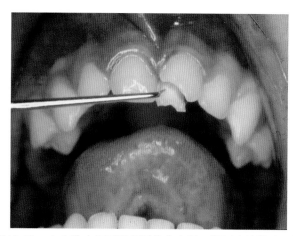

图16.10 左上乳中切牙冠根折临床表现。腭侧碎片松动，仅靠牙龈纤维附着。

颏部外伤

颏部外伤可能会导致下颌牙齿与上颌牙齿突然用力地闭合。结果会导致影响磨牙的多种损伤[34]。这些损伤包括轻微的牙釉质折断，牙本质折断，在X线片上类似龋齿病损，伴牙髓暴露或不伴牙髓暴露的冠根折[35]，以及PDL损伤[36]。此外，下颌骨骨折可能主要发生在正中联合、颏孔区和髁突颈部（图16.11）[37]。这些损伤也与颈椎骨折有关[38]。

后牙折断暴露的牙本质，会增加牙髓刺激的风险，并可能导致龋齿。因此，如果牙本质暴露的面积很小，可以用复合树脂覆盖。如果折断很大或延伸到牙龈线以下，最好使用不锈钢预成冠。当牙髓暴露且可用牙冠修复时，牙髓切断术和不锈钢预成冠是治疗的选择。否则必须拔牙并考虑进行间隙保持。

支持组织的损伤

牙震荡和半脱位

遭受牙震荡的牙齿对叩诊很敏感，其他没有任何体征。半脱位的牙齿也表现为松动度增加和牙周间隙增宽。如果在外伤后不久检查牙齿，可以看到龈缘有出血的迹象（图16.12）。牙震荡和半脱位是经常被忽视

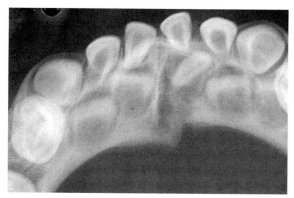

图16.11 婴儿因颏部受伤而导致下颌骨骨折。

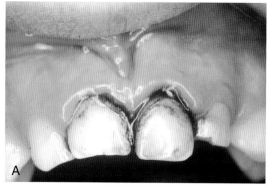

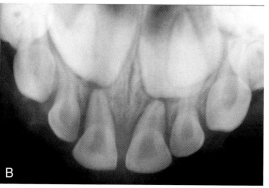

图16.12 （A）左上乳中切牙半脱位及相邻乳中切牙轻度脱出的临床观。（B）两颗牙齿X线片显示牙周膜增宽。

的轻度损伤。如果询问父母，当出现后期并发症时（例如，牙冠变色）（见下文）[39]，他们可能会回忆起受伤的情况。

通常不需要任何治疗，除了在有限的时间内食用软食和彻底的口腔卫生，以防止受损的PDL感染（见"家长须知及指导"）。

挫入

挫入是乳切牙最复杂的外伤之一。临床上，牙齿可能完全挫入周围组织中，或其切端可能仍然部分可见，其临床牙冠短于未受伤的邻牙。牙齿挫入后，PDL被压缩，牙根表面紧压于牙槽骨，导致松动度降低。挫入的牙齿叩诊时会发出金属音，但不会引起疼痛。外伤不久之后可见龈沟有出血。由于水肿和/或出血导致的上唇肿胀很常见。

乳切牙牙根通常靠近恒牙的唇面。如果乳牙牙根推挤到恒切牙的牙冠，可能会造成正在发育的牙胚的严重损伤。立即拔除乳牙可以减轻压力，使损伤降到最小[40]。因此，在损伤后尽快确定乳牙牙根是否与恒牙接触，或者是否被恒牙的唇面推离，这是非常重要的。然而，上颌乳切牙的根尖是唇向弯曲，因此在 >80% 的挫入病例中，根尖会远离恒牙[41]。

一些临床和影像学表现支持诊断牙根的唇向移位：

- 牙冠腭倾
- 由于乳牙牙根所致的唇侧骨板骨断，在前庭区可见出血并触及硬肿
- 与相邻未移位的牙齿相比，挫入的切牙表现为缩短以及密度增高（图16.4）
- 根尖片显示继承恒牙的排齐正常

如果没有这些表现，应提醒医生怀疑乳牙牙根腭侧移位以及所导致的恒牙移位。

一些学者建议使用侧方口外X线片，尽管一项研究表明，这种技术并不能帮助评估挫入牙齿的牙根与恒牙唇面之间的关系。此外，这只对20个月以下的儿童有效果[42]。

不会影响恒牙的挫入切牙可以让其自行再萌出。再萌出在2～3周开始，但也可能延迟至 >6个月。在许多情况下，牙齿并没有再萌出到原来的位置，而是会有扭转（图16.23）。可以通过测量部分挫入牙齿的切缘与放置在挫入牙齿两侧完全萌出牙齿上的压舌板之间的

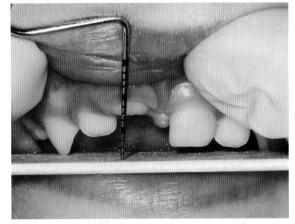

图16.13　用压舌器测量右上乳中切牙相对于对侧同名牙的位置。

距离来估计牙齿再萌出的情况（图16.13）。在复诊时再次进行测量可以估算再萌出的速度。应该强调的是，临床牙冠（切缘和龈缘之间的距离）的增加并不是再萌出的指征。牙龈水肿的减轻可能会被错误地认为是再萌出。外科复位和固定挫入的乳切牙也可作为一种治疗选择[43-45]。

部分脱出

与相邻未受累的牙齿相比，部分脱出的牙齿在临床上有伸长。牙齿表现出松动度增加和对叩诊敏感。外伤后不久，可以看到龈沟出血。部分脱出牙的根尖片显示PDL变宽，特别是在根尖部（图16.5）。牙齿脱离牙槽窝越多，血供中断和牙髓坏死的可能性就越大。部分脱出在许多特点上与舌侧移位相似；因此，处理这两种外伤的方法应该是相似的（见下文）。

侧方脱出：舌侧移位

在舌侧移位的情况下，牙冠向腭侧移动，而根尖向唇侧移动。有时很难区分舌侧移位和挫入。除非孩子有开𬌗，否则牙冠腭倾可能会造成咬合干扰。牙齿表现出松动度增加和叩诊敏感。牙齿周围可能有明显的出血迹象（图16.6A）。上唇常出现肿胀，由于根尖处的唇侧骨板骨折而有出血的迹象。根尖片显示在根尖和牙槽骨之间有低密度间隙（图16.6B）。与相邻未受累的牙齿相比，脱位的牙齿表现为缩短以及密度增高。

许多临床医生建议拔除严重移位的乳牙，因为它们可能对继承恒切牙造成潜在的损伤。一些家长坚持要尽一切努力保存乳前牙，如果孩子在受伤后不久和血液

凝固之前就诊，那么牙齿可以进行复位。必须固定牙齿7~14天，并建议进行根管治疗，因为在严重移位的情况下预计会破坏牙髓的血液供应[31]。必须向父母解释保留这些牙齿的性价比和对后续恒牙的潜在损伤。

在开𬌗没有咬合干扰的情况下，舌的功能性力可能会将冠推到唇位。咬合干扰有时也可以通过在上颌或下颌第一磨牙的咬合表面增加树脂"垫"来制作一个意向性的开𬌗来消除。一旦功能性力将舌向脱位的牙齿推到原来的位置，就要去除这些树脂垫。如果患牙在受伤后几小时、已经在牙槽窝内形成凝血块后才来就诊，则建议采用该技术。如果出现唇侧骨板严重骨折的情况，那么这是拔除移位牙齿的指征。

应向家长提供严格的口腔卫生指导，以防止细菌在牙根和牙龈之间迁移，从而引起牙周感染（见"家长须知及指导"）。

全脱出

乳切牙的全脱出是幼儿牙外伤的常见结果（图16.7）。乳切牙的高冠/根比和骨的弹性是造成这一现象的主要原因。在约75%的乳切牙全脱出的病例中，发育中的继承恒牙受到损伤[46]。大多数文章、教科书和指南都不建议全脱出的乳牙再植，这是因为乳牙牙根植回牙槽窝的过程中可能会对恒牙造成损伤[47-48]。病例报告建议在再植前将牙根截短2~3mm，以防止这种损伤[49]。如果孩子来牙科诊所就诊时全脱出牙已被父母再植回去，应该告知父母保留这颗牙齿的风险和成本与收益。为了保存牙齿直至其自然脱落，需要固定和使用可吸收糊剂进行根管治疗，以防止牙根的炎症性吸收。

全脱出的乳牙要考虑排除误吸的可能。如果找不到牙齿，孩子应该转诊到儿科医生做进一步的评估[50]。

家长须知及指导

紧急电话

乳牙创伤性损伤的诊断不应仅仅基于父母通过电话或短信提供的信息。然而，偶尔也会有父母打电话来，说他们孩子的乳牙受伤了，询问带孩子去牙科诊所有多紧急。牙医主要关心的是，如果牙齿挫入，会有损伤恒牙的风险，如果全脱出，会有误吸的风险。因此，如果外伤像是严重的脱位，那么孩子应该尽快去看医生。其他情况的处理可以推迟到第二天，而不会危及预后。

急诊就诊时提供的信息和说明

应告知父母外伤可能的并发症、外伤的预后以及对继承恒牙造成损伤的可能性。对家长的指导旨在预防乳牙损伤后的后期并发症（例如，PDL感染和牙髓坏死），并尽快发现此类并发症。早期发现可以进行适当的治疗，以防止对外伤的乳牙或继承恒牙的进一步损伤。

如果是脱位性损伤，家长应严格指导孩子的口腔卫生。彻底清洁和去除外伤牙齿周围的牙菌斑是很重要的。在受伤的牙龈上使用抗菌药物（例如，0.2%葡萄糖酸氯己定），可以增加愈合的可能。由于学龄前儿童可能会在含漱时吞下溶液，因此应使用浸有溶液的棉签轻轻地将抗菌药物涂抹于受伤牙齿龈沟。应该每天重复几次，特别是饭后，连续涂抹7天。此时牙龈纤维有望愈合。

孩子应该在几天内吃软性食物，以防止牙齿受到较大的外力，并使其牢固。只有在牙齿严重脱位和口腔软组织严重损伤的情况下，才需要使用抗生素。

后续检查的时间取决于所受外伤的类型。病理性后遗症如牙髓坏死和炎症性牙根吸收通常在1个月后可以通过影像学检查发现。如果父母怀疑受伤牙齿的情况有任何恶化（例如，在受伤牙齿上方的牙龈出现发红、肿胀或者瘘管），以及如果牙冠变色、牙齿的松动度或敏感性增加，应告知父母尽早带孩子来就诊。

牙外伤的病理性后遗症

乳牙外伤后的并发症可能在外伤后不久出现（例如，PDL感染或牙冠变暗）或几个月后出现（例如，牙冠变黄和牙根外吸收）。目前还不可能根据临床症状准确地确定牙髓的组织病理状态。以下术语描述了伴随牙髓和/或PDL炎症与变性的一系列临床体征及症状。

可逆性牙髓炎

牙髓对创伤的最初反应是牙髓炎。牙齿的毛细血管充血，这种情况在临床上可以用亮光透照牙冠显现出来。有可逆性牙髓炎的牙齿，如果PDL出现感染（例如，脱位性损伤后），可能会出现叩诊疼痛。如果引起牙髓炎的原因得到解决，它是完全可逆的，或者牙髓可能发展为不可逆的状态，导致牙髓坏死。

牙周膜感染

当脱位性损伤导致牙龈纤维从牙齿分离，使微生物从口腔沿牙根侵入牙周膜，这就有可能感染牙周膜。从根尖片上可以看到牙槽骨支持的丧失（图16.14）。这降低了支持组织的愈合潜力。随后，牙齿松动度增加并伴龈沟的脓性渗出，则可能需要拔除外伤牙齿。应告知家长感染的风险，并提供适当的指导，以尽量减少这种风险。

不可逆性牙髓炎

不可逆性牙髓炎可以是急性的或是慢性的，也可以是部分的或是全部的。牙外伤引起的急性不可逆性牙髓炎如果渗出不能伴随牙髓炎症排出，则会引起疼痛。然而，在儿童中最常见的是炎症渗出物很快被排出，牙髓炎进展为慢性无痛状态。

牙髓坏死和感染

两种主要机制可以解释外伤乳牙的牙髓是如何坏死的：①冠折露髓未治疗的患牙出现牙髓感染；②脱位性损伤导致通过根尖的血供中断出现缺血。并非所有脱位性损伤都会导致牙髓坏死。令人惊讶的是，与恒牙不同，挫入的乳牙能保持牙髓的活力[41]。虽然未治疗的牙髓暴露可能会出现肿胀或瘘管，但外伤牙的牙髓缺血性坏死可能在临床和影像学上都没有症状[51]。在牙根发育的早期阶段，由于创伤性损伤导致牙髓活力丧失，导致牙本质沉积的停止和牙根发育的停止（图16.15）。

牙髓坏死的前牙影像学上常可见明显的提示为肉芽肿或囊肿的根尖周透射影（图16.16A）。此外，在受累牙齿的根尖处，临床上经常出现明显的脓肿（图16.16B）。对于牙髓坏死的乳前牙的治疗方法存在争

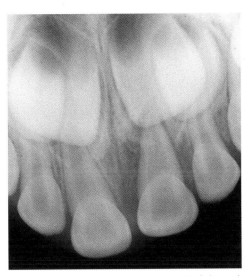

图16.14 牙周膜感染。X线片显示左上乳中切牙在支持组织损伤后的情况。附着结构的感染导致牙根近中面的牙槽骨丧失。

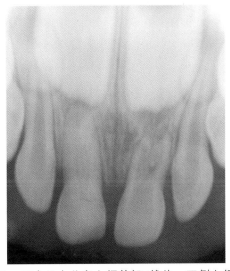

图16.15 42个月大儿童上颌前部X线片。双侧上颌乳中切牙均在18个月时受伤。由于牙髓坏死，左上乳中切牙牙本质沉积停止。右侧乳中切牙髓腔闭锁。注意根管中两条阻射的条纹。

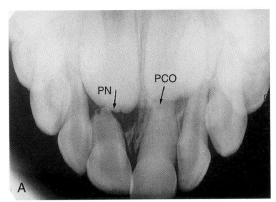

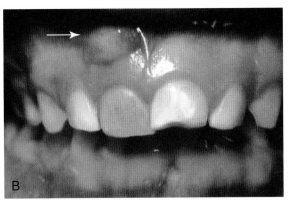

图16.16 （A）患者左侧乳中切牙髓腔闭锁（PCO）和右侧乳中切牙髓坏死（PN）。（B）同一名患者，坏死的右侧中切牙的根尖处可见脓肿（箭头）。

议。一些临床医生采用类似用于恒牙的牙髓摘除术来治疗[52]。用可吸收的糊剂充填入彻底清洁过的根管内（见第23章）。另一些临床医生选择拔除这些牙齿，因为可能会损伤正在发育的恒牙胚。一般认为，对于牙根结构大量缺损、明显的内吸收或外吸收，或根尖周感染累及继承恒牙胚，这些都是牙髓摘除术的禁忌证。

牙冠变色

由于外伤，牙髓毛细血管偶尔会出血，使血色素沉积在牙本质小管中。在较轻的病例中，出血被吸收，很少发生变色，或在几周内变浅。在较严重的情况下，这种变色会一直持续存在（图16.17）。

从诊断的角度来看，乳牙变色并不一定意味着牙齿丧失活力，特别是当变色发生在受伤后的1~2天。损伤后持续几周或几个月的变暗表明牙髓坏死[51,53]。然而，对于健康儿童的乳牙列，仅凭颜色变化并不表明需要进行牙髓治疗或拔牙。感染的其他体征和症状（例如，根尖周透射影、肿胀、瘘管或疼痛），在需要进一步治疗之前必须有明显表现。

牙冠变色是牙髓-牙本质复合体变化的外在表现，这种变化通过几乎透明的牙釉质可见。乳切牙牙冠变色是一种常见的外伤后的结果，同时往往是唯一的牙外伤的证据。乳牙的变色如果用透照法从腭面观察，比直接观察其唇面能更早地被发现，而且看得更清楚。颜色的改变主要分为三类：粉红色、黄色和暗色（灰色-棕色-黑色）。

外伤后不久观察到的牙冠变粉可能代表牙髓内出血。外伤导致牙髓血管破裂，使红细胞外渗到周围的牙髓组织中，使牙冠在外伤后不久表现红色。

伤后很长时间才出现红色改变，通常是由于髓腔内吸收所致。在这两种情况下，随访是唯一的治疗选择。虽然出血最终会溶解并消失，但吸收过程仍在继续，导致牙冠的早期脱落。根尖部分可以不处置，等待它的自行吸收。如果有必要，也可以将其拔除，但必须注意不要损伤继承恒牙。

当牙本质变厚，髓腔较以往狭窄时，乳切牙会出现变黄。这种情况被称为髓腔闭锁（PCO）。已经证明，PCO可以在X线片上观察到，而牙冠没有相应的黄色改变[54]。虽然PCO是一种病理过程，但它没有已知的有害影响，因此除了随访不需要任何治疗（见后面的进一步讨论）。

就牙齿颜色变化的意义而言，乳牙的牙冠变暗是最具争议的外伤后并发症。"暗色"一词是指多种色调，包括黑色、灰色、棕色和中间色调。

当牙髓坏死或发生牙髓出血时，红细胞溶解并释放血红蛋白。血红蛋白及其衍生物（例如，含有铁离子的血红素分子）渗入牙本质小管，使牙齿变暗[55-56]。如果牙髓保持活力并清除色素，那么变暗的牙冠颜色可能会消退，随后恢复原来的颜色[57]。如果牙髓失去活力，不能清除含铁分子，那么牙齿就会一直变色。

如果变暗的乳切牙伴其他症状（例如，肿胀、瘘管或根尖周透射影），那么诊断牙髓坏死就很容易。当牙冠变暗是牙外伤的唯一证据时，则存在争议（图16.17A）。研究发现，超过70%未经治疗的变暗乳切牙并没有影像学或临床上的病理性改变[58]。此外，外伤后无症状牙冠变暗的乳切牙其牙髓坏死或部分坏死[41]。目

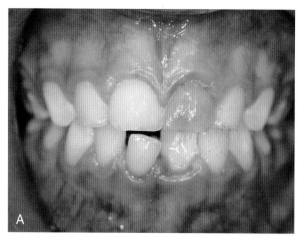
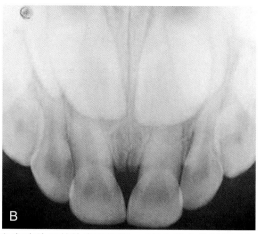

图16.17　（A）左上乳中切牙因外伤变色后1年。临床表现除牙冠颜色变暗外无其他病理表现。（B）根尖片显示无与外伤相关的病理表现。

前还不清楚为什么有些牙齿会出现不同色调的牙冠变暗。一项关于暗色变化的研究未能显示出各种色调与牙髓状况之间的相关性[59]。一项研究比较了对无症状变暗乳切牙进行根管治疗的效果和仅进行随访，结果显示乳切牙的转归和继承恒牙的萌出模式及外观均没有差异[60]。因此，重要的是要注意，在健康儿童的乳牙列中，仅有颜色变化的牙齿并不表明需要进行牙髓治疗或拔牙。

快速进展性牙根吸收

快速进展性牙根吸收（过去被称为"炎症性"吸收）既可以发生在牙根外表面，也可以发生在髓腔或根管内部（图35.13）。发生于脱位性损伤之后，与坏死的牙髓和炎症的PDL有关[61]。其进展可以非常快速，在几个月内破坏牙齿。当这种情况发生在乳牙列时，临床医生选择治疗患者，使用氢氧化钙、碘仿或可吸收的氧化锌–丁香油糊剂作为根管充填材料。操作者应该意识到氧化锌–丁香油糊剂可能不会随乳切牙牙根一起完全吸收，会永久留在周围组织中[62]。

牙根内吸收

前期牙本质是一层未矿化的有机物质，覆盖在牙本质的内部，保护牙本质不受破牙细胞的进入。当牙髓出现炎症时（例如，外伤），成牙本质层可能会失去完整性，使牙本质暴露在破牙细胞活动中，在X线片上显示为髓腔的透影区扩展。最终可以进展达到牙根的外表面，导致牙根穿孔。如果冠部牙本质被完全吸收，吸收组织的红色就会透过牙釉质显现出来。

牙根外吸收

成牙骨质细胞层和前期牙骨质作为隔离层可以防止牙根不受周围骨组织不断改建过程的影响。在无外伤的乳牙中，牙根外吸收是乳恒牙替换生理过程的一部分。在乳牙受到外伤时，牙根外吸收可能作为一种加速的不良病理反应出现。在外伤后的乳切牙中可以看到不同模式的病理性牙根外吸收。

快速进展性牙根外吸收（例如，恒牙）是一个快速的过程，其临床特征是牙齿的松动度增加、对叩诊敏感、叩诊音低沉，并且通常在牙齿上方的牙龈出现瘘管或肿胀。X线片表现为PDL间隙增宽，牙根表面不规则（图16.18）。这种情况可能在外伤后几周内发生。去除坏死和可能感染的牙髓可以阻止快速吸收过程；然而，由于之前存在的不利条件，根管充填在保存牙齿方面的效果受到质疑。应该拔除有快速进展性牙根外吸收和感染指征的外伤乳切牙。研究表明，外伤和感染乳切牙的根管治疗与恒牙牙釉质发育缺陷高度相关[63]。

外表面牙根吸收的特点是根部牙本质逐渐消失，但PDL保留。吸收过程仅影响根尖，根尖变圆钝，这个过程直至牙齿的自然脱落或出现外伤全脱出（图16.19）。随着吸收的进行，骨替代原先被牙根占据的空间，将乳牙与其继承恒牙分开。有时存在中间阶段，破骨细胞沿根尖1/2攻击牙根，冠方1/2不受累。这种类型的牙根外吸收被称为"非典型牙根外吸收"[58,64-65]。最终，根尖1/2被完全吸收，留下一个短小且根尖圆钝的牙根。临床表现与早期自然脱落相似。

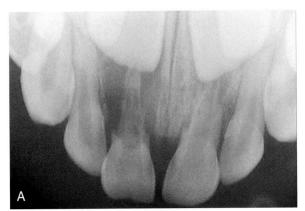
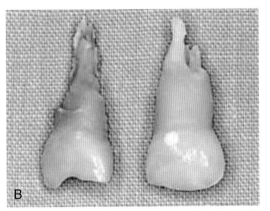

图16.18　（A）上颌乳中切牙根尖片显示几个月前外伤引起的炎症性牙根外吸收。（B）拔除后的患牙。注意被吸收根面的不规则性。

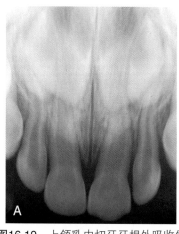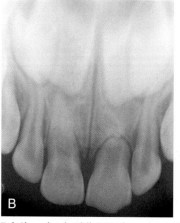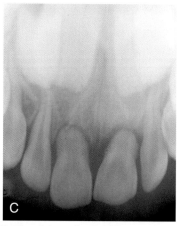

图16.19　上颌乳中切牙牙根外吸收的根尖片。（A）受伤后不久。（B）受伤后12个月。（C）受伤后27个月。

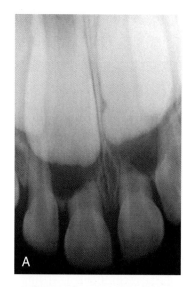

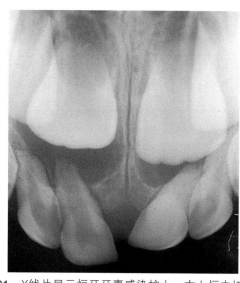

图16.21　X线片显示恒牙牙囊感染扩大，右上恒中切牙偏离正常位置。

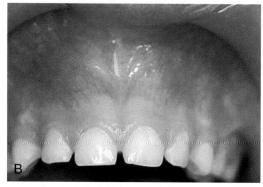

图16.20　（A）发育中的恒牙牙囊扩大相关牙根外吸收。（B）临床表现显示除了牙齿上方前庭部硬性骨膨隆外，无任何病理表现。

偶尔，可以观察到在乳切牙上方的唇侧骨质膨隆，或者通过触诊能更好地检查到（图16.20B）。通常，乳牙会正常脱落，之后恒牙也会正常萌出[58]。

偶尔，扩大的牙囊出现感染或恒牙偏离其正常排列位置（图16.21）。在这种情况下，必须立即拔除乳切牙。

替代性牙根外吸收

替代性牙根外吸收，也被称为固连，是PDL不可逆损伤后的结果。牙槽骨与牙根表面直接接触并融合[61]。当牙槽骨经历正常的生理性破骨细胞和成骨细胞活动时，牙根被吸收并被骨替代。固连更常发生在挫入的乳牙中，最终形成低位咬合（图16.22）[41]。如果固结的乳牙导致恒牙发育出现迟萌或异位萌出，则应拔除。

与恒牙牙囊扩大相关的牙根吸收主要见于（但不限于）牙冠变暗的外伤切牙（图16.20A）。恒牙的牙囊会逐渐扩大，但直至接近正常脱落年龄时才能看到，即使牙齿在早期就受伤了。恒牙牙囊扩大在临床上很少表现，牙冠颜色变暗可能是唯一的原因[66]。

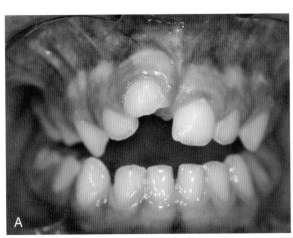
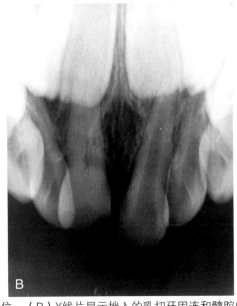

图16.22　（A）临床显示右上乳中切牙在几个月前挫入损伤后低位。（B）X线片显示挫入的乳切牙固连和髓腔闭锁。

髓腔闭锁

PCO是成牙细胞活性增强的结果，导致牙本质沉积加速。逐渐地，髓腔间隙缩窄到在X线片上无法看到的状态（图16.5B、图16.15、图16.16A和16.22）[67-68]。PCO是一种常见乳切牙外伤后的结果，通常伴牙冠变黄。然而，到目前为止，牙齿撞击对成牙细胞影响的确切模式尚不清楚。虽然科学上将其定义为一种病理过程，但临床上并不认为它具有不良作用。90%有过PCO的乳牙可以正常吸收[69]；因此，通常不需要对这些乳牙进行治疗。

挫入的并发症

约2/3的挫入乳牙能够再萌出，并且能够存留超过3年，没有任何并发症[41]。然而，在大多数情况下，牙齿不会回复到原来的位置，而是再萌出至一个扭转的位置（图16.23）。如果孩子仍然使用奶嘴，奶嘴可能会占据挫入牙冠的位置，阻止其重新长出到粭平面。如果牙根被推出牙槽骨外进入周围的软组织，那么挫入的乳牙可能无法再萌出（图16.24）。应该拔除这些牙齿。挫入切牙不能再萌出的另一个原因是在外伤过程中PDL受到损伤导致固连。目前尚不清楚是否需要干预来拔除固连的牙齿，或者牙根是否会自发吸收，随后脱落。

感染引起的牙周损伤是挫入乳切牙丧失的主要原因。可以通过保持最佳口腔卫生来预防（见"家长须知

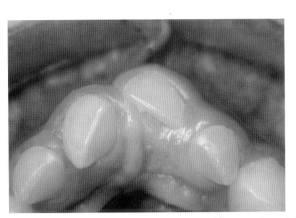

图16.23　上颌乳切牙的临床表现。双侧中切牙完全挫入并在外伤后几周再萌出，但位置扭转。两颗牙齿临床无症状。

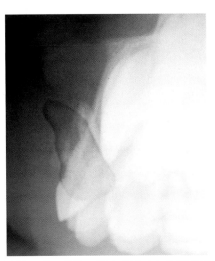

图16.24　侧方口外X线片显示上颌乳中切牙推出至唇侧牙槽骨板之外。

及指导"）。令人惊讶的是，乳切牙挫入后的牙髓坏死并不常见[41]，不建议像恒牙一样摘除牙髓。即使挫入的乳切牙根尖没有与恒牙接触，恒牙仍可能受损。它可能是在乳牙从原来的位置突然移动到最后的位置时受到影响。这就解释了为什么低比例（10%～20%）的乳切牙被推向发育中的恒牙[41]，而高比例（38%～77%）的恒牙在其乳切牙挫入后受到影响[46,70-72]。乳切牙挫入对其继承恒牙的影响从牙釉质变色和发育不良到萌出障碍和牙冠弯曲[73]。

全脱出的并发症

在牙科文献中已经描述了乳切牙早失的几种结果[74]。如果缺失发生在乳尖牙萌出之前以及牙列拥挤的儿童，间隙的丧失是可以预期的[75]。如果在儿童掌握发音之前失去乳切牙，可能会影响语言的形成[76-77]。然而，恒牙萌出后，发音恢复正常[78]。在牙齿完全脱离PDL之前，对乳切牙的冲击会将牙齿推入周围组织，并在38%～85%的病例中对继承恒牙造成损伤[79-80]。儿童受伤时年龄越小，恒牙损伤的发生率越高[46]。在乳牙全脱出情况下，有可能发生恒切牙迟萌和异位萌出，其原因可能是缺乏乳牙引导、瘢痕组织的形成以及受伤的乳切牙导致发育中的恒牙胚扭转[10]。

对发育中恒牙的损伤

乳牙损伤最严重的后遗症是对未萌出且正在发育中的恒牙的影响。解剖学上，恒前牙生长在靠近乳切牙根尖的位置（图16.24）。因此，由于牙髓坏死、挫入损伤或乳牙根管治疗中的器械超预备所造成的根尖周病理过程会对恒牙造成不可逆转的损害。如果损伤发生在恒牙牙冠发育期间，则可能出现牙釉质发育不良或钙化不全（图16.25）。这些损伤也会改变恒牙牙冠发育的路径，导致牙根弯曲和异位萌出。由于这些原因，临床医生应该以预防或尽量减少对继承恒牙的损伤为最终目标来制订乳牙外伤的治疗计划。恒中切牙冠的牙釉质钙化通常在4岁前完成，所以＜4岁儿童的乳牙外伤风险更大。

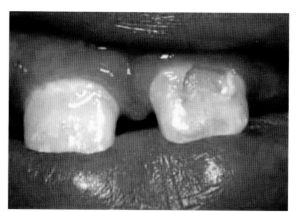

图16.25　患者左上恒中切牙发育不良，原因是乳切牙的挫入。

第17章
先天性遗传性疾病与综合征
Congenital Genetic Disorders and Syndromes

REBECCA L. SLAYTON, PIRANIT NIK KANTAPUTRA

章节概要

作为医疗保健专业人员，从人类基因组计划获取信息，既是机遇，也是挑战。这些信息使临床医生能够在分子水平上了解疾病。有些曾被认为主要受环境因素影响的疾病也被发现受遗传因素调节，遗传因素可以影响这些疾病的严重程度。最近的研究证实，基因-环境相互作用以及表观遗传因素与疾病易感性有关。人类基因组序列的研究有利于疾病相关致病基因的鉴定，并有助于更好地理解基因与调节蛋白之间复杂的作用关系。对个体单核苷酸变化（被称为多态性）的检测是为了解个体疾病风险因素以及如何量身定制个体的预防和治疗策略提供依据，而不是为全球范围内策略的制定提供参考。这些进展将为精准医疗的发展提供指导[1]。完整的微生物基因组测序能促进我们对某些细菌菌株比其他菌株更具毒性原因的理解，并有助于开发更有效的治疗方法。

另外的挑战是在管理和使用人类基因组计划数据方面。预测这些信息可能以哪些违反伦理或者有害的方式影响个体或者某一群体是十分重要的。有关遗传学和遗传研究的信息几乎每天都在报纸、杂志、广播、电视和互联网上出现。这通常意味着患者可能在某项新发现发表于科学杂志之前就听说过该研究。卫生专业人员必须准备好回答患者的问题，并为患者提供进一步信息咨询的途径。牙医是许多口腔健康相关疾病诊断的第一道防线，并为这些患者及其家庭提供转诊服务以进行基因检测和咨询。这需要牙医对人类疾病的遗传学基础有基本的了解，知悉基因检测的类型并了解相关家庭的关注点。

执业牙医每天都会遇到一些由遗传因素所致，或者遗传在疾病发生中有显著作用的疾病。常见的疾病（例如，先天性牙齿缺失）在许多病例中都发现是由特定的基因突变引起的。许多综合征会有颅面结构及牙齿的发育异常，还经常出现除颅面畸形以外的其他发育异常。

近30年来，人们对遗传学和疾病遗传基础的理解日益深入。科学家们完成了人类全基因组测序（超过30亿个DNA核苷酸），并发现了疾病和疾病易感性遗传的新途径。

随着人类基因组计划的进展，发现了很多涉及颅面部和牙齿发育异常的疾病的遗传基础。在这个层面上了解疾病，医生可以对疾病进行更精确的诊断，为患者提供更适当的治疗，以及更准确的预后评价。

牙医意识到不良环境和行为风险因素对口腔健康的影响。患者和他们的父母经常被告知吸烟、无烟烟草吸入、酒精、不良的口腔卫生状况、含糖饮料、高碳水化合物饮食以及颅颌面外伤所带来的风险。显而易见，两种最常见的牙科疾病——龋病和牙周病病因复杂，由环境和遗传因素共同作用所致。随着对个体遗传信息的解码，将有更多影响疾病严重程度的遗传易感因素或保护性因素得到确定。一旦这些因素被识别，在疾病发生之前就能对其进行检测。这将使医生能够对患者进行针对性的行为指导，并为每名患者制订更具体的预防策略。这些检测方法有一部分可以在诊室内开展，而另一部分则需要借助外部的实验室。选择合适的检测方法、对检测结果的最终解释以及对口腔疾病的管理是牙医的责任。因此，执业牙医必须了解基因检测的基本知识，知晓如何开展以及解释检测结果。了解当今基因检测技术的基础，需要了解遗传学的基本概念，以及目前可用于检测的技术。

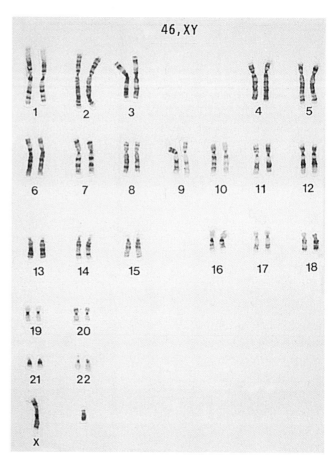

图17.1 正常男性的核型分析。

遗传学的基本概念

一个人的基因组是由位于人体细胞核中46条染色体上的DNA组成。每个细胞有23对染色体，每对染色体中的一条来自父方，一条来自母方。其中有两条染色体为性染色体（X染色体和Y染色体），而其余染色体（编号为1号染色体至22号染色体）为常染色体。男性有一条X染色体和一条Y染色体；女性则有两条X染色体。在女性的细胞中，有一条X染色体是随机失活的。这是决定X连锁遗传性疾病严重程度的一个重要因素，后面将展开讨论。用于观察细胞中的所有染色体并确定胎儿性别的技术被称为核型分析（图17.1）。这种技术可以识别染色体异常〔例如，三体综合征（有一条额外染色体）、染色体易位或染色体大片段缺失〕。

每条染色体都是由4种核苷酸和糖磷酸基团组成的双链DNA螺旋结构构成。4种核苷酸（腺嘌呤、胸腺嘧啶、胞嘧啶和鸟嘌呤）分别与其互补的核苷酸配对，形成双螺旋结构。一般来说，腺嘌呤与胸腺嘧啶配对，胞

嘧啶与鸟嘌呤配对。DNA单链与其互补的DNA或RNA链结合的能力是现在许多诊断检测技术的基础。

基因是DNA序列，它被转录成信使RNA，然后翻译成蛋白质。每条染色体包含数千个基因。据估计，整个人类基因组中约有3万个基因。这些基因表达的精确控制对于生物体的正常生长、发育和行使功能至关重要。

（对于同一个体）每个细胞含有相同的DNA，因此也含有相同的基因，但这些基因中只有一小部分是活跃的/表达的。这取决于细胞所处的发育阶段和细胞的类型。表皮细胞的蛋白与正在发育中的牙齿或肾脏细胞不同，每种细胞均有一个复杂的调节过程，以确保正确的基因在适当的时候表达并翻译成必要的蛋白质。

疾病的分子基础

一般来说，遗传性疾病符合孟德尔遗传模式。这意味着突变可以从父母中的一方或双方传递给孩子，导致孩子患病，或成为该疾病致病基因的携带者。

随着我们对遗传学认识的深入，发现了更多的遗传机制，这让预测疾病的发生及严重程度更具有挑战性。某遗传性疾病是由新发突变所致的情况并不少见，在这种情况下，父母双方均没有家族史。最近研究发现父亲高龄与颅缝早闭相关综合征（如Apert综合征和Crouzon综合征）有关[2]。其他非孟德尔遗传模式包括遗传印记、DNA三核苷酸重复扩增、线粒体DNA缺陷和涉及多个基因（基因序列的变化可能改变个体疾病易感性）的复杂疾病。

遗传模式

常染色体显性遗传

在常染色体显性遗传中，从父母到孩子的传递是垂直的。患病的父母有50%的机会将缺陷基因传递给孩子，而与性别无关。常染色体显性遗传可能作为基因新突变在家族中首次发现，也可能在家族中存在多代。牙本质发育不全是常染色体显性遗传性疾病的一个例子。牙本质涎磷蛋白基因（*DSPP*）是Ⅱ型牙本质发育不全的致病基因，位于4号染色体上。其他常染色体显性遗传性疾病包括软骨发育不全、某些类型的牙釉质发育不全和Marfan综合征。有些人可能会携带突变基因但缺乏相关的表型，却能够将突变传递给他们的后代，这种情况被称为不完全外显（外显不全）。

常染色体隐性遗传

常染色体隐性遗传性疾病只有在个体含有2个拷贝的突变基因时才会表现出来。大多数情况下，父母是突变基因的携带者，都含有一个拷贝的突变基因，两个突变基因都传递给他们后代的概率是25%，与性别无关。后代从父母一方获得一个突变基因拷贝，成为突变基因携带者的概率是50%，后代还有25%的概率含有2个拷贝的正常基因。虽然常染色体隐性遗传性疾病相对少见，但是在某些特定人群中，携带者并不少见。例如，1/25的北欧人是囊性纤维化致病突变的携带者[3]。亚洲和非洲后裔中较常见的常染色体隐形遗传性疾病分别是β-地中海贫血和镰状细胞性贫血[4-5]。

X连锁遗传

位于X染色体上的基因突变导致X连锁遗传性疾病。由于女性有两条X染色体，其中一条在细胞中随机失活。所以如果女性是突变基因的携带者，通常不会表现出这种疾病的典型表型。另外，男性只有一条遗传自其母亲的X染色体。儿子继承其母亲有缺陷的基因并表现出这种疾病表型的概率是50%。女儿也有50%的概率继承母亲有缺陷的基因，成为该致病突变基因的携带者。X连锁疾病通常表现为隔代遗传，因为只有女儿能继承父亲X染色体上的突变，而女儿将作为携带者将突变传递给下一代。X连锁遗传的疾病有凝血因子Ⅷ缺陷（血友病）、X连锁少汗型外胚层发育不全、脆性X综合征和X连锁遗传性牙釉质发育不全。有时由于X染色体的非随机失活，女性可能有轻微的X连锁遗传性疾病表现。

染色体异常

在前面的例子中，基因的一个或两个拷贝的突变导致遗传性疾病的发生。有一些疾病是由染色体缺陷引起的，结果会导致额外的一个或多个基因的拷贝，一个或多个基因的完全缺失，或染色体的一部分与另一部分的易位。染色体异常通常会导致多种生理缺陷以及精神和生长发育迟缓。唐氏综合征是3个拷贝的全部或部分21号染色体所致。染色体的重复导致染色体该部分所有基因额外拷贝。每个细胞中基因产物的剂量是精密调节的。额外的基因拷贝导致过量的基因产物从而干扰细胞的平衡。染色体物质的增加或缺失常常导致流产和/或多种出生缺陷。

多因素遗传

成年人常见的疾病（例如，糖尿病、高血压、躁狂抑郁症）以及大多数先天性畸形（唇裂/腭裂和神经管缺陷）是多个基因以及基因-环境相互作用的结果，而不是单个基因的突变所致。对于最常见的牙科疾病（牙周病和龋病）也是如此。多因素遗传的特点是多个基因与多种环境因素相互作用的结果。这种遗传模式最有说服力的证据来自双胞胎研究。如果一个表型是多因素相关，而遗传在其中具有重要作用，那么同卵（相同的）双胞胎比异卵双胞胎都患有这种疾病的可能性更大。对分开喂养双胞胎的龋齿研究也佐证了这一现象，并为证实遗传因素影响龋齿的易感性提供强有力的证据[6-7]。最近，研究人员完成了一项旨在确定与龋齿易感性或龋齿不易感性相关的遗传位点的全基因组研究[8]。这些基因包括MMP10、MMP14、MMP16[9]；釉基质基因[10]；MPPED2和ACTN2[11]；PKD2[12]基因附近的区域。

非传统遗传模式

最近发现有其他不符合孟德尔遗传模式，它们是遗传印记和三核苷酸重复。印记基因由于基因甲基化失活，该过程调控后代特定基因的表达水平。根据印记基因是从母亲还是父亲遗传而来，确定孩子是否患有某特定疾病。在某些情况下，如果印记基因遗传自父亲，则孩子患有一种疾病，但如果相同的印记基因遗传自母亲，则孩子患有不同的疾病。这两种疾病是Prader-Willi综合征和Angelman综合征。如果孩子从父亲那里继承了印记基因区域，他们患Prader-Willi综合征；如果遗传自母亲，则表现为Angelman综合征[13]。

DNA三核苷酸重复扩增是重复核苷酸链数量增加的现象。例如，在一个特定的基因中，可能有200个拷贝的"TAG"重复。较少数量的重复常被称为前突变，但是当重复序列在后代中扩增时，它们可能导致基因失活（通常通过甲基化）。由这种类型的遗传缺陷引起的疾病包括亨廷顿舞蹈病和脆性X综合征。

表观遗传机制可能通过环境中的化学物质、发育过程、药物或衰老影响基因的表达。表达的改变不是通过DNA序列改变获得，而是由DNA甲基化和组蛋白乙酰化等因素引起。这些因素在特定时间和特定细胞中激活及失活基因组的某些片段。表观遗传标签对环境刺激（例如，饮食、毒素和体育运动）有反应。这些标签可以维持多代，因此后代可能会受到祖父母或曾祖父母表观遗传变化的影响，而其父母并无表现。尽管"表观遗传学"一词是在1942年创造，但它与遗传易感性的相关性近年来才引起了极大的关注。有证据表明，表观遗传学在自闭症[14]、自杀意念[15]、癌症[16]、牙周病[17]中发挥作用。未来对表观基因组的研究为疾病风险评估和复杂疾病的治疗提供新途径。

牙医作为发育异常专家

"畸形"一词指生物体形状或形态的发育异常。当儿童的面部特征与正常人不同时认为是畸形。面部特征（例如，两眼之间的间距、耳朵的位置和形状）以及上颌骨和下颌骨的相对比例是否在正常范围内，如果变异太大则认为是畸形。许多遗传相关的综合征有面部的畸形表现，这些特征通常有助于综合征的诊断。例如，唐氏综合征患儿有内眦赘皮、上斜睑裂和上颌骨发育不全。这导致无血缘关系的唐氏综合征患儿彼此具有相似的外表。

有4个基本的机制导致发育过程中结构缺陷。第一个是畸形，第二个是机械力引起的变形，第三个是正常的组织分化异常，第四个是发育不良。发育不良是指细胞形成组织的失败。在人类，至少有一种"轻微"畸形的情况并不少见。例如，头发涡旋、内眦赘皮、口腔系带位置异常或耳前瘘管等表现。尽管此类单一的畸形相对常见，并且通常具有家族遗传史，但许多研究发现，有3个"轻微"畸形表现的孩子患严重发育畸形（例如，大脑或心脏发育缺陷）的可能性更大[18-20]。这就是为什么医疗保健专业人员必须仔细观察患者并熟悉正常及异常面部特征的原因。

一般来说，在牙科诊所接诊的孩子可以分为3类：各个方面都发育正常、患有某种类型的发育异常（生理或精神）、可能有尚未诊断的发育异常。与其他医生可能只在患者患病时就诊不同，即使患者没有牙科疾病，儿童牙医和全科牙医也会常规定期复查患者。牙医和患者之间的这种频繁互动使牙医有机会观察孩子的生长发育，并注意到其不在正常范围内的发育异常。作为卫生保健专业人员，所有牙医都有责任识别患者的疾病，并做出适当的转诊以明确诊断和治疗。

牙医受过观察和检查口腔、面部及其他颅面结构的相关培训。巧合的是，许多人类遗传性疾病都有颅面畸形的表现。发育异常及其相关疾病的准确诊断依赖于临床医生识别和区分正常及畸形解剖特征的能力。根据教科书《史密斯的人类畸形的可识别模式》，用于诊断目的的26类畸形中有12类涉及头部或颈部的特征[21]。其中，有几种仅限于口腔（例如，先天性牙齿缺失、过小牙、小颌畸形和唇裂/腭裂）。此外，了解综合征相关的所有表型特征对这类疾病患者进行安全有效的治疗至关重要。

由于牙医专长于面部和口腔，他们更有可能观察到有提示重大发育畸形的发育异常表现。牙医识别潜在遗传性疾病后，可以通过适当转诊到医学遗传学家或遗传咨询师来为患者提供有价值的服务。

眼部异常

影响眼睛和眼部区域的轻微发育异常包括眼睛之间间距大（眼距过宽）（图17.2）、内眦赘皮（图17.3）、睑裂倾斜（向上或向下）（图17.4和图17.5）、融合眉（一字眉）、蓝色巩膜和虹膜缺损（"猫眼"）（图17.6）。

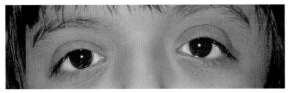

图17.2 眼距过宽。

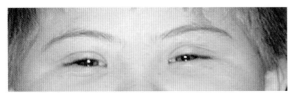

图17.3 内眦赘皮。

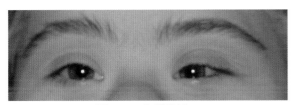

图17.4 上斜睑裂。

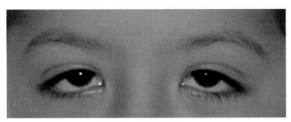

图17.5 眼睑下垂。

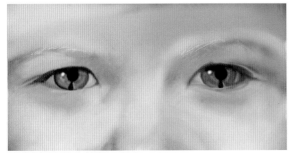

图17.6 虹膜缺损。（From Kaban LB, Troulis MJ. *Pediatric Oral and Maxillofacial Surgery*. St Louis: Saunders; 2004.）

耳异常

有许多轻微的发育异常会影响外耳（耳郭）和耳前区域。例如，副耳或耳前瘘管（图17.7）、低位畸形耳（图17.8）、招风耳和斜耳。

唇及口腔局部异常

单独的唇裂或合并腭裂虽然不是轻微的发育异常，但可以独立于其他畸形发生，因此认为是非综合征。该区域的其他异常包括下唇瘘（图17.9）、悬雍垂裂、巨舌以及突出或饱满的嘴唇。舌系带附着异常或短系带［例如，舌系带短缩（"短舌"）］（图17.10），或上唇系带附着过低也是口腔区域常见的发育异常。

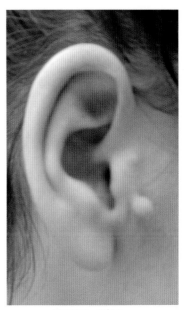

图17.7 副耳。

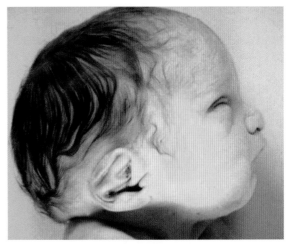

图17.8 低位畸形耳。（From Gilbert–Barness E, Kapur RP, Oligny LL, et al. *Potter's Pathology of the Fetus, Infant and Child*. 2nd ed. St Louis: Mosby; 2007.）

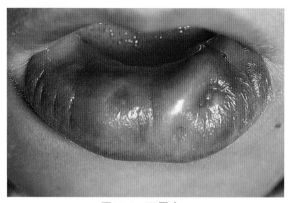

图17.9 下唇瘘。

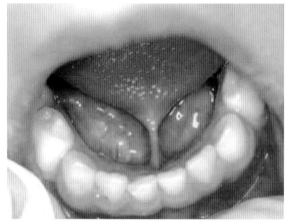

图17.10 舌系带过短。

牙齿异常

牙齿发育异常相对常见，可以单独发生也可以与其他大大小小的发育异常共同发生。先天性牙齿缺失指一颗或多颗乳牙或恒牙的发育缺失。尽管许多综合征有先天性牙齿缺失的特征，据报道除第三磨牙外一颗或多颗先天性牙齿缺失的发生率为0.15%～16.2%，预估为6%左右[22]。牙齿发育异常的表型特点能够反映发育异常的发生时间。例如，牙齿发育起始阶段的发育异常将导致先天性牙齿缺失或多生牙；而形态分化阶段的发育异常则导致牙齿大小和形态的异常［例如，过大牙（图17.11）、过小牙（图17.12）、牛牙症（图17.13）、牙内陷（图17.14）和畸形中央尖］；组织分化、生长和矿化阶段的发育异常则可能导致牙本质发育不全（图17.15）、遗传性牙釉质发育不全（图17.16）、牙本质发育不良和牙釉质发育不全（图17.17）。

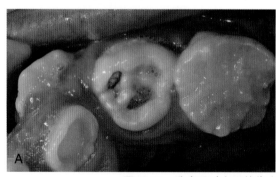

图17.11 乳磨牙过大牙的临床（A）及影像学（B）资料。

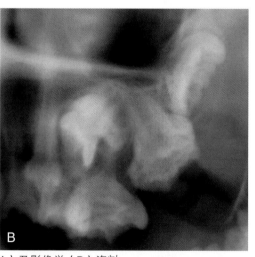

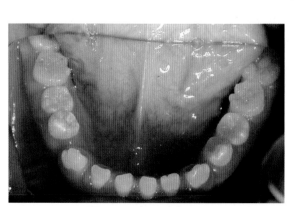

图17.12 恒牙过小牙。

图17.13 恒磨牙牛牙症的影像学资料。

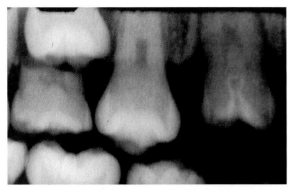

图17.14　恒尖牙牙内陷的影像学资料。

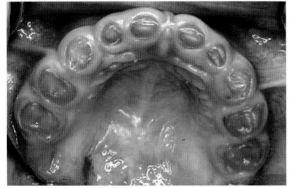

图17.15　乳牙列牙本质发育不全。

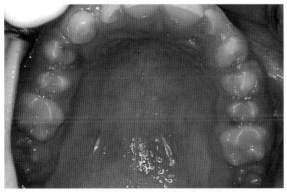

图17.16　恒牙列的遗传性牙釉质发育不全。

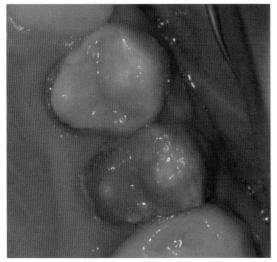

图17.17　第二前磨牙牙釉质发育不全。（Courtesy Dr. John Warren, University of Iowa, Iowa City, Iowa.）

　　除了管理患者的口腔健康，牙医的首要职责是识别患者口腔或身体其他部位的疾病。当发现患者有发育异常时，知道如何处置。我们有幸身处于信息触手可及的时代。通过访问计算机和互联网，医疗保健从业者和普通公众都可以在几分钟内找到有关特定疾病的信息。互联网上有一些极有价值的可靠资源，包括已发表文章的数据库、遗传或罕见疾病数据库以及针对某些综合征设计的网站（注17.1）。对于那些无法访问互联网的人，有许多有价值的且经常更新的教科书介绍颅面部发育异常相关综合征的信息[21,23]。

　　为什么牙医关注儿童患者的发育问题很重要？如果怀疑患者有发育异常或相关综合征应该采取什么措施？第一，牙医要为患者的全身健康负责，而不仅仅是口腔或牙齿的健康。通过医疗保健提供者对发育异常的诊断与告知，患者能够获得适当和及时的治疗。第二，许多综合征的临床表现会影响牙医治疗方式的选择。例如，许多Noonan综合征患儿患有先天性心脏缺陷，他们可能在牙科治疗前需要预防性使用抗生素。唐氏综合征患者也常有先天性心脏发育畸形，此外，其成年后患牙周病的风险较正常人更高。由于这些特点，牙医需要调整他或她为这些患者提供治疗的方式。

　　当怀疑患者有发育异常但未进行诊断时，牙医应该知道如何从父母那收集适当的背景信息，如有必要，将患者转诊到医学遗传学家进行进一步评估。大多数教学医院都有医学遗传学系，可以转诊患者进行相应的评估。在一些地区，一些小城镇上，还有一些外联诊所。医学遗传学家和遗传咨询师会前往该地区对患者进行评估。特定地区（美国境内）的遗传咨询专家可以从美

注17.1　遗传信息来源

美国国家生物技术信息中心：https://www.ncbi.nlm.nih.gov/
在线孟德尔人类遗传数据库：https://www.omim.org/
美国国家人类基因组研究所：www.genome.gov/
健康专业人员的遗传教育：www.ashg.org/education/Health_rofessionals.shtml
遗传联盟：geneticalliance.org/
牙齿基因表达：bite-it.helsinki.fi/
美国国家罕见病组织（NORD）：www.rarediseases.org/
美国国家外胚层发育不全基金会：www.nfed.org/
美国国家遗传咨询师协会：www.nsgc.org/
美国人类遗传学协会：www.ashg.org/
美国国家新生儿筛查和遗传资源中心：genes-r-us.uthscsa.edu/
美国出生缺陷基金会：www.marchofdimes.com/
美国国家颅颌面学会（FACES）：www.faces-cranio.org/
美国腭裂-颅颌面学会：www.acpa-cpf.org/

国国家遗传咨询师协会网站（http：//www.nsgc.org/page/find-a-gc-search）上找到。在数据库内，可以通过输入邮政编码和患者愿意前往就诊的距离来寻找遗传咨询专家。也可以搜索从业者姓名、临床类型或位置进行查询。与任何转诊一样，向医生或遗传咨询师发送信件或电子邮件来解释您为什么要转诊患者进行评估是很重要的。

在与父母讨论潜在的发育异常时，关注他们的担忧敏感是十分重要的，避免引起过度的恐慌。根据具体情况，最好在多次复诊时观察孩子（假设有治疗需求），并在提及这个情况前更好地了解家庭情况。另外，当存在明显的担忧且需要及时诊断时，应立即转诊。牙医可能是外胚层发育不全这类疾病的首诊医生。当2岁或3岁患儿口腔内没有牙齿或只有圆锥形的牙齿时，父母经常会感到担忧。这应该是牙医可以识别的一种发育异常，需要进一步排查。在这个年龄段，孩子们的头发较为稀疏。但如果合并有先天性牙齿缺失、毛发稀疏和皮肤干燥，牙医应该转诊患儿以确定他或她是否患有外胚层发育不全。同样，如果一个10岁或12岁的孩子没有任何一颗乳牙脱落，牙医应该进一步检查，确定牙齿没有脱落的原因。在颅骨锁骨发育不良、Gardner综合征和毛发-鼻-指（趾）综合征的儿童，可能存在多颗多生牙妨碍恒牙萌出的情况；但也有基因缺陷疾病，在拔除多生牙后，牙齿依旧不会萌出。

因为许多显性遗传模式的基因缺陷可能作为新的突变发生，孩子可能是家庭中第一个经历这种疾病的人。询问疾病家族史很重要，但没有家族史并不能排除后代患病的可能。

当孩子被诊断患有特定疾病时，通常这种疾病非常罕见，牙医可能不熟悉。在这种情况下，在治疗前，尽可能多地收集有关疾病特征的信息是很重要的。同样，最有用的资源之一是互联网。在线孟德尔人类遗传数据库（OMIM；www.ncbi.nlm.nih.gov/omim）由约翰霍普金斯大学定期维护和更新。可以通过输入综合征的名称或输入该综合征的临床特征（例如，先天性牙齿缺失和毛发稀疏），在数据库中进行搜索。搜索特定术语后，数据库将给出一个疾病列表，这些疾病的表述中都包含有该术语。此外，还有一些参考文献是链接到国家医学图书馆出版文献数据库PubMed（注17.1），以便轻松访问或下载有关该疾病的文章摘要。这是一个免费的数据库，任何有互联网连接的人都可以使用。有关综合征的

信息也可通过美国国家罕见病组织（NORD；www.rare-diseases.org/）获得。该网站还拥有庞大的罕见病数据库。要查看疾病的完整报告，您必须进行注册。注册用户每天可免费获得2份报告。目前注册不收取任何费用。

伴颅面异常的综合征/疾病

不可能在一章中讨论所有具有面部或口腔畸形的综合征。以下重点介绍一类疾病：这类疾病要么在牙科诊所更常见，要么具有典型的牙齿和口腔表现，所有牙医都需要了解这类疾病。建议每个牙科诊所都可以通过互联网和一本或多本教科书获得有关遗传性疾病的信息。

唐氏综合征

- 遗传模式：染色体；散发
- 基因：21-三体
- 一般表现：智力障碍、肌张力减退、约40%的病例出现心脏异常、皮肤干燥、白血病（急性淋巴细胞白血病和急性髓细胞白血病）风险增加、寰枢椎不稳定风险增加
- 颅面/牙齿表现：短头畸形、内眦赘皮、上斜睑裂、小耳、过小牙、牙周病、乳牙脱落延迟和恒牙萌出迟缓的风险增加[21]
- 牙科治疗注意事项：在治疗唐氏综合征患儿时（图17.18），主要问题是确定亚急性细菌性心内膜炎预防的必要性和患儿的合作能力。如果一名患儿接受过先天性心脏缺陷的修复手术，他或她可能需要或不需要预防亚急性细菌性心内膜炎，这取决于手术的时间和是否存在任何残留缺陷。这应该与父母或患儿的心脏病专家进行确认。和普通孩子一样，唐氏综合征患儿的行为因人而异。提前假设这样的患儿不配合牙科治疗是不公平的。另外，一些患有唐氏综合征的患儿和年轻人可能非常不合作，很难在传统的牙科环境中进行检查。当行为出现问题时，可能需要使用全身麻醉和/或将患儿转诊到专科医生，以提供高质量的护理。需要注意的是，唐氏综合征患者更容易患牙周病。牙医应向父母明确说明这一点，并应强调及早养成良好的口腔卫生习惯，包括每天用含氟牙膏彻底、有监督地刷牙；使用牙线；必要时使用抗菌漱口水（例如，0.12%氯己定）

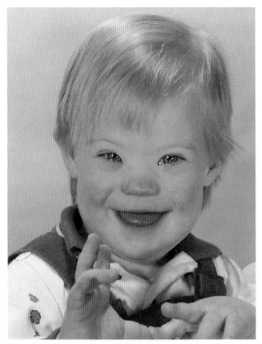

图17.18　唐氏综合征患儿经典面容：鼻梁低平，内眦赘皮，上斜睑裂。（From Zitelli BJ, Davis HW. *Atlas of Pediatric Physical Diagnosis*. 5th ed. Philadelphia: Mosby; 2007.）

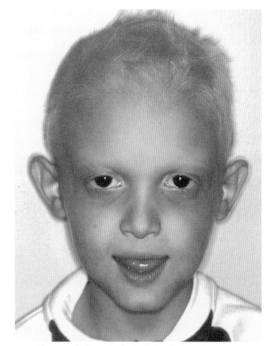

图17.19　外胚层发育不全患儿头发稀疏。（From Proffit WR, Fields HW, Sarver DM. *Contemporary Orthodontics*. 5th ed. St Louis: Mosby; 2013.）

外胚层发育不全

- 遗传模式：X连锁隐性遗传、常染色体显性遗传、常染色体隐性遗传
- 基因：*EDA1*（Ectodermal dysplasia 1）[24]、*EDAR*（Ectodysplasin A receptor，Ectodysplasin 1）[25]、*MSX1*（Muscle segment homeobox homolog 1）[26]、*PAX9*（Paired box gene 9）[27]、*WNT10A*[28]、*TP63*（Tumor proteinp 63）[29]
- 一般表现：毛发稀疏、皮肤干燥、汗腺缺失、精神状态正常、眼睛对光敏感、容易过热[21]、发育不良和生长缓慢的指甲[21]
- 颜面/牙齿表现：嘴唇突出、小鼻子、先天性牙齿缺失、圆锥形或畸形的牙齿、牙槽骨发育不足、腭部相对扁平
- 牙科治疗注意事项：超过150种形式的外胚层发育不全综合征会影响来自外胚层的一个或多个组织（图17.19和图17.20）。虽然最著名的疾病是X连锁少汗型，但除了唇腭裂和手指异常（由*TP63*突变引起的外指-外胚层发育不全-腭裂综合征）外，还有常染色体显性和常染色体隐性遗传形式，症状从少量的先天性牙齿缺失到更严重的多种结构受到影响。少汗型外胚层发育不全患儿通常多颗乳牙和恒牙缺失。这将导致牙槽嵴发育不足，并使义齿的制作更具挑战性

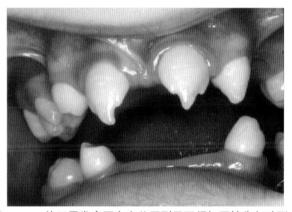

图17.20　外胚层发育不全患儿牙列示下颌切牙缺失与畸形中切牙。

当外胚层发育不全为X连锁或常染色体显性遗传时，父母通常熟悉该疾病，因为其他家庭成员可能已受到了影响。然而，这种疾病也可能是由新的突变或者呈常染色体隐性遗传模式。当这种情况发生时，家人可能完全不知道这种疾病的表现。牙医是第一个识别儿童患外胚层发育不全的人，这种情况并不罕见。当孩子已经2~3岁，而几乎没有牙齿萌出时，父母会感到担忧，并经常寻求牙医的建议。在这个年龄段，通常可以拍摄上颌𬌗片和下颌𬌗片评估牙齿的发育情况，以确定牙齿发育是否延迟、乳牙是否缺失，或者是否还有其他一些干扰牙齿萌出的因素。如果没有乳牙，应将孩子转诊到医学遗传学家和/或遗传咨询师进行彻底评估。

牙医可以为患有外胚层发育不全的儿童提供优质的服务，可以在患儿很小的时候制作义齿并指导家庭未来的治疗方案。只要患儿足够合作，能够忍受取印模，就可以为他们制作义齿。由于这些患儿容易出现体温过高，因此在低龄儿童中长时间使用保护性固定技术是禁忌的。随着这些患儿的成长和成熟，他们可以有其他的选择，包括种植体支持式义齿。由于牙槽骨厚度和高度不足，通常必须在植入前进行骨移植。美国国家外胚层发育不全基金会（NFED）提供了不同年龄段患者的治疗指南。出版物《外胚层发育不全牙科指南》可从NFED获得（https：//view.flipdocs.com/？ID=10011422_390125）。该组织为外胚层发育不全患儿所在家庭提供信息和支持。NFED为家庭提供赠款，以帮助支付牙科治疗费用，并帮助研究人员更好地了解多种形式的外胚层发育异常。

单纯型先天性牙齿缺失

- 遗传模式：常染色体显性遗传
- 基因：*MSX1*、*PAX9*、*EDA*、*AXIN2*、*EDAR*、*EDAR-ADD*、*WNT10A*、*GREM2*和*TFAP2B*
- 一般表现：一颗或多颗先天性缺失的牙齿。与其他系统性表现无关
- 颅面/牙齿表现：一颗或多颗乳牙或恒牙先天性缺失
- 牙科治疗注意事项：单纯型或非综合征型先天性牙齿缺失或牙齿发育不全是人类最常见的发育障碍之一。据报道，它与遗传和环境因素有关。根据研究人群的不同，先天性牙齿缺失的患病率为1.6%～9.6%。它在恒牙列中比在乳牙列中更常见。除第三恒磨牙外，最常见的缺失牙是下颌第二前磨牙、上颌侧切牙和上颌第二前磨牙。据报道，单纯型先天性牙齿缺失是由*MSX1*、*PAX9*、*EDA*、*AXIN2*、*EDAR*、*EDARADD*、*WNT10A*、*GREM2*和*TFAP2B*[30]突变引起。在先天性牙齿缺失家族内部，表现度变化较大。需要注意的是，过小牙可能是先天性牙齿缺失的一种形式，这可以解释为什么患有过小牙的父母可能会有患先天性牙齿缺失的孩子。全口曲面体层片是诊断牙齿异常（包括先天性牙齿缺失）患者的重要工具

牙科治疗的考虑因素取决于患者的年龄、患者对义齿制作步骤的耐受度以及牙齿修复的长期计划，包括固定或可摘义齿和/或种植牙。

颅骨锁骨发育不良

- 遗传模式：常染色体显性遗传或新突变
- 基因：*RUNX2*（Runt-related transcription factor 2）[31]
- 一般表现：中度身材矮小、智力正常、锁骨部分或完全缺失
- 颅面/牙齿表现：额部突起、短头畸形、囟门闭合较晚、眼距过宽、恒牙迟萌、多生牙、阻生牙
- 牙科治疗注意事项：这种疾病的牙科治疗可能极具挑战性，应由包括儿童牙医、口腔外科医生、正畸医生和修复医生在内的多学科团队进行治疗（图17.21）。儿童牙医经常担任病例管理者，将团队聚集在一起，并促进其他专家和患者家属之间的沟通。颅骨锁骨发育不良患儿可能有多达60颗多生牙，也可能只有1颗。这些多生牙的拔除必须在适当的时间进行，并且在儿童和青少年时期需要多次手术。一旦多生牙被拔除，通常需要正畸牵引来使恒牙就位。正畸治疗的时机至关重要，因为必须提前建立适当的支抗，而且第一恒磨牙也常受累

恒牙迟萌（和乳牙脱落延迟）可能是患儿发育异常的最初表现。因为这是一种相对罕见的疾病，其一般

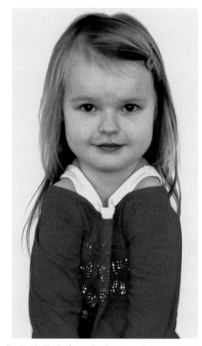

图17.21 颅骨锁骨发育不良患儿。（From Cobourne MT, DiBiase AT. *Handbook of Orthodontics*. Edinburgh: Mosby; 2010.）

特征不会危及生命，所以儿科医生可能不会发现它。同样，这是牙医为患者提供服务的机会，他们可以认识到遗传性疾病的可能性，并将孩子转诊到医学遗传学家以明确诊断。乳牙滞留儿童患者的评估应包括全口曲面体层片和可能的锥形束计算机断层扫描，以增强对牙齿位置的定位[32]。

Williams–Beuren综合征

- 遗传模式：常染色体显性遗传或新突变；可能是染色体7q11.23缺失综合征[33]
- 基因：7q11.23区域、*ELN*（Elastin）、*LIMK1*（LIM domain kinase 1）、*RFC2*（Replication factor C）[34]
- 一般表现：心血管异常（主动脉瓣狭窄）、婴儿高钙血症、外向型人格、智力残疾、声音嘶哑
- 颅面/牙齿表现：虹膜呈星形[35]、先天性牙齿缺失、牙釉质发育不全、突出的嘴唇、大嘴
- 牙科治疗注意事项：Williams–Beuren综合征的儿童和成年人可以为您的牙科实践提供挑战（图17.22）。他们迷人、友好的个性使他们深受所有人的喜爱。然而，他们对声音敏感、容易注意力分散，需要花费额外的时间和耐心对他们进行牙科治疗。由于该疾病患儿大多心血管发育异常，因此在牙科治疗前应该确定是否需要预防亚急性细菌性心内膜炎至关重要。如果父母不清楚，牙医应联系患儿的心脏病专家，并将医生的建议记录在患者的病历中

脆性X综合征

- 遗传模式：X连锁遗传
- 基因：*FMR1*（Fragile X mental retardation-1）[36–37]
- 一般表现：智力障碍、60%患者患自闭症、巨睾丸[21]
- 颅面/牙齿表现：巨头畸形、上颌前突、大耳
- 牙科治疗注意事项：脆性X综合征是近6%男性智力残疾的原因（图17.23）。在牙科诊所，治疗的难点主要集中在儿童的行为管理和耐受牙科手术的能力上。这在患有自闭症的儿童中更加复杂。与许多有特殊治疗需要的患者一样，他们的口腔健康是父母或其他看护人的责任。因此，牙医必须向看护人提供必要的信息和工具，以评估和维持这些儿童良好口腔卫生及健康饮食习惯

成骨不全

- 遗传模式：常染色体显性遗传、常染色体隐性遗传或散发
- 基因：*COL1A1*、*COL1A2*（Type Ⅰ collagen）[38]、*CRTAP*（Cartilage-associated protein）[39]、*LEPRE1*（Prolyl 3-hydroxylase 1）[39]、*PPIB*（Peptidylprolyl isomerase B）[40]
- 一般表现：中度至重度骨脆性、身材矮小、智力正常、成年期听力障碍、关节过度变形、四肢畸形
- 颅面/牙齿表现：三角面、蓝色巩膜、偶有牙本质发育不全、牙齿迟萌

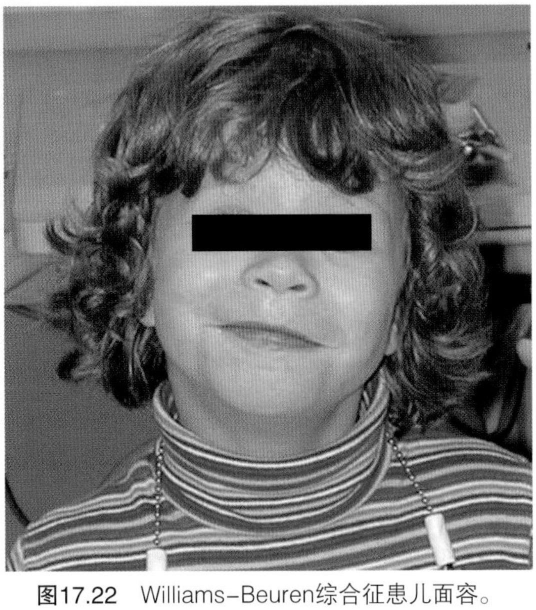

![Williams–Beuren综合征患儿面容]

图17.22 Williams–Beuren综合征患儿面容。

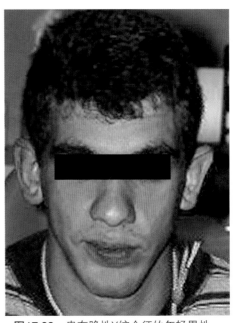

图17.23 患有脆性X综合征的年轻男性。

- 牙科治疗注意事项：成骨不全是一种异质性疾病，由Ⅰ型胶原蛋白的定量和定性缺陷以及至少10个其他基因的突变引起。许多新发现的基因本质上是非胶原蛋白，有助于更好地了解骨骼生物学。成骨不全有超过12种亚型，症状从轻度到严重变形再到致命不等[41]。Ⅰ型成骨不全是最轻微的形式，可能直至患儿第一次骨折才被诊断出来。在某些情况下，患有未确诊的轻度成骨不全儿童的父母被指控虐待儿童，因为影像学检查检测到未报告的先前骨折。在评估既往骨折问题时，医生必须排除成骨不全。Ⅱ型成骨不全在出生时或出生后不久是致命的，牙科专业人员不太可能接触到患有这种疾病的儿童。Ⅲ型成骨不全是病情最严重、变形最显著的。这些患儿骨质极度脆弱，到童年时可能有多达30处骨折。他们通常不能走动，并且有手术史，包括在腿部和脊柱放置固定器械。Ⅳ型成骨不全的严重程度介于Ⅲ型和Ⅰ型之间，患儿有中度身材矮小、骨脆性和明显的骨畸形。巩膜是正常的，Ⅳ型成骨不全患儿通常存在牙本质发育不全。Ⅴ型为轻度至中度，Ⅵ型为中度，Ⅶ型和Ⅷ型为中度至重度或致死型[39]。成骨不全患儿的牙科治疗应十分谨慎，并在父母的指导下确定孩子的耐受能力。由于明显的原因，不建议对成骨不全患儿进行主动或被动固定。如果患儿不能在传统牙科环境中配合治疗，则应考虑其他选择（例如，全身麻醉）。当患有牙本质发育不全的儿童就诊于牙科诊所时，特别是当家族中没有这种疾病的病史时，牙医应考虑孩子患有成骨不全的可能性。如果对诊断有任何疑问，应将孩子转诊到医学遗传学家进行评估

牙本质发育不全

- 遗传模式：常染色体显性遗传或散发性遗传
- 基因：DSPP（Dentin sialophosphoprotein）[42]
- 一般表现：智力正常；一般健康状况良好，除非患成骨不全
- 颅面/牙齿表现：乳牙和恒牙都受到影响、牙齿呈蓝灰色或棕色、极易磨损、髓腔钙化和牙齿脓肿
- 牙科治疗注意事项：这种疾病的严重程度在家庭内部和家庭之间因儿童而异（图17.15）。此外，乳牙外观不能可靠地预测恒牙的外观。乳牙通常比恒牙表型更严重。在乳牙列中，经常使用不锈钢预成冠来防止

磨牙的过度磨耗。一旦磨牙出现明显磨耗时就应立即进行此操作。对于某些儿童，这种情况可能在2岁时就发生，而对于其他儿童来说，可能更晚发生。乳牙脓肿需要进行牙髓治疗，但如果发生明显的髓腔钙化，则可能需要拔牙处理。儿童或父母如果对美学有要求，可以在乳牙列中使用前牙美学冠或局部覆盖义齿进行解决。在恒牙列中，可通过漂白减轻牙齿的颜色，其次可用前牙复合树脂或瓷贴面。作为成年人，大多数患者需要全冠修复，并常需要行根管治疗。应尽一切努力使牙齿保持尽可能长的时间，以最大限度地为成年后提供治疗选择。建议咨询其他牙科专家协助规划未来的治疗方案。如果父母报告患儿有骨折史，应将患儿转诊进行医学评估，以排除成骨不全

遗传性牙釉质发育不全

- 遗传模式：常染色体显性遗传、常染色体隐性遗传、X连锁遗传、散发性
- 基因：AMG（Amelogenin）[43]、ENAM（Enamelin）[44]、FAM83H（Family with sequence similarity，member H）[45]、MMP-20（Matrix metalloproteinase 20）[46]、KLK-4（Kallikrein 4）[47]
- 一般表现：智力正常、身体健康
- 颅面/牙齿表现：乳牙列和恒牙列的牙釉质缺陷；临床表现因亚型而异；牙齿敏感，容易磨损；磨牙牛牙症，前牙开𬌗
- 牙科治疗注意事项：遗传性牙釉质发育不全分3大类和14种亚型。有关亚型的更深入讨论可以在第3章中找到。要求临床医生在制订治疗计划之前了解不同亚型的特征。一般而言，治疗涉及几个类别。对于大多数亚型，牙齿容易磨损，需要完全覆盖牙冠以尽量减少磨损。在乳牙列中，通常是通过在乳牙上放置不锈钢预成冠来实现的。贴面和铸造全冠的组合可用于恒牙列。在青少年时期，通常需要进行过渡性修复，直至恒牙完全萌出。这类疾病的其他问题包括牙齿敏感、美学、龋齿易感和错𬌗畸形。恒前磨牙和磨牙延迟或部分萌出的情况并不少见，需要牙龈手术以暴露牙冠，并在修复前结合正畸力将其移动到位。由于治疗牙釉质发育不全患者涉及许多复杂的问题，因此建议由具有这种疾病经验的牙科专家团队治疗此类患者。当由于地理或其他限制而无法选择时，应在治

疗前尽一切努力咨询有这种疾病治疗经验的同事（图17.16）

Treacher Collins综合征

- 遗传模式：常染色体显性遗传或散发遗传
- 基因：*TCOF1*（Treacher Collins Franceschetti syndrome 1）[48]
- 一般表现：智力正常、传导性耳聋、咽部发育不全、偶发先天性心脏缺陷
- 颅面/牙齿表现：上睑下垂、颧骨发育不良、下眼睑缺损、下颌骨发育不全、外耳畸形、腭裂或黏膜下裂
- 牙科治疗注意事项：一些Treacher Collins综合征患儿的严重小颌畸形会导致牙齿拥挤，如果需要在全身麻醉下治疗，可能会出现插管困难（图17.24）。儿童期或青春期需要进行频繁的正颌手术。牙医应咨询孩子的临床医生，以确认是否存在其他疾病（例如，先天性心脏缺陷），这些疾病可能会改变牙科治疗的方式

van der Woude综合征

- 遗传模式：常染色体显性遗传或散发
- 基因：*IRF6*（Interferon regulatory factor 6）[49]；*GRHL3*（Grainyhead-like 3）[50]
- 一般表现：智力正常、全身情况良好

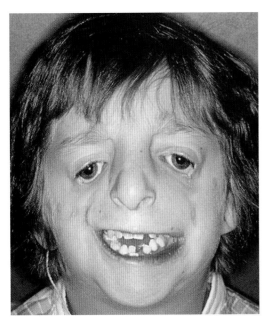

图17.24 Treacher Collins综合征患儿面容。（From Nanci A. Ten Cate's Oral Histology: Development, Structure, and Function. 8th ed. St Louis: Mosby; 2013.）

- 颅面/牙齿表现：下唇瘘、唇裂/腭裂、悬雍垂裂、先天性牙齿缺失、偶发舌系带过短
- 牙科治疗注意事项：唇裂和/或腭裂作为孤立的或作为综合征的一部分（图17.25）。据估计，约70%的van der Woude综合征患者的*IRF6*基因发生突变[50]。最近发现*GRHL3*基因的突变导致与*VWS1*基因突变几乎相同的口面部腭裂表型，因此又被称为*VWS2*基因。van der Woude综合征患儿可能单独存在下唇瘘或与唇裂和/或腭裂同时存在。由于症状有限，受累的个体智力正常，这种疾病可能与非综合征型唇裂/腭裂混淆。重要的是，唇裂/腭裂或下唇瘘患儿只能通过颅面异常团队观察和评估，以确定其疾病的原因和遗传性。此外，这种类型的团队作业工作为唇裂/腭裂儿童提供协调、及时的治疗非常重要。许多医院都有唇腭裂或颅面裂团队，包括来自整形外科、颅面和/或口腔外科、儿科、儿童牙科、正畸学、语言病理学、听力学、修复学、社会工作和医学遗传学的专家

单纯型（非综合征型）口面裂

- 遗传模式：具有基因-环境相互作用的常染色体显性遗传或基因-环境相互作用的非孟德尔遗传模式
- 基因：MSX1、TBX22、TP63和IRF6
- 颅面/牙齿表现：唇裂伴或不伴腭裂
- 牙科治疗注意事项：口面裂——一组出生解剖缺陷，指口腔正常结构存在间隙或断裂，是最常见的人类发育障碍之一，全球每600名新生儿中就有1名受到影响。东亚和美洲原住民（每1000名新生儿中有3.6人）患病率较高，非裔人群的患病率较低（每1000名新生儿中有0.3人）。口面裂可以是孤立的，也可以是综合征型的。作为表型的一部分，有超过300种综合征伴口面裂。口面裂的病因复杂且具有异质性，既有遗

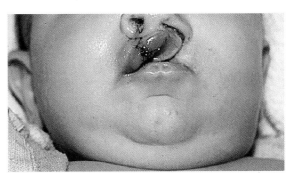

图17.25 van der Woude综合征患儿唇裂/腭裂。

传因素的影响，也有环境因素的影响。据报道，孤立的唇裂/腭裂与许多基因的突变有关，包括*MSX1*、*TBX22*、*TP63*和*IRF6*。环境因素包括母亲在妊娠期吸烟和服用苯妥英钠、维A酸衍生物、酒精和叶酸拮抗剂。单纯型唇裂伴或不伴腭裂和单纯型腭裂是两种不同的类型。伴或不伴腭裂的唇裂可能存在于同一家族中，但家族中不可能单独出现单纯型腭裂。*IRF6*和*TP63*突变的家族中可以看到不同裂隙表现。口面裂在严重程度和受累的口面部结构方面表现出表型多样性。伴或不伴腭裂的唇裂微畸形包括唇和/或牙槽弓的小缺陷，唇上方的瘢痕样隆起和口轮匝肌的缺陷，这些只能通过超声检查观察到[51]。腭裂的微畸形由悬雍垂裂和腭黏膜下裂组成。检测微小变异对于识别突变的携带者至关重要

低磷酸酯酶症

- 遗传模式：常染色体显性遗传、常染色体隐性遗传或散发性遗传
- 基因：*TNSALP*（"Tissue nonspecific" isoenzyme of alkaline phosphatase）[52]
- 一般表现：身材正常或身材矮小、骨脆性、下肢弯曲
- 颜面/牙齿表现：由于缺乏牙骨质，牙齿早失（最常见的是乳牙）；颅缝早闭
- 牙科治疗注意事项：低磷酸酯酶症有4种类型，从轻度到致命不等。6个月大后出现在儿童期的较温和的类型会导致乳牙早失和颅缝早闭。所有类型患者血清碱性磷酸酶水平平均有所降低。虽然这是一种相对罕见的疾病，但牙医应该意识到它的存在，以便进行适当的转诊。通常，这种疾病的第一个症状是没有外伤史的下颌乳切牙早失。脱落的牙齿通常没有牙根吸收，组织学分析显示患牙缺乏牙骨质。在轻型低磷酸酯酶症患者中，牙齿的表现可能是唯一的症状

Apert综合征

- 遗传模式：常染色体显性遗传，完全外显。大多数病例是散发的。大多数散发病例与父亲年龄较大有关
- 基因：*FGFR2*（Fibroblast growth factor receptor 2）[53]
- 一般表现：智力障碍；眼球突出、眼距过宽；斜视；手足对称性并指（趾）；青春期中度至重度痤疮
- 颜面/牙齿表现：颅缝早闭引起的扁头畸形，尤其是

冠状；扁平枕骨；颅骨中线从眉间延伸到后囟的缺损；面中部发育不全导致下颌相对前突和牙齿严重拥挤；腭高拱，伴腭外侧肿胀；鼻梁凹陷；软腭裂或悬雍垂裂
- 牙科治疗注意事项：这些患者中的大多数需要正颌手术结合正畸治疗，以使上颌骨向前移动；即使有智力障碍，大多数患者在牙科诊所也能很好地配合，从而耐受正畸治疗

Crouzon综合征

- 遗传模式：常染色体显性遗传，表达可变。大多数散发病例与父亲年龄较大有关
- 基因：*FGFR2*（Fibroblast growth factor receptor 2）[54]
- 一般表现：大多数患者智力正常、传导性听力丧失、颈椎异常、茎突舌骨韧带钙化
- 颜面/牙齿表现：颅缝早闭；颅骨X线片上的数字标记（数字技术应用，标记点增多）增加；眼距过宽；外斜视；继发于浅眼眶的眼球突出致暴露性结膜炎和角膜炎；上颌骨发育不全致上颌牙拥挤、上颌第一恒磨牙异位萌出和后牙反𬌗；侧腭突肿胀
- 牙科治疗注意事项：这些患者中的大多数需要正颌手术结合正畸治疗，以使上颌骨向前移动；Crouzon综合征患者通常在牙科诊所合作良好

基因检测

目前可用的大多数基因检测都用于诊断特定的遗传性疾病（例如，囊性纤维化、亨廷顿舞蹈症或脆性X综合征）。这些测试通常由医学遗传学家或遗传咨询师订购和解读。遗传性疾病的基因检测包括筛查特定的突变或染色体变异。其次主要用于筛查有遗传易感性疾病的遗传风险因素。包括家族性乳腺癌和阿尔茨海默病等疾病。其中一种风险因素检测呈阳性并不意味着一个人会患上这种疾病，但它确实表明一个人患这种疾病的风险增加。这些信息可以使人们改变自己的生活方式，以减少该疾病的其他风险因素。

近年来，DNA测序技术取得了显著进步，可使用唾液样本对个体进行全基因组测序，成本不到1000美元（https://www.genome.gov/sequencingcosts/）。其他提高检测致病性突变能力的技术包括全外显子组测序和基于

微阵列的比较基因组杂交（CGH）[55]。

识别龋病和牙周病的遗传风险因素是许多牙科研究人员的目标。可以想象，在不久的将来，诊室内的基因检测可用于预测个体患者的患龋风险或牙周疾病风险。利用这些测试的结果，牙医将能够制订有针对性的预防计划，以最大限度地降低该个体的疾病严重程度。

人类基因组计划的伦理、法律和社会意义

过去，患者不会因为曾患有牙科疾病而被牙科保险拒绝，并且患者通常也不需要进行彻底的牙科检查即可获得牙科福利。结果是，牙医可能没有意识到一些患者因其健康史而容易受到歧视的可能性。在一个人出现任何疾病表现之前，通过基因检测可以识别他或她的患病风险，这为个人的健康和可保性带来许多过去无法获得的新水平的信息。在许多情况下，从人类基因组计划中获取信息的伦理、法律和社会意义仍在评估中。

第3部分

乳牙列期：3～6岁
The Primary Dentition Years:
Three to Six Years

　　3～6岁年龄段儿童的牙科需求可能因人而异。由于氟化物、家庭护理、建立牙科之家以及预防性治疗（例如，窝沟封闭等），大多数儿童都没有龋齿或轻微龋齿。问题在于，由于各种原因，仍有儿童需要对多颗牙齿进行修复。这些需求通常是广泛的，包括全冠修复和牙髓治疗。这些儿童大多数来自低收入和少数族裔家庭，很难获得口腔护理。他们可能因拔牙和邻面龋缺损而导致牙弓长度丧失，需要间隙保持，在某些情况下需要重新获得间隙。

　　婴儿在出生后前3年获得的口腔习惯，在过去很少受到父母或医生重视，但现在却引起了人们的关注。虽然绝大多数儿童可以摆脱这些习惯，但有些儿童却很难戒除。一般来说，这些习惯的害处即使未经训练的人也能察觉。本节包括牙科行为管理，因为牙医可能遇到的大多数需要行为管理的儿童都在这个年龄段。然而，随着这个年龄段儿童沟通能力的提高，与他们一起工作也是一种乐趣。

ERIN L. GROSS, ARTHUR J. NOWAK

在我们的社会中，3~6岁这个年龄段通常被称为学龄前，这些年龄段的儿童被称为学龄前儿童。学龄前儿童在生理、认知、情感和社会化方面都经历了巨大的变化。

生理变化

身体变化

到3岁生日时，男孩的平均身高为39英寸，体重约35磅，而女孩的平均身高为38.6英寸，体重较男孩轻近1磅。学龄前时期生长放缓，儿童每年增加约5磅体重和3英寸的身高（1磅≈0.45kg，1英寸≈2.54cm）。在这段时间里，比儿童的体重或身高更重要的是维持他们的生长速度。2岁时身高较高或体重较重的儿童在5岁时极有可能保持高身高和重体重，2岁时矮或轻的孩子在5岁时很可能身材矮小或轻盈[1]。与幼儿的生长（见第13章）类似，在学龄前阶段，身高的增长仍然很明显。头部生长缓慢，而肢体增长非常迅速。躯干生长速度处于二者之间。蹒跚学步的2岁儿童突起、矮胖的腹部在3~4岁时逐渐消失。

在这段时间，儿童的身体发生了很多变化。心率和呼吸频率都会减慢，血压也会升高。由于4岁左右肌肉系统生长速度的变化，在儿童5岁时，约75%体重是肌肉增长的结果[2]。骨骼系统中的软骨越来越多地被骨骼取代，身体所有骨骼钙化程度加重，变得更加坚硬。

颅面变化

头部和面部在3~6岁期间继续生长。然而，如图18.1显示，随着年龄的增长，面部生长的增加百分比变得大于颅部生长[3]。这种变化对儿童的颅面结构和外观有重要影响。与新生儿的面部相比，学龄前儿童的面部更大、更宽、更长以及更精细。在这个年龄段，人们开始看到恒牙即将萌出的影响[4]。

Vann等人[5]报告了一项研究的结果，该研究回顾了4岁儿童乳牙列的头影测量分析结果。他们将32名北美血统的白种人儿童样本中的17项头影测量指标与成年人的头影测量指标进行了比较。发现男性和女性之间没有统计学差异。调查人员根据表18.1中提供的信息得出以下结论：

1. 乳切牙比恒切牙更直立（比较表18.1中的UI–SN和UI–F）。

2. 儿童（82.9°）和成年人（82°）SNA角度的相似性支持了鼻点和A点相对于蝶鞍向前移动的概念，因此学龄前儿童和成年人的SNA角没有差异。

3. 儿童的SNB角和SNPg角分别为78.1°和77.4°，而成年人分别为80°和83°。儿童ANB角（4.9°）大于成年人（2°）。

鼻子和下颌的软组织突度在一定程度上持续增加，而整体面部突度有所降低（图18.2）[5]。很难根据这个年龄段的软组织来判断潜在的骨骼特征。垂直向上，腭穹隆降低，骨缝生长，腭骨的口腔侧骨质沉积，鼻腔侧骨质吸收。颏部的最低点下降幅度更大，但下颌平面（下颌骨下缘）与其原始方向保持平行。这是因为髁突生长超过垂直向上上颌骨的生长，从而阻止了下颌平面角的变大。

在此期间，水平向也有相当大的增长（图18.3）[5]。

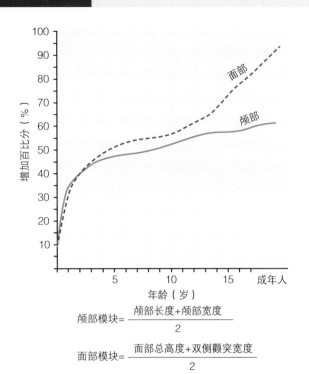

图18.1 男性颅部和面部模块的比较。在生长过程中，颅部和面部模块的增加。（Redrawn from Ranly DM. *A Synopsis of Craniofacial Growth*. Norwalk, CT: Appleton & Lange; 1988. Data from Scott JH. The growth of the human face. *Proc R Soc Med*.1954;47:5. ）

$$颅部模块 = \frac{颅部长度 + 颅部宽度}{2}$$

$$面部模块 = \frac{面部总高度 + 双侧颧突宽度}{2}$$

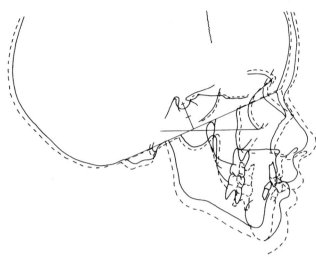

图18.2 3岁和6岁儿童Bolton标准的前颅底叠加显示了这一时期骨骼的前后向及垂直向生长以及软组织的变化。（Redrawn from Broadbent BH Sr, Broadbent BH Jr, Golden WH. *Bolton Standards of Dentofacial Developmental Growth*. St Louis: Mosby; 1975. ）

表18.1	头影测量角度：学龄前儿童（4～5岁）和成年人之间的比较	
	Vann的研究（*N*=32）[a]	成年人[b]
SNA	82.9°	82°
SNB	78.1°	80°
SNPg	77.4°	83°
ANB	4.9°	2°
FNA	89.1°	88°
FNB	84.4°	87°
FNPg	85.5°	88°
IMPA	85.2°	92°
FMIA	65.9°	65°
UI–SN	92.4°	104°
UI–F	97.6°	110°
1–1	148.4°	130°
M	67.5°	69°
Y axis	58.5°	59°
OCC–SN	18.8°	14.5°
SN–MP	35.3°	32°
FMA	29.2°	25°

[a]这个研究中所有儿童都为4～5岁
[b]成年人的数值借鉴了Downs、Steiner和Tweed
From WF, Dilley GJ, Nelson RM. A cephalometric analysis for the child in the primary dentition. *ASDC J Dent Child*. 1978;45:45–52.

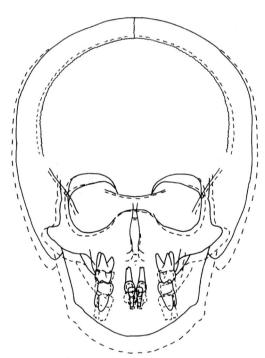

图18.3 3岁和6岁儿童Bolton标准的前颅底叠加显示了这一时期骨骼水平向及垂直向生长的幅度。（Redrawn from Broadbent BH Sr, Broadbent BH Jr, Golden WH. *Bolton Standards of Dentofacial Developmental Growth*. St Louis: Mosby; 1975. ）

需要注意的是，水平向增长比其他维度的增长更早结束，因此关注这个维度的问题很重要。这一时期上颌水平向的生长主要是腭中缝变化的结果。而下颌体和下颌角水平向的生长是骨吸收和骨沉积的结果。

上颌骨后部和下颌骨的生长（上颌骨骨缝生长和下颌骨软骨内生长）有助于容纳新出现的第一恒磨牙。随着恒前牙萌出，牙槽嵴也会有一些骨沉积性生长。

与恒牙的萌出相一致的是乳牙的萌出。乳牙萌出时垂直向变化的幅度往往没有得到重视。但相较于乳前牙，很明显可以观察到恒前牙将在面部占据更前方和突出的位置。

牙齿变化

表13.5列出了人类牙齿发育年表。此表显示所有乳牙在3岁时均已萌出，牙根发育完成。对于乳牙列而言，这是一个相对稳定的时期。虽然随着恒牙的萌出，牙弓会发生变化。但在此期间，乳切牙间距、乳尖牙之间距离及牙弓宽度几乎没有变化。当恒磨牙萌出前后间隙关闭时，牙弓长度有减少[6]。虽然乳牙列在此期间较为稳定，但这是恒牙冠发育的重要时期（图18.4），很

快恒牙就会萌出。这段时期结束时，大多数儿童乳切牙的牙根将开始吸收。

当恒牙萌出时，它与乳牙之间的形态差异将更加明显（图18.5）。Wheeler的《牙科解剖学和生理学》[7]描述了以下主要的区别：

1. 和恒前牙相比，乳前牙牙冠近远中向上的宽度要大于其切龈向的长度。

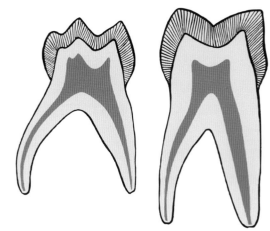

图18.5 上颌第二乳磨牙和恒磨牙颊腭向剖面的比较。（Modified from Finn SB. *Clinical Pedodontics*. 4th ed. Philadelphia: Saunders; 1973.）

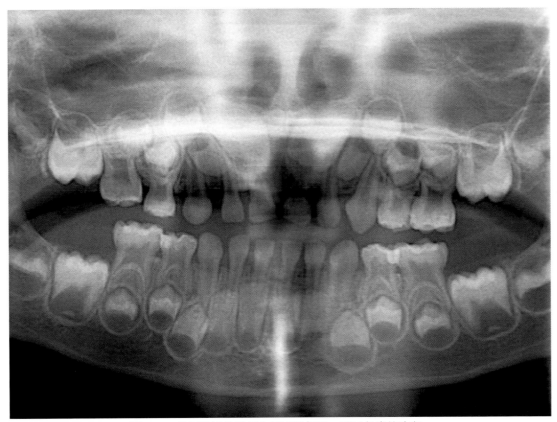

图18.4 曲面体层片显示为了容纳恒牙，牙弓长度的改变。

2. 乳前牙的牙根近远中方向上是细窄的。窄根宽冠在牙冠和牙根的颈部呈现出与恒前牙明显不同的形态学外观。当从近中或远中面观察时，牙冠和牙根的颈部也可以看到类似的情况。与恒前牙相比，乳前牙牙冠颈1/3处的牙颈牙釉质嵴无论是唇侧还是舌侧都更突出。

3. 乳磨牙的牙冠和牙根在颈1/3处比恒磨牙的牙冠和牙根更细。

4. 乳磨牙颊侧颈部的颈嵴要更加明显，特别是在上颌和下颌第一乳磨牙。

5. 乳磨牙的牙根相对恒牙而言更加细长。它们的顶部也更加突出，延伸到牙冠的投影轮廓之外。这种开口使牙根之间有足够的空间，以便在乳牙脱落前恒牙牙冠的发育。

6. 乳磨牙颊侧和舌侧的颈部曲率较恒磨牙更平坦。

7. 乳牙的颜色通常比恒牙浅。

认知变化

这个年龄段的孩子语言发展迅速，可以说包含 > 5个单词的句子，遵循基本的语法规则，可以讲故事，并被陌生人理解[8]。推理能力也在大幅增长。2岁儿童简单的"为什么"问题被更复杂和更具体的询问所取代，例如，"它是如何变得这么大的""它是从哪里来的"。

在Piaget的认知发展论中，3～6岁的年龄被称为前运算阶段[9]。该阶段始于感觉运动阶段结束，18～24个月大，并持续直至6～7岁。Piaget称这一阶段的第一部分是前概念期，它一直持续到约4岁[10]。在前概念期，儿童的心智和智力发展迅速。儿童的大脑获得了利用心理意象玩耍和幻想的能力，这与早期的感觉运动阶段不同，感觉运动阶段的儿童被限制在真实物体的动作中。然而，处于前概念期的儿童仍然只概括所有实体。例如，任何一种鸟都是鸟。使用更具体的名词，例如，"知更鸟""鹌鹑""苍鹭"必须等待后期的发展。如果儿童同时掌握了"鸡"和"鸟"这两个词，他或她就不会明白鸡也是鸟。

前概念期的思维是集中偏向的。Piaget将集中偏向定义为将所有思考和推理都集中在整个结构的一个方面，而忽略所有其他特征的过程[9]。Piaget用一个戏剧性的实验来证明这一假设。他准备了两个同样高而薄的花瓶，并倒满同样高度的水，当他把其中一个花瓶中的水倒进一个矮而宽的花瓶时，儿童经常断言高花瓶里的水比矮花瓶里的多。做出这一断言的儿童以水的高度为中心。此外，该阶段儿童的思维是不可逆的[9]。儿童不能思考把水从矮花瓶倒回高花瓶，看它与另一个高花瓶中的水是否处于同一水平。

在前概念期后，儿童进入直觉思维期，该阶段一直持续到7岁。这是一名儿童根据类别对物体进行分类能力越来越成熟的时期，可以使用更复杂的思想和图像，并逐渐摆脱了集中偏向的倾向。这一时期的后期儿童开始学习阅读和写作技能。所有这些——词汇量的增加、注意力持续时间的延长、对冲动的控制以及对与父母分离的容忍表明儿童已经做好了上学的准备。

情感变化

正如第13章所讨论的，非常年幼的儿童害怕陌生人，害怕与父母分离，害怕新的经历。然而，到3岁生日时，儿童的恐惧已经减少，可以在没有情绪影响的情况下接受新的社交环境。对情绪的控制（例如，恐惧和沮丧）在3～6岁急剧发展，并伴随同样戏剧性的社会化过程。同时，孩子的自尊观念和性别认同感浮现出来[11]。

3岁之前儿童和3～6岁儿童之间的一个显著差异是自我控制的发展[11]。可以教学龄前儿童自我控制的方法，例如，当他们变得不耐烦或正在接受牙医治疗时分散自己的注意力。可以教他们监控自己的行为。当儿童违反道德规范时，良知感会逐渐出现，儿童变得能够感到内疚或焦虑。

对于那些从事学龄前儿童工作的人来说，了解攻击性很重要。攻击性通常是由儿童无法发挥自我控制力引起的，有两种类型。一种是工具性侵略，它旨在实现目标，例如，从兄弟姐妹那里拿走玩具。另一种是敌对侵略，它旨在对他人造成伤害或疼痛[12]。学龄前时期，工具性侵略的频率会下降。那些来自有过度攻击性父母和兄弟姐妹家庭的孩子仍然具有敌意攻击性。在执行规则方面不一致和不明确的育儿理念也与儿童的攻击性行为有关[13]。

6岁时，儿童在情感上并不成熟，但情感很复杂。他或她能够感受到友谊和敌意，表现出侵略性，并经历内疚和焦虑。该阶段的儿童对表扬比较敏感，也能感受到伤害。这些儿童也在学习与他人的情感建立联系。

社交变化

在学龄前之前，儿童不会一起玩，他们可能会同时各自玩耍。然而，学龄前儿童的社会化确保他们的生活永远不会一样。他们开始学会轮流合作并建立友谊[8]。他们了解自己与他人的关系，包括父母、兄弟姐妹、同龄人和权威人物。

有许多理论试图解释这个年龄段儿童发生的戏剧性的社会心理转变。精神分析理论断言，性幻想和内疚感与之相关。最初表现为对异性父母的不寻常感觉（恋母或恋父情结），迫使孩子认同同性父母，接纳道德体系，完成其价值准则[14]。在这段时间里，孩子偏爱异性的父母是正常的。行为主义者将典型的性别角色和社会价值观的假设归因于这一时期强化的影响，包括积极的和消极的强化。社会学习理论将这一时期的变化解释为养育子女和父母行为的影响。一些理论家认为，当孩子意识到事物背后的原因时，他或她能够更好地识别并忠于社会秩序和价值观背后的推理。

无论人们的理论立场如何，不可否认的是，父母和社会环境在学龄前儿童生活中的作用是极其强大的。我们现在知道，儿童早期的不利压力会对健康和行为产生持久的影响。儿童家庭的社会经济地位是公认的发病预测因素，但存在显著的个体差异。Boyce[15]描述了"蒲公英孩子""兰花孩子"，前者在任何环境下都会保持健康，后者在面临逆境时极易遭受负面健康后果。为了给孩子最好的机会，父母必须营造一种安全感和稳定感。Gopnik[16]将父母比作园丁。作为园丁，父母致力于照顾和爱他们的孩子，创造一个他们可以茁壮成长的空间。

第19章
检查、诊断和治疗计划
Examination, Diagnosis, and Treatment Planning

ROCIO B. QUINONEZ, JOHN R. CHRISTENSEN, HENRY FIELDS

非正畸问题的诊断

尽管美国儿童牙科学会推荐为儿童提供更早的检查以进行诊断、预防和治疗，但是对于一些牙医来说，对3岁儿童的口腔检查代表着儿童的第一次牙科经历[1]。对于没有早期牙科检查经历的儿童来说，新环境、新人和一系列的检查操作可能是一个困难或压倒性的体验。

因为面临着潜在的行为管理挑战、没有或仅有少量临床基线数据，以及需要提供短期和长期的治疗计划。对牙医而言，给这个年龄段的儿童进行初次口腔检查是具有挑战性的。

早期口腔检查为今后几年的口腔健康奠定了基础。3~6岁的儿童口腔检查，特别需要关注以下因素：

1. 有限的健康史。
2. 没有或有少量临床基线数据。
3. 行为未知。
4. 乳牙咬合情况的有限预测价值。
5. 必须评估孩子的预防需求。

在评估这个年龄段的儿童时，尤其是该儿童第一次看牙医的情况下，必须特别考虑到以上所有问题。

病历

牙科病历的记录方式已经从历史记录或财务记录逐渐发展为一份重要的工作文档。儿童牙科病历的基本要素包括健康史、检查记录、治疗计划和一系列就诊记录。健康史应该定期更新和总结[2]。在首次就诊时应该获得家长或监护人的同意并进行记录。辅助记录（例如，模型、预防表格和饮食表格）或其他分析结果也应该保存在病历中。同样，在电子通信时代，电子邮件、短信和照片也应该作为患者病历的一部分保存。

牙科检查记录有多种形式。通常，医生会选择在牙科学校使用的电子病历中包含的标准表格或模板。关于儿童牙科牙齿图表的选择并没有明确的指导方针，但是，满足医疗法律需要和提供完整的发育情况是一些基本的要求。病历记录应该做到以下几点：

1. 充分记录发育状况和现有的口内、口外状况，包括支持组织结构、头部、颈部和牙齿。
2. 记录面部和咬合状况。
3. 记录口腔卫生、牙周和口腔软组织状况。
4. 相关放射影像和其他诊断测试的结果。
5. 为儿童建立龋病风险评估，以支持预防和治疗建议。

牙科图表不要求解剖学的正确；在许多情况下，牙科记录表更有价值。目前第三方报销侧重于受损牙面和牙齿的数量，而记录单颗牙齿龋损程度的意义不大，其主要原因是目前牙科没有使用以疾病为基础的、有意义的编码系统[3]。至关重要的是，图表同时记录乳牙和恒牙，以便每个记录条目都能提供最新的发育概况。除了记录牙齿的存在或不存在外，还应在儿童牙科图表中记录乳牙的活动性和临床上明显可见牙齿萌出。这有助于描述孩子的发育情况。目前对儿童安全和法律的关注强烈建议口腔检查后绘制牙齿初步检查表记录包括充填和发育异常在内的信息[4]。

需要注意软组织和骨组织的评估。虽然不是例行程序，但牙科图表应提供一个区域，以记录牙周袋或牙龈附着丧失的情况。这种记录的本质仅需要足够的基线数据来完成治疗和随访。在牙周疾病检查中每颗牙齿6个位点的牙周探测深度的传统检测方法，可以考虑应用在所选的乳牙检查中[5]。

许多牙医都会制订个性化的预防方法，这些方法可以在检查记录中高效地进行处理。口腔卫生表现或牙龈评分的连续记录可能会有所帮助。检查记录中其他有用的项目包括生命体征、医学警示和重要过敏史、行为情况和其他异常。应记录患者推迟影像学检查的原因。这些数据可以为牙医提供快速的椅边参考。

近期患者个人治疗过程、医疗编码、预期评价和牙科疾病风险评估等方面的变化表明，牙科检查记录（病史及临床检查）应包括其他测量指标。可能包括以下任意一个或所有指标：

1. 一份基于美国儿童牙科学会的龋病评估工具（见第14章）或其他考虑临床和历史风险因素的龋病风险评估清单。这可以是一些因素的列表，也可以简单地选择高、中、低风险。

2. 初步的疼痛或行为评估，以便牙医在初次检查时了解孩子的合作程度或口腔健康状况。一些临床医生使用一组图示的"面孔"，范围从快乐到悲伤（图7.3）。或者使用Frank行为量表，该量表4个评分，范围从绝对积极（得分=4）到绝对消极（得分=1）。Frank量表具有使用简单、能提供与椅旁牙科相关的行为分类的优点。

治疗计划应说明治疗顺序，并注明每单独步骤完成的日期。每个就诊记录应说明所做的事情和任何值得注意的事件。每个步骤都应附有最新的当前牙科术语（CDT）代码。

病史

父母或监护人是孩子的历史学家。牙医必须处理真实的和虚构的问题。父母可能会提供错误和未经验证的信息，这些信息还没有经过健康系统的测试。两个这样的例子是心脏杂音和过敏。父母可能已经被告知有杂音，但不知道它的严重性。父母也可能会将恶心混淆为真正的过敏反应。牙医可能需要直接与内科医生沟通，以获得准确的信息来解决这些问题。在其他情况下，一个长期存在的或曾经存在的问题可能已经被遗忘或被认为不重要。这样的例子包括询问常见的慢性疾病病情，这些病情会增加龋齿的风险，包括：①反流（增加酸性暴露）；②需要多次使用抗生素的耳部感染（含有高糖）；③便秘导致经常接触甜味饮料（例如，梅子汁）；④需要使用类固醇药物进行控制的反应性气道疾病（增加口干症）。

全身健康记录表可以用来确定孩子的健康背景。牙医应该熟悉与儿童有关的特定疾病。表19.1提供了一个常见于3~6岁儿童组的健康项目列表。美国儿童牙科学会提供了一份特别为儿童设计的现代化健康记录表，涵盖了大多数儿童健康问题[6]。

在过去，短暂而有帮助的病史在这个年龄段是不常见的，但随着婴儿健康实践和家庭护理、免疫接种及早期医疗干预的改善，许多常见问题和疾病已经得到了预防或解决。另外，越来越多的早产儿存活了下来，而在以前他们可能会夭折。尽管有些婴儿会正常发育，但相当一部分婴儿在身体或智力上受到了影响，需要采用替代性和更复杂的医疗方法。数据表明，"剂量反应"现象在出生后3~5岁时出现，小的孕龄会导致更多的不良健康后果[7]。在这个年龄段中，正常的发育或仅仅语言或运动技能存在模糊的延迟情况并不少见。这可能是因为残疾没有被明确诊断或者父母不愿意接受孩子可能存在问题的事实。

牙医可以使用带注释的清单来完成准确的病史记录。病史记录应该每6个月更新1次，如果有变化应该在此时间范围之前更新。就诊前完成的电子病史记录可以促进其评估，并减少在诊所中花费的时间。记录中应该解释任何重要的发现。任何健康相关病史最后都应总结、汇总为孩子的健康状况，特别是药物过敏、手术程序、心脏异常和发育情况等方面。许多儿童牙科病历设计为可在检查表格上显示的总结，以避免查找相关重要信息时需要翻阅整个病历。一些电子牙科病历的功能也包括对这些阳性结果总结。有日期的注释也可确认牙医

表19.1　3～6岁儿童中部分健康史相关领域和常见发现

关注领域	常见发现
全身健康	
过敏	可能与食物和其他环境过敏原有关；可能对抗生素等药物过敏；皮疹是常见的表现；经常报告的假过敏
哮喘	可能被报告；通常已知其触发因素；药物治疗；牙科干预的影响通常未知
出血	家长可能提及过度瘀伤而没有真正的问题
输血	可能在出生时经历
儿童感染	免疫接种，或者有明确的特定疾病史（例如，麻疹或水痘）
发育问题	父母对正常儿童发育知识匮乏；对于那些有发育迟缓的孩子，有良好的诊断过程和发育记录
心脏	功能性杂音，或者父母可能被告知有杂音
高血压	通常是未知的，除非孩子有慢性问题
疾病	可能有上气道感染史
黄疸	可能在出生时
药物	可能在必要时服用了对乙酰氨基酚（泰诺）；可能服用了阿莫西林或其他抗生素
癫痫	可能发热；可能只服用一次癫痫发作药物
手术史	可能的扁桃体切除术或腺样体切除术；可能的鼓膜置管术；包皮环切术很少被视为手术
牙齿健康	
奶瓶喂养	可能不会被认为致龋
发育或萌出	认知仅限于第一颗牙齿萌出时间，除非牙齿萌出很早或很晚
氟化物	可能知道水源状况；可能补充含氟化物的维生素
口腔习惯（吮指）	会很清楚
家庭护理	通常仅限于刷牙；通常是孩子刷
以前的护理	可能没有；没有牙医或看护人
对护理的反应（行为）	可能没有；可能很差或比较难预测
牙齿或颏部的外伤	可能，但除非严重，否则通常不治疗；通常是上颌牙齿和颏部

该表显示了父母对这个年龄段普通儿童问题的普遍或常见回答，但并没有显示所有儿童的普遍或最常见回答

已经回顾了病史，并在那个时间点上对其对治疗的影响做出了决定。

口腔病史应该是全面的。许多父母除了记录第一颗牙齿的萌出之外，不考虑记录他们孩子的口腔病史。口腔病史应该至少涵盖过去的问题和护理、用氟经历、当前的卫生习惯以及牙齿萌出和发育状况。表19.1涉及口腔病史的基本要素。现代的口腔病史记录方法使用了一种发展模型，允许父母处理与年龄相关的问题。例如，健康病史可以询问关于奶瓶使用、断奶、接触糖和其他饮食问题，以在一个表格上涵盖各个年龄段。健康病史的清单方法允许在孩子已经超过一组问题时选择"不适用"。这种发展方法提供了一组特定年龄的发展结果，可以在牙科工作人员进行预见性指导咨询时转化为预防措施。一些儿童牙医将口腔病史定制为筛查龋齿和正畸、牙龈及外伤风险因素，询问那些答案后，通过提供可以在家使用的预防措施来解决问题。

检查

检查包括行为评估、全身情况评价、头颈部检查、面部检查、口内检查、影像学检查（见下文"影像学评估"）。

行为评估

全身评估和患者椅旁的检查为观察行为及评估患者合作潜力提供了机会。完整的行为评估在第24章中进行了讨论。值得注意的是，有行为问题的学龄前儿童患上发育迟缓的风险是正常儿童的4倍。当发现这种情况时，牙科团队应考虑转诊到儿科医生进行进一步评估[8]。

全身情况评价

全身情况评价涉及儿童的身体和行为状态。典型的评估内容包括步态、身高和是否存在明显的疾病症状。3~6岁的正常儿童行走自如、基本任务协调良好、善于交往、外表健康。表19.2列出了3~6岁儿童的身体和行为变化的重要事件。牙医应该将这些事件融入评估孩子状态的档案中。全身情况评价最好在接待室或类似的非威胁环境中完成。这种评估应该在澄清任何异常发现并与家长讨论潜在行为问题之后进行。

全身情况评价中评估生命体征的目的有两个。第一个目的是识别异常，第二个目的是履行为急诊提供基线健康数据的医学法律责任。如果儿童情绪不稳或焦虑，生命体征可能会失真。血压、脉搏和呼吸的生命体征可能要等到儿童适应环境后才能测量，但这些数据必须在给药前获得。儿童的体重应该记录在图表的显著位置，以便在紧急情况下获取信息。身高也应记录下来，与体重一起作为身体发育的指标。由于对儿童超重［身体质量指数（BMI）>第85百分位］和肥胖（BMI>第95百分位）[9]的担忧，牙医应该为儿童计算BMI，或者将身高和体重记录在标准化生长曲线上。在转诊到儿科医生处理体重问题时应包括这些数据。BMI是一种从2岁开始有效的测量方法，可以使用电子BMI计算器确定[10]。

表19.2 3~6岁儿童的部分发育特征

3岁	4岁	6岁
智力发育		
说出名字和姓氏	识别颜色	说出4种颜色
计数3个对象	计数4个对象	计数10个对象
说出自己的年龄和性别	讲故事	询问单词的含义
大/精细运动技能		
穿鞋	未经监督可以自行穿衣	穿衣和脱衣
脚踏三轮车	单脚平衡	单脚跳跃
画圆	画叉和方形	绘制三角形
心理发育		
3~6岁的孩子正处于性器期的发展阶段。在此期间，孩子会发生恋母情结冲突，这可能会导致对异性父母的偏好。孩子可能会对兄弟姐妹表现出一些攻击性。到6岁时，孩子可能已经准备好放弃对父母的一些依赖		
牙科影响		
需要母亲陪伴，尤其在紧张时	可能比较困难，具有攻击性	应离开父母接受治疗
害怕分离	对语言指令做出回应	以财产为荣
视觉恐惧	听觉恐惧	身体伤害恐惧
身高（第75百分位）		
男孩：97.5cm	男孩：106cm	男孩：113cm
女孩：97cm	女孩：104.5cm	女孩：111.5cm
（该阶段的生长速率为6~8cm/年）		
体重（第75百分位）		
男孩：15.5kg	男孩：18kg	男孩：20kg
女孩：15.5kg	女孩：17.5kg	女孩：19.5kg
（该阶段的生长速率约2kg/年）		
脉搏（第90百分位）		
105次/分钟	100次/分钟	100次/分钟
呼吸（第90百分位）		
30次/分钟	28次/分钟	26次/分钟
血压		
100/60mmHg	100/60mmHg	100/60mmHg

头颈部检查

对3岁儿童检查时不仅需要关注临床检查发现还要注意患者在牙科环境中的行为。3岁的儿童曾经接受过医学检查，但这可能是第一次牙科检查。医生有一个绝佳的机会完成牙科检查，并观察儿童在非威胁环境中的行为。

表19.3概述了全面头颈部检查的要素和期望。检查的过程始于说明。牙医应该描述每一步检查将会发生什么。这种"告知–演示–操作"技术，涉及解释、演示和

表19.3	头颈部检查要素		
结构	**诊断技术**	**正常特征**	**部分异常发现/可能的原因**
头部			
头发	视诊	质量、厚度、颜色	干燥/营养不良，外胚层发育不全 秃头/虐待儿童，自虐，化疗感染/忽视
头皮	视诊	皮肤颜色、干燥、溃疡	结垢/皮炎 疼痛/虐待，感染，忽视
耳	视诊、触诊、听力评估	完整且正常形成的外耳道和耳道、听力大体正常	畸形耳和畸形耳道/遗传畸形综合征（例如，Treacher Collins） 传导性和神经性听力损失/创伤，发育畸形
眼	视诊、视力评估	位置和方向、眼球运动、视觉、对光的反应	分离和定向变异/遗传畸形综合征 颅神经损伤/创伤，发育畸形
鼻	视诊	正常大小、形状、功能和位置	错位/遗传畸形综合征（例如，正中面裂） 畸形/外胚层发育不全，先天性梅毒，软骨发育不全 分泌物/URI，哮喘，过敏 嗅觉差，脑神经损伤
唇	视诊、功能评估	讲话、闭嘴、完整性、无病变	闭合不良/唇部功能不全 腭裂/遗传性腭裂综合征 不对称性/Bell麻痹或脑神经损伤 溃疡/疱疹感染
颞下颌关节	视诊、触诊、听诊	对称运动、平稳、无痛、运动范围（最大值）	偏移/创伤 捻发音，疼痛/颞下颌关节紊乱 活动受限/关节炎，创伤
皮肤	视诊	颜色、紧实度、湿度、无病变	水肿/蜂窝组织炎、肾脏疾病 发红/过敏反应 干燥/脱水 外胚层发育不全 溃疡/传染病、虐待
颏部	视诊	无瘢痕	瘢痕表明之前有下颌骨创伤
颈部			
淋巴结	触诊	正常大小，松动度	增大/感染，肿瘤 固定/肿瘤
甲状腺	触诊	正常大小	增大/甲状腺肿大，肿瘤
口腔			
腭部	视诊、触诊、功能评估	完整性、无缺损、正常功能	腭裂/遗传综合征 溃疡/疱疹，单核细胞增多症或其他感染 虐待/性虐待 偏移/颅神经损伤
咽部	视诊	正常颜色	扁桃体正常大小 红色/URI，扁桃体炎
舌	视诊、触诊、功能评估	正常颜色、运动范围、无病变	发红/舌炎 溃疡/疱疹，口疮或其他感染，创伤 偏移/颅神经损伤 活动受限/脑瘫
口底	视诊、触诊	唾液功能、无肿胀、无病变	肿胀/黏液囊肿，涎石 溃疡/口腔溃疡或其他感染，虐待

续表

结构	诊断技术	正常特征	部分异常发现/可能的原因
颊部	视诊、触诊	无病变、无肿胀、唾液功能	溃疡/面颊咬伤，虐待 肿胀/涎腺 感染，腮腺炎
牙齿	视诊、触诊、叩诊	正常发育，形态外观，咬合状态、颜色、完整性、松动度、卫生状况	缺失/迟萌/先天性缺失，遗传综合征 额外牙/多生牙、颅锁综合征 形态异常/过小牙，过大牙，融合牙 颜色/牙釉质形成异常或牙本质形成不全，染色，牙髓坏死，龋病 骨折/创伤，虐待，龋病 松动/根尖周感染，创伤，骨质吸收，牙齿脱落 错位/错𬌗，创伤 疼痛/根尖周受累

URI，上气道感染

最终完成，通常是诊断过程的处理方式。应该鼓励孩子做出积极或消极的反应。在牙医进行位置变化或开始口内操作之前，也应该告知和支持孩子。如果孩子焦虑并且难以与看护人分离，或者是有特殊医疗保健需求的孩子，可能需要使用膝对膝位，即看护人和牙医面对面坐着，孩子的头放在牙医的膝盖上。

家长是否在场始终是一个有争议的问题。最初可以鼓励家长的参与，以便将牙医-家长关系转变为更直接的牙医-孩子关系。这种有支持的转变对于 < 3 岁的儿童非常重要，但对于接近入学年龄的儿童来说，威胁较小。应考虑患者的发育阶段而非他或她的年龄。每个孩子对于诊室中有父母在场的反应都不同，牙医必须评估父母在场对他或她与孩子之间关系发展的益处。家长有权要求在检查和治疗期间在场，但是在这种情况下是否给孩子治疗是由医生决定。越来越多的执业医师允许家长在治疗期间在场，大多数数据表明，家长在场对孩子是中性因素，对牙医可能是不利因素[11-12]。然而，家长在场的好处包括有机会教授积极的口腔健康行为，例如，口腔卫生技巧或演示疾病的进展。

头颈部检查需要对头颈区域进行评估。关键是要触诊并确定是否存在增大或固定的淋巴结或其他肿块。这个年龄段的许多儿童都有肿大的淋巴结，但这些结节通常可移动并局限于面下部和下颌，表示轻微感染。颈部和锁骨区域的肿大淋巴结较少见，表明儿童可能患有更严重的疾病。

全面的头颈部检查需要评估形态和功能。应当评估颅神经、语言和下颌功能。然而，不必进行完整的颅神经检查，因为仔细观察感觉和运动功能以及儿童的反应可以在很大程度上指示颅神经状态。正常的对话可用于识别明显的语言障碍。在触诊颅颌面结构时，牙医应当与孩子交谈并观察他或她的反应。让孩子张口，演示最大张口和最大咬合，可以让孩子执行简单的任务。应当观察下颌运动是否有偏移和运动范围是否受限。应当要求孩子将下颌左右移动和前伸。这些运动的受限可能是发育异常或创伤所导致的功能和形态问题。

口头回应也被认为是孩子适应能力的一种行为信号。孩子的合作、非语言沟通和生理反应通常提示稳定、改善或恶化的行为。因为检查环境是非威胁性的，它提供了一个很好的机会来发展合作关系。

人工检查应当涉及任何结构的物理、强度和活动性改变。视觉方面应当关注颜色变化、不对称和明显的生理反应（例如，出汗或颤抖）。

面部检查

系统的面部检查是正畸评估的一部分，描述了三维方向上骨骼和牙齿关系：前后向（矢状向）、垂直向和水平向。检查步骤包括整体面型的描述，上下颌的位置关系和垂直向面部关系。之后评估唇部突度。最后评估面部对称性，并确定上牙列中线相对于面部中线的位置。

整体面型

首先，在矢状面上评估面型。假定软组织轮廓反映了基本的骨骼关系。开始检查时，孩子应该直坐，看向

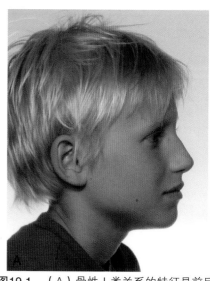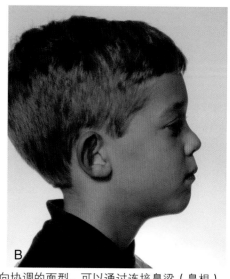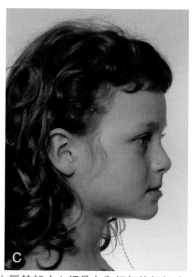

图19.1 （A）骨性Ⅰ类关系的特征是前后向协调的面型。可以通过连接鼻梁（鼻根）、上唇基部（上颌骨）和颏部软组织（下颌骨）来判断。这条线应该稍微凸出。（B）骨性Ⅱ类关系的特征是具有真正的凸面型。（C）骨性Ⅲ类关系的特征是侧面型为直面型或凹面型。

远方。可以看到面部上3个点：鼻梁（鼻根）、上唇基底和颏前部。

这些点连线的夹角反映了侧面面型（侧貌）特点（凸面型、直面型和凹面型）（图19.1）。在这个年龄段中，一个协调良好的侧貌应该是略微凸出。在矢状向上协调良好的面型标记为基础的骨性Ⅰ类关系（图19.1A）。使用这个术语是因为大多数骨性Ⅰ类关系有与之匹配的第二乳磨牙末端平面齐平末端或近中平面关系，在第一恒磨牙萌出时为安氏Ⅰ类关系或末端平齐关系。此外，尖牙关系通常也是Ⅰ类，覆盖2～5mm。安氏分类将在后面的部分描述。

对侧貌的评估可以给出骨骼关系的初步判断，但是这种评估并不能诊断出现此类关系的原因。这个年龄段的一些孩子有极度凸出的侧貌（图19.1B）。与骨性Ⅱ类关系一致，这些患者第二乳磨牙末端平面通常为远中关系，第一恒磨牙为Ⅱ类恒磨牙关系（如果这些牙齿已萌出），Ⅱ类尖牙关系以及前牙覆盖的增加。另一些儿童则具有较直或略凹的侧貌（图19.1C）。这通常与第二乳磨牙末端平面近中关系、Ⅲ类第一恒磨牙关系、Ⅲ类尖牙关系和反覆盖相关。

上下颌的位置关系

医生可以尝试确定哪个骨骼导致了面型过凹和过凸的问题。如果正在考虑矫正治疗的话，这是必要的步骤。一旦问题被确定，就可以根据具体问题量身定制适当的治疗方案。然而，在乳牙列期几乎不需要处理矢状向的问题。

具体而言，在这一诊断步骤中，从鼻梁（颅底前部）向下垂直引出一条参考线，并观察其他软组织点相对于该参考线的位置（图19.2）。如果上颌骨相对于其他骨骼结构定位正确，上唇基底将位于或靠近垂直线上。如果下颌骨大小适当且位置正确，则软组织颏部略微偏后于参考线。如果上颌骨明显位于垂直参考线的前方，则称患者为上颌前突。如果上颌骨明显偏后于该线，则患者为上颌后缩。下颌骨的位置也用同样的方式描述。

因此，如果整体骨骼模式明显凸出（Ⅱ类），则上颌骨位于参考线前面（上颌前突），下颌骨位于参考线后面（下颌后缩），或二者兼有。骨性Ⅱ类关系有时是由单个颌骨引起的，但通常是由上颌前突和下颌后缩的某种组合引起的。

相反，当侧貌是直面型或凹面型（Ⅲ类）时，上颌骨位于参考线后面（上颌后缩），下颌骨位于参考线前面（下颌前突），或二者兼有。同样，该骨骼畸形往往由上下颌骨共同导致。

需要注意的是，软组织轮廓关系并不总能准确反映潜在的骨骼关系。研究表明，3～6岁的年龄段尤其难以准确分辨[13]。此外，垂直向的颌骨关系对矢状向的颌骨关系也有影响，垂直面与水平面之间的相互作用及其对侧貌的影响在后面会进行讨论。

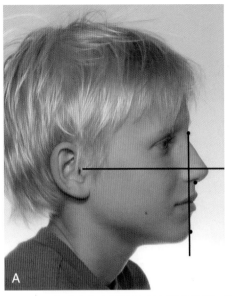
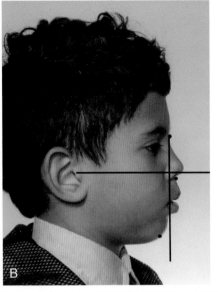
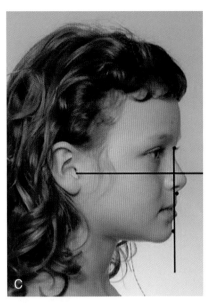

图19.2 通过确定上颌骨和下颌骨的位置，可以在口外估计其对骨性错殆的贡献。从鼻基部建立一条垂直的参考线。上颌骨和下颌骨的位置与这条线有关。如果上唇的基部和鼻子在这条线之前，那么是上颌前突。如果这些点在这条线的后面，那么是上颌后缩。类似地，颏部软组织被确定为在这条线的前面（向前）或后面（向后）。（A）该患者作为一名年龄 <6岁的儿童其颌骨关系正常。（B）该患者的面部轮廓明显突出（Ⅱ类），这是由于线前方的上颌前突和线后方的下颌后缩造成的。（C）该患者上颌正常和下颌前突。

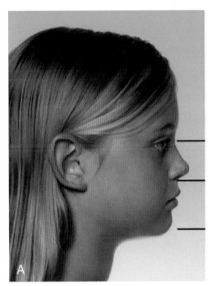
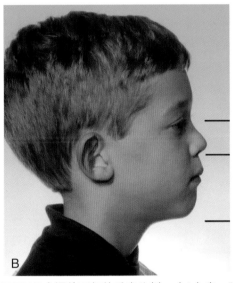
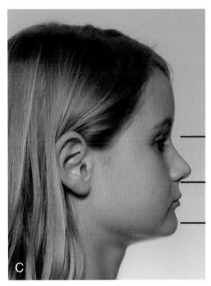

图19.3 将面部分为1/3，比较面中1/3和面下1/3来评估面部的垂直比例。（A）在一张比例匀称的脸上，面部的各1/3相等，或者下1/3稍大。（B）一名面下部较长的儿童。（C）面部垂直尺寸较短的儿童，面下1/3的比例较小。

垂直向面部关系

　　面部检查的第三个部分是评估颌骨垂直向的关系。通过将面部分为3个部分来判断其比例关系。上1/3是从发际线到鼻梁（眉间点），中1/3是从鼻梁（眉间点）到上唇基底（鼻下点），下1/3是从上唇基底（鼻下点）到颏部底部（颏下点）（图19.3）。这三部分大致相等，在比例协调的面孔中，下1/3可能会稍微大一些。

　　垂直向的问题往往表现在面下部，即面下1/3[14]。短面型患者面下1/3比其他两个部分小（图19.3C）。长面型患者面下1/3比其他两个部分大（图19.3B）。

唇部突度

　　接下来，我们建议评估唇部突度，以估计牙齿的前后位置。唇部突度反映了牙齿位置的大体情况。唇部突度通过从鼻尖到颏部软组织最突点画出一条想象线进

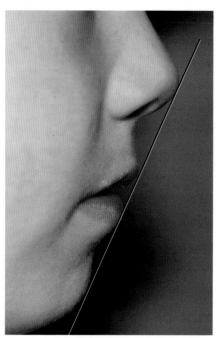

图19.4 嘴唇的前后位置是通过从鼻尖到颏部软组织最突点的连线来确定的。上唇通常应稍微位于线后，而3~6岁儿童的下唇应稍微位于该线前。

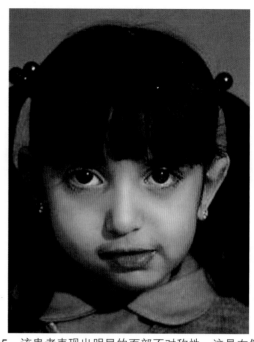

图19.5 该患者表现出明显的面部不对称性，这是左侧髁突和冠状突与颞骨先天性融合的结果。

行评估。正常情况下，唇部略微在该线后方。然而，在3~6岁的儿童中，下唇通常在该线前1mm（图19.4）。必须记住两点。首先，唇部突度是不同族裔群体的特征，一个族群中被认为唇突明显的人，在另一个族群中可能并不明显。例如，非裔美国人和亚洲人比北欧人唇突更明显。其次，唇部评估必须与鼻子和颏部结合起来考虑。大鼻子和颏部可以适应更加突出的唇部，而小鼻子和颏部需要较小的唇部突度才能协调。

面部对称性

为了排除真正的面部不对称，需要从冠状向检查面部。最好的方法是让患者仰卧在牙椅上，牙医坐在12点钟的位置。将患者头发从脸上拉开；然后可以将一段牙线拉伸到面上部分的中间，以帮助判断面下部的对称性。下颌骨应该是静止或处于正中关系位置。在闭合过程中，牙尖交错位或正中关系位可能会受到牙齿干扰的影响。

所有的面孔都有轻微的不对称性，但明显的不对称性是不正常的（图19.5）。眼睛、耳朵或鼻子的偏移或不对称可能是颅缝早闭、未诊断的综合征或严重创伤的症状。具有这些表现的儿童应该被转诊到专业人员进行全面的评估。

不对称通常表现在面下部，而面上部分的不对称非常罕见。在这个年龄段中，下颌中点向一侧或另一侧的偏移可能是真正的不对称，但最常见的是由于牙齿干扰引起的后牙反𬌗和下颌移位。后牙反𬌗和下颌移位是本章后面讨论的两个部分。

上牙列中线应与上颌面部中线相比较。这有助于确定当下牙列中线与上牙列中线相比较时，下牙列中线相对于面部的位置。

口内检查

口内检查的工具包括口镜、探针、纱布和牙周探针。额外的材料包括牙菌斑指示剂、牙线、牙刷和刮治器。

口内检查从环绕口腔开始，注意口腔的一般结构和功能。在放置工具之前，应使用手指识别颊、唇、舌、腭和口底的软组织异常。这个年龄段的儿童通常允许"仅仅用手指"进行口内检查，牙医可以利用这个技巧来获取使用口镜和探针的合作。口镜应该是介绍的第一个工具。由于它的熟悉和非威胁性的形状，这通常很容易被孩子接受。

年幼的儿童有时不合作。如果他们不合作，必须尽早做出如何管理行为的决定。可以使用家长的帮助来检查口腔。牙医未经父母同意使用物理限制是有风险的，不应尝试。

牙齿是口内检查的重要部分的。应该对20颗乳牙进行探诊和视诊。可以选择性地进行牙周探诊，但由于乳牙牙周组织不可逆性附着丧失的发生率较低，所以作用可能有限。

咬合评估

口腔检查的另一部分是在三维平面上系统分析咬合关系。此外，上下颌牙齿都应单独分析以描述牙弓形态和对称性、间隙、拥挤情况以及牙齿的有无。牙弓分析最好在诊断性模型上进行；但是，在这个年龄段，通常不需要诊断性模型，除非需要进一步研究口腔的发现或考虑移动牙齿。

牙列

牙弓可以分为U形和V形两类。下颌牙弓通常为U形，而上颌牙弓可以是任何形状。牙弓在前后向和水平向大小上应对称。将单颗牙齿与其对侧同名牙进行比较，以确定前后向或水平向对称性。

在乳牙列期，理想的牙弓应该有间隙。有两种类型的间隙。第一种类型是靠近上颌乳尖牙近中和下颌乳尖牙远中的"灵长间隙"。发育间隙是剩余牙齿之间的间隙（图19.6）。乳牙列期前牙有间隙是理想的，因为恒牙比其乳牙更大。虽然有灵长间隙和发育间隙并不能确保恒牙萌出后不会拥挤，但这些间隙通常可以减轻乳牙列到混合牙列期的一些拥挤。虽然乳牙列期出现牙齿拥挤或重叠是罕见的，但这并不被视为有益的（图19.7）。然而，个别牙齿的拥挤有时是由于间隙丧失或不良吮吸习惯的表现。由于吮吸的持续压力，下颌前牙可能向内倾斜产生拥挤。

虽然这看起来很基础，但临床医生应仔细数清口腔中的牙齿数量。这个年龄段儿童的乳牙应全部萌出。那些牙齿迟萌的儿童可能有一个非常缓慢但正常的牙齿萌出顺序或一些个别的萌出问题。为了区分这两种情况，将孩子的牙齿萌出顺序与正常的牙齿萌出顺序进行比较，并将右侧的萌出模式与左侧进行比较。如果顺序基本正常，则可能是牙齿发育缓慢。然而，如果患者的萌出模式偏离正常顺序，并且口腔的对侧存在差异，则需要进一步调查以确定牙齿是否缺失或萌出受到阻碍。上颌乳侧切牙是乳牙列中最常见的缺失牙[15]。

牙齿数量可以揭示额外牙或多生牙的存在。约0.3%的儿童在乳牙列期有额外牙。融合牙和双生牙的患病率为0.1%~0.5%。通过数牙齿，通常可以区分两

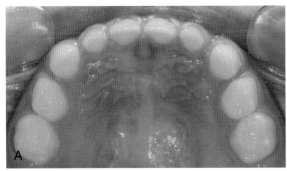
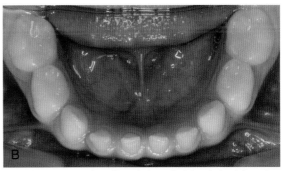

图19.6 上颌（A）和下颌（B）牙弓显示灵长间隙（上颌乳尖牙的近中和下颌乳尖牙的远中）及发育间隙（剩余牙齿之间的间隙）。

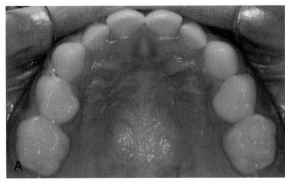
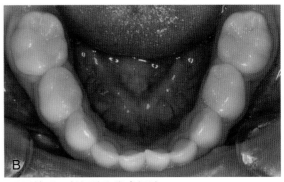

图19.7 上颌（A）和下颌（B）牙弓显示缺乏灵长间隙和发育间隙。

颗乳牙是否融合而无须进行影像学检查。如果有乳牙融合牙，牙弓中应该有9颗牙齿，其中一颗非常大，而不是10颗牙齿。如果发生了双生牙，牙弓中应该有10颗牙齿，其中一颗非常大。可能需要影像学检查确认融合牙或双生牙的初步诊断。融合牙显示出两个独立的牙髓腔和根管，但牙本质会融合。双生牙显示出两个牙冠和两个牙髓腔，与一个根和一个根管系统相连（图19.8）。

前后向关系

在检查上颌和下颌牙弓的对称性、间隙和牙齿数后，应继续检查上下颌牙弓之间的关系。在前后向上，确定乳磨牙和乳尖牙的关系，并与骨骼分类进行比较。在乳牙列期，磨牙末端平面分为垂直型、近中梯型或远中梯型（图19.9）。乳尖牙被分为Ⅰ类、Ⅱ类、Ⅲ类或尖对尖关系。牙齿分类通常反映了骨骼分类。

由第二乳磨牙远中面描述的乳磨牙关系值得关注，因为它们不仅描述了乳牙列期的下颌与上颌的关系，而且还因为这些末端平面引导恒磨牙进入咬合位置并决定永久磨牙的关系。记录乳磨牙关系还可以让人们跟踪生长或治疗的影响。

前牙的覆盖，即上颌和下颌前牙的水平向重叠量，以毫米为单位测量（图19.10）。用理想的、过多的或不足的描述可能比提供毫米数值更有帮助。

水平向关系

检查牙弓之间的水平向关系是否存在中线不齐和后牙反𬌗。比较上牙列中线与下牙列中线和面部中线。在面部检查时，上牙列中线与面部中线已经进行了评估。

在乳牙列早期通常不会出现明显的中线不齐，（如果出现）临床医生应怀疑下颌移位的存在。下颌移位的存在通常表明存在后牙反𬌗，并且处于正中关系到正中咬合的移位状态。

如果遇到后牙反𬌗，临床医生应尝试确定其原因。大多数后牙反𬌗是由上颌牙弓狭窄引起的。这是一种需要诊断模型帮助诊断或确认诊断的情况。在确定了发生问题的牙弓之后，尝试确定反𬌗是双侧还是单侧。如果模型可用，可以测量牙齿距离腭中缝是否等距。如果模型不可用，则必须进行临床确定。第一步是将下颌引导到正中关系。如果在下颌处于正中关系时，两侧的牙齿都处于反𬌗状态，则儿童有双侧反𬌗。如果在下颌处于

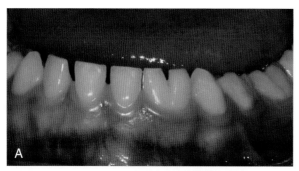

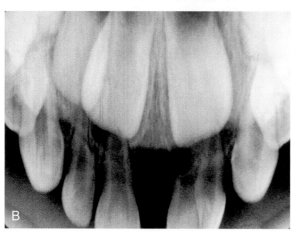

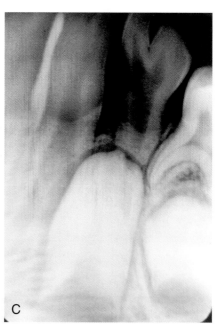

图19.8 （A）这颗左下乳侧切牙似乎是双生牙。辅助影像学检查通常是区分融合牙和双生牙所必需的。（B）这颗乳牙是融合牙，仅在牙本质处连接，并具有独立的牙髓腔和根管系统。（C）这颗乳牙是双生牙，有一个大牙冠和一个正常的根管。（[B and C] Courtesy Dr. W.F. Vann.）

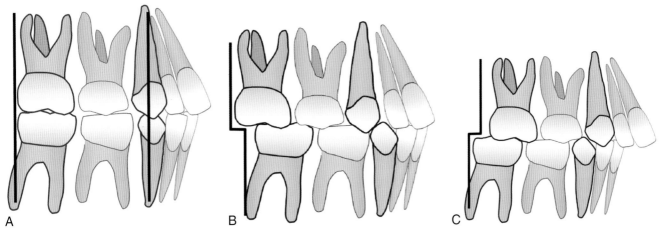

A　　　　　　B　　　　　　C

图19.9　（A）在乳牙列中，咬合关系是根据下颌第二乳磨牙、乳尖牙与上颌第二乳磨牙、乳尖牙的关系进行分类的。在该病例中，下颌第二乳磨牙的远中面与上颌第二磨牙远中面齐平。这种乳磨牙关系被称为齐平末端平面。下颌乳尖牙的长轴与上颌乳尖牙的长轴一致，被描述为一种尖对尖的乳尖牙关系。（B）在该病例中，下颌第二乳磨牙的远中面位于上颌第二乳磨牙远中面的近中。这种乳磨牙关系被称为近中梯型关系。上颌乳尖牙位于下颌乳尖牙和下颌第一乳磨牙之间，被描述为Ⅰ类尖牙关系。（C）在该病例中，下颌磨牙的远中面位于上颌磨牙远中面的远中。这种乳磨牙关系被称为远中梯型关系。上颌乳尖牙位于下颌乳尖牙和乳侧切牙之间，被描述为Ⅱ类尖牙关系。

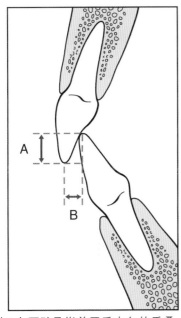

图19.10　（A）覆𬌗是指前牙垂直向的重叠，从一颗前牙的切缘到对颌的前牙的切缘进行测量。可以用毫米来记录，也可以用下颌切牙牙冠总长度的重叠百分比来记录。（B）覆盖是指上颌和下颌前牙水平向的重叠量，从这些牙齿面部表面的最前点开始测量。（Redrawn from Friedman MH, Weisberg J. The temporomandibular joint. In Gould JA ed. *Orthopedics and Sports Physical Therapy*. St Louis: Mosby; 1990.）

正中关系时只有一侧的牙齿处于反𬌗状态，则反𬌗是单侧的（图19.11）。重要的是要检查下颌是否处于正中关系，因为如果下颌向侧面移位到最大咬合位置，双侧

反𬌗看起来像单侧反𬌗。儿童会因为牙齿磨耗不足，咬合不适而移动下颌。乳牙列期的真正单侧反𬌗很少见，但确实可能发生。

垂直向关系

覆𬌗（Overbite）是指乳切牙的垂直覆盖度，以毫米或下颌切牙牙冠总长度的重叠百分比记录（图19.10），在乳牙列期约2mm。深覆𬌗（Deep bite）是指下颌乳切牙完全或几乎完全被上颌乳切牙覆盖。前牙开𬌗（Anterior open bite）是指垂直向上没有重叠，通常是这个年龄段的不良吸吮习惯所致（图19.12）。如果患儿和家长否认有不良吸吮习惯，需要进一步探究开𬌗的原因。颌骨错𬌗、牙齿固连、髁突骨折或其后遗症以及类风湿关节炎等退行性疾病可能导致开𬌗。

牙齿固连（Ankylosis），即牙齿与牙槽骨的融合，在乳牙列期很常见（图19.13）。虽然牙齿已经固连，无法进一步生长，但邻近的未受累的牙齿仍会继续生长。这会造成牙齿陷在颌骨中的错觉。乳牙列期的牙齿固连的患病率为7%~14%[16-17]而50%的患者有多颗牙的牙齿固连。以下是乳牙列期最常见的牙齿固连牙位[16]：

1. 下颌乳磨牙。
2. 下颌第二乳磨牙。
3. 上颌乳磨牙。
4. 上颌第二乳磨牙。

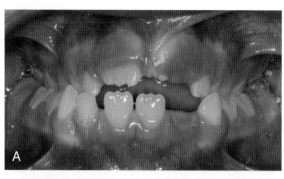

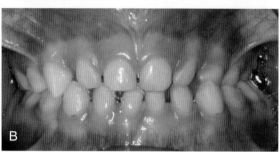

图19.11　确定患者的正中关系对于确定错𬌗问题的病因和治疗需求很重要。（A）当处于正中关系时，该患者双侧后牙反𬌗。（B）当处于正中关系时，该患者单侧后牙反𬌗。这两名患者的治疗方法将有所不同。

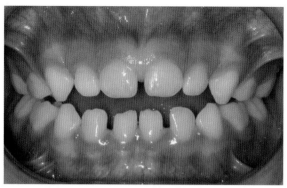

图19.12　该患者出现开𬌗（无垂直向重叠）。前牙开𬌗，尤其是不对称的前牙开𬌗，最常见的是由这个年龄段的不良吮吸习惯引起的。

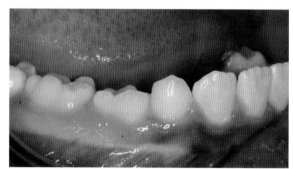

图19.13　牙齿固连，即牙齿与骨骼的融合，在乳牙列中很常见。该患者有一颗位于𬌗平面下方的原发性下颌第一乳磨牙固连。

牙齿固连会影响牙齿的萌出和脱落。然而，纵向研究表明，固连的乳牙可以正常脱落，继承恒牙也可以正常萌出[17-19]。在这个发育阶段发现的固连牙齿不应该例行拔除，除非它和未受累的相邻牙齿之间有较大的边缘嵴高度不一致。如果出现边缘嵴高度不一致，相邻牙齿可能会倾斜进入固连牙齿所处的空间并导致间隙丧失。一项关于有继承恒牙的固连乳磨牙的系统综述建议在3种情况下拔除固连的牙齿：第一种情况是如果继承恒牙的萌出路径发生改变；第二种情况是当固连程度过度严重，相邻牙齿开始倾斜并造成空间丧失时；第三种情况是固连牙齿的脱落显著延迟时[19]。

正畸辅助诊断技术

诊断模型

如果需要诊断模型，在混合牙列期或乳牙列期的儿童中应遵循第31章中概述的步骤。第31章还包括数字模型的讨论。

影像学评估

这个年龄段儿童很少需要拍摄头颅侧位片，其分析方法在第31章中讲述。牙医需要其他X线片来对3～6岁儿童进行全面的诊断或列出问题清单。在这个年龄段的儿童可能很难配合影像学检查，这种情况下，影像学检查应推迟，直至患儿行为得到改善或得到恰当的管理。可以如注19.1中所述的那样，给儿童介绍口内影像学检查。

任何人体辐射暴露的一般原则是ALARA原则，即"尽可能达到合理的最低"[20]。对于乳牙，当所有牙齿邻面在临床上可以视诊和检查时，通常不需要影像学检查。这包括前牙和后牙。当不能观察和临床检查邻面时，应拍摄咬合翼片以确定邻面龋的存在（图19.14）。其他适合拍摄X线片的情况包括疼痛、肿胀、创伤、牙齿松动、不明原因的出血、牙齿萌出异常或深龋。这些影像学图片包括上颌（图19.15A）和下颌（图19.15B）根尖片，以及上颌（图19.15C）和下颌（图19.15D）𬌗片。全口影像学检查（图19.15E）很少进行，但有时可能是必要的。

在这个年龄段，除了儿童𬌗片是2号胶片，需要旋转90°外，通常应使用儿童（0号）胶片。Snap-a-Ray（Rinn Corporation, Elgin, IL）（图19.16）设备已成功用于这个年龄段儿童的X线片定位，因为它很小，重量轻。其他固定工具也可以使用，但应考虑到必须置于口内工具的大小和重量。应充分保护患者免受不必要的辐射。铅围裙和围领是必要的，因为它们可以减弱散射辐射并为甲状腺和生殖腺提供保护。16英寸或更长的遮线筒可以进一步减少皮肤的暴露。理想情况下，应使用矩形准直器，但是这个年龄段的孩子可能会移动，由于射线束截短，得不到理想的X线片。在辐射暴露之前，必须评估儿童的合作能力，以防止不必要的辐射暴露。当家长协助时，他们必须得到充分的保护，并且必须在曝光前演示稳定胶片和固定患者的能力。每当怀孕时，只要使用适当的保护措施，就不会成为拍摄X线片的禁忌证[21]。由于重复接触的风险，牙科人员应避免握持X线片。

对放射线辐射担心的家长可能会询问拍摄X线片的频率。美国儿童牙科学会[22]建议放射线暴露应在最大限度检测异常的同时，患者暴露的电离辐射剂量应当最小化。表19.4列出了3~6岁儿童X线片的选择标准和指南。所有影像学检查都应在完成临床检查和病史记录后进行。数字口腔X线片拍摄的出现对3~6岁儿童的牙科诊治既是机会，也是挑战。现有两种不同的系统占主导地位。有线传感器是一种固态X线探测器，由于电子学的原因需要笨重的非柔性口腔感受器。传感器可以使用典型的牙科胶片尺寸，并使用软件将图像捕获并显示在计算机上。磷光板系统使用类似传统牙科胶片的柔性感受器，并不附加在任何设备上。必须通过扫描或读取设备将图像转换为数字格式。这两种系统都有各自优点和缺点。

1. 磷光板有一定的柔韧性和薄度，对于儿童和一些成年人来说，与有线传感器相比，有助于正确放置和提高患者的舒适度。

2. 两种系统都需要注意感染控制，因为探测器是可重复使用的。可使用商业上可获得的透明塑料袋，既廉价又可丢弃，以保护患者。

3. 磷光板最终会受到儿童使用的磨损和撕咬的影响，图像的退化很常见。磷光板的弯曲和光照也会影响图像质量。

4. 有线传感器非常昂贵，需要小心维护。配套的更换保修比购买新传感器的成本要低得多。

5. 两种系统都依赖于软件，因此计算机故障可能会导致牙科诊所无法获得X线片。

注19.1 给儿童介绍根尖片

1. 使用"告知-演示-操作"的方式，并使用相机类比法。可以先进行一次空拍，展示一张未曝光的牙片和一张已曝光的牙片，通过类比穿上外套或盖上厚毯子来解释这个过程，通过摆放牙片和X线机，牙医还以判断孩子是否会配合拍摄，从而避免无效的照射。同样，让儿童在没有胶片的情况下咬Snap-a-Ray（Rinn Corporation，Elgin，IL）持片夹也能很好地提示是否能获得所需影像

2. 考虑这个年龄段儿童处于"前运算"发育阶段，或者他们能将一个物体代表另一个物体[a]。可以让X射线头代表他们最喜欢的角色，并告诉他们这个角色生活在X射线头内。您可以说："向Elmo问好，他会走近你，抚摸你的脸颊。"

3. 选择合适，让患者舒适的胶片大小。很多儿童对于放置胶片在下颌舌侧软组织上感到困难。在有些病例中，弯曲前面可能会有帮助，但是这样会降低X线片的诊断价值。另一个技术是将胶片垂直向放置来减少前后向的大小

4. 首先拍摄难度最小的X线片，让儿童熟悉程序。前部拾片对低龄儿童来说（牙齿有紧密接触或有牙科创伤患儿），也是容易的

5. 设置好机器所有的参数，并确保在放置胶片前将设备放置好。由于呕吐反射、不适或注意力持续时间短，一些儿童只能短时间握住胶片

6. 铅围裙和围领通常让儿童感到不舒服，且增加了环境的新颖性。使用类比可以帮助消除一些焦虑。例如，把铅围裙描述为外套，或者因为会开空调，所以盖上一条厚毯子

[a]From Asokan S, Surendran S, Asokan S, et al. Relevance of Piaget's cognitive principles among 4–7 years old children: a descriptive cross-sectional study. J Indian Soc Pedod Prev Dent. 2014;32(4):292296.

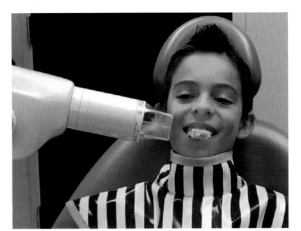

图19.14 拍摄后牙咬合翼片（0号胶片）的正确技术至关重要，因为它经常使用。管头应具有+10°的垂直角度和水平角度，以使锥体的表面平行于胶片包；射线束指向上下牙齿之间的楔状缝隙。胶片应放在牙齿的舌侧，让儿童咬着持片夹。胶片应放在前面，以观察尖牙的远中面。让儿童微笑露出牙齿通常有助于确定光束的方向，防止重叠。

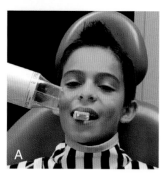
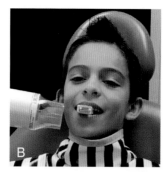
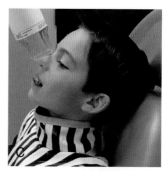
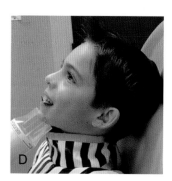

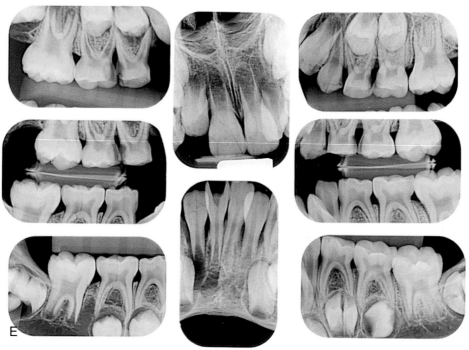

图19.15 常用以下技术获取其他影像。（A）上颌根尖片（0号胶片）。垂直角度：射线束与胶片成直角；起始角度为+30°。水平角度：遮线筒平面与牙齿颊面平行。胶片放置：将胶片放在持片夹的钳口中，持片夹放置在上下牙齿之间，胶片的小凹面紧贴牙齿的舌侧。儿童咬在持片夹钳口的大端。（B）下颌根尖片（0号胶片）。垂直角度：射线束与胶片成直角；起始角度约5°。水平角度：遮线筒平面与牙齿颊面平行。胶片放置：将胶片放在持片夹的钳口中，支架放置在上下牙齿之间，胶片的小凹面紧贴牙齿的舌侧。儿童咬在持片夹钳口的大端。（C）上颌𬌗片（2号胶片）。垂直角度：起始角度+60°，射线束向下。水平角度：射线束对准正中矢状面。胶片放置：将胶片放置在上下牙齿之间，使其与地面平行。胶片的长轴横向放置。孩子身体坐直并轻轻咬住胶片。（D）下颌𬌗片（2号胶片）。垂直角度：约15°，射线束向上。水平角度：射线束对准正中矢状面。胶片放置：将胶片袋放在上下牙齿之间，让儿童轻轻咬住胶片。患者头部后仰使颏部暴露。使用分角线投照技术。（E）包含上述所有胶片的全口系列。为了尽量减少儿童的辐射暴露，牙医通常会减少检查中的胶片数量，前提是可以在较少的胶片上充分观察到牙齿和支持组织。（Courtesy Dr. Stephanie Furlong.）

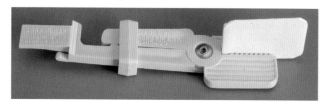

图19.16 Snap-a-Ray持片夹。（From Boyd LRB. Dental Instruments: *A Pocket Guide*. 4th ed. St Louis: Saunders; 2012.）

6. 由于体积较大，有线传感器需要操作者开发新的放置技术，并且通常需要购买与常规胶片不同的产品配套的稳定装置。

7. 磷光板系统需要进行"显影"步骤，就像湿片技术一样，因此耗时较长。一些磷光板处理系统使用起来很烦琐，需要空间。有线传感器需要对传感器、线缆和附件施加最小压力的存储。

表19.4 3~6岁儿童X线片的选择标准和指南

投照	标准	频率
后牙咬合翼片	后牙邻面无法进行临床检查 儿童配合	初次检查时，如果邻面闭合 如果邻面已经修复，则每6个月1次，直至儿童达到低风险状态[a]或无龋齿；如果孩子的患龋风险增加[b]，间隔6~12个月检查1次 如果儿童在初次检查时咬合翼片显示没有龋齿，则每年至24个月检查1次
后牙根尖片	疑似病变 确认病变 儿童配合	根据诊断和监测治疗或患者状况的需要决定
前牙聆片	疑似病变 确认病变 儿童配合	与上述相同或当邻面密切接触妨碍彻底检查时作为龋齿检测拍摄X线片

[a]在制订决策时考虑儿童是否合作
[b]增加患龋风险的相关因素：①口腔卫生不良；②氟化物缺乏；③长期或不适当的护理；④高碳水化合物饮食；⑤家庭牙齿健康状况不佳；⑥发育性牙釉质缺陷；⑦发育障碍或急性医疗问题；⑧遗传异常

Modified from American Dental Association, U.S. Department of Health and Human Services. *The Selection of Patients for Dental Radiographic Examination*; 2012.

非正畸问题的治疗计划

疾病的诊断过程基于临床、病史和一些支持性数据。问题清单可能比一系列诊断更可取，因为该清单代表着将被提供的治疗假设，需要综合所有数据。诊断过程考虑以下几点：

1. 存在异常状态。
2. 确定原因。
3. 纠正问题的选择或选项。
4. 预期的好处，短期的和长期的。
5. 完成治疗的问题或要求。

主要的问题是识别异常状态（例如，龋齿或死髓）。问题清单有助于将需要管理的异常与识别的异常分离开来。例如，一名6岁儿童的乳磨牙龋齿是一个问题；如果下颌前牙即将脱落，那么该牙的龋齿就不是问题。确定病因对于确定短期和长期治疗至关重要。可管理的病因通常会有利于短期和长期治疗的成功。龋病是一个主要受环境因素影响的疾病，可以在短期和长期内得到成功管理。而牙本质发育不良是一种遗传性疾病，其预后有限。

对大多数患者来说，没有一种理想的治疗计划，需要基于儿童的健康状况、合作程度、家庭财务状况以及从治疗中预期得到的好处考虑多种选择。这些问题需要牙医和家长共同解决。例如，如果牙髓治疗可能失败，那么拔除龋齿的乳牙可能比修复更好。另一个例子是在易患龋齿的儿童中选择不锈钢预成冠而不是三面合金修复，因为不锈钢预成冠发生继发龋的暴露面小，而有证据支持三面合金充填体易发生继发龋[23-24]。

儿童合作程度的Frank评分以及家庭对儿童治疗的参与度也需要考虑。牙科治疗是一项需要合作的工作，其成功取决于患者个人和专业人员的维护。行为管理计划对治疗计划的总体成功至关重要。对于3~6岁的儿童，必须将使用的行为管理方法纳入治疗计划中，以获取同意和第三方支付[25]。与家长讨论行为管理计划时，应涵盖行为管理、获取药物使用同意和提供合理的替代方法以替代推荐手段的顺序。一些牙医喜欢在最初的病例介绍中解释并获得所有可能使用的行为管理手段的同意，以便在治疗过程中从一种手段过渡到另一种手段。

通常，急性感染和疼痛会优先处理。无法保留的牙齿应该拔除，尽管对年幼的儿童来说这可能是一个具有挑战性的牙科治疗。如果存在多颗大面积龋齿，可以进行简单的去腐和临时修复。玻璃离子水门汀可以释放氟化物，提供额外的预防效果。这种"急救"方法延缓了龋病的进展，降低了清洁的困难，减少了有害的口腔菌群。在处理牙本质龋齿时，也可以考虑使用氟化氨银作为牙科治疗的一部分（见第12章）[26]。对于那些没有疼痛的深龋和慢性牙髓炎患牙，可以将其纳入以1/4或1/6为单位进行修复的治疗计划，而不是立即进行处理。

所有条件相等的情况下，充填治疗通常在上颌后牙区域最容易进行。该位置的浸润麻醉注射最容易让患者忍受。之后牙医可以治疗下颌后牙区。下颌前牙很少累及，除非存在猖獗龋。

治疗的最后可以处理上颌前牙。这是一个较好的最后治疗选项，因为（该位置浸润麻醉）注射不舒服，如果先恢复上颌前牙并获得良好的美学效果，有些家庭将不会继续治疗其他需要治疗的牙齿。

当充填治疗完成后，患儿和父母表现出他们可以保持良好的口腔健康时，可以考虑正畸治疗或间隙保持。最好在拔牙后的前6个月内实施间隙保持，因为在这段时间内间隙丢失最常见（见第26章）。

第20章
牙科疾病的预防
Prevention of Dental Disease

ARWA I. OWAIS, ARTHUR J. NOWAK

章节概要

随着所有乳牙的萌出，学龄前儿童进入了相对短暂的牙齿稳定期，为第一颗乳牙的脱落和恒牙的萌出做准备。许多学龄前儿童的第一次牙科检查就是在该阶段进行的；然而，随着人们对儿童应该在更早的时期建立家庭口腔护理意识的提高，孩子可能已经在这个年龄建立了牙科之家。在该阶段，应加强有关适宜的口腔卫生技术和局部氟化物使用的指导。在考虑到孩子的患龋风险后，应考虑调整系统性最佳氟化物补充手段，如果孩子生活在非氟化社区中，则更应如此。

饮食管理现在可能成了一个难题。孩子处在强烈偏好和反感特定食品的发展阶段。电视、互联网和媒体的广告开始产生影响。孩子们经常被送到儿童托管机构，以获得准教育体验、临时看护服务或真正的学前发展体验。由于其他看护人员经常为孩子准备餐点和零食，因此父母对饮食质量和数量的控制很难实现。

当一天快结束，孩子们想要看"最后一个电视节目"，或者玩"最后一个游戏"的时候，每天有监督的常规口腔卫生护理可能会被忽略，而只进行30秒不受监督的刷牙。但是，父母们认为4岁的孩子可以负责自己的口腔卫生，而此年龄他们甚至不能梳头或清晰地书写自己的名字。

氟化物的应用

膳食氟化物补充剂

2013年，关于处方膳食氟化物补充剂用于预防龋齿的建议进行了修订[1-2]。只有那些高患龋风险且主要饮用水源中缺乏氟的儿童才应该被开具膳食氟化物补充剂的处方。因此，临床医生的第一步是确定儿童是否处于高患龋风险状态，如第14章和第15章所述。如果儿童属于高患龋风险人群且饮用水缺乏氟，则应考虑开具氟化物补充剂处方（表20.1）[1-2]。

美国公共卫生局（USPHS）目前建议氟的最佳浓度为0.7mg/L。这替代了早期USPHS关于氟浓度为0.7~1.2mg的建议，该建议基于所处地理区域的室外气温[3]。新的建议得到了美国牙科协会（ADA）的支持，ADA科学事务委员会2010年发布的关于使用膳食氟化物补充剂的系统综述和临床建议依旧适用（表20.1）。

到3岁时，大多数儿童能够咀嚼和吞咽片剂；因此，膳食氟化物补充剂的处方应该从液滴改为可咀嚼的片剂，以适应儿童发展状态的变化。推荐的膳食氟化物补充剂剂量表也要求在儿童年满3岁后增加氟的摄入。当其饮用水中的氟含量＜0.3ppm时，建议3~6岁的儿童每天补充0.5mg氟。饮用水氟含量为0.3~0.6ppm的儿童补充氟的剂量为0.25mg。饮用水中含有超过0.6ppm氟的儿童不需要任何氟化物补充剂。这个年龄段的恒前牙患有氟斑牙的可能性减少，因为它们牙冠部的发育已经完全完成（有关氟斑牙的详细信息，见第15章）。应在测定每名儿童的饮用水中氟含量后，再开具膳食氟化物补充剂处方。在美国，可通过美国疾病控制和预防中

表20.1　使用膳食氟化物补充剂的临床建议

由美国牙科协会科学事务委员会召集的专家小组提出了以下建议。它们是牙医和其他医疗保健提供者的资源。建议必须与从业者的专业判断以及患者个人的需求和偏好相平衡
儿童接触多种来源的氟化物。专家小组鼓励卫生保健提供者评估所有潜在的氟化物来源，并在开具氟化物补充剂之前进行龋病风险评估

建议	强度
对于患龋风险较低的儿童，不建议使用膳食氟化物补充剂，应考虑使用其他来源的氟化物作为预防龋齿的干预措施	D
对于高患龋风险的儿童，建议根据下表中的时间表补充膳食氟化物	D
当开具氟化物补充剂时，应每天服用，以最大限度地提高防龋效果	D

美国牙科协会推荐的高患龋风险儿童膳食氟化物补充剂补充计划

	氟化物的补充量和推荐强度，根据饮用水中的氟浓度（百万分之一[a]）					
	<0.3		0.3～0.6		>0.6	
年龄	氟化物的补充剂量	强度	氟化物的补充剂量	强度	氟化物的补充剂量	强度
出生至6个月	无	D	无	D	无	D
6个月至3岁	0.25mg/d	B	无	D	无	D
3～6岁	0.50mg/d	B	0.25mg/d	B	无	D
6～16岁	1mg/d	B	0.5mg/d	B	无	D

[a]百万分之一=1mg/L

推荐强度：A，直接基于第一类证据；B，直接基于第二类证据或根据第一类证据推断出的建议；C，直接基于第三类证据或根据第一类或第二类证据推断出的建议；D，直接基于第四类证据或从第一类、第二类或第三类证据推断出的建议

From Rozier RG, Adair S, Graham F, et al. Evidence-based clinical recommendations on the prescription of dietary fluoride supplements for caries prevention. A report of the American Dental Association Council on Scientific Affairs. *J Am Dent Assoc*. 2010;141(12):1480-1489.

心（CDC）"我的饮用水氟化物"网站（www.cdc.gov/oralhealth/）获取按州、县和城市列出的社区供水的氟化物状况信息[4]。如果不知道氟化物水平，则可以向当地的公共卫生部门、家庭牙医或商业实验室请求分析。

因为家长的依从性在决定这些补充剂的有效性方面起着关键作用，所以应该努力加强家长的积极性。一种评估家长依从性的方法是在复诊时监测是否需要重新开具氟化物补充剂处方。每次开具处方时应在每名患者的病历中注明氟化物剂量。如果患儿病历表明之前开具的补充剂应该被消耗掉，而家长表示不需要额外的处方时，则应询问剩余片剂数量，如果有大量剩余的补充剂则表明依从性不佳。

局部氟化物应用

局部氟化物在3～6岁儿童群体中扮演着越来越重要的角色。在该阶段，儿童使用含氟牙膏的能力增强了，但每次刷牙都应该有家长参与。专业的局部涂氟通常在这个时间段内进行，其应用应基于龋病风险评估。通常不建议在这个年龄段较年幼的成员中使用含氟漱口水这类局部氟化物应用模式，因为大多数学龄前儿童无法避免吞咽部分溶液[5]。

氟化物的专业应用

多年来，局部涂抹高浓度氟化物已在临床实践中应用。有证据表明，使用1.23%酸化磷酸氟化物（APF）和5%氟化钠漆可以有效预防≥6岁儿童的龋齿。然而，美国牙科协会（ADA）科学事务委员会最近的一份报告建议，对于<6岁的儿童，只使用2.26%氟保护漆（5%氟化钠漆），因为它没有其他氟化物局部应用带来的吞咽等不良事件风险（特别是恶心和呕吐）[5]。氟保护漆已成为学龄前儿童和有特殊医疗保健需求人群的常用局部药剂（图20.1）。它已被推荐用于存在于牙菌斑清除不良或喂养方式不佳情况下的牙釉质脱矿[6-8]。最近的Cochrane综述发现，每年使用氟保护漆2～4次与龋齿增长的显著减少相关[9]。美国儿科学会（AAP）也支持在<5岁儿童中使用氟保护漆。

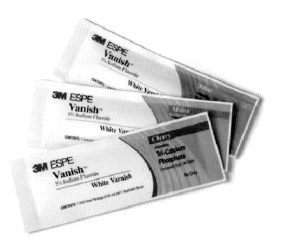

图20.1 氟保护漆（5%氟化钠漆）。（Courtesy 3M Science Applied to Life Inc., USA.）

总之，基于证据的临床建议应与从业者的专业判断和患者的需求及喜好相结合。

专业局部氟化物应用的适应证

在牙科诊所，何时以及针对谁提供局部氟化物的应用一直是争议的焦点。由于之前缺乏合适的方法来预测个体患者的患龋风险。一种观点认为，专业氟化物应用是一种初级预防措施，应该向所有儿童提供，以最小化新龋齿发生的可能。这种观点的支持者倾向于仅关注从局部氟化物应用中可能获得的潜在益处，而忽略提供服务所需的成本。

另一些人认为，提供局部氟化物治疗的决定应基于已被证明与群体或个体发生龋齿病变的风险有关的因素（例如，饮用含氟水的可及性、使用其他形式的局部氟化物、牙间隙的大小）。根据患龋风险因素考虑每名患者发生疾病的可能性，为那些被认为有明显患龋风险的患者推荐专业的局部氟化物治疗。这种观点的支持者倾向于考虑提供服务的成本以及潜在的好处。龋病风险评估方法可帮助临床医生准确预测哪些个体更有可能发生龋齿，并因此从局部氟化物治疗中获益[10]。

成本效益考虑

在私人诊所的环境中，患者对不同治疗方式的意愿或能力通常是决定提供哪种服务的重要因素。在公共项目或私人第三方支付者的情况下，提供各种服务的决定可能基于对这些服务成本和效益关系的正式分析。在牙科诊所提供的局部氟化物应用的成本效益比历史上其他类型的预防服务或在其他环境中提供的同一服务更高。因此，由于其不利的成本效益比，专业的局部氟化物治疗并没有被推荐作为公共卫生措施。

美国儿童的龋齿水平和龋坏类型的变化使这些比率变得更高。研究报告显示，美国的学龄儿童中有相当大的比例没有龋齿，而相对较小比例的儿童却占所有龋齿的大部分[11]。除了龋齿水平的总体下降外，还出现了光滑面龋齿比例的下降和窝沟龋齿比例的相应增加。这些结果显示，这些都意味着在这一段时间内，考虑到实际的新发龋坏牙面数量，局部用氟效用较低[12]。

这些变化已经促使一些利益相关方呼吁重新审视各种预防措施的提供方式。在一个将注意力集中在控制所有类型的医疗保健成本的时代，一些人建议考虑使预防性牙科服务更具成本效益。提高局部氟化物治疗的成本效益比的一种方法是在除了牙科诊所以外的其他场所提供这种治疗（例如，学校和家庭使用）。此外，通过针对那些高患龋风险的儿童，可以提高成本效益。

已经反复证明，可减少龋齿发生风险和增强局部氟化物疗法的相对有效性的因素是饮用含氟水的可及性。研究表明，在非饮水氟化地区，局部氟化物的效果要比饮水氟化地区显著地降低龋齿的发生率[13]。因此，在饮水氟化地区，通过专业的局部氟化物疗法预防龋齿的成本显著高于在非饮水氟化地区预防龋齿的成本。这表明，在氟化地区，局部氟化物治疗应该保留给具有中度到高度患龋史或处于已知的高患龋风险患者。那些不易患龋的个体，尤其是光滑面龋齿，可能会从其他形式的预防措施中获得更多好处，例如，窝沟封闭（有关窝沟封闭的更多详细信息，见第33章）。

在牙科诊所中，为特定儿童提供哪些预防服务仍然是牙医和他们的患者（或儿童的家长）的个人问题。因此，关于专业预防服务的最终决定必须基于儿童的风险评估，并由儿童的家长在了解成本和预期收益后做出。然而，第三方保险覆盖不同类型的服务的影响可能会对这个决定产生重大影响，并最终影响儿童接受的口腔护理。

专业应用局部氟化物的建议是，3~6岁的儿童应每3~6个月接受1次氟保护漆治疗。那些高患龋风险的儿童应更频繁地接受治疗（即每3个月1次）（表20.2）[5]。

表20.2　基于循证医学证据的专业局部氟化物使用建议

局部氟化物	年龄段/牙列状态			
	<6岁（乳牙列）	6～18岁（混合牙列）	>18岁（恒牙列）	成年人根面龋
氟保护漆（2.26%氟化物）	每3～6个月	每3～6个月	每3～6个月	每3～6个月
氟保护漆（0.1%氟化物）	不推荐	不推荐	不推荐	无法提出建议
专业含氟凝胶（1.23%APF）	不推荐	每3～6个月含4分钟	每3～6个月含4分钟	每3～6个月含4分钟
洁治后专业含氟凝胶（1.23%APF）使用	不推荐	不推荐	不推荐	无法提出建议
氟化泡沫（1.23%APF）	不推荐	不推荐	不推荐	无法提出建议
含氟洁治剂	不推荐	不推荐	不推荐	无法提出建议
处方用含氟凝胶/牙膏（0.5%），家用含氟凝胶/牙膏	不推荐	2次/天	2次/天	2次/天
含氟（0.09%）漱口水	不推荐	至少1次/周	2次/天	2次/天

不同颜色临床推荐强度[a]定义

强推荐	证据强烈支持提供这种干预
中度推荐	证据支持提供这种干预
弱推荐	证据表明，只有在考虑了替代方案后才能实施这种干预措施
专家建议支持[a]	证据不足；确定性水平较低。专家实施该推荐
专家建议反对[b]	证据不足；确定性水平较低。专家建议不实施这一干预措施
反对	建议不要实施这种干预措施，并中止无效的干预

[a]适用于美国预防服务工作（USPSTF）系统的临床推荐强度定义

[b]USPSTF系统将这类证据定义为"不充分"；等级Ⅰ表明，证据不足以确定收益和危害之间的关系（即净收益）。相应的推荐等级"Ⅰ"定义如下："USPSTF得出的结论是，目前的证据不足以评估服务的利弊。证据缺乏、质量差或相互矛盾，利益和危害之间的平衡无法确定。"

APF，酸化磷酸氟化物

From Weyant RJ, Tracy SL, Anselmo TT, et al. Topical fluoride for caries prevention: executive summary of the updated clinical recommendations and supporting systematic review. *J Am Dent Assoc*. 2013;144(11):1279–1291.

局部氟化物治疗前洁治

另一个与专业局部氟治疗有效性有关的问题，也对降低成本效益比有影响，涉及在应用氟化物之前提供洁治服务的必要性。实验室和临床试验的研究表明，多种外用氟化物剂可渗透牙菌斑，牙齿表面的有机层不会减少牙釉质中氟化物的沉积。因此，有在局部用氟前进行洁治并没有额外的益处[14-17]。另外，洁治是一种向儿童介绍在口内使用手机等相关感觉的绝佳方式。此外，在检查前清洁牙齿可以使口内检查更彻底。

使用方法

目前用于<6岁儿童的最受欢迎的专业局部氟化剂是5%氟化钠漆，由初级卫生保健提供者提供。ADA科学事务委员会建议幼儿使用氟保护漆，基于它比其他局部用氟产品相比副作用更少，因为这些孩子通常不能咳痰[5]，放置氟保护漆所需的时间更少，因此该治疗可能比使用带托盘的含氟凝胶更具成本效益。

氟保护漆的优点（图20.1）在于安全、有效之外，且易于涂抹。它可以由初级保健团队申请，并且大多数保险承保。市面上可以买到各种5%氟化钠漆制剂。建议学龄前儿童使用0.25mL 5%氟化钠的单位剂量。第15章中介绍了具体的应用技术。

特殊患者的注意事项

与任何年龄段一样，有些儿童要特别考虑他们对氟化物治疗的需求或必须提供这种治疗方式。具体来说，应为有发育障碍的儿童或者全身状况处于高患龋风险或获取氟化物能力受限的儿童提供替代方法。例如，氟保护漆可以快速涂抹，需要最少的合作，并且对那些难以忍受托盘的患者更方便。

另一类需要特别考虑的患者是那些正在接受放疗或化疗的儿童。这些患者经常经历软组织溃疡性变性，使它们对低pH制剂（即APF）或某些调味剂极为敏感。应为这些患者提供稀释的、中性的、无刺激性的氟化物制剂。此外，患有慢性肾衰竭的儿童在摄入浓缩氟化物后，由于肾功能受损，可能会长期出现血清氟化物水平升高的情况。由于他们的龋病发病率也低于匹配的对照组，因此不建议

这些患者使用全身或专业的局部氟化物[18]。临床医生应决定并选择最适合患者的局部氟化物使用方法。

饮食管理

学龄前阶段开始出现许多因素，这些因素可能对儿童的生长发育以及牙齿健康产生深远影响。在出生的前3年，随着生长速度的大幅提高，学龄前儿童的生长速度明显放缓。因此，热量需求相应减少，但并不意味着需要牺牲均衡的饮食。当儿童年满3岁时，父母双方都有工作变得越来越普遍，因此对孩子在出生前3年保持的饮食管理和控制可能会受到影响。当学龄前儿童被送到保姆、祖父母处或日托中心时，他们会因被引入新的环境、食物选择和管理方式而变得困惑，开始质疑日常饮食习惯，甚至停止吃曾经最喜欢的食物。

附加阅读20.1　为有特殊医疗保健需求儿童提供适应性的日常口腔卫生照护

Gayle J. Gilbaugh

良好的口腔健康是每名儿童幸福和全身健康的重要方面。对于有特殊医疗需求的儿童来说，这既是一个健康问题，也是一个社会问题。缺乏定期的家庭护理会导致牙科疾病，导致口腔疼痛和不美观。这会干扰日常功能（例如，吃饭、睡觉和交朋友）。有特殊医疗保健需求的儿童不需要这种额外的负担。健康的笑容能鼓舞儿童的士气，增强自尊心，是整体幸福感的一部分。

但是，对于有特殊医疗保健需求的儿童及其看护人来说，日常口腔卫生照护可能是一个挑战。一些残疾儿童可能能够清洁自己的牙齿，而另一些儿童可能会发现这在身体和精神上都很困难或不可能。在这些情况下，看护人需要提供一些帮助。

日常口腔卫生应纳入时间表，并要求儿童和看护人尽量减少沮丧情绪。基本的牙齿清洁概念与任何儿童一样，应该每天完成。对于有特殊医疗保健需求的儿童来说，实现这些目标可能需要一些适应和一些独创性。

从历史上看，没有多少商业口腔护理产品是为有特殊医疗保健需求的人量身定制的。然而，如今，父母和看护人可以使用各种各样的清洁设备、产品和适应产品，如下图所示。本文列出了潜在的口腔卫生挑战以及在为有特殊医疗保健需求的个人提供护理时可能有帮助的技术或装置。所有的适应都应该根据特定个体的年龄和需求进行个性化设计。

可能的困难	技术/装置
帮助儿童	• 避免使用狭小的封闭浴室
	• 使用有足够操作空间的房间
	• 良好的光源
咳痰困难	• 使用豌豆大小的牙膏

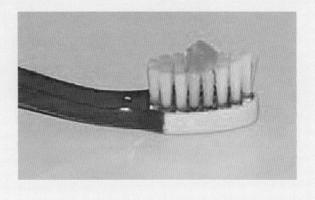

附加阅读20.1（续）

可能的困难	技术/装置

- 可以使用空气球注射器或便携式电动吸痰器进行咳痰
- 抗微生物药物和氟化物可以用牙刷、棉签或牙刷（如果需要）涂抹

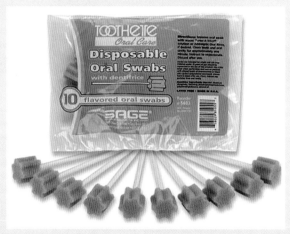

（Courtesy Sage Products, Cary, IL.）

过度呕吐（呕吐反射明显）	- 使用小巧的牙刷 - 使用少量牙膏 - 避免仰卧，保持头部抬高
嘴唇干燥或开裂	- 刷牙或使用牙线前涂上凡士林 - 牵拉唇部时要轻柔
无法张口（咬伤）	- 使用开口器 - 有商用产品，或者可用压舌器和胶带制作 - 小心放置开口器，以免唇部卡在下面
口周敏感性	- 每天进行几次脱敏活动帮助患者耐受日常口腔卫生护理 - 咨询语言病理学家或职业治疗师 - 动作应该缓慢而轻柔
坐在轮椅上	- 站在轮椅后面，以获得最佳口腔视野 - 小心地用手臂将患者的头部支撑在身体上 - 坐在轮椅后面，锁住轮子 - 将椅子倾斜到膝盖上，用手臂将患者的头部支撑在身体上

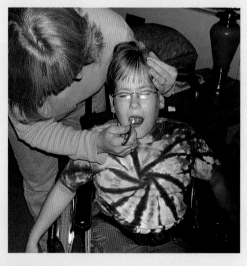

坐立困难	- 使用泡沫或豆袋椅稳定患者 - 从后面靠近，用手臂支撑患者的头部 - 把患者放在床上或沙发上，头放在患者的腿上 - 用手臂支撑患者的头部和肩部

附加阅读20.1（续）

可能的困难	技术/装置

无法控制动作
- 一名看护人：让患者坐在地板上，坐在沙发上的看护人两腿之间。成年人轻轻地将他或她的腿放在患者的手臂上。或者，让患者伸开双臂躺在地板上。成年人坐在孩子的头后面，轻轻地将他或她的腿放在患者的手臂上

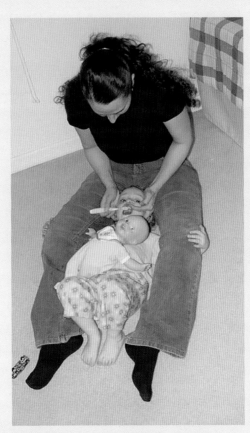

- 两名看护人：让患者躺在床上或沙发上，头放在您的腿上。如果需要，另一名看护人可以握住患者的手或腿

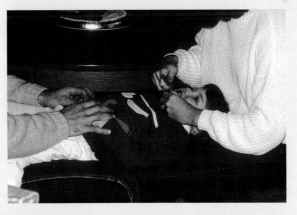

牙刷抓握困难
- 通过增加较大的手柄（例如，橡胶球、自行车手柄或网球）来改进牙刷
- 可提供带大手柄的商用牙刷
- 在热水下握持后弯曲牙刷手柄
- 将尼龙搭扣带固定在牙刷手柄上，将牙刷固定在手中

手部灵活性受限
- 电动牙刷

有关其他信息：
- 美国国家牙科和颅面研究所：www.nidcr.nih.gov/OralHealth/Topics/DevelopmentalDisabilities
- 美国国家妇幼口腔健康资源中心：www.mchoralhealth.org/；www.mchoralhealth.org/PDFs/SHCNfactsheet.pdf
- 自闭症论坛：www.autismspeaks.org
- 牙科专业人员工具包：www.autismspeaks.org/science/resources-programs/autism-treatment-network/tools-you-can-use/dental

到这个时候，他们开始受到他们在电视上看到的东西的影响。学龄前儿童每天都可能接触2~8小时（或更长时间）的电视。这段时间的广告很多，但是大多数都是食品，当学龄前儿童陪父母去市场购物时，他或她似乎想要拥有这些。

然而，该阶段的儿童仍然愿意尝试新的食物。父母不仅需要尝试新的食物，还需要准备这些食物。此外，食物的展示也很重要。适量的各种丰富多彩的食物对增加儿童的用餐时间有很大帮助。

尽管学龄前儿童似乎总是很忙，但由于他们早上或下午小睡的意愿下降，他们的"空闲"时间越来越多。随着清醒时间的增加，吃零食的次数往往会增加，这与电视上听到的评论和同龄人的鼓励有关。应该鼓励吃适当的零食。富含盐、脂肪或精制碳水化合物的零食，其黏附在牙齿和口腔组织上或溶解缓慢，更容易导致牙齿问题。教师和看护人必须接受教育，或者由父母或监护人告知他们最适合孩子的零食种类。在特殊的场合（例如，生日聚会、万圣节或情人节），可以吃特殊的糖果。在其他任何时候，零食都应该从已经证明"对牙齿友好"的食物列表中选择。

然而，学龄前儿童易受累，并且会受到家庭经历的极大影响，所以进餐时间是他们学习的重要"课堂"。他们在课堂上学习和观察年长兄弟姐妹及其父母的喂养习惯。用餐时营造一种友好、融洽的氛围，没有威胁（例如，"你最好把所有的食物都吃了，否则就没有甜点了"），也没有兄弟姐妹的纠缠，这对建立积极的饮食习惯有很大帮助。

正是由于这些因素，当父母患有牙科疾病时，牙医可能会发现很难鼓励他们改变饮食习惯。尽管牙科团队可以使用多种方法，但没有一种方法总是成功的。所使用的方法必须根据诊所的特色、家庭学习的意愿以及遇到的具体牙科问题进行个性化探索。尽管龋病是一种多因素疾病，但必须承认饮食中的糖分是导致这种疾病的最重要因素。糖为口腔致龋病菌提供了一种基质，使其繁殖并产生使牙釉质脱矿的酸，从而导致龋齿。定量分析显示，糖的摄入与龋病的发展之间有着密切的关系[19]。

尽管历史上蔗糖被认为是产酸所必需的主要碳水化合物，但我们现在知道其他简单的碳水化合物也能产酸。这包括加工食品和方便食品中常用的玉米甜味剂，

以及蜂蜜、水果、蔬菜中天然存在的果糖和葡萄糖。因此，建议患者减少蔗糖摄入量已不再是一个简单的问题。多年来，蔗糖在食品工业中已明显被果糖和其他甜味剂取代。剩下的关键因素是，在牙菌斑存在的情况下，这些食物可能会产酸，降低牙齿内部和周围的pH。许多食物经过测试，发现可以将邻面牙菌斑pH降低到5.5或更低（注20.1）[20]。

其他关键的致龋因素包括食物黏附在牙齿上的能力、食物溶解的速度、食物刺激唾液产生的潜力以及食物缓冲酸的潜力。有人认为，具有低致龋潜力的食物具有以下特性[20]：

1. 蛋白质含量相对较高。
2. 脂肪含量适中，便于口腔清洁。
3. 最低浓度的可发酵碳水化合物。
4. 缓冲能力强。
5. 矿物质含量高，尤其是钙和磷。
6. pH > 6。
7. 刺激唾液流动的能力。

应该向父母推荐致龋潜力较低的食物。同时，重要的是教育他们遵守幼儿所需的热量摄入量。

饮食咨询

尽管牙科专业认识到良好的营养和适当的饮食习惯在实现及保持良好的口腔健康方面的作用，但促进行为改变一直是一项挑战。然而，父母现在更加意识到这

注20.1　导致邻面牙菌斑pH < 5.5的食物	
苹果干	胶冻甜点
新鲜苹果	葡萄
苹果饮料	全脂奶
杏干	2%减脂牛奶
香蕉	燕麦片
焗豆	柑橘
青豆罐头	橙汁
白面包	意大利面
全麦面包	花生酱
焦糖	煮土豆
烤胡萝卜	薯片
加糖的谷物制品	葡萄干
巧克力奶	水稻
可乐	含有奶油的松糕
苏打饼	新鲜番茄
奶油芝士	小麦片
甜甜圈	

些问题，愿意倾听，许多人甚至准备做出改变。为家庭营养需求提供信息的一些优秀资源包括世界卫生组织的《世界卫生组织指南：成年人和儿童的糖摄入量》[21]（以6种语言呈现）、《2015—2020年美国人膳食指南》[22]，以及《我的餐盘（MyPlate）》中的学龄前儿童部分（图20.2）[23]。这些资源为家长提供了关于饮食和体育活动模式的实用信息，这些信息侧重于消耗更少的热量、做出明智的食物选择，以及进行体育活动，以达到和保持健康的体重，降低患慢性疾病的风险，促进整体健康。

在有学龄前儿童且没有牙科疾病的家庭中，这种方法与建议有患牙科疾病儿童的家庭使用的方法截然不同。对于所有儿童，牙医应在最初的访谈中向父母询问以下问题，以制订饮食评估的基线：

1. 孩子是在什么年龄断奶？
2. 如果孩子在1岁后仍在哺乳或使用奶瓶，使用频率和持续时间是多少？
3. 固体食物是什么时候引入的？
4. 婴儿食品是商用的还是自制的？
5. 目前提供几顿饭？家人吃饭一起吗？
6. 谁选择菜单和准备食物？
7. 是否提供零食？它是在家里、在托儿所，还是由保姆提供？作为家长，您会选择零食吗？如果不，您知道它是什么吗？
8. 孩子吃得好吗？他或她饮食均衡吗？如果不是，问题所在是什么？

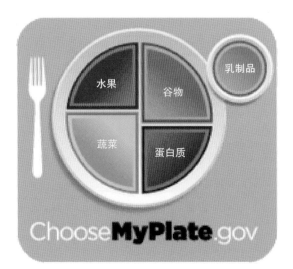

图20.2 美国农业部最新发布的膳食指南《我的餐盘（MyPlate）》。（Courtesy US Department of Agriculture.）

9. 孩子家里有没有祖父母？或者孩子是否在祖父母家度过了相当多的时间？
10. 是否有任何宗教或种族偏好会限制饮食选择？
11. 饮用和制作食物用水的来源是什么？
12. 孩子每天的液体摄入量是多少？有多少液体来自您所在社区的饮用水？
13. 孩子每天花多少时间看电视或在计算机/电子设备前？
14. 孩子每天有多少游戏/体育运动？

如果儿童有残疾，额外的问题是：

1. 由于孩子的残疾，哪些饮食习惯被修改了？
2. 由于残疾，是否有额外的营养需求？
3. 孩子是自己吃饭还是需要帮助？
4. 口服什么药物，多久服用1次？
5. 孩子是否有咀嚼和吞咽困难？
6. 孩子是否长时间将食物含在嘴里（反刍）？他或她会反胃吗？

通过熟悉《2015—2020年美国人膳食指南》和这些问题的答案，牙医和工作人员应该掌握患者及其家人的营养需求和饮食习惯的基本背景信息。《2015—2020年美国人膳食指南》提供了5个总体指南，包括：

1. 终生遵循健康的饮食模式。
2. 重点关注品种、营养密度和数量。
3. 限制添加糖及饱和脂肪的热量并减少钠摄入量。
4. 转向更健康的食品和饮料选择。
5. 支持所有人的健康饮食模式。

在没有牙科疾病且有良好饮食管理证据的学龄前儿童的家庭中，牙医会给予积极的强化。在这种情况下，饮食史和咨询似乎会适得其反。

对于学龄前儿童有龋齿或看起来有高患龋风险的家庭，建议由牙医进行进一步评估。应从父母对前24小时的回忆或未来3~7天的书面记录中获取饮食史。尽管饮食史的可靠性经常受到质疑，但本着信任和尊重的精神，我们可以学到很多东西。

许多饮食史表格都可以买到，或者它们可以很容易地制作出来。应指导家长如何完成病史，确保列出孩子每顿饭吃的所有食物、吃的量、两餐之间摄入的食物类型和数量以及液体摄入量。还应列出膳食或维生素补充剂以及口服药物。

尽管牙科诊所饮食评估的主要目的是确定对口腔健康有害或可能有害的饮食模式，但牙医应了解可能对整体生长发育产生重大影响的饮食摄入和饮食模式。如果发现与饮食有关的问题，应将儿童转诊到初级卫生保健提供者、营养师进行进一步评估和咨询。

有了可用的饮食史，牙医可以单独或与父母一起回顾发现：

1. 孩子一天吃几次？

2. 食物的选择是否多样化？饭菜是否均衡？

3. 关于4种基本食物组的建议是否每天都得到满足？

4. 吃零食的频率是多少？

5. 是否经常食用富含（精制）碳水化合物的食物？它们是在用餐期间、餐后还是两餐之间食用？

6. 零食是否是那种溶解慢的，或是黏附到牙齿上的？

确定了问题的领域后，可以提出建议。彻底改变家庭饮食和饮食习惯会遭到反感、依从性差和引起负面结果。更好的方法是选择一个问题领域，提出更改建议，等待几周后评估结果。如果结果是积极的，那么可以修改另一个领域，然后这个家庭可以在成功的基础上再接再厉。

根据口腔健康状况显示随访史。饮食咨询只是综合预防的一部分，尽管有时它是最明显的需要调整的部分。它也可能是最难获得成功的部分。

许多电子营养分析程序可通过互联网获得。输入饮食史后，可以进行许多分析，包括膳食计划和体育活动的建议。迄今为止，没有一个是专门用于评估可能导致儿童口腔疾病的分析。

家庭护理

随着孩子知识基础、社会化以及生长发育成熟的变化，该阶段家庭日常口腔护理应该不那么困难了。遗憾的是，通常情况并非如此。父母往往认为他们的孩子可以比实际情况更独立。他们还认为孩子的运动协调已经发展到可以充分使用牙刷和牙线的程度。与此同时，这个年龄段的孩子想要独立；他们喜欢自己刷牙，不需要父母的帮助。

必须通过谈判达成解决方案。例如，饭后，孩子可以在很少或没有监督的情况下刷牙，但在睡觉时，父母会清洁牙齿并按摩牙龈。作为一个团队一起工作，父母和孩子可以各自履行他们确定的职责，制订一个成功的计划，牙医可以进一步监督和修改该计划。

在此期间，所有的乳牙都已萌出。以前可见的间隙可能会开始关闭。清洁口腔包括刷牙、清洁舌头和按摩牙龈。这是一种精细的运动活动，大多数3~6岁的儿童在没有帮助的情况下无法完全完成。此外，下颌后牙的舌面和上颌后牙的颊面最难清洁到，也最难看到是否所有的牙菌斑都被清除了。

随着间隙的关闭，需要使用牙线。3~6岁的儿童无法使用牙线。家长应该负责这项活动。应注意不要将牙线卡入邻间牙龈，以免造成伤害。这种伤害的结果可能会使孩子不太接受任何口腔卫生程序，包括刷牙。

正确的位置/姿势可以大大提高口腔的可视性和可及性。尽管大多数学龄前儿童都想站在水槽边，但这个位置不利于父母轻松地提供帮助。建议定期将孩子置于仰卧位，以提高可见度。

手动牙刷和电动牙刷都有许多改进的设计。父母有大量的产品可供选择。尺寸、形状、颜色、计时器和励志人物都可以从所有制造商那里广泛获得。然而在这个年龄段，父母必须继续参与。3~6岁儿童的注意力持续时间很短，乳牙至少有100个需要清洁的表面，需要父母的帮助和监督。电动牙刷已被证明与手动牙刷一样有效，并具有额外的使用乐趣（图20.3）。因此，依从性大大增加[24]。

建议使用含氟牙膏，尽量有父母的监督。应该将豌豆大小的牙膏放在牙刷上，并且应该指导孩子刷牙完成后吐出。不需要大量的牙膏。研究表明，学龄前儿童经常吞下大量牙膏，这可能会导致氟中毒[25]。建议饭后定期进行口腔护理。当情况不允许时，建议用水彻底漱

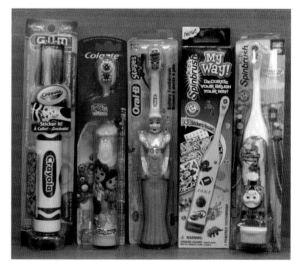

图20.3　为2~5岁儿童设计的电动牙刷示例。牙刷上有受欢迎的卡通图案，以鼓励孩子刷牙。

口。睡前的口腔卫生护理尤为重要，因为夜间唾液分泌量的减少，胃酸分泌增加。

到这个时期结束时，学龄前儿童的乳牙开始脱落。失牙区域可能会疼痛，牙龈可能会肿胀，从而导致不适。在这段时间家长必须帮助保持口腔卫生，以消除失牙区域的炎症。

残疾儿童可能需要额外的帮助。因为日常家庭护理可能更具挑战性，父母或看护人应该建立一个日常流程。许多有特殊医疗保健需求的人按照流程可以做得很好。允许孩子拿着自己喜欢的物品，这可能会有镇静作用。鼓励父母给予口头安慰并以缓慢、平静的方式刷牙。

根据残疾及其严重程度，各种定位方法可能有助于提高口腔的可见度并减少过度运动。对于有特殊保健需求且无法独立刷牙的个人，看护人应该承担这个责任。见附加阅读20.1，了解其他适应性策略和技术。

第21章
牙科材料
Dental Materials

KEVIN J. DONLY, ISSA S. SASA

章节概要

在儿童修复牙科中使用的修复材料通常与修复科使用的材料相同。本章主要介绍儿童牙科中常用的材料，并提供了具体适用于它们的信息。儿童牙科中有许多材料可以应用，多数情况下会结合临床情况选择合适的材料。表21.1确定了儿童修复牙科中最常用的材料和相关的临床考虑因素。第22章、第33章和第40章讨论与修复材料相关的特定临床修复技术。

护髓和垫底

在儿童牙科中，护髓和垫底很重要。护髓和垫底可减少修复体的边缘微渗漏，并防止下方牙齿结构的敏感。传统来讲，氢氧化钙、氧化锌–丁香酚和磷酸锌是首选材料。目前，玻璃离子水门汀也是一种常见的垫底材料。

氢氧化钙

氢氧化钙水门汀采用可见光固化系统（图21.1A）和双糊剂系统（图21.1B）。在乙烯甲苯磺酰胺中含有氢氧化钙、氧化锌、硬脂酸锌的催化糊剂和与含有钨酸钙、磷酸钙、氧化锌的基底糊剂在水杨酸乙二醇酯中反应，形成无定形的二水杨酸钙。碱性pH有助于防止细菌侵入。研究表明，氢氧化钙在银汞合金和复合树脂充填体中会"软化"[1-2]。这一现象是由牙本质小管中液体污染和微渗漏导致氢氧化钙的水解引起。当发生水解时，咬合力会导致充填体根方移位，导致充填体边缘裂隙及断裂。可见光固化氢氧化钙制剂已在临床上成功应用[3]，而且可能不易发生水解。当使用氢氧化钙时，可在其上放置一种较难溶解的高强度垫底材料（例如，玻璃离子水门汀），以覆盖氢氧化钙。

氧化锌–丁香酚水门汀

氧化锌–丁香酚水门汀（图21.2）粉末中含有氧化锌、松香和醋酸锌。松香能提高抗断裂性能，醋酸锌能有效地加速反应速率。这种液体是丁香酚的制剂，它与粉末反应形成丁香酸锌的无定形络合物。氧化锌–丁香酚水门汀在深部窝洞预备时具有镇痛作用，但其较低的抗压强度使临床应用存在局限性。

为增强氧化锌–丁香酚水门汀强度，添加了丙烯酸树脂和氧化铝作为增强剂。虽然这些水门汀强度较高，但仍然低于磷酸锌和玻璃离子水门汀。作为垫底材料来讲，氧化锌–丁香酚水门汀与玻璃离子水门汀相比表现出显著的微渗漏[4]。由于其镇痛作用和较好的临床疗效，氧化锌–丁香酚仍可作为乳牙牙髓切断术或牙髓摘除术后的髓腔充填材料。氧化锌–丁香酚水门汀在复合树脂充填中应谨慎使用，因为丁香酚可以抑制树脂的聚合。在复合树脂充填前，可以放置玻璃离子水门汀在氧化锌–丁香酚上以避免影响聚合。

玻璃离子水门汀

玻璃离子水门汀（图21.3）已成为一种常用的垫底

材料。它能与牙齿结构形成物理化学键，并释放氟化物。玻璃离子水门汀由钙铝硅酸盐玻璃颗粒与聚丙烯酸混合组成。最初的反应阶段涉及聚丙烯酸的电离，这导致聚合物链从卷曲形变为线形。电离产生的氢离子侵蚀钙铝硅酸盐玻璃，钙铝硅酸盐玻璃也含有氟化物，导致金属离子和氟离子的释放。大多数金属阳离子（Ca^{2+}、Al^{3+}）分别为二价或三价，被电离聚合物结合形成交联盐桥。钙离子和铝离子在羧基上与聚丙烯酸结合，形成

表21.1 儿童牙科中常用的生物材料

材料	可选材料类型	成分	临床适应证
中间垫底材料	氢氧化钙 氧化锌–丁香酚[a]	氢氧化钙或氧化锌–丁香酚糊剂混合在树脂中	放置在比理想位置备洞更深的小范围区域 放置在经酸蚀的裸露牙本质上 用于恒牙直接盖髓 不能留在预备后的牙釉质上
银汞合金	粉末 球形 混合 单组分[a]	银（40%～74%） 锡（25%～30%） 铜（2%～30%） 锌（0～2%） 汞（0～3%）	高铜（>6%）混合或单组分预封装合金推荐在后牙窝沟封闭或邻面龋充填使用
不锈钢预成冠	直边 预成型[a] 预修剪[a]	铁（65%～73%） 铬（17%～20%） 镍（8%～13%） 锰、硅和碳（<2%）	对于严重缺损的牙齿，尤其是后牙，推荐使用修剪、成型、抛光、粘接良好的预成冠，以保证牙龈健康
复合树脂充填材料	（根据填料大小） 传统：5～30μm 微填料：0.04～1μm[a] 混合型：0.04～100μm[a]（自固化或者可见光激发固化）[a]	含石英、硅酸盐或玻璃充填颗粒的双酚A–甲基丙烯酸缩水甘油酯（Bis–GMA）树脂或氨基甲酸酯树脂	可用于前牙的美学修复 可用于后牙的I类、II类洞充填 微填料提供了最易抛光的表面，并且美学性能较好 混合型具有最小的收缩和磨耗，以及良好的可抛光性和美学性 与自动聚合树脂相比，可见光激发固化树脂聚合更可控、颜色稳定性强、孔隙率低
水门汀	玻璃离子水门汀[a] 增强型氧化锌–丁香酚[a] 氧化锌–丁香酚	含钙、铝、氟、聚羧酸的硅酸盐玻璃 氧化铝、聚合物或丁香酚增强的氧化锌 氧化锌，丁香酚	主要用途是粘接不锈钢预成冠 也可用作垫底材料 玻璃离子水门汀可用作树脂洞衬或乳牙的保守充填修复 增强型氧化锌–丁香酚最常用于牙髓切断术后髓腔封闭

[a]最常用的类型

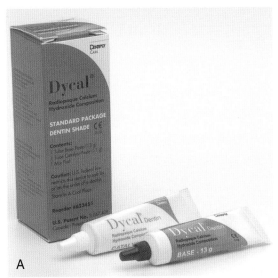

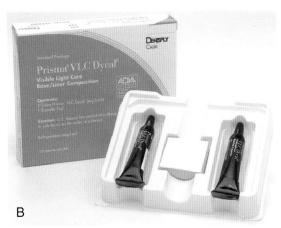

图21.1 氢氧化钙水门汀。（A）可见光固化系统（Dycal）。（B）双糊剂系统（Prisma VLC Dycal）。（Courtesy DENTSPLY Caulk, Milford, DE.）

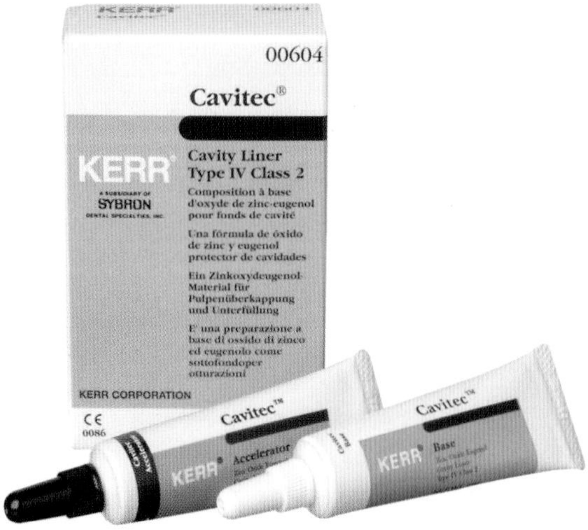

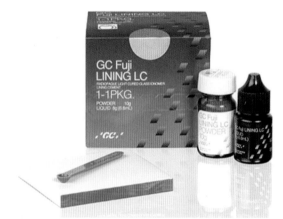

图21.2 氧化锌-丁香酚水门汀（Cavitec）。（Courtesy Kerr Corporation, Orange, CA.）

图21.3 玻璃离子水门汀（GC Fuji Lining LC）。（Courtesy GC America, Alsip, IL.）

凝胶相以形成硬化水门汀。由于钙与聚丙烯酸链的快速结合，羧酸钙首先形成坚硬的凝胶。它在初始固化阶段具有可雕刻的特性，但在该阶段离聚体非常容易吸水。同样，由于游离铝离子不能与聚丙烯酸链交联，容易因潮湿污染而扩散，因此会从水门汀中流失。建议做好牙齿隔湿。然后与聚丙烯酸基体形成铝盐桥，水门汀硬化。与单独使用钙二价键相比，三价铝离子确保了更强的交联性。铝离子的缓慢反应归因于三价离子对多阴离子链构型更严格的空间要求。

玻璃离子水门汀可以通过牙本质中的游离亲水羧基与牙本质结合，促进表面润湿，在牙齿界面形成氢键。同时，在界面上发生离子交换，钙离子被磷酸根离子取代。部分制造商用聚丙烯酸去除牙体预备过程中产生的玷污层。这种预处理为粘接提供了一个无污染的牙齿表面。因为固化反应需要湿润环境，冲洗处理后的预备体不要脱水是至关重要的。

在玻璃离子水门汀中加入酒石酸可在不减少工作时间的情况下加速硬化速度。可以将衣康酸放入玻璃离子水门汀混合物中，以增加聚丙烯酸对玻璃离子的反应性，并可以添加聚马来酸来修饰反应。

研究表明，与氧化锌-丁香酚、磷酸锌和氢氧化钙相比，玻璃离子水门汀垫底和护髓后更少出现边缘微渗漏，可防止细菌的渗透[4-5]。氟化物从玻璃离子水门汀溶解和扩散过程中释放出来。玻璃离子水门汀作为垫底和护髓材料可防止继发龋形成[6-9]。氟化物释放后可被材料附近的牙釉质和牙本质吸收[10-13]。与非氟化物释放材料相邻的区域相比，这种氟化物有助于创建一个脱矿抑制区[14-15]。

玻璃离子水门汀有无水和有水两种形式。由于含水型的黏度问题，水门汀混合可能会较困难。无水型因为聚丙烯酸被脱水并放置在粉末中，该型可有较长的保质期。玻璃离子水门汀的调拌需要严格按照制造商的说明完成。如果水门汀粉较多，水不能充分与之反应，会发生牙本质敏感；需要的水将从牙本质中获得，由于牙本质内产生的液压而导致敏感。

树脂改性玻璃离子水门汀可光照固化[16]。光引发聚合物可掺入玻璃离子水门汀配方中，以引发光照聚合。虽然树脂改性玻璃离子水门汀可以以光照形式固化，这种材料也可以发生酸碱反应，只要给予足够的反应时间，材料可以通过化学形式固化。

玻璃离子水门汀具有与牙齿结构相似的热膨胀系数。它可以保护下面的基质和牙本质，与复合树脂结合，并释放氟化物，从而防止继发龋形成。

牙本质粘接剂

牙本质粘接剂已经被纳入牙科修复器械。以往牙本质或牙釉质粘接剂可分为两组：第一组为双酚A-甲基丙烯酸缩水甘油酯（Bis-GMA），第二组为聚氨酯。聚氨酯为甲基丙烯酸羟乙酯（HEMA）的卤代磷酸酯。这两种牙本质粘接剂通过磷酸钙粘接固位。

去除玷污层可以有效增强牙本质粘接。新的粘接剂包含预处理剂，可以去除或者改变牙本质上方的玷污层。可以使单体浸润到脱矿牙本质区，单体聚合并与牙本质基质形成机械锁合[17]。现在大多数牙本质粘接剂与前面讨论过的相似，或由4-甲基丙烯酰乙基三甲酸酐组成。

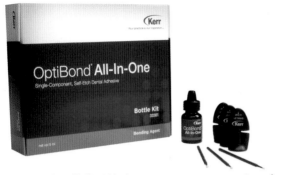

图21.4 自酸蚀粘接系统（OptiBond All-In-One）。（Courtesy Kerr Corporation, Orange, CA.）

自酸蚀粘接系统可以同时酸蚀和粘接，应用更加便捷（图21.4）。虽然研究表明它们与牙本质和牙釉质粘接较为充分，但建议应用时还是需要谨慎。产品必须按照制造商的说明使用，特别需要注意粘接剂应用时的涂抹操作和按照推荐时间应用[18–19]。

充填材料

银汞合金

传统来讲，银汞合金是Ⅰ类和Ⅱ类修复的首选材料。银汞合金现在仍然是一种有效的充填材料[20–21]。一项对260例银汞合金充填（86.4%Ⅱ类）的临床性能评价的3年研究表明，254例充填成功[22]。了解银汞合金的临床组成和固化反应，将充填的成功和失败与材料的基本特性联系起来是很重要的。

汞齐

牙科银汞合金由银、铜、锡的合金混合物组成，在某些情况下，还有锌颗粒与汞结合。合金颗粒呈球形或粉末（车削）形态。未反应的合金颗粒被称为银–锡相（γ相）。这些颗粒与汞结合，汞实际上充当合金颗粒的润湿剂，以启动被称为汞齐的固化反应。粒子表面与汞反应形成胶固基质，由γ1相和γ2相组成。γ1相采用银和汞（Ag_2-Hg_3）的结合。γ2相涉及锡和汞（Sn_7-Hg）的结合。粉末颗粒型银汞合金充填体早期断裂和失效的主要原因是γ2相。由于锡在银汞合金的固化反应和尺寸变化控制中的重要性，因此不能从合金中消除锡。为了避免有害的γ2相，在汞齐反应中引入了铜。铜以铜–锡相（Cu_5-Sn_5）取代了锡–汞相。铜–锡基质减少了锡的腐蚀，防止了充填体的二次弱化和随后的断裂。

完成汞齐反应所需的汞含量取决于合金成分和颗粒形态，但通常在汞齐混合物的42%~54%。当汞超过55%时，银汞合金强度就会显著降低。添加铜的球形合金颗粒比粉末颗粒需要更少的汞来完成汞齐过程。必须指出的是，一旦发生汞齐，就无法获得未反应的汞；汞与银、锡或铜进行合金化。锌存在于一些合金混合物中，作为氧的清除剂，可抑制铜、银或锡氧化物的形成，从而削弱银汞合金的充填。使用预封装银汞合金（图21.5），并严格遵循制造商关于磨耗和操作的建议，是充填成功的关键。

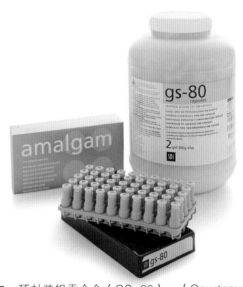

图21.5 预封装银汞合金（GS-80）。（Courtesy SDI, North America, Bensenville, IL.）

性质

固化银汞合金可能膨胀或收缩取决于材料的类型或操作。美国牙科协会[23]要求银汞合金24小时内膨胀或收缩不能超过20μm/cm。

牙科材料和器械委员会[23]要求银汞合金1小时后的抗压强度为11600磅/平方英寸（88MN/m²）。拉伸强度大大降低；因此，牙体预备过程中洞型设计很重要。牙体预备后银汞合金能够大块充填，避免充填深度较浅或形成较细的峡部，从而防止充填体折断。粉末和球形低铜的银汞合金显示出边缘抗裂性降低。这是由于这些银汞合金的蠕变增加所致。蠕变是指当咀嚼时，银汞合金承受载荷时发生的尺寸变化，这是银汞合金黏弹性的结果。美国牙科协会要求银汞合金最多有5%的蠕变才能获得认证。

腐蚀是银汞合金的化学或电化学劣化，发生在表面或亚表面。劣化可能是由于银汞合金的充填、雕刻或精加工不良引起的继而出现的点蚀或划痕，会导致食物或唾液成分攻击化学基质。相互接触的不同金属也会导致腐蚀，因为电偶作用会促使材料进入溶液中。这会导致凹坑内的点蚀和食物积存在点隙内，从而导致进一步的腐蚀。γ2相（锡-汞相）对腐蚀最敏感；因此，球形高铜银汞合金最不敏感。虽然严重的腐蚀会导致充填失败，但最小的腐蚀与蠕变相结合，可以使开放的充填体边缘充满足够的腐蚀副产物，从而显著封闭这些边缘。

压实充填

根据制造商的建议，银汞合金应在研磨后立即放置和压实充填。以小的增量放置银汞合金是合适的。压实充填允许施力以适应材料，并将过量汞降至最低。使用小号压实充填器，在小的银汞合金增量上施加牢固的压力，可以最大限度地减少最终充填过程中的空隙。应避免延迟压实充填，因为在切削后但在压实充填之前发生的初始硬化可能会使有效去除过量汞变得更加困难。这反过来又降低了充填体的强度，并增加了材料中的蠕变。唾液污染也应得到控制，因为过量的水分会导致延迟膨胀，特别是在含锌合金中。使用隔离装置可以有效防止水分污染及隔离工作区域。

打磨抛光

强烈建议对银汞合金表面进行打磨抛光。小的划痕和点隙可以用打磨车针去除，磨石和橡胶尖端可以浸入磨料。最后的抛光可以用氧化锡化合物来完成。在抛光时应注意用水，以防止汞从银汞合金中蒸发。尽管球形高铜银汞合金几乎可以立即抛光，因为其强度可以迅速获得，大多数银汞合金充填体不应该在24小时内抛光。

复合树脂

在过去的30年里，复合树脂（图21.6）已经成为现在应用最广泛的充填材料之一。目前，复合树脂用作乳牙和恒牙的封闭剂及Ⅰ~Ⅴ类洞充填[24-25]。复合树脂充填体因其优良的美学性能而被广泛接受。其他优点包括相对较低的导热系数，在牙体预备过程中保留牙齿结构，以及较高成分性能的稳定性。

传统的复合树脂材料是黏性流体非挥发性单体（Bis-GMA），其充填颗粒加入树脂中。Bowen[26]通过合成双酚A和甲基丙烯酸缩水甘油酯反应的产物二甲基丙烯酸酯单体，形成了Bis-GMA树脂。许多现在的复合树脂材料中都含有二甲基丙烯酸酯单体（Bis-GMA）作为基体相的主要成分。相对低黏度的单体［三甘醇二甲基丙烯酸酯（TEGDMA）］更方便临床操作，是基质相的重要组成部分。图21.7为Bis-GMA的化学结构，图21.8为TEGDMA的化学结构。

单体基质中含有填料颗粒。少数可用的产品含有氨基甲酸酯二甲基丙烯酸酯，而不是Bis-GMA基质。最初，熔融石英和各种玻璃作为填料颗粒加入Bis-GMA单体中，形成增强型复合树脂。用乙烯基硅烷偶联剂包覆

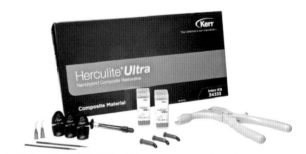

图21.6 复合树脂系统（Herculite Ultra）。（Courtesy Kerr Corporation, Orange, CA.）

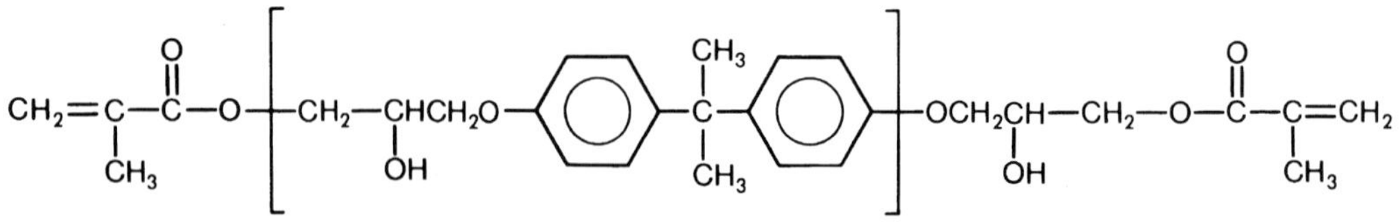

图21.7 双酚A-甲基丙烯酸缩水甘油酯（Bis-GMA）化学结构。

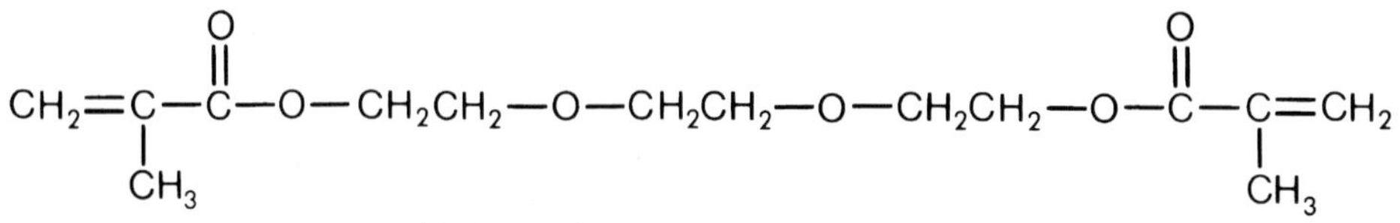

图21.8 三甘醇二甲基丙烯酸酯（TEGDMA）的化学结构。

填料，硅烷与聚合物基质化学结合[27]。这些颗粒通常形状不规则，以在树脂中固位保留。

目前可用的复合树脂中含有的填料包括石英、胶体二氧化硅、硼硅酸盐玻璃和含有钡、锶、锌的玻璃。除石英和胶体二氧化硅外，这些充填颗粒使材料具有放射显影，这在影像学检查中具有临床优势。现在的后牙复合树脂中含有高比例的充填颗粒使其具有耐磨性和更强的稳定性[28]。增加充填颗粒的体积可降低复合树脂的热膨胀和聚合收缩。增加耐磨性所需的填料含量需要减少树脂基质聚合物，因此可以减少聚合时发生的收缩。随着填料颗粒浓度的增加，弹性模量增大，收缩趋于最小[29]。

复合树脂材料吸收水但吸湿膨胀很少，足以补偿聚合收缩[30-31]。因此，复合树脂材料的增量放置和聚合在充填过程中至关重要[32-35]。

化学固化复合树脂

传统的化学固化复合树脂在甲基丙烯酸甲酯和乙二醇二甲基丙烯酸甲酯共聚过程中形成交联。二甲基丙烯酸酯单体通过自由基引发的聚合反应进行聚合，形成一个三维网络的有机基质。这种高黏性的单体可以进行自由基加成聚合，从而提供一种刚性交联聚合物。通常，糊剂中的过氧化苯甲酰充当引发剂，而叔胺（二羟乙基对甲基苯胺）在另一种糊剂中充当催化剂[36]。

可见光固化复合树脂

目前，大多数复合树脂都是可见光固化材料（图21.6）。这使在窝洞充填树脂时操作更加可控。可见光固化复合树脂通常包含二酮引发剂（樟脑醌）和胺类催化剂（甲基丙烯酸二甲氨基乙酯）。二酮在约470nm处吸收光，形成激发态，与胺一起产生离子自由基，引发自由基聚合[37-38]。

为了减少聚合收缩，在复合树脂材料中放置了比Bis-GMA更长的树脂分子。例如，Filtek Z250中含有EMA-6（图21.9；3M ESPE Dental Products，St.Paul，MN）[39]。

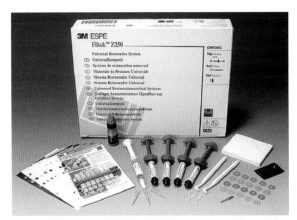

图21.9 含有EMA-6的复合树脂（Filtek Z250）。（Courtesy 3M ESPE Dental Products, St Paul, MN.）

附加阅读21.1 光固化设备

Sharukh S. Khajotia, Fernando L. Esteban Florez

牙科光固化设备是用于聚合可见光固化牙科材料的手持设备。目前可用的4种光固化设备包括石英钨-卤素灯（QTH）、发光二极管（LED）、等离子电弧固化（PAC）和氩激光装置。

QTH光固化设备是应用最广泛的，由卤素环境中含有钨丝的石英球制成。QTH设备发射紫外线照射和可见光（广谱），经过过滤，将波长输出限制为400~500nm，同时也将热量最小化。QTH灯泡发出的光强度为400~1200mW/cm²，并可随着使用而降低。建议使用辐射计来常规监测光的强度，并建议允许内置风扇冷却QTH灯泡，以促进机组的最佳功能。

LED光固化设备发出可见光谱的蓝色部分的光，通常为440~490nm，并且不发射热量。因此，LED单元不需要过滤器。它们可以由可充电电池供电，因为它们需要低瓦数，而且它们比QTH设备更安静，因为它们不需要冷却风扇。最初版本的LED单元发出较低强度的光，而新版本包含多个不同波长范围的LED，以扩大发射光的光谱和增加整体强度，以充分聚合所有可见光固化的牙科材料。

PAC光固化单元包含一种氙气，它被电离产生等离子体。发射的高强度白光被放大以减少热量，并将输出限制在可见光谱的紫蓝色部分（400~500nm）。氩激光单元发射最高强度，并发射单一波长（约490nm）的光。与PAC和氩气激光装置的使用和维护相关的较高成本限制了它们在牙科中的广泛应用。

可见光固化的牙科材料含有的一种引发剂［例如，樟脑醌（CQ）］，它能吸收适当波长的光（CQ约470nm）。当引发剂与有机胺［例如，甲基丙烯酸二甲氨基乙酯（DMAEMA）］结合时，产生引发聚合所需的自由基。暴露于光下的波长、强度和持续时间决定了引发剂吸收的光子数量，从而影响最佳聚合。光固化设备强度、光照角度、光源尖端直径、距离光源的距离、曝光时间等因素会显著影响形成的自由基数量，从而使该系统具有较高的技术敏感性。除CQ以外的引发剂也用于可见光固化材料。因为它们吸收与CQ不同波长的光，所以所使用的光固化设备发出该特定引发剂所需波长的光是至关重要的。

较新的光固化设备具有更高的强度，通常>1000mW/cm²，这可使一定深度材料的固化时间缩短，或在特定的固化时间内材料固化深度增加。然而，光照强度增加后材料在充填后收缩应力增加。重要的是要记住，在可见光固化充填材料中，使用的光固化设备类型和固化模式会影响聚合动力学、聚合收缩和相关的应力、显微硬度、固化深度、转化程度、颜色变化、微渗漏。最后，当使用牙科光固化设备时，防护眼镜和光罩等预防措施对患者及临床人员的安全至关重要。

与光固化复合树脂相关的问题包括朝着光源的聚合、复合材料对环境光的敏感性以及由于光穿透强度而引起的聚合深度的变化。朝向光源的聚合可导致复合脂质从窝洞中提拉出。复合树脂对环境光的敏感性可能会导致树脂在放入预备体前发生初始聚合。光穿透深度的不同、固化光强度的不同、光源尖端直径和曝光时间的不同会导致聚合反应的不同。光固化复合树脂的优点包括易于操作、聚合可控和不需要混合。由于光固化复合树脂不需要混合，因此较少存在因混合掺入空气并形成空隙的问题。

大块充填树脂

在过去的10年中，通过填料技术和单体化学技术的进步，人们对开发低收缩率复合树脂做出了巨大的努力[40-41]。

传统上，提供足够的光穿透和聚合的复合树脂的最大增量厚度被定义为2mm[42-43]。使用这些传统材料需要分层充填，耗时且容易产生孔隙，从而增加失败的风险[44]。失败的风险在临床上表现为细菌进入，最终导致继发龋、牙髓炎症、坏死或术后敏感。

近年来引进一种新型复合树脂材料——大块充填树脂。临床建议表明，这些材料可以更大块充填，可以以4mm的体积增量放置，并可充分聚合。

这项创新技术是基于修饰Bowen单体（Bis-GMA），产生较低黏度的单体[45-48]。这种新的改性是通过加入无羟基的Bis-GMA脂肪族氨基甲酸酯二甲基丙烯酸酯或高度支化的甲基丙烯酸酯来实现的[49]。单体和复合有机基质的这些变化的结果表明，聚合收缩应力降低了＞70%[45-46,50]。

复合树脂磨损

早期用于后牙充填的复合树脂表现出过度的咬合磨损。研究表明，当传统复合树脂放置在高应力集中区时，会发生过度磨损[51-54]。进一步调查可能影响磨损率的因素，例如，填料颗粒的大小和硬度、材料中的孔隙率以及聚合方法[55]。发现陶瓷填料颗粒几乎始终保持完好。颗粒本身没有磨损的迹象；在咀嚼过程中，它们足够硬，足以导致周围未充填的树脂磨损，直至树脂基质逐渐从颗粒上磨损掉。一旦填料颗粒的关键部分暴露出来，它很容易被移开。虽然填料颗粒的大小似乎与其硬度（较大的颗粒具有更强的硬度）相关，但发现较大的颗粒会加速磨损。因此，颗粒的硬度不一定是影响磨损的最重要因素。理想的材料应该具有足够的硬度，分布在最小的未充填树脂中，并且在咀嚼过程中具有最小的磨损潜力。因此，最近，纳米颗粒被引入作为充填颗粒。

孔隙率是影响后牙复合树脂磨损率的主要因素。所有的树脂充填体都有一定程度的孔隙和空隙[55-57]。这些缺陷可以通过仔细的充填技术和抛光来最小化。因为光固化复合材料不需要混合，所以它们包含更少的空隙。较新的复合材料的磨损问题似乎得到了改善。复合树脂采用真空充填以降低孔隙率。值得注意的是，为了美观，混合色调可能会增加孔隙度。这是由于混合过程中混入空气造成的。目前的后牙复合树脂的磨损最小。这是通过在聚合物基质中加入不同尺寸的颗粒来实现的。填料含量的增加降低了基质树脂聚合物的用量。磨损的机制是树脂基质的损失。如果填料颗粒紧密压实，留下很少的未充填树脂暴露，是可以增加材料耐磨性的。

边缘适应

树脂–牙齿界面的微渗漏一直是使用复合树脂充填后牙存在的问题[54,58]。这种边缘渗漏导致后牙用复合树脂充填后比银汞合金充填更容易发生继发龋。复合树脂与牙面间的粘接失败及复合树脂中的空隙被认为是边缘适应性不足的原因。通过某些方式可以减少这一问题：①使用后牙复合树脂材料，这种复合材料含有大量填料，可减少聚合收缩；②使用牙釉质斜面；③使用较新的牙本质粘接剂和玻璃离子水门汀粘接剂；④对牙釉质进行酸蚀处理。

制剂

牙釉质粘接剂

使用磷酸（35%～50%）会在牙釉质表面产生酸蚀剂，与Bis-GMA牙釉质粘接剂形成有效的机械结合。牙釉质粘接剂（图21.10）放置在酸蚀的牙釉质上。粘接剂仅仅是未充填的二甲基丙烯酸酯，使用它是因为其低黏度允许其很容易穿透酸蚀的牙釉质表面。复合树脂的树脂基质将与粘接剂化学结合。

封闭剂

近50年来，窝沟封闭剂的使用在预防𬌗面龋齿方面一直是有效的[59-61]。传统封闭剂是疏水性的，由复合树脂中使用的Bis-GMA树脂结构组成。Bis-GMA单体用低质量的二甲基丙烯酸酯单体稀释，使封闭剂成为一种易于穿透粭面窝沟点隙的液体。新一代树脂型封闭剂是用亲水树脂配制的，适合在潮湿的情况下使用（图21.11）。这些材料不含Bis-GMA或双酚A衍生物，对牙齿结构有更好的适应性，并提供更好的密封性。

虽然使用封闭剂可以有效预防龋齿，但最初有人担心龋齿可能发生在封闭剂边缘或部分折裂部位。树脂中添加氟化物可以起到抑制龋齿发生的作用，体外实验证明了其有效性[62-63]。目前使用的大多数封闭剂都含有氟化物，且为光照固化。可自固化的两个组分体系也可使用。

微填料复合树脂

微填料复合树脂（图21.12A）在Bis-GMA树脂中具有硅烷处理的胶体二氧化硅充填颗粒。传统的微填料复

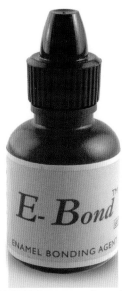

图21.10 牙釉质粘接剂（E-Bond）。（Courtesy Danville Materials, San Ramon, CA.）

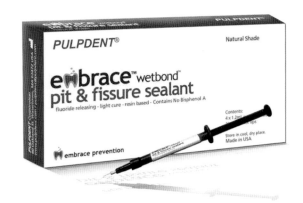

图21.11 窝沟封闭剂（EMRACE WetBond）。（Courtesy Pulpdent Corporation, Watertown, MA.）

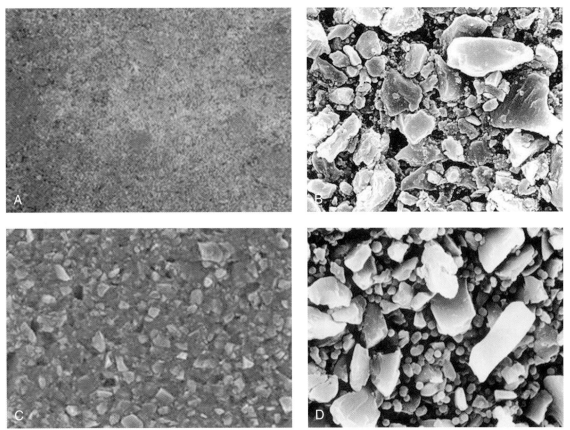

图21.12 （A）微填料。（B）大块填料。（C）混合填料。（D）纳米填料。（From Freedman G. *Contemporary Esthetic Dentistry.* St Louis: Mosby; 2012.）

合材料含有约50%（体积）的微细颗粒。由于树脂基质含量高，颗粒形态细小（直径<1μm），该复合树脂易于抛光，具有较高的光泽度。微填料复合树脂被推荐用于牙齿可视但在咀嚼过程中受力较小的部位。低比例的填料会导致树脂强度下降和磨损增加。为了补偿聚合收缩，制造商对复合材料中的一些Bis-GMA树脂进行了预聚合。

含有更多填料（>70%体积）的微填料复合树脂可以有效地用于磨损和应力较大的区域。

大块填料复合树脂

大块填料复合树脂（图21.12B）在Bis-GMA树脂中加入经过硅烷处理的充填颗粒（约80%）。颗粒尺寸比微填料系统要大得多。虽然这些颗粒比在微填料复合树脂中的颗粒要大，但它们比传统的复合树脂颗粒要小。填料增多会增强树脂的耐磨性。由于这些复合树脂大多用于后牙充填，材料通常是具有阻射性的。

混合填料复合树脂

混合填料复合树脂（图21.12C）具有小颗粒和大颗粒填料的组合，分别代表微填料和大块填料复合树脂中的颗粒尺寸。较高比例的填料使树脂具有一定强度和耐磨性，但较小粒径的填料使填料颗粒相互靠近排列，与大块填料复合树脂相比，可以提供最小的聚合收缩和可抛光性。这些复合树脂材料被考虑用于修复，在咀嚼过程中可能有应力承受区域，但必须有一个良好抛光的表面。

纳米填料复合树脂

自从复合树脂材料问世以来，填料颗粒尺寸变得越来越小。最近，含有非常小的填料颗粒的纳米填料复合树脂（图21.12D）已经被引入。这些复合树脂不仅具有高填料含量树脂的强度，而且由于颗粒较小而具有抛光性。

玻璃离子水门汀

前牙充填

玻璃离子水门汀有多种颜色可供选择，可用于前牙充填[64-65]。用于前牙充填的玻璃离子水门汀仅限于Ⅲ类和Ⅴ类洞。其较低的抗折强度及牙釉质机械粘接强度使其不适用于Ⅳ类洞充填。玻璃离子水门汀的固位力。在Ⅴ类洞充填时，如果龈边缘不在牙釉质中，使用玻璃离子水门汀充填而不是树脂充填时，可能固位良好。玻璃

离子水门汀充填体释氟性能已被证明可以抑制继发龋的发展[66-69]。

后牙充填

玻璃离子水门汀作为后牙充填材料的主要缺点是容易断裂和磨损。可以在玻璃离子水门汀中加入金属颗粒，以提高后牙充填的强度和耐磨性。在使用玻璃离子水门汀作为后牙充填材料时，抗断裂性能是其存在的主要关心问题。研究表明，树脂改性玻璃离子水门汀可成功用于后牙充填[66,70-71]。同样，释氟性能及粘接性能是玻璃离子水门汀的主要优势。

复合体

复合体可推荐用作儿童牙科充填材料[72-75]。复合体实际上是复合树脂和玻璃离子水门汀的混合体。

复合体研发的目的是希望将复合树脂的良好性能（例如，耐磨性、颜色稳定性和抛光性能）带到玻璃离子水门汀中。酸碱反应在复合体材料内发生，但不是主要的固化反应；因此，可见光聚合是完成固化反应所必需的。复合体与粘接到牙釉质、牙本质和复合体充填材料的甲基丙烯酸酯预处理剂一起使用；因此，制造商认为充填体放置前对牙齿进行酸蚀是非强制的。

水门汀

水门汀在儿童牙科中经常使用。它们的主要用途是粘接不锈钢预成冠和正畸带环。氧化锌-丁香酚和玻璃离子水门汀是最常用的水门汀。这些水门汀在"护髓和垫底"章节中讨论过。玻璃离子水门汀中的颗粒通常比玻璃离子水门汀垫底材料的颗粒大。水门汀可用于反应的颗粒表面积较小，因此水门汀的固化速度比垫底材料慢，从而可有较多的工作时间。讨论了玻璃离子水门汀液粉比的重要性。预封装的水门汀可考虑用于临床。自动混合注射器尖端也可用于树脂改性玻璃离子水门汀材料。

生物活性水门汀最近才在市场上上市。这种水门汀将玻璃颗粒合并到树脂基质中，并具有与牙齿结构结合的优点。这种水门汀会释放钙和氟化物。制造商推荐这种水门汀可用于粘接不锈钢预成冠、瓷和氧化锆冠。

表21.1和表21.2记录了在儿童牙科中最常用的各种水门汀及其临床考虑因素。

表21.2 牙科水门汀比较

水门汀	成分	工作时间	固化时间	压缩强度	牙本质粘接强度	释氟	牙髓反应	多余材料去除的难易程度
理想程度	—	中	短–中	较强	强	是	无	简单
玻璃离子	硅酸钙玻璃（含有钙、铝、氟聚羧酸）	短–中	短	强	中等	是	较少	中等
生物活性材料	—	高	中	强	强	是	无	中等
氧化锌–丁香酚	氧化锌–丁香酚	长	中	低–中	无	无	无	容易
增强型氧化锌–丁香酚	氧化铝或聚合丁香酚增强型氧化锌	长	中–长	低–中	无	无	无	容易

Modified from Farah JW, Powers JM. Cements. *Dent Advisor*. 1985;2(1):3.

氧化锆

近20年前，氧化锆被引入牙科；最近，它被用来制作全冠。氧化锆全瓷冠具有很强的抗弯强度和抗压强度[76]。高度抛光、光滑的表面非常有利于牙龈组织的生长[76]。氧化锆冠可用于乳牙、前牙和后牙的美学修复。

一项体外研究表明，与氧化锆冠相对的天然牙比与瓷冠相对的天然牙有更好的耐磨性[77]。目前，制造商建议将树脂改性玻璃离子水门汀用于氧化锆，包括生物活性水门汀（Bio Cem，NuSmile，Houston，TX；Ceramir，Doxa Dental Inc.，Chicago，IL；Activa Bio Active Cement，Pulpdent Corporation，Watertown，MA.）。

第22章
乳牙列修复治疗
Restorative Dentistry for the Primary Dentition

WILLIAM F. WAGGONER, TRAVIS NELSON

章节概要

儿童修复牙科是将不断改进的材料和可靠的技术的动态结合。乳牙列修复的很多方面已多年未有改变。1924年，G.V. Black概述了恒牙龋坏后银汞合金修复窝洞预备的几个步骤[1]。经过少量调整后，该步骤也用于乳牙列修复。使用银汞合金和不锈钢预成冠（SSC）修复乳牙列的技术几十年来一直保持相对一致（图22.1）。然而，随着粘接修复材料和粘接系统的发展，窝洞预备和修复也趋于保守。诸如玻璃离子水门汀、树脂单体产品、复合树脂等材料的研发，对乳牙的充填修复产生了深远的影响。此外，预研磨氧化锆冠（ZC）较为美观，可替代预成冠。但是，许多新材料的长期临床数据（即超过3年）有限；但即便如此，许多临床医生越来越成功地使用了这些材料。

临床医生可以继续使用过去经过验证的材料（例如，银汞合金和不锈钢材料），或转向更新的、更美观的材料，这些材料具有更好的优点（例如，能够与牙齿良好粘接、氟化物释放、美学性较好、减少汞暴露和保护牙齿结构）。美学材料没有银汞合金或不锈钢的使用追踪记录和经验证的耐用性，但当它们放置得当时，它们可以作为有效的充填材料为乳牙提供一定的使用寿命。本章将提供关于新的和传统的修复技术。对于感兴趣的读者，2014年，美国儿童牙科学会赞助了一次儿童牙科修复研讨会会议。出版的会议记录包括大量最新的文献[2]，与本章相比对儿科修复技术的回顾和讨论进行了深度探究。此外，关于儿童修复牙科使用的牙科材料更详细的讨论见第21章。

器械和去腐

几乎所有修复操作的器械都是使用高速手机（100000～300000转/分钟，电动或空气涡轮）和冷却剂进行的。冷却剂可以是水喷雾或单独的空气。水喷雾冷却剂通常被推荐用于高速器械；然而，一些证据表明单独使用空气冷却剂可能不会造成不可逆转的牙髓损伤，在许多儿科住院医师培训中教授使用这两种冷却技术。在某些情况下，喷水冷却剂是绝对必要的。当移除旧的银汞合金修复体或使用金刚砂车针时，这一点尤其正确。无论使用何种冷却剂，应每隔几秒间歇预备，防止产生过多热量。使用高速空气涡轮手机时，应始终佩戴防护口罩和眼镜。

低速手机（500～15000转/分钟）主要用于去腐，偶尔也用于抛光和打磨程序。与高速手机一样，在使用低速手机时应使用轻压力。在乳牙列的大多数窝洞预备过程中，手动器械的使用是最少的，通常仅限于最终的腐质去除时使用。

虽然使用手机来去腐及窝洞预备是迄今为止最流行和最常用的方法，但至少有3种其他的方法来治疗龋病。包括空气喷砂、激光治疗和化学机械方法。有了这些方法，牙体预备从传统的G.V. Black洞型预备转变为

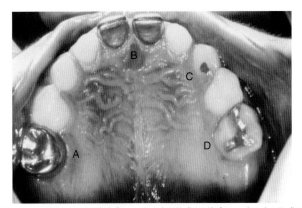

图22.1　传统乳牙列修复。（A）预成冠修复。（B）预成贴面修复。（C）Ⅲ类洞银汞合金充填。（D）Ⅱ类洞银汞合金充填。注意：这几种修复方式均可采用白色美学的材料进行修复。

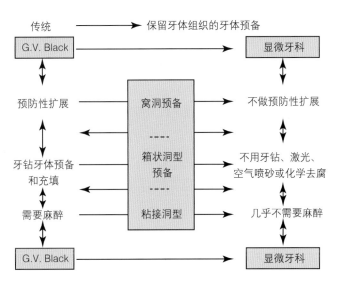

图22.2　窝洞预备流程图。（Courtesy Dr. Luc Martens, Ghent, Belgium.）

更保守的、"保留牙齿组织"的预备方式，被称为显微牙科或微创牙科。根据龋病的类型、器械的方法和所使用的修复材料，临床医生可以选择传统的G.V. Black窝洞预备或更保守的微创预备。图22.2显示了基于尺寸和器械的窝洞预备流程图。

空气喷砂使用纯化氧化铝颗粒流（27~50μm），在压力（40~120psi）下通过细聚焦喷嘴进入牙齿表面。它能迅速穿过牙釉质和牙本质，也会使牙齿表面磨损或变粗糙[6]。最初由R. Black在1945年引入牙科[7]，到20世纪60年代初，空气喷砂较少使用，在20世纪90年代初这种方法又重新引入。空气喷砂比传统手机有一些优势。操作没有振动和噪音，通常不需要局部麻醉即可去

腐，牙体预备可以非常快。其最适合在牙体预备量少和无须严格洞型预备的充填粘接情况下应用（和银汞合金充填相比）。空气喷砂设备的成本高（2000~5000美元）、在操作过程中可能产生的灰尘，以及它不能完全消除对传统手机的需要，这是该系统的3个缺点，使其无法广泛应用。激光治疗技术也在一些牙医中流行起来。激光可用于儿童软组织手术、预防龋齿、诊断龋病、生物刺激和疼痛控制、牙髓切断术中止血和窝洞预备[8]。Er∶YAG激光可用于牙科充填修复、用于窝沟和发育不全牙齿的微创预备、所有类别（Ⅰ~Ⅴ类）窝洞预备、深龋治疗，以及激光辅助盖髓。使用激光进行窝洞预备的优点包括：①更好的患者接受度；②没有振动和很少需要使用麻醉；③微创牙体预备，因为龋齿组织选择性吸收激光；④无玷污层产生，窝洞较干净；⑤髓腔预备过程产热最小；⑥形成具有大量粗糙表面的窝洞，增加表面粘接面积，以更好地和树脂粘接。使用激光进行窝洞预备的缺点包括：①较长的学习曲线；②较高的设备成本（Er∶YAG激光器3万~60万美元）；③需要专门培训；④可能需要传统手机来完成这个过程，这取决于洞型大小及预备需要[9]。化学机械去腐是一种无创技术，通过化学溶解的方式去除感染的牙本质。这种方式通过使用化学试剂［例如，Carisolv（MediTeam AB, Göteberg, Sweden）或Papacarie（F&A Laboratorio Farmaceutico Ltd., São Paulo, Brazil）］应用于龋坏牙本质，并采用手动器械辅助去除软的腐质。这种方法通常不需要麻醉，它保留了健康的牙体组织，依靠粘接修复材料进行最终修复。这种方法的缺点包括去腐时间较长，只有部分龋损适合使用该方法，依赖手机去除牙本质或邻面位置龋损，很少有长期观察数据证明该方法的有效性[10]。

牙体预备需要考虑的最后一个方面是牙体预备过程中使用放大镜器械。直至20世纪90年代，大多数医生只是随着年龄的增长和视力的下降时才应用放大镜设备，但现在大多数牙科操作中使用放大镜或显微镜是多数牙科院校一开始便教授的。放大镜有较大范围的放大倍数，但一般来说，牙科修复手术推荐使用2.5×到3.5×的放大镜。使用放大镜设备来完成充填修复有几个优势，例如，提高了生产率，提高了牙科治疗的卓越程度和信心，增加了视觉诊断能力，也许最重要的是，改善了操作者的姿势和舒适性，有助于防止由于操作位置不佳而带来的肌肉骨骼疾病[11]。在窝洞预备过程中使用放

大镜尚未成为标准，但还是强烈建议使用放大镜，这可能在未来几年内成为牙科治疗的标准。

乳牙列的解剖学因素

虽然一些乳牙形似继承恒牙，但它们并不是恒牙的缩小版。在充填修复前需要区分几种解剖差异（注22.1和图22.3）。

儿童牙科修复治疗的隔离方法

橡皮障

儿童牙科修复治疗中应用橡皮障很重要。应用

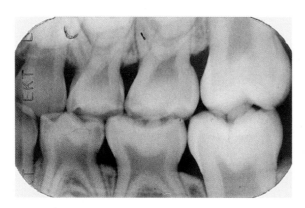

图22.3 请注意牙釉质厚度的差异。乳磨牙的牙釉质厚度约为第一恒磨牙牙釉质厚度的1/2。还需要注意在下颌第一乳磨牙的远中面以及上颌第一磨牙和第二乳磨牙之间需要充填的邻面龋。

注22.1	乳牙和恒牙的解剖学差异

1. 乳牙的牙釉质和牙本质厚度比恒牙更薄（图22.3）
2. 乳牙的髓腔比同等牙冠大小的恒牙髓腔大
3. 乳牙的髓角比恒牙髓角高，其中近中颊髓角最为突出
4. 乳牙的牙冠比恒牙更收缩，颈部轮廓更突出
5. 乳牙的邻面接触是宽而平的面接触
6. 乳牙的颜色比继承恒牙更白
7. 与继承恒牙相比，乳牙的𬌗面相对较窄

注22.2	橡皮障应用优点

1. 通过隔离牙龈组织可以提供更好的操作视野，牙齿更清晰
2. 隔湿效果比其他隔离方式更好
3. 可以防止异物吸入或吞咽，同时保护软组织，儿童的安全性得到提升
4. 橡皮障的应用可以缩短操作时间
5. 在使用橡皮障的情况下，儿童往往会变得更加安静和放松。橡皮障起到了隔离的作用，因此儿童认为进出口腔的操作创伤更小
6. 有了橡皮障，儿童主要采用鼻呼吸。从行为管理的角度，当它被认为有必要时可以加强笑气的使用

橡皮障有较多优点，能够提供高质量的口腔治疗（注22.2）。大多数儿童的修复操作都可以在橡皮障应用下完成。可能不使用它的少数情况包括：①在有固定正畸矫治器的情况下；②当牙齿刚萌出无法使用橡皮障夹时；③患有上气道感染、鼻塞或其他鼻塞的儿童。然而，如果在远离手术象限的区域切开一个小（2～3cm）孔，即使是较差的鼻呼吸者也可以应用橡皮障，患儿可以进行口呼吸。

放置橡皮障前的准备

橡皮障布有各种各样的颜色可供选择，甚至可能有香味。几乎所有的橡皮障布都是由乳胶制成的，有一种无乳胶的橡皮障布（Hygienic Corporation，Akron，OH）可用于对乳胶敏感的患者。5英寸×5英寸的中型橡皮障布最适合儿童使用。有预成一次性的橡皮障布连接到面弓上（Handidam，Aseptico，Woodinville，WA）的橡皮障，可以减少橡皮障布安装到面弓的时间。橡皮障布的颜色越深，其与牙齿的对比更为鲜明。橡皮障布打孔后应该放置在面部正中的位置，橡皮障布上方覆盖上唇，但是不会堵住鼻孔。正确的打孔方法见图22.4。

在能够较好隔离所需充填牙齿的情况下，尽量减少打孔的数量。对于单独的Ⅰ类或Ⅴ类洞充填修复，只需隔离需要充填的牙齿。如果充填邻面窝洞，至少对应牙齿的前方和后方牙齿应该被隔离。这使充填更方便，并在邻面充填精修的时候视野更好。

当隔离几颗牙齿时，一些临床医生不会在橡皮障布上打多孔，一些临床医生会简单地在相距约半英寸的两个孔上打孔，然后用剪刀剪断两个孔之间的橡皮障布。这被称为"狭缝技术"，橡皮障放置所需时间较短。由于牙齿邻面没有橡皮障布材料，这种放置方法无法完全隔湿，但是通常也可应用，特别是对于上颌牙齿。

橡皮障应用最关键的方面之一是正确的橡皮障夹选择。注22.3列出了最常用的橡皮障夹及其使用区域。切牙通常需要用牙线固定橡皮障布，而不是使用橡皮障夹。

选择合适的橡皮障夹后，可以在橡皮障夹弓的位置放置12～18英寸的牙线以保证安全性（图22.5）。如果它是从牙齿上脱落，落入后咽部区域，通过牙线可以将橡皮障夹取出，这种操作是十分必要的。

在放置橡皮障夹之前，应该将牙线通过橡皮障布要放置的牙齿邻面。如果牙线因为邻面不良充填或其他因

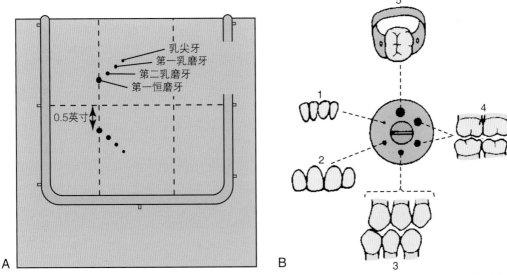

图22.4 橡皮障准备工作。（A）橡皮障布放置在面弓上。面弓的上缘与橡皮障布的上边缘重合。橡皮障布垂直分为1/3，面弓的区域水平分为两半。每颗牙齿的孔按所示打孔，成45°，间隔3~4mm。（B）橡皮障打孔盘上应该有与牙齿相对应大小的孔。（[B] Modified from The DAE Project. *Instructional Materials for the Dental Health Professions: Rubber Dam.* New York: Teachers College Press, Teachers College, Columbia University; 1982:42. ）

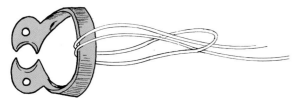

图22.5 在橡皮障夹弓的位置放置牙线，便于在脱位的时候将其取下。（Modified from The DAE Project. *Instructional Materials for the Dental Health Professions: Rubber Dam.* New York: Teachers College Press, Teachers College, Columbia University; 1982:66. ）

注22.3 儿童修复牙科常用橡皮障夹

部分萌出恒磨牙：14A，8A[a,b,c]
完全萌出恒磨牙：14，8[b,c]
第二乳磨牙：26，27[c]，3[a,b]
第一乳磨牙/前磨牙/恒尖牙：2，2A[a,b]，207，208[c]
乳切牙和乳尖牙：0[a]，00[b]，209[c]

[a]Ivory, Heraeus-Kulzer, South Bend, IN.
[b]Hygienic Corp., Akron, OH.
[c]Hu-Friedy Mfg. Co., Chicago, IL.
　"A"橡皮障夹喙部向牙龈倾斜，放置在外形高点牙龈下

素不能顺畅通过，应该提前调改牙齿的邻面接触或者橡皮障。应用夹钳将橡皮障夹由舌侧向颊侧方向放置。确保橡皮障夹放置在牙齿的外形高点下，并且不能压迫牙龈。在放置橡皮障夹之后，去除夹钳，并对橡皮障夹施加颊舌向、龈向的力以确保其稳定，并且橡皮障夹应该尽量远离牙龈放置。

放置橡皮障

　　在放置橡皮障夹之前，打孔的橡皮障布应轻轻拉伸到面弓上。在放置过程中将橡皮障布的各个角保持在操作者的视线之外。如果橡皮障布被拉伸得太紧，张力过大，橡皮障布被拉伸到橡皮障夹弓上时，橡皮障夹可能会移位。接下来，将固定在橡皮障夹的牙线从橡皮障布最后面打的孔中（橡皮障夹牙对应的孔）拉出。让儿童大张口，并考虑放置开口器。用食指将橡皮障布最后面的孔拉伸到橡皮障夹的弓和翼上。有时，当隔离最后上颌磨牙且儿童大张口时，橡皮障夹的弓非常靠近升支的前缘。这使将橡皮障布滑过弓部时很困难，但儿童微张口时，升支会向后移动，可以允许橡皮障布滑过弓部和升支之间。

　　如有必要，调整面弓上橡皮障布的张力。接下来，稳定前牙周围的橡皮障布。可以通过在近邻牙间放置木楔，或将小块橡皮障布通过邻面接触点，或用牙线结扎。结扎时，将牙线（12~18英寸）放在牙齿的颈部，让助理用钝器将牙线固定在舌侧牙龈位置。将牙线从颊侧紧紧地绕在牙齿周围，并在颈部隆起的下方打一个外科结。不要切断结扎结的末端，因为长端提醒操作者牙线的存在。在前牙稳定后，可以将已经打孔的其他牙齿隔离。可以使用钝头器械将橡皮障布翻转到每颗隔离牙齿周围龈沟中。

拆除橡皮障

当充填操作完成后，要拆除橡皮障，首先冲洗所有碎屑，拆除所有用于稳定的结。接下来，拉伸橡皮障，以便于用剪刀切断邻面的橡皮障布。然后，用夹钳将橡皮障夹、面弓和橡皮障布作为一个整体取下。然后检查橡皮障布和口腔确保没有橡皮障布碎屑残留在邻面。轻轻按摩橡皮障夹放置的牙齿周围软组织后漱口。

替代隔离系统

近年来，新型隔离系统已被引入牙科。这些系统包括高容量疏散室、开口器以及舌头、面颊的保护屏障。有些系统由透明材料制成。这增加了可见度，并允许将照明整合到挡板中（Isolite，Isolite Systems，Santa Barbara，CA；图22.6）。挡板由柔性聚合物材料制成，厚度为几毫米，易于适应口腔轮廓，并为软组织提供保护。这些系统将水分和平均口腔湿度降低到类似于橡皮障的水平。另外一个优点是，该设计允许操作者同时在相对的上颌和下颌象限上操作。这些系统还表现出持续的排空，这可能会减少在牙科四手操作使用大容量排空器（HVE）所需的启动/停止时间。表22.1比较了橡皮障与替代隔离系统的性能。

制造商生产各种尺寸的挡板，以适应大多数患者。两种应用较多的系统，Isolite和DryShield（DryShield，Fountain Valley，CA），需要为每个牙科单位购买特定的设备。其他系统，例如，Mr. Thirsty（Zirc，Buffalo，MN）直接连

表22.1　橡皮障和替代隔离系统比较		
	橡皮障	替代隔离系统（Iso-lite, DryShield, Mr. Thirsty）
隔离		
隔湿控制	+	+
气溶胶的减少	+	+
提高视野可见度	+	+
持续排空		+
保护免受碎屑吸入及滑落器械	++	+
退缩牙龈组织	+	
隔离部分萌出牙齿	+	++
省时	+	++
清晰度		+（仅Isolite）
行为方面		
减少口呼吸，可能增加吸入N_2O	+	
减少交谈	++	
增加噪音		−
对一些儿童来说，在大小上面临挑战/堵住嘴		−
局部麻醉需求	−	
实施		
一次性用品费用	很低	中等
设备费用	低	高

接到现有的大容量排空器。挡板可以是一次性的（Isolite，Mr. Thirsty）或可高压灭菌和可重复使用（DryShield）。

替代隔离系统的放置

第一步：用食指和拇指握住控制头。用另一只手将面盾折叠到舌牵引器上。轻轻地将折叠的挡板滑入一侧的口腔前庭接受治疗。调整挡板的角度，使舌牵引器下缘可以沿着牙齿的口腔边缘移动。

第二步：将开口器移动到牙齿的𬌗面上，就在下颌尖牙远中。指导患者在开口器咬合以固定。

第三步：将面盾放入口腔前庭。将峡部移至上颌结节后面的磨牙后垫上。根据需要调整舌部前庭的舌牵引器。将开口器向远中移动，以提供更多垂直向工作空间。

在使用替代隔离系统时的行为考虑

如果使用得当，橡皮障和替代隔离系统都可以较好隔湿和保护口腔软组织。虽然橡皮障的放置通常需要

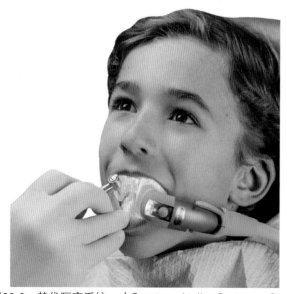

图22.6 替代隔离系统。（Courtesy Isolite Systems, Santa Barbara, CA.）

局部麻醉，但替代隔离系统不需要。这可能会导致使用者相信患者使用替代隔离系统比橡皮障更容易耐受。这种观察结果可能特别针对窝沟封闭和其他不使用局部麻醉药的情况。然而，对于牙科手术，通常使用局部麻醉药。因此，当应用局部麻醉时，橡皮障被认为是相对舒适的，通常是一种体积较小的隔离技术。此外，与棉卷隔离相比，研究表明，橡皮障用于儿童时可以减少压力。相比之下，相当比例的儿童表示，他们觉得替代隔离系统的挡板伸展他们的口腔中，让他们觉得呕吐感较强。替代隔离系统对患者行为的影响尚未得到很好的研究。其他需要考虑的因素包括在使用替代系统时产生更大的噪音，以及橡皮障促进鼻呼吸的事实，这可以增强 N_2O 吸入镇静的效果。

乳磨牙充填修复

乳磨牙的解剖结构，以及其𬌗面窝沟和宽而扁平的邻面接触区域，使它们成为最容易患龋的乳牙。乳磨牙在咀嚼中的重要性，以及为继承恒牙萌出做空间站位，再加上合适的经济修复材料的开发，形成了一种修复和保留乳磨牙的理念，而不是拔除或防治龋齿。

不锈钢预成冠、氧化锆冠、银汞合金和粘接材料〔例如，复合树脂、树脂改性玻璃离子水门汀（RMGI）、聚酸改性复合树脂（共聚物）和玻璃离子水门汀〕是用于乳磨牙充填修复的材料。虽然银汞合金在历史上是冠内修复的首选材料，但使用粘接材料修复后牙的数量每年都在持续增加。据估计，超过50%的冠内修复材料为复合树脂。以下是对乳磨牙充填修复的讨论，根据处理的牙面数量进行局部划分，特别关注不同充填修复材料间的差异。

乳磨牙粘接修复材料

早在20世纪60年代中期，复合树脂（现在被称为复合树脂材料）就被建议作为磨牙中Ⅰ类和Ⅱ类洞银汞合金充填体的美学替代品。最初的结果是有希望的，但树脂充填的约在2年后开始出现临床失败案例，最大的问题是咬合磨损[12]。然而，复合树脂的进一步改进（例如，更小的充填颗粒），使材料强度增加，以及牙本质粘接剂的改进，使临床效果得到改善。目前，关于复合树脂在乳牙使用寿命的长期临床数据仍然很少。然而，

有几项研究表明，随着时间的推移，牙齿的使用效果良好[13-17]。例如，在一项比较后牙复合树脂和银汞合金充填的5年研究中，Norman等人报告了银汞合金和复合树脂材料均取得满意的治疗效果。唯一有显著统计学差异是银汞合金的边缘完整性较差和树脂的磨损率较高。然而，该复合树脂的磨损率是在美国牙科协会（ADA）牙科材料理事会规定的可接受的范围内。Roberts等人[19]3年的临床研究也发现，Ⅱ类洞银汞合金和复合树脂修复体的临床性能及磨损没有显著差异。Bernardo等人[20]在一项为期7年的临床研究中比较了银汞合金和复合树脂材料，发现复合树脂是一种可接受的充填材料。然而，银汞合金比复合树脂材料的失败更少，特别是在充填修复≥3个牙面的情况下。在Bernardo等人的研究中发现继发龋是后牙复合树脂材料充填失败的主要原因。有证据表明，复合树脂充填体发生继发龋的风险明显高于银汞合金，但银汞合金比复合树脂材料更容易折断[20-21]。另一项为期5年的纵向研究也显示了类似的结果，复合树脂材料和银汞合金之间的总体失败率没有显著统计学差异；然而，复合树脂修复需要的修复量是银汞合金的7倍[17]。第17届美国牙科协会科学事务委员会得出结论，当在乳牙列和恒牙列中正确使用时，复合树脂的预期使用寿命可以与Ⅰ类、Ⅱ类和Ⅴ类洞充填修复中的银汞合金相媲美[22]。需要注意的是，这些结论是基于使用三步法酸蚀、预处理和粘接系统，而应用自酸蚀系统可能不会得到相同的结果。

在乳磨牙中使用复合树脂优点包括改善美观、消除汞、低导热性、更保护牙齿结构、更容易充填修复和促使充填材料与牙齿粘接。缺点包括严格的充填技术、放置时需充分隔湿、操作时间长、潜在的边缘渗漏、可能的术后敏感性以及松动或脱位倾向[23-25]。ADA已经批准了几种可用于后牙充填的复合树脂材料。

除了复合树脂材料，聚酸改性复合树脂材料〔也被称为复合体（Dyract eXtra, Dentsply Sirona, York, PA〕、树脂改性玻璃离子水门汀（Vitremer and Ketac Nano, 3M ESPE, St. Paul, MN）和玻璃离子水门汀（Ketac Fil Plus, 3M ESPE）都被建议和研究用于乳磨牙充填修复。一些临床研究已经评估了复合体在乳磨牙中的使用，同样发现它们可有效充填[26-31]。树脂改性玻璃离子水门汀也已在一些临床研究中进行了评估[32-34]。与复合树脂相比，这些充填体表现出更多的颜色变化和咬合

磨损，但在Ⅰ类、Ⅱ类、Ⅲ类和Ⅴ类洞充填中仍然功能良好。玻璃离子水门汀也被用于充填乳磨牙，但效果不如其他粘接材料令人满意[34-35]。除了使用寿命有限的牙齿，一般不推荐将玻璃离子水门汀用于乳磨牙多面或大面积充填。

乳磨牙的银汞合金充填

尽管粘接修复材料的使用持续增加，但银汞合金仍然是许多临床医生的充填修复材料的选择。良好的可操作性、较好的使用寿命以及较低的技术灵敏度，使这种材料成为充填修复乳磨牙的良好选择。然而，应该注意的是，人们对牙医、患者和环境接触银汞合金中汞的担忧。这导致了一些欧洲国家禁止使用银汞合金进行窝洞充填修复。目前的科学信息继续支持使用银汞合金作为充填修复材料[36]，但更详细的讨论见第21章。

乳磨牙冠内充填的一般原则

Ⅰ类洞充填

银汞合金充填预备洞型设计

经典的G.V. Black洞型设计是粘接充填材料和银汞合金充填Ⅰ类洞预备的基础。对于银汞合金，它包括建立固位沟和去除龋损，但是洞型预备尽量保守（图22.7）。

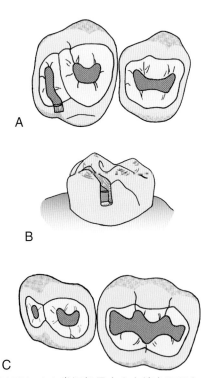

图22.7 G.V.BlackⅠ类洞银汞合金充填窝洞预备。（A）右上第一、第二乳磨牙（𬌗面）。（B）上颌第二乳磨牙，舌侧观的远中舌沟预备。（C）右下第一、第二乳磨牙（𬌗面）。

理想的髓室深度为进入牙本质0.5mm（距离牙釉质表面约1.5mm）。330号钻的切割端长度为1.5mm，因此这成为测量窝洞深度的好工具。窝洞边缘应放置在应力承载区域之外，且应无斜面。为防止应力集中，外形线曲线应该平滑，点线角应该圆钝。当鸠尾放置在第二乳磨牙时，其颊舌向宽度应大于峡部的宽度，以产生锁结作用，抵抗咬合扭矩，防止充填体近远中脱位。峡部应为牙尖间宽度的1/3，轴壁应向𬌗面方向轻微收敛。近中壁和远中壁应在边缘嵴处张开，以免削弱边缘嵴。斜嵴不应该被破坏，除非已经发生龋损或有较深的裂隙。下颌第二乳磨牙通常有颊侧发育沟。当发生龋齿时，该位置应该用小的泪滴状或卵球形充填体修复，包括所有邻近可疑患龋的窝沟点隙。注22.4列出了Ⅰ类洞银汞合金充填的窝洞预备和充填步骤。

粘接充填修复预备洞型设计

在很大程度上，Ⅰ类洞粘接充填修复遵循与银汞合金充填相同的预备原则。然而，粘接材料黏附在非龋病的窝沟点隙处，可以成功地放置在较浅的窝洞中。因此，粘接材料的预备设计通常更加保守，并可能包含充填和封闭技术，这被称为保守粘接充填修复（CAR）。

乳牙的保守粘接充填修复。"CAR"是一个最新的术语，是指一种充填修复技术，首先由Simonsen和Stallard于1977年[37]描述，并于1985年[38]改进为"预防性树脂修复（PRR）"。这种充填技术对同一𬌗面龋进行保守的Ⅰ类洞预备，并对可疑患龋的窝沟进行窝沟封闭。CAR或PRR不同于传统的银汞合金的"预防性扩展"，即对龋损周围的窝沟点隙进行预备，将窝洞限制在龋损区域。窝洞用粘接材料如复合树脂或者复合体充填，然后封闭整个𬌗面。这种预备设计既可以保留牙齿结构，又起到预防和治疗的作用。请注意，"预防性树脂修复"是历史上一直使用的术语；然而，这个术语已被"保守粘接充填修复"所取代，以反映除树脂外，其他粘接材料也可用于这种充填修复。在本章中，CAR将用来描述这项技术。

CAR非常适合用于龋损较小的情况，否则如果继续进行预防性扩展，将会去除过多牙齿结构[39]。Houpt等人[40]报告了79%的恒磨牙中预防性树脂充填的保留率，并得出结论，CAR是治疗较浅𬌗面龋较成功的替代性保守治疗方法。虽然缺乏对乳牙中CAR的长期保留研究，但恒牙中CAR和封闭剂的保留率非常相似，但认为乳牙中CAR的保留率也与封闭剂的保留率相似并非不合理。

注22.4 | 类洞银汞合金充填的窝洞预备和充填步骤

1. 进行适当的麻醉，放置橡皮障
2. 在高速涡轮手机上使用330号钻，在𬌗面中央窝沟处沿着牙长轴平行进入，延伸到所有可疑患龋的窝沟点隙，进入牙本质深度0.5mm
3. 清除所有龋坏牙本质，使用大号球钻低速手机去腐或锋利的挖匙去除
4. 平滑牙釉质壁，用330号钻精修外形线
5. 冲洗、干燥预备体。检查：①去腐；②去除薄壁弱尖；③去除无基釉
6. 混合银汞合金，并在预备体中加入一份银汞合金
7. 使用一个小号压实充填器，立即开始将银汞合金压实充填到预备体中，少量放置后用力加压，直至窝洞中略有填满
8. 在压实充填后，使用一个球形打磨器，将多余的银汞合金向上向边缘去除，以获得银汞合金的初始轮廓。然后，大多数合金的雕形几乎可以立即开始。一个小号爪盘形雕刻刀可以很好地雕刻乳

牙充填体。始终将雕刻刀的部分边缘保持在牙齿结构上，以免出现表面边缘溢出。从表面边缘去除所有银汞合金。保持雕刻的解剖结构较平缓。在乳牙中雕刻较深的解剖结构（例如，窝沟）可能会削弱修复体，因为它会在洞缘处形成较薄层的银汞合金，并且减少中央承受压力区域的银汞合金体积，这二者都可能导致充填体折断

9. 当银汞合金开始初始凝固并抵抗变形时，开始打磨银汞合金。打磨是用一个小号球形打磨器完成的，它在雕刻的银汞合金表面上轻轻摩擦，产生像缎子一样的外观。除了平滑结构，抛光可减少空隙，并减少了打磨时间
10. 湿棉球可以在抛光的银汞合金上擦拭，以便最终平滑（可非强制）
11. 拆除橡皮障，检查咬合情况。在橡皮障完全拆除之前，必须提醒儿童，他们不能将牙齿咬合。用咬合纸检查充填体是否有咬合高点，让儿童轻轻闭合。用雕刻刀进行必要的调整
12. 冲洗口腔，按摩之前夹住的牙齿周围的软组织

适合采用CAR治疗的牙齿通常是龋损较小，范围界限清晰，经常局限在单个窝沟内（图22.8）。与封闭剂一样，在整个过程中隔离牙齿并保持干燥的能力是最重要的因素。银汞合金或RMGI对技术敏感性和隔湿要求不严格，如果牙齿不能保持干燥，它将是首选的充填材料。许多CAR不需要麻醉，因为牙齿具备量较小；然而，放置橡皮障的话，可能需要软组织麻醉。

表22.2描述了不同充填材料比较总结。

| 类洞充填常见问题

I 类洞充填中经常出现的问题包括：①窝洞预备太深；②削弱边嵴（对于银汞合金特别重要）；③牙齿解剖结构修形雕刻过深；④窝洞边缘表面没有去除多余银汞合金；⑤修形不足或雕刻不充分使充填体折裂或者牙齿因咬合高点导致牙齿敏感；⑥没有封闭所有可疑患龋的窝沟点隙所有敏感材料。请注意，对于银汞合金，除了包括所有可疑患龋的窝沟点隙外，另一种方法是将银汞合金预备限制在龋损区域，并用窝沟封闭剂封闭牙齿的其余部分。在充填材料上进行封闭可显著减少微渗漏[41]，并增加了充填材料的使用寿命[42-43]。

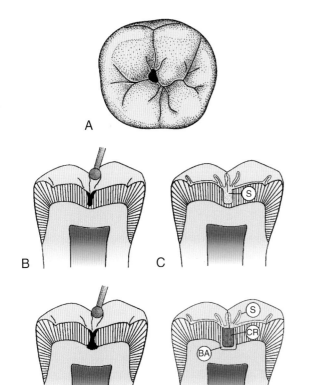

图22.8 （A）下颌第二磨牙𬌗面中央窝处范围局限、界面清晰的窝沟龋。（B）使用小号球钻（1/4或1/2球钻或锥形裂钻）去除仅限于牙釉质的龋损。（C）将窝沟封闭剂应用于预备后的窝洞和所有可疑患龋的窝沟点隙，即窝沟封闭术。（D）在这张图中，龋损进展到牙本质。同样，用小号球钻可以较为保守的去除龋损。（E）对预备后的窝洞进行粘接剂粘接和复合树脂充填。然后在所有剩余的可疑患龋的窝沟点隙进行封闭。S，窝沟封闭剂；BA，粘接剂；CR，复合树脂。

表22.2 不同充填材料比较总结

	树脂粘接修复	银汞合金
技术	技术敏感性高	技术敏感性低
隔湿	极为重要	重要
洞型预备	材料性能适应于小面积、较浅龋损	材料性能需要预备面积大、进行预防性扩展
非龋损窝沟点隙	非龋损窝沟点隙可以简单封闭	经典银汞合金的窝洞预备设计包括非龋损窝沟点隙 当代技术包括对非龋损窝沟进行封闭
固位	轻微的机械固位是谨慎的，因为乳牙中存在的牙釉质较少	窝洞预备必须考虑机械固位

乳牙中的护髓和垫底材料

在乳牙中没有广泛使用护髓和垫底材料，多数护髓和垫底材料已在第21章中讨论。像氢氧化钙这样的薄护髓材料没有隔热功能，最近的证据表明，氢氧化钙可能会逐渐水解[44]，在充填体下方形成小的空隙，使充填效果不佳[45]。因此，不鼓励使用氢氧化钙。在乳牙中放置垫底材料也不常见，但必要时，建议使用玻璃离子水门汀或RMGI材料。

Ⅱ类洞充填

一般考虑因素

几种Ⅱ类洞银汞合金充填牙体预备的轮廓形式如图22.9所示。与Ⅰ类洞充填体一样，银汞合金充填需要比粘接充填材料的牙体预备量更大、洞型要求更严格。Ⅱ类洞的𬌗面预备应遵循Ⅰ类洞牙体预备的基本原则。邻面洞型预备和充填需要额外的步骤。在预备之前和准备过程中放置邻面楔子是非常必要的，以实现牙齿的轻微分离，从而实现最终充填体邻面间更紧密的接触。楔子还可以在使用器械的过程中保护邻面牙龈组织，从而减少邻面充填过程中血液污染的可能性。

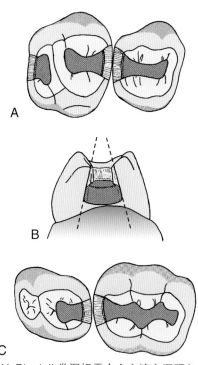

图22.9　G.V.Black Ⅱ类洞银汞合金充填窝洞预备。（A）右上第一、第二乳磨牙（𬌗面）。（B）下颌第二乳磨牙（邻面）；注意邻面轴壁聚合度。（C）右下第一、第二乳磨牙（𬌗面）。

银汞合金充填洞型预备。 银汞合金的Ⅱ类洞充填，邻面洞型颈部开口宽度应宽于𬌗方，颊壁、舌壁及龈壁应该与邻牙打开邻面接触，使探针尖端能够通过。颊壁和舌壁应该与牙釉质成90°。龈壁应该为平面而非斜面，并且应该去除无基釉。理想情况下，邻面轴壁应进入牙本质0.5mm，并与牙齿的邻面轮廓相似。因为咬合力可能在银汞合金内部锐角处应力集中，轴髓线角通常是斜的或圆的。邻面洞型颊壁、舌壁不需要预备固位沟。龈壁的近远中宽度应该是1mm，宽度与330号钻宽度相同。

在乳牙中，许多医生将Ⅱ类洞银汞合金充填限制在龋损面积相对较小的2个洞面充填。3个牙面窝洞也可以采用银汞合金充填，但是研究表明，对于乳牙的大面积多牙面充填采用不锈钢预成冠修复可使充填效果更好、更持久[46-47]。Messer和Levering[48]报道，4岁和以下儿童中应用不锈钢预成冠修复的成功率约是Ⅱ类洞银汞合金充填的2倍，可使用长达10年时间。Roberts和Sherriff[49]研究显示，5年后，1/3的Ⅱ类洞银汞合金充填的乳牙充填失败或需要更换充填体，而只有8%的不锈钢预成冠需要再治疗。在有大面积邻面龋的学龄前儿童中，不锈钢预成冠因其耐用性而首选。在乳牙即将脱落的2年或3年内，类似大小的牙齿病变可以用银汞合金充填，因为预期的使用寿命相当短。

粘接充填修复洞型预备。 使用复合树脂预备和充填乳磨牙或恒磨牙的步骤与使用银汞合金充填的步骤非常相似，但有一些变化。对于复合树脂材料，隔湿控制是必需的，因此必须使用橡皮障。多年来，Ⅱ类洞复合树脂充填的牙体预备经历了巨大的演变，提出了许多独特的洞型形状和设计。与多年来一直存在的银汞合金窝洞预备不同，目前还没有关于乳磨牙接受粘接材料充填的Ⅱ类预备精确设计的共识。2001年，对北美牙科学校儿童口腔科的一项调查发现，57%的牙科学校教授保守的箱状洞型预备（有或没有固位沟），而36%的学校使用和教授传统的G.V.Black银汞合金充填窝洞预备[50]。Leinfelder[51]建议，Ⅱ类洞预备主要限于龋损区域，很少或不需要咬合扩展。他还指出，在"自洁"区域延长邻面箱状洞型线角是没有必要的，而且会使银汞合金充填面积增大，更容易咬合磨损。近年来，牙本质粘接剂和粘接充填修复材料有了显著的改进，这表明在适当的情况下，固位沟预备（图22.10）可能会得到有效的使用[26,52-54]。虽然有证据表明这项技术可以成功，但经验表明，结合机械固位的保守预备（例如，小鸠尾或洞缘斜面[55]），以增加粘接表面积，应该可以提高固位力和充填的总体成功率。洞缘斜面不仅增加了要酸蚀的表面积，而且还去除了可能不能很好酸蚀的无基釉，并可能使牙釉质酸蚀不全，作为细菌渗透途径或降低树脂与牙釉质的粘接强度[13]。

成型片应用

成型片可用于邻面充填修复，以帮助恢复正常轮廓和接触区域，并防止充填材料挤压到牙龈组织中。有许多类型的成型片可用于儿童口腔科。无论使用哪种类型的成型片，在它就位并牢固地插入楔子后，可使用小号球形打磨器来抛光接触点区域的成型带。这将有助于提供紧密的邻面接触。

1. T成型带：支持多个成型片，不需要特殊设备。
2. 分段成型片〔例如，带状T成型片（Strip-T, Denovo Dental, Inc., Baldwin Park, CA）；Palodent Plus Sectional Matrices，Dentsply Sirona〕：允许多个成型片放置，非常容易使用，不是圆环形的，必须用楔子固定到位。
3. 自动成型片（Dentsply Sirona）：允许放置多个成型片，非常易于使用，需要特殊的固定和拆卸工具。
4. TofflEmire成型片：因其不能很好地拟合乳牙轮廓，且很难作为多个成型片放置，所以使用频率较低。

T成型带有不同的尺寸、轮廓和材质可供选择。直的、窄的、铜制的T成型带均可在儿童牙科充填修复中发挥作用。T成型带（图22.11）是通过以圆圈的形式将带子自身回折，并在T成型带的延伸翼上折叠以形成可调节的环路。成型带按照牙齿轮廓围绕放置，延伸翼放置在颊面。带子的自由端被拉近，以便将带子紧贴在牙齿上。然后用一对Howe 110号钳夹住延伸翼，并将其从牙齿上取出。然后应该把成型带再收紧0.5~1mm，自由端应该直立地向后弯曲折叠，然后用剪刀剪到5~6mm的长度。然后将成型带重新固定到牙齿上并揿入，它必须位于龈下，并且必须比相邻牙齿的边缘高出至少1mm。用探针或挖匙打开延伸翼，再打开T成型带。然后用剪刀剪断靠近邻面充填体的成型带，取下楔子，接着从颊侧或者舌侧取出成型带。

目前市面上有多种商用的分段成型片。儿童牙科常用的一种是带状T成型片，即约半英寸长的不锈钢条。这种成型片不是环绕牙齿，而是仅用于邻面。对于龋损较小的Ⅱ类洞，它们的放置和使用非常简单。放置后，必须将成型片牢牢地揿入以保持在原位。该成型片不推

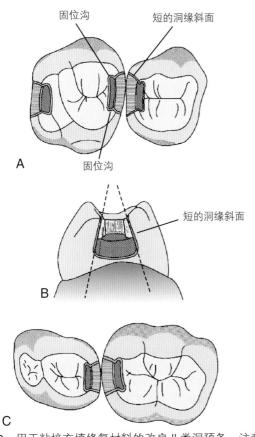

图22.10 用于粘接充填修复材料的改良Ⅱ类洞预备。注意预备体短的洞缘斜面和小的固位沟。（A）右侧上颌第一、第二乳磨牙（𬌗面）。（B）下颌第二乳磨牙（邻面）；注意邻面轴壁聚合度。（C）右下第一、第二乳磨牙（𬌗面）。

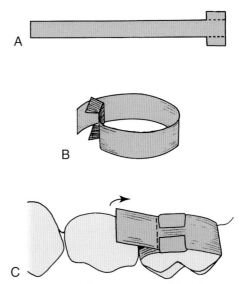

图22.11 （A）T成型带。（B）T成型带形成一个圆圈，并将延伸翼向下折叠以固定成型带。（C）T成型带紧密环绕牙齿，用剪刀修剪成型带，自由端向后弯曲。

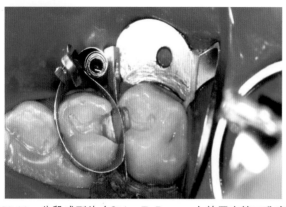

图22.12　分段成型片（Strip-T, Denovo）放置在第二乳磨牙的近中殆面。自动成型片（Dentsply Sirona）放置在第一乳磨牙预备体的远中殆面。成型片可以紧固、紧贴牙面。楔子可以辅助固位。

荐用于超过线角的邻面准备；在这种情况下，不锈钢预成冠更合适。

自动成型片使用的是预成的不锈钢材料，放置在牙齿上（图22.12），并使用套装附带的特殊紧固工具进行紧固。小针会自动将成型片紧固、紧贴在牙齿周围。为了移除成型片，用套装中的另一特殊工具将针夹住，可轻松移除成型片。

Ⅱ类洞充填

银汞合金充填。 Ⅱ类洞银汞合金充填的窝洞预备和充填步骤列于注22.5。

粘接充填。 如果要使用RMGI护髓或垫底，应该在酸蚀或粘接步骤之前放置和固化。有关粘接系统的细节信息，见第40章。预备体应该用酸蚀凝胶酸蚀15～20秒。酸蚀剂应远远超出龋损边缘，以覆盖预备过程中不包括的任何可疑患龋的窝沟点隙。在彻底冲洗牙齿表面酸蚀剂后，涂抹牙本质粘接剂并固化。目前已有几种自酸蚀粘接系统可以应用，免除了单独的酸蚀和冲洗步骤。然而，并不是所有的自酸蚀粘接系统都能成功地应用于乳牙，其有效性也缺乏临床研究[13]。在应用粘接剂后，许多临床医生将放置流动复合树脂作为洞衬垫底。虽然不是强制性的，但在Ⅱ类洞充填中，使用薄（0.5～1mm）流动树脂洞衬垫底可减少颈部窝洞边缘的空隙形成，并因此减少微渗漏[56]。可流动的材料可以在充填树脂材料之前被固化，但最佳的边缘封闭可能来自将复合树脂放置在一个薄的、未固化的可流动树脂上。

多数复合树脂和复合体预先包装在可以直接注射到预备体中的管中。可以使用塑料仪器或充填器将复合材料置入预备的洞型中。一次聚合的复合材料深度不应超过2～4mm。关于复合树脂是大块放置还是分次放置，存在一些争论。主要的问题是固化的光必须穿透到材料的全部深度。将材料的深度限制在2～4mm，应确保完全聚合。增量放置也可以减少聚合收缩，这是牙本质粘接剂粘接失败和术后敏感的一个可疑原因。材料的完全固化或聚合对充填的成功非常重要。固化不充分可能会导致充填体强度弱，在咀嚼力作用下容易充填失败。当放置最后增量的充填树脂时，在预备体中略微充填多一些树脂，并使用球形打磨器将材料推向牙釉质边缘。这将去除多余的材料，并有效地发挥雕刻的作用。不要

注22.5 ｜ Ⅱ类洞银汞合金充填的窝洞预备和充填步骤

1. 局部麻醉，放置橡皮障
2. 邻面放置楔子，有助于使牙龈乳头退缩，防止橡皮障放置过程中断裂及损伤牙龈，并有助于恢复良好的邻面接触
3. 在高速涡轮手机上使用330号钻，以轻柔地刷牙运动，预备理想深度的咬合轮廓形状
4. 预备邻面箱状洞型，首先从边缘嵴处开始，在釉牙本质界处以颊舌向摆动的方式沿牙龈方向预备。直至与邻牙的邻面接触破坏，看到龈壁和楔子。如果龈壁太深，乳磨牙的颈部收缩会造成非常狭窄的龈壁。邻面洞型最宽的颊舌面宽度在龈缘。注意不要破坏邻面
5. 用锋利的挖匙或低速手机上的球钻去除残余腐质
6. 平滑轴髓线角。由于330号钻的形状，所有其他线角将自动平滑
7. 移除治疗开始时放置的楔子，放置成型带
8. 在保持成型带就位的同时，用力将楔子重新插入成型带和相邻牙齿之间、预备体龈壁下。楔子是用一对Howe钳或棉钳从最宽的孔洞中放置的。楔子应将成型带紧贴在牙齿上，但不应将成型带推入邻面洞型中。可对楔子做适当修剪以确保合适
9. 混合银汞合金。使用银汞合金输送器，从邻面开始，将银汞合金

以单次增量的方式添加到预备体中
10. 使用一个小号压实充填器，将银汞合金压实充填到邻面洞型的角落里并靠在成型带上，以确保重新建立紧密的邻面接触。继续充填和压实，直至整个洞型被银汞合金充填
11. 使用一个小号球形打磨器来抛光银汞合金的初始轮廓。殆面的雕刻是用一个小号爪盘形雕刻刀进行的（例如，在Ⅰ类洞充填）。边缘嵴可以用探针尖端或Hollenback雕刻刀来雕刻
12. 小心地移除楔子和成型带。在颊舌方向移除成型带，而不是咬合方向，可保护充填体的边缘嵴不被破坏
13. 用探针或Hollenback雕刻刀去除颊、舌和龈缘多余的银汞合金。检查充填体的边缘嵴高度是否与邻牙边缘嵴高度一致
14. 轻轻检查邻面接触，检查接触的紧密性，检查是否有悬突，并从邻面接触区去除任何松散的银汞合金颗粒
15. 对充填体进行最后抛光，必要时使用棉钳固定的湿棉球进行最终平滑
16. 小心拆除橡皮障
17. 用咬合纸检查是否存在咬合高点，并根据需要进行调整

在复合树脂材料上使用爪盘形雕刻刀。用探针尖端从成型带上雕刻出边缘嵴。切记始终将器械从材料移动到牙面，将材料推向边缘。如果把器械从牙齿移动到充填体，很可能会把材料从边缘拉出，留下缺口。在充填体最终固化后，移除楔子和成型带并再次固化充填体，从颊侧或舌侧将光线引导到邻面。可在聚合后立即开始打磨。殆面用圆形、高速碳化钨抛光车针或精细的金刚砂车针进行大致塑形。如果可行的话，邻面表面的粗略塑形使用火焰形高速碳化钨抛光车针以及石榴石盘完成。最终的抛光可以使用白石或尖的橡胶抛光车针来完成，以消除表面的不规则处，并使用复合树脂抛光剂或增光剂进行最后的抛光。精细的抛光盘或砂条用于最终抛光邻面边缘可到达部分。抛光后使用表面封闭剂可能有助于减少咬合磨损和聚合收缩[57]。

相邻 II 类洞邻面充填

银汞合金充填。相邻邻面洞在乳牙列中并不少见。从时间和患者管理的角度来看，应同时充填相邻邻面龋。

相邻邻面洞型预备与前面描述的完全相同。在每颗牙齿上放置一个成型片，并适当地将楔子插入。T成型带、分段成型片或自动成型片均可，因为多个成型片夹很难并排放置。银汞合金的充填应该以小的增量进行，在两颗牙齿交替进行，以便同时充填（图22.13）。朝向成型片的充填压力将有助于确保紧密的邻面接触。调整边缘嵴的高度一致，然后小心地一次性移除楔子和成型带。最后雕刻与单独的 II 类洞充填所描述的相同。

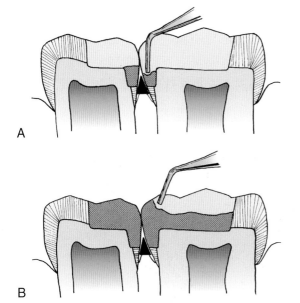

A

B

图22.13 相邻"背靠背"银汞充填洞型预备。（A）在放入楔子后，两颗牙齿交替进行银汞合金充填。（B）继续压实银汞合金，直至预备体充填稍微足量。

粘接充填。当有两个相邻的龋损需要充填时，可以对相邻的邻面 II 类洞行复合树脂充填，但这种方法与放置银汞合金充填体的方法不同。在完成牙体预备后，在两个预备体上都放置成型带或分段成型片，并在两个成型带之间插入一个楔子。确保成型带的位置允许两颗牙齿的邻面有一定突度。有时成型带的放置是这样的，如果树脂材料被充填入其中预备体内，会导致该牙邻面外形过突，而相邻牙齿邻面外形轮廓不足。这将导致两颗牙齿轮廓充填不佳。可以通过在放置树脂之前仔细放置成型带并观察其轮廓；或者将成型带放在其中一颗牙齿上，待充填完毕后，将成型带放在第二颗牙齿上继续充填。但是，也可以同时放置两个成型带并进行充填。两个成型带就位良好后，进行酸蚀和粘接。为避免邻面洞型内有空隙，将复合树脂管的尖端放在洞型底部，抵靠龈壁，慢慢充填满窝洞。然后完成其中一个预备体的轮廓成形和聚合。为了确保两个充填体之间的紧密接触，在第一个充填体聚合后，使用小号球形打磨器并在要建立接触点的区域中针对新放置的充填体打磨成型带。然后在第二次预备体中充填、修形和聚合复合树脂。去掉楔子和成型带，打磨和抛光程序与单个充填体步骤相同。

II 类洞充填常见问题

II 类洞充填容易出现前面讨论的 I 类洞充填中出现的问题。除了这些问题外，II 类洞的邻面容易出现继发龋或充填失败。事实上，儿童牙科中的大多数充填问题来自未充分恢复牙齿的解剖或形态结构特征（图22.14）。邻面洞型的边缘充填失败，通常是由于窝洞边缘的过度开敞，这是 II 类洞充填的常见问题。在预备过程中未能清除所有腐质，以及由于充填不充分而留下材料空隙也是导致充填失败的原因[58-59]。粘接充填的失败可能与未遵循制造商推荐的固化时间和最大材料固化深度有关。

银汞合金和粘接充填体的打磨处理

粘接充填体的打磨和抛光是标准做法，前面已详细介绍过。另外，银汞合金的抛光不再是常规的建议。通常，银汞合金的抛光目的是：①消除表面划痕和瑕疵；②去除任何未被雕刻掉的银汞合金碎屑；③完善解剖结构和咬合。然而，在放置过程中进行良好的抛光和雕刻可以消除大部分抛光的需要。虽然银汞合金抛光没有禁忌证，但几乎没有证据表明抛光银汞合金充填体有助于其临床成功或使用寿命；因此，这一过程通常已不再进行。

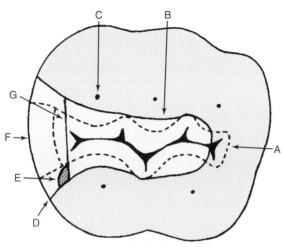

图22.14　Ⅱ类洞银汞合金充填常见问题。（A）未将咬合外形线延伸至可疑患龋的窝沟点隙。（B）未沿着牙尖外形线预备。（C）鸠尾过宽。（D）邻面洞壁过宽。（E）轴壁与颊舌壁的交角过大。（F）邻面接触区靠近龈方未打开。（G）轴壁与邻面外形不一致，近远中龈壁宽度 > 1mm。（Modified from Forrester DJ, Wagner M, Fleming J. *Pediatric Dental Medicine*. Philadelphia: Lea & Febiger; 1981.）

乳磨牙全冠修复

　　金属预成冠，也被称为不锈钢预成冠（SSC），在1950年由Humphrey引入儿童牙科[60]。从那时起，它们已经成为乳牙严重龋坏修复材料的选择。如前所述，它们通常被认为优于大面积、多表面的银汞合金或粘接充填修复。其临床使用寿命比二牙面或三牙面充填体更长[46-48,61-62]。牙冠金属外壳外部与牙齿的解剖结构相同，并进行修剪以适合个别牙齿的外形。

　　有两种常用的SSC类型：

1. 预成型冠［例如，3M ESPE Stainless Steel Crowns，Minneapolis，MN；Acero 3S crowns（Acero Crowns，Seattle，WA）］：这种类型的冠是迄今为止最受欢迎的，推荐使用。它们的解剖结构更像是一颗天然的牙齿。这些冠是预成型的。通常需要少量修整和改形。如果这些冠必要进行修剪，预成型的轮廓将会丢失，冠将比修剪前更松散。

2. 预修整冠［例如，Unitek不锈钢牙冠（3M ESPE）和Denovo牙冠］：预修整冠的侧壁是平直的，没有外形轮廓，但边缘修整至与龈缘形态相平行。这些冠还需进行外形修整和调改。这些冠修复效果较好，但戴入需要更多的时间和精力，应用并不广泛。

　　SSC最大的缺点是美学性能低。目前没有牙色、耐用的SSC可供选择；然而，自2010年以来，还有其他美学全冠越来越受欢迎。其中一个选择是用于乳牙的预成型氧化锆冠（ZC）（图22.15）。目前还没有太多关于乳牙用氧化锆瓷冠的临床资料；然而，成年人的ZC已经被证明是非常美观、耐用、抗污渍、生物相容性和固位力佳的，所以预计它们在儿童中应用的效果将是相似的[63]。尽管氧化锆是一种非常坚硬的材料，但ZC似乎不会对牙釉质造成过度磨损[64]。像SSC一样，这些主要的ZC有6种预制的尺寸，可以在20～30分钟的时间内预备、试戴和粘接。适应证和就位将在后面讨论。另外两种尚未广泛使用的美学全冠是树脂粘接后牙透明冠（Space Maintainers Laboratory，Chatsworth，CA）和磨牙贴面冠，后者是一种在颊面和𬌗面覆盖复合贴面的SSC（例如，NuSmile Primary Crowns，Houston，TX；Cheng Crowns，Exton，PA）。由于它们不经常使用，因此不会在章节中讨论。

　　SSC是迄今为止在乳牙列中最常用的全冠，但ZC的使用越来越受欢迎。二者的使用适应证均列于注22.6中。SSC和ZC的牙体预备和就位步骤见注22.7和图22.16。

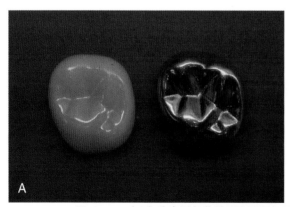
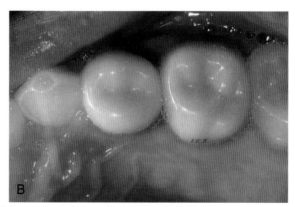

图22.15　（A）乳磨牙氧化锆冠和不锈钢预成冠。（B）第一、第二乳磨牙氧化锆冠。

附加阅读22.1　不锈钢预成冠Hall技术就位

N. Sue Seale

Hall技术（HT）的不锈钢预成冠（SSC）就位是过去10年来不锈钢预成冠应用的一个显著变化。这项技术由苏格兰全科医生N.Hall于1988年首次实践，使用了一种新的技术，即在没有局部麻醉（LA）、去腐或牙体预备的情况下，将牙冠固定在龋坏的乳磨牙上[1-2]。相关回顾性和前瞻性研究报道了关于HT的SSC应用[2-5]，学者都得出结论，HT是一种可预测的修复选择，再治疗率较低。

该技术操作简单。在牙冠试戴的当天，儿童应该坐在牙椅上，保持直立的位置，因为没有使用橡皮障，而且必须保护气道。该技术不进行LA。牙医将最小的SSC就位于预备后牙齿上。它应该覆盖所有的牙尖，有"弹回"的感觉，在试戴过程中，不应该试图让牙冠就位[1,6]。

然后，用玻璃离子水门汀（GI）将牙冠粘接在龋坏的乳磨牙上，使用指压力，必要时通过儿童自身的咬合力让牙冠就位。去除多余的粘接剂，并让儿童咬住棉卷来保持咬合压力直至粘接剂固化。

允许咬合以调整临时时间增加的垂直向咬合高点。因为HT的SSC就位不需要牙体预备，所以有时需要在待戴冠的牙齿邻面使用正畸分牙圈/簧来创造必要的间隙，以便轻松地就位牙冠。在牙冠戴入前，分牙圈/簧需在相应牙位间提前放置几天。

自HT引入美国以来，一直备受争议，原因是将SSC粘接在未预备好的牙齿上造成的初期开𬌗状态，以及龋坏的牙本质被牙冠覆盖。然而，研究表明，开𬌗会在第1个月内消失[3,7]，并且龋坏的牙本质类似间接盖髓，有大量的良好证据表明，只要保持封闭性，并对牙髓状态进行适当的预先诊断，它就能起作用[8-9]。为此，在选择接受HT的SSC应用的牙齿时，必须有高质量的X线片能显示分叉位置和完整临床症状的病史记录。

尽管HT应用存在争议，但该技术在美国仍然被应用。不合作的幼儿，如果他们的乳磨牙有开放性活跃龋齿，但没有钱在诊室接受治疗，或者被列入长时间等待接受这种治疗的名单，可以将HT作为过渡修复方式。新萌出的伴牙釉质发育不良和𬌗面早期破坏的恒磨牙，可以用HT治疗，直至牙齿充分萌出，接受更彻底的修复。HT的SSC可以像过去使用GI一样作为的过渡期修复治疗（ITR）。它为龋损严重的牙齿提供了一种临时治疗方法，而IRT和GI无法为牙齿提供足够强度的保护。

随着HT受到越来越多的使用，以及更多严谨的前瞻性研究评估其长期有效性，可能会有更多的人接受该技术，更多的应用后其临床效果可能会更显著。

参考文献

[1] Innes N, Evans D, Hall N. The Hall technique for managing carious primary molars. Dent Update. 2009;36:472–478.
[2] Innes NP, Stirrups DR, Evans DJ, et al. A novel technique using preformed metal crowns for managing carious primary molars in general practice—a retrospective analysis. Brit Dent J. 2006; 200:451–454.
[3] Innes NP, Evans DJ, Stirrups DR. The Hall technique: a randomized controlled clinical trial of a novel method of managing carious primary molars in general dental practice: acceptability of the technique and outcomes at 23 months. BMC Oral Health. 2007;7:18.
[4] Innes NP, Evans DJ, Stirrups DR. Sealing caries in primary molars: randomized control trial, 5-year results. J Dent Res. 2011;90: 1405–1410.
[5] Ludwig KH, Fontana M, Vinson LA, et al. The success of stainless steel crowns placed with the Hall technique: a retrospective study. J Am Dent Assoc. 2014;145:1248–1253.
[6] Hall Technique Guide, A Users Manual. Version 3, University of Dundee, Scotland.
[7] van der Zee V, van Amerongen WE. Influence of preformed metal crowns (Hall technique) on the occlusal vertical dimension in the primary dentition. Eur Arch Paediatr Dent. 2010;11:225–227.
[8] Falster CA, Araujo FB, Straffon LH, et al. Indirect pulp treatment: in vivo outcomes of an adhesive resin system vs calcium hydroxide for protection of the dentin-pulp complex. Pediatr Dent. 2002;24: 241–248.
[9] Ricketts DN, Lamont T, Innes NP, et al. Operative caries management in adults and children. Cochrane Database Syst Rev. 2013;(3):CD003808.

注22.6　乳牙全冠应用适应证

1. 乳牙或年轻恒牙的修复，有大面积龋损。包括乳牙大面积广泛龋损或多牙面龋损。其中，乳磨牙的近中邻面龋被归入这一类别，因为牙齿的形态结构导致对近中邻面充填体的支持不足
2. 乳牙或恒牙发育不全的修复
3. 在牙髓切断术或牙髓摘除术后修复乳牙
4. 修复有遗传性畸形的牙齿（例如，牙本质发育不全或牙釉质发育不全）
5. 残障人士或口腔卫生极差、其他材料可能无法应用时使用
6. 作为间隙保持器或修复体的基牙（仅可使用SSC，氧化锆冠不适用）
7. 对于需要全身麻醉进行牙科治疗并显示出高患龋风险的儿童，应强烈建议使用全冠修复

Data from Seale NS. The use of stainless steel crowns. Pediatr Dent. 2002;24(5):501–505.

乳牙牙冠就位的特殊考虑事项[65]

相邻牙冠的就位。当进行象限内牙齿治疗时，通常需要在相邻的牙齿上对SSC或ZC进行就位。用于就位多个冠的牙体预备和冠选择类似于先前描述的单冠。然而，有几个方面需要考虑如下：

- 完成一颗牙齿的𬌗面预备后再预备另一颗牙齿的𬌗面。当同时进行𬌗面预备时，通常预备量会不足

- 邻面预备不足是就位相邻冠时常见的问题。邻面应该打开邻面接触，产生约1.5mm在牙龈水平上的宽度

- 两个冠应该修整、改形，同时准备粘接。通常先开始就位和粘接远中冠。然而，最重要的是，粘接时冠的放置顺序应与最终试戴时冠的放置顺序相同。有时冠在同一顺序就位时较容易，当改变就位顺序时会变困难

间隙丧失后牙冠预备。通常，当牙齿结构因龋病而丧失时，会发生相邻牙齿失去接触和移位到待修复牙齿的位置。当发生这种情况时，需要适配到颊舌面上的冠将太宽，不能放置在近远中，而选择用来适配近远中间隙的冠在周长上将太小。将ZC放置在间隙丧失的区域可能是极具挑战性的，并且可能是其应用的一个禁忌证。这是因为ZC不能被重新塑形，而使它们适应间隙丧失区域的唯一方法是大量沿冠周预备。对于SSC，选择一个较大的冠，它将适合牙齿的最大突度，并进行调整以减少近远中宽度（图22.17）。这种调整是通过用

注22.7 乳磨牙不锈钢预成冠及氧化锆冠的牙体预备及就位步骤

多年来，不锈钢预成冠（SSC）已采用多种牙体预备设计。本文只讨论其中牙体预备量少的一种方式。在每个步骤会提及对氧化锆冠的牙体预备、就位和粘接所做的必要调整。

1. 术前评估咬合情况。注意两侧的牙齿中线和牙齿尖窝关系

2. 进行适当的局部麻醉，确保牙冠覆盖周围的所有软组织被较好的麻醉，并放置橡皮障。因为在牙冠就位过程中，牙齿周围的牙龈组织可能与之接触，所以获得舌部或腭部以及颊侧或面部的麻醉是很重要的

3. 使用高速手机的169L号锥形裂钻或球形金刚砂车针进行𬌗面预备。𬌗面定位沟深度为1～1.5mm，并沿颊面、舌面及邻面预备。然后将𬌗面一侧均匀预备至深度为1.5mm，保持牙冠的牙尖倾斜度（图22.15）。在高速机头上使用330号或169L号钻进行去腐。然后用低速手机上大号球钻或用挖匙去腐。**注意：如果应用氧化锆冠，𬌗面预备深度稍微增加（1.5～2mm）**

4. 邻面预备通常使用锥形裂钻或细锥形金刚砂车针来完成。需从龈方及颊舌向打开邻面接触，保持洞壁垂直，并且与𬌗面形成一定的聚合度。邻面预备量约1mm。邻面龈边缘应为羽状边缘。必须注意不要损坏邻牙结构。**注意：对于应用氧化锆冠，邻面近远中预备量应至少为1.5mm，但也以羽毛边缘结束**

5. 使用车针或金刚石的侧面圆钝所有线角。车针与𬌗面成30°～45°，沿近远中方向移动，打磨颊𬌗线角和舌𬌗线角。对于SSC，颊舌向预备通常仅限于斜面，为牙冠𬌗面宽度的1/3。如果因牙冠大小不合适或较大的近颊突度使就位困难时，则可能需要进一步对颊舌面进行预备。**注意：如果应用氧化锆冠，沿冠周预备包括颊舌面的预备是绝对必要的，并且必须去除所有突起，特别是在近颊面上。通过将钻平行于牙齿的长轴，可以使近中颊侧、舌侧圆钝。所有线角应该圆钝，避免形成高耸预备体**

6. SSC的选择开始于一个试错的过程。目标是将最小号的牙冠就位于牙齿上，并建立邻面接触（提示：磨牙常用SSC的4号冠）。将牙冠就位于预备体，先从舌侧就位，然后施以颊向力，使其沿颊面进入龈沟。当牙冠滑过颊面隆起时，应感到摩擦。有些牙齿的尺寸"介于"相邻两个型号之间，所以即使在外形修整后，如果牙冠太小则无法就位，而牙冠过大则就位后较为松动。需要进一步对牙齿进行颊舌面预备以适应小号牙冠。牙冠就位后，通过比较相邻的边缘嵴高度来建立初步的咬合关系。如果牙冠与相邻牙齿边缘嵴的高度不一致，原因可能为：①𬌗面预备不足；②牙冠可能太长；③可能存在邻面龈边缘高点；④未打开邻面接触，导致牙冠无法就位。牙冠周围大面积的牙龈发白表明牙冠太长或轮廓过大。有些牙齿可能需要稍微修剪一下，才能更合适。可以使用冠桥修剪剪刀、安装在低速直手柄上的不产热磨石以及橡皮轮来整齐地修剪和平滑不锈钢预成冠（SSC）。修剪得当的牙冠应该延伸到龈沟内约1mm。修整后的冠边缘由一系列曲线或弧线组成，这些曲线或弧线由待修复牙齿的龈边缘决定。边缘上不应该有角、锯齿角、直角或直线（图22.16）。**注意：氧化锆冠的选择也是试错的过程；然而，当氧化锆冠没有完全固定在牙齿上时，牙冠不能调整，需要进行更多的牙体预备，直至牙冠能戴入并与邻牙相比能**

完全就位。如果牙冠非常松动，应该选择一个较小的牙冠。如果它不能完全就位，需要进一步牙体预备。通常情况下，由于龈边缘的缘故，氧化锆冠不能良好就位。不要在预备体上强行戴入氧化锆冠。薄薄的氧化锆边缘不会弯曲，并可能会在突起处断裂

7. 对SSC进行成形和缩颈，形成就位紧密牙冠。成形包括将牙冠龈边缘向内弯曲1/3，以恢复自然冠的解剖特征，并减少冠的边缘周长，确保良好的贴合。成形是用114号球窝钳（图22.18A）或137号Gordon钳在冠周方向完成。冠的最终紧密贴合是通过缩颈冠周1mm来实现的。可使用137钳，还有特殊缩颈钳［例如，800-417号钳（3M ESPE；图22.18B）］。严格的边缘保护有助于：①牙冠的机械固位；②保护粘接剂免于和唾液接触；③维持牙龈健康。在成形和缩颈后，当牙冠就位时应遇到较强的阻力。牙冠就位后，用探针检查龈缘是否连续。观察牙龈组织是否发白，检查邻面接触。当拆除牙冠时，可以使用刮治器或银汞合金雕刻刀来接触龈缘使牙冠脱位。在拆除过程中，拇指或手指应该保持在牙冠上，以便控制牙冠的运动。**注意：氧化锆全冠没有成形、缩颈及修剪过程**

8. 拆除橡皮障，检查牙冠咬合。在患者正中𬌗状态检查双侧。在咬合压力下观察牙冠𬌗龈向运动，并检查牙龈是否过度发白。橡皮障拆除后，处理牙冠时必须特别小心。应在牙冠的后面放置一个2英寸×2英寸的纱布垫，以防止牙冠落入口咽

9. 如果修剪SSC，应在粘接前对冠边缘进行最终平滑和抛光，以确保没有锯齿状边缘

10. 冲洗和擦干SSC，并准备粘接剂。可以使用任意类型的粘接剂，包括玻璃离子水门汀、聚羧酸盐或自固化树脂单体粘接剂。玻璃离子水门汀是首选。牙冠内覆盖2/3的粘接剂，确保冠内部粘接剂的均匀覆盖。**注意：粘接前，氧化锆冠内部应无污染。唾液和出血物质会黏附在氧化锆的表面，不易冲走。如果冠接触到血液或唾液，最好通过喷砂清洁内部，或使用消毒剂，例如，ivoclean（Ivoclar Vivadent，Amherst，NY）。这将确保最大限度地粘接固位。氧化锆冠粘接推荐用光固化树脂改性玻璃离子水门汀或生物活性粘接剂**

11. 用气枪吹干牙齿，使SSC完全就位。粘接剂应从所有的边缘溢出。口镜的手柄或带环推置器末端可用于确保完全就位，或指示患者咬压舌板。在粘接剂固化前，让患者接近正中咬合，并确认咬合位置没有发生改变。**注意：对于氧化锆冠，确保预备体不含唾液和血液，轻轻就位牙冠，固化粘接剂（如果是光照固化），小心去除多余的粘接剂。同时，用手指的压力来保持牙冠的稳定。粘接剂去除后，从颊向、舌向、𬌗向固化粘接剂**

12. 必须将粘接从龈沟中去除。多余的玻璃离子水门汀粘接剂可以用湿纱布和/或喷水立即去除。邻面粘接剂可以利用在牙线上打一个结并用牙线通过邻面来去除。已固化的粘接剂可能需要使用刮治器去除

13. 冲洗口腔，在患者离开前重新检查咬合和软组织。**注意：不能调整SSC的咬合，而且调整氧化锆冠也非常困难。如果咬合需要调整，应考虑调磨对颌牙**

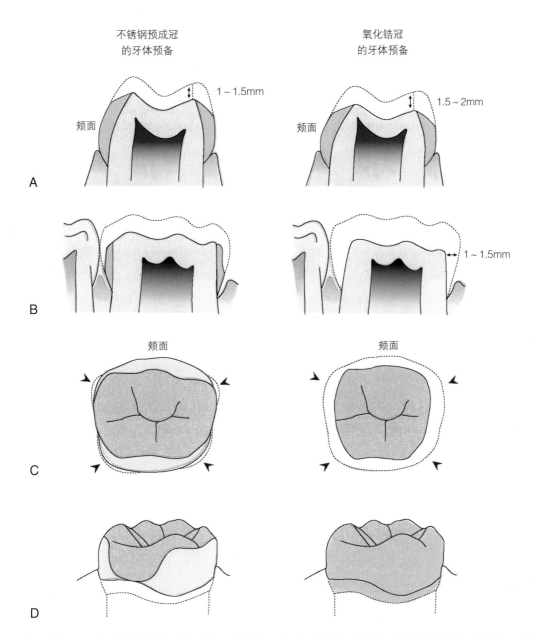

不锈钢预成冠
的牙体预备

氧化锆冠
的牙体预备

颊面

颊面

1～1.5mm

1.5～2mm

A

1～1.5mm

B

颊面

颊面

C

D

图22.16 下颌第二乳磨牙不锈钢预成冠和氧化锆冠的牙体预备。（A）邻面观。注意氧化锆冠殆面预备量较多。（B）颊面观。注意两种牙冠预备的龈边缘均为羽状边缘，但氧化锆冠邻面预备量较多。（C）殆面观。注意对于不锈钢预成冠，线角是圆滑的，但对于氧化锆冠，沿冠周预备是必要的。（D）近中舌侧面观。对于不锈钢预成冠，舌面和颊面的预备量仅限于殆面1/3的斜面，但对于氧化锆冠，它延伸到龈下至羽状边缘。

Howe通用钳夹住冠的边缘嵴并挤压，从而减少近远中径。需要用137号或114号钳对牙冠的邻面、颊面、舌面进行大量重塑（图22.18）。如果牙冠放置仍有困难，可能需要对颊面和舌面进行进一步的预备，并选择另一个较小的牙冠。当间隙丧失的区域位于下颌第一乳磨牙的远中面，并且由于间隙丧失而难以找到合适大小的牙冠时，从对颌选择一个上颌第一乳磨牙冠，并在下颌牙上试戴。由于间隙丧失，下颌牙体预备通常类似于上颌牙齿，因此更适合于放置上颌牙冠。通过选择口腔对颌的上颌牙冠，牙冠在近颊颈部隆起区域的龈缘轮廓适配下颌近颊颈部隆起区域。如果已经失去了几毫米的间隙，可能需要拔牙并放置间隙保持器，而不是费力地在预备体上放置牙冠。

乳切牙及乳尖牙充填修复

乳切牙和乳尖牙修复的适应证通常基于龋病、外伤或牙齿硬组织的发育缺陷。粘接材料通常是复合树脂或树脂单体产品，通常用于Ⅲ类洞和Ⅴ类洞充填修复。Ⅳ类洞也适用；然而，如果牙齿发生大面积龋损，则需进一步行全冠修复。

Ⅲ类洞粘接充填修复

乳切牙Ⅲ类洞粘接修复通常具有挑战性（图22.19）。龋损通常累及至龈下，较难隔湿和止血。由于切牙髓腔较大，所以牙体预备量小。可以采用狭槽式窝洞预备，仅去腐并且形成短的洞缘斜面[66]。然而，对于儿童，特别是那些有磨牙症的儿童，经验表明，仅用酸蚀处理的Ⅲ类洞充填体的固位力可能是不够的，可能需要额外的机械固位力。在颊面或舌面形成固位沟，并通过洞缘斜面来增加酸蚀牙釉质的表面积，以获得固位[67-68]。有研究表明，将整颗牙齿表面预备0.5mm，并附加粘接剂，可以显著提高Ⅲ类洞充填体的固位力[69]。

乳尖牙远中面（图22.20）充填需要的预备与切牙略有不同。邻面洞型指向一个不同的角度，朝向牙龈。银汞合金或粘接材料均可用作该部位的修复材料。除了便于树脂材料充填时预备的洞缘斜面，无论所选择的修复材料是什么，准备工作都是相同的。鸠尾可以放在表面，除非为上颌尖牙选择银汞合金；在这种情况下，鸠尾放在腭面上。注22.8列出了Ⅲ类洞复合树脂的预备和充填步骤。

切牙和尖牙的Ⅴ类洞充填修复

Ⅴ类洞充填可以是粘接材料（最常见）或银汞合金。最常见的是在尖牙唇面。可用330号钻去腐，深度达牙本质层（距离牙釉质表面约1mm）。将钻向外移动到健康的牙本质和牙釉质中，从而建立起洞壁。髓壁应该具有一定突度，与牙釉质表面平行。侧壁在邻面略有张开，以防止牙釉质的破坏。最终的外部轮廓取决于龋损的范围。使用35号倒锥形车针或12号球钻实现机械固位，在龈轴线角和切轴线角处形成小的凹陷。对于复合树脂，需要在窝洞边缘形成短斜面。酸蚀、粘接、材料充填和打磨类似于Ⅲ类洞粘接充填的描述，不同之处在于不使用成型片。

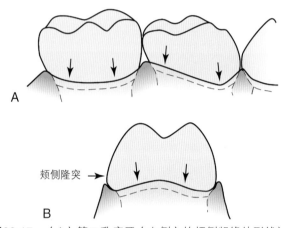

图22.17 （A）第二乳磨牙（左侧）的颊侧龈缘外形线被描述为微笑状，而第一乳磨牙的颊侧龈缘外形线被描述为一个拉长的S形。请注意第一乳磨牙近颊侧突起部分的轮廓。所有舌侧龈缘外形线（未显示）均呈微笑状。（B）乳磨牙邻面龈缘外形线被描述为皱眉状，因为牙合龈向高度最短的位置基本就是牙齿颊舌向的中点。

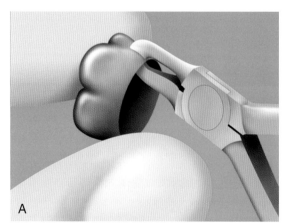
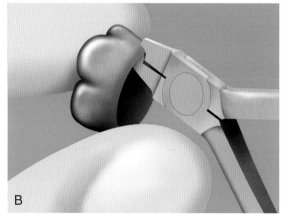

图22.18 （A）使用114号钳完成外形调整。（B）使用800-417号钳完成最终缩颈。（Courtesy 3M ESPE, St. Paul, MN.）

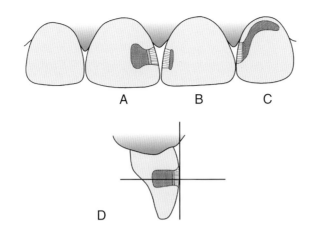

图22.19　Ⅲ类洞预备。请注意，在所有3种预备体窝洞表面都备有短斜面。（A）带鸠尾的狭槽式窝洞预备（一种常用的Ⅲ类洞预备）。鸠尾提供了额外的固位力。（B）狭槽式窝洞预备，用于极小的Ⅲ类洞龋损。（C）改良的狭槽式窝洞预备，当邻面龋的牙釉广泛脱钙明显时使用。（D）邻面箱状洞型预备于与唇面相切的线垂直的位置。

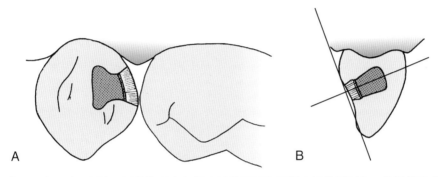

图22.20　乳尖牙的Ⅲ类洞预备。（A）鸠尾通常放置在上颌尖牙的舌面和下颌尖牙的唇面上。将短斜面（未显示）放置在要用复合树脂充填的预备体的洞缘表面。（B）邻面箱状洞型垂直于一条与放置鸠尾的表面相切的线。

注22.8　Ⅲ类洞复合树脂充填的预备和充填步骤

1. 进行适当的麻醉，并放置橡皮障。对于单颗牙齿可用牙线结扎提供稳定性

2. 在邻面放置木楔，可压迫牙龈乳头减少出血，并可保护牙龈免受钻针损伤

3. 从唇侧面建立通道，在高速手机中使用330号钻或2号球钻去腐。轴壁理想深度为牙本质内0.5mm。低速手机上的球钻可以用来去除深层腐质。龈壁和舌壁应该打开邻面接触，切壁无须打开，以充分保留牙体组织

4. 为了增强固位，可以在唇面或舌面设计一个鸠尾。鸠尾峡不得延伸超过唇面的1/2，并保持在牙齿的中间水平1/3的位置；如果存在颈部脱矿，也可以延伸到颈部

5. 在洞缘处预备短斜面（0.5mm）。这可以通过使用尖的金刚砂车针或火焰形复合树脂抛光车针来完成

6. 用水和气枪冲洗及干燥预备体

7. 放置一个塑料成型片或金属分段成型片。大多数塑料成型片须被水平切成两半，因为它们是为恒牙设计的，而且对乳牙来说太宽了。成型片放置在邻面，重新插入楔子。<u>注意：树脂预成冠可以修剪为覆盖预备体（而不是整个牙冠），形成个性化成型片，这通常比成型带更容易使用</u>

8. 如果使用两步法粘接剂，酸蚀预备体时间为15～20秒。最好使用酸性凝胶。酸蚀有助于固位，并确保提高边缘完整性和减少边缘渗漏。酸蚀后，冲洗并干燥。如果使用自酸蚀粘接剂，则跳过此步骤

9. 用小毛刷蘸取牙本质粘接剂并涂抹于预备体。轻轻地将用气枪将预备体内的粘接剂吹成一薄层，并均匀分散在牙本质和牙釉质上。光固化粘接剂

10. 用塑料仪器或压力注射器，将复合树脂充填入预备体中。用手指压力将成型片紧拉在预备体周围，直至固化。将可见光尽可能地靠近复合树脂，并根据制造商的要求进行聚合。光线应该从颊面和舌面投照，以确保完全聚合。光固化时，避免直视光源

11. 聚合后可立即进行打磨和抛光。复合树脂最平滑和最理想的表面是移除成型片后表面依旧完整平滑；然而，很难如此精确地调整成型片，仍需要对充填体边缘进行修整。粗略的打磨或塑形可以使用细金刚砂车针或碳化钨抛光车针进行。火焰形碳化钨抛光车针（12～20个刃）非常适合用于唇面和邻面抛光。舌侧最好使用球形或梨形的碳化钨抛光车针进行修整。也可以使用润滑过的尖头白石抛光表面。复合抛光膏可用于最终抛光，使树脂表面有光泽。充填体的最后邻面抛光是用砂条完成的。应用时可将这些砂条切成2～3mm宽的细条。研磨盘可以用来打磨唇面和舌面。作为可选步骤，在抛光完成后，可以在抛光的充填体中添加未充填的树脂釉料。釉料可提高充填体的边缘密封性，并使表面光滑。在添加釉料之前，应首先对充填体和周围的牙釉质进行15～20秒的酸蚀，以清除表面碎屑。在冲洗和干燥后，树脂釉料被涂在充填体上并进行聚合。应注意不要将相邻的牙齿与树脂釉料粘接在一起

12. 当打磨完成后，拆除橡皮障，用牙线检查是否有悬突，并去除多余的釉料

切牙全冠修复

适应证[70]

切牙全冠修复适应证如下：

- 切牙邻面病损较大或单一牙面的大面积龋损（例如，舌面奶瓶龋）
- 牙髓治疗后的切牙
- 切牙发生折裂，并且剩余牙体组织较少
- 患有多种发育不全缺陷或发育障碍（例如，外胚层发育不全）的切牙
- 不美观的变色切牙
- 切牙的邻面龋损小，同时颈部脱矿面积大（即患龋风险高）

保持大面积前牙龋损充填体的耐用、固位和美观是一项具有挑战性的任务（图22.19）。有几种方法可以为乳牙提供全冠修复，但最受欢迎的方法是粘接复合树脂全冠（3M ESPE预成冠）（图22.19B）、预成型贴面SSC［例如，Kinder Krowns（Kinder Krowns，St. Louis Park，MN）、NuSmile Primary Crowns（NuSmile Crowns）］和预成型乳牙氧化锆冠（例如，EZ Pedo，Loomis，CA；NuSmile ZR Crowns）。2010年发表的一项针对儿童牙医的调查报告称，46%的受访者更喜欢使用预成冠来治疗乳切牙龋齿，41%的人更喜欢贴面冠[71]。这项调查是在广泛引入乳牙氧化锆冠之前发表的，这种乳牙冠已经变得很受欢迎。其他不太受欢迎的选项包括普通SSC和开面冠SSC（图22.19C）。它们都有缺点（表22.3），但仍可在某些情况下使用。普通SSC可以作为非常持久的修复体，但对大多数父母来说，美观性差。一些临床医生使用开面冠[72]，因为它们的固位力优于粘接树脂冠；然而，美学效果会受到影响。较为美观和经常使用的一种牙冠是粘接复合树脂冠或透明冠。研究表明，这些冠在临床上表现出令人满意的效果，具有良好的耐久性和较高的父母接受度[73-74]。预成型贴面冠既美观又耐用，但可能显示出一些金属，并且会脱落。如本章前面所述，关于氧化锆陶瓷冠治疗乳牙的临床信息仍然不多；然而，成年人中的ZC已经被证明具有美观、耐用、耐染色、生物相容性和固位性好的优点[63]，因此预计它们在儿童中的应用效果将是相似的。毫无疑问，它们是一种非常美观的修复方式。

复合树脂冠的牙体预备和就位步骤列于注22.9、图22.22。由于所有的前牙牙冠类型在牙体预备和就位方面都有相似之处，贴面冠和氧化锆冠的差异也列于注22.9中。

附加阅读22.2　替代性修复治疗

Michael J. Kanellis

非创伤修复治疗（ART）是一种微创治疗技术，通过手动器械去除龋损和应用释氟粘接材料（玻璃离子水门汀）充填牙齿[1]。世界卫生组织提倡进行ART治疗，作为在没有电力或没有先进牙科设备的不发达国家提供保健的一种手段[2-3]。2001年，美国儿童牙科学会（AAPD）通过了一项关于ART的政策，称其为"替代性修复治疗"。AAPD的政策承认，"并非所有的牙科疾病都可以通过'传统'修复技术来治疗"，并认为在传统的窝洞预备和充填不可能实现的时候，ART是治疗和管理龋病的有益技术[4]。2008年，AAPD将政策进一步完善，并将该技术纳入关于"临时性修复治疗（ITR）"的更广泛的讨论中[5]。发达国家在ATR应用过程中进一步对该技术进行了调整，允许偶尔使用慢速手机和后期可能进行传统的充填修复。对该技术的改进导致了Frencken（ART技术的开发者和早期先驱者）呼吁并要求"坚持其最初的描述"[6]。

ART有几个潜在的优势。由于使用了手动器械，因此消除了牙科手机的噪音和振动。

同时该技术不需要酸蚀、水冷却降温和高速回吸。使用手动器械除腐可消除对麻醉的需要。由于器械操作较为简便，治疗可以膝对膝的坐位姿势进行。使用释氟充填材料有助于防止进一步龋坏。

ART与氟化氨银联合使用，被称为银改良非创伤修复治疗（Silver modified atraumatic restorative treatment，SMART），因为这种联合方法在用玻璃离子水门汀封闭窝洞之前便将细菌杀死[7]。

参考文献

[1] Frencken JE, Pilot T, Songpaisan Y, et al. Atraumatic restorative treatment (ART): rationale, technique, and development. *J Public Health Dent.* 1996;56(3):135–140.

[2] 2.Phantumvanit P, Songpaisan Y, Pilot T, et al. Atraumatic restorative treatment (ART): a three-year community field trial in Thailand—survival of one-surface restorations in the permanent dentition. *J Public Health Dent.* 1996;56(3):141–145.

[3] 3.World Health Organization. Revolutionary new procedure for treating dental caries. Press Release WHO/28. April 7, 1994.

[4] 4.American Academy of Pediatric Dentistry Council on Clinical Affairs. Policy on alternative restorative treatment (ART). *Pediatr Dent.* 2005–2006;27(suppl 7):30.

[5] 5.American Academy of Pediatric Dentistry Council on Clinical Affairs. Policy on interim therapeutic restorations (ITR). *Pediatr Dent.* 2010–2011;32(6 Special Issue):39.

[6] 6.Frencken JE, Leal SC. The correct use of the ART approach. *J Appl Oral Sci.* 2010;18(1):1–4.

[7] 7.Fa BA, Jew JA, Wong A, et al. Silver modified atraumatic restorative technique (SMART): an alternative caries prevention tool. *Stoma EDU J.* 2016;3(2).

附加阅读22.2（续）

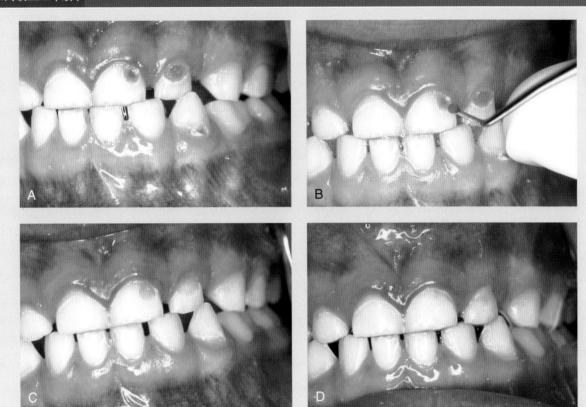

（A）在切牙和尖牙上明显的唇面龋。（B）挖匙放置于待去腐区。（C）应用挖匙去腐。（D）使用玻璃离子水门汀**充填**。

表22.3　乳切牙全冠修复比较

牙冠类型	美学性	耐用性	就位所花时间	选择标准
树脂/透明冠[a]	初期美观，后期变色	取决于余留牙体组织多少和酸蚀质量；会因外伤脱位	隔湿、酸蚀、就位、打磨	美学要求高，有足够的牙体组织可粘接充填，不易遭受创伤的儿童，牙龈出血可控
氧化锆全瓷冠[a]	很好	陶瓷非常耐用，很少碎或断裂	类似于预成型贴面冠，预备体需贴近牙冠外形	足够的牙齿结构保留，类似于透明冠美学要求高
预成贴面不锈钢预成冠	很好	好；然而，唇面有时会断裂	类似透明冠，但是会在牙冠适配上花费时间	有美学要求，出血难以控制，儿童有磨牙史
不锈钢预成冠[b]	很差	很好；颈部成形及粘接良好的牙冠固位强，耐磨性好	就位时间短	龋损严重，不要求美学修复，无法控制牙龈出血，患儿不能合作，需要迅速修复
开面不锈钢预成冠	良好，通常会暴露金属	好；像不锈钢预成冠一样，很坚固；然而，唇面可能脱位	分为两步，时间较长：①牙冠就位；②复合体就位	龋损严重，耐用性强，容易发生事故或磨牙较为严重的患儿

[a]基于美学性选择
[b]考虑到美学性避免使用

注22.9 粘接复合树脂冠（儿科透明冠）的牙体预备和就位，包括预成型贴面冠和氧化锆冠

1. 进行局部麻醉
2. 选择要使用的透明冠的色度。放置橡皮障
3. 选择乳切牙牙冠，其近远中宽度与待修复牙齿相近
4. 在低速手机上用一个大号球钻去腐。如果需要进行牙髓治疗，可同时进行
5. 使用锥形金刚砂车针或169L号钻将切端预备1.5mm
6. 将邻面预备0.5~1mm（图22.21）。预备量能够使牙冠戴入。邻壁应平行，龈边缘应为羽状边缘
7. 唇面至少预备1mm，舌面至少预备0.5mm。龈边缘为羽状边缘。点线角圆钝。**注意：对于预成型贴面冠和氧化锆冠，邻面预备量更大（约1.5 mm），唇部（1~1.5mm）和舌面（0.5~1mm）**
8. 用330号或35号的倒锥形钻在牙齿唇面的龈1/3位置预备小的沟槽。当树脂材料聚合，该处可作为机械锁合固位。**注意：预成型贴面冠或氧化锆冠不需预备该沟槽，但是也不是禁忌证**
9. 用冠桥剪去除龈方多余的材料，修剪选定的塑料牙冠，并试戴牙冠。合适的牙冠应适合牙龈顶以下1mm，并应与相邻牙齿的高度相当。请记住，上颌侧切牙牙冠通常比中切牙短0.5~1mm。**注意：预成型贴面冠和氧化锆冠需要试戴到冠能够备洞就位。如果其中一个不能被动就位，就需要进一步牙体预备，直至能够就位。因为这两种冠在预备体上不能弯曲，因此不能强行戴入，否则牙冠会发生折裂**
10. 在牙冠被充分修剪后，用探针在舌面打一个小孔作为排气孔，当牙冠内充填树脂并放到预备体上后，空气和树脂随孔溢出。必须严格控制止血，以免影响粘接或美观。**注意：如果氧化锆冠在试戴过程中被血液或唾液污染，应在内部清除空气或用氧化锆净化剂清洗（IvoClean, Ivoclar Vivadent, Amherst, NY）**
11. 如果不使用自酸蚀粘接剂，则用酸性凝胶酸蚀牙齿15~20秒；冲洗和干燥牙齿；然后在整颗牙齿上应用牙本质粘接剂并聚合。**注意：预成型贴面冠和氧化锆冠不需要**
12. 在牙冠内充填约2/3的复合树脂，然后就位于预备体。多余的材料应从龈缘和排气孔流出。在保持牙冠就位稳定的同时，用探针去除龈方多余材料。**注意：预成型贴面冠通常用玻璃离子水门汀粘接，氧化锆冠应该用树脂改性玻璃离子水门汀或生物活性水门汀粘接。光固化水门汀可用于氧化锆冠。光线会穿透氧化锆**
13. 聚合材料。光线一定要从唇面和舌面两个方向进行投照。**注意：对于预成型贴面冠和氧化锆冠，允许水门汀固化并清除所有多余的部分**
14. 拆除牙冠，用复合打磨车针或弯曲的手术刀刀片去除舌面材料，然后从牙齿上剥离牙冠
15. 拆除橡皮障，检查咬合情况
16. 唇面尽量做少量修整。如果探针检查发现不连续位置，可以使用火焰形碳化打磨车针完成龈缘的打磨抛光。球形或梨形的抛光钻可用于舌面的最终轮廓修形。研磨盘用于需要轮廓修形区域的最终抛光。**注意：对于预成型贴面冠，邻切角可以稍微圆钝。氧化锆冠的咬合或轮廓修整较难，通常不进行该操作**

乳切牙和乳尖牙的不锈钢贴面冠和氧化锆冠的液体预备和就位

用于乳切牙和乳尖牙的贴面SSC（图22.23）提供美学修复功能，与复合树脂全冠或开面冠不同，它可以在有出血的情况下戴入，而不会影响最终的美学效果[70]。在牙体组织余留较少的情况下可以使用。此外，当隔湿困难且树脂冠无法就位时，贴面冠可能是一个很好的选择，因为它们不需严格隔湿。

贴面SSC至少有3个局限性：①缩颈主要局限于舌面，不允许紧密适应，但这种情况似乎并没有降低其固位能力，因为它可以像缩颈的前牙SSC一样固位；②每个冠的成本为18~20美元，而透明冠的成本为5~6美元，这使制作成本大大增加；③如果贴面冠断裂，通常是更换牙冠，而不是修复折裂，这将提供最快、最美观的结果。

一项研究发现，约14%的牙冠[75]有折裂或磨损的情况，其中75颗最有可能受到影响的是尖牙。这一比例略低于透明冠[74]折裂的发生率。据报道，父母对这些牙冠的接受度也非常高，超过90%的父母表示他们对孩子的贴面牙冠[76]感到满意或非常满意。

同样，乳牙氧化锆冠也不能卷曲，有相当高的制作成本（18~22美元/冠），不能在口内修复；然而，这些冠与预成型贴面冠相比，不易折裂。ZC最明显的优点是其优良的美学性、色彩稳定性和耐久性[77]。

贴面SSC和ZC的牙体预备方法与树脂冠非常相似（注22.9），只是不需要唇面沟槽（尽管仍可以使用）；此外，所有牙面的预备量要大得多。粗的锥形金刚砂车针最适合切牙、邻面和唇面牙体预备，球形金刚砂车针用于舌面预备。当进行贴面冠或ZC牙体预备时，操作者必须记住，预备体必须适配牙冠，因为复合树脂材料太脆，不允许额外的操作，而且ZC不会在凸面上弯曲。因此，准备切牙的贴面冠或ZC是一个持续进行的过程。预备完成后，选择一个牙冠，然后在牙齿上试戴。如果在牙齿上试戴牙冠，但它不太合适，则需要进行更多的牙体预备，使牙冠能顺利滑入预备体，使边缘处于牙龈下。两种类型的冠都不应强制戴入预备体上，而应仅使用指压力。就位时用力过大会削弱树脂贴面或使其碎裂，或破坏ZC的龈边缘。建议使用舒适但被动的袖状牙冠覆盖牙齿[78]。贴面冠一般不需要修剪，ZC也不能修剪。很少对贴面冠进行缩颈（例如，需要操作仅限于舌面）。贴面冠最好用玻璃离子水门汀粘接，在固化时可能需要原位固定。ZC最

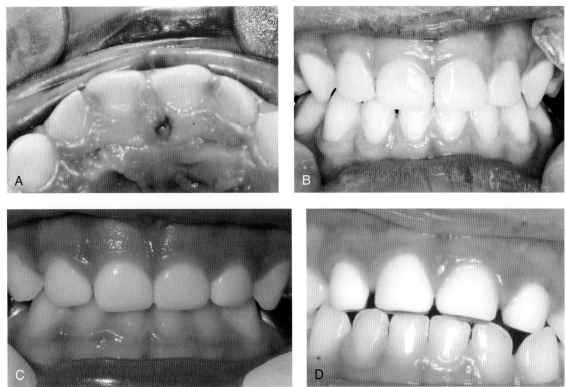

图22.21 乳切牙的全冠修复。（A）乳切牙的多发邻面龋。（B）切牙采用粘接复合树脂全冠（透明冠）修复。（C）乳牙氧化锆冠（NuSmile ZR crowns，NuSmile，Houston，TX）。（D）预成型贴面冠。

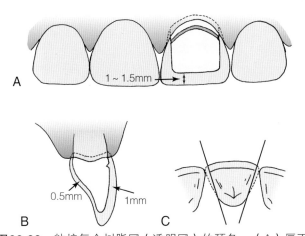

图22.22 粘接复合树脂冠（透明冠）的预备。（A）唇面观。（B）邻面观。（C）切缘观。邻面片切应与牙齿的天然外形平行。注意：预成贴面冠和氧化锆冠的牙体预备与之非常相似，只是整体牙体预备量略多。

好使用RMGI或生物活性水门汀进行粘接，以最大限度地保持对氧化锆表面的固位力。关于ZC的一个重要注意事项：强烈建议在使用ZC之前很好地控制出血和唾液。二者都可能干扰RMGI粘接剂与牙齿和/或氧化锆的粘接。虽然一些氧化锆制造商在牙冠内放置了内部固位槽，以增加对粘接剂的机械固位力，但并不是所有的制造商都这样做。被血液和/或唾液污染的氧化锆可能会失去与水门汀很好结合的反应性[79]。出于这个原因，一家ZC公司（NuSmil ZR Crowns，NuSmille）提供了一款粉色试戴冠，用于适配预备体。在确定合适的粘接剂后，将试戴冠换成未受污染的白色全冠，再用粘接剂粘接后就位于牙齿上。试戴冠可以经过高压灭菌并多次使用。如果ZC被唾液或血液污染，应通过空气磨损（喷砂）或使用专门针对氧化锆的清洁剂（Ivoclean，Ivoclar Vivadent，Amherst，NY）进行内部清洗。

非贴面SSC由于不美观，不常用于修复上颌乳切牙。然而，它们可以用于严重龋损的尖牙和下颌切牙，由于不易暴露不影响美观。

乳前牙美学修复

由于大面积龋损、创伤或先天性缺失而导致的上颌乳切牙早失，需要为儿童进行修复治疗[80]。在大多数情况下，乳切牙替代性修复治疗是选择性的治疗方式。该区域一般不需要间隙保持。放置修复体最常见的原因是父母对美学的关注。

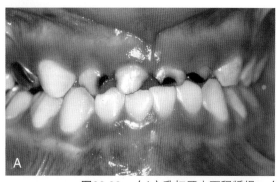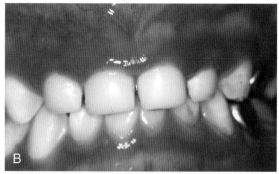

图22.23 （A）乳切牙大面积龋损。（B）贴面冠（NuSmile）修复4颗乳切牙。

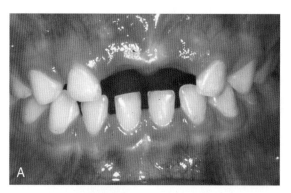

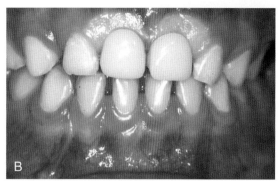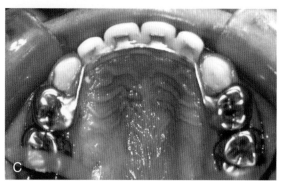

图22.24 乳前牙修复。（A）拔除2颗乳切牙后的牙齿缺失间隙。（B）固定义齿修复2颗缺失切牙。（C）固定义齿修复4颗缺失切牙。注意：第一乳磨牙不锈钢预成冠作为基牙。它与正畸带环相比，提供了更好的固位力和耐用性。

对于修复体佩戴和护理方面依从性不高的患儿不适合选择性替代修复治疗。如果患儿不喜欢该修复体，则会将修复体从口中取出，且通常会丢弃它。在决定制作修复体前，父母对患儿按医嘱佩戴修复体的相关教育是至关重要的。应用替代性修复体的另一个禁忌证是存在前牙深覆𬌗的患者。

修复体既可以是固定的，也可以是可摘的（图22.24），许多不同的设计都适用于这两种情况。在学龄前儿童中，由于依从性问题，固定修复体几乎总是比活动修复体更受欢迎。无论是哪种类型的修复体，最好在牙齿脱落后6~8周内修复。该期间内伤口能良好地愈合并且

牙龈收缩。然而，修复体可以在拔牙的同一天放置，而且义齿周围牙龈组织似乎可以很好地愈合和适应。

其中一种固定矫治器是类似Nance弓的装置，该装置由一根腭弓连接义齿。这些修复体可以由任何技工室制造，但可以通过一些商业技工室，例如，间隙保持器可以通过商业技工室进行购买。这个装置是粘接在磨牙上的，不易被儿童取下。它只需要很少量的调整[81]。牙齿可以设计在缺牙区牙槽嵴上（首选），也可以添加丙烯酸牙龈。该装置的缺点包括：①带环周围可能发生脱钙；②居家清洁困难；③手指或黏性食物弯曲牙弓后，可能会造成咬合干扰，需要调整。在正常咀嚼过程中，

由于钢丝的移动而导致的带环持续扭动可能导致带环的潜在松动，这可能需要经常再粘接。

可摘修复装置是一种类似Hawley保持器的装置，可以设计义齿，并固定在磨牙上。这种修复装置对患者依从性要求较高。<3岁的儿童不适用。卡环需要调整，其频率取决于孩子对装置的使用情况。这些装置的最大的优点是，可以摘除便于清洁，牙医很容易进行调整，无须去除和再粘接带环。

第23章
乳牙列牙髓治疗
Pulp Therapy for the Primary Dentition

ANNA B. FUKS, ARI KUPIETZKY, MARCIO GUELMANN

章节概要

保持口腔组织的完整性和健康是牙髓治疗的主要目标。乳牙早失可能会导致牙列不齐、美学、语音、功能问题；这些问题可能是暂时的或永久的。尽可能地保护活髓非常重要；然而，当这不可行时，可以实现完全去除牙髓同时不会显著影响牙齿的功能[1-2]。

本章简要回顾了乳牙牙髓的正常组织学特征，并简要描述了牙本质生成过程和影响牙髓-牙本质复合体对刺激反应的因素。最后，讨论了各种乳牙牙髓治疗的生物学基础和理论依据。

组织学

乳牙牙髓在组织学上与恒牙牙髓相似。牙髓是一种特殊的间充质组织，被管状的牙本质壁所包围，占据髓腔和根管。

成牙本质细胞是负责合成和沉积富含胶原的牙本质有机基质的细胞，其进一步在牙髓组织周围矿化。因此，牙本质和牙髓在整个生命周期保持密切关联，并常被称为牙髓-牙本质复合体。成牙本质细胞排列在牙髓空间的外缘，并将其细胞质突延伸到牙本质小管中。这些细胞存在多种连接，允许细胞间相互联系并帮助维持细胞间的排列。在成牙本质细胞层下面是无细胞区，其中包含广泛的非髓鞘神经和毛细血管丛。大的血管和神经位于牙髓的中心，并被松散的结缔组织所包围[2-3]。尽管这个描述在牙本质生成活跃期是正确的，但现在广泛认为，成牙本质细胞的大小和其细胞器在生命周期中不断变化，并且与其功能活性密切相关。成牙本质细胞大小与其分泌活性之间的关系可以通过冠部和根部中它们的大小差异来证明，并且在牙齿这两个区域生成牙本质的速率可能存在不同[4]。

成牙本质细胞是高度特化的细胞，它们将细胞质突起延伸到牙本质小管内，该区域是组成牙髓-牙本质复合体的主要部分。当这个复合体受损（疾病或手术操作）时，它会做出相应反应以保护牙髓。

牙髓-牙本质复合体

健康状况下的牙本质生成

内釉上皮及其基底膜在影响牙本质细胞分化方面起着重要作用。它们具有大量生物活性分子，包括固定在基底膜上的生长因子，它们负责向牙乳头细胞发出信号，诱导外胚层间充质细胞向成牙本质细胞分化[3]。这些细胞表达特定的基因产物，它们将形成高度矿化的牙本质胞外基质。羟基磷灰石构成牙本质的主要无机成分，而有机成分主要由 I 型胶原组成[5]。在有丝分裂后期状态下，成牙本质细胞排列在基质形成表面并开始分泌原发性牙本质。在牙本质生成的开始阶段，罩牙本质形成期间，通过基质囊泡的介导实现矿化。罩牙本质是形成的第一层牙本质，具有80~100μm的厚度，这部分牙本质极少发生发育缺陷[2]。

当罩牙本质形成后，并且成牙本质细胞形成了一个紧密排列的细胞层，此时牙本质的基质仅由成牙本质细胞产生。虽然牙髓的其他细胞（在继发性牙本质层和牙髓中央）能支持牙本质的形成，但它们在原发性牙本质分泌中没有直接作用[6-7]。随着基质的分泌，成牙本质细胞向髓腔移动，使每一个细胞质突嵌入到基质内的牙本质小管中。这些管腔在靠近牙髓的地方密度增加，赋予牙本质的渗透特性，这是一个具有重要临床意义的特性[4]。

在原发性牙本质大量形成后，继发性牙本质以更慢的速度在整个牙齿生命周期中生成，导致髓腔空间逐渐减小[8]。负责生成原发性牙本质的成牙本质细胞会继续存活，除非遭受严重损伤。这些细胞在原发性牙本质形成后保持静止状态，而继发性牙本质的形成代表了非刺激状态下细胞的基础活跃水平[4]。

受损情况下牙本质的生成

在病理状态下（例如，轻度龋损或外伤），牙本质细胞的分泌活性会受到刺激，分泌反应性牙本质。这将导致在牙髓-牙本质界面和可能在牙本质小管内局部分泌新的基质，从而在损伤部位形成牙本质硬化的组织学表现，从而降低牙本质的渗透性[3,9]。因此，与生理性的继发性牙本质形成相比，反应性牙本质的形成速度要快得多，这种牙本质的沉积被视为对病理性或生理性侵害（磨损）引起的牙髓-牙本质复合体的重要防御机制。

反应性牙本质的结构和质量取决于其小管结构，并且会影响该区域的牙本质渗透性。因此，在轻度损伤的情况下，负责原发性牙本质形成的牙本质细胞通常能够在外界刺激下存活，并在刺激后于损伤部位下方分泌反应性牙本质[10]。由于这种基质的分泌由同样的成牙本质完成，反应性牙本质与原发性牙本质的小管存在连接（图23.1A）[9]，因此反应性牙本质可以被视为原发性牙本质的延伸。然而，由于它是对损伤的病理反应，因此与原发性牙本质和继发性牙本质的发生过程存在区别。当损伤严重时，刺激来源下方的成牙本质细胞可能会凋亡；然而，如果牙髓中存在合适的条件，来自牙髓细胞的新一代类似成牙本质细胞可能会分化并分泌修复性牙本质基质。由于这种牙本质是由新一代细胞形成的，因此在小管结构上会存在不连续性，并伴随渗透性的降低（图23.1B）[11]。

一个关键问题是什么因素引起了成牙本质细胞活性的激发。尽管关于细胞活性的分子调控仍有很多需要了解的地方，但是转化生长因子（例如，TGF-β）超家族已经被报道对许多结缔组织的间充质细胞有广泛的影响[12]。

在牙齿发育过程中，成牙本质细胞会分泌TGF-β，并且一些会被贮存于牙本质基质中。随着任何导致组织溶解的过程发生时（例如，龋病的发生或使用酸蚀剂），被贮存的TGF-β可能会释放出来。因此，牙本质基质不是一种惰性的牙体硬组织，而是储存了生物活性分子混合物（特别是生长因子）的一类组织，当适当的条件出现，这些生物活性分子就会释放出来[2-3]。

与反应性牙本质相反，修复性牙本质的生成代表了一种更为复杂的生物学过程。在矿化基质分泌之前，牙髓样的前体细胞会发生迁移和分化，创建一代新的类成

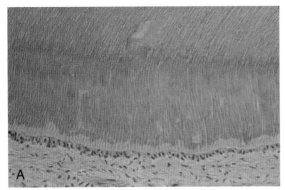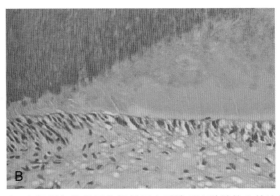

图23.1　（A）组织切片显示反应性牙本质内连续的管状结构。（B）组织切片显示修复性牙本质缺乏这种结构上的连续性。

牙本质细胞。在牙髓结缔组织中会发生一系列创伤愈合反应，包括血管和细胞炎性反应。修复性牙本质的体外和体内形成试验表明，非炎症性牙髓构成了一个适当的环境，在其中有能力的牙髓细胞（潜在的前成牙本质细胞）可以分化成新的类成牙本质细胞，形成修复性牙本质[13-14]。

影响乳牙牙髓–牙本质复合体对刺激反应的因素

尽管乳牙的寿命较短，且与恒牙相比，前者的牙本质更薄，但乳牙对于龋病的反应与恒牙类似，包括成牙本质细胞数量的减少和炎症细胞数量的增加。这些现象都可以在深龋附近发生，但越远离龋损，这些表现越少见，在根尖牙髓中几乎不存在[15]。

乳牙常常受到外伤或龋病导致的牙髓感染等刺激[16]。同样的因素会影响到乳牙和恒牙的牙髓–牙本质复合体对外部刺激的反应。

修复材料边缘微渗漏的有害影响

大量的研究表明，细菌及其产物的存在会引发严重的牙髓炎症。

细菌参与炎症反应的作用已经被证实，在无菌动物的露髓区域，或使用氧化锌–丁香油糊剂（ZOE）垫底龋洞以防止细菌感染时，不会发生牙髓炎症。当剩余牙本质厚度（RDT）<250μm时，有细菌存在要比单纯无菌下预备洞型带来的刺激引发更严重的牙髓炎症反应。因此，无论RDT是多少，细菌的存在始终会增加牙髓炎症的程度。上述研究的学者还观察到，Ⅴ类龋洞中的细菌会导致单位面积内牙本质细胞数显著减少；这种影响在RDT<500μm的深龋洞中更为显著。因此，保持有效的冠部封闭以保护牙髓免受细菌微渗漏的再次损伤是决定冠部修复效果的决定性因素。

然而，一些研究表明，在无菌情况下也会出现牙髓炎症，这表明其他因素也会对修复治疗后的牙髓损伤产生影响，即便影响程度较小。

剩余牙本质厚度的保护作用

在体内，龋洞中的剩余牙本质厚度（RDT）是介导牙髓炎症活动的一个重要因素，特别是当RDT<250μm时。在人类牙齿中预备Ⅴ类洞，当RDT>250μm时，反应性牙本质的生成面积会增加；但当RDT<250μm时，

能观察到明显的成牙本质细胞数量减少以及反应性牙本质修复显著减缓。RDT会显著影响牙髓反应：RDT越厚，牙髓反应越低。在RDT>500μm的情况下，刺激性材料扩散到牙髓的时间会延迟，并且成牙本质细胞会分泌反应性牙本质，增加了刺激物与牙髓之间的距离。当RDT<500μm时，都会导致成牙本质细胞数量的显著减少。从牙髓前体细胞迁移至受伤部位并分化而来的类成牙本质细胞，可能会弥补这种减少。这类细胞产生的修复性牙本质可以减少牙本质的渗透性并增加刺激物和牙髓之间的距离，保护它免受有害物质的侵入。因此，剩余牙本质厚度提供了一个重要的保护屏障，防止细菌渗入、毒素或任何刺激物的侵犯。

基于RDT，可以考虑3种情况：

1. 早期龋或浅龋洞（RDT > 500μm）预备：充填部位下方会分泌局部反应性牙本质和管内矿化，通过显著降低牙本质渗透性来保护牙髓。也有人认为这种刺激后的反应可能是由于从脱矿部位牙本质释放的信号分子［例如，β家族的转化生长因子（TGF-β1）、骨形态发生蛋白-2（BMP-2）］引起的（图23.1A）[24-25]。

2. 如果龋损范围继续发展，需要进行大面积窝洞预备（RDT<500μm）：这些病变可能导致部分成牙本质细胞的解体。根据牙髓的炎症状态，前体细胞/干细胞可以迁移到损伤部位并分化为新的类成牙本质细胞。这些细胞负责沉积一种特定类型的牙本质，被称为修复性牙本质（图23.1B）[26-27]。

3. 当龋损更为严重，RDT为40～250μm时，引发的反应性牙本质修复活性显著下降[19]：这是由于成牙本质细胞受损，进而导致其分泌能力降低。Murray等人证实，在这类龋洞预备后，完整的平均成牙本质细胞数量要比RDT为250～500μm时降低了36%[28]。成牙本质细胞在深龋去腐后不能提供足够的牙髓修复和保护，这一点可以通过持续性牙髓炎症反应和成牙本质细胞的移位这些现象得到验证[28]。

临床牙髓活力的判断

目前，临床诊断结果与牙髓组织的病理状态之间几乎没有任何关联[29]。目前虽有较为先进的技术方法可以指示牙髓活力状况（例如，激光多普勒流量计和脉搏血

氧饱和度仪），然而，当为非常年幼的儿童和/或有特殊医疗保健需求的患者提供口腔护理时，这些技术可能会因患者缺乏良好的合作程度，导致检测结果不可靠。

全面的病史、仔细的口外检查和口内检查、疼痛特点及牙髓活力测试，再加上有选择的放射影像，可以为临床医生提供一些判断牙髓状态的基本线索。此外，引起不适的原因（例如，创伤或龋齿，广泛、深大或不良修复体的存在）对牙髓活力的判断以及指定后续的治疗方案也起着至关重要的作用。

病史

在治疗伴全身状况的患儿时，应采取更为谨慎的方法[30]。尽管缺乏证据，但对于免疫功能严重受损的患者，美国儿童牙科学会（AAPD）建议谨慎处理深龋近髓的患牙。潜在的可能危及生命的感染风险驱使大多数临床医生考虑采用更激进的方法（例如，拔牙），而不是采用更保守的治疗方法来保存牙齿。在这些情况下，当患牙可能涉及牙髓治疗时，建议先密切监测牙髓活力的变化[31]。

口外检查和口内检查

面部红肿和/或颌下淋巴结肿大可能表示急性牙槽脓肿的存在。在严重情况下，面部蜂窝组织炎可能涉及眶下间隙，导致眼部部分/完全关闭、张口度受限、发热和倦怠，可能需要住院静脉注射抗生素（图23.2和图23.3）。此时必须进行仔细的口内检查和影像学检查，寻找深龋或其他可能的病灶牙。然后明确牙髓情况，并根据牙齿的可修复性、感染的严重程度、骨量的损失情况、病变是否累及恒牙胚，以及患者的合作度来决定牙齿拔除或根管治疗[32]。

检查硬组织时，应对存在问题的牙齿进行松动度和叩诊的评估。如果存在邻面龋，这样就会形成一个食物嵌塞的空间，从而导致对叩诊反应的误判（牙龈乳头炎易被混淆为急性牙髓炎）（图23.4）。

疼痛特点

年幼的儿童对自身状况描述不够准确，因此家长更适合描述孩子正在经历的症状。与刺激相关的疼痛在

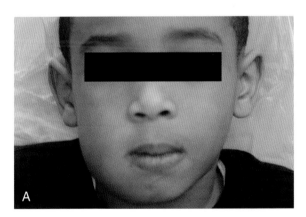
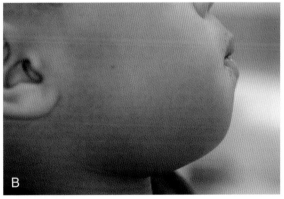
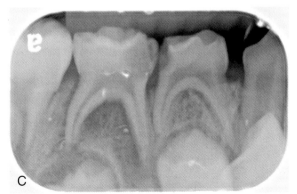

图23.2　（A）6岁患儿因牙齿深龋和感染导致的面部肿胀。（B）同一名患者的侧面观显示蜂窝组织炎的范围和局部皮肤变红。（C）患牙拔除前拍摄的根尖片。

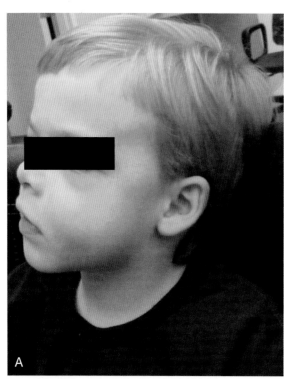

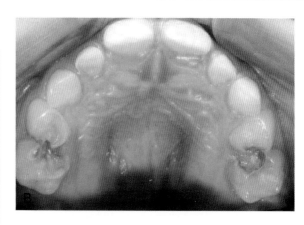

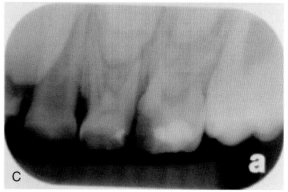

图23.3 （A）5岁患儿因一颗上颌乳磨牙导致的面部肿胀，且累及左眼。（B）大面积龋损的左上第一、第二乳磨牙。（C）患牙的根尖片。需要拔除患牙以去除感染。

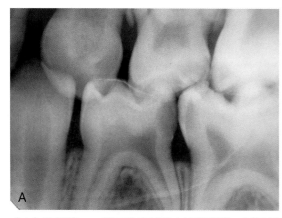

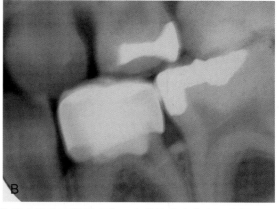

图23.4 （A）下颌第一、第二乳磨牙的大面积龋损，以及因食物嵌塞导致牙槽骨吸收。自发性疼痛史和叩痛提示可能牙髓感染。（B）经过金属预成冠修复和银汞充填后，症状消失，牙槽骨再生。

刺激去除后消失（刺激性疼痛），通常表明牙髓状况良好，可以采用更保守的治疗方法（例如，间接盖髓术或部分牙髓切断术）。持续性疼痛或阵发性疼痛，影响睡眠和日常活动的被称为"自发性疼痛"，这通常表明牙髓状况不可逆转。结合临床检查和影像学检查，医生会选择根管治疗或拔牙等治疗方案（图23.5）。

牙髓活力检查

牙髓敏感性检查，也被称为牙髓活力测试，例如，温度和电活力测试（EPT），是牙髓病学诊断中有价值的辅助工具。然而，对乳牙不适合使用敏感性测试或叩诊，因为结果可能并不一致[33]。年龄较小的患儿可能更焦虑，导致测试结果不可靠[34]。为了避免引起不适，在对年幼的患儿进行叩诊和压痛检测时，应轻轻使用手指顶端，并结合告知-演示-操作（TSD）技术[1]。医生应从对侧非受累的牙齿开始测试，以使患儿熟悉对刺激的正常反应。

深龋的术前诊断

面对乳牙深龋（图23.10），临床上确定牙髓活力状态存在局限性。叩诊和触诊测试，结合咬合翼片和根尖片，是必须获取的补充信息。清晰的高质量咬合翼片对于准确诊断至关重要。然而，在乳牙列和早期混合牙列的幼儿中，特别是当使用0号或1号牙片的尺寸时，乳磨牙根的根尖1/3和第一恒磨牙的根尖形成并不总是可见的。在这种情况下，应该拍摄根尖片以排除内吸收或根尖周围受累的存在。

牙槽骨的完整性和连续性以及根分叉区域骨小梁的存在是牙髓活力的指示标志。由于解剖结构的差异和影像的叠加，这些结构的清晰可视化可能很难在上颌骨中获得[30]。在无症状的乳牙中，最少1mm的健康牙本质（分隔深部龋损和髓角的最深层）也可以在确定是否推荐间接牙髓治疗（Indirect pulp treatment，IPT）等保守治疗方法时发挥重要作用[35]。推荐在临床上采用临时诊断性充填的方法来辅助判断患有深龋的乳磨牙的牙髓状态[36]。对于无症状牙齿或可逆性牙髓炎的牙齿，为了保护牙齿结构并避免对牙髓造成进一步损伤，应考虑采用分步挖除和不完全去腐等保守治疗方法[37]。分步挖除是

一种两步法的去腐技术，其目的是防止牙髓暴露[38]。**部分去腐**或**选择性去除至软化牙本质**遵循相同的保守概念，但主要的区别在于在牙髓/髓壁保留一层软化牙本质，然后进行完善的冠方修复[39]。其目标是防止细菌侵入和龋病进展，从而导致治疗失败（图23.6）。更详细的解释在"正常牙髓或可逆性牙髓炎的活髓保存术"一节中讨论。

操作性诊断

有些情况下，只有通过直接观察牙髓组织才能获得最终诊断，并相应地做出治疗决定。必须评估直接暴露的牙髓组织质量（颜色）和出血量；大量出血或化脓渗出表明不可逆性牙髓炎或牙髓坏死。根据这些观察结果，治疗计划可以得到确认或更改。例如，如果计划进行FC牙髓切断术（使用甲醛甲酚），断面出血的状态应该是正常的（鲜红色和棉球轻轻按压下5分钟内能止血）。如果出血持续不止，则应进行更激进的治疗（根管治疗或拔牙）。大量出血是说明炎症已经达到根髓的表现。相反，如果感染仅存在于冠髓，而在冠髓去除后出血自行停止，则可以执行牙髓切断术而不是更激进的治疗方法（图23.7）[40]。由于预后存在疑问，不建议对

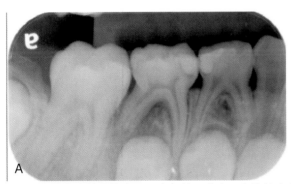
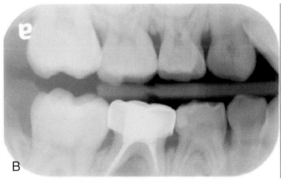

图23.5　（A）6岁全身健康的患儿，右下第二乳磨牙自发性疼痛2天。（B）开髓后，发现患牙牙髓坏死。Vitapex根管充填后，进行了金属预成冠。

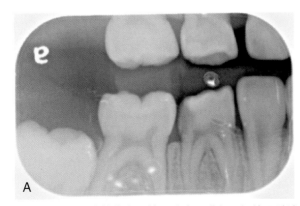
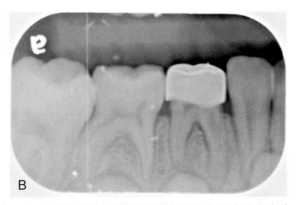

图23.6　（A）无症状的右下第一乳磨牙进行了间接牙髓治疗。（B）不完善的金属预成冠修复导致术后1年治疗失败。

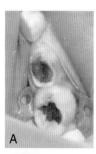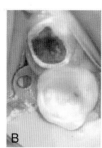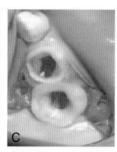
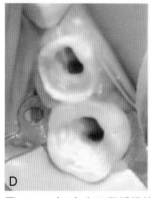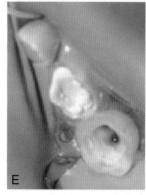

图23.7 （A）大面积龋损的第一、第二乳磨牙。（B）去腐净后牙髓暴露。（C）去除冠髓后的广泛出血，呈鲜红色。（D）出血可止，表明适合进行牙髓切断术。（E）根髓断面覆盖氧化锌糊剂。（Courtesy Nathan Rozenfarb, DMD. ）

牙髓暴露的乳牙进行直接盖髓术（DPC）[31]。

图23.8展示了龋源性乳牙牙髓炎诊断流程的示意图。

外伤

乳牙外伤可能会影响牙髓活力。牙冠的变色可能表明牙髓内部发生了改变。黄色和灰色是创伤后最常见的牙冠颜色改变。根尖片将有助于诊断和确定是否需要治疗。被诊断为根管钙化（呈黄色）的牙齿是有生命活力的，应定期监测。

轻微或深灰色的变色并不说明牙髓一定坏死。如果没有软组织和/或根尖周病变的迹象，无症状的牙齿应只进行监测[41]。如果牙齿呈现灰色并伴窦道，这是牙髓坏死的表现（图23.9）。

牙髓组织的病理状态与深龋之间的相关性

在乳牙中，极少有研究探讨了龋坏深度和牙髓炎症程度之间的相关性。Eidelman和Ulmansky[42]评估了患者乳牙龋病的脱落、无法修复的龋齿的牙髓组织状态。进行了去腐后，分为牙髓暴露组和未暴露组。当未发生牙髓暴露时，牙髓更可能是正常的。结论是有无牙髓暴露可能为牙髓的组织学状态正常的良好指标。在牙髓暴露

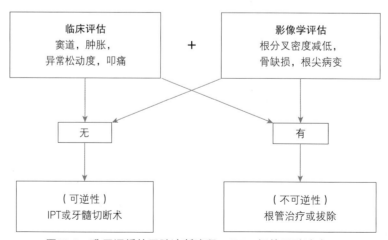

图23.8 乳牙深龋的牙髓诊断流程。IPT：间接牙髓治疗。

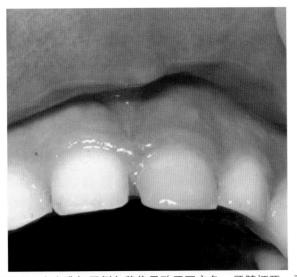

图23.9 左上乳切牙侧向移位导致牙冠变色、牙髓坏死、牙龈出现窦道。

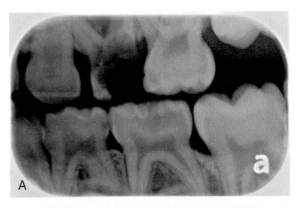

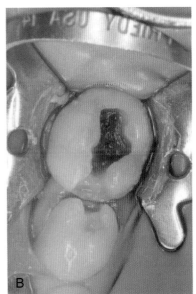

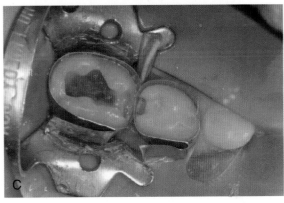

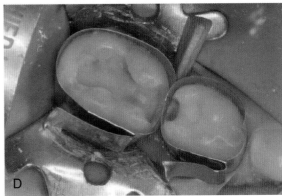

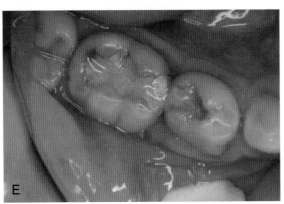

图23.10 （A）咬合翼片显示左下第二乳磨牙大面积龋损，但无症状。（B）对患牙的洞底进行部分去腐，侧壁去腐净。（C）备洞后准备充填。（D）树脂改性玻璃离子水门汀用来护髓。（E）最终的修复。（Courtesy Ary Kupietzky, DMD, MS.）

的情况下，大多数牙齿的炎症限于冠髓，并被认为是进行牙髓切断术的适应证。Kassa等人[43]调查了乳磨牙粭面龋和邻面龋的牙髓炎症状态。他们发现，当龋损延伸到超过牙本质厚度的50%时，邻面龋比粭面龋有更广泛的牙髓炎症。

综合收集的临床和影像学信息将为临床医生提供方向，以实现尽可能准确的诊断。临床牙髓诊断仍是需要进一步研究以开发出有助于临床医生进行准确决策的研究领域。

牙髓治疗步骤

牙髓治疗最重要且也最困难的方面是确定牙髓的

健康状况或其炎症阶段，以便就最佳治疗方式做出适当决定。不同的牙髓治疗方式已被推荐用于乳牙。可以将它们分为两类：针对正常牙髓或可逆性牙髓炎的乳牙的活髓保存治疗术（护髓充填术、间接盖髓术、直接盖髓术和部分牙髓切断术）和针对不可逆性牙髓炎或牙髓坏死的乳牙的非活髓保存术（根管治疗）。当任何方法都无法控制感染，无法实现牙槽骨修复，且牙齿无法修复时，拔牙是首选的治疗方法（图23.8）。

正常牙髓或可逆性牙髓炎的活髓保存术

150年前，人们认为完全去除所有的龋损组织、进行"预防性扩展"，将修复体的边缘置于自洁区是"金标准"[39]。但去腐理念出现了转变，1997年，Fusyama提出[44]："表层"，即严重变性的感染牙本质，应该被去除；而"底层"，即部分脱矿的龋受累牙本质（含有完整的、未变性的胶原纤维，可以再矿化），应该在去腐过程中保留[45-46]。这些术语现在被认为是过时的，特别是"感染"这个词，它传达了这样一种观点，即龋病是一种传染病，仅仅通过清除细菌就可以治愈（而不是管理致病因素——可发酵碳水化合物和细菌性牙菌斑生物膜）[47]。目前，管理龋病包括几种选择，从完全去净腐质，即在放置修复体之前不留下可见的龋齿组织，到另一个极端，即不机械去腐，使用无创方法来防止病变进展[48-49]。

2015年，来自12个国家的龋病学专家［国际龋病共识合作组织（ICCC）］聚集在一起，讨论龋病研究、牙科教育和临床牙科社区相关的问题[39]。

他们一致认为，最理想的做法是将病变的视诊、临床表现与病理表现直接联系起来[50-51]。尽管这并不容易，但是对龋病的临床表现与细菌侵入、脱矿程度和牙本质软度等多种参数之间关系的组织病理学研究有助于了解龋病发展过程。为了统一组织病理学术语，方便描述应该去除哪些龋损组织，ICCC[39]描述了与牙本质不同状态相关的不同物理特性，如下所示：

软化牙本质（Soft dentin）：在硬器械施加压力时会变形，可以很容易地被挖取起来（例如，使用锐利的刮匙），只需要很小的力。

皮革样牙本质（Leathery dentin）：在用器械施加压力时不会变形，但仍可以很容易地被挖起。皮革样牙本质与韧化牙本质之间可能区别很小，因为皮革样牙本质是从软化牙本质到韧化牙本质的过渡状态。

韧化牙本质（Firm dentin）：在手动刮治时具有物理抵抗力，需要通过器械施加一定的压力才能将其挖起。

硬化牙本质（Hard dentin）：需要用硬器械施加推力来切削。只有锋利的切削器械或钻才能将其切削。使用探针在牙本质上滑动时，可以听到刮擦声。

由于牙龈炎是一种生物膜疾病，因此ICCC建议预防新病变和管理现有病变应主要关注控制或管理而不是组织切除。非龋损（可清洁）病变可以通过生物膜清除（刷牙）和/或再矿化来进行管理。有龋洞（不可清洁）的牙本质龋病变不能通过生物膜清除进行管理，应采用再矿化和修复干预措施[47]。

对于有活髓且没有不可逆性牙髓炎迹象的牙齿，有多种策略可用于去除龋损组织，这些策略基于先前提到的剩余牙本质硬度水平[48]。这些策略的决定将由龋损深度和牙齿（乳牙或恒牙）来指导。

非选择性去除至硬化牙本质（完全去除龋损）：在去除侧壁龋损和髓壁龋损时使用相同的去腐标准，只保留硬化牙本质。这被认为是过度治疗，不再被推荐（ICCC）。

选择性去除至韧化牙本质：保证侧壁去腐净，而髓壁则可保留至皮革样牙本质。这是浅龋或中龋的优选治疗方法（影像学上龋损未达近髓1/3或1/4牙本质）。

选择性去除至软化牙本质：建议在深龋（影像学上龋损达近髓1/3或1/4牙本质）患牙上采用。保留软化龋损组织可以避免暴露和进一步损伤牙髓，而外围的牙釉质和牙本质则去腐净以实现密封和耐久的修复。与**非选择性去除至硬化牙本质**或**选择性去除至韧化牙本质**相比，**选择性去除至软化牙本质**显著降低了牙髓暴露的风险。

二次去腐法：分两个阶段去除龋损。在第一次去腐过程中，近髓处去腐保留少量软化龋损组织，用临时修复体充填，该修复体应具有达12个月的持久性，以使牙本质和牙髓得以修复。在重新去腐备洞时，牙本质变得更干燥、坚硬，可以继续去腐。有证据表明，有时深龋不进行二次去腐，因为会增加牙髓暴露的风险[52-53]。二次去腐还增加了额外的费用、时间和患者的不适感。有足够的证据表明，对于乳牙来说没有必要选择这种方案，应选择性去除至软化牙本质[53]。

护髓材料

AAPD发布的指南建议在龋洞预备的髓壁和轴壁上放置护髓材料或垫底，以作为防护屏障，防止修复材料对牙齿的影响[31]。牙本质具有渗透性，可以允许物质沿口腔向髓腔或髓腔向口腔双向移动。多年来，人们认为龋齿修复材料的毒性效应会导致牙髓炎症[54]。然而，有足够的证据表明，由于龋齿修复材料导致的牙髓炎症是轻微且短暂的，不良反应是由于细菌或其毒素侵入牙髓引起的[18-19,55]。持续的边缘渗漏伴反复继发龋可能是修复体下牙髓变性最常见的原因。在深龋洞中，覆盖牙髓的牙本质很薄，牙本质小管直径较大且密集地聚集在一起。这种牙本质具有非常强的渗透性，应该用密封牙本质的材料来覆盖，通常选择玻璃离子水门汀[56]。

最近最常用作龋洞密封的材料是具有多种基质粘接能力的材料，可将修复材料粘接到牙齿结构上。这些材料包括树脂、玻璃离子水门汀和牙本质粘接剂。使用这些材料将复合树脂与牙齿结构粘接的好处已经得到了充分的文献证明和认同[56]。然而，将它们与银汞合金一起使用则更具争议性。Mahler等人[57]观察到，在2年后，使用和不使用粘接剂放置的银汞合金修复没有区别，他们得出结论，不应该推荐在传统银汞合金充填物下使用粘接剂。因此，只有在深度接近牙髓的龋洞中才应该放置护髓或垫底材料。

选择性去除至软化牙本质的间接牙髓治疗（IPT）

适用于深龋近髓的牙齿，但牙髓没有退变的迹象或症状。在此治疗中，剩余软化牙本质的最深层覆盖一个生物相容性材料，促使修复性牙本质的沉积，增加剩余软化牙本质与髓腔之间的距离，以及促进髓腔周围牙本质硬化，降低牙本质的渗透性。重要的是，需要从牙釉质交界处和龋洞的侧壁上彻底去除龋损组织，以实现牙齿和修复材料之间的最佳界面密封，从而防止微渗漏。

如前所述，选择性去除至软化牙本质的IPT适用于深龋（影像学上龋损达近髓1/3或1/4牙本质）。在牙髓上方留下腐质，以避免暴露和进一步损伤，而周边的牙釉质和牙本质则预备至硬化牙本质，以实现紧密密封和耐久修复。**与非选择性去除至硬化牙本质或选择性去除至韧化牙本质**相比，选择性去除至软化牙本质可以显著降低牙髓暴露的风险（图23.10）。临床经验和对龋病进展过程的良好理解可以更好地控制"部分去腐（选择性去除至软化牙本质）"步骤。比起勺形刮匙，大号球（6号或8号）可以提供更好的效果[58]。该治疗的最终目标是通过：①阻止龋损发展过程；②促进牙本质硬化（降低渗透性）；③促进修复性牙本质的形成；④再矿化软化牙本质来维持牙髓的生命活力[59]。

一种化学机械去腐产品已经开发出来，商品名为Carisolv（Medi Team Dental，Savedalen，Sweden）。3种氨基酸和低浓度次氯酸钠制成的凝胶用特制的手动器械擦拭在腐质上。使用Carisolv可以在临床上分离健康和龋坏牙本质，只去除软化牙本质，从而实现更为保守的预备。使用钻时，常常会去除健康组织，而这种技术的主要缺点是完成该过程所需的时间比使用钻去腐更慢[60]。

另一种在巴西开发的化学机械去腐法产品，商业名为Papacarie（Fórmula & Ação，São Paulo，SP，Brazil）。该产品一种含有木瓜蛋白酶的凝胶，类似于人类胃蛋白酶，可作为一种去除坏死组织的试剂，但对健康组织没有伤害。在一项临床研究中，使用木瓜蛋白酶的6~18个月后，与传统的乳牙去腐没有统计学上的差异[61]。

目前已知，在适宜的牙髓-牙本质复合物代谢状态下，一种新一代的类成牙本质细胞可能会分化并形成管状的修复性牙本质。值得强调的是，在临床条件下，牙髓-牙本质界面形成的基质通常包括反应性牙本质、修复性牙本质或成纤维性牙本质。在体内无法区分这些过程，并且在生化和分子水平上也可能无法区分。

目前，在IPT（选择性去除至软化牙本质）中最常用的材料是氢氧化钙、玻璃离子水门汀和三氧矿物聚合物（MTA）[8,62]。许多研究已经证明了牙齿组织与氢氧化钙以及最近与MTA之间的相互作用。MTA中的主要可溶性成分已被证明是氢氧化钙。牙齿对这两种材料的临床反应涉及氢氧化钙的溶解和钙离子、氢氧离子的释放，使环境的pH升高到>7。由于牙本质含有大量潜在的生物活性分子，因此人们认为高pH材料（例如，氢氧化钙或MTA）的相互作用可能会导致其中一些分子的释放。这类作用类似于在龋损导致牙本质的脱矿作用，这种情况下局部环境的pH是降低的[63]。

当树脂改性玻璃离子水门汀被放置在龋洞或暴露的牙髓上时，它们在最初的24小时内的pH为4~5.5。因此，玻璃离子水门汀会使相邻的牙本质脱矿，释放离子和潜在的生物活性物质。当材料和牙髓之间保留了一层牙本质时，牙髓对玻璃离子水门汀的反应是有利的。

关于使用玻璃离子水门汀进行DPC的研究表明，患者的耐受性和临床成功率低于使用氢氧化钙。这一发现表明，玻璃离子水门汀所产生的酸性环境对牙髓的损害比氢氧化钙或MTA的碱性环境更严重[19,56]。

通常建议在DPC[64]和IPT[65]中使用牙本质粘接剂，但是使用这些材料进行IPT（选择性去除至软化牙本质）时存在一些担忧[63]。Nakajima等人[66]发现，与健康牙本质相比，将这些材料应用于人类软化牙本质时出现了明显的粘接强度损失。这一发现进一步引起了人们对牙粘接的完整性和预防龋齿基质细菌侵入的能力的疑问。

与以往的理念相反，对于可逆性牙髓炎的乳牙，选择性去除至软化牙本质也是一种可接受的方法，前提是应基于完善的病史采集、适当的临床检查和影像学检查下给予准确的诊断，并且牙齿能进行严密冠方封闭[67]。

如果要达到准确诊断，进行良好的病史询问并结合仔细的临床检查和影像学检查的价值是不可或缺的。但有时无法达到这一目标，牙齿的预后将会受到影响。图23.11显示了同一患儿的两颗下颌第一乳磨牙的治疗结果。使用MTA进行的牙髓切断术的牙齿出现了牙根内吸收，而其对侧经过选择性软化牙本质的保守治疗后则看起来正常。这些发现可能归因于术前牙髓状态的不同。经过牙髓切断术的牙齿根髓可能在治疗时已经处于慢性炎症状态，甚至术中也无法得到准确判断。

IPT的成功率在乳牙中被报道＞90%，因此建议在术前诊断未表现出牙髓病变迹象的患者中使用。Ricketts等人[68]得出结论，在深龋中，选择性部分去腐优于完全去腐净，以减少龋洞暴露的风险。几篇文章报道了该技术在乳牙中的成功率[58,69-72]。这种选择性去除至软化牙

本质的IPT的总体成功率已被报道高于DPC或牙髓切断术的成功率，这些是乳磨牙深龋的替代治疗方法[58,69-73]。可以得出结论，基于这些生物学变化和越来越多的证据显示IPT在治疗乳牙中的高成功率，**我们可以推荐IPT（选择性去除至软化牙本质）作为无症状乳牙深龋的最适宜治疗方法，前提是可以进行严密的冠方修复。**

最近一项关于乳牙活髓保存治疗的系统综述和Meta分析表明[74]，高质量的研究结果显示IPT、使用MTA和甲醛甲酚的牙髓切断术在治疗乳牙深龋24个月后的高成功率。DPC的成功率与IPT和使用MTA或甲醛甲酚的牙髓切断术相似，但证据的严谨度较低。

目前出现了一些新型的生物活性分子，例如，牙釉质基质衍生蛋白（Emdogain，Straumann Canada Limited，Burlington，Ontario）或TGF-β来刺激修复性牙本质形成并降低牙本质渗透性。但是，这些尚未在临床上使用[3]。

直接盖髓术

直接盖髓术（Direct pulp capping，DPC）是在手术过程中意外暴露出健康牙髓时进行的一种治疗。该牙必须无症状，并且暴露部位必须是针尖大小且不含口腔污染物。将氢氧化钙药物放置在暴露部位上，以促进牙本质的形成，从而"治愈"伤口并保持牙髓的活力[2]。TGF-β和BMP在体内诱导修复性牙本质形成方面的有效性[75-77]为可能的新一代生物材料的开发提供了基础。由于这些生长因子诱导修复过程的特异性不清楚，因此需要进行更多的研究，以完全解释生长因子释放的动力学和生长因子诱导修复性牙本质形成的过程。

不推荐对因龋露髓的乳牙进行直接盖髓术，但在年轻恒牙上可以取得成功。当机械或创伤性暴露的范围很

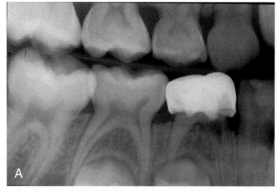
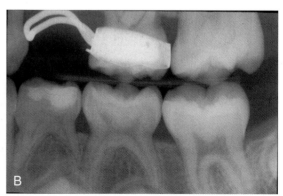

图23.11 （A）同一患儿下颌第一乳磨牙深龋治疗后的3年。使用MTA进行的牙髓切断术的牙齿出现了牙根内吸收。（B）对侧牙齿进行了间接牙髓治疗和树脂充填，牙髓未变现异常。

小且有利于获得良好反应的情况下，可以考虑进行直接盖髓术。即使在这些情况下，乳牙的成功率也不是特别高。治疗失败可能会导致髓腔内吸收（图23.12）或急性牙槽脓肿。Kennedy和Kapala[78]认为，乳牙牙髓组织的高细胞含量可能是直接盖髓术在乳牙中失败率增加的原因。这些学者认为，未分化的间充质细胞可能会分化成破牙细胞，导致内吸收，这是乳牙直接盖髓术失败的主要表现。

一些学者主张使用牙本质粘接剂进行直接盖髓术[64,79]。其理论基础是，如果提供了有效的、永久的防止细菌侵入的封闭，牙髓的愈合就会发生。动物研究表明，在保证无菌的条件下时，机械暴露的牙髓对可见光活性复合物具有良好的相容性[18]。Araujo等人[80]报道了在酸蚀和复合树脂材料充填后，因龋露髓的乳牙病例在1年后获得了良好临床和影像学结果。基于这些报告，Kopel[81]提出了对乳牙直接盖髓术技术的"重新评估"。他建议，使用抗菌溶液（例如，氯己定）或固定剂（例如，福莫克烯或弱葡萄糖醛溶液）轻轻擦拭牙本质表面和暴露的牙髓，并应用牙本质粘接剂替代氢氧化钙盖髓剂。1年后，Araujo等人[82]发表了另一篇文章，他们收集了拔除或自然脱落的利用酸蚀技术成功治疗微小露髓孔的乳磨牙，进行了组织学检查。这些学者观察到，暴露部位旁边有微小的脓肿，任何标本中都没有形成牙本质桥。这些结果被Pameijer和Stanley[83-84]所证实，他们得出结论，认为只要将露髓区消毒，然后将任何材料放置在暴露的牙髓上就会形成牙本质桥的观点是

错误的。在一篇关于使用牙本质粘接系统进行盖髓术的综述中，Costa等人[85]报告称，自酸化粘接系统会导致炎症反应、牙髓愈合延迟和人盖髓术中牙本质桥形成失败。他们认为，使用酸性剂和粘接树脂进行直接盖髓术似乎是不可取的。

尽管AAPD发布的指南不建议在乳牙因龋露髓的情况下使用DPC[31]，但最近的临床试验表明，DPC可以取得不错的临床效果（成功率超过90%）[86-88]，该可能会在不久的将来挑战该政策。这类研究主要将MTA、粘接剂和牙釉质基质衍生蛋白（Emdogain）作为盖髓剂与氢氧化钙进行比较，盖髓前采用或不采用生理盐水或抗菌溶液（例如，次氯酸钠或氯己定）冲洗暴露的牙髓。所有测试牙齿都具有非常严格的纳入标准：没有临床和影像学表征（例如，肿胀、异常松动、瘘管的存在、自发性疼痛、叩痛和根分叉受累等）。此外，所有暴露的牙髓都必须限制在直径1mm以下。只有在一项研究中，没有使用橡皮障隔离[88]，而采用粘接技术与氢氧化钙作为牙髓保护进行比较。只有当磷酸和非冲洗型试剂不直接接触牙髓时，才能获得高的成功率。治疗后的牙齿修复采用了汞银[88]或汞银和树脂材料，随后用封闭剂覆盖[86]，以及不锈钢预成冠修复[87]。Coll等人[74]报道说，在24个月内，"DPC的成功率与IPT、MTA或FC牙髓切断术相似，但证据质量较低"。只有当这类研究追踪复查超过24个月时，才有可能得出更明确的结论。

目前，对于乳牙深龋治疗仍应保持一定的谨慎。然而，对于较年长的儿童，如果牙髓已暴露，可以建议使

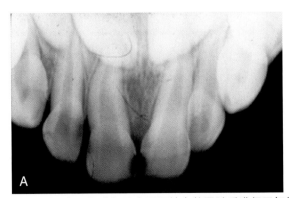
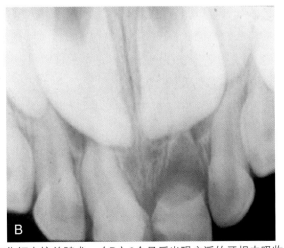

图23.12 （A）上颌乳切牙在医源性点状露髓后进行了氢氧化钙直接盖髓术。（B）6个月后出现广泛的牙根内吸收。

用这种治疗方法，在正常脱落前的1~2年进行治疗。在这些儿童中，如果治疗失败，不需要在拔牙后使用间隙保持器，而在较年幼的儿童中则需要使用。

牙髓切断术

正如先前所述，最近的证据表明，选择性去除至软化牙本质的IPT优于传统的牙髓切断术。在治疗深龋时，应尽一切努力避免牙髓的暴露。然而，在龋损感染至牙髓或在去腐过程中直接露髓的情况下，牙髓切断术仍是首选治疗方法。

牙髓切断术是基于这样的理论：根髓组织是健康的或者能够在感染的牙髓切除后愈合。如果存在任何炎症和/或感染扩散到根髓，则牙髓切断术是禁忌证。因此，当出现以下任何一种情况时，牙髓切断术禁忌证包括：（由牙髓引起的）肿胀、瘘管、病理性松动、病理性牙根外吸收、牙根内吸收、根尖周或根分叉透射影像、根管钙化，或根髓断面出血过多。此外其他表现，例如，自发性或夜间疼痛的病史，或者叩痛或压痛，应小心鉴别诊断（图23.4A和B）。

牙髓切断术的理想盖髓剂应该：①具有杀菌作用；②对牙髓和周围结构无害；③促进根髓的愈合；④不干扰牙根吸收的生理过程。关于牙髓切断术的盖髓剂存在很多争议，但是"理想"的盖髓剂尚未被确定。10年前，最常用的盖髓剂是福尔马林甲酚溶液（巴克利溶液：福尔马林、甲酚、甘油、水）。Primosch等人[89]在1997年报告称，美国大多数儿童牙科课程主张使用高浓度的福尔马林甲酚溶液或福尔马林甲酚溶液的1/5稀释剂作为乳牙牙髓切断术的首选盖髓剂。然而，最近的调查表明，福尔马林甲酚溶液不再是最常传授的盖髓剂。在美国，2008年的一项调查发现，福尔马林甲酚溶液1:5稀释液的使用逐渐减少，更多人使用硫酸亚铁（FS）进行牙髓切断术；但仍有22%的教授课程推荐使用高浓度的福尔马林甲酚溶液[90]。

相反地，在巴西的牙科学校中，学生们最常被教授使用的盖髓剂是稀释的甲醛甲酚（Diluted formocresol, DFC）[91]。一项调查英国和爱尔兰的教学实践表明，93%的受访者倾向于使用甲酚硫酸钠用于乳牙牙髓切断术[92]。显然，各个国家和地区，甚至是牙科学校之间，对于牙髓切断术的操作存在差异。有关选择牙髓切断术盖髓剂的问题将在本章后面讨论。

牙髓切断术的临床操作

在进行局部麻醉之前，应进行全面的临床检查，包括对口腔前庭的视诊、对受累牙齿和邻牙的扪诊及叩诊。局部麻醉并放置橡皮障后，应先清除所有的表面腐质，以最大限度地减少暴露后的细菌污染。使用涡轮手机快速揭净髓室顶，通常使用安装在高速涡轮手机上的330号钻完成这一步骤。然后使用锐利的挖匙或安装在低速涡轮手机的大号球钻切除冠髓。这一过程应当小心谨慎，以防止对牙髓的进一步损伤和穿孔。应当注意确保所有冠髓组织已经被清除干净。在牙本质突起的下方仍然残留的组织可能会继续出血，影响对根髓断面的状态判断，从而干扰正确的诊断结果（图23.13A）。

在冠髓切断后，应在牙髓断面上放置一到多个棉球，并施加压力数分钟。当去除棉球后，应当能够看到止血，尽管可能会有少量的渗血（图23.13B）。持续存在的过多出血和组织深紫色可能表明炎症已经扩散到根髓中。这些征象表明，患牙不适合进行牙髓切断术，应该进行根管治疗或拔牙。不应该使用局部麻醉或其他止血剂用于止血，因为出血是帮助判断根髓状态的重要临床指标。在止血后，应在棉球上沾有甲醛甲酚溶液（全浓度或1:5浓度）放置在根髓断面上5分钟。然而，一项研究表明，全浓度甲醛甲酚的1分钟接触时间足以取得与5分钟相当的临床成功率[93]。当移除棉球时，切除部位应该呈现深褐色（使用全浓度甲醛甲酚）或暗红色（使用1:5稀释液）。在两种情况下，很少或没有出血。在根髓断面上放置一层氧化锌-丁香油糊剂（ZOE）垫底材料（普通或加强），轻轻压实以充分覆盖断面。然后，暂封材料压实并充填窝洞（图23.13C）。最终修复最好使用不锈钢预成冠，应在同一次就诊时完成（图23.13D）。Holan等人[94]观察到，如果预计乳磨牙在2年或更短时间内自然脱落，那么可以用银汞合金成功修复乳磨牙。但是，如果无法进行最终修复，ZOE可作为临时修复材料，直至能够进行预成冠修复。

MTA和FS的使用方法与甲醛甲酚溶液基本相同。MTA根据制造商的说明书进行预备。将MTA糊剂覆盖于根髓断面，厚度不少于1mm。使用FS时，应使用15.5%FS溶液（Astringedent）浸润根髓组织10~15秒。然后，使用水冲洗髓腔内的Astringedent。在所有情况下，如果出血不止，那么就应该进行乳牙根管治疗或拔牙。

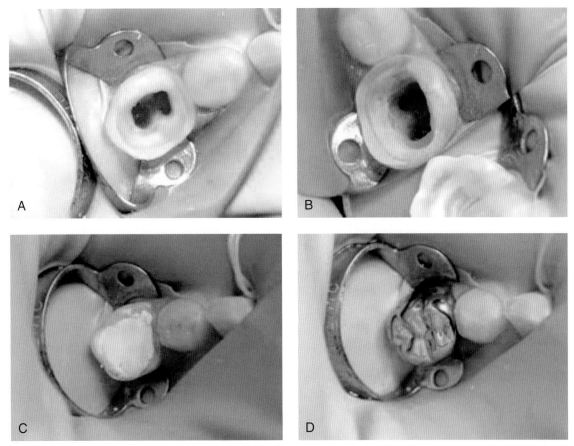

图23.13　牙髓切断术的操作步骤。（A）切除冠髓后的髓腔。揭净髓室顶可防止余留残髓。（B）止血后和使用甲醛甲酚，根髓断面色暗是组织被固定的表现。（C）根髓断面放置氧化锌盖髓剂。（D）金属预成冠修复。（Courtesy Nathan Rosenfarb, DDS.）

Guelmann等人[95]分析了乳磨牙紧急状态下进行牙髓切断术的成功率。他们得出结论，前3个月牙髓切断术的低成功率（53%）可能归因于无法被诊断的牙髓炎症，而长期失败可能与临时修复材料的微渗漏有关。

临床和影像学研究已经证明，使用甲醛甲酚的牙髓切断术成功率为70%～97%[96-99]。由于同样有效且毒性较小，一些学者提倡使用1:5稀释的甲醛甲酚[96-97]。这种溶液的预备方法是将3份甘油和1份水混合制成稀释剂。然后将4份稀释剂与1份甲醛甲酚溶液混合，制成1:5的稀释液。

虽然许多研究已经报道了甲醛甲酚牙髓切断术的高临床成功率，但越来越多的文献质疑甲醛甲酚的使用。Rolling和Thylstrup[99]发现，随着随访时间的增加，其临床成功率在下降。此外，根髓对甲醛甲酚的组织学反应似乎是不利的。经典研究称，在甲醛甲酚应用后，根髓的冠1/3固定，中1/3慢性炎症，根1/3为活性组织[100]。其他人报告剩余的根髓组织部分或全部坏死[101]。几份报告质疑甲醛甲酚的安全性[102-103]，而大多数权威现在都同意，甲醛甲酚至少在动物研究中，在高浓度和特定条件下具有潜在致突变、致癌和有毒性。然而，在人类使用甲醛甲酚的情况下，没有导致病理组织变化的案例报道[104]。动物模型中使用的剂量远远超过临床实践中使用的剂量；正常的临床剂量给患者带来很小风险。事实上，一项研究检查了接受全身麻醉下牙科治疗的儿童血浆中的甲醛甲酚的存在，并显示在接受全身麻醉下牙髓切断术的受试者中，甲醛甲酚的浓度未超过基线血浆浓度[105]。学者得出结论，甲醛甲酚的血浆水平远低于美国食品药品监督管理局（FDA）建议的水平。通常用于人的牙髓切断术的剂量，甲醛甲酚不太可能对儿童构成任何风险。然而，由于这些争议和疑虑，越来越多的研究参与寻找更优的替代品。

潜在替代品

戊二醛（GA）被提出作为甲醛甲酚的替代品，因为它是一种温和的固定剂，潜在毒性较小。由于其交联性能，它对组织的渗透性更有限，对根尖周组织的影响也较小。多项研究已经证明了2%GA作为一种牙髓切断术的短期高成功率。然而，还没有报道与甲醛甲酚相匹配的长期成功率[106-111]。Fuks等人[107]在使用2%GA对人类乳牙进行牙髓切断术后25个月的随访中，报告了18%的失败率。在同一研究的样本42个月的随访中，学者注意到有45%的使用GA进行牙髓切断术的牙齿比其对照组更快地吸收[109]。

一些生物材料已被提出作为牙髓修复的材料，理论上它们能够促进牙髓创面的生理愈合。早期实验研究报告了不同程度的成功，包括冻干骨[112]、自溶、抗原提取的同种异体牙本质基质[113]、同种异体BMP[14]、人工合成的纳米晶体羟基磷灰石[114]、富胶原溶液[115]以及基于钙硅酸盐的Biodentine等[116]材料。临床研究表明，FS（止血剂）在人乳牙牙髓切断术中应用也有良好的效果[117-118]。Fuks等人报告，使用FS的成功率为93%，而使用稀释的甲醛甲酚（Diluted formocresol，DFC）的成功率为84%，这些牙齿的随访时间为6～35个月。在同一研究的初步报告中，描述了一个较低的成功率（FS组为77.5%，DFC组为81%），并且在使用FS处理的5颗牙齿和使用DFC固定的4颗牙齿中均出现了牙冠内吸收[118]。这种差异可能是由于对最初临床结果的过度严格解读造成的。在初步报告中列出的最初的内吸收区域在30个月后没有改变，因此在最后的评估中被重新评定为正常（图23.14）[118]。Smith等人[120]也报告了硫酸亚铁（FS）与甲醛甲酚（FC）相当的成功率。Papagiannou-lis[121]在较长的随访时间中报告了使用FS和FC的内吸收率较高；在较短的术后检查中，结果相当。最近的系统综述和Meta分析表明，在乳牙中使用FC或FS进行牙髓切断术具有类似的临床和影像学成功率，并且FS可以作为FC的替代品[122]。基于这些研究，FS仍然是乳牙牙髓切断术中的一个适当且经济的材料。

已有初步研究探讨了5%次氯酸钠（NaOCl）溶液用于恒磨牙的牙髓切断术。Vargas等人[123]进行的一项研究在12个月后显示出其不错的临床效果，一项回顾性研究[124]证实了这些发现。两项研究都得出结论，NaOCl与FS、FC应用于牙髓切断术的临床和影像学成功率是接近的。最近的一项前瞻性研究[125]比较了NaOCl和FC，并在1年后回访了治疗结果，结果表明NaOCl的临床和影像学成功率与FC相似。然而，在NaOCl可以推荐为常规用于恒磨牙牙髓切断术之前，需要进行更长时间的回访研究，一项研究[126]评估了18个月后的结果，发现NaOCl的成功率显著低于FC。

MTA是一种被证明可替代FC且具有相同或甚至超过FC及其他盖髓剂效能的新型材料[127]。MTA由Tora-binejad在美国洛马琳达大学于20世纪90年代开发，由Lee等人[128]在1993年首次在牙科文献中描述，并在1998年获得FDA批准。它是一种经提炼的硅酸盐水门汀（PC）、二钙硅酸盐、三钙硅酸盐、三钙铝酸盐、石膏和四钙铝铁酸盐的混合物；还添加了氧化铋，使材料具有放射性。无论是体外还是体内的研究都表明，MTA具有许多积极的特质（例如，优异的生物相容性、碱性pH、放射性、高密封能力以及诱导牙本质、牙骨质和骨形成的能力）[129]。

在一项比较MTA和FC的初步研究中，随访时间为6～30个月，MTA治疗的牙齿没有出现任何临床或影像学的病理性改变。在接受FC治疗的牙齿中，13%出现了髓腔闭锁，而在接受MTA治疗的牙齿中该数据则为41%。图23.15展示了两颗接受MTA治疗后的乳磨牙X线片。一项短期研究显示[130]，不像FS和DFC治疗的牙

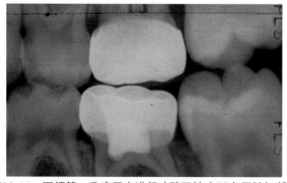

图23.14 下颌第二乳磨牙在进行硫酸亚铁（FS）牙髓切断术后出现了牙根内吸收。30个月后内吸收的部位无明显改变。

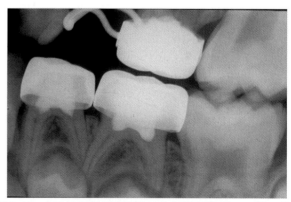

图23.15 MTA牙髓切断术后36个月的下颌第一、第二乳磨牙。第二乳磨牙的远中根管钙化明显；两颗牙齿的治疗均属于成功病例。

齿[119,121]，MTA治疗的牙齿未发现牙根内吸收现象。在已发表的长期临床研究中，MTA显示出较高的临床成功率[131-137]。Holan等人[138]对33颗接受MTA治疗的磨牙进行了回访，随访时间为38.2个月，显示出97%的成功率。Farsi等人[139]对60颗接受MTA和FC治疗的磨牙进行了比较，并在2年的随访中发现MTA具有100%的临床成功率。

MTA最初的商用是灰色的质地；但在2002年，为了改善其使牙齿变色的特性，出现了白色的MTA配方。白色MTA具有更小的颗粒，并且不含有灰色MTA中发现的四钙铝铁或铁。Cardoso-Silva等人[140]在233颗乳磨牙样本中比较了灰色和白色MTA的牙髓切断术的临床效果，最长随访期为84个月。灰色MTA具有100%的影像学成功率，白色MTA有93%的成功率。另一个发现是，灰色MTA显示出比白色MTA更高的牙本质桥形成数量。一种商用的MTA为ProRoot MTA（DENTSPLY Tulsa Dental Products，Tulsa，OK），最近还出现了MTA-Angelus（Angelus Soluções Odontológicas，Londrina，Brazil），但价格非常昂贵，由于该材料一旦开封后就无法保存，因此在儿童牙科实践中的临床使用几乎不可行。实际上，Cochrane回顾[141]指出，有两种药物可能更可取：MTA或FC。然而，学者指出，MTA的费用可能阻碍其常规临床使用。因此，对PC的发展作为MTA替代品引起了极大的兴趣，并且进行了几项实验研究来比较这两种材料。

PC与MTA的不同之处在于其不含铋离子，但含有钾离子。这两种材料在宏观、微观和X线衍射分析方面具有几乎相同的性能。一项最近的研究[142]比较了PC、MTA、FC和牙釉质基质衍生物在乳磨牙牙髓切断术中的成功率，并在24个月后发现类似的临床和影像学效果。但在推荐PC作为常规临床使用之前，需要进一步进行大样本和长期的随访评估研究。

新的生物活性水泥（例如，Biodentine），已经被用作牙髓切断术的治疗方法，并取得了令人鼓舞的结果。最近的一项随机临床研究对比了Biodentine和ProRoot MTA，在18个月的随访中发现类似的临床效果[143]。

对于牙髓切断术的非药物治疗方法包括通过电烙或激光治疗根髓组织，以消除残留的感染物质。虽然这些技术目前被许多医生使用，但目前还没有长期追踪的

临床研究可用于评估其成功率，而且研究结果也存在争议[144-146]。

总体来说，在寻找替代FC作为乳牙牙髓切断术盖髓剂方面，尚未发现理想的药物或技术。在找到这样的药物之前，可以使用DFC、FS或MTA作为乳牙牙髓切断术的盖髓剂[147]。

先前提到的关于乳牙活髓保存治疗的系统综述和Meta分析是AAPD新的《乳牙牙髓治疗指南》的依据[74]。该综述表明，在24个月后，IPT和利用MTA或FC进行的牙髓切断术具有最高的成功率和证据质量，直接盖髓术的成功率与IPT和MTA或FC的牙髓切断术类似，但证据质量较低。所有3种活髓治疗技术（IPT、DPC和牙髓切断术）的类似成功率为医生在处理乳牙深龋时提供了更多的治疗选择。

针对不可逆性牙髓炎或牙髓坏死的牙髓治疗：牙髓摘除和根管充填

根管治疗适用于表现出根管内慢性炎症或坏死的牙齿。相反，对于牙根结构明显丧失、内部或外部牙根吸收、涉及继承恒牙胚的根尖周感染的牙齿，根管治疗是禁忌的。根管治疗的目标是保持本来可能会脱落的乳牙。然而，临床医生对于在乳牙中使用根管治疗的实用性存在分歧。乳牙根管具有复杂和多变的形态特征，且仪器、药物和充填材料对发育中的继承恒牙的影响不确定，这些因素使一些临床医生望而却步。有时在儿童患者中出现的行为管理问题也加剧了一些牙医不愿对乳牙进行根管治疗。尽管存在这些问题，但根管治疗在乳牙中的成功率使大多数儿童牙医更喜欢采用这种方法，而不是拔牙并进行间隙保持。

某些临床情况可能会证明根管治疗是合理的，即使知道预后可能不理想。一个这样的例子是在第一恒磨牙萌出之前，出现了乳磨牙的牙髓感染。如果在无法放置间隙保持器的情况下过早拔除乳磨牙，通常会导致第一恒磨牙向近中移位，随后失去第二前磨牙的萌出空间（图23.16）。虽然可以使用远中导板间隙保持器，但保留天然牙齿肯定是首选治疗。因此，在乳磨牙中进行根管治疗更为可取，即使该牙齿只能维持到第一恒磨牙足够萌出，并最终被拔除后放置间隙保持器（图23.17）。

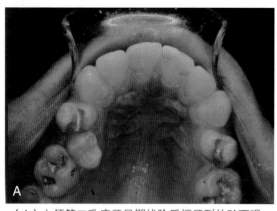
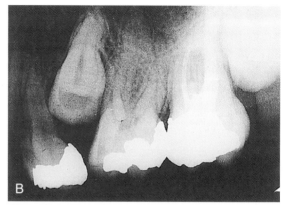

图23.16 （A）上颌第二乳磨牙早期拔除后恒牙列的𬌗面观。一侧第二前磨牙异位萌出，另一侧则出现阻生。（B）左侧阻生的前磨牙的X线片表现。（Courtesy Ilana Brin, DMD.）

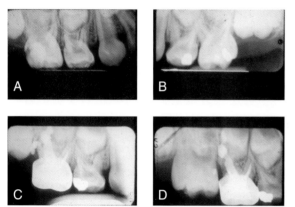

图23.17 牙髓无活力的上颌第二乳磨牙，接受了氧化锌根管充填。（A）根管治疗前。（B）对侧牙髓活力正常的牙齿。（C）腭根和远颊根氧化锌糊剂超充。（D）乳牙被成功保留直至第一恒磨牙萌出。

根管充填材料

　　乳牙和恒牙在发育、解剖和生理方面存在差异，因此需要不同的根管充填材料标准。对于乳牙来说，理想的根管充填材料：应该以与乳牙牙根相似的速度吸收，对根尖周组织和恒牙胚无害，如果超出根尖就能轻易吸收，具有杀菌作用，易于充填根管，能够附着在根管壁上，不会收缩，必要时易于取出，能够显影于X线下，不会使牙齿变色[148]。目前没有任何一种材料完全符合这些标准。几个研究者对不同的根管充填材料进行了临床和影像学评估[149-155]。这些研究没有对照组，因此相关的证据支持力度不足。

　　最常用于乳牙根管充填的材料包括氧化锌-丁香油糊剂（ZOE）、碘仿酚糊剂、氢氧化钙和氢氧化钙碘仿复合物[2]。

　　氧化锌-丁香油糊剂（ZOE）。ZOE是美国常用的乳牙根管充填材料。Camp[156]引入了根管治疗的压力注射器，以克服使用浓稠的ZOE时容易出现充填不足的问题。然而，充填不足通常在临床上是可以接受的。乳牙常常表现为根分叉区放射性透亮区，但并没有根尖病变，它们有时甚至在根尖有一些活髓（图23.18）。相反，过度充填可能会导致轻微异物反应，并且与充填不

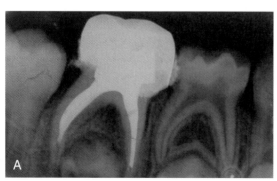
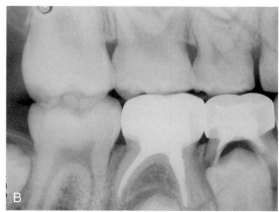

图23.18 （A）下颌第二乳磨牙进行Endoflas根充后的即刻X线片。根管内部的根充不密实，远中根根尖区略欠填。（B）患牙术后3年显示病变有愈合趋势。（Courtesy Moti Moskovitz, DMD.）

足相比，失败率也会增加[157]。使用该材料的成功率为65%～100%，平均为83%，当ZOE与其他氢氧化钙和/或碘仿糊剂进行比较时，没有明显差异[157-161]。

ZOE的另一个缺点是它可能长时间存留在牙槽骨中，尽管目前还不确定这是否具有临床上的显著影响（图23.19）。

碘仿酚糊剂。 一些学者报告了使用Kri糊剂（Phar-machemie，Zurich，Switzerland），它是碘仿、樟脑、对氯酚和薄荷油的混合物。当用作化脓性乳牙根管充填药物时，它快速吸收并对继承恒牙没有不良影响。此外，超出根尖组织的Kri糊剂会迅速被正常组织替代[157]。有时，该材料也会在根管内被吸收（图23.20）。

Maisto开发的一种糊剂已经使用多年，并且报道了良好的结果[162-163]。这种糊剂具有与Kri糊剂相同的成分，另外加入了氧化锌、麝香草酚、羊脂和氢氧化钙。

虽然不是很流行，但氢氧化钙，通过注射器提供的即用型糊剂或两种糊剂（基底糊剂和催化剂）的组合也已用于乳牙根管充填。临床研究报告平均成功率为88%[160-161]。当在氢氧化钙中加入碘仿和硅油时，一种新的糊剂Vitapex（Neo Dental Chemical Products，Tokyo）或Diapex（DiaDent Group International，Burnaby，British Columbia，Canada）已经得到临床和组织学研究[164]。研究人员发现，这种材料易于使用，在稍快于根的吸收速度下被吸收（预计2～8周完全吸收超充糊剂）[164]，对继承恒牙没有毒性，并且在X线片上显影。因此，Machida[148]认为氢氧化钙-碘仿混合物是一种几乎理想的乳牙根管充填材料。

在美国，另一种类似成分的制备品名为Endoflas（Sanlor Laboratories，Cali，Colombia）。使用Endoflas进行根管治疗的结果报告显示，与Kri糊剂观察到的临

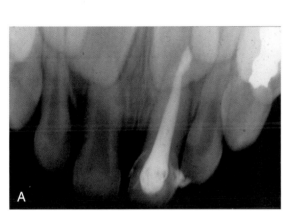
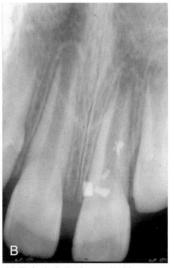

图23.19 （A）上颌乳切牙ZOE超充后的即刻X线片。（B）继承恒牙周围牙槽骨存在余留的ZOE糊剂。（From Fuks AB, Eidel-man E. Pulp therapy in the primary dentition. *Curr Opin Dent*. 1991;1:556–563.）

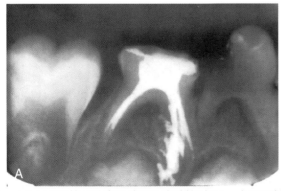
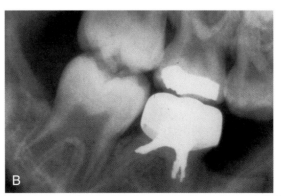

图23.20 （A）下颌第二乳磨牙使用Kri糊剂根充后。术后即刻X线片显示了根充药物的超充。（B）术后9个月，超充的糊剂明显吸收，且牙槽骨影像正常。（Courtesy Gideon Holan, DMD.）

床效果类似[165]。Kubota等人发表了一篇关于根管充填材料的完整评论。最近的系统性评估表明，与ZOE相比，Vitapex的效果更好[141]。

"化学清创技术"的目标是化学消毒根管，并避免使用机械工具对根管进行预备。为了消除细菌感染，建议将3种抗菌药物（甲硝唑、环丙沙星和米诺环素）按比例1∶3∶3与丙二醇混合[166]。报告使用此方法进行根管治疗（不论是否涉及牙髓和根尖周组织），成功率很高，但引发了有关传播耐药菌的担忧[166-167]。因此，应该推荐将该技术用于牙髓坏死的年轻恒牙，并且其成功率在根管治疗相关文献中得到广泛证实[168-170]。见第34章，了解该技术的全面讨论。

牙髓摘除术的操作

牙髓摘除术的技术应该按照以下步骤进行：应该准备与牙髓切断术相似的开髓洞口，但洞壁可能需要加宽，以便于根管锉进入根管内[156]。明确根管口，选择适当大小的根管锉。乳牙根管通常存在弯曲，抱球状利用继承恒牙胚的发育。在操作过程中，根管弯曲会增加穿孔的风险[171]。因此根管锉应该略微预弯以适应根管的弯曲，从而防止在根的外部和内部出现穿孔（图23.21）。

使用根管锉预备根管时应轻柔，尽可能多地清除感染物质。根据X线片（图23.22）来进行根管工作长度的测定，根管锉应距离根尖处1mm或2mm，旨在最大限度地减少可能导致根尖过度切削并损伤根尖周围组织的风险。清除根管壁感染物质是使用根管锉的主要目的。应大量冲洗根管以帮助清除碎屑。使用次氯酸钠和/或氯己定溶液以确保对根管的最佳消毒[154]。然而，由于次氯酸钠溶液可能进入根尖周围组织，因此使用其冲洗时应小心，并且使用最小的冲洗压力[172]。每种化学冲洗液荡洗后应使用无菌生理盐水冲洗。使用适当大小的纸尖干燥根管。根管预备的方法还包括镍钛（NiTi）器械[151,173-174]、激光[175]和超声器械[176-177]。这些技术的优点可能包括更好地清洁和塑形根管，以便更均匀的根管充填；缺点包括设备成本高和较高的技术敏感性。

使用ZOE混合物时，可以采用几种充填技术。对于粗根管（例如，乳前牙），可以使用较稀的根充糊剂涂布根管壁，然后使用更浓稠的根充糊剂手动充填根管。根管充填器或小号银汞合金压实器可以用于在根管口处压实根充糊剂。应当注意不要超填糊剂。在乳磨牙中，一些根管可能非常细小且难以充填，已有商用压力注射器可以解决这个问题。另一种技术是使用一次性注射器或局部麻醉注射针，将麻醉药药筒排空后，清洁干燥麻醉药药筒并充填ZOE糊剂。

当根管充填具有较好的可吸收性（例如，Kri、Maisto或Endoflas）时，可以在慢速涡轮手机上安装Lentulo螺旋，将材料引入根管中。当根管完全填满时，用棉球压实根充糊剂。超充的糊剂会迅速被吸收（图23.19）。

Vitapex（Diapex）装在非常方便和无菌的注射器中，并使用一次性塑料针头将糊剂注入根管。这种技术特别适用于乳前牙，但对于乳磨牙的狭窄根管则不太实用[152]。

无论使用什么样的根管充填材料，都应当立即拍摄一张术后根尖片，具有两个目的：

1. 评估充填的质量，并在超充的情况下考虑开处方使用抗生素。
2. 提供基线参照，以便在随访中评估和比较根管治疗的效果。

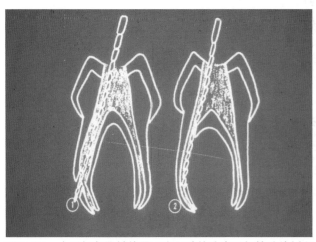

图23.21　由于根备器械使用不当导致的乳磨牙根管壁外侧和内侧的侧穿。

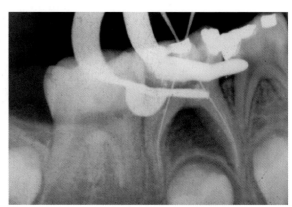

图23.22　利用X线片进行根长的测量。

影像学检查的成功标准

还有一个需要考虑的问题是影像学评估的标准。过去认为不存在根尖周骨质吸收时，根管治疗被认为是成功的[149,158]。Payne等人[178]认为，大多数临床医生认为经过根管治疗的乳牙，只要没有临床体征和症状，存在一定程度的透射密度降低或病理性牙根吸收是可以接受的临床效果。这也取决于家长能够在出现急症时及时联系牙医，并且患者能够定期6个月复诊。根据Payne等人的说法[178]，现有文献中的大多数牙髓治疗研究认为这种牙齿属于成功治疗病例。这些标准似乎更适用于儿童牙医，并已被Fuks等人临床采用[153]。尽管上述学者们报告的成功率较低（69%，因为成功病例不包括根尖病变完全愈合的牙齿），但目前仅有一颗牙齿被拔除，而其余的牙齿留待后续随访[179]。

乳牙根管治疗的不良影响可能包括干扰恒牙胚发育、根尖周囊肿和恒牙萌出方向异常[179]。

无论进行何种牙髓治疗，治疗成功都依赖于严密的冠部修复。

总结

乳牙牙髓治疗包括多种不同术式，主要取决于牙髓的活力状态。当牙髓仍然有活力时，应进行活髓保存治疗，因为一旦感染刺激被消除，牙髓就有恢复正常的可能。在根髓显示有慢性、不可逆性炎症或坏死的证据时，需要进行根管治疗。

第24章
儿童牙科患者的行为引导
Behavior Guidance of the Pediatric Dental Patient

JANICE A. TOWNSEND, MARTHA H. WELLS

章节概要

儿童牙科是一个根据年龄划分的专业，并以行为引导艺术为特色。无论是幼儿牙科医疗，还是为智力障碍的中年患者提供护理，行为引导对于提供高质量的口腔护理和建立信任、积极的关系都至关重要。

治疗儿童可能是牙医最有成就感的职业经历之一。具备适当的心态、培训和良好的环境，儿童牙科医疗应该对儿童和医生都是愉悦的过程。多年来，行为管理的概念从"处理"孩子的想法逐渐演变为与孩子、父母和牙医建立关系，以满足孩子的口腔健康需求为重点。因此，术语也从"行为管理"演变为"行为引导"。尽管在引用先前出版的有关书籍时可能会使用"行为管理"这一术语，但"行为引导"是首选术语。美国儿童牙科学会（AAPD）将行为引导定义为"医生帮助患者定义何为适当和不适当的行为，学习解决问题的策略，以及如何控制冲动和培养自尊"[1]。总体目标是在尽可能愉悦的坏境中为儿童提供优质、安全的口腔护理，并促进积极的口腔健康态度和未来口腔护理。牙科治疗对儿童提出了很高的要求，同时他们也需要一名负责的医生的帮助才能应对这些要求。每种性格类型的牙医都可以成功地治疗儿童，行为引导像牙医的所有其他方面一样，是一项需要实践、自我反思和努力提高的技能。

理解儿童患者：儿童发育相关的综述

要理解行为引导，就必须了解孩子及其可能出现的合作不佳和恐惧的根源。孩子不是"小成年人"，不同年龄段的儿童对周围世界的理解是独特的。沟通必须适应他们的发展需求。本章无法全面回顾所有有关儿童和个性发展的理论；然而，了解一些概念对于全面讨论行为引导是必要的。

认知发展

"认知发展"这个术语描述了儿童逐渐思考、理解和赋予经验意义的能力[2]。发育理论通常以阶段形式呈现，这些阶段是相对稳定的行为时期。儿童达到某个阶段的年龄是可变的，但通常在健康的儿童中，其顺序是固定的。Jean Piaget的儿童发育阶段可以帮助临床医生获得对儿童患者的观点，如注24.1所总结，并在"动态变化"章节（第13章、第18章、第30章和第37章）中进一步讨论。

学习理论

早期的学习理论认为行为是学习的结果，对过去行为的反应会影响未来的行为[3]。图24.1说明了操作性条件反射和强化在儿童牙科中的相关性。虽然这个理论有助于解释一些不良行为如何被破除，但人类行为比操作性条件反射模型更加复杂。有些孩子即使面对积极和消极的刺激，也不会表现出所期望的行为。此外，这个理论也可以解释为什么不良行为会被无意中强化。例如，年幼的孩子可能会将任何成年人的关注视为一种积极的强化，家长和/或牙医可能会通过口头纠正孩子而无意中强化不当行为[3-4]。美国儿科学会建议对轻微违规行为采取积极忽略的方法，牙医可以考虑忽略孩子的轻微动作或故意的不当行为[5]。

气质

在同一环境和遗传条件下，家庭成员之间的行为常

常有很大的差异，这种额外的影响被认为是气质。气质用于描述早期表现出来的特征，这些特征在不同环境下是稳定和一致的[6]。Chess和Thomas根据9种气质类型对儿童进行分类，并制订了由各种个体类别组成的3种气质类型：容易型、困难型和缓慢适应型（注24.2）[7]。

研究表明，气质，如通过已建立的心理测量工具进行测量，与牙科就诊时的行为有显著相关性。Aminabadi等人发现，不合作的牙科行为与气质分量中的愤怒、易怒、恐惧、反应、反应性和羞怯得分高度相关[8]。冲动和负面情绪也更常见于行为管理问题的儿童[9]。这些气质特征（冲动和负面情绪）与牙科就诊的要求不匹配。与对照组相比，患有牙科行为管理问题的患者更不可能拥有平衡的气质特征[10]。

注24.1 认知发展的阶段

感官运动阶段（出生至24个月）
婴儿利用感官和运动能力来理解世界，除了单词命令外，几乎没有有意义的口头交流。这并不意味着婴儿不知道周围的环境；随着他们达到这个年龄，他们对周围的人非常敏感，对非语言交流也很敏感

前运算阶段（2～5岁）
儿童开始以类似成年人的方式使用语言，并能形成代表物体的心理符号和词语。语言是具体和字面的，逻辑推理能力有限。儿童往往从自己的角度来感知世界，或者表现为"自我中心"

具体运算阶段（6～11岁）
儿童展示了增强的逻辑推理能力，可以从不同的角度看待世界。他们仍然对抽象的概念有困难，并受益于具体的指导

形式运算阶段（>11岁）
儿童可以思考抽象和假设的概念，并进行分析性推理

Data from *Yates T. Theories of cognitive development. In: Lewis M, ed. Child and Adolescent Psychiatry: A Comprehensive Textbook. 2nd ed. Philadelphia: Lippincott Williams and Wilkins; 1996:134-155.*

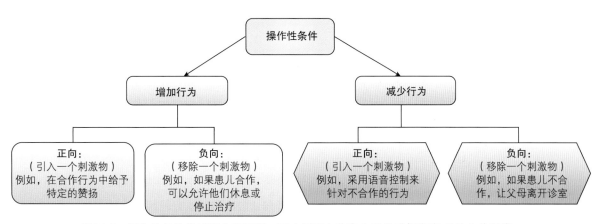

图24.1 操作性条件作用和儿童牙科。可应用正向和负向强化来提高患儿的合作程度。

注24.2　气质

气质分类
1. 活动水平
2. 节律性
3. 接近或回避
4. 适应性
5. 反应门槛
6. 反应强度
7. 心情质量
8. 分散注意力
9. 注意力持续时间

气质分类
1. 容易型气质：生物规律性、快速适应变化、倾向于接近新情境而不是回避，主要表现为轻度或中度积极心情
2. 困难型气质：生物不规律性、对新事物有回避倾向、适应变化缓慢、频繁表现出高强度的消极情绪
3. 缓慢适应型气质：该类别包括对新事物有回避倾向、适应变化缓慢和频繁表现出低强度的消极情绪反应。此类个体通常被标记为"害羞"

Data from *Chess S, Thomas A. Temperament. In: Lewis M, ed.* Child and Adolescent Psychiatry: A Comprehensive Textbook. *2nd ed. Philadelphia: Lippincott Williams and Wilkins; 1996:170–181.*

应对能力

应对能力是管理威胁、挑战或潜在有害情境的能力，对于健康非常关键。应对策略可以是行为上的或认知上的。行为应对是明显的身体或语言活动，而认知应对则涉及对自己的思想或情绪的有意识调控[11]。行为应对的例子是使用关注自身能力的自我陈述，例如，"我是个勇敢的男孩"，这可以帮助儿童更长时间地忍受不适的情境[12]。有效的应对策略能够使个体感到对压力事件有一定的掌控力。通常，年龄较大的儿童比年龄较小的儿童具有更多样化的应对策略。女孩在面对压力事件时使用更多情绪和寻求安慰的策略，但男孩则更多地使用身体攻击和拖延等技巧。然而，个体之间的应对技能差异很大。涉及采血的研究表明，报告使用行为应对策略的儿童疼痛评分较低[11]。具有牙科焦虑的患者的应对技能可以通过认知行为疗法得到改善[13]。

影响儿童行为的因素

在儿童牙科中，通常以牙科恐惧症和/或焦虑和牙科行为管理问题来研究儿童行为。牙科恐惧症和/或焦虑是患者对牙科治疗感受到的情感体验，而行为管理问题则是牙医在治疗患者时的经历[14]。儿童牙科行为管理

问题和恐惧是不同的实体，但由于它们之间有显著的关联，因此我们将一起探讨与不合作行为相关的变量。

人口统计学特征

大多数研究发现，在牙科诊所中，负面行为在年幼儿童中最为明显，并随着儿童的年龄增长而减少[15-17]。牙科焦虑也会随着儿童年龄的增长而减少，针刺恐惧也是如此[14,18-21]，这很可能是由于沟通和应对技能的成熟。然而当预测患者会有破坏性行为时，评估患者的心理发育水平非常重要，因为这可能比单纯根据年龄来评估更准确[22]。

性别在牙科焦虑和不当行为中的作用并不明确。大多数研究发现，女性的焦虑程度更高，特别是在儿童早期上学后[15,21,23-25]，而其他研究没有发现差异[16,18-19,22,26]。Klingberg和Broberg在2007年的文献综述中得出结论，女孩更容易感到牙科焦虑并表现出更多的行为管理问题，这与1982年早期的一篇综述发现没有性别差异的结论不同[27]。这可能部分原因是女性更倾向因为性别文化规范而表达她们的恐惧。

环境

环境因素对健康或社会卫生决定因素的影响一直是近年来的研究热点。毒性压力是"在没有成年人支持保护的情况下，身体应激反应系统被强烈、频繁或持续地激活结果[28]"。这种压力可能是由于儿童受到虐待和忽视、遭遇暴力、贫困或母亲抑郁症造成的[28]。暴露可以始于胎儿期，并可能导致持久的发育和生理上的伤害，增加终身慢性疾病的风险[28-29]。证据表明，对压力的生理反应是存在差异的，这可以通过压力情况下分泌的促肾上腺皮质激素的数量来衡量[29]。一些儿童被称为"蒲公英儿童"，他们是低反应者，在面对毒性压力时几乎没有生理变化；其他儿童被称为"兰花儿童"，他们表现出极端的生理变化（即高反应者）[29]。

研究表明，牙科焦虑和由此产生的行为管理问题与社会经济地位和家庭特征有关[9,19,23]。对此行为的解释可能包括更多的龋齿史和因此需要的侵入性治疗，或者接受了缺乏儿童牙科经验的牙医的治疗[30]。行为管理问题也与单亲家庭有关[9]，可能是由于这些环境中增加的经济和社会压力。新兴的研究领域是牙科行为和居住在高风险毒性压力因素（例如，暴力和低社会经济地位）的

表24.1 育儿方式

育儿方式	定义
权威型	亲职回应/关爱高，对顺从的要求高；温暖和参与度高，推理/引导，民主参与
专制型	亲职回应/关爱低，但对顺从的要求高；明确的亲职权威，绝对服从和惩罚策略
放任型	亲职回应/关爱高，但对顺从的要求低；容忍，倾向于忽视孩子的不良行为；孩子与家长共同参与决策过程，家长一般接受孩子的决策
忽略型	亲职回应低，对顺从的要求低

地区之间的相关性。

文化可以定义为社会成员用来应对世界的共享信仰、价值观、习俗和行为的系统；它是一种共享的态度和情感体系[31]。当儿童达到认知发展的正式操作阶段时，文化对他们的影响日益增加。虽然在强调服从的文化中，合作可能更多，但牙科焦虑（通常基于行为）可能会被忽视[31]。

育儿方式也可能影响儿童行为。Baumrind定义了3种具体的育儿方式：①权威型；②专制型；③放任型。此外还增加了一种忽略型（表24.1）[32-33]。与专制型和放任型父母的孩子相比，权威型父母的孩子与正面行为有关[34]。Aminabadi等人发现，权威型育儿方式与孩子的正面行为之间存在积极的相关性，而放任型育儿方式与负面行为之间存在相关性[35]。最可能，这种育儿方式与行为的改善有关，因为它加强了成年人的权威，使孩子遵循牙医的命令，同时该育儿方式的父母也会为孩子在牙科就诊时可能出现的焦虑提供必要的鼓励和支持。Krikken等人并没有发现与育儿方式相关的儿童行为和焦虑的影响，尽管对于一组儿童，他们确实发现专制型育儿方式会增加焦虑[36]。

牙科恐惧症

牙科恐惧症和负面行为之间的关系并不直接，将所有不良行为归咎于牙科恐惧症是一种简单化的说法。儿童的牙科恐惧症的原因是多因素的，是以前的经验、广义的恐惧和家庭焦虑的产物[17]。

在儿童和青少年中，9%~20%表现出牙科恐惧症[14]，尽管Baier等人发现了20%的患病率[17]。牙科恐惧症在大多数有行为管理问题的儿童中发现，但并非所有不合作的儿童都报告有牙科恐惧症[9]。尽管不是所有不

合作的儿童都报告牙科恐惧症，但是通过各种测量工具报告感到害怕的儿童表现出负面行为的可能性是没有感到害怕的儿童的2倍[17]。

Pinkham将牙科恐惧症分为现实性恐惧和理论性恐惧[37]。现实性恐惧包括以往不良经历、从兄弟姐妹和同龄人处获得的恐惧以及对针头的恐惧，而理论性恐惧的一个例子是可能被X线管电击的恐惧[17]。牙科恐惧症是全球性问题，也是口腔健康服务的普遍障碍；从童年时通过痛苦的治疗直接经历或通过父母、朋友和兄弟姐妹间接获得的恐惧可能会持续到成年期[38]。

牙科恐惧症被归因于对牙医的不信任和对创伤性事件的控制力不足[38]。有助于患者恢复信任和控制的牙科技术（例如，使用信号指示），可能会预防或减轻这些恐惧。就具体的操作而言，牙科注射是最令人恐惧的操作，其次是"打磨"和"洗牙"[23]。其他常见的恐惧包括"感觉到针头"和"看到针头"[24]。但是，针刺恐惧并不意味着儿童的牙科焦虑水平很高，并且它会随着年龄的增长而减弱[20]。

牙科恐惧症和焦虑还与增加的普通恐惧有关[23]。牙科恐惧症本身可能是另一种障碍（例如，恐高症和恐飞症、幽闭恐惧症和其他恐惧症）的表现[38]。牙科恐惧症和焦虑也可能与一般的行为问题有关，处于内向障碍（例如，分离性焦虑症、广泛型焦虑症、强迫症）的儿童更有可能表现出牙科恐惧症[14]。

不规律的牙科就诊和上次就诊时间的延长与增加的牙科焦虑显著相关[21,23]。但是，避免接受口腔护理、需要侵入性和紧急的口腔护理以及因避免就医而导致的痛苦体验这一循环现象常见于童年和青春期。

疼痛

疼痛应该作为一种主观经历来进行评估和治疗。疼痛具有感觉、情感、认知和行为组成部分，与环境、发展、社会文化和情境因素相互关联[39]。组织损伤并不是引起疼痛的必要条件，而且不应该轻率地忽视疼痛的报告。与儿童争论一种感觉"不舒服但不痛"，尤其是在无法描述疼痛程度并且无法将有害刺激二分为"是，疼痛"或"否，不疼痛"的幼儿身上，是适得其反的。通过告知-演示-操作（TSD）技术介绍新体验可以防止患者将新感觉解释为疼痛。

虽然充分管理疼痛被认为是为儿童提供牙科治疗

的基本原则，但历史上儿童疼痛经常被否认和低估治疗[39]。Milgrom等人[40]在1994年的一项调查中发现，许多牙医认为儿童的口腔护理并不特别痛苦，只是不愉快，而且有相当一部分人否认儿童的牙痛是真实的。一些牙医倾向于认为儿童会混淆压力和疼痛，或者故意提供虚假或夸大的反应，可能是为了逃避牙科环境。

疼痛高度流动性的一个优势是，就像焦虑可以上调疼痛感知一样，我们的许多行为管理策略（例如，放松和分散注意力），可以下调疼痛。催眠和心理想象策略可以帮助患者调节自己的疼痛感知。这个话题在第7章中会有更详细的讨论。

家长的焦虑情绪

儿童的牙科焦虑受到家庭和同伴的影响[23]。家长的焦虑情绪，尤其是母亲的焦虑情绪，对孩子的焦虑发展有影响[20-21]。Corkey和Freeman[22]发现，母亲的牙科焦虑状况、母亲上次看牙的时间、母亲看牙的频率以及母亲对修复的厌恶程度与孩子的牙科焦虑状况都有显著相关性。这项研究得出结论，母亲的牙科焦虑状况和母亲的精神疾病病情都与孩子的牙科焦虑状态密切相关[22]。虽然母亲是恐惧的主要来源，但最近的研究表明，父亲也会影响他们的孩子[42]。

为成功进行行为引导做的准备

牙科诊所

专门为儿童提供服务的诊所有各种各样的装饰，从适合儿童的主题到办公室的艺术品或视频游戏。在为儿童和成年人提供服务的诊所中营造适合儿童的环境可能更具有挑战性，但是在诊室的天花板上放一张海报或放几个毛绒动物可以让小患者感到更舒适。重要的是要传达这样一个信息，即孩子们以前来过这里，而且他们受到欢迎。

许多诊所都有新患者礼包或网站，让家长了解诊所的政策并设定期望，这可能包括直接给孩子的信件或为他们准备的活动，以让他们为就诊做好准备。应该鼓励家长不要过分强调就诊，因为这可能会导致负面压力。对于健康儿童而言，到诊所进行预先接触可能没有多少好处[43]，但对于具有自闭症等有特殊医疗保健需求的患者来说，这应该被考虑，因为熟悉和常规会使他们受益。

就诊时间的安排

传统的经验认为，非常年幼的儿童通常在早上状态最好。他们可能可以在下午忍耐一些要求较低的预防性牙科操作，但是对于有更高要求的牙髓治疗，在一天晚些时候进行可能对于儿童而言较难合作。研究并未证实这一点，并且实际上发现在下午的治疗中，与早上相比，修复治疗的负面行为减少了[15]。然而，牙医可能希望在工作人员精力最充沛的时候安排这些患者，如果患者需要进行复杂的手术治疗，重新安排早上的就诊时间可能会更有益，而不是立即使用高级行为引导技术。

通常，牙医认为在进行侵入性手术之前，需要对孩子进行牙科真实的预先访问。Feigal将这种检查或预防性治疗的初次就诊称为"预先调节期"，声称它有助于将尽可能少的压力引入儿童的牙科体验[44]。然而，Brill[45]的研究表明，初次接受非威胁性的牙科访问和那些进行了第一次修复治疗的儿童之间的行为没有区别。因此，在这些理由上，急症治疗或紧急手术治疗不应该被延迟。

牙医和牙科团队

孩子成功的行为管理与牙医、家长、孩子和团队的沟通能力有关[26]。治疗儿童的牙医可以有各种性格，无论何种性格都可以有效地进行治疗。有些牙医非常外向和情感丰富，提供了一个充满活力的氛围，让孩子感到包容和特别。其他牙医则倾向于安静和温和，以放松患者。这种灵活性很有益，因为有些孩子需要愉快的交流，而有些孩子需要安静的交流[41]。只要基本信息是对孩子的友善和关心，几乎任何性格类型的牙医都可以成功治疗儿童。

牙医的外表应该整洁、职业化。传统的着装如白大褂不可避免，因为一些研究表明家长和孩子更喜欢这种职业着装[46-47]。此外，使用常规预防措施的保护装备并未显示会增加孩子的恐惧感[48]。

牙科团队应该能体现出专业沟通的氛围。整个团队应该对患者展示积极、友好的态度。培训沟通、多元文化意识、儿童发展、行为引导和辅助知情同意可以帮助他们成为成功行为引导的重要组成部分[49]。团队成员使用相同的委婉语和术语可以帮助为儿童提供稳定感。

患者评估

为了改善患儿的就诊体验，牙医在治疗前必须多了解患儿。至少，牙医应该询问儿童之前的牙科就诊情况以及患儿在那些就诊中的表现。以往的牙科情况中有破坏性行为和拔牙经历与牙科焦虑有显著相关性[21-22]。通常来说，询问父母孩子今天会如何合作是有帮助的，还可以询问患儿如何应对医疗就诊。虽然这种评估不一定总是准确的，但它可以帮助牙医更好地了解孩子和家长的期望。

有许多问卷和调查可帮助牙医收集有关患儿恐惧、焦虑和性格的更多信息，尽管它们的临床有效性尚不确定。一种简单的面部表情刻度，包括微笑、中性和皱眉脸，已被证实可以评估儿童的牙科焦虑，甚至适用于＜3岁的儿童[50]。儿童恐惧调查表的牙科子集已被用于确定年幼儿童的恐惧[18]，情感、活动和社交性（EAS）气质调查表可衡量更易感到不安的气质类型，尤其是羞涩[51]。

通过观察患者在候诊室内的游戏、与父母的互动以及对牙科人员最初的接触做出的反应，通常可以提供很多信息[52-53]。

诊室里的家长

在诊室里陪伴孩子的家长现在越来越多。最近一次对AAPD成员的调查发现[54-55]，大多数受访者在除了镇静治疗以外的所有治疗过程中都会让家长陪伴孩子[56]。

让家长在诊室内陪伴孩子提供了一个机会，使牙医可以直接与他们交流治疗计划、口腔卫生指导以及术后指导，而不是通过中介。此外，这减少了家长对孩子治疗方式的误解或不同意的可能性。最后，一些牙医认为，与家长建立信任关系与与孩子建立关系同样重要。历史上的研究表明，当家长作为被动观察者在场时，并没有注意到负面行为的增加[57-58]。最近的研究表明，当家长在场时，要么行为[59]没有区别，要么行为有所改善并且焦虑减轻[60-61]。

如果家长要留在诊室，那么牙医应该让他们为治疗做最好的准备。牙医可以要求家长做"默默的观察者"，这样孩子就可以专注于牙医的话语和要求。此外，应该告诉家长，诸如安慰之类常见的家长行为可能会导致孩子的不安，应该避免[62]。Jain等人[63]发现，大多数家长都会遵守书面和口头说明，在牙科手术过程中

保持"默默的观察者"的要求。然而，大多数牙医报告说他们确实会允许家长做一些的基本沟通和鼓励[56]。牙医必须有清晰的策略，在治疗之前向家长传达他们在诊室中的存在和作用。家长可以利用这些信息来决定这种方式是否最适合他们的需求。

牙医在确定是否应该让兄弟姐妹观察手术时应该谨慎，特别是在局部麻醉的情况下。此外，最好只有一个家长在诊室里，以减少干扰和偶发的家长之间的争执。

设定家长的期望

在任何治疗之前，牙医应基于他们的评估告知家长孩子行为的合理期望，并讨论如何管理这种行为。在治疗前获得家长的有效知情同意至关重要。家长也应被告知，随着修复治疗的增加，检查时孩子的行为可能会恶化。幼儿对手术治疗的积极接受度倾向于随着时间推移而减少，这表明年幼儿童存在负面的"预约效应"。这意味着有时应该先治疗更紧急的问题，而不是从简单的程序开始，随后在后续的就诊中完成复杂的程序。此外，接受侵入性治疗的孩子在回访时可能表现出比未接受修复治疗的孩子更多的负面行为[64]。

行为引导技术的综述

各种各样的行为引导技术在文献中都有描述，并在AAPD指南中列出，但很少单独使用。经验丰富的牙医会将几乎所有这些技术应用在一起，以帮助指导患者应对挑战并奖励合作行为。虽然这些技术比较依赖牙医的直觉，可能被未接受行为引导训练的牙医使用，但有意识地实践它们可以帮助提高与儿童合作的技能和成功率。牙医应为患者的整体福祉制订行为引导治疗计划，包括短期和长期目标[65]。

基本行为引导

沟通和沟通式引导

所有基本的行为引导的基础是沟通。牙科治疗包括一系列来自牙医的请求和儿童的回应。对于儿童患者的请求和指令最好是直接、简短、字面和适合儿童的理解水平的。在幼儿和学龄前儿童中避免使用"不要"的命令，因为他们的语言处理技能不够发达，更容易在沟通中出现冲动错误[4,66]。这些命令可能会引发他们本来想

要避免的不良行为。详细的解释是无效的，会削弱牙医的权威。讽刺和贬低患者在儿童牙科中没有任何用处。

为了实现合作和成功，牙医应该与孩子建立开放的沟通渠道，并在整个治疗过程中保持这些渠道畅通。与孩子沟通时，重要的是使用轻松的语调，承认他们的兴趣，并以贴近儿童的语言与他们交谈[67]。

沟通应该主要由牙医来完成，他必须通过口头和非口头技巧建立信任关系。牙医必须意识到自己可能有的任何令人讨厌的非语言习惯（例如，叹气或回避眼神接触），因为患者和家长很快会对它们产生负面的感受和解释[49]。拍摄自己在与患者互动时的视频可以提醒牙医注意不良习惯，以避免干扰传达的信息。

为了取得成功，重要的是牙医用鼓励顺从的方式表达请求，并在可能的情况下给孩子选择。例如，牙医可能不能让孩子选择是否要局部麻醉，但可以问患者是否想要草莓糖或泡泡糖，以保留一种控制感[23]。如果患者不遵守请求，通常需要以鼓励顺从的方式重新表达请求。声音控制和非语言沟通的行为引导技术可以有效地重新表达请求。

在为儿童患者提供牙科服务时，所有的谈话焦点应该是孩子。与助理或父母的讨论无助于鼓励孩子的合作，反而可能引起孩子为了引起注意而产生不良行为。以孩子为中心的谈话可以分散孩子的注意力。

一个经常被问到的问题是，当牙医担心实话可能会引起孩子对本来可以忍受的治疗产生反感时，应该对儿童患者说多少实话。显而易见的例子是当儿童患者问，"我要打针吗？"这种困难问题的处理方式可能是使用委婉语，例如，"我们这里没有针，但我会用一些简单的方法，让你的牙齿不会痛。"其他牙医则更直接地解释了局部麻醉的必要性，在一项研究中，展示注射器与隐瞒注射器相比，产生的行为结果类似[68]。临床医生必须根据自己的判断，尽最大努力尊重孩子的信任，帮助孩子尽可能地应对治疗过程。

告知-演示-操作

告知-演示-操作（TSD）是最直观、最基本的行为管理技术之一。在TSD技术中，以一种孩子容易理解的方式向孩子介绍牙科环境，使其感到不受威胁。首先，以友好的方式告知孩子有关程序或器械的信息。例如，橡皮障可以被称为"蹦床"。接下来，向孩子展示将会发生什么或将使用什么，并允许他们观看、触摸或闻到材料或器械，或者观看程序演示。例如，一旦告诉孩子有关探针的信息，牙医可以使用探针感觉孩子的指甲（图24.2）。最后，孩子会亲身体验程序、器械或材料。这种技术适用于能够沟通的儿童，而且在除了非常年幼的幼儿外，非常成功。建议牙医在处理年长的儿童和青少年时不要忽略这种有用的技术，以帮助缓解恐惧。这种技术几乎被所有儿童、父母和牙医普遍接受[69-73]。但是，一些儿童担心这会增加焦虑，并且害怕看到工具[74]。为避免因看到工具而引起焦虑，一种方法是除了镜子和牙刷等无威胁的物品，用餐巾上覆盖所有其他治疗工具。

许多牙医的行为在心理上是中性的。患儿就诊时的感受必然存在，但过往的经验或受家长和兄弟姐妹的影响，会改变患儿对这些感受的认知。TSD[1]和比喻是可以让牙医定义新感觉的工具（表24.2）。

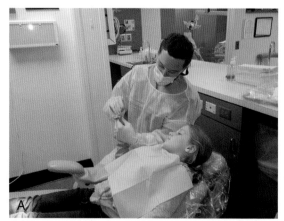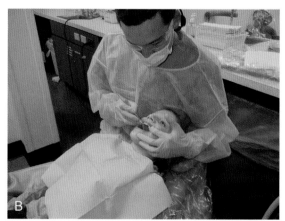

图24.2　告知-展示-操作。（Ａ）告诉患者有关探针的信息，并以非威胁性的方式展示如何将其用于牙齿上。（Ｂ）将探针立即放入口腔，对牙齿进行检查。

表24.2　告知-展示-操作常用的比喻

工具	比喻
橡皮障	蹦床、雨衣
高速涡轮手机	吹哨先生
慢速涡轮手机	振动先生
橡皮障夹子	牙齿戒指、给牙齿拥抱
强吸	口渴先生
弱吸	吸管
银汞充填体	银色小星星
金属预成冠	公主帽子
光敏灯	闪光灯
酸蚀剂	蓝色洗发水
窝沟封闭剂或树脂	牙齿油漆
水门汀	牙齿胶水
笑气面罩	宇航员面罩

初学者牙医常犯的一个错误是在开始任何治疗之前向患者展示许多不同的工具和材料。这会使患者不安，增加焦虑，并延迟治疗。最好的做法是逐步进行TSD并逐步完成治疗的各个步骤。

TSD是AAPD指南中一种新技术的基础，即"询问-告知-询问（Ask-tell-ask）"技术[1]。在这种技术中，医生会询问患者对计划中的治疗感受如何，并使用适当的语言告知治疗的过程。完成TSD部分后，医生再次询问患者对治疗的感受。如果患者仍有疑虑，牙医应尝试解决它们或重新考虑他或她的行为引导计划。

非语言行为引导

非语言沟通是通过适当的接触、姿势、面部表情和身体语言来加强和引导行为的方式[1]。孩子们不断接收非语言提示来解释他们周围的世界，这些提示与语言和风格协同工作，与孩子们进行交流。

牙医可以利用这种形式的沟通来帮助塑造患儿的理想行为[75]。微笑、眼神接触和愉快的语调向孩子传达了医生对他们会享受这次就诊的信心。牙医必须记住，个人防护装备（PPE）如口罩和眼睛保护可能会掩盖牙医的面部表情，不应该戴着PPE走进治疗室迎接患者。对于口齿不清的幼儿来说，非语言暗示非常重要，微笑和友好的拍打手臂可能会帮助他们感到更加舒适。7～10岁的儿童在被拍打上臂或肩膀后，比没有接受这类接触

的孩子表现出更少的不安情绪；他们还会展现出更强的就诊愉悦度[76]。

牙医可以选择坐下来让学龄前儿童靠近他或她，而不是站着让患儿感受到高度差带来的不安。如果孩子表现不良，严厉的面部表情和更直立的姿势可以传达权威性，重新获得孩子的注意力和合作。

必须认识到，非常年幼的患者可能会误解非语言提示。Wilson等人[77]发现，3岁的患者在正确识别照片中描绘的面部表情等相关情感方面，比6岁和9岁的患者明显不准确。3岁的患者更有可能把高兴和生气误认为悲伤[77]。牙医在处理这个年龄段的患者时应特别小心，尽可能使口头和非语言交流更加清晰。

正向强化

正向强化是一种承认儿童患者合作，并通过奖励来促进未来积极行为的方式。正向强化被普遍接受，并有助于孩子在成功完成牙科手术时获得成就感[69,74-75,78]。社交正向强化最有效，并且最好是具体针对合作行为的。孩子会对"你今天是一名非常好的患者"这样的评论感到高兴。然而，如果赞扬更具体，例如，"谢谢你今天能够坐得这么稳和张开嘴巴这么大"，孩子们更有可能继续期望的行为。在父母和牙医助理面前表扬孩子，再次针对孩子表现出的积极行为具体地夸奖，是提高孩子自尊心和对牙科就诊美好记忆的好方法。

像小玩具或贴纸这样的奖励也会提供正向强化（图24.3）。这些物品是具体的，孩子可以带回家展示，作为一种骄傲和成就感的来源。需要注意的是，如果没有伴随社交强化，这些奖品将没有意义或失去对牙科行为的正向强化作用。

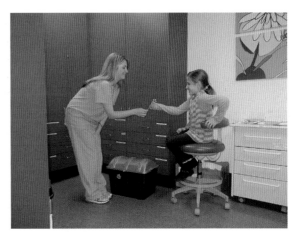

图24.3　治疗结束后社交和明显的行为正向强化。

有人质疑正向强化的普适性。例如，如果孩子没有表现出合作行为，是否应该给予奖励，这会不会强化不良行为？这取决于牙医的个人理念，并应该得到一致的执行。牙医可以找到孩子行为中的一个积极方面，并为该方面给予贴纸奖励。例如，"谢谢你今天来看我。我很感激你坐在椅子上并为我张开嘴巴，这个贴纸是奖励你做得这么好。我想下次如果你能一直保持安静，你将会得到两个贴纸"。

有时，家长本意的正向强化会变得消极。他们可能会提前给孩子多个奖励（例如，去快餐店和玩具店拿奖品）。认为他们即将经历的折磨值得这些奖励可能会增加孩子的焦虑感，并导致他们把即将接受的治疗视为威胁。在操作性治疗之前提前告知家长，并要求他们不要在就诊前向孩子做出过大的承诺，可以避免这种情况的发生。如果孩子确实表现出足够的合作，家长可以给孩子一个惊喜，提供额外的强化。

分散注意力

在所有儿童行为引导技术中，分散注意力拥有最多的研究支持。对于儿童针刺疼痛心理干预的Cochrane回顾，发现有强有力的证据支持分散注意力[79]。牙科检查是具有挑战性的，分散注意力是一种促进应对的有效技术。护理文献表明，在接种疫苗时，父母的安慰与需要进行束缚、患儿的口头疼痛程度以及患儿不断提问呈正相关，反而得到父母协助分散注意力的患儿则表现出更好的行为和更少的恐惧[80]。

分散注意力的最基本形式是与牙医进行交谈。讲故事可以与过程相关，例如，告诉孩子您正在用高速手持式工具追赶"糖虫"。有的牙医描述为他会赶走所有不同颜色的糖虫，然后推倒他们的房子。其他故事可能与牙科完全无关，例如，与卡通角色一起去购物或关于宠物的故事。数数也是一种对一些孩子非常受欢迎的分散注意力形式[75]。在注射时，要求孩子轮流转动不同的脚丫可以有所帮助，而猜测最喜欢的颜色或教师姓名等游戏则是让孩子把注意力从治疗中转移开的有趣方式。牙医可以寻求助理的帮助来分散患者的注意力，通过讲故事或玩游戏等方式。一项使用海报和助理讲述的故事来治疗牙病的研究发现，孩子的焦虑或扰乱行为有所减少[81]。家长也可以在分散注意力时发挥作用，如果经过适当培训避免会增加牙科焦虑的行为，他们可以对应对策略做出积极贡献（表24.3）[41,62,80,82]。

早期使用电视节目或音乐分散注意力并没有显示出显著的影响[83-84]。近年来，许多高质量的研究表明，全景眼镜能够有效减少不合作的行为[85-87]。这种成功率的升高可能是由于这种眼镜能够阻挡视觉上令人不安的刺激，并被广泛使用。

语音控制

语音控制是一种获得儿童患者合作的方法，牙医调整语调和/或音量来引起患者的注意和合作[88]。"语音控制"这个术语是儿童牙科中独有的。在语音控制中，指示应该坚定、明确和有说服力；为了最成功，面部表情必须做出相应的反应[88]。

通常，使用语音控制的牙医会用正常的语调发出

表24.3　家长经常采取的帮助孩子改善行为的方式		
行为类型	举例	替代方式
不提供信息的安慰	"别担心，Billy，一切都会没事的。"	"你是名勇敢的男孩！对于这样一名勇敢的男孩来说，去看牙医会很容易的。"
在没有真正选择的情况下给孩子控制权	"你准备好开始了吗？"	"现在是数牙齿的时间了！"
道歉	"亲爱的，很抱歉这花了这么长时间。"	使用分散注意力的方法："我们离开后你想做什么？你想去公园吗？我知道滑滑梯是你最喜欢的！"
显示同理心	"我知道它会疼。"	换个表达方式，例如，"我们来玩个游戏吧！它叫作牙齿之舞。你的牙齿会一边晃动一边跳舞。看，它在跳舞！"
转移关注的对象	"Bonnie，你可以做任何事情，但不能动。"	使用明确的指示，例如，"Bonnie，把你的手放在腿上。"
对医生提出要求	"Johnny，如果你给他选择，他会表现得更好。不要只告诉他该做什么。""别对我的孩子撒谎；他知道他会打针。"	家长可能需要成为一名"默默的观察者"

请求。如果这个请求没有得到满足，牙医可以用更坚定的语气重新表达。音量可以变大，有时也可以减小到低语，以引起患者的注意。更重要的是，指令应该慢慢、清晰地重复。当通过积极强化改善行为并重新建立以前的积极态度、恢复预约的愉快氛围时，这种技术最受孩子、牙医和父母的欢迎。这样强化了牙医作为教练，帮助指导患者正确行为的形象。

语音控制可能被认为是一种让父母误解为惩罚孩子的不良技术，因为他们可能会认为牙医"对孩子大喊大叫"。这并不准确反映出语音控制的真正意图。人类天性重视他人的认可，负面语调的变化表明了不认可的信号。因此，语音控制有时会是"双刃剑"，可能不仅取消积极强化，也可能产生不良效应。其他人则认为，语音控制仍然属于行为引导的语言领域，重复之前的请求以引起患者注意的表达方式[53]。尽管语音控制在正常和减小音量时都可以有效，但Greenbaum等人[89]发现，提高语音能最有效地减少干扰性行为。此外，当使用大声语音控制时，孩子们报告的体验更为积极[89]。语音控制也可能对不断受到口头责备的孩子不起作用。

父母[69,78,90]和孩子[74,91]可能会对语音控制提出反对意见，在预约之前应告知家长可能会使用这种技术的可能性。一种解释可能是："我想尽可能让您的孩子安全，并提供最优质的牙科治疗。如果您的孩子开始有干扰治疗的行为，不听从请求，我会改变我的语气，让他更加注意，就像他即将做会伤害他的事情一样。"大多数家长会在适当的解释下同意[71]。

积极的牙科就诊演练

积极的牙科就诊演练是添加到AAPD指南中的一种新技术[1]。该技术基于社会学习理论，涉及在就诊前向孩子展示牙科的积极形象[92]。两项研究表明，将孩子暴露在积极的牙科形象中，与中性图片（即不包含强烈情感色彩或主观判断的图片，译者注）相比，显著减少了焦虑感[92-93]。而另一项研究则未能发现显著差异[94]。

直接观察

直接观察使用社会学习理论和"行为塑造"概念，通过让孩子观察合作的患者接受牙科治疗，以改善行为[1]。"行为塑造"是指通过观察来帮助学习。除了帮助孩子获得新的行为方式，它还可以通过"替代性消退"过程来减少恐惧行为，即孩子观察其他的孩子正在进行他们认为可怕的治疗操作，并使之变得不那么害怕。例如，年龄较小或有牙科恐惧症的患者通常会通过观察合作的兄弟姐妹进行牙科治疗以消除恐惧。Greenbaum和Melamed指出，这种方法特别适用于没有接受过牙科治疗的孩子作为预防措施[95]。观察可以是现场或视频形式，Melamed等人发现，当孩子观看在牙科就诊期间表现出应对和合作行为并获得奖励的孩子的视频时，不合作行为显著减少[96-97]。但Paryab和Arab并未发现差异[98]。此外，父母也可以作为榜样，Farhat-McHayleh等人发现，如果孩子们观察母亲作为现场模特示范时，其心率会降低[99]。

记忆重建

孩子对于一个事件的记忆会受到事件之后获得的信息的影响[100]。如果父母提醒孩子一次不愉快的牙科经历，那么对这次牙科就诊的记忆就会变得更加负面。在一次刺激性体验之后，记忆重建被认为是一种预防牙科恐惧症的工具[101]。这种技术有4个特定的元素。首先，给孩子展示一张快乐的照片，例如，孩子在牙科就诊时的照片，作为视觉提示。其次，问孩子是否告诉了父母在牙科就诊时自己的勇敢表现。孩子通过角色扮演告诉牙医这个信息，这就是口头表述的组成部分。然后，牙医会赞扬孩子的具体合作行为，例如，坐得非常安静。最后，孩子被要求再次表现这些行为，以满足获得成就感的需求。Pickrell等人对6~9岁的患者进行的一项研究发现，这种技术可以改善孩子的行为，改变对恐惧的记忆[101]。

父母的陪伴或离开

父母的陪伴或离开可以成为行为管理的重要辅助手段。如果孩子的表现不佳，牙医可以要求父母暂时离开，直至孩子变得合作。这是鼓励孩子与牙医互动的有效方式。为了使该技术发挥最佳作用，父母必须愿意在被要求离开时遵从，并且他们应该事先同意在被要求时离开诊室。如果告知父母他们不必离开房间，只需要离开孩子的视线即可，他们可能会感到更加舒适。当孩子合作时，牙医应该给予赞扬，并且父母应该迅速返回。

笑气

笑气的使用是一种药理性行为管理方式，见第8

章。研究发现，它对减轻轻度至中度焦虑和不合作的儿童行为有显著效果，并且即使在之后的就诊中没有使用，也能促进儿童的应对能力[102-103]。但需要注意的是，使用笑气只有在配合沟通行为管理技巧时才有效。笑气用于提高儿童的应对能力，使其更容易接受TSD、正向强化和分散注意力等技术。儿童必须具备一定的应对技能和适当的气质才能接受笑气镇静。Nelson等人发现，具有较高控制力（抑制负面反应、专注于任务并坚持下去，即使是很困难的任务）的儿童更容易接受笑气镇静[104]。总体来说，笑气被家长普遍接受[69,71]。

替代性沟通技巧

逃避

逃避可以让孩子暂时摆脱牙科治疗的压力。通常来说，逃避是指停止口内治疗活动，而不是从牙医椅上站起来休息。在这里讨论两种不同的逃避方式：有条件和无条件的逃避。逃避不愉快或不想要的事件是最常见、最强大的激励来源之一，对于像情绪爆发这样的行为管理问题起着重要的作用[105]。有条件的逃避是在患者遵守要求或表现出合作行为时给予的。常用的一种形式是"如果你能静止不动，一直至我数到10，我们可以休息一下。"Allen等人已经在学龄前淘气孩子身上证明了这种技巧的成功[106-107]。这种技术的优点是不会令人反感，而且通常不需要比其他行为引导技术更多的时间[106-107]。

无条件的逃避是不管孩子的行为如何，都在预定的时间间隔内给予的。研究表明，有条件和无条件的逃避对行为改善效果相似[108]。实际上，实施无条件的逃避是很难保持一致的，但是给予孩子休息的概念对于他们非常奏效。如果出于任何原因将正在操作的工具停下来，都可以将其解释为休息。

脱敏疗法

脱敏疗法是一种逐渐暴露于引起恐惧的刺激的渐进式过程，从最小强度的刺激开始[109]。患者首先自我识别自己的恐惧，学会如何松弛，然后逐渐暴露于他们所恐惧的情境中。针对样本量较小的成年人患者的研究表明，这种方法可以长效得减少牙科恐惧症[110-111]。有病例报告显示脱敏疗法可以成功应用在有牙科恐惧症和有特殊医疗保健需求的青少年和患者身上[112-113]。

推迟治疗

推迟治疗通常是容易被忽视的一种替代方案。当行为成为安全、高质量护理的障碍，且治疗需求不紧急时，推迟治疗便是替代行为引导的一种方案[1]。治疗患有疼痛、感染或严重龋损的患者时不应推迟，但治疗轻度龋损、进行窝沟封闭和间隙保持时通常可以等到患者合作程度提高之后再进行。家长必须意识到推迟治疗是因为患者行为而不得不采取的措施，并理解潜在的后果。还必须有一项指定的观察计划，以便在情况恶化时可以实施治疗，这通常被称为"积极监测"。

先进的行为引导方法

对于某些儿童，基本的行为引导不足以保证安全、高质量的口腔护理，这可能是由于儿童年龄过小、有特殊医疗保健需求、极度反抗或恐惧等原因。在这些情况下，重要的是要让家长参与讨论高级行为引导的风险、收益和替代方案，以便他们可以为自己的孩子做出知情决策。

束缚下治疗

束缚下治疗是指"任何手动方法、物理或机械装置、材料或设备，使患者的手臂、腿、身体或头部的自由运动能力受到限制或减少[114]"。它用于减少治疗期间的损伤风险，可以分为主动或被动两类[115]。在主动性束缚中，家长、牙医或助理帮助固定患者；通常只在非常短的时间内或在意外的、身体不配合的情况下进行。这种束缚方式在防止激进行为方面不太有效，并且与被动性束缚相比，主动性束缚方式应用在成年智力障碍患者上，容易导致患者出现更多的损伤[116]。

被动性束缚是使用设备限制患者的运动以确保患者安全。常用的设备有Papoose束缚板（Olympic Medical Corporation，Seattle，WA）或Rainbow束缚带（Specialized Care Co Inc.，Hampton，NH）（图24.4）。这些设备有织物包裹帮助减少手臂和腿的运动。通常在患者突然变得非常不合作，必须尽快安全结束治疗或在紧急情况下使用这种技术[115]。保护性束缚也可以在镇静预约期间使用，以防止被镇静的孩子出现不合作行为。束缚下治疗的风险包括身体或心理伤害、损伤自尊心和违反患者权利[117]。

束缚下治疗是行为引导技术中最具争议性的一种方

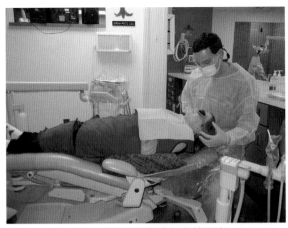

图24.4　使用束缚板进行身体固定。

式。父母往往认为主动性束缚和被动性束缚都是不可接受的[69-70,73,118]，许多儿童牙医发现其在日常牙科治疗中的使用很少被认可[56]。如果助理执行或仅在注射时由牙医执行，父母更倾向于接受主动性束缚[70]。值得注意的是，在这些研究中，父母被展示了各种相关的视频，但几乎都没有做任何解释。一项研究发现[119]，使用儿童束缚设备进行不合作儿童的治疗后，90%的母亲赞成其使用，96%认为有必要进行牙科治疗，78%认为它不会对孩子产生负面影响，86%愿意在下一次治疗中使用。学者认为应该在一个温暖关爱的就诊环境中采用积极的态度展示这种技术，而不是像其他研究那样只展示单纯的视频，不做相应的解释。

　　AAPD有针对束缚下治疗使用的单独指南，任何使用该技术的牙医都应该仔细阅读[115]。与所有先进技术一样，临床医生必须接受使用培训（超出预科牙科学校的课程），并应在每次预约时获得明确知情同意书，进行记录并进行审查。使用束缚下治疗应记录设备类型、持续时间、适应证、父母是否在场或其缺席原因以及不良结果。禁忌证包括由于身体或心理状况而无法进行安全束缚的患者[115]。

镇静和全身麻醉

　　镇静是一种药物行为管理技术（见第8章）。与笑气一样，镇静是治疗患儿的重要辅助手段。接受镇静的儿童应该能被唤醒、可进行互动，并从交流式的行为引导技术中获益。缺乏应对技能的儿童（例如，非常年幼或有系统性疾病或发育障碍的儿童），可能会从全身麻醉中受益。有关这些治疗方式后行为表现的研究支持它

们是保护患儿心理健康的有效方法。McComb等人[120]得出结论，口服镇静治疗对未来2~34个月后进行的复诊检查没有显著影响。其他研究发现，在接受全身麻醉与有意识镇静治疗后，孩子的行为表现更为积极[121-122]。

　　过去，家长们对于使用镇静和全身麻醉来治疗孩子的牙科问题表现出了较低的接受度，但是这种观点在过去的10年中发生了巨大的改变[41,72]。研究者Lawrence等人发现，即使解释了进行该过程的必要性，家长们仍将镇静和全身麻醉视为最不可接受的行为管理技术。然而，最近，Eaton等人[69]发现，相较于TSD和笑气，镇静或全身麻醉是第三种最受欢迎的技术。此外，大多数家长认为使用镇静是安全的，可能会要求对他们合作的孩子进行镇静，以便牙医能够尝试基本的行为引导技术[123]。但是，牙医必须考虑到镇静的风险、治疗的需要程度以及患者的合作情况，然后再决定是否使用高级的行为引导技术。

开口器在儿童牙科中的使用

　　在儿童牙科中，开口器常常被用来提高口腔护理的质量，以及患者的舒适度和安全性。它们可以帮助避免因为长时间张口而引起的疲劳，以及意外的咬合导致的创伤或患处的污染。《儿童牙科学会行为引导指南》[1]指出，对一名合作的孩子使用开口器不被视为保护性固定措施。然而，对于不合作的孩子，使用开口器属于保护性固定方式的一种，应获得家长的知情同意

　　儿童牙科中有多种类型的开口器（图24.5），它们都具有各自的适应证、优点和缺点。McKesson式开口器（Hu-Friedy，Chicago，IL）是一种橡胶楔形器，容易被多数孩子接受。但它容易被不合作的孩子轻易地移除，而且它是不可调节的。此外，这些装置通常会遮盖半个口腔，使下颌神经阻滞麻醉较难实施。虽然发生率很低，但是这类开口器还是有可能被误吸，因此应该使用18英寸的牙线进行绑定，并在口外加以固定。

　　Molt式开口器（Hu-Friedy）的外观可能会使孩子感到畏惧，但是通过适应训练，孩子们通常会接受。医生可以告诉孩子他们的口腔里有一个"爆米花机"，以解释张开开口器时的"咔嗒"声。医生使用时必须谨慎，因为过快地在前牙上张开开口器可能会使前牙脱位或全脱出。如果孩子突然伸手拽开口器，也可能会导致前牙全脱出。

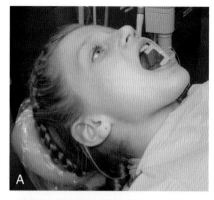
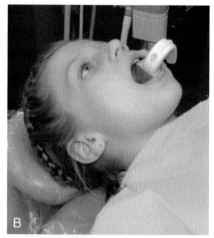
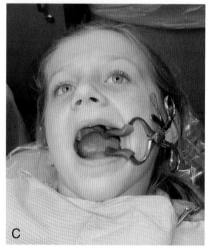
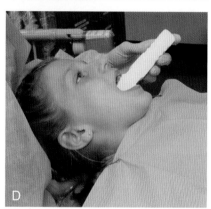

图24.5 开口器。（A）McKesson式开口器。（B）带手柄的开口器。（C）Molt开口器。（D）一次性软泡沫式开口器。

软泡沫式开口器（Specialized Care Co., Hampton, NH）可用于有特殊医疗保健需求的患者，它们比硬质开口器更柔软，更容易放置在拒绝张口的患者口中，并且它们还不太可能损坏前牙。使用这些开口器时应谨慎，因为它们很容易变形。建议在达到足够张口的情况下，用McKesson式开口器进行替换，以避免口镜碎裂或器械损伤到患者。

使用任何类型的开口器都可能使松动的乳牙脱落并可能被吞下或吸入。在使用任何开口器之前，建议作为预防措施先检查全口牙齿情况。

表24.4	Frankl行为量表[a]	
行为等级	分类	定义
4	绝对正向	与牙医建立良好的关系，对牙科操作步骤感兴趣，笑着并享受治疗过程
3	正向	接受治疗，但有时会保持谨慎，愿意遵守牙医的要求，有时会表现得比较内向，但患者会听从牙医的指示，表现出较好的合作
2	负向	不愿意接受治疗，不合作；闷闷不乐，退缩
1	绝对负向	拒绝治疗，大声哭闹，害怕

[a]对于年龄太小而不能合作的患者，首选"预合作（Precooperative）"一词

行为记录和行为管理技术的使用

患儿的行为是就诊记录的重要组成部分。目前有各种行为评估量表，常用的是Frankl行为量表（表24.4）[124]。

除了记录定量评分以外，定性的评价也可以帮助制订儿童未来的管理策略。评价意见应客观、不带评判地描述孩子和父母的情况。例如"过度溺爱"或"被宠坏"之类的词语是主观的，应避免使用，并且可能会在日后回顾记录时使父母感到被冒犯。

行为引导技术同样应该被记录。通常，具体的沟通技巧不需要记录，但是将特别有效的沟通方法记录下来有助于将来的就诊。药物治疗和先进技术必须专门记录。对于笑气、镇静和全身麻醉的监测和记录要符合各州的规定。如果使用主动性束缚下治疗，要重点记录是谁参与束缚患者、限制了哪些身体部位、治疗哪些过程

进行了束缚，以及持续多长时间。如果使用被动性束缚下治疗，应记录设备的类型和使用的大致时间[115]。此外，除去书面的知情同意，应该在束缚前记录已获得家长的口头同意。

行为管理在社会中的作用

牙医无法单方面为孩子提供全部的口腔护理。Sheller[49]指出，社会、父母和他们的孩子、保险行业、监管机构、法律系统、牙科工作人员以及牙医的教育、期望和选择都会影响患儿口腔健康维护的方案。

社会和育儿方式的变化

过去20年里，许多社会变化影响了美国的育儿方式。经济和社会风气的变化导致了不同类型家庭的产生。一种趋势是家庭越来越孤立和脱离。这是由于年轻家长远离原生家庭成员、单亲家庭的增加，以及双职工或单亲家庭的工作繁忙导致的闲余时间有限。经济压力会迫使情感支持和实际支持的减小[125]。有报道称，压力过大的父母会实施以下行为：

1. 不一致（有时松懈或反应过度）的育儿方式。
2. 更多的负面沟通。
3. 对孩子的监管/监督减少。
4. 孩子的行为规则和限制不清晰。
5. 对患儿的行为后果做出反应居多，而非进行积极的主动关怀。
6. 越来越严厉的惩罚。

所有这些因素都可能导致父母与子女关系质量的下降。媒体上暴力的增加，包括娱乐和新闻，会导致文化氛围似乎支持或至少"模仿"恶劣的行为控制和美化攻击性行为，这可能导致孩子出现更多挑衅性行为。

在美国儿童牙科学会对行为管理技术的调查中，85%的牙医表示，他们认为在他们执业的这些年里，育儿方式已经发生了变化。他们最常指出的是，父母"不愿意为自己的孩子设限""不愿意使用体罚[126]"。美国儿童牙科委员会的大多数专家（88%）报告称，育儿方式在他们的执业时间内"绝对或可能已经改变"。92%的人报告称，这些变化"可能或肯定是坏的"，85%的人认为这些变化导致了"稍微或更糟糕的"患者行为[127]。

改变家长对行为管理的看法

过去常常询问家长对行为引导技术的接受度。表24.5显示了美国过去研究中家长对不同行为引导技术的接受度。

在过去的20年中，具有攻击性的身体管理技术，特别是捂住孩子的嘴和被动性束缚，其可接受性已经下降，而药物治疗技术的可接受性则显著增加[69]。正向强化和TSD在几乎所有的牙科手术中都是可接受的。更具惩罚性的方法（例如，在注射期间进行束缚下治疗），可能只有在某些手术（例如，注射或拔牙）中才能得到家长的接受[70]。

被深入研究的两个领域包括社会阶层和种族对管理技术可接受性的影响。Havelka等人[71]发现，高社会地

表24.5 4项相似研究发现家长对不同行为引导技术的接受度

等级	Murphy等人[148]（1984）	Lawrence等人[72]（1991）	Eaton等人[69]（2005）	Patel等人[18]（2016）
1	告知–演示–操作	告知–展示–操作	告知–展示–操作	未调查基本的行为引导技术
2	正向强化	笑气	笑气	镇静
3	开口器	语音控制	全身麻醉	全身麻醉
4	语音控制	主动性束缚	主动性束缚	主动性束缚
5	牙医进行的束缚	用手捂嘴	口服镇静药	被动性束缚
6	助理进行的束缚	束缚板	语音控制	
7	用手捂嘴	口服镇静药	被动性束缚	
8	镇静	全身麻醉		
9	全身麻醉			
10	束缚板			

Modified from Patel M, McTigue DJ, Thikkurissy S, Fields HW. Parental attitudes toward advanced behavior guidance techniques used in pediatric dentistry. *Pediatr Dent*. 2016;38(1):30–36.

位群体比低社会地位群体更容易接受主动性束缚和TSD技术，但对使用束缚板和全身麻醉的接受度较低。Scott和Garcia-Godoy[73]发现，西班牙裔家长对于口头技巧（例如，TSD和语音控制）持有积极态度，但对于身体管理技术（例如，束缚板、用手捂嘴和主动性束缚）持不赞同的态度。

第三方报销

对于牙医而言，一个担忧是缺乏报酬来补偿其有效管理儿童患者行为所需的时间和技能。第三方保险公司在实践决策中扮演着越来越具有影响力的角色，他们对不能被衡量的服务的支付持怀疑态度[49]。这种态度将如何影响牙医行为引导技术的选择暂时还不清楚。针对年幼儿童进行全身麻醉下牙科治疗的第三方报销在很大程度上取决于各州的规定。目前，37个州要求医疗保险覆盖必要时的全身麻醉下牙科治疗[128]。

知情同意

知情同意是确保父母充分知晓治疗方案、风险、益处和替代方法，并成为口腔护理计划积极参与者的关键。医学社会学家已经注意到，随着消费者主义立场的转变，父母在面对牙科治疗时，可能会被错误的医疗信息误导[49]。重要的是，父母必须完全理解和认同其孩子的治疗计划。Allen等人[129]发现，与视频或书面演示相比，口头传递儿童行为引导技术信息是确保父母感到知情并可能同意的最佳方法。

医生应该获得知情同意，书面记录知情同意优于口头同意[130]。但是，人们不应将签署表格误认为是真正的知情同意。知情同意是一种理解过程，依赖于医生的诚实沟通和父母的埋解。行为引导技术的虚假陈述可能导致父母–牙医关系的冲突，并产生法律后果[130]。

重要的是，牙医应该向父母明确孩子接受治疗所需的合作程度，并且父母应该明确哪些指导技术是可接受的。临床医生应该努力理解父母做出决定的原因，以便为患者和家庭量身定制治疗计划[67]。这些均需要投入大量的时间和耐心，否则在医疗服务提供者和患者之间缺乏良好关系时，医疗事故投诉的发生率会更高[131]。

通常只有父母或法定监护人可以为未成年患者提供知情同意。但是，一些州对解除监护权的未成年人提供了例外，因此临床医生必须了解他们所在地的法律。还要注意的是，知情同意可以随时被撤回，医生必须尽快遵守以安全地结束治疗过程[130]。

Adair等人[126]报告称，42%的儿童牙医会向父母提供一类说明表格，描述他们使用的一些行为引导技术。在这项研究中，大多数牙医并没有为大多数沟通技术获得同意，并对未麻醉儿童的被动性束缚和主动性束缚下治疗仅获得口头同意[126]。然而，目前的AAPD指南建议在使用束缚下治疗时应获得书面同意，并且最好在不同的时间获得。如果不可预测的行为需要使用束缚方式，建议立即采取干预措施以确保安全，然后应该获得书面知情同意，以及有关如麻醉等替代方法的同意（如果需要进一步治疗）[1]。注24.3显示了美国路易斯安那州立大学儿童牙科告知父母各种行为引导技术的方法。该表格附有一份独立的详细治疗方案列表。束缚下治疗、镇静和全身麻醉，需要获得额外的知情同意。

小结

婴幼儿的行为引导

30个月以下的孩子通常只能对简单的指令做出反应，例如，"坐在椅子上""张开嘴巴"[37]。在这个年龄，他们完全依赖于父母，语言表达能力有限。<2岁儿童的典型恐惧包括陌生人、大声的声音、突然的动作和跌倒。让父母参与是至关重要的，因为这个年龄段的孩子通常非常依恋父母。年龄较大的幼儿可以通过让他们看到和触摸物品来介绍诊疗环境[105]。这个年龄段的孩子通常在家长的膝盖上采用"膝对膝"的姿势进行检查，由牙医和家长进行轻柔的主动性约束（图24.6）。应该告知父母，这个年龄段的孩子可能不会配合治疗，即使是进行简单的检查。在进行任何干预之前，设定适当的行为期望是非常重要的。对这个年龄段的孩子进行龋齿治疗是很具有挑战性的，因为他们的应对技巧差，通常需要采用先进的管理技术。如果可能，应该使用临时修复技术或氟化物来控制龋损发展，直至行为改善。如果存在严重的龋齿，则需要采用先进的行为引导技术。

学龄前儿童的行为引导

这个年龄段的儿童（3～5岁）语言能力显著提高，这提高了基本行为引导的成功率[3]。7岁时，所有儿童应

路易斯安那州立大学口腔医学院儿童牙科知情同意信息

为了给您的孩子提供最佳的口腔护理，我们希望向您更详细地介绍儿童牙科的操作以及与此操作相关的风险。

患者管理

我们的目标是为每名孩子提供尽可能高质量的专业护理。如果孩子缺乏合作能力，以安全的方式提供高质量护理可能会很困难。我们将竭尽全力通过温暖、友善、亲切和理解来获得孩子的合作。儿童牙医使用了几种行为管理技术，以获得孩子的合作，消除干扰行为，或防止孩子因无法控制的动作而自我受伤。这包括：

1. 告知-演示-操作：牙医或助理告知孩子将要进行的步骤，在牙齿模型或孩子的手指上演示，然后在孩子的牙齿进行操作
2. 正向强化：牙医用赞美、称赞、拍肩膀或小礼物奖励显示合作行为的孩子
3. 语音控制：通过改变声音的音调和音量，转移干扰性孩子的注意力
4. 开口器：将装置放置在孩子的口腔中，以防止孩子的牙齿咬到牙科操作工具上
5. 牙医、牙医助理或父母固定孩子的手或头部：成年人控制孩子的身体以保持静止不动，以防孩子抓住牙医的手或尖锐的牙科工具。这是为了确保患者的安全

6. 束缚固定：将孩子放置在由布料和布带制成的束缚装置中。这是为了确保孩子不会因自己的动作而受伤。如果需要进行束缚固定，您孩子的医生将讨论具体的同意事项
7. 笑气镇静：通过鼻罩吸入N_2O（笑气），帮助紧张的孩子放松，并使他或她更能够耐受牙科治疗。孩子将保持清醒，但预计会感到放松和镇静。笑气在关闭后几分钟内从孩子的体内呼出。我们建议在孩子离开诊所时有成年人牵着孩子的手
8. 口服镇静药：如果其他行为管理技术无效，可能会建议使用镇静药以安全的方式帮助您的孩子接受优质的口腔护理。在未经您进一步了解并获得您的明确同意之前，您的孩子不会口服镇静药。如果您的孩子需要接受口腔治疗的镇静，您孩子的医生将讨论具体的说明和同意事项
9. 全身麻醉：牙医在医院手术室内给孩子实施口腔治疗时使用全身麻醉。在未经您进一步了解并获得您的明确同意之前，您的孩子不会接受全身麻醉。如果您的孩子需要接受口腔治疗的全身麻醉，医生将讨论具体的说明和同意事项

Modified from The LSU Health Sciences Center, School of Dentistry, New Orleans, LA.

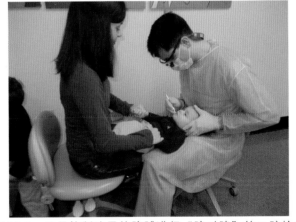

图24.6 父母控制孩子的胳膊进行"膝对膝"的口腔检查方式。

该在语言方面有足够的能力，除非在他们的心理发育中存在异常。Musselman[132]描述这些儿童善于表达，他们常常会为自己的衣服和行为感到骄傲。

在这个年龄段，牙医的清晰沟通至关重要。这些儿童可能需要比其他儿童更多的时间和耐心，但是效果通常比较显著。强调在TSD术前了解诊疗环境往往特别有益。这个年龄段的较小儿童可能会被椅子向后移动吓到，因此最好在介绍诊疗环境前将椅子置于仰卧位，或让牙医将椅子向后移动描述为"太空之旅"。这些患者最好能对单一指令做出回应，然后给予积极的强化。即使在这个年龄段，牙刷可能足以清除残留物，蘸有儿童牙膏的抛光杯可能会使孩子对涡轮手机的敏感性降低，

并有助于对后续牙科的操作更为接受。预约应该短而高效，以不超出孩子的应对和忍耐范围。

这个年龄段的孩子越来越希望能够自主独立，他们对自己取得的成就到自豪。4岁的儿童往往更为"专横"，可能更容易把他们的意志强加在体验上[132]。通过让孩子协助完成特定任务（例如，拿着镜子或棉球），或者通过分散注意力来增加合作程度。

学龄儿童的行为引导

学校为孩子提供了与父母分离、遵循陌生人的指令和增加合作度的经验。然而，这些新经验可能是孩子的压力来源，并在牙科环境中表现出来[132]。Nash[133]提出了与孩子进行有效沟通的3种技巧：①反思性倾听；②提示性语言（即"当嘴闭上时我看不到牙齿"）；③针对性表扬。此外，这个年龄段的孩子对游戏和幽默尤其敏感。玩游戏和讲笑话可以用来建立关系，使就诊过程更加愉快[134]。这些技巧适用于所有年龄段，但对于这个年龄段的孩子尤其有帮助，因为他们在与家庭外的成年人建立关系时会更加复杂。

青少年的行为引导

青少年是一群比较特别的治疗对象。他们正接近成年，拥有独特的个性，正在为建立和实现目标而努力。然而，将这一群体视为成年人是一个错误。青少年在同

伴、个人形象和争取独立方面面临着复杂的压力，他们在牙科椅上表现的行为通常受到诊疗环境以外事件的影响。青少年仍然可能会对牙科治疗感到害怕，此种情况下应以同情的态度进行沟通。用同理心倾听是最有效的青少年患者行为引导技术。已经证明，在治疗恐惧症的青少年中，物理性方法（例如，肌肉放松、深呼吸和渐进性暴露）是有效的方法[112]。

有过负面牙科经历儿童的行为引导

先前有过负面牙科经历的儿童对医生来说是最大的挑战之一。重要的是要从父母那里尽可能多地了解先前的经历。最好在孩子听不到的地方进行这次问询，以防止唤起过去的记忆，但这可能很困难，因为这些孩子通常需要父母在场给予支持。应该避免父母反复提醒孩子曾经负面的牙科经历，因为Barton等人[135]认为这些记忆并不会轻易被患儿唤起。这些询问的目的是尝试了解孩子的应对技能和性情，并避免过去的触发因素。

在与儿童交流时，强调诊所是一个适合儿童的愉快区域，表明您对治疗孩子的兴趣和信心。即使孩子没有牙科需求，例如，只是简单的检查和洁牙，也可以帮助消除恐惧，促进对这个环境的积极记忆。强调正在做一些新的和不同的事情，以便将孩子以前的经历与现在区分开来。再次强调，不应再次提及先前的经历。医生不应仅仅基于孩子在其他诊所的不良经历而立即采用先进的行为技术。有时，一个富有同情心的牙医在新环境中使用交流技巧可以成功治疗孩子，笑气也可以成为治疗牙科恐惧症患者的有效辅助方法。

有特殊医疗保健需求儿童的行为引导

面对有特殊医疗保健需求的儿童，需要额外考虑行为引导方面的问题。有特殊医疗保健需求的儿童常常被排除在许多评估非药物行为管理方面的研究之外，因此缺乏这方面的证据。不同的来源报告称，牙科预科教育不足以准备牙医治疗有特殊医疗保健需求的患者[136-137]。

在这种人群中进行牙科恐惧症评估是具有挑战性的，但有一项研究对一组患有认知、运动、心理和全身系统性疾病的成年人进行了调查，发现42%的人有一定程度的牙科恐惧症，而且经过精确评估发现照料者同样存在这类恐惧[138]。在病史中应该包含一个问题可以用来衡量儿童的智力发育或教育水平，以便让医生了解其

是否存在智力障碍。与主要照料者进行谈话是预测合作的最佳方式，问题应包括认知能力水平（例如，发育程度、年级水平）、在医疗环境中的合作情况、导致不合作行为的因素、安抚策略、按时服药情况、当前治疗以及其他有益的适应措施。在可能的情况下，还应询问孩子对牙科环境是否有任何顾虑。Marshall等人发现，在患有自闭症谱系障碍（ASD）的儿童中，家长报告的诸如如厕、刷牙、理发、学业成就和语言等因素能够预测对其进行牙科操作的合作程度[139]。

对于有特殊医疗保健需求的儿童，牙医需要在与他们交流时根据其认知发展水平选择合适的语言和表达方式。牙医不应该假设残障患者（例如，患有脑瘫的患者），就一定存在智力缺陷。对于患有ASD的患者，应用行为疗法可能会有所帮助，例如，根据口腔就诊相关的"社交故事"或图片书进行情境演习[140]。针对发育障碍的儿童，建议使用适应感官的口腔环境，例如，使用柔和的灯光和放松的音乐[141]。对于患有唐氏综合征等平衡障碍的儿童，如果将牙椅提前放平，他们可能会更容易接受。

使用简短的单一指示来进行行为引导技术，适用于有智力障碍的患者（注24.4）。利用熟悉的和重复的任务进行行为疗法已经在自闭症患者中取得了成功[142]。治疗的体位和沟通技巧，应根据不同的身体缺陷进行适当的调整。例如，佩戴墨镜会在视觉上限制患儿对周围环境的了解，可能会让有听力障碍的患儿感到不安[143]。

对于有特殊医疗保健需求的儿童，束缚下治疗是经常使用的一种方法，可以防止出现危险的行为。一些脑瘫患儿能接受这种方法，认为它能有助于限制不可控行为，但实施时必须小心谨慎，以免造成过度拉伸肢体。据研究报道，患有自闭症的儿童会在束缚下治疗表现

注24.4　与有智力障碍的患者的沟通方法

当有智力障碍的患者想要与您沟通时：
- 使用与之接近的沟通方式
- 消除干扰
- 使用陈述性句子
- 使用开放式问题
- 提供纠正性反馈
- 如有需要，重新表述问题

Data from Harper DC, Wadsworth JS. A strategy to train health care professionals to communicate with persons with mental retardation. Acad Med. 1991;66:495-496.

出更好的合作程度[144]。有特殊医疗保健需求的障碍儿童的父母可能比健康儿童的父母更容易接受束缚下治疗的方法[145]，尽管一项研究发现，在治疗方法的接受度上，残疾儿童的父母与完全健康的儿童的父母之间几乎没有差异[146]。如果过去曾经使用过此类方式，父母们的接受度可能会更高[147-148]。

与所有儿童一样，决定使用束缚下治疗时必须仔细考虑，并且父母必须获得所有必要的信息，以便做出知情同意。对于需要进行大量治疗的不合作患者，应使用药物管理。

总结

Sheller先生很好地总结了儿童牙医的工作，他说："儿童牙医的任务与前一代人相同：对无论是合作的、不合作的甚至是抗拒的儿童进行精确的牙科治疗。"[49]行为引导是一门艺术，它涉及诸多方面（例如，儿童和牙医的气质、家长的态度以及不同的治疗需求），需要创建一个最佳的治疗计划以最好地满足儿童的需求。

第25章
儿童和青少年牙周疾病
Periodontal Problems in Children and Adolescents

WILLIAM V. STENBERG, JR.

章节概要

儿童和青少年受到各种牙周疾病和状态的影响。牙龈炎是常见疾病，通常发生在青春期前后。牙周附着丧失或牙槽骨明显缺失在年轻患者中较为罕见，它可能由系统性疾病引起，也可能作为独立的牙科疾病。此外，牙龈解剖问题（例如，附着龈缺失），可在发育过程中显现，需要早期干预。

牙龈炎

牙龈炎的特征是牙龈组织炎症，无附着丧失或骨吸收。龈缘和龈沟牙菌斑生物膜中的细菌是始动因素[1]。

临床特征为牙龈红肿、探诊出血和水肿。在乳牙列早期，牙龈炎并不常见。低龄儿童牙菌斑附着较成年人少，对同等量牙菌斑的反应更小。因为牙菌斑内细菌成分不同，以及炎症发展过程中的反应变化不同。4～5岁儿童中50%有牙龈炎，随着年龄增长发病率上升；到青春期发病率基本接近100%。青春期后发病率迅速下降，直至成年[2]。有些儿童青春期时出现严重的牙龈炎症（图25.1）。青春期龈炎与类固醇激素升高有关，其牙龈肿大和肉芽肿性改变与妊娠期的特点类似[3]。青春期龈炎发病的高峰期女孩在10岁，男孩在13岁。12岁发生的广泛型牙龈炎，表现为＞15%位点探诊出血，可对儿童口腔卫生与日常生活产生负面影响。

局部因素可导致儿童牙龈炎。牙列拥挤和正畸装置使牙菌斑堆积而发展为牙龈炎。口呼吸使上颌唇侧牙龈慢性"脱水"，导致特征性的局限型牙龈炎（图25.2）。以红肿为典型代表的炎症好发于乳牙和恒牙萌出过程中[4]。

牙龈炎是可逆的，通过改善口腔卫生可恢复。适当大小的牙刷、迎合儿童口味的牙膏和牙线能增加儿童对口腔卫生的接受度。对于＜6岁的低龄儿童，口腔清洁需要家长的帮助；稍大一些的儿童，甚至青少年期儿童也会一定程度上受益于家长的监督协助。

牙龈肿大

慢性炎症性牙龈肿大

年轻患者长期牙龈炎会导致慢性炎症性牙龈肿大，可能是局部的或全身性的。如图25.3所示，当牙菌斑堆积在正畸矫治器周围时，或在因口呼吸而长期干燥的区域时，会导致牙龈肿大。牙龈乳头和边缘龈肿大的表现可以是牙龈组织红肿易出血，质地柔软易碎，表面光滑有光泽（图25.3A）；或是致密纤维化的，表面结节状（图25.3B）。当充分进行牙菌斑控制后，炎症性牙龈肿大会慢慢消退；组织纤维化这一类是例外的，它需要进行牙龈切除术。

药物性牙龈肥大

某些全身性药物长期使用会导致牙龈组织过度生长（图25.4）[5]。包括抗惊厥药苯妥英钠（Dilantin）、免疫抑制剂环孢菌素和钙离子通道阻滞剂。增生的牙龈是无痛的，与慢性炎症性肿大的区别在于：它是纤维状、质硬、浅粉红色，通常很少出血。肥大首先发生在齿间区域，可能出现小叶状，逐渐扩散到龈缘。肿大可能会加重，甚至覆盖牙冠，干扰萌出或咬合。

药物性牙龈肥大发展缓慢，停止用药后会有缓解。牙龈肥大的易感性似乎有遗传倾向。肥大的严重程度受到口腔清洁程度和药物在牙龈中浓度的影响。如果不能停药或换药，考虑通过手术切除肥大牙龈，但有复发可能。手术的指征是牙龈外形影响美观、咬合不适或深牙周袋无法维持健康状况。牙龈切除术后不适需要谨慎考虑，对特殊患者（无法完全进行知情同意的）须仔细权衡潜在益处与术后不适的轻重。

解剖学异常

附着龈的发育和缺陷

牙齿萌出过程中会突破原有的角化龈带，之后的生长发育中，该牙龈带的宽度及其与牙齿的关系变化甚

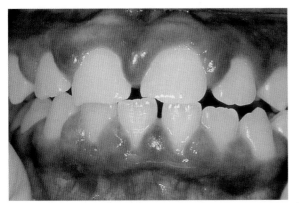

图25.1 一名13岁非裔美国男孩的青春期龈炎。牙龈的深色色素沉着是一种正常的种族特征。

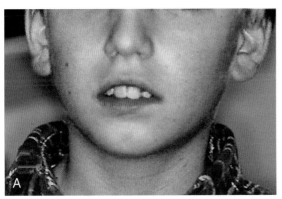
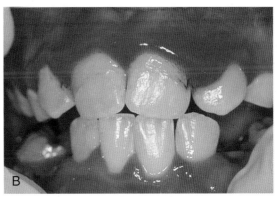

图25.2 （A）口呼吸的典型口部姿态。（B）由此引起的上颌唇侧牙龈炎。

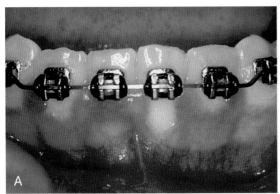
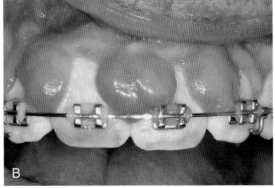

图25.3 （A）正畸矫治器引起的下颌切牙长期牙菌斑积聚导致牙龈增大（侧切牙与尖牙之间）。注意左下中切牙的龈缘不均匀，牙龈狭窄，无牙根暴露（"假性退缩"）。（B）正畸矫治器引起的牙龈肿大。

微。萌出路径的偏斜（例如，因乳牙拥挤或滞留），可能会导致附着龈带变窄。尤其当下颌切牙从牙槽嵴唇侧萌出时更为常见（图25.5）[6]。如果附着龈带非常窄，即使少量的附着丧失也会导致膜龈联合缺损（当牙周袋深度超过角化龈的宽度时就会发生），并可能出现退缩（例如，图25.5中的左侧中切牙）。唇侧错位牙齿引起的附着丧失和牙龈退缩被称为剥离。其他可能导致儿童和青少年牙龈退缩的因素包括不良习惯相关的自伤、口腔穿孔和无烟烟草的使用。

游离龈移植术或结缔组织移植术可用于稳定和修复有严重退缩的牙龈。移植物通常使用同种异体材料或患者腭部的组织。由口腔穿孔造成的舌侧退缩可以进行手术修复，但比唇侧牙龈移植的治疗更加复杂[7]。唇侧错位牙齿向牙槽嵴方向的正畸移动会使附着龈少量增加，并使牙齿处于牙周更稳定的位置。

系带

儿童患者的牙周检查应包括对系带的评估。它是具有封闭肌肉组织的黏膜褶皱，作为嘴唇和舌头与前颌骨和下颌骨这些不动组织的连接。3个主要系带是上唇系带、下唇系带和舌系带。畸形系带可能与生长发育不同阶段的多种问题有关。

异常系带也与各种综合征和非综合征相关。因此，建议临床医生仔细评估儿童患者的系带。增生性系带与Ellis-van Creveld综合征有关，女性多发性增生性系带可与口-面-指综合征有关。先天性系带缺失可能提示Ehlers-Danlos综合征。它也与婴儿肥厚性幽门狭窄有关。即使在健康的患者中，系带的外观也是多变的。因此，建议临床医生不要将系带作为诊断的唯一标准，而是将其与其他体征和症状联系起来。

上唇系带

上唇系带突出，通常伴牙齿中缝大，这在儿童中很常见（图25.6）。经常引起父母和医疗保健者的关注。一般来说，系带的手术治疗应推迟到上颌尖牙完全萌出后，因为它们通常会导致间隙的自然闭合。如果需要正畸治疗，手术的时机可以推迟到正畸治疗完成，并且只有出现美学或功能问题时才有必要。传统的治疗是Z形成形术，激光效果良好并且越来越多地用于治疗。

上唇系带也会使婴儿哺乳产生困难，这种情况被称为"唇结"。研究表明，上唇系带手术松解后，婴儿的进食能力显著提高[8]。

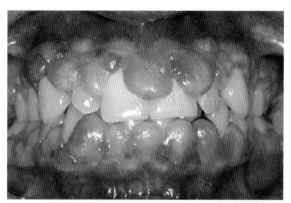

图25.4 一名青少年肾移植患者严重的牙龈肥大，继发于环孢菌素和硝苯地平治疗。

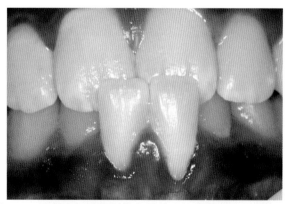

图25.5 下颌中切牙唇侧萌出导致牙龈宽度减小。由于牙菌斑积聚在难以清洁且附着龈不足的区域，左下中切牙出现局部牙龈退缩。牙龈的深色素沉着是一种正常的种族特征。

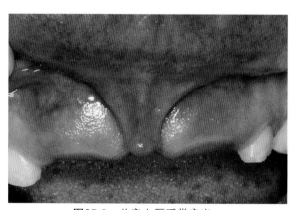

图25.6 儿童上唇系带突出。

下唇系带

下唇系带通常附着在下颌中切牙之间，位于附着龈下方。肥大的系带或游离龈边缘异常的系带附着，可能与牙龈退缩有关。治疗是针对附着龈的重建，而非系带本身。治疗方案包括牙周修整手术（例如，延伸前庭沟的游离龈移植或结缔组织移植）。术后系带附着到更根方的位置。这对于根面覆盖和牙龈稳定性方面非常有利，此外还能防止系带重新附着到游离龈边缘。

舌系带

舌系带过短（"舌结"）在儿童中很常见（图25.7）。约3%的儿童中，系带会限制舌头的正常运动（强直性舌炎），这会导致喂奶不适或喂奶困难，也会影响语言发育。一些研究表明，接受强直性舌炎治疗且先前存在语言困难的儿童在语言和语言评估方面有显著改善[9]。尽管舌系带切除术适用于有喂养问题的婴儿，但没有足够的证据建议对无症状患者进行预防性手术。如果不明确是否有问题，建议咨询语言学家。有时，舌系带过短会影响舌侧牙龈（图25.7）。治疗通常为系带延长术，可以用外科剪或激光进行。

牙周炎

明显的牙周附着丧失在成年人中很常见，被称为慢性牙周炎（以前被称为"成年人发病"牙周炎）。进行流行病学观察中发现美国20%的14～17岁的青少年存在一个或多个位点>2mm的附着丧失[10-11]。受累部位的数量和严重程度随着年龄的增长而稳步增加，这表明慢性牙周炎通常从青春期开始。慢性牙周炎对口腔清洁措施反应良好，在附着丧失少且未形成深袋的早期阶段容易控制病情。

吸烟是牙周炎的主要风险因素，儿童和青少年吸烟不限于传统烟草。电子烟的使用包括吸入未燃烧的、电蒸发的化学物质，含有尼古丁（被称为"电子烟"）。电子烟、水烟和管烟在年轻群体中的使用增长速度高于传统香烟。电子烟是目前初中生和高中生最常用的烟草产品[12]。糖果口味的电子烟会引起儿童对吸烟的强烈兴趣，而青少年一旦开始接触电子烟后，更有可能转为烟草并成为重度吸烟者。电子烟无害这种错误观念非常普遍，最近的研究表明，它与牙周破坏相关[13]。二手电子烟气溶胶对婴幼儿的影响尚不清楚，研究表明，这种接触也可能有害。电子烟的主要成分对幼儿是有毒的，从它们受青睐以来，向毒品控制中心打投诉电话的人数激增。超过50%的此类电话涉及≤5岁儿童[14]。

吸烟的物质不局限于烟草。随着最近医用大麻在许多州合法化，儿童和青少年使用有所增加。频繁使用大麻（Marijvana和Hashish）与牙周探诊深度增加、临床附着丧失增加以及重度牙周炎的风险增加有关[15]。吸入强效可卡因和其他非法药物也与牙周破坏有关[16]。牙周破坏的程度，烟草和其他精神活性药物对青少年大脑和身体发育的影响都值得关注。年轻患者牙周评估应关注现在和以往的吸烟情况，包括对非传统吸烟和其他烟草使用的详细询问，并提供适当的戒烟咨询和/或转诊。

侵袭性牙周炎

罕见的、进展迅速的牙周炎也影响健康儿童和青少年。侵袭性牙周炎有局部和全身两种形式，乳牙列和恒牙列均可发生。

恒牙列局限型侵袭性牙周炎

局限型侵袭性牙周炎（LAP），以往被称为局限型青少年牙周炎，其特征是恒切牙和第一恒磨牙附着丧失和牙槽骨吸收。影像学表现具有特征性（图25.8）。附着丧失发展迅速，进展速度是慢性牙周炎的3倍。LAP的炎症不像中性粒细胞减少症等系统性疾病相关的牙周炎那样严重，但炎症和牙菌斑聚集通常非常严重。这种疾病通常在青春期早期发现，但可能始于乳牙列（稍后讨论）。LAP的患病率约1%，在美国最常见发生在非裔美国人中。有些病例表现为常染色体显性遗传，LAP与

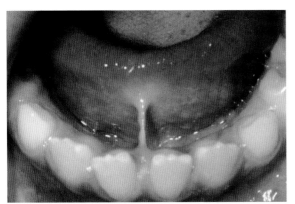

图25.7　儿童舌系带过短。注意系带与舌尖以及中切牙的舌侧牙龈的关系。

中性粒细胞趋化缺陷有关，可能发展为广泛型侵袭性牙周炎（GAP）。

尽管有遗传倾向，LAP与大量伴放线聚集杆菌的存在有关，并且治疗成功与根除该细菌密切相关。治疗包括局部刮治结合全身抗生素治疗和微生物监测。局部手术干预通常是治疗骨丧失必需的。口服四环素类药物有效，但由于可能导致骨骼生长延迟和恒牙变色，不适用于＜9岁儿童。单独使用甲硝唑或与阿莫西林联合使用能有效阻止疾病进展[17]。

广泛型侵袭性牙周炎

GAP发生于成年人和青少年。在年轻人中，疾病以往被称为快速进展性牙周炎[18]。GAP可能影响整个牙列，并且非自限性。GAP患者中发现大量牙菌斑聚集和牙结石，炎症较重。GAP与大量的伴放线聚集杆菌无关，其微生物特征更接近慢性牙周炎。应通过局部清创和全身抗生素来积极治疗。

乳牙列局限型侵袭性牙周炎

乳牙列LAP［以前被称为局限型青春前期牙周炎（LPP）］的特征是乳牙列中的局部附着丧失。它发生在无系统性疾病的儿童中。这种疾病最常见于磨牙区，可见局部双侧对称性附着丧失（图25.9）。在美国，乳牙列LAP常见于非裔美国人。通常伴轻度至中度炎症，牙菌斑堆积多于平均数。通常在乳牙列晚期或混合牙列早期首次发现。乳牙列LAP可能发展为恒牙列LAP。

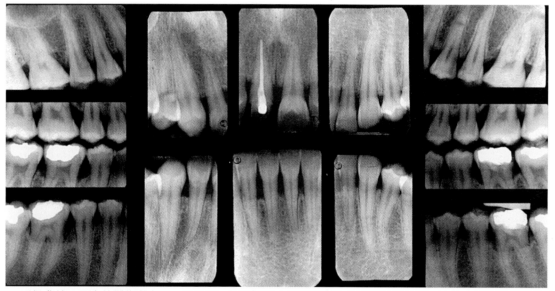

图25.8 局限型侵袭性牙周炎的影像学表现，显示第一恒磨牙和中切牙周围的典型骨缺损特征。注意中切牙的根管治疗。由于切牙的松动，这些患者的脱位性损伤很常见。

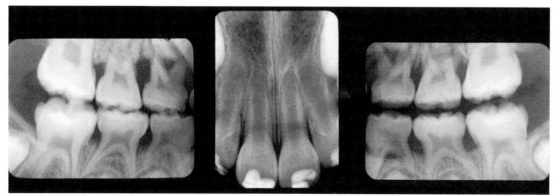

图25.9 局限型侵袭性牙周炎的影像学表现，显示了乳磨牙周围的骨缺损特征。在该患者中，疾病没有发展到恒牙，这种情况发生较少。

乳牙列LAP与细菌感染和特定但轻微的宿主免疫缺陷有关。有些病例与系统性（遗传性）疾病有关。抗生素治疗结合局部刮治是一种有效的治疗方案。甲硝唑是治疗乳牙列LAP的首选抗生素，四环素类药物禁用。

坏死性溃疡性龈炎/牙周炎

坏死性溃疡性龈炎/牙周炎的特征是牙龈疼痛迅速发作，伴牙间和龈缘坏死及溃疡。在北美和欧洲，发病率在青少年晚期和20岁初期达到峰值；在欠发达国家，幼儿中很常见。营养不良、病毒感染、压力、睡眠不足和吸烟是诱发因素。坏死性溃疡性龈炎/牙周炎与大量的螺旋体和中间普氏菌有关。局部刮治通常能快速缓解病程，体温升高的患者需要使用青霉素或甲硝唑进行抗生素治疗。

反映系统性疾病的牙周炎

儿童早期牙周附着丧失通常是系统性疾病的征兆。牙周炎发生在免疫系统缺陷所致的易感染的情况[例如，白细胞黏附缺陷（LAD）或中性粒细胞减少症][1]，低磷酸酯酶症等附着组织发育缺陷，或白血病等肿瘤细胞侵袭。

糖尿病

胰岛素依赖型和非胰岛素依赖型糖尿病患者牙周炎风险均升高，发病时间早[19]。多达10%~15%的青少年胰岛素依赖型糖尿病患者患有严重的牙周病。代谢能力下降增加牙周炎的风险，而未治疗的牙周炎反过来恶化糖尿病的代谢。有效的牙周炎预防方案和早期诊断治疗对糖尿病患者的整体健康至关重要。

唐氏综合征

唐氏综合征患者对牙周炎易感。大多数唐氏综合征患者在30岁时会出现牙周炎，并且可能早发乳牙列期[20]。这些患者的牙菌斑指数很高，但牙周破坏的严重程度超过了局部因素所致的严重程度。唐氏综合征患者的多种轻微免疫缺陷可能是牙周炎易感性增加的原因。下颌前部区域严重牙龈退缩及系带附着过高在唐氏综合征中也很常见。

低磷酸酯酶症

低磷酸酯酶症是一种遗传性疾病，其骨碱性磷酸酶缺乏或有缺陷。低磷酸酯酶症的表型变异大，从乳牙早失到导致新生儿死亡的严重骨骼异常[21]。一般来说，症状出现得越早，疾病就越严重。在轻症时，乳牙早失可能是首个也是唯一的临床症状（图25.10）。早期牙齿缺失是牙骨质形成缺陷的结果，牙骨质形成会影响牙齿与骨骼的附着。目前还没有有效的治疗方法，但恒牙预后良好。通常情况下，乳切牙在4岁前脱落，其他乳牙受到不同程度的影响，而恒牙列正常。通过在血清样本中发现低碱性磷酸酶水平，可以诊断低磷酸酯酶症。

白细胞黏附缺陷

LAD，也被称为广泛型青春前期牙周炎[22]，是一种罕见的隐性遗传性疾病，这类患者容易受到细菌感染（例如，牙周炎）。通常在牙齿症状出现前，该疾病由于皮肤脓肿、复发性中耳炎、肺炎和其他软组织细菌

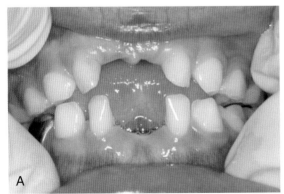
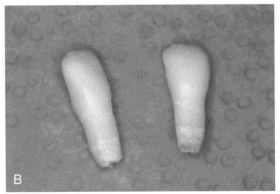

图25.10 （A）一名4岁儿童的牙列，该儿童因低磷酸酯酶症而早失上下中切牙。（B）下颌切牙13个月时脱落。注意牙齿脱落时牙根发育不完全。

感染的发病而获得诊断。牙齿症状在乳牙列早期即可出现。几乎所有牙齿都有快速进展的骨丧失和明显的炎症反应。严格的口腔卫生措施有助于控制与LAD相关的牙周炎。

中性粒细胞减少症

中性粒细胞减少症是一种血液病，其特征是血液和骨髓中中性粒细胞数量减少或完全消失。除了对复发性感染（例如，中耳炎或气道和皮肤感染）的易感性增加外，中性粒细胞减少症患者通常患有严重的牙龈炎和明显的牙槽骨丧失。牙周治疗包括严格的局部措施来控制牙菌斑，但患者很少能够保持预防牙周病发生、发展所需的口腔卫生水平。

Papillon–Lefèvre综合征

Papillon–Lefèvre综合征是一种罕见的疾病，其症状是乳牙列或混合牙列中出现严重牙周炎。属于遗传性疾病，在临床检查中很容易发现手掌和脚底角化过度。严重的炎症和快速的骨丧失是其牙周炎的特征。治疗包括积极的局部措施来控制牙菌斑形成。据报道，抗生素治疗在儿童中取得了良好的效果[23]。

组织细胞增多症

朗格汉斯细胞组织细胞增多症（LCH），曾被称为组织细胞增多症X，是一种罕见的儿童疾病，表现为骨骼、皮肤、肝脏和其他器官的组织细胞浸润。在10%～20%的病例中，最初浸润区域发生于口腔，常见下颌骨。典型的表现是牙龈肿大、溃疡、牙齿松动和牙槽骨膨隆，以及X线片上离散的骨破坏性病变。LCH可以通过活检进行诊断。治疗包括局部措施（例如，放疗和手术切除病变），以及全身化疗治疗播散性疾病。早发播散性疾病的预后很差，死亡率超过60%。另外，轻度局限型LCH预后良好。LCH的病损和局部治疗措施可能导致牙齿缺失或牙齿发育停滞。

白血病

白血病是儿童期最常见的癌症。急性淋巴细胞白血病（ALL）最常见，预后最好。急性髓细胞白血病（AML）约占儿童白血病的20%，长期生存率较低。AML表现为白血病细胞浸润引起的牙龈肿大。而ALL通常不会发生这些表现。与牙龈肿大相关的病损呈蓝红色，有时可能侵犯骨骼。除了牙龈病变外，患者还可能出现发烧、乏力、牙龈或其他部位出血，以及骨骼或关节疼痛。AML可以通过血细胞计数诊断，表现为贫血、白细胞异常和分类异常以及血小板减少。

儿童牙周检查

医生应在口腔检查时评估儿童和青少年的牙周健康状况。检查牙龈组织是否发红、水肿、出血或肿大。口腔卫生情况可以通过牙菌斑指数进行评估，牙菌斑指数用于监测和记录口腔卫生情况。牙菌斑显示剂可作为口腔卫生指导工具。牙结石在年轻患者中不像在成年人中那么常见，但在约10%的儿童和1/3的青少年中有发现。在定期检查中，应检查患者是否有牙结石，如有发现及时清除。

在恒牙萌出后，应通过牙周探诊确定附着水平。对恒切牙和第一恒磨牙的探诊可帮助筛查LAP。由于萌出的牙齿可以一直探到釉牙骨质界处，因此混合牙列中的短暂深袋是正常现象，需要与釉牙骨质界处的真性附着丧失相鉴别。

当进行影像学检查时，应观察骨水平。正常的牙槽嵴高度在釉牙骨质界下1～2mm[24]。恒牙萌出后，还应检查患者附着龈宽度有无不足和牙龈退缩情况。

第26章

乳牙列间隙保持
Space Maintenance in the Primary Dentition

CLARICE S. LAW, HENRY FIELDS

总体考虑

乳牙列期牙齿缺失的治疗需要临床医生仔细考虑，适当或不适当的间隙保持可能会影响牙齿发育至青春期时期[1]。如果牙弓长度减少，乳牙早失可能会影响后续恒牙的萌出。另外，及时的干预可以为恒牙萌出留存空间。乳牙列间隙保持的关键是熟知需要解决哪类问题[2]。

乳牙列牙齿早失从前牙（切牙和尖牙）和后牙（磨牙）两个角度来考虑。这两个区段牙齿缺失的原因和治疗方法各不相同。前牙缺失主要由于外伤和龋齿导致。这个年龄段的儿童仍在发展大运动技能，因此乳切牙外伤很常见。此外，尽管预防性措施不断跟进，但仍有一些儿童患有低龄儿童龋[3-4]。龋病会导致前牙和后牙缺失。多数后牙缺失是由龋病引起的，很少因外伤导致。由于继承恒牙几年后才会萌出，即使牙齿脱落后没有迅速发生间隙丧失，间隙保持也是必要的。如果发生了间隙丧失，则需要进行综合评估，以确定是否需要重新获得间隙。这种类型的评估和决策在混合牙列的讨论中进行了描述（见第31章），因为大多数间隙获得的尝试都是在那时采取的。

乳切牙缺失的修复通常考虑4个因素：间隙保持、功能、语言和美观。几乎没有证据支持早期拔除乳切牙导致间隙丧失的观点[5]。剩余切牙间会有空间重新分布，但没有净空间丧失。直接证据是当乳牙列中存在发育间隙时，牙齿没有明显的移位。除外情况是乳尖牙萌出前切牙缺失，或者前牙区存在拥挤时，可能要考虑间隙丧失问题。

咀嚼功能差也是修复缺失乳切牙的原因。人们会对儿童的进食能力表示担忧，尤其是因早期婴幼儿龋导致的上颌切牙全部拔除的时候。几乎没有证据支持这种担忧。据观察，切牙缺失儿童并无进食问题，当给予合适食物时，孩子能够正常生长发育。

研究者将语言发育迟缓或发音不清作为修复缺失上颌切牙的条件。如果孩子刚刚开始学说话时就掉了数颗牙齿，可能会导致发音异常。许多音节是在舌尖接触上颌切牙舌面时发出的，如果这些牙齿缺失，可能会发生不当的语言代偿。如果孩子已经掌握了发音技能，乳切牙早失就不重要了，因为任何可能出现的语言问题都是暂时的，当恒切牙萌出时就会好转[5]。

修复缺失的乳切牙最直接的原因是美观。关于幼儿对牙齿美学态度的文献结论是有争议的[5]。然而，父母可能更关注美观问题。修复的难点在于父母希望修复牙齿，但孩子的合作程度不允许医生制作和放置矫治器。如果父母没有修复缺失前牙的愿望，可以不进行修复。

由于创伤或龋病导致的乳尖牙缺失相对少见。由于这种情况非常罕见，不进行间隙保持是否会发生间隙丧失存在一些争议。如果临床医生担心未来的间隙丧失，在患者合作的情况下，可以放置带环丝圈式间隙保持器或可摘局部义齿。当恒侧切牙萌出时，保持器可能需要重新制作。如果未进行间隙保持，推测上中线或下中线可能会偏移到患侧，但是没有数据支持或反驳这一说法。

由于乳切牙的缺失通常与间隙丧失无关，单纯尖牙缺失也很罕见，因此在乳牙列期的间隙保持主要是为了保持乳磨牙间隙。拔除乳磨牙会导致间隙丧失。间隙远中的牙齿向近中移动；第二磨牙间隙丧失大于第一磨牙。一些证据表明，第一恒磨牙与对颌磨牙良好地咬合接触时，第一乳磨牙的缺失可能不会导致整体间隙丧失[6]。咬合接触可以预防磨牙倾斜或向近中移动。另外，第二乳磨牙早失具有很高的间隙丧失概率，因为第一恒磨牙近中移动不受限制。也有证据表明，早失磨牙近中的牙齿可以漂移到远中位；这种情况在第一乳磨牙中比在第二乳磨牙中更常见[7]。因此，近远中向都可能出现间隙或牙弓长度的丧失（图26.1）。如果邻面龋洞未经治疗导致邻间接触的缺失，甚至在不缺失乳牙的情况下发生间隙丧失。与之类似，当固连牙的邻牙由于失去邻面接触而倾斜萌出于固连的磨牙上时，也可能发生间隙丧失。

间隙保持依赖良好的修复材料。牙医应使邻面外形得到良好的修复。早期修复邻面龋可避免间隙丧失。然而，有时深龋使牙齿无法进行理想的修复，间隙丧失不可避免。如果牙髓组织炎症，也应进行牙髓治疗并尽可能保存牙齿，因为天然牙优于任何间隙保持器；它功能齐全，大小适当，脱落时机适合。在固连的情况下，先保留牙齿直至间隙丧失难以避免；之后对其进行拔除并保持该间隙。在乳牙列期，固连牙齿的垂直向生长是受限的。

乳牙列期早失的牙齿可能会导致继承恒牙迟萌。这意味着要在较长时间内对保持器进行复查、调整或更换。保持器的基牙可能会脱落或干扰邻牙萌出。由于保持器影响了口腔卫生维持，基牙也有更大的龋坏和脱矿风险。在制订治疗计划时应考虑这些方面。

间隙保持装置

《牙科手术规范和术语》（编码）CDT 2017列出了4类间隙保持器[8]：单侧固定式、双侧固定式、单侧可摘式和双侧可摘式。使用这些装置的牙列阶段没有特殊性。单侧间隙保持器用于单一牙齿缺失时进行间隙保持。单侧固定间隙保持器包括带环丝圈式、全冠丝圈式以及远中导板式。然而，远中导板式在CDT中有一个不同于单侧固定式间隙保持器的编码。文献中很少提到单侧可摘式间隙保持器，原因是它们体积小，要注意谨慎使用。双侧间隙保持器用于保持两颗相邻牙齿的间隙，或者在同一牙弓内不同象限缺失一颗或多颗牙齿的情况下。双侧固定式间隙保持器包括Nance弓间隙保持器、腭弓（TPA）、被动舌弓或舌下托。双侧可摘式间隙保持器比可摘式单侧保持器常用，尤其在多颗牙齿早失的情况下，包括改良Hawley保持器。

单侧固定式间隙保持器

乳牙列中最常见的间隙保持器是带环丝圈式间隙保持器。它用于第一恒磨牙萌出前后保持单侧第一乳磨牙缺失的间隙（图26.2）。它由粘接在第二乳磨牙上的带环和与乳尖牙的远中邻面接触的丝圈组成。该间隙保持器可抵抗第一恒磨牙萌出时发生早期近中移动以及尖牙远中移动的力。带环丝圈式间隙保持器也可用于第二磨牙早失，这时要求第一恒磨牙完全萌出以安置带环。有时，反向带环丝圈式间隙保持器用来保持第二乳磨牙的缺失间隙。它的带环固定在第一乳磨牙上，丝圈向近中延伸至恒磨牙近中邻面。总体来说，带环丝圈式间隙保持器价格便宜且易于制造。缺点为放置后需要持续的

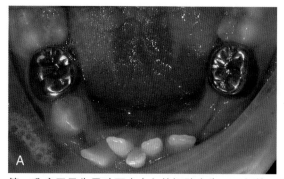
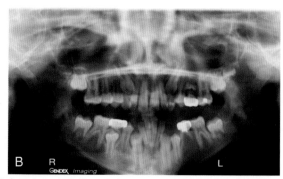

图26.1　第一乳磨牙早失导致两个方向的间隙丧失。下颌第二乳磨牙向近中移位，乳尖牙向远中移位，但下颌牙弓主要为从后部向前方移动。（A）双侧间隙均有丧失。（B）全景片显示，患者右侧尖牙和两颗前磨牙萌出空间有限。左下第二前磨牙是缺失的。

复查和护理，并且不能恢复缺失牙的咬合功能。

带环丝圈式间隙保持器也常用于恒切牙萌出前的双侧乳磨牙早失（图26.3）。关于这一点将在后续关于双侧固定式间隙保持器的内容中进行详细讨论。全冠丝圈式间隙保持器是带环丝圈式间隙保持器的一种变体，不强烈推荐。全冠丝圈式间隙保持器需要预备基牙试戴不锈钢全冠，然后将金属丝直接焊接到牙冠上。全冠丝圈式间隙保持器的保养和维护比带环丝圈式间隙保持器更困难，如果有损坏或需要修改（例如，焊点脱落或钢丝松动），无法在口内直接修复，必须去掉牙冠，然后重新试戴新的牙冠以及焊接丝圈。用不锈钢预成冠修复基牙，然后制作适合牙冠的带环丝圈要容易得多。

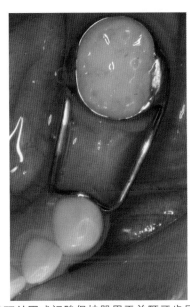

图26.2　带环丝圈式间隙保持器用于单颗牙齿早失后间隙保持。第一恒磨牙萌出前后第一乳磨牙单侧缺失时，应使用带环丝圈式间隙保持器。丝圈由0.036英寸的圆丝构成，焊接到带环上。

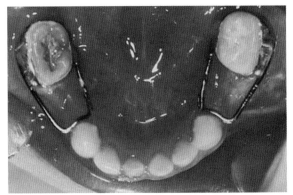

图26.3　如果双侧下颌第一乳磨牙早失，并且恒切牙没有萌出，使用双侧带环丝圈式间隙保持器来保持间隙。不建议使用舌弓，因为它可能会干扰下颌恒切牙的萌出。

远中导板式间隙保持器用于维持在第一恒磨牙萌出前早失的第二乳磨牙的空间（图26.4）。如果第二乳磨牙早失，未萌出的第一恒磨牙会在牙槽骨内向近中方向移位。近中移位的结果是牙弓长度减小和第二前磨牙阻生。

远中导板式间隙保持器存在一些问题：第一，由于其悬臂设计，只能维持一颗牙齿的间隙。第二，第一乳磨牙牙冠的咬合接触使带环的正确佩戴变得困难，并增加了带环断裂的风险。有时，将不锈钢预成冠的顶部切掉，并将龈缘修剪成带环这种改良方式能有较好效果。第三，由于不能承受应力，咬合功能恢复不佳。最后，组织学检查显示，放置保持器后不会发生完全上皮化[9]。由于上皮不完整，有系统性疾病患者和感染性心内膜炎风险的患者禁用远中导板式间隙保持器。

远中导板式间隙保持器有一些变体。它也可以设计为全冠和远中导板的形式。如同全冠丝圈一样，全冠远中导板这种形式同样难于调改和修复。前面描述的反向带环丝圈式间隙保持器可以用作远中导板式间隙保持器的替代品，保持器的设计是丝圈的金属丝大致位于缺失第二乳磨牙远中表面所在的软组织上（有时具有轻度压力）。目的是最大限度地减少未萌出第一恒磨牙的近中移动。到目前为止，已有多份病例报告，但没有临床实验支持这一方法。

双侧固定式间隙保持器

用于维持乳后牙间隙的第二类保持器即双侧固定式间隙保持器。当同一牙弓两个象限内的牙齿缺失或一个象限内有多颗牙齿缺失时，建议使用这种间隙保持器。

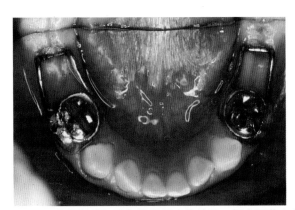

图26.4　远中导板式间隙保持器用于维持第一恒磨牙萌出前早失的第二乳磨牙间隙。不锈钢导板焊接到带环和0.036英寸钢丝的远端；导板放置于未萌出第一恒磨牙的近中边缘嵴下方1mm处。导板部分用于引导第一恒磨牙的萌出。

在混合牙列期，通常应用下颌舌弓。由于恒切牙牙胚在乳切牙的舌侧发育，乳切牙舌侧的金属丝可能会干扰恒切牙的萌出，因此不建议在乳牙列中使用下颌舌弓（图26.5）。当下颌双侧牙齿缺失时，建议使用两个带环丝圈式间隙保持器。当恒磨牙和切牙萌出时，可以考虑用舌弓替代带环丝圈式间隙保持器。

上颌双侧固定式间隙保持器可以应用在乳牙列，因为保持器的结构远离切牙。包含两种类型的舌侧保持器——Nance弓和TPA。这些保持器用一根金属丝（0.036英寸）将双侧缺牙远中的乳牙上带环进行连接。这两种保持器的区别在于金属丝在腭部的位置。Nance弓包含一个丙烯酸基托，放置在腭皱襞上。但是丙烯酸基托可能会刺激腭部组织。TPA是由一根金属丝制成，它可以横跨腭部而不接触黏膜（图26.6）。TPA是一种简便容易制作的保持器，但许多临床医生认为它会使牙齿近中移动和倾斜，从而导致间隙丧失。

双侧固定式矫治器也可以是拔除切牙的儿童的选择（图26.7）。人工牙固定在从磨牙带环舌侧向前延伸的部分，替代缺失的前牙。这些矫治器通常被称为Groper固定前桥或儿童局部义齿，它既解决美观问题，也在拔除后牙后达到间隙保持目的。由于恒切牙比尖牙和前磨牙萌出快得多，在混合牙列中，具有美学效果和后牙间隙维持双重功能的保持器方案并非首选。

可摘式间隙保持器

可摘式间隙保持器是维持乳牙列间隙的第三类保持器（图26.8）。与双侧固定式保持器类似，可摘式保持器通常用于一个象限内缺失多颗牙齿时。可摘式保持器通常是唯一的方案，由于患者没有合适的基牙，或者远中导板式和带环丝圈式保持器的悬臂设计无法承受跨越两颗牙齿的咬合力。可摘式间隙保持器可以替代双侧固

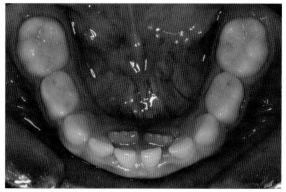

图26.5 下颌恒切牙的舌侧萌出并不罕见。下颌舌弓不建议用作乳牙列的间隙保持，因为它可能会干扰切牙的萌出。当下颌第一乳磨牙早失时，建议使用双侧带环丝圈式间隙保持器。

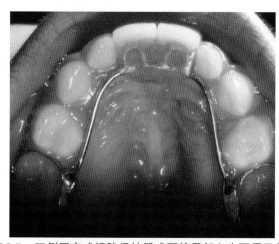

图26.7 双侧固定式间隙保持器或可摘局部义齿可用于替换乳牙列缺失的前牙。在大多数情况下，局部义齿的放置是出于美观的原因，而不是为了防止牙弓前部的间隙丧失。

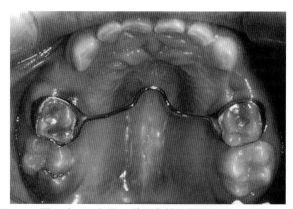

图26.6 腭弓（TPA）是一种固定的舌侧矫治器，用于在上颌双侧后牙缺失后间隙保持。TPA比Nance弓保持器更利于口腔清洁，因为它只由0.036英寸的腭侧金属丝构成。但是，它会使基牙向近中移动和倾斜，导致间隙丧失。

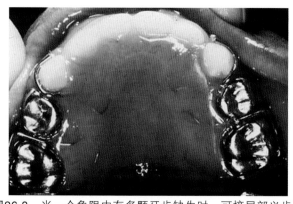

图26.8 当一个象限中有多颗牙齿缺失时，可摘局部义齿用于保持乳牙列的间隙。这种保持器可替代舌弓，以牙齿做支持。在该患者只有前牙进行了修复。

定式间隙保持器来修复缺失的切牙。局部义齿不仅可以修复一颗以上缺失牙，还可以恢复咬合功能。

间隙保持器的两个不足是固位和接受性。由于乳尖牙没有深倒凹来固位卡环，会发生固位困难。如果单侧多颗牙齿缺失，可以通过在牙弓对侧放置固位卡环来解决固位问题。但是，如果双侧多颗牙齿缺失，固位问题几乎是不可避免的。

接受性问题与固位问题密切相关。3~6岁的儿童难以戴用不合适的保持器。有些儿童不能容忍矫治器固位的装置。只能推迟到恒磨牙萌出后，用舌弓进行间隙保持。局部义齿适时需要调整卡环和重衬丙烯酸基托以保持良好的固位，并且不能妨碍下方或相邻恒牙萌出。多数情况下儿童佩戴保持器时是配合的，但不能有效清洁保持器及其下方的硬组织和软组织，导致龋坏、组织敏感和增生。

制作和加工注意事项

固定式间隙保持器常规需要2~3次就诊过程。如果磨牙邻间接触紧密，第一次就诊需要分牙。如果有牙间隙，第一次就诊直接试戴带环并获取印模。最后一次就诊是戴入保持器。

制作固定间隙保持器的第一步是在基牙上选择并安装合适的带环（图26.9）。随后制取带有带环的基牙和缺牙区的印模。印模常用藻酸盐印模材料。单侧间隙保持器可使用1/4弧形托盘。根据加工中心或技工室的习惯，后续步骤存在差异：一种是使用去带环钳将带环从牙齿上取出，在印模中固定。用石膏灌注的印模，带环保持在模型上应有的位置。另一种方法是在取出带环的情况下灌注模型，并将适当尺寸的带环送到技工室，由加工人员固定在模型上。其他方法是临床中只制取印模，带环在技工室中试戴安放，并制作保持器。也可以使用口内扫描。数字扫描提供的信息用以打印三维（3D）模型，在模型上制作保持器。牙医、技工或商业加工中心将0.036英寸钢丝弯制成形并焊接到保持器适当位置上。

间隙保持器粘接通常在下一次就诊时完成。首先，对其进行试戴并调整。彻底清洁带环的内部，沿着龈缘放置水门汀。如果水门汀从𬌗面边缘放置，则会造成水门汀与牙齿之间的空隙。接下来，将基牙清洁干净，吹干，粘固带环并清除多余的水门汀。水门汀的选择较多，建议使用玻璃离子水门汀。这种类型的水门汀会缓慢释放氟化物，保护牙齿避免脱矿。每6个月检查1次保持器确保适合，水门汀粘接剂存在，基牙无松动。恒牙萌出是保持器去除的指征。

远中导板式间隙保持器有一些变体。该间隙保持器的印模制取可在拔除第二乳磨牙后，也可在拔除前。在前一种情况下，如果拔除部位黏膜已经愈合，则在放

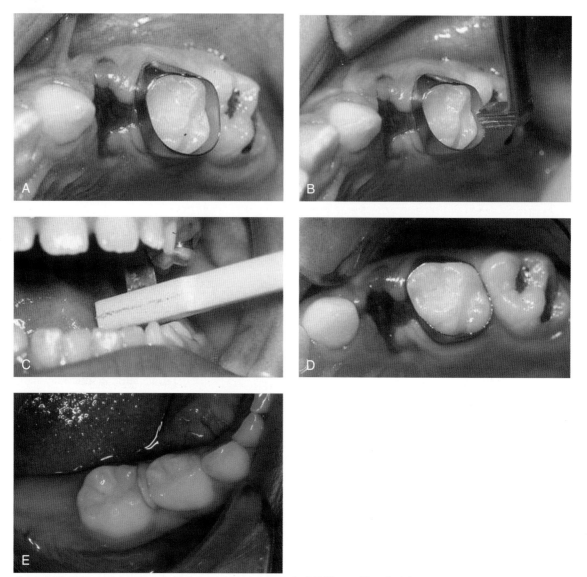

图26.9 （A）制作带环丝圈式间隙保持器的首要步骤是在基牙上试戴带环。带环的选择是一个多次试戴的过程，直至带环可以用手指轻按在牙齿上。（B）用带环推子（Band pusher）将带环放置在理想的位置。牙医应保持良好的支点和保护，因为推子滑脱可能会导致硬组织和软组织损伤。（C）最终的咬合位置是通过带环咬子（Band biter）实现的。在上颌，带环咬子应放置在带环舌侧远中部位；在下颌，带环咬子应放置在颊侧远中部位。（D）合适的带环位于近远中边缘嵴下方约1mm处。（E）如果邻接关系过紧使带环无法正确就位，则应放置正畸分牙器。分牙器在7~10天拆除，再试戴带环。

置保持器时必须切开牙龈。在后一种情况下，模型需要进行调改以模拟第二乳磨牙缺失，但在手术时将其放置在拔除部位更加直接方便。保持器的结构类似带环丝圈式间隙保持器。第一乳磨牙上安置带环，金属导板延伸到原第二乳磨牙远中的接触区。不锈钢导板焊接到带环的远端并放置在拔牙部位，引导第一恒磨牙萌出到适当位置，应位于未萌出第一恒磨牙近中边缘嵴下1mm的位置。磨牙萌出后，可以切断延伸部分，或者另行制作一个新的带环丝圈式间隙保持器。为了确保不锈钢导板处

于正确的位置和靠近第一恒磨牙，建议在粘固之前进行根尖片拍摄（图26.10）。

两步法保持器的另一种选择是预制式间隙保持器，它由带环丝圈式和远中导板式间隙保持器改良而来。预制式间隙保持器于口内试戴，可以节省椅旁时间和技工加工的费用。但是安装和放置保持器消耗更多时间，也需要添置新的材料器械。它是传统单侧间隙保持器的替代，但可能缺乏耐用性[10]。

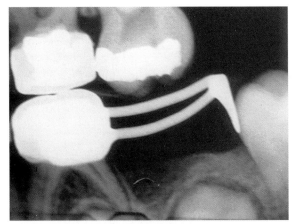

图26.10 建议在粘固远中导板式间隙保持器之前进行根尖片拍摄确保其在未萌出第一恒磨牙的正确位置。

总结

　　乳牙列的间隙保持应考虑前牙和后牙的间隙丧失。除美观因素外，早失的乳切牙通常不需要进行间隙保持。后牙间隙保持是必要的，当乳磨牙早失且间隙足够时，应进行间隙保持。带环丝圈式间隙保持器使用频率最高；根据其他不同的情况使用其他类别的保持器。合适的间隙保持能够防止后续排齐和拥挤的问题。

第27章
口腔不良习惯
Oral Habits

CLARICE S. LAW, JOHN R. CHRISTENSEN, HENRY FIELDS

章节概要

在临床检查中，3~6岁是口腔不良习惯发生率较高的年龄段。最常见的口腔不良习惯是吸吮手指或安抚奶嘴，通常在3~4岁的年龄范围开始时自发停止[1]。6岁时，大多数儿童开始过渡到恒牙列期，这使戒除不良习惯变得更加重要。因此，3~6岁年龄段是帮助孩子摆脱口腔不良习惯非常重要的时期。在本章中，我们将讨论各种与错𬌗畸形或口腔健康相关的口腔不良习惯。

吮拇或吮指习惯

吮拇或吮指习惯是最常见的口腔不良习惯。约2/3的儿童在5岁前停止吮指习惯。吮指的发生率从12个月大时约30%，下降到5岁时约10%[2]。如果这些习惯长期存在，可能会造成什么样的问题？非营养性吸吮引起的错𬌗畸形可能更多的是个体反应，而不是高度特定的因果关系。手指习惯可能导致的牙齿变化的类型随着施加在牙齿上的力的大小、手指在口腔中的位置（力的方向）、儿童养成习惯的时间（频率每天的小时数）以及习惯持续的时间（以月或年为单位）而变化。

研究和临床经验表明，只需35g力就可以使牙齿倾斜[3]。很明显，儿童在吸吮过程中施加的力大小各不相同。一些人非常用力地吸吮，另一些人基本上是把手指放在他们的嘴。每天吮指的频率也会对牙齿移动产生影响。临床经验表明，每天4~6小时的用力可能是导致牙齿移动的最低限度[3]。因此，间歇性大力度吮吸的儿童可能根本不会产生太多的牙齿移动，而小力度但连续吸吮（超过6小时）的儿童可能会引起明显的牙齿变化，这与平衡理论是一致的。然而，吮吸的持续时间（以月和年为单位）可能在吮指习惯引起的牙齿移动中起着最关键的作用[1-2,4-5]。活跃的吮指习惯可导致的最常见的牙齿变化如下[3]：

1. 后牙反𬌗。

2. 前牙开𬌗。

3. 覆盖增大。

一些研究也报道了尖牙和磨牙关系的变化，但它们的出现频率并不相同。

与后牙反𬌗相关的上颌牙弓狭窄可能是由于口腔肌肉和舌头之间平衡平衡的改变[1-2,4-5]。当拇指放在口内时，舌头被压向下，远离腭部。口轮匝肌和颊肌继续在上颌牙列的颊表面施力，特别是当这些肌肉在吸吮过程中收缩的时候。由于舌头不再从舌面施加平衡力，上颌后弓就会塌陷成反𬌗（图27.1）。

后牙咬合时，由于手指位于上下颌前牙之间，导致前牙开𬌗（图27.2）。这样会引起前牙无法完全或持续萌出，而后牙则可以自由萌出。前牙开𬌗也可能是切牙压低导致的。然而，对于持续性的不良习惯，抑制萌出比实际压低更容易实现。

切牙的唇舌侧移动取决于拇指或手指放置的位置以及口内手指的数量。一些人认为位置变量是一个与不良习惯的力和持续时间有关的混杂因素。通常，拇指放置在上颌切牙的腭面和下颌切牙的唇面，并施加压力（图

27.3）。一个吮指的孩子可以产生足够的力使上颌切牙唇倾，下颌切牙舌倾。

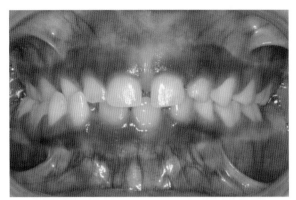

图27.1　该患者表现为右上后牙反𬌗。后牙反𬌗通常是吮指或安抚奶嘴习惯的副作用，因为舌头向下放移位，口轮匝肌和颊肌对上颌牙齿施加压力。上颌内侧没有舌肌施加平衡力时，后牙会出现反𬌗。

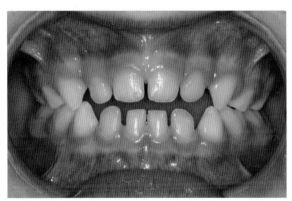

图27.2　该患者的前牙开𬌗是主动吮指习惯的直接结果。拇指的压迫阻碍了前牙的萌出，并使其向唇侧移位，后牙也出现被动萌出，导致了开𬌗的发生。真正的前牙挫入也有可能，但是很少见。

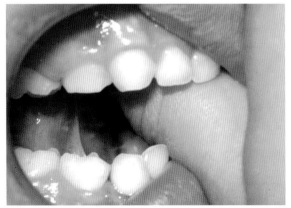

图27.3　大多数吮拇习惯，拇指会对上颌切牙的腭面和下颌切牙的唇面施加压力。这导致上颌切牙唇倾，下颌切牙舌倾，从而导致覆盖增加。

关于骨骼变化的数据尚不清楚。一些人认为上颌及其牙槽突会向前向上移动[6]。当然，如果牙齿移动，牙槽骨也会发生相应的变化。这一变化是否会影响上颌骨尚不清楚。在一项研究中发现，5岁儿童中，与没有吮指习惯的儿童相比，具有吮指习惯儿童磨牙远中阶梯的比例明显更高[7]。

治疗

治疗的时机必须仔细权衡。如果父母或孩子不想进行治疗，就不应该尝试。应该给孩子一个机会，在恒牙萌出之前自发地戒除这个习惯。如果选择进行治疗，一般在4~6岁进行。因为在学龄早期，学校的同龄人压力，会让许多孩子自发地戒除了这个习惯。只要在恒牙完全萌出之前戒除不良习惯，牙齿萌出的过程恒牙占据了新的位置，覆盖和开𬌗会自动减小。人们普遍认为，阻断吮指的习惯不会损害孩子的情绪发展，也不会导致习惯的替代。然而，在开始戒除习惯之前，牙医应该评估孩子的心理暗示。对于最近在生活中经历了压力变化的儿童来说（例如，新兄弟姐妹、父母分居或离婚、搬到新社区或换学校等），最好推迟戒除计划。根据孩子戒除习惯的意愿，有4种不同的治疗方法可供选择。重要的是要选择适合年龄和父母接受的方法，以增加治疗成功的概率。

咨询

咨询是最简单但应用范围最不广泛的方法。这涉及牙医和患者之间关于非营养性吸吮造成问题的讨论。这些成年人式的讨论集中在吮指引起的变化及其对美学的影响上。通常医生会根据儿童的成熟度和责任感向他们发出呼吁。显然，这种方法适合年龄较大的儿童，他们在概念上能够理解这个问题，而且可能感受到社会压力，要求他们戒除习惯。一些儿童会被这种方式打动，并成功地改掉了他们的习惯。

提醒疗法

提醒疗法，适用于那些想要戒除习惯但需要帮助的人。向孩子透彻地解释所有的治疗目的。将防水胶带固定在习惯吸吮的手指上，持续提醒孩子不要将手指放在嘴里（图27.4），直至习惯彻底戒除。有一些家长不愿用胶带来提醒孩子。他们担心在睡觉时绷带可能会脱

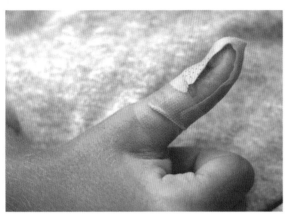

图27.4 可以在孩子的手指上绑上一两条胶带，提醒孩子不要把手指放在嘴里。绷带一直戴到孩子不再吮指为止。

落，孩子可能会吞咽或吸入胶带。因此，一些临床医生使用连指手套或套筒袜子来遮盖手指。这在睡眠时间特别有用。其他商业产品（例如，遮盖手部的衬衫或遮盖拇指的塑料袖子）也可以使用。另一种方法是在手指上涂上一种商用的苦味物质。然而，有时这种疗法被认为是一种惩罚，可能没有中性疗法那么有效。总而言之，提醒疗法通过改变孩子享受的吸吮感觉来发挥作用。

奖励制度

奖励制度是指孩子与父母之间或孩子与牙医之间签订合同，合同简单地规定，孩子在特定的时间段内停止不良习惯，会得到奖励作为回报。奖励不一定要奢侈，但必须足够特别，以激励孩子。父母和牙医的赞扬有很大的作用。孩子对项目的参与越多，项目成功的可能性就越大。参与包括当孩子在一段特定的时间内，例如，一个下午或一整天成功地避免了这个习惯时，可以在自制的日历上贴上贴纸。在指定的时间段结束时，对满足合同条件的孩子给予口头表扬（图27.5）。如果孩子利用这种不良习惯入睡，奖励制度就不那么成功了。奖励制度和提醒疗法经常结合在一起，以提高成功的可能性。

辅助治疗

如果在使用提醒疗法和奖励制度后习惯仍然存在，并且孩子真的有想要改掉这个习惯的意愿，可以使用辅助治疗，包括物理中断习惯并提醒患者的方法。这种类型的治疗通常包括用弹性绷带或类似物约束患者的手臂，使其不能松开并将手放到口内[8]。另一种治疗方法是在口内放置矫治器，使吮指变得困难，从而在身体上

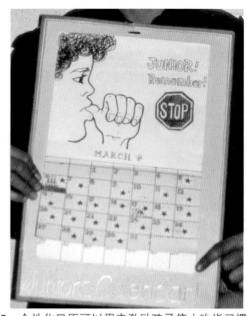

图27.5 个性化日历可以用来激励孩子停止吮指习惯。当孩子成功地避免了这个习惯时，会在日历上贴上星星。在1个月或一段特定的时间结束时，可以提供奖励和口头表扬。

阻止这种习惯。牙医应该向患者和家长解释，这种矫治器不是一种惩罚，而是一种永久的提醒，不要把手指放进嘴里。

弹力绷带通常只在夜间使用。绷带很严密贴合手臂，但不要太紧，从肘部以下到肘部以上的手臂上都缠着。材料的弹性（而不是紧密性）在孩子入睡时束缚手臂，并将拇指从嘴里移走，防止他或她在睡觉时养成这个习惯。几周内取得可能会取得效果。整个计划可能需要6~8周（曾有报道，手臂骨折的儿童在骨折固定治疗中戒除了吮指习惯）。

口内矫治器也是一种辅助治疗方法。最常用来停止吮指习惯的两种矫治器是四眼圈簧和腭刺。四眼圈簧是一种固定矫治器，通常用于扩大狭窄的上颌牙弓（非营养性吸吮的患者中伴后牙反𬌗）（图27.6）。圈簧放置在孩子吮指时手指放置的位置，可以提醒孩子不要将手指放在口内。四眼圈簧矫治器是一种多功能性矫治器，不但可以矫治后牙反𬌗，还能停止吮指习惯。

腭刺的设计目的是通过干扰手指的放置和吸吮的满足感来中断吮指的习惯。腭刺一般用于不存在后牙反𬌗的儿童。然而，对于使用四眼圈簧扩弓后仍没有戒除习惯的儿童，也可以将腭刺作为上颌扩弓后的保持器使用。腭刺包括第一恒磨牙或第二乳磨牙的带环和腭弓两

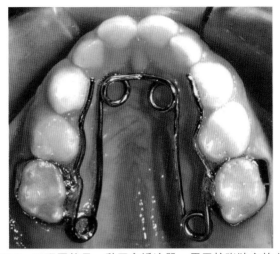

图27.6　四眼圈簧是一种固定矫治器，用于扩张狭窄的上颌牙弓。前部螺旋还可以提醒孩子不要把手指放进口内，从而抑制吮指的习惯。这种矫治器经常用于有主动吮指习惯和后牙反𬌗的儿童。

部分。制作时根据腭部的形态弯制一根粗大钢丝（至少0.038英寸），并焊接到磨牙带环上。额外的钢丝焊接到这个腭弓上，以形成栅栏样的障碍物。建议在制作矫治器时，同时制取下颌模型，以便检查是否存在咬合干扰（图27.7）。治疗时，需告知家长和患儿，在固定腭刺后，可能出现暂时性副作用。在戴用的最初几天，进食、说话和睡眠模式可能会发生变化。这些情况通常在3天至2周内消除。如果告知孩子矫治器只是一种有益的提醒，而不是惩罚，那么戒除不良习惯的心理影响就不是问题了[9]。矫治器的印记通常以凹痕的形式出现在舌头上。在拆除矫治器后，这一印记可能会持续长达1年。腭刺和四眼圈簧的主要问题是保持口腔卫生的相对

困难。这种矫治器会卡住食物，很难彻底清洁，可能会导致口腔异味和组织炎症。

其他矫治器也可以达到类似效果。Bluegrass矫治器是在腭穹隆顶部（和Nance弓相同的区域）放置特氟龙滚珠。这种矫治器更容易清洁，对进食和语言的干扰更小。据报道，它在戒除不良习惯方面像腭刺一样有效。鼓励患者用舌头转动滚珠，作为一种竞争习惯，从而减少了吮拇或吮指带来的满足感。Bluegrass矫治器的另一个优点是，如果存在水平向狭窄，它可以与W形弓联合应用（图27.8）。

不良习惯辅助戒除器应戴用6～12个月。临床医生应该让患者每隔1～2个月复诊1次，以监测不良习惯的戒除情况，并在必要时鼓励患者。腭刺通常会让孩子立即停止吮指习惯。但至少还需要坚持佩戴6个月才能完全戒除习惯[11]。四眼圈簧也需要至少6个月的治疗时间。反𬌗的矫治需3个月时间，同时还需要3个月进行稳定保持。一项对Bluegrass矫治器的回顾性研究发现，4名患者中有3名在36周时戒除了不良习惯[11]。

安抚奶嘴

延长的安抚奶嘴使用引起的牙齿变化与吮指习惯引起的变化基本相似（图27.9）。吮吸奶嘴的儿童经常会出现前牙开𬌗和上颌狭窄（伴后牙反𬌗）。上颌切牙的唇侧移动可能不像吮指习惯那样明显。商家开发出安抚奶嘴，他们声称这种奶嘴更像是母亲的乳头，而且不像拇指或传统的奶嘴那样对牙齿有害。研究结果并未不支

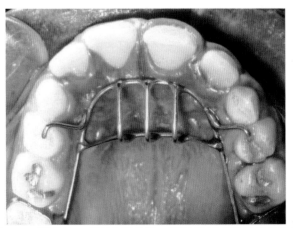

图27.7　腭刺是一种固定矫治器，通过机械干扰手指的放置和吮吸来停止吮指习惯。须告知家长，在戴用的最初几天，患儿可能出现进食、说话和睡眠模式暂时的障碍。

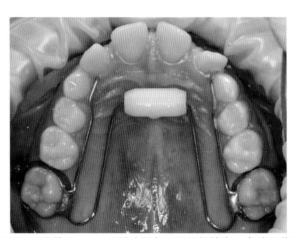

图27.8　这款Bluegrass矫治器与W形弓相结合，有助于停止吮指习惯，同时纠正因不良习惯而导致的后牙反𬌗。腭珠被放置在腭的前部，以破除吮指破习惯并训练舌肌。

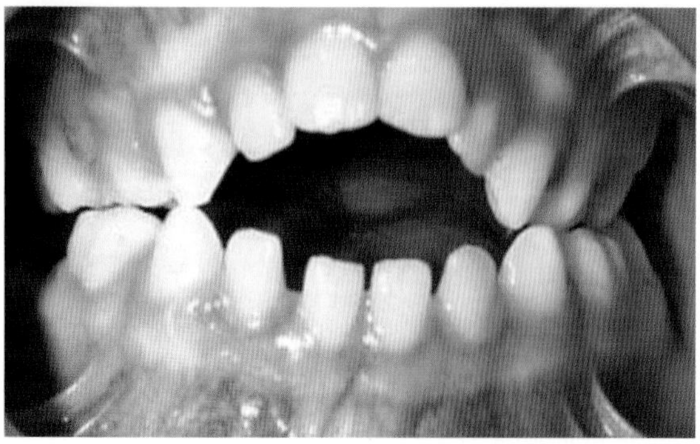

图27.9　安抚奶嘴可以产生与吮指习惯几乎相同的牙齿变化。前牙的唇腭移动通常不如与吮指习惯那么明显。

持这一说法[8,12-13]。安抚奶嘴习惯持续时间的增加与前牙开𬌗、后牙反𬌗的发生率增加[6]。这种习惯持续的时间越长，前牙开𬌗和后牙反𬌗的概率就越大。安抚奶嘴使用18个月后对牙齿的变化较小，但使用36个月后牙齿变化会变得更加明显。儿科医生和儿童牙科医生应该劝告父母在18～36个月停止使用安抚奶嘴[14]。

安抚奶嘴习惯似乎比吮指习惯结束更早。据报道，超过90%的安抚奶嘴习惯在5岁之前结束，在8岁之前100%结束[9]。从理论上讲，安抚奶嘴习惯比手指习惯更容易戒除，因为父母可以在与孩子讨论和解释后逐渐停止使用安抚奶嘴。很显然，这种形式的控制对于吮指习惯是不可能的，因此消除这两种习惯所需的患者依从性程度存在显著的差异。在少数情况下，孩子可能会停止使用安抚奶嘴，然后开始吮指。戒除随之而来的吮指习惯非常必要。

一些报告证明了早期使用安抚奶嘴与降低婴儿猝死综合征（Sudden infant death syndrome，SIDS）的风险之间存在关系。一项Meta分析研究支持在睡眠期间使用安抚奶嘴[15]。临床医生应与父母讨论安抚奶嘴在减少SIDS中的作用。早期使用安抚奶嘴可能是有益的，但婴儿应该在18～36个月停止使用，以防止牙齿变化。

唇习惯

涉及操纵嘴唇和口周结构的习惯被称为唇习惯。可能会引起牙科专业人员注意的有舔唇、咬唇和吮唇。它们对口腔结构的影响是不同的，对软组织或咬合都有影响。

舔唇是一种相对温和的习惯，对牙齿影响较小。舔唇最明显症状是嘴唇和口周组织发红、发炎、干裂（图27.10）。冬季干燥的季节好发，被称为舔唇皮炎。曾经一些临床医生试图使用矫治器来戒除这种习惯，但是几乎没有方法能有效地阻止这种习惯。治疗通常是姑息性的，仅限于滋润嘴唇。

咬唇被称为专注于身体的重复行为的习惯[4]。这些习惯原因不明，可能是遗传或神经生物学的原因。据估计，在美国3%的成年人中会发生这种习惯。咬唇和咬颊的行为常导致角化过度或溃疡和压疮，甚至感染。牙科的治疗是姑息性的；对于更严重的病例，需转诊进行认知行为疗法。

温和的咬唇形式和相关的吮唇习惯通常不会导致牙齿问题，但如果儿童以足够的强度、频率、持续时间进行咬唇和吮唇，必然会维持现有的错𬌗畸形。这些习惯是否会造成错𬌗是一个很难回答的问题。吮唇最常见的是将下唇放在上颌切牙内侧（图27.11）。这是在下颌牙齿上施加舌向力，在上颌牙齿上施加唇向力。其结果

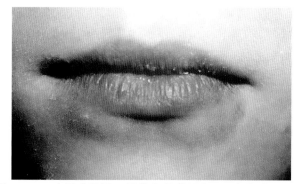

图27.10　吮唇或舔唇习惯常出现嘴唇和口周组织发红、发炎、干裂。这些问题在冬季更为常见和严重。

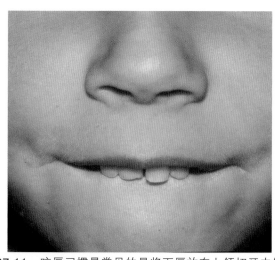

图27.11　咬唇习惯最常见的是将下唇放在上颌切牙内侧。下唇迫使上颌牙齿唇倾和下颌牙齿舌倾，从而增加覆盖。此外，由于持续的潮湿，下唇和其他口周组织可能会变得干裂和发炎。

是上颌切牙唇倾，下颌切牙舌倾，覆盖增加。这一问题在混合牙列和恒牙列中最为常见。治疗取决于患儿的骨骼关系以及牙弓中是否有间隙。如果患儿是骨性Ⅰ类关系，并且只因牙齿倾斜而导致覆盖增加，临床医生可以使用固定或可摘矫治器将牙齿恢复到原来的位置或更正常的位置。如果存在骨性Ⅱ类关系，则需要更复杂的生长改良治疗。

吐舌习惯

吐舌一直很难定义为一种不良习惯。回顾文献，我们发现了不同的含义，一些人用"吐舌"来描述舌头的被动前置姿势，而另一些人则用来描述舌头主动向前吞咽的姿势。后者通常被具体描述为非典型吞咽[3]，也可归类为初级吞咽，具有持久性的心理起源，或具有相关的生理特征的继发性吞咽[16]。

非典型吞咽模式在发育早期是正常的。随着乳磨牙的萌出，婴儿吞咽的舌推力在12～15个月逐渐减小[17]。在3～5岁，患病率可从55%降至35%，年龄较大的儿童和成年人的报告患病率为5%～15%[18]。非典型吞咽如果存在于年龄较大的儿童和成年人，通常与哺乳时间延长、系带短、腺样体和扁桃体肥大、口呼吸、过敏性鼻炎以及异常的颌骨关系和舌头姿势有关[18]。>5岁的非营养性吸吮习惯也与6～9岁儿童的非典型吞咽模式有关[3,19]。

吐舌习惯可能与后牙反𬌗、开𬌗和深覆盖有关[18]。没有证据表明非典型吞咽会导致错𬌗畸形，吐舌的频率、持续时间和力度不足以导致牙齿移动[20]。此外，流行病学数据表明，有婴儿型和过渡型吞咽模式的人的比例大于有开𬌗的比例[18-19,21]。这表明吐舌和开𬌗之间没有简单的因果关系。非典型吞咽通常被认为是一种促进错𬌗畸形发生的"机会性行为"，而不是致病因素[18,22]。学者认为，舌头的被动前静止姿势比非典型吞咽对错𬌗的影响更大，其中最常见的表现是开𬌗[23]。

吐舌的治疗方法因病因而异。如果同时存在非营养性吸吮习惯或口呼吸病史，则应首先处理这些问题。如果患者表现出错𬌗畸形，应考虑进行有限或阻断性正畸治疗。临床医生通常会建议进行肌功能训练，但尚缺乏大量的证据证明其有效性[22]。

口呼吸

口呼吸很难被贴上不良习惯的标签。有些人可能因为他们的下颌位置姿势或唇功能不全而看起来像是经口呼吸。对于3～6岁的孩子来说，轻微的唇功能不全是正常的（图27.12）。口呼吸也可能是过渡性的。在<8岁的儿童中，口呼吸的百分比与鼻呼吸的百分比相当。8岁以后，那些没有明显过敏性鼻炎或鼻塞的人中，35%的人可以继续口呼吸[24]。其他研究表明，没有明显气道阻塞迹象的习惯性口呼吸的发生率为9%～10%[24-25]。然而，许多儿童因为疑似鼻腔气道阻塞而导致口呼吸，一项研究表明，72%的儿童因扁桃体或腺样体阻塞而导致口呼吸，19%因过敏性鼻炎而导致的口呼吸[25]。

口呼吸与牙周炎之间的关系已经得到了很好的证实[22]。然而，口呼吸和错𬌗畸形之间的关系更为复杂。有种刻板印象是将鼻塞患者和"腺样面容"联系在一起，后者包括前牙开𬌗、上颌狭窄和Ⅱ类错𬌗。尽管这些问题在患有鼻塞的儿童中发生率更高，但大多数有气道问题的儿童并不符合这种刻板印象。这表明口呼吸可能对那些遗传上有开张骨面型/长面型、下颌后缩风险的人产生促进作用[25]。

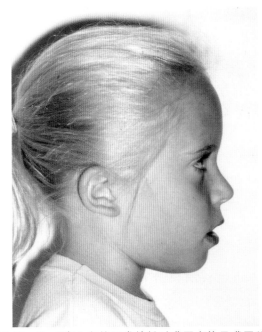

图27.12 3～6岁儿童的正常放松时嘴唇姿势是嘴唇稍微分开。由于这种姿势，这些孩子经常被贴上口呼吸者的标签，但事实上，他们可能是完全鼻呼吸。

对于牙科专业人员来说，当遇到有口呼吸倾向的儿童时，最重要的考虑是孩子是否有患阻塞性睡眠呼吸暂停（OSA）或睡眠呼吸障碍的风险。对睡眠有负面影响的上气道阻塞也会影响生长、学习成绩和行为[26-27]。OSA也会对健康产生长期影响，因此必须进行适当的转诊和医疗管理。

口呼吸的治疗也很复杂，在文献中没有很好的报道。一些研究表明，接受腺样体切除术治疗阻塞气道的儿童，在垂直生长模式[28]和横向生长模式[29]方面都有改善。然而，这并不意味着仅仅为了改变面部生长模式就需要切除鼻甲或腺样体来清理鼻腔[30-31]。CBCT的最新进展可能会为颅面形态、气道大小和功能之间的关系提供更多的答案[32]。

咬指甲

咬指甲（咬甲癖）和咬嘴唇一样，也是一种专注于身体的重复行为，其患病率在普通人群为20%～30%[19]。有人认为这个习惯是压力增加的表现。管理可能包括习惯咨询，甚至行为疗法的转诊。这种行为在<4岁的人群中非常罕见。发病率在4～6岁年龄段增加，并持续增加，直至青春期[33]。在10岁以前，男女比例大致相当，但10岁之后以男性咬指甲为主[16,34-35]。有研究表明，咬指甲可能与切牙错𬌗有关，但与细菌感染、牙龈炎和轻微的牙釉质裂纹的相关性更大[34-35]。由于牙科并发症非常轻微，几乎没有推荐牙科专业人员解决咬指甲的方案。

磨牙症

磨牙症包括在重复的下颌运动中紧咬牙或磨牙。虽然它可以发生在一天中任何时间发生，但报道发现，磨牙症在儿童睡眠期间更多发。大多数患有磨牙症的儿童，可能导致乳尖牙和磨牙的中度磨损。除了发育障碍的患者，磨损的速度很少比继发性牙本质产生的速度快，从而很少危及牙髓（图27.13）。磨牙症也可导致咀嚼肌肉酸痛和颞下颌关节疼痛。严重磨牙症的确切原因尚不清楚。影响因素是多方面的，包括中枢神经系统活动、遗传学和社会心理因素[35]。传统解释集中在局部、系统和心理因素上[34-36]。局部理论认为磨牙症是对

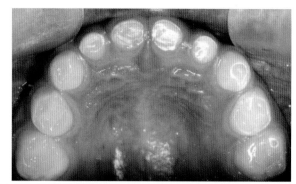

图27.13   由于磨牙症的习惯，该患者的上颌乳切牙和尖牙磨损速度比正常情况更快。

咬合干扰、修复体过高或某些刺激性牙齿状况的反应。与磨牙症有关的全身因素包括肠道寄生虫、亚临床营养缺陷、过敏和内分泌紊乱。心理学理论认为，磨牙症是人格障碍或压力增加的表现。然而，这些归因只在>6岁的儿童中得到证实。没有证据表明<5岁儿童的睡眠磨牙症和心理社会因素有关[37]。患有肌肉骨骼疾病（脑瘫）的儿童和严重发育障碍的儿童通常磨牙。这些患者的磨牙症是他们潜在的身心状况的结果，很难进行牙齿治疗。

对于那些有明显咬合磨损的患儿或执着的父母，可以尝试使用一种"煮沸咬合（Boil and bite）"防护牙托治疗（见第41章）。这种防护牙托购买成本低廉，而且在混合牙列期间随着牙列的快速变化，可以重塑。如果这种干预不成功，应该考虑转诊到适当的医务人员那里，以排除全身问题。如果这种习惯可能是由心理因素造成的，那么就有必要转诊到儿童发育专家。极少数情况下，咬合磨损非常严重需要不锈钢预成冠或其他修复方式来防止牙髓暴露或消除牙齿敏感。

总结

3～6岁这段时间对于解决潜在的口腔不良习惯来说是一个重要的过渡期。到这一时期结束时，吮指和安抚奶嘴的习惯应该会显著减少。最好是，在恒切牙萌出之前，戒除导致乳切牙移动或抑制其萌出或导致后反𬌗或上颌狭窄的习惯。如果这些习惯没有在恒切牙萌出前戒除或自发停止，恒牙也会受累。另外，这些变化并不是不可逆转的。如果不良习惯在混合牙列期被戒除，不利的牙齿变化也会自然逆转。通常情况下，在没有不良习

惯力量的情况下，牙齿会向更中性的位置移动，有些情况下需要戴用矫治器。如果没有牙齿变化，就不能以牙齿健康为由提倡治疗。但一些孩子和父母可能想寻求治疗，因为随着孩子长大，吮指或安抚奶嘴习惯变得不那么被社会接受。孩子必须想要戒除这个习惯才是能成功治疗的关键。

唇习惯在乳牙列期流行发生率较低，但在混合牙列期时可能会比较常见。这些习惯通常不会对口腔产生有害的影响，也不会影响咬合，但在极少数情况下，可能是心理问题的迹象，需要跨专业的咨询。

在乳牙列期，吐舌和口呼吸可能是正常的发育表现，但当孩子过渡到混合牙列期时，这些习惯预示孩子可能有其他方面的问题。吐舌可能表明肌肉功能问题或错殆，应予以解决。

口呼吸可能是气道阻塞的征兆，可能会对健康和生长产生负面影响，也应该通过跨专业咨询来解决。

咬指甲和磨牙症在乳牙列期的患病率各不相同。这两种习惯预计都不会对咬合或牙齿位置产生影响，但这两种习惯都可能影响牙齿的完整性。咬指甲应该通过戒除习惯的咨询来解决，磨牙症也会减少。

第28章
乳牙列正畸治疗
Orthodontic Treatment in the Primary Dentition

JOHN R. CHRISTENSEN, HENRY FIELDS

章节概要

骨性问题
牙性问题
牙弓长度
切牙的前突或内倾
后牙反𬌗
开𬌗

需要在乳牙列期进行正畸治疗的病例包括容易导致恒牙列期错𬌗的病例，或者监测一些恒牙列期再干预更好的病例[1]。如果乳牙列的错𬌗问题可以得到有效的干预，且结果使患者长期受益，则需积极进行乳牙列期正畸治疗。而对于其他情况，则应推迟至能够使患者长期获益时再干预。

为了实现这些目标，临床医生需要区分牙性问题和骨性问题。在乳牙列期骨性错𬌗畸形的治疗通常被推迟到较晚的年龄；推迟治疗通常是出于具体的原因，而不是因为在这个年龄段无法改变骨骼结构。推迟治疗的一般原因有3种。第一，在乳牙列期，骨性错𬌗畸形的诊断比较困难。除非是非常典型的病例，由于这一时期骨性问题的细微层次和软组织发育的不成熟使临床诊断很困难。第二，虽然孩子在该阶段正在成长，但当进入混合牙列后，面部生长足以帮助纠正大多数骨性错𬌗畸形。第三，在乳牙列期，任何骨骼治疗都需要长时间的保持，因为最初的生长模式往往会在治疗停止后重新建立。本质上，保持是一种持续几年的积极治疗，以维持矫正效果。

另外，在乳牙列期有一些牙齿问题需要关注。本章主要讨论乳牙列期的正畸治疗。

骨性问题

由于功能障碍导致进行性不对称的情况下需要解决骨性问题[2]。乳牙列期治疗这些问题的原因是，如果孩子继续不对称生长，牙性代偿增加，那么以后的治疗可能会更加困难和复杂。早期治疗的目的是防止不对称性恶化或改变生长，从而改善不对称性。大多数进行性不对称患者都使用可摘功能性矫治器进行治疗。这些矫治器旨在通过调节骨骼和软组织的关系来改变生长，并允许牙齿不同程度地萌出。正颌外科手术是进行性不对称患者的第二种治疗选择，但仅适用于严重不对称或对功能性矫治器治疗无效的患者。当孩子长大后，可能有必要进行第二次手术，因为即使手术矫正后，生长往往仍然不对称。由于进行性不对称的诊断和治疗很困难，建议将这些病例转诊到相关专家进行评估和治疗。

口腔颌面畸形患者也应进行早期评估。口腔颌面畸形包括环境和遗传因素引起的改变面部结构关系的疾病。例如，唇腭裂、半边脸侏儒症、Crouzon综合征和Apert综合征，以及下颌骨发育不良（Treacher Collins综合征）。专家或专科团队致力于通过早期手术和正畸干预最大限度减少面部畸形。

牙性问题

具有固定和可摘矫治器知识的医生可以处理乳牙列期的牙齿错𬌗。成功正畸治疗的关键是仔细的诊断和治疗计划。应该获得一个全面的数据库。在这个年龄段，牙齿的移动通常仅限于将牙齿倾斜移动到合适的位置（例如，前牙反𬌗的矫正）。很少有正畸矫治器可以整体移动牙齿，后牙反𬌗的矫治就是其中之一。

在讨论具体的治疗问题之前，应该简要回顾一下牙齿移动的生物力学。前人提出了两种牙齿移动理论来描述牙齿移动的机制。首先是"压力-张力"理论。施加在牙齿上的力会引起牙周膜和周围牙槽骨的变化。压力会导致牙周韧带内血液流动减少，导致细胞活动受限和韧带组织紊乱。张力侧纤维的拉伸增加细胞活性，从而提高纤维数量[3]。"压力-张力"理论是基于牙周组织的组织学研究。在压缩或加压的早期阶段，会产生无细胞区（透明化）。机体对透明化的反应是从附近未受损区域招募巨噬细胞、异物巨细胞和破骨细胞。这些细胞吸收透明化牙周韧带附近的骨。用来描述这一过程的术语是"潜行性吸收（Undermining resorption）"。成骨细胞在牙齿移动中也起着重要作用。在牙周韧带张力区域，成骨细胞开始扩大并产生新的骨基质。招募其他成骨前细胞来帮助骨沉积。这些细胞一起分解牙齿压力侧的坏死组织和基质，并在压力侧建立新的骨骼和结构。

牙齿移动的第二种理论认为，施加在牙齿上的力会均匀地分布到牙周韧带的所有区域。牙槽骨变形，开始出现牙周韧带的变化。这就是所谓的"骨骼弯曲理论（Bone-bending theory）"。施加在牙齿上的力会使骨骼、牙齿和牙周韧带的实体结构弯曲。骨骼比其他组织更有弹性，所以当骨骼被固定在一个变形的位置时，骨骼的改建和新生就开始了。施加在牙齿上的力通过受力区域内的应力线在骨骼内消散。像正畸矫治器那样的持续施力会刺激细胞改变其正常活动。从而改变了骨骼的形状和内部组织，以适应这些力。

施力后，牙齿将移动约牙周韧带的宽度或直至透明化开始。在这种小的移动之后，牙齿在4~20天不会再移动。直至坏死组织完全清除，并且发生直接（从牙周韧带）和间接（邻近骨髓间隙）的骨吸收，牙齿才会发生移动。

当牙齿移动了一段距离后，矫治器施加的力就会减小到牙齿移动所需的力以下。在此期间，重塑完成，牙周韧带和牙槽骨细胞开始恢复正常状态。这是必要的重组期，以防止牙齿和支持结构的损伤。细胞变化、牙齿移动和细胞重构的临床意义是，正畸矫治器应每隔4~6周以轻微、持续的力重新启动，以避免损伤牙周组织。在正畸治疗期间建议每个月就诊是有生物学依据的。

牙齿移动完成后，患者进入治疗的保持阶段。保持是指牙齿被固定在新位置的时间。保持是必要的，因为牙齿在移除矫治器后往往会复发回到原来的位置。复发可能源于许多因素；然而，牙龈变化似乎是主要因素。牙龈组织不能像骨和牙周韧带一样维持在预处理的形状。牙龈中包含牙龈纤维组成的网络，在牙齿移动时

被压缩或拉伸。胶原蛋白和弹性蛋白基因均被激活，组织胶原酶被抑制。这导致牙龈的细胞外基质变得更有弹性，复发的风险更大。牙龈组织的重组很可能需要整整1年。手术治疗（例如，牙龈纤维切开术）已被证明可以增加稳定性，表明牙龈纤维在复发中的作用[4]。这种手术类型不适用于乳牙列，但适用于混合牙列或恒牙列。如果不进行手术治疗，则需要长期保持以防止复发[5]。其他因素也会影响正畸后牙齿的移动。据报道，来自口面肌肉组织的压力、正畸后面部生长和牙齿的咬合（或缺乏）会导致正畸不稳定[6]。

牙弓长度

在乳牙列中最常见的牙弓长度问题是牙齿早失。如第26章所述，如果间隙足够，应进行间隙保持。如果因为牙齿早失而导致间隙减少，可以重新获得间隙，最常见的情况是第一乳磨牙齿早失。恢复第一乳磨牙间隙的唯一现实方法是在第一恒磨牙萌出之前，重新定位第二乳磨牙位置。可摘矫治器比较适用于此种情况。使用带有多个卡环和弹簧的可摘矫治器，每个月可将第二乳磨牙向远中移动约1mm（图28.1）。乳磨牙移动3mm是可实现的治疗范围。该矫治器类也可用于第一恒磨牙的移动。如果第二乳磨牙早失，就需要及时放置远中导板，以防止第一恒磨牙异位萌出导致牙弓长度减小。

乳牙列和恒牙列的牙弓长度（牙弓周长）之间几乎没有关系[7]。一些观点认为这种弱的相关性不支持早期

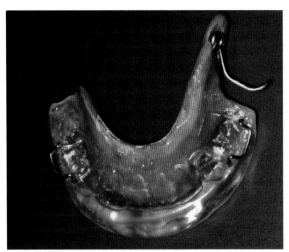

图28.1 该矫治器的设计目的是将右侧磨牙向远中移动。请注意，有两个固定卡环提供固位。当弹簧在没有固位的情况下被激活时，矫治器会移位。这种类型的矫治器可以将磨牙移动约3mm的距离。

干预。早期干预是用固定或可摘矫治器扩弓，为恒牙萌出提供空间[8]。扩弓可增加牙弓的宽度和周长，但长期受益不大[9]。早期处理潜在拥挤的方法仍存在争议，也未得到证实。同样重要的是，仅仅使用固定舌弓就有可能解决混合牙列晚期高达4.5mm的拥挤[10]。

切牙的前突或内倾

在处理前后牙弓空间时，临床医生主要关注切牙的位置，特别是上颌切牙的位置。大多数问题涉及前牙反𬌗，即上颌切牙咬在下颌切牙舌侧的情况。固定舌弓或可摘矫治器都可以用来矫正反𬌗，但在移动乳前牙时应注意以下几点。第一，牙冠非常短。这意味着舌簧的过度激活会导致它们从舌面滑落，而不会与牙冠接触。最好将舌簧向唇侧和牙龈的方向轻轻激活。第二，第一乳磨牙的牙冠通常向𬌗面聚拢。这对带环或卡环的固位要求更高。第三，前牙上很少或没有利于唇弓固位的倒凹。因此，如果乳牙列中前牙不需要移动，则矫治器中可以不设计唇弓。最后，因为乳切牙会在6～7岁脱落，所以在4岁以后再考虑移动乳切牙是不明智的。因为在4岁之前，依从性可能是一个问题，而在4岁之后，乳牙的牙根吸收和牙齿形态也会出现问题，所以很少有临床医生尝试在乳牙列期治疗前牙反𬌗。

如果需要矫正前牙反𬌗，可以设计上颌腭弓（0.036英寸钢丝）以适当的力直接推切牙，或者可以使用连接簧（0.022英寸钢丝）施加较轻的力。无论哪种方法，都可以激活牙弓，使上颌牙齿倾斜到适当的位置。腭弓每次加力形变约1mm，因为它是一根大尺寸的钢丝，会产生很大的力。连接簧可加力形变2mm

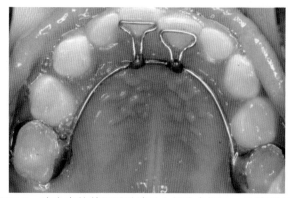

图28.2　该患者的前牙反𬌗涉及上颌乳中切牙，目前正在用焊接在腭弓上的T形弹簧进行治疗。每个月加力使弹簧形变1～2mm，直至反𬌗解除。

（图28.2）。一般来说，在治疗期间，牙齿每个月移动1mm。因此，如果一颗牙齿需要移动3mm，则需要3个月的治疗时间。

可摘矫治器是将舌簧埋入到腭部的丙烯酸基托中，从而唇侧移动牙齿。在后牙上放置固位卡环可使矫治器稳定。舌簧每个月加力形变1.5～2mm。如果患者在治疗后出现正常覆𬌗覆盖，则可能不需要保持，因为咬合通常能够保持稳定。如果没有覆𬌗，则应继续佩戴矫治器直至覆𬌗建立，防止复发。

矫正乳牙列前牙反𬌗的决定要慎重。临床医生应确定反𬌗骨性还是牙性。其他需要考虑的因素包括涉及的牙齿数量、下颌的移位以及患者的年龄。目前很少有循证研究支持或反对乳牙列前牙反𬌗矫治。换句话说，恒牙萌出后，反𬌗能自我矫正吗？或者，当牙齿替换后，早期矫治的效果能维持吗？有迹象表明，牙性的乳前牙反𬌗有自我矫正的可能[11-13]。

关于前牙反𬌗还有一点需要说明。在一些后牙反𬌗或咬合干扰的病例中，儿童前伸下颌（被称为下颌移位）以实现最大的牙尖交错，导致前牙反𬌗（通常被称为假性Ⅲ类错𬌗，因为患者通常是Ⅰ类错𬌗，只是下颌前伸移位到Ⅲ类错𬌗位置）。在这种情况下，患者将下颌前伸，以获得后牙更广泛的尖窝接触。这类前牙反𬌗的是下颌位置不正引起的，而不是牙齿或颌骨的原因导致的。在这些情况下，治疗是应针对后牙反𬌗或咬合干扰，而不是前牙反𬌗。在某些情况下，干扰牙齿是反𬌗的牙齿。

乳牙列的深覆盖通常是由于非营养性吮吸习惯或上下颌骨不匹配造成的。大多数骨性问题不应该在这个时候治疗，因为异常生长模式有复发的趋势。然而，由于吮吸习惯而导致的牙齿前突是可以解决的。治疗目的是戒除不良习惯，而不是矫正牙齿前突。如果习惯戒除，并且唇、舌和口周肌肉组织之间恢复平衡，牙齿前突通常会自行纠正或显著减轻。在第27章中介绍了四眼圈簧、腭刺和Bluegrass矫治器，它们是戒除不良习惯首选矫治器（图27.6～图27.8）。有研究建议矫治器至少佩戴6个月，以彻底戒除不良习惯[14]。治疗的关键在于患者和家长戒除不良习惯的愿望是否强烈。如果其中一方或双方都不想停止这种习惯，最好推迟治疗，直至他们有主观治疗的愿望。

后牙反𬌗

乳牙列中后牙反𬌗通常是上颌牙弓狭窄的结果。狭窄通常是由主动吮指或安抚奶嘴习惯造成的，虽然在很多病例中，反𬌗的原因尚不确定。治疗后牙反𬌗的第一步是确定是否有相关的下颌移位。如果存在下颌骨移位，一般应实施治疗以纠正反𬌗。一些学者认为下颌移位是导致下颌骨不对称生长的原因[15]。这种不对称被认为是因为髁突在关节窝内的位置不同造成的。肌肉和软组织拉伸对骨骼和牙齿结构施力，可能会改变正常的生长和牙弓发育。如果未检测到移位，则下颌骨应对称生长。如果没有下颌移位，建议等到恒磨牙萌出再进行治疗[12]。恒磨牙萌出后，如果出现反𬌗，临床医生可以进行治疗，如果有没有恒牙反𬌗或下颌移位，则可以继续观察。

治疗幼儿后牙反𬌗的基本方法：①平衡以消除下颌骨移位；②扩大狭窄的上颌牙弓。在少数情况下，下颌移位是由于乳尖牙咬合干扰造成的。这些病例可以通过重新定位下颌并注意干扰进行诊断。使用金刚砂车针选择性调磨上下颌乳尖牙牙釉质，消除造成反𬌗的干扰和侧向移位。这种治疗方法是有证据支持的[16]。

如果存在双侧上颌狭窄的情况，建议扩弓以矫正侧向移位。这种情况应在确诊后立即处理，除非第一恒磨牙预计在6个月内萌出。如果恒磨牙即将萌出，最好等待其萌出，并在必要时将这些牙齿纳入治疗。固定和可摘矫治器均可用于矫正上颌狭窄。固定矫治器效果可靠且不需要患者合作。一项关于混合牙列单侧反𬌗正畸治疗的随机前瞻性研究表明，最成功的干预措施是固定矫治器[17]。

固定矫治器是将舌弓弯曲成W形的变体。事实上，用于治疗反𬌗的最受欢迎的矫治器之一是W形弓（图28.3）。另一个常用的矫治器是四眼圈簧（图27.6）。W形弓由0.036英寸的钢丝弯制，它放置于近腭部1~1.5mm处，以防止软组织受到刺激。W形弓比被动宽度宽4~6mm，或者当一侧带环就位时，W形弓的侧带环臂位于牙齿的中央沟上。为了优先移动前牙，通过弯曲靠近焊点舌弓来加力（图28.4）。如果需要在磨牙区域进行更多的移动，则通过弯曲前腭部分来加力。该矫治器每个月每侧可获得1mm扩弓量。

患者应每个月复诊，以便牙医检查治疗进展，并在需要时重新激活W形弓。虽然可以使用三叉钳挤压钢丝来在口内加力，但是激活的力和方向可能难以准确，并且可能导致不必要的牙齿移动。更推荐的方法是拆下矫治器，口外加力，并重新粘接矫治器。治疗中要达到过矫治，即上颌牙的舌尖咬在下颌牙颊尖的舌倾斜处。大多数反𬌗在3个月内得到矫正，并原位保持3个月。

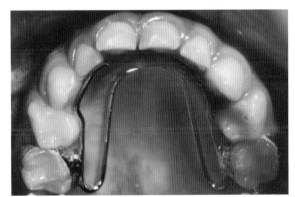

图28.3　W形弓是一种固定矫治器，用于矫正乳牙列的后牙反𬌗。

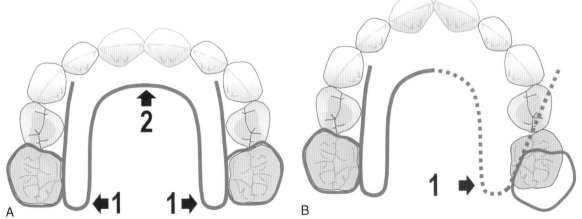

图28.4　（A）W形弓可以在两个位置激活加力。（B）通过在标记位置1的区域中形变钢丝来激活W形弓可获得更多前牙区的牙齿移动。

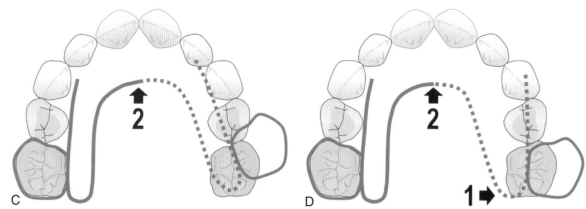

C   D

图28.4（续）　（C）通过在标记位置2的区域中形变钢丝来激活W形弓可获得更多磨牙区的牙齿移动。（D）一般来说，当一个带环就位时，该矫治器被激活超过其被动宽度3～4mm，或者被激活到W形弓的另一个带环在牙齿中央沟位置。

四眼圈簧的设计很像W形弓，但装置更多，使其更灵活。它由0.038英寸的钢丝弯制，前腭部有两个螺旋，后腭部的焊点附近有两个螺旋。螺旋在前腭部相连，如果螺旋线的位置正确，可以提醒吮指的患者避免这种习惯。因此，对于有吮指习惯和后牙反𬌗的患者，这种矫治器是首选。因为四眼圈簧比W形弓结构更复杂，作用范围也更大。四眼圈簧也需要过矫正和保持。

尽管只激活一侧的W形弓或四眼圈簧，但两边的牙弓都受到等效的力。这类固定舌弓型矫治器在乳牙列和混合牙列中产生骨性及牙性的变化已在研究中得到证实[17]。

开𬌗

乳牙列的垂直向问题通常是由于吮指或安抚奶嘴习惯造成的，并导致前牙开𬌗。由于吮吸习惯引起的前牙开𬌗的治疗在第27章讨论。乳牙列的深覆𬌗通常不在这个时期矫正。如果是牙性错𬌗，深覆𬌗通常会随着第一恒磨牙的萌出而改善。

第29章
儿童口腔外科
Oral Surgery in Children

ABIMBOLA O. ADEWUMI

章节概要

儿童的口腔外科手术与成年人相似，虽然可能更容易，也有一些重要的区别。本章的目的是介绍对儿童和青少年安全、有效地进行口腔外科手术所需的基本技术及手术原则。本章讨论拔牙、小的软组织手术（例如，活检和系带切除术）、牙源性感染以及面部损伤和骨折的识别及初步处理。本章概述了儿童口腔外科手术成功的原则。

术前评估

治疗儿童患者的牙医必须把患者作为一个整体仔细考虑，而不是只关注口腔。治疗儿童患者的重要考虑因素包括：

1. 获得全面的病史，特别强调可能使治疗复杂化的医疗状况（例如，出血性疾病）。

2. 获得适当的医疗和牙科咨询。

3. 预测和预防医疗急症。

4. 完全有能力在医疗急症发生时进行管理（见第10章）。

除了医学术前评估外，重要的是进行彻底的牙科术前评估，其中包括拍摄适当的术前X线片。这些通常包括同一区域的两张或多张根尖片，以确定阻生牙的颊、舌、面部或腭关系。在某些情况下，需要拍摄三维X线片（例如，用于定位多生或阻生牙、与裂隙部位相邻的牙齿，或怀疑有固连的情况）。另一个术前考虑因素是，由于乳牙早失，未来需要进行间隙保持（见第26章）。未能提供即时的间隙保持可能会导致在乳磨牙早失后第一恒磨牙向近中移动。

牙齿拔除

手术器械

许多牙医选择为儿童和成年人患者使用相同的手术器械。然而，大多数儿童牙医和口腔颌面外科医生更喜欢较小的儿科拔牙钳（例如，150S号和151S号）（图29.1），原因如下：

1. 它们缩小的尺寸更容易放置在儿童患者较小的口腔中。

2. 较小的儿科拔牙钳更容易被操作者的手隐藏。

3. 较小的工作端（喙）更能适应乳牙的解剖结构。

合适仪器的选择也取决于儿童和青少年特点的特殊考虑。由于可能对发育中的前磨牙造成伤害，因此禁止将牛角下颌钳用于乳牙（图29.2）。在大型修复体（例如，铬冠）附近使用拔牙钳和挺子进行常规操作时，也必须特别小心，尤其是靠近正在萌出的单根牙齿的修复体，因为这些牙齿可能会因为极小的力量而轻易脱落。

一般注意事项

用于在儿童患者中进行手动拔牙的技术与用于成年人的手动拔牙技术相似。最大的区别在于患者管理。牙医必须花时间向孩子完整、准确地描述接下来的流程。

许多从业者给孩子看刮匙或其他良性工具，并解释说："这把勺子会在你的病牙周围走来走去，摆动和跳舞。如果你的牙齿真的生病了，那么我们会给它一个大大的拥抱，它会摆动或跳舞！"在拔牙之前，牙医可以轻轻地用手臂环抱孩子，或者用手轻轻地拍打孩子的肩膀或手，以示"大大的拥抱"，让孩子知道他们可能仍会感受到一些压力。或者，在实际拔牙之前，牙医可以将食指和拇指的指腹放在拔牙区域，并向孩子演示他们在拔牙过程中会遇到的压力和动作。这个压力应该足够大，可以使孩子的头在头枕上左右摇晃。牙医应确保获得深度麻醉，因为一旦患儿感到疼痛，可能很难将孩子的信心恢复到他或她能够合作完成手术的程度。在更焦虑的孩子中可能需要使用更高级的行为引导技术和药物辅助〔例如，笑气或镇静药（见第8章）〕。

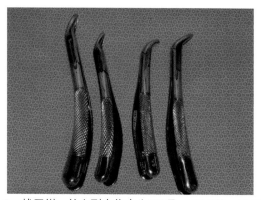

图29.1　拔牙钳，从左到右依次为150号、150S号、151S号、151号。

每次拔牙都应执行拔牙程序的几个步骤。牙医应该在术前咨询父母，以便为即将到来的手术做好准备。整个手术过程和预期的术后恢复过程也应该描述清楚。这使父母可以做出特殊的术后安排，例如，需要软食或儿童护理支持。

有几个因素使儿童患者在牙科治疗期间有可能吸入或吞咽异物。这些因素包括：①常见的以仰卧姿势治疗儿童患者的做法；②由于口腔进入口较小和儿童舌头比例较大，视野不佳；③儿童患者意外动作的可能性增加。为了防止这种情况发生，应让患者坐在椅子上，使上颌与地面的夹角不超过45°（图29.3）。如果操作者偏好＞45°的角度，则应通过放置纱布或使用橡皮障来保护口腔后部气道。

牙医应该处于可以轻松控制器械、具有良好视野和控制孩子头部的位置。然后，将辅助手的手指放在患者口内患牙的两侧。辅助手的作用是帮助控制患者的头部；支撑正在治疗的下颌；帮助将面颊、嘴唇和舌头从手术区域缩回；在拔牙过程中触诊牙槽突和相邻牙齿。

在确定正确的操作者和辅助手的位置之后，实际的拔牙操作就可以开始了。本章稍后将讨论个别牙齿的技巧变化，但以下一般原则适用于所有拔牙[1-2]。使用类似于刮匙或骨膜挺子之类的器具，将要拔除的牙齿与上皮附着分离开来（图29.4）。随后可以使用适当的挺子使待拔牙齿脱位，但必须小心谨慎，以免损坏相邻或下

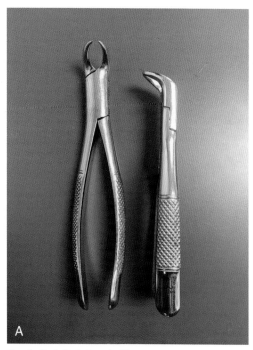

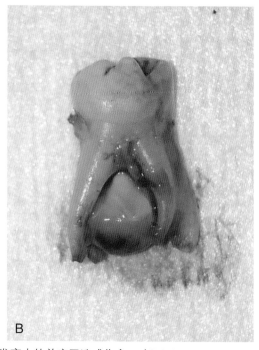

图29.2　（A和B）禁止将牛角下颌钳用于乳牙，因为可能会对发育中的前磨牙造成伤害。（[B] Courtesy Gabriel Dominici.）

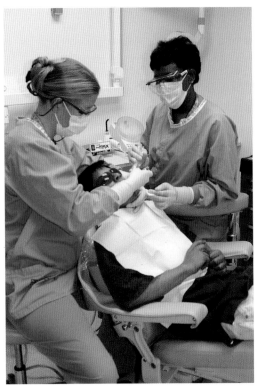

图29.3　为了防止拔除的牙齿被吸入，孩子的位置要使上颌与地面成45°。

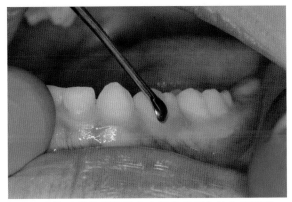

图29.4　在拔牙前使用骨膜分离器分离牙齿的上皮附着。

方的牙齿。安放拔牙钳于待拔牙齿，通常情况下，先将舌面或腭面喙置于正确位置，然后旋转颊面喙直至适当位置，最后采用适当的拔牙技术进行拔牙。

将牙齿从牙槽中拔除后，通过目测及刮匙对手术部位进行评估。刮匙应作为牙医手指的延伸，以触诊和评估拔牙部位。不得试图搔刮拔牙部位。如果恒牙的根尖出现囊肿或根尖周肉芽肿等病理性病变，应轻轻刮除。在乳牙牙槽窝禁忌过度使用刮匙，因为这可能会对后续的恒牙胚造成损害。术者应触诊手术部位的唇（颊）部或舌（腭）部，以感觉是否有任何骨骼不规则或牙槽窝

注29.1　**术后注意事项**

1. 咬住纱布30分钟。不要嚼纱布
2. 24小时内不要用吸管喝水
3. 保持每天刷牙，但在手术当天不要冲洗或使用漱口水
4. 按医嘱服用镇痛药
5. 如果48小时后疼痛加剧或异常出血，请联系医院
6. 为了防止出血和肿胀，在休息或睡觉时，请将头枕在2个或3个枕头上
7. 不要随地吐痰。随地吐痰会导致出血。过多的唾液和少量的血液看起来像是大量出血
8. 如果再次出血，将纱布垫、干净的湿巾或湿茶包盖在出血处，并以恒定的压力咬1小时！不要咀嚼它
9. 冰袋可以在术后立即使用，并在接下来的24小时内用于消肿。保持冰袋每10分钟交替冷敷
10. 术后经常出现黑色或蓝色的瘀伤。通常情况下，它们几乎不被注意到。有时皮肤会变色。无须担心
11. 多喝水，吃任何您能吞咽的食物
12. 如有任何并发症或您需要更改预约时间，请联系医院

扩张。任何尖锐的骨尖都应该用骨钳或骨锉保守地去除。如果发生了明显的扩张，应通过足够的指压力使牙槽窝恢复到术前形态。

为获得初始止血，需让儿童咬紧一块口内敷料。在麻醉、深度镇静或非常年幼的儿童中，应使用超出口腔的口内敷料以防止吞咽。尽管在乳牙拔除后很少需要缝合，也应评估拔除部位是否需要。可吸收的明胶海绵（例如，Gelfoam，Pfizer Inc.，NY）可用于帮助止血，是一种替代缝线的方法。当牙齿周围的牙龈和骨组织没有明显的撕裂或损伤时，明胶海绵非常有用，但不应将其放入有明显感染的拔牙窝中。操作者先把明胶海绵用手指折叠或滚动，然后放入拔牙窝并轻压1分钟。海绵会在4~6周被身体吸收。在患者离开前，应向患者和家长提供术后注意事项的书面清单并进行解释（注29.1）。术后注意事项清单应说明在紧急情况下如何联系牙医。

上颌磨牙拔除

乳牙与恒牙相比，外形高点更接近釉牙骨质交界处，根部更加分散且直径较小。由于牙根结构和恒牙萌出过程中牙根吸收的可能性，乳牙根折并不罕见。必须获得足够的局部麻醉，可以通过上颌浸润和腭部注射或腭神经阻滞麻醉（见第7章）来完成。另一个重要的考虑因素是乳磨牙牙根与下方继承恒前磨牙的关系。如果乳牙牙根部环绕着前磨牙牙冠，前磨牙可能会被意外

带出（图29.5）。分离上皮附着后，使用301号直挺挺松牙齿（图29.6）。然后，使用上颌通用拔牙钳（150S号）完成拔牙过程。首先进行腭侧移动，然后交替进行颊侧和腭侧运动，用缓慢持续的力施加在拔牙钳上。这样可以扩张牙槽骨，使牙根分叉较大的乳磨牙可以被拔除而不会断裂。在殆面偏颊侧的方向把牙齿拔除。

上颌前牙拔除

上颌的乳中切牙、恒中切牙、侧切牙、尖牙都是单根，通常是圆锥形的。这使它们不太可能折断。必须获得充分的局部麻醉，并且可以通过浸润上颌前庭以及注射到切牙乳头（鼻腭神经阻滞）来麻醉牙齿的舌侧来实现（见第7章）。沿牙根尖的长轴放置前牙拔牙钳到釉牙骨质交界处，然后进行轻微的旋转和垂直运动。该运动模拟使用螺丝刀移除钉子（即推、扭和拉）。1号拔牙钳可用于拔除上颌前牙（图29.7）。

下颌磨牙拔除

拔除下颌磨牙时，牙医必须特别注意用辅助手支撑下颌骨，以防止损伤颞下颌关节（图29.8）。通过下牙槽阻滞获得充分的局部麻醉。偶尔需要补充注射（例如，颊神经阻滞麻醉）。仅浸润麻醉不足以获得足够的麻醉效果进行拔牙手术（见第7章）。用301号拔牙钳脱位后，使用151S号拔牙钳拔除牙齿，其颊和舌交替运动与拔除上颌乳磨牙相同。

下颌前牙拔除

下颌的切牙、尖牙和前磨牙都是单根牙。因此，在拔牙时需注意不要让拔牙钳对邻近的牙齿施加任何作用力，否则可能导致邻牙脱位或松动。同时，这也让牙医能够在拔牙过程中进行旋转动作，如前所述。

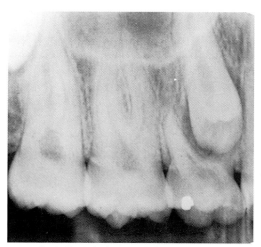

图29.5 牙根环绕着发育中的前磨牙的乳磨牙可能需要切开，以防止意外拔除前磨牙。

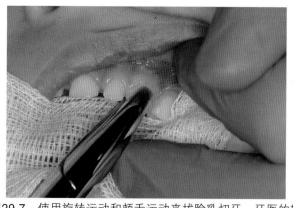

图29.7 使用旋转运动和颊舌运动来拔除乳切牙。牙医的辅助手帮助控制孩子的头部，支撑正在治疗的下颌，牵拉邻近的软组织，在拔牙过程中触诊牙槽突和相邻牙齿，还要注意口内使用纱网，以帮助防止拔除的牙齿被吸入或吞咽。

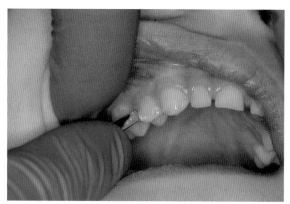

图29.6 使用301号直挺挺松牙齿。应特别小心，以防止邻牙的意外脱位。

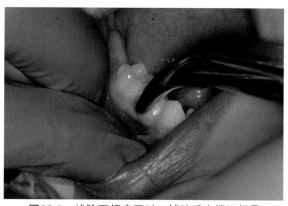

图29.8 拔除下颌磨牙时，辅助手支撑下颌骨。

乳牙牙根折断的处理

任何拔除乳磨牙的牙医偶尔都有可能遇到根折的情况。牙根折断后，牙医必须考虑以下因素。激进的手术去除所有根尖可能会损坏继承恒牙。另外，尽管大多数乳牙的根尖会吸收，残留牙根又可能会增加术后感染的机会，并且理论上可能延迟恒牙的萌出。按照一般性的原则来处理是最好的。如果牙根清晰可见并且可以用挺子或根钳轻松去除，则应去除牙根。如果几次尝试都失败了，或者如果牙根尖非常小或位于牙槽深处，最好让牙根被吸收，最有可能的是被萌出的恒牙吸收。一般来说，≥根的1/3的根尖应被拔除，<1/3的根尖可以考虑保留，以防止损坏下面的继承恒牙。在某些情况下，根尖不会吸收，但位于下方继承前磨牙的近中和远中，并且不会阻碍其萌出（图29.9）。应在患者病历中记录牙根的位置，应告知患者和父母牙根断片被留在口腔，并应向他们说明发生不良后遗症的可能性很小。

如果术前评估表明可能发生牙根折断或正在发育的继承恒牙可能在拔牙过程中脱落，则应使用替代拔牙技术。在这些情况下，应在颊舌向（图29.10）用裂隙车针将牙冠切开，以便将牙冠和牙根分别拔除[1]。

软组织外科手术

偶尔必须为儿童患者进行一些软组织手术。术前应仔细考虑以下几点：

1. 随着生长发育而发生的预期状况变化。
2. 手术的最佳时间（或患者年龄）。
3. 所需麻醉药或镇静药的类型。
4. 术后并发症或后遗症。
5. 预期效果。

活检

儿童活检技术与成年人相似。非常小的病灶可能最好通过切除活检来处理，而0.5cm或更大的病灶可能应该进行切开活检，尤其是在对病灶的诊断有任何疑问的情况下。在对病变进行活组织检查之前，牙医应考虑病变是血管化的可能性。应触诊任何此类区域的血管内湍流（颤动），用听诊器听诊是否存在杂音，并通过针吸检查病变内是否存在血液。在彻底检查完成之前，不应对血管病变进行活检[3]。

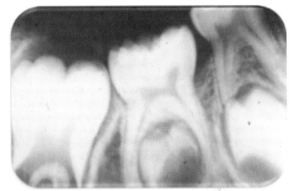

图29.10　牙冠切开时，应沿颊舌向沿牙齿中线的方向，用裂隙车针将牙冠和牙根分离，并分别拔除。

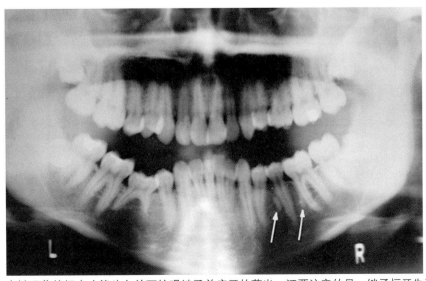

图29.9　在该患者中，未被吸收的根尖（箭头）并不妨碍继承前磨牙的萌出。还要注意的是，继承恒牙先天性缺失的乳磨牙牙根没有被吸收，而且这颗牙齿的𬌗面远低于𬌗平面。

口腔的一些区域（例如，黏膜和嘴唇），很容易进入，而其他区域（例如，舌部），可能很困难，可能需要镇静或全身麻醉（GA）才能完成活检。应仔细评估活检区域是否靠近重要的解剖结构（例如，颏神经或唾液管开口）。首选可吸收缝线，以防止在儿童患者身上拆线的必要性。一些可吸收缝线的缺点是结很难去除并且对孩子有刺激性。在使用前，将可吸收缝线放入甘油中浸泡，可以使其变得更加柔软。

阻生尖牙的牙槽外科手术

暴露阻生尖牙的手术成功率通常很高，可能需要转诊专家[4]。术前需要拍摄X线片来精确定位尖牙在牙槽骨中的位置。通常需要拍摄两个或更多的根尖片，使用颊侧物体法预测阻生尖牙的唇腭位置。更先进的诊断成像技术（例如，CBCT），现在推荐在术前用于精确定位阻生尖牙。应特别注意，不得伤到阻生尖牙的根部，因为研究表明，如果牙骨质受损，牙齿固连的可能性会增加。如果阻生尖牙的牙根发育未完成，则可以被动等待其自行萌出。如果阻生尖牙的根已经完全发育或者其位置不佳，则可以使用牙齿正畸托槽以树脂粘接在牙冠暴露部位，以促进更积极的萌出。暴露的尖牙可以通过矫正的方式重新回到牙弓内。

面部外伤

牙医可能是首个治疗牙、唇、颌或面部软组织伤的医疗人员。牙医应意识到各种类型外伤对应的潜在问题，并适当地治疗患者或将其转诊到合适的专家。

初步治疗应关注于疼痛控制、止血、患者安抚、如果可能的情况下伤口清洁，并在需要时进行破伤风预防。应该注意到所有的牙齿。在牙齿脱出或牙冠折断的情况下，难以确认牙齿位置时，可能需要进行胸部或腹部影像检查以确认牙齿没被吞下或吸入，或者可能需要进行软组织影像学检查以排除牙冠碎片嵌入，例如，唇裂伤口处的情况（图29.11）。有关的影像学技术见第16章。牙外伤的情况在第16章和第35章中有讨论。出现面部外伤的患者中有相当数量的人可能还有急性生命威胁性伤害（例如，胸部或腹部创伤或更严重的头部或颈部创伤）。牙医必须确保在处理面部外伤之前患者没有失去意识或其他严重伤害。

面部或口腔软组织损伤通常可通过初步缝合进行处理。务必小心确保没有留下任何隐藏在伤口内的异物。砾石或污土嵌入软组织中可能会在面部区域留下永久的瘢痕。

刺穿型伤口常常带有玻璃或深深地嵌入伤口内的碎片物。当怀疑软组织中可能存在异物时，软组织X线片可以对发现嵌入物发挥帮助作用（图29.11）。

唇、牙龈、牙槽黏膜或舌部的小切口即使不缝合，通常也能很好地愈合。可在口内使用可吸收缝线，特别是儿童，因为丝线缝合有需要拆线的缺点。

大的撕裂伤口应该关闭，无论它们在什么位置，对于非常深的伤口或从面部延伸到口腔（贯通型）的伤口，可能需要创面分层缝合。分层缝合的原则，包括黏膜的紧密缝合，随后根据需要依次关闭肌层、面部、皮下和皮肤层。面部撕裂伤应始终首先将重要的解剖结构（例如，唇红缘、鼻小柱或眉毛）重新对齐。这些结构如果不对齐会产生明显的美容缺陷。如果裂口超过唇红

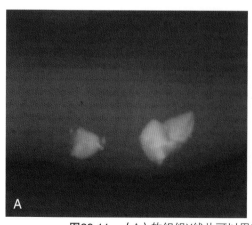 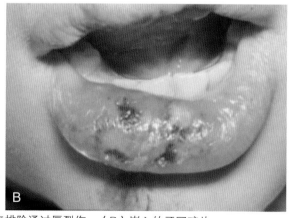

图29.11 （A）软组织X线片可以用来排除通过唇裂伤。（B）嵌入的牙冠碎片。

边缘，通常建议转诊到口腔外科医生或整形外科医生。

面部骨折

最好由有经验的口腔颌面外科医生进行面部骨折的治疗。必须进行全面的头颈和面部检查以排除未被发现的骨折。上颌骨或面中部骨折的患者可能会出现注29.2中列出的部分或全部的体征和症状。下颌骨骨折的患者可能会出现注29.3中列出的部分或全部的体征和症状。

面部骨折的初始治疗应该着眼于对骨折部分的固定、针对开放性骨折进行早期抗生素治疗以及对疼痛的控制[5]。随后，应由有资质的专科医生进行最终治疗。

牙源性感染

牙源性感染在儿童和青少年患者中很常见。典型的感染体征与症状包括发红、疼痛、肿胀以及局部和全身温度升高（图29.12）。由于儿童的骨髓腔较宽，牙源性感染可迅速通过骨骼扩散，可能导致正在萌出的牙齿受损。大多数儿童的牙源性感染并不严重，可以通过牙髓治疗去除感染源或拔除受累牙齿来轻松控制。虽然不常见，但当感染扩散到牙列以外时会发生严重的并发症，包括蜂窝组织炎、海绵窦血栓形成、脑脓肿、暂时性失明、气道阻塞和纵隔感染扩散。蜂窝组织炎的管理可能具有挑战性，因为由于涉及多个解剖结构、多种微生物病因和不同的疾病进展，它具有广泛的临床表现[6]。更严重感染传播的体征和症状包括全身温度升高（102～104℉，39～40℃）、吞咽困难、声音嘶哑、呼吸困难、恶心、疲劳和出汗。患有牙源性感染的儿童可能会因为口腔疼痛而拒绝喝水而脱水。出现这些症状的儿童通常需要住院治疗、静脉（Ⅳ）输液和抗生素治疗。

牙源性感染的管理旨在提供及时和充分的感染引流。这可以通过牙髓摘除术或拔牙术在轻微感染中实现。更严重牙源性感染的管理最好通过手术切开和引流

注29.2 上颌骨或面中部骨折的体征和症状

（患者可能同时伴以下症状的部分或全部）
1. 咬合改变
2. 眶下神经分布区域麻痹
3. 复视
4. 眶周瘀血（瘀伤）
5. 面部不对称或水肿
6. 下颌张口受限
7. 皮下气肿（触诊皮肤捻发音）
8. 鼻出血
9. 腭部或颊黏膜瘀斑
10. 上颌触诊时活动或凹陷

注29.3 下颌骨骨折的体征和症状

（患者可能同时伴以下症状的部分或全部）
1. 下颌出血
2. 颏神经或下牙槽神经分布区麻痹
3. 咬合改变
4. 下颌皮下气肿或擦伤
5. 口腔或颊黏膜有瘀斑
6. 耳周疼痛
7. 张口时下颌偏斜
8. 下颌触诊时活动或凹陷

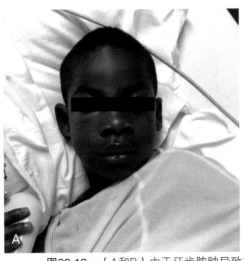
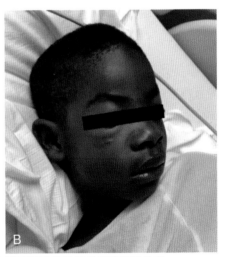

图29.12 （A和B）由于牙齿脓肿导致右侧面部蜂窝组织炎和肿胀的儿童。

来完成[1]。研究表明，与单独使用静脉抗生素治疗感染相比，快速治疗有问题的牙齿以及静脉注射抗生素的成本效益明显更高，并且住院时间更短[6]。通常需要确定致病微生物或微生物群以开具最合适的抗生素（见第9章）。对于门诊治疗，口服青霉素仍然是牙源性感染的经验性选择[7]；然而，阿莫西林可以更快地改善疼痛或肿胀，并且由于给药间隔时间更长，依从性更好[8]。对于青霉素过敏的个体，推荐使用克林霉素或阿奇霉素[8]。通常推荐5~7天的疗程。对于住院治疗，用于治疗蜂窝组织炎的常用静脉注射抗生素是静脉注射氨苄西林/舒巴坦、克林霉素或青霉素加甲硝唑[8]。

舌系带过短与系带切除术

舌系带过短

语源学来讲，"舌系带过短（Ankyloglossia）"一词源自希腊语单词"弯曲（Agkilos）"和"舌头（Glossa）"。英文同义词为"Tongue-tie"[9]。舌系带过短（AG）是一种先天性异常，其特征是舌尖活动受限，由于舌系带过短而导致[10]。AG可以是代表舌系带过短、黏膜下限制，也可以代表上唇系带过短的症状[11]。

耳鼻喉科医生（耳鼻喉科专家）、口腔外科医生、儿科医生、语音治疗师和哺乳顾问可能对AG的各个方面发表不同的意见，其定义范围从对舌的活动范围不足的模糊描述到具体描述系带短、厚、肌肉发达或纤维化。文献中过多和多样的AG定义表明关于这种情况及其临床意义的争论挥之不去。舌系带、哺乳问题、语言障碍和其他口腔运动障碍（例如，吞咽或舔舐问题）之间的关联也不一致，并且是医学界持续争论的根源[12]。一项针对耳鼻喉科医生、儿科医生、语言病理学家和哺乳顾问报告说，在这些群体内部和之间，他们对待AG的方法以及他们对AG与喂养、语言和社会问题的关联的观念方面存在显著差异。但是，牙医在这个话题上也存在类似的分歧[12]。AG可能会降低舌头的活动度，并与哺乳、吞咽、发音、正畸问题（包括错𬌗、开𬌗、上下颌切牙分离）、与口腔清洁有关的机械问题，以及心理压力相关[13]。

舌系带过短的病因

舌系带过短的确切发病机制尚不清楚[9]；然而，一

名学者将AG的病因描述如下：舌头在早期发育过程中与口腔底部融合。细胞死亡和再吸收使舌头游离，系带成为最初附着的唯一残余物。舌系带通常会随着孩子的自然成长过程而变得不那么突出，具体表现为：牙槽嵴的高度增加和牙齿开始萌出。这个过程发生在出生的前6个月至5岁期间。可能存在AG的遗传倾向，并且已经观察到AG与某些综合征（例如，X连锁腭裂综合征）之间存在关联[12]。AG还在一些罕见的综合征中被诊断出来，例如，van der Woude综合征、口-面-指综合征和Beckwith-Wiedemann综合征[10,12]。然而，大多数AG是一种孤立的先天性异常，在没有任何其他先天性异常或疾病的人身上观察到[9,12]。患病率范围为0.02%~10.7%，具体取决于学者的定义，并且在男性中更常见。

舌系带过短的分类

AG在不同的年龄段都可能发生，每一类需要特定的治疗方法[10,14]。为了评估新生儿舌系带过短的严重程度，研发了用于评估舌系带功能的Hazelbaker评估工具（HATLFF）。该工具通过评价舌头的外观和功能，采用打分系统将婴儿的舌头分为功能受损、可接受或完美三类[9]。然而，该分类方法非常复杂、冗长且尚未在可控的方式下得到验证[12]。

Ghaheri等人描述了两种较为简单的舌系带和上唇系带分类法（注29.4）[11]。Coryllos的1型和2型被认为是"经典"的舌系带，它们是最常见和明显的舌系带，可能占75%。3型和4型较为罕见，并且由于更难以可视化，最可能未经治疗。4型最有可能引起母婴更为显著的症状[15]。Kotlow为婴儿描述了上唇系带过短的分类[16]。

注29.4 舌系带过短的分类

舌系带的Coryllos分类
（根据系带前缘与舌尖的距离分为4种类型）
1型：系带附着于舌尖
2型：系带附着于舌尖后2~4mm，在牙槽嵴上或后面
3型：系带附着于舌腹中部和口底中部，通常较紧且弹性较小
4型：系带附着于舌根上，厚型、有光泽且无弹性

上唇系带的Kotlow分类
Ⅰ类：系带无明显附着
Ⅱ类：系带附着于牙龈组织
Ⅲ类：系带附着于前牙牙龈乳头前
Ⅳ类：系带附着于前牙牙龈乳头内或延伸至硬腭

舌系带过短和母乳喂养

近年来对母乳喂养潜在益处的认识导致人们对功能性AG后遗症重新产生兴趣。据报道，在患有AG的婴儿中，母乳喂养困难的发生率为25%~80%，包括发育迟缓、母亲乳房疼痛、乳汁供应不足和拒绝母乳喂养。具有限制性AG的婴儿无法将舌头伸过下牙龈线以形成适当的密封，因此使用颌部将乳房保持在口中。不同的人对手术治疗的热情各不相同[13]。

通常报告的与衔乳不良相关的问题包括沮丧的迹象，例如，撞头、母亲乳头疼痛和婴儿不满意的迹象（即频繁或连续喂养，经常伴"烦躁"）[17]。Francis等人对AG婴儿的手术和非手术治疗以及母乳喂养结果进行了系统性评估，尽管大多数研究的质量非常低。在母亲自我报告改善了母乳喂养的随机对照试验（RCT）中，注意到与未接受治疗的婴儿相比，接受治疗的婴儿显著改善（分别为96% vs 3%和78% vs 47%）[13]。有3个随机对照试验使用观察者评估母乳喂养效果，在所有这些研究中，观察者对治疗不知情。其中，一项研究报告与假手术相比，系带切开术后立即母乳喂养有显著改善。相比之下，在其余两项随机对照试验中，独立的盲法观察者没有发现干预后立即和5天母乳喂养改善的差异。关于母亲乳头疼痛，已发现与母乳喂养相似的结果，一项RCT报告显著改善，而其他研究发现干预组和假手术组之间的母亲不适感没有显著降低。总体而言，一小部分证据表明，系带切除术可能与母亲报告的母乳喂养和疼痛改善有关，但关于这一主题的证据强度较低。未来的研究可能会改变我们关于系带切开术对母乳喂养影响的理解[13]。

舌系带过短和非母乳喂养问题

非母乳喂养结果

Chinnadurai等人仅审查了两项比较研究，这两项研究都具有明显的方法学局限性，因此证据不足以得出关于手术干预对AG婴儿和儿童非母乳喂养（即奶瓶）结局有益处的结论[18]。

发音问题

发音问题是AG文献中第二大普遍性结果，具体表现为发音和清晰度。质量欠佳的队列研究报告称，手术AG治疗改善了发音和清晰度，但其他语言方面的好处尚不清楚。鉴于缺乏高质量的研究，手术干预改善语言和发音的证据强度不足。在另一篇评论中，学者得出的结论是，虽然有一些可能的积极迹象表明治疗舌系带过短是有益的，尤其是从家长的角度来看，但没有实质性的证据支持基于促进后续语言发展的预防性系带切除术[17]。

社会问题

减少舌头活动度可能涉及的一些社会问题包括语言能力、口腔卫生、过度唾液分泌、亲吻、说话时的口水飞溅以及自尊心。由于只有一项质量较差的比较研究，目前有关AG治疗减轻社会问题的证据不足[18]。

手术治疗

文献中提出了观察、语音训练、无麻醉的系带切开术和全身麻醉下的系带切除术等治疗方案，以纠正系带异常。以下技术在儿童牙科中比较受关注：系带切开术和系带切除术。

系带切开术

系带切开术被定义为系带的切割或分割。与薄膜状系带分离相关的不适似乎是短暂而轻微的。因此，关于有效镇痛治疗系带切开术的文献很少。该程序可以在没有局部麻醉的情况下完成；然而，一些从业者强烈建议使用局部利多卡因麻醉凝胶和/或局部麻醉药来控制疼痛并减轻父母的任何担忧。由于担心高铁血红蛋白血症，婴儿应谨慎使用苯佐卡因（见第7章）[19]。舌系带切开似乎是一个小手术，但也可能会导致并发症（例如，出血或感染或Wharton导管损伤）。术后瘢痕形成可能会进一步限制舌头运动，需要再次手术。从有限的文献来看，并发症的发生率似乎很少。

婴儿仰卧，肘部靠近身体，父母或助理稳定头部。用无菌纱布轻轻提起舌头，用辅助手固定，露出系带。然后用小无菌剪刀在系带最薄的部分分开系带。切口从系带的游离缘开始向后延伸，靠近舌头（图29.13）。这是必要的，以避免损伤位于口腔底部位置更靠下的下颌下管。应该有最少的出血（即不超过一两滴，收集在无菌纱布上）。如果需要，可以通过用纱布短时间施加压力来轻松控制出血。切口不缝合。可以立即恢复喂食。不需要特定的后续护理，但建议至少在接下来的几次喂养中使用母乳。应告知家长，术后最初几天可能会在切口部位形成白色纤维蛋白凝块。切口应在1~2周的

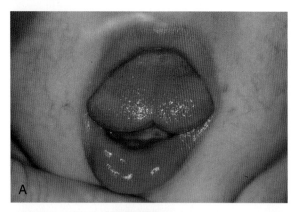

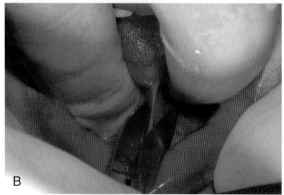

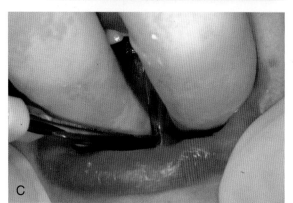

图29.13 （A~C）婴儿的系带切开术。（Junqeira MA, Cunha NN, Costa e Silva LL, et al. Surgical techniques for the treatment of ankyloglossia in children: a case series. *J Appl Oral Sci*. 2014;22:241–248.）

随访中愈合。

当这种技术的相对简单性与未经治疗的病例或未来使用系带切除术治疗后果的严重程度相权衡时，儿童牙医应考虑系带切开术。

系带切除术

系带切除术[20]被定义为切除或去除系带，这可以通过常规技术用手术刀或使用软组织激光来完成。系带切除术是厚的血管化系带患者的首选手术，预计会出现严重出血，在某些情况下，可能会发生瘢痕组织重新附着系带。幼儿的手术通常在全身麻醉下进行。然而，年龄较大的儿童或成年人可以在局部麻醉下进行手术。系带的分离方式与系带切开术相似，尽管偶尔可能需要对颏舌肌进行有限的分割才能充分分离（图29.14）。伤口使用Z成形术缝合[10]。与传统技术相比，使用不同激光的研究通常发现，使用激光能量可以省去缝合的需要，减少术中出血量，并且产生较少的术后不适和功能并发症（进食和语言）[21-24]。虽然新兴研究显示激光能带来一些优势，但激光技术仍需要采取一些预防措施。临床医生必须了解使用的激光类型、适当的设置和技术，因为有多种类型的激光可供选择（例如，二氧化碳激光、Nd：YAG激光、二极管激光等）。此外，医生和工作人员必须接受适当的激光安全培训，确保他们自己和患者的安全。

系带切开术/系带切除术的并发症

系带切开术/系带切除术的并发症包括感染，出血过多，由于过度瘢痕形成而导致的复发性AG，术后发展的新语言障碍以及由于舌头过度活动引起的舌下垂（舌头"吞咽"）。

临床医生应该：

1. 检查系带附着情况。
2. 诊断AG是否存在并评估其严重程度。
3. 明白干预的益处。
4. 如果无法进行系带切开术或切除手术，应及时向有资质的外科医生转诊患者。

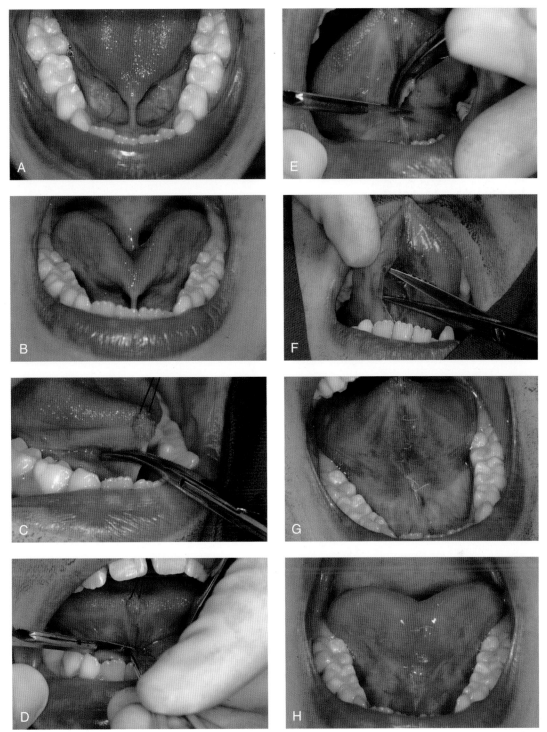

图29.14 （A～H）使用止血钳和外科刀片对一名年龄较大的儿童进行系带切除术。伤口缝合通常使用Z成形术。（Junqeira MA, Cunha NN, Costa e Silva LL, et al. Surgical techniques for the treatment of ankyloglossia in children: a case series. *J Appl Oral Sci*. 2014; 22:241–248.）

第4部分

混合牙列期：6～12岁
The Transitional Years:
Six to Twelve Years

　　6～12岁，儿童的身体将发生许多变化。这些身体变化是引人注目的，意识到与面部形态、咬合、恒牙萌出以及恒牙的外形美观相关的变化是牙医的专业责任。牙医必须监督6岁儿童口内20颗乳牙的脱落和大多数12岁儿童口内28颗恒牙的萌出。牙医必须与患者及其家庭建立联系，确保口腔护理在一个值得信任的框架内进行。牙医应推荐预防保健措施，例如，窝沟封闭、正畸期间的细致口腔卫生、根据需要使用额外的氟化物产品以及营养咨询，因为这些患者会做出自己的食物选择。牙医还须回答家长对孩子外貌担忧的问题，阻断错殆畸形的发生，适时将错殆畸形儿童转诊到专科医生。在儿童从6岁至青春期这个阶段，没有或没有明显的硬组织疾病、没有明显的软组织疾病、坚持采取预防措施并培养良好的家庭护理习惯，以及建立和谐的牙颌关系，这些都是牙医对这个年龄段儿童进行治疗的目标。

第30章
动态变化
The Dynamics of Change

MAN WAI NG, ZAMEERA FIDA, HENRY FIELDS

章节概要

生理变化

身体变化

美国6岁男孩体重和身高的中位数分别为47.5磅和45.5英寸，而相应年龄的女孩，其体重和身高的中位数分别为46磅和45英寸。到孩子12岁时，男孩体重将达到90磅，身高将达到59英寸，女孩体重将达到90.25磅，身高将达到59.5英寸（1磅≈0.45kg，1英寸≈0.45cm）。6～12岁是生长持续且大幅增长的时期[1]。

6～10岁，男孩的身高略高于女孩，直至10岁左右。10～15岁，女孩的身高略高于男孩。从体重的角度来看，男孩在11岁左右之前比女孩稍重，那时女孩的体重会在短时间内超过男孩。虽然一般认为女孩在性和成熟方面比男孩领先几年，但这种看法可能是由于这些变化的可观察性而夸大了差异。实际上，真正的差异只有约1年。这是因为与男性的阴茎、阴囊和身高发育相比，身高和乳房发育被认为是女性发育的主要标志。尽管如此，与雌性的模式相比，雄性的预生长突增是稳定的，并创造了一个更大的平台，可以在该平台上发起更强劲、更晚的突增。这也就解释了雄性体型通常比雌性体型大的原因。

其他生长和发育变化在此期间同样是显著的，例如，血压进一步升高、脉搏率持续降低、骨骼矿化增加和肌肉组织增加。此外，淋巴组织在这些年中达到了发育的顶峰，达到了超过成年人的水平。

颅面变化

6～12岁，头颈部持续生长发育。5～10岁（大约是我们感兴趣的年龄范围），神经和颅骨生长几乎完全完成（图30.1）。在这个年龄段，颌骨（上颌骨：A=2，下颌骨：B=3，图30.1）的生长速度比颅骨更快。

为了便于说明、使用Bolton标准[2]，描述了鼻突和下颌突出度的增加（图30.2）。鼻软骨和下颌骨髁突会以软骨内成骨的方式继续生长一段时间。女性下颌生长最有可能在这段时间内完成，而男性下颌骨发育的快速期尚未到来。因此，在这个年龄段可以考虑生长发育的改良。颅底长度的变化是靠蝶枕联合处软骨骨化引起的，在青春期早期就停止了，但在基底和鼻根继续发生一些同位变化。而在垂直向上，随着骨缝生长和联合于口腔一侧的增长及附着，在鼻腔一侧发生的吸收与骨膜内骨形成的延续，腭弓持续下降。面部垂直向的生长随着牙齿的萌出和牙槽嵴的发育而得到增强，二者相辅相成。

在水平向平面上，腭中缝处有持续的生长。在第一次桥接发生的这段时间里，女性腭横缝的大部分生长都完成了。恒牙萌出时牙槽嵴水平向并列变宽。前牙弓伴随侧切牙萌出变宽，随后尖牙和前磨牙部位的宽度增加（图30.3）。

这些变化的含义是，在这段时间内，应尝试对Ⅲ类问题进行前后向生长矫正。这个年龄段患者的面部变化似乎比年龄更大的患者的面部变化更多[3]。对于Ⅱ类问题，该年龄段或青少年早期可以尝试进行改良，效果相

生长增量

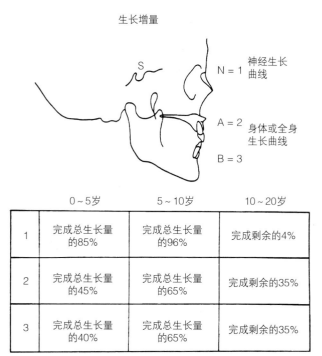

	0～5岁	5～10岁	10～20岁
1	完成总生长量的85%	完成总生长量的96%	完成剩余的4%
2	完成总生长量的45%	完成总生长量的65%	完成剩余的35%
3	完成总生长量的40%	完成总生长量的65%	完成剩余的35%

图30.1 颅面部各部分的生长率不同。（From Behrents RG. *Growth in the Aging Craniofacial Skeleton*. Ann Arbor, MI: Center for Human Growth and Development, University of Michigan; 1985.）

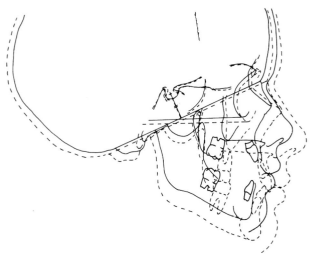

图30.2 6岁和12岁儿童的Bolton标准的前颅底重叠（分别为实线和虚线）显示了这一时期前后向和垂直向骨骼生长的大小以及软组织的变化。（Redrawn from Broadbent BH Sr, Broadbent BH Jr, Golden WH. *Bolton Standards of Developmental Growth*. St Louis: Mosby; 1975.）

当。如果需要更大的力来中断这个年龄段晚期稳定的腭中缝，则应使用舌弓型矫治器或快速腭扩弓来完成水平向改变。在青春期后期，垂直向生长将继续。

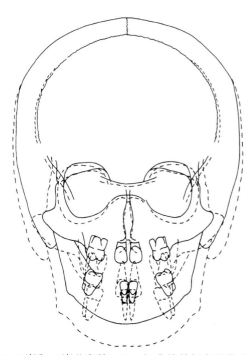

图30.3 6岁和12岁儿童的Bolton标准的前颅底重叠（分别为实线和虚线）显示了这一时期水平向和垂直向骨骼生长的程度。（Redrawn from Broadbent BH Sr, Broadbent BH Jr, Golden WH. *Bolton Standards of Developmental Growth*. St Louis: Mosby; 1975.）

牙齿变化

在此期间的早期，大多数儿童会经历4颗第一恒磨牙的萌出以及下颌和上颌乳中切牙、乳侧切牙的脱落。恒切牙在6～7岁萌出（表13.5）。然而，对于有些儿童来说，上颌恒侧切牙7岁后萌出也并不少见。出于发育和美学原因，医生应该仔细观察萌出前牙的情况。

除了第三磨牙，所有的恒牙通常在12岁前萌出。恒牙牙釉质形成在8岁时完成。在下颌中（除了第一颗恒磨牙），磨牙从6～7岁至11～13岁依次萌出，即中切牙、侧切牙、尖牙、第一前磨牙、第二前磨牙、第二磨牙。在上颌中，除了上颌尖牙通常在一颗或两颗前磨牙萌出之后或在第二磨牙萌出同时或之前萌出之外，其他顺序和下颌相似（图30.4）。

下颌中切牙的牙根在9岁或10岁时发育完成。4颗第一恒磨牙、上颌中切牙和下颌侧切牙的牙根通常在10岁时发育完成。上颌侧切牙的牙根在11岁时发育完成[4]。

由于恒牙的牙胚位于乳牙的舌侧位置（除了第二磨牙之后的3颗恒磨牙的牙胚），因此前牙在它们的牙囊中发育，位于乳切牙的根尖附近的舌侧。当恒牙根部

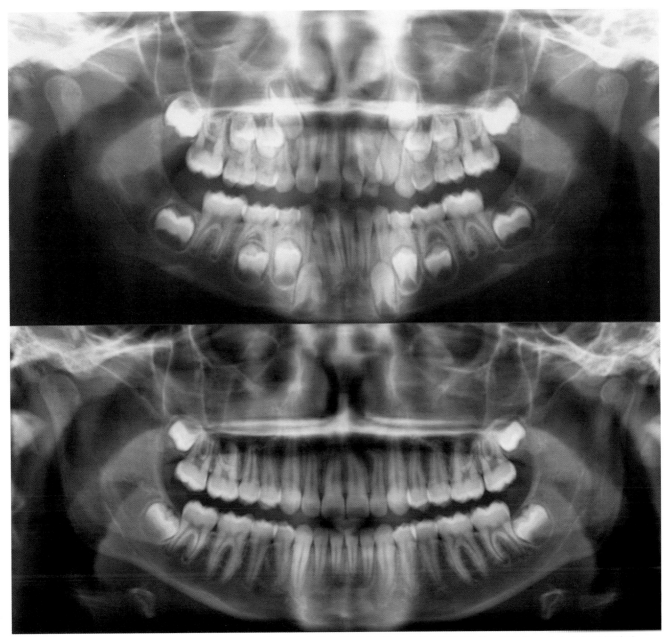

图30.4　这两张全景片显示了从恒牙萌出开始到恒牙萌出结束的过渡过程，但第三磨牙除外。请注意，左上多生牙被拔除。

开始发育时，恒牙开始向口腔移动。通常它们按照一定的模式运动，遇到乳牙根时会吸收它并稍微朝舌侧萌出（图30.5）。最后，继承恒牙通常比之前的乳牙更朝向颊侧倾斜（图30.6）。发育中的前磨牙在乳磨牙的牙根之间发育，并且继续略偏颊侧萌出。

在乳切牙之间发现间隙是正常的。这有助于为较大的恒牙提供空间。上颌尖牙通常是第一恒磨牙近中萌出的最后一颗恒牙。当恒尖牙开始萌出时，它向下迁移到上颌侧切牙的远中根面，并最终使切牙的牙冠向近中移动，并将中小间隙关闭。这一发育时期被称为"丑小鸭期"（图30.7）[5]。

在这个时期内，大部分的萌出问题都会发生，临床医生应该在每次检查时检查这些问题。第一恒磨牙异位萌出，侧切牙由于位置或拥挤异位萌出，尖牙异位萌出和错位、易位都可以追溯到这一发育时期。显然，对这些情况的监测和干预对于正常发育的牙齿是至关重要的。医生应该考虑早期和持续性拥挤是否需要拔除乳牙或恒牙，或是否应该考虑间隙保持治疗非拔牙病例。在这个时期结束时，由于特发间隙或Leeway间隙带来的剩余间隙已经被填补了。随着持续生长，会发生进一步的牙齿萌出和移位。

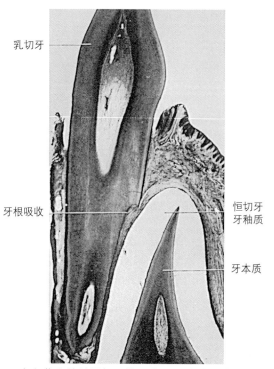

乳切牙

牙根吸收

恒切牙
牙釉质

牙本质

图30.5 来自萌出的继承恒牙的压力而导致的乳前牙牙根吸收。（From Bhaskar SN, ed. *Orban's Oral Histology and Embryology*. 11th ed. St Louis: Mosby; 1990.）

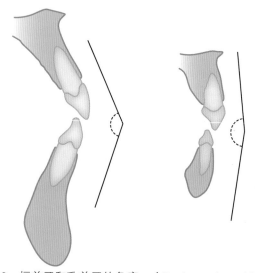

图30.6 恒前牙和乳前牙的角度。（Redrawn from Moyers RE. *Handbook of Orthodontics*. 3rd ed. Chicago: Year Book; 1973.）

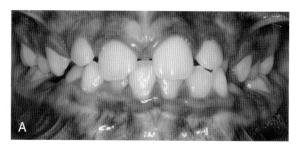

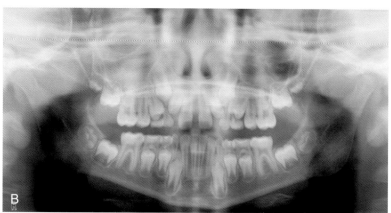

图30.7 （A和B）"丑小鸭期"的典型代表是上中切牙之间的间隙。切牙牙根由于恒尖牙牙冠的萌出而向近中倾斜。当尖牙萌出时，它们会将切牙推到一起，并关闭适度的间隙，但不会关闭广泛的间隙。

认知变化

6~12岁孩子的大量的认知收获、适应和复杂变化甚至可以轻而易举地写一本书。仅心智能力的增长就非常明显。毫无疑问，>7岁的孩子的注意力集中时间比<5岁的孩子显著更长。

6~12岁的学龄期是孩子开始识字的时期。在6岁以前，很少有孩子能做比写他们的名字更多的事情。在12岁以后，大多数孩子已经掌握了适当的语法和句法方法，并有能力进行复杂的口头和书面交流。在世界某些地区，一个孩子在12岁时掌握第二语言并不罕见。

根据Piaget[6]的说法，6~12岁期间大致相当于认知发展的第三个主要阶段，即具体操作阶段。Piaget提出了以下4个智力发展的主要阶段：

1. 感觉运动期：出生至18个月。
2. 前操作期：18个月至7岁。
3. 具体操作期：7~12岁。
4. 形式操作期：≥12岁。

到目前为止，我们已经通过感觉运动期和前操作期的研究来了解了儿童的发展阶段。在具体操作期，Piaget描述了儿童智力能力方面的多种复杂变化。例如，5岁的孩子可能可以"走两个街区，右转一条街到第二个白色房子"到他或她阿姨的住所，但是这个5岁的孩子不能在纸上画出这条路线。然而，在7岁或8岁时，孩子可以在自绘的地图上描绘这条路线。换句话说，在这些年里，行动的精神表现成为孩子认知能力的一部分。对于与孩子交流的牙医，基于孩子的精神表现能力设计讨论会很有帮助。

在6~12岁（根据Piaget的说法，是7~12岁）的这段时间里，尽管存在外部差异，但儿童还是能够理解长度、质量、数量和重量之间的一致性。相对性也出现在孩子的评价体系中。对于4岁的孩子来说，单词"Dark"的意思是黑色。而10岁的孩子可以谈论一辆"深色"的绿色汽车。总之，6~12岁的儿童在认知方面会有所成长。到12岁时，心智和心智能力已经成熟，真实的、理论的或抽象的信息都可以被吸收。

情感变化

6~12岁是儿童接受社会行为规范的进步时期。在正常儿童中，哭闹、发脾气和其他愤怒表现会被视为表达沮丧的方式。当学龄前儿童需要并且可能要求立即获得奖励和满足，转型时期的孩子已经有了掌握延迟满足的情感能力。这种意识在孩子上学时得到强化，孩子越来越被引导投入时间到有价值的活动中去。家庭作业、家务、照顾宠物以及课外活动（例如，童子军、团队运动、舞蹈和音乐课），都是这个年龄段的一些预期行为，而这些在学龄前几乎是不可能的。

6~12岁期间发展起来的另一种情感提炼是利用生活任务有效避免无聊的能力。在学龄前，儿童将自己的思想沉浸在一项活动中，直至耗尽所有的精力和注意力。然后，在精疲力竭的时候，他向父母或其他人员寻求其他事情让他做。

而6~12岁这个年龄段内，成年人引导孩子注意力的需求很快就消失了。到12岁时，孩子通常会有一个愿望或需求清单，有一种在追求中应该花费的时间的感觉，并且有能力设定愿望或需求的优先顺序。

在这个年龄段，身体形象开始成为孩子生活中的一个情感特征。毫无疑问，对于大多数孩子来说，身体形象的重要性在青春期变得最为显著，但它的出现肯定发生在6~12岁。6岁的孩子通常不在乎脸上有番茄酱或裤子上有泥，而12岁的孩子可能会为瑕疵或穿着不时尚的衣服而苦恼。总之，在这些年里，身体形象成了一个情感意识和强调的主题。毫无疑问，这会对牙齿产生影响。一个6岁的孩子可能对矿化不全的切牙或错殆的外观漠不关心。到12岁时，这种情况可能会导致缺乏微笑、社交退缩和自尊丧失。嘲笑和欺凌可能会加剧这个问题。

尽管也有例外，但大多数6~12岁的孩子只有在被同龄人接受的情况下才能获得整体的情感满足。缺乏接受、彻底的排斥、戏弄和欺凌肯定会在情感上造成很大的伤害。在这些年里，在父母、老师、榜样和其他重要人物的帮助下，让孩子变得情绪有弹性是很重要的。至少应该开始出现处理羞辱、沮丧、失落和失望并从中恢复的能力。如果他们不这样做，那么青春期可能会变成动荡的几年。

社交变化

6~12岁的时期通常被称为童年中期。由于学校的需求、同龄人的重要性越来越大以及孩子的社交环境的巨大扩展，这些年的社交显然比前几年更加复杂。这些年里，孩子加强了对现有兴趣和能力的关注及追求，同时最大限度地减少或消除了其他兴趣和能力。

学校对这个年龄段的人来说极其重要，它代表了一个家庭之外的世界，它可以加强在家里学到的社交反应，提供新的反应，甚至劝阻其他人。在学校，孩子们应该控制自己，养成良好的工作习惯，长时间安静地坐着，并遵守成年人为个人行为制定的规则和期望[7]。

然而，大多数孩子对学校抱有积极的期望，并对他们在那里的经历保持热情。并且有人还注意到，儿童的自尊心、自我控制能力和独立能力（例如，自己吃早餐）在开学的头几个月迅速提高[8]。但是，自信心和积极性往往会在小学后期下降，并且这种趋势会持续到青春期。这可能导致学生逃避某些课程或完全辍学。孩子们可能会回避他们最初不太可能成功的活动。然而，如果他们能够看到自己可以通过实践和发展变得有能力，给予支持的成年人就能够帮助孩子处理他们的挫折感[7]。

孩子加入的同伴群体也可以是一个强大的社会化力量。有时，同伴群体的价值观与教师和父母的价值观相对立。这对孩子来说是个冲突，因为如果他或她顺从一方的期望，他或她可能会冒受到权威成年人的惩罚或受到同伴的嘲笑或拒绝的风险。父母了解这些冲突以及同龄人压力对这个年龄段的孩子具有多大的社交影响力是很重要的。还要注意，那些热切接受同伴价值观却让父母失望的孩子实际上可能是为了获得在家中未能得到的被接纳和关爱的感觉。

最后一个因素标志着童年中期的到来，那就是越来越强大、更稳定、更有意义的友谊的出现。一般来说，友谊是与同性孩子建立的。这个年龄段的朋友通常也具有相似的社会经济地位、智力、成熟度和兴趣爱好。同时，我们需要认识到随着人际关系的更紧密和友谊的加深，社会暴力和欺凌也会增加。

牙齿龋病和膳食因素

牙齿龋病是儿童最常见的慢性疾病。虽然恒牙的龋病患病率自20世纪80年代以来基本保持稳定，约60%的青少年患有牙齿龋病，但这种疾病仍然影响着美国的大部分学龄儿童[9]。第12章讨论了混合牙列期龋病的流行病学。

膳食因素为何对混合牙列期的牙列重要

有充分的证据显示，膳食含糖与牙齿龋病的病因学有密切关联[10]。如在第12章所提到的，糖（蔗糖、果糖、葡萄糖等）是牙齿龋病的主要因素之一。蔗糖被称为"牙齿龋病的主凶"[11]，但动物实验显示，其他糖，特别是葡萄糖和果糖与蔗糖一样致龋[12-13]。

蔗糖

瑞典隆德附近的Vipeholm研究[14]是第一批将蔗糖作为病因的对照研究之一。该精神病院的总共436名因犯被提供各种形式的糖来补充相对无糖的机构饮食。这些糖以蔗糖溶液或甜面包和太妃糖等形式提供。蔗糖溶液和甜面包是在餐食中引入的，而其他形式则是在餐间提供的。研究显示，增加蔗糖摄入量与龋齿活跃度增加有关。此外，当停用富含蔗糖的食品时，龋齿活跃度会减少。蔗糖的致龋潜力在餐间以较易滞留的形式提供（太妃糖和牛轧糖）时会增强。清除口腔中糖的时间与龋齿活跃度密切相关。该研究还指出，龋齿形成因人而异，并且在一些人即使回到低蔗糖饮食后仍会继续形成。接受每天仅仅30g蔗糖的试验对象，仅在三餐时服用，平均每年出现0.27个新龋损。每天摄入330g蔗糖的试验对象（其中300g为溶解液）平均每年出现0.43个新龋损。最后，每天摄入24个黏性糖果的试验对象平均每年出现4.02个新龋损，该组试验对象每天摄入300g蔗糖，其中40%在餐间食用。虽然该研究设计存在缺陷，但龋病发展差异的振幅令人印象深刻。关于这种研究的伦理问题保证了它可能永远不会重演。

另一项证实蔗糖作用的研究是在Hopewood House（Bowral，New South Wales，Australia）进行的，参与者为3～14岁的儿童[15-16]。这些被收容的儿童几乎从婴儿时期开始就一直住在那里，他们吃的几乎是纯素食，并补充了牛奶和偶尔的蛋黄。蔬菜通常是生的，精制碳水化合物受到严格限制。尽管口腔卫生状况不佳，但儿童患龋率很低。乳牙列受累几乎不存在，而恒牙的患龋率约为其他澳大利亚儿童平均的1/10。在整个5年的研究中，几乎有1/3的儿童没有龋齿。年龄较大时离开Hopewood House的儿童患龋齿的概率显著增加。

一些人仍然质疑蔗糖和其他糖在龋齿病因发展中的主要作用[17]。Burt和Pai[18]在他们的系统综述中得出结论，在现代氟化时代，糖消耗与龋病之间的关系较弱，但尚未消除。Marshall等人[19]得出结论，食物的致龋性与其说取决于糖的性质，不如说取决于食物的特性和暴露的方式，主要是频率。然而，其他人仍然相信，游离糖（包括添加到食物中的所有单糖和双糖，以及蜂蜜、糖浆、果汁和浓缩物中天然存在的糖）是促进龋齿发展的主要因素[10,20]。

其他食物因素

有证据表明，摄入含糖食品和饮料的频率以及总量与龋病有关。此外，这两个因素之间存在密切关系[10]。在冰岛对5岁儿童进行的一项研究中，Holbrook等人发现，摄入糖分的频率对于龋病的发生有门槛效应，最多可达每天4次。报告每天摄入≥4次糖分或每天≥3次的两餐之间的零食，其患龋率要高得多。在出现≥3个病变的5岁儿童中，平均每天摄入5.1次糖，而出现<3个病变的儿童每天摄入2.1次糖[21]。Vipeholm的研究还表明，当每天在用餐时间摄入4次糖时，患龋率很低[14]。在用餐时间更频繁地接触糖，以及在用餐间隙更频繁地吃零食，会导致牙齿受到延长或多次pH的挑战，并可能导致需要更长的口腔清除时间。然而，几项纵向研究表明，糖的摄入量比频率更重要[10]。Ismail等人发现，两餐之间含糖饮料的摄入频率与摄入量之间存在非常高的相关性。此外，频率和摄入量都与较高的患龋风险有关[22]。

食物因素的多样性要求谨慎估计食物的相对致龋性。这些因素包括碳水化合物-蔗糖浓度、保持性、口腔清除率、清洁剂质量、口感、混合食物的效果、摄入顺序、摄入频率以及食物本身的pH。例如，大多数水果由于自己本身的低pH而能够降低牙菌斑的pH。即使食物的低pH抑制了其糖份的自然发酵，这种情况仍会发生。低pH水果也可以通过其酸的直接作用使牙釉质脱矿。同时，低pH的水果刺激唾液流动，缓冲牙菌斑pH的下降；其他食物（例如，蔬菜），通过咀嚼反射刺激唾液流动。然而，总体来说，水果和蔬菜并没有强有力的防龋作用[23]。另外，Moynihan和Petersen认为，干果可能更容易引起龋病，因为干燥过程会破坏水果的细胞结构，从而释放游离糖，而且干果的口腔清除时间往往更长[10]。

事实上，黏性或滞留性是另一个备受关注的食品因素。熟加工淀粉含量高的食物（例如，面包、麦片、薯片），被外行人判断为相对不黏，清除口腔的速度要慢得多；而那些蔗糖含量高的食物（例如，焦糖和软糖），被认为是最黏的食物之一，表现出从口腔中快速清除[24-25]。然而，流行病学研究表明，一般来说淀粉的患龋风险较低。高淀粉/低糖饮食的消费者通常表现出低水平的龋齿，而低淀粉/高糖饮食的消费者表现出高水平的龋齿[10]。在Hopewood House的研究中，儿童食用高淀粉/低糖饮食并且患龋齿率低[15-16]。Rugg-Gunn得出结论，未煮过的淀粉和煮熟的主食淀粉类食物（例如，大米、土豆和面包）的致龋性较低。另外，精细研磨和热处理的淀粉会诱发龋齿，但比糖少。此外，添加糖会增加煮熟的淀粉类食物的致龋性[26]。

显然，除了可能在人体中进行的试验外，没有任何一种致龋性试验可以解释所有这些因素。即使在人体试验中，牙菌斑的组成和数量、唾液缓冲能力和牙釉质的耐溶解性（无论是否具有再矿化能力）都存在个体差异。

某些食物成分和因素可能具有使龋齿静止或抑制龋齿的作用。磷酸盐，主要是偏磷酸钠，在动物研究中已被证明可以减少龋齿[27]。这种影响可能是局部的，与缓冲能力、牙釉质溶解度降低以及其他细菌和生化特性有关。然而，在人类饮食中添加磷酸盐的临床试验并未证明有效[28]。其他动物研究表明[29]，脂肪、蛋白质、氟化物或钙含量高的食物可以预防龋齿。这些食物包括奶酪、酸奶、腊肠、巧克力和花生。脂肪可以保护牙齿，通过改变牙釉质的表面活性来减少糖甚至牙菌斑的滞留。脂肪也可能对口腔细菌产生毒性作用，并可能降低糖的溶解度。蛋白质能提高唾液中的尿素水平，增加唾液的缓冲能力。蛋白质也可能具有牙釉质涂层效果。蛋白质和脂肪的组合可能会在接触碳水化合物后提高牙菌斑的pH。可可中的单宁和其他成分已被证明可以抑制龋齿活跃度。在饮食蔗糖中添加低至2ppm的氟化物也被发现可以显著减少大鼠的龋齿[30]。类似的人类研究尚未进行。

已经有人提出，一些食物的纤维质（例如，芹菜或苹果），可能对牙齿有一种清洁剂效应[31]。这些食物可能会在咀嚼时清除明显的残渣，但它们对于牙菌斑的清除是无效的。这些食物需要大力咀嚼，从而刺激唾液分泌量，反过来缓冲牙菌斑的酸性并促进牙釉质的再矿化。这些食物可以在咀嚼时清除粗糙的食物残渣，但对于牙菌斑的清除无效。由于需要强力咀嚼，这些食物可能会刺激唾液分泌，从而缓冲牙菌斑的酸性并促进牙釉质的再矿化。

膳食指导

Stookey[32]列举了理想小吃的属性，应具备：①以其物理形态刺激唾液分泌；②具有最小的黏附性；③相对富含蛋白质和低脂肪，含有最少的可发酵碳水化合物，并具有适度的矿物质含量（尤其是钙、磷和氟化物）；④具有 > 5.5的pH，以不降低口腔pH，并具有很高的缓冲能力和低钠含量。某些食品（例如，生蔬菜），能够满足大部分或全部的需求。现代的食品技术应当能够创造出既有营养又不造成龋齿的零食，但在食品行业找到可靠的致龋测试和投资于此类生产的激励措施之前，这种情况不会发生。

基于证据表明糖和龋病之间存在正向关联的情况，世界卫生组织（WHO）于2015年发布了指南，呼吁限制糖的摄入量。世界卫生组织的指南包括：①强烈建议终身减少摄入游离糖；②强烈建议将游离糖摄入量限制在不超过总能量（卡路里）摄入量的10%以内；③有条件的建议将游离糖摄入量减少到不超过总能量摄入量的5%。术语"游离糖"是指由制造商、厨师或消费者添加到食品中的所有单糖和双糖以及天然存在于蜂蜜、果汁、糖浆中的糖分。"可发酵碳水化合物"是指游离糖、葡萄糖聚合物、可发酵寡糖和高度精制淀粉。<10%的能量相当于每人每年的糖摄入量 < 15 ~ 20kg或 < 40 ~ 55g/天[33]。指南中还包括添加糖标签和教育。还有待观察的是，这些发现将如何转化为公共政策，以诱导积极的行为改变，限制糖的摄入[34]。

与此同时，我们面临着一项艰巨但重要的任务，那就是与家庭合作，改善易患龋齿儿童的饮食习惯。牙科专业人员有义务向他们提供饮食指导。尽管从饮食中完全消除糖既不可行，也不可取，但应向患者和家属提供咨询和指导，以降低每天游离糖的摄入量，减少餐间零食的频率，并将糖和精制淀粉限制在唾液流量较高的用餐时间。降低可发酵碳水化合物摄入的频率比减少总碳水化合物摄入更重要。在临床牙科实践中利用基于风险的慢性疾病管理方法[35-36]来解决龋齿问题，可以有效地帮助患者及其家人在饮食和口腔卫生实践中做出可持续的改变，并在这样做的过程中改善他们的患龋风险（见案例研究）。

总结

6～12岁这个年龄段可能是孩子成长过程中颅面、牙齿、情感和社会变化最具活力的时期。与牙齿萌出和间隙问题相关的生长调节及干预可能至关重要。所有干预措施都是在快速变化的社会和情感底层结构上进行的，这可能会使成功或失败变得不稳定。

健康饮食习惯的建立和保持、良好口腔卫生的有效咨询和指导对于降低儿童的患龋风险很重要。

第31章
检查、诊断和治疗计划
Examination, Diagnosis, and Treatment Planning

SCOTT B. SCHWARTZ, JOHN R. CHRISTENSEN, HENRY FIELDS

章节概要

对处于混合牙列期的儿童进行检查，是在动态发展阶段管理口腔健康的诊断难题。虽然学龄前儿童的牙列是相对稳定的，但处于混合牙列期的儿童会从完整的乳牙经过混合牙列发展到完整的恒牙列（不包括第三磨牙）。保持这一转变的轻松和成功是治疗这个年龄段的牙医面临的主要挑战。本章的大部分内容都是关于正畸的考虑，但在这个年龄段的牙科管理中，其他重要的因素也不应被忽视。具体如下：

1. **与牙齿封闭剂、营养和氟化物摄入相关的预防注意事项**。恒牙的萌出需要对封闭剂的应用做出决定。进入异质性更强、控制更少的学校环境，会使儿童面临碳水化合物暴露增加的风险。由于儿童在学校、饮食和其他来源中接触到氟化物，因此有必要定期重新评估氟化物暴露。在这一动态时期，随着患龋风险因素的变化，必须对预防策略进行审查。

2. **外伤的预防和处理**。学龄儿童可能积极参加体育活动。在上学的一段时间里，上颌恒切牙遭受外伤的风险更大，尤其是当它们突出的时候。

3. **个人口腔卫生技能的发展**。从中学毕业的孩子应该已经掌握了如何进行有效的个人口腔卫生的技能和知识。

4. **参与医疗保健决策**。从历史上看，牙医被教导将学龄儿童视为护理的被动接受者；然而，当前的医疗保健格局已成为一个动态的决策环境。牙医应做好准备，在幼儿进入青少年阶段时，处理与父母同意和孩子同意相关的问题及挑战。通常在这一时期，孩子们开始形成自己的形象，其中一些方面将涉及他们的面部和牙齿美学。虽然这种形象可能会受到父母的影响，但孩子的视角往往是独一无二的。这种自我形象的发展可能会影响孩子的依从性，并影响对自己的健康负责的愿望。

病史

第19章讨论了病史采集与记录相关的要素。在这个群体中，病史采集的一个重要方面应该是儿童的参与。虽然父母仍然是选择的"历史学家"，但孩子的角色可以从倾听者演变为积极的参与者。到了青春期，孩子可以提供准确的、有价值的信息，应鼓励青少年参与传递准确的病史，特别是通过建立良好的医患关系。健康病史表格应解决适用于幼儿的问题，但具有不同的期望。这个年龄段儿童的病史差异一般包括以下内容：

1. **通常会存在医疗干预**。大多数儿童都有家庭医生，并且可能经历过急诊或一些侵入性操作。入学要求对大多数儿童进行体检和其他治疗。

2. **健康史涉及更多**。到这个时候，大多数儿童期发病的疾病已经显现出来，但有些可能还没有被注意到。因此，必须继续进行彻底的系统审查。由于更多的儿童在儿童早期癌症中存活，因此应给予额外的关注，以确定所遇到的治疗类型。全身或小范围放疗、化疗和使用双膦酸盐在考虑外科干预和牙齿移动时，都存在与牙齿发育、萌出和骨质相关的风险。

3. **牙科病史正在演变**。孩子通常已经接受了牙科访问作为学校登记的一部分。在混合牙列期，孩子在学校和社交场所的独立性增强。饮食史、患龋风险和家庭预防方案发生了显著变化。

4. **病史采集应该捕捉到孩子在不同生长阶段的变化**。随着孩子们进入这个年龄段，敏感话题可能会与牙医有关。在一些情况下，青少年病史采集专家的参与可能对卫生保健提供者和患者都有深远的好处：①与各种口腔疾病和妊娠有关的性行为的开始和频率；②使用酒精、烟草和其他可增加疾病风险的物质；③精神病学问题（例如，神经性厌食症和贪食症）。在当前的社会环境下，妊娠的青少年更容易被发现。鉴于患者在这个年龄段可能披露的信息的敏感性，牙医应尽量为父母或监护人提供适当的空间，以确保答复的保密性。

检查

对于年龄较小的儿童，牙科检查包括行为评估、全身情况评价、头颈部检查、面部检查、口内检查、影像学检查（见下文"影像学评估"）。

行为评估

对牙医来说，另一个优势在于儿童进入了一个很少有不能用简单的非药物行为管理技术解决行为问题的时期，即使在这一时期的早期，许多儿童也可以被说服接受牙科治疗。拒绝接受仔细和富有同情心的护理解释的儿童可能需要医疗提供者的特别关注及进一步评估。注意力障碍和其他疾病（例如，自闭症谱系障碍）的意识及患病率的提高给牙科提供者带来了新的挑战。对患者病史的全面回顾应确定当前行为和心理诊断的药理学及其他治疗方法。牙医必须熟悉此类疾病的诊断标准，并准备实施更细致的护理方法。下一步是使用牙医管理儿童的成熟技术，对儿童进行"椅子测试"。使用的技术可能是Tell-Show-Do、正向强化、语音控制或其他一些过去一直有效的方法。请记住，如果所使用的行

为管理技术不是理性父母所期望的，则必须获得父母的同意[1]。新环境，特别是牙科诊所，可能会加剧任何儿童的焦虑和行为问题，尤其是那些先前已确定行为诊断的儿童。如果行为干预失败，牙医应考虑进一步评估或转诊。这个年龄段极端行为问题的一些原因包括药物滥用、身体虐待或性虐待、家庭问题或学习障碍。

全身情况评价

学龄儿童提供了多样的身体和情感概况，但从几个的角度来看，全身情况评价应该更容易。首先，学龄儿童应该已经发展了大运动技能，任何与正常的差异都应该是明显的。例如，蹒跚学步的儿童可能很活跃，但仍然很笨拙。学龄儿童，即使是在这个年龄段的早期，也可以熟练地玩耍。语言发展也应该远远超过学龄前儿童，儿童的情感和智力状况也应该如此。这种适应实际

表31.1　6～12岁儿童的部分发育特征

6岁	9岁	12岁
智力发育		
6～12岁儿童的早期就已经为上学做好准备；具备读写能力；变得有逻辑思维能力		
身体发育		
随着中枢神经系统的发育，运动技能精细化；脊柱强度更大，可以改善姿势；颌骨相关窦腔增大；淋巴系统发育到达高峰		
心理发育		
有了完成任务的满足感；学会对自己的行为负责；有了正确和错误的概念；学习在家庭以外建立标准或价值观		
体格发育		
身高		
男孩：121cm	男孩：140cm	男孩：154cm
女孩：119cm	女孩：137cm	女孩：157cm
（该阶段的生长速率约是6cm/年）		
体重（第75百分位）		
男孩：24kg	男孩：33kg	男孩：44kg
女孩：23kg	女孩：32kg	女孩：45kg
（该阶段的生长速率是3～3.5kg/年）		
脉搏（第90百分位）		
100次/分钟	90次/分钟	85～90次/分钟
呼吸（第90百分位）		
23次/分钟	20次/分钟	18次/分钟
血压		
105/60mmHg	110/65mmHg	115/65mmHg

上是大脑发育的一种表现，也是为什么学校教育在这个年龄开始的原因之一。

对于治疗这个年龄段儿童的牙医来说，一个优势是如果发现问题，他可以与许多卫生专业人员一起工作。学校安置通常已经确定了问题领域，并且通常已经启动了适当的治疗。这些专业人员可以协助澄清牙科就诊期间的发现。表31.1列出了学龄儿童在诊断过程中的一些很重要的发育特征。

发育状态的确定

患者在青春期早期生长明显，但在后期阶段生长速度急剧减慢，在某些时候几乎停止。面部生长也大致如此。当患者明显生长时，可以尝试生长改良治疗。许多临床医生认为，当儿童在青春期生长迸发期经历加速生长时，生长改良是最容易的。

如果能够确定一种能提供关于患者发育状态确切信息的生物标志物，那么对治疗时机的判断就会容易得多。如果标志物表明仍有足够的生长来改变骨骼关系，则可以开始生长改良治疗。为了在临床上有用，这种生物标志物必须是可靠的、容易识别的、在不同性别中都能识别的，并且与面部骨骼的生长密切相关。但是，这种描述的单一生物标志物并不存在。虽然已经确定了几种临床标志物，但研究表明，标志物和面部生长之间的关系虽然在统计学上显著，但并不精确到可以准确预测生长的程度。由于标志物的预测价值有限，很少单独使用一个标志物，而大多是多个标志物并且与其他评估相结合。

身高和体重测量通常用于确定患者的生长状况。将测量结果绘制在标准化生长图表上，以指示患者的相对大小。中等身材的儿童位于第50百分位附近，体型较大的儿童位于第90百分位附近。单一的测量并不能为临床医生提供所有相关的生长信息，但它确实给出了一些关于患者与这个年龄段其他儿童相比的发育情况的信息。

通过家庭医生或学校护士获得的一系列的测量可以提供更多信息。牙医应在每次定期就诊时记录身高和体重测量值。测量结果可以通过两种方式绘制点图。第一种方法是将测量结果绘制在累积生长图表上（图31.1）。这提供了患者直至最近一次测量为止的总生长量的信息。正常生长曲线为S形，青春期生长的迸发与斜率的最陡部分相对应。因为生长图表是基于平均生长

速率的，所以如果个体患者的生长速率与平均生长速率不一致，则他可能显示生长的加速或延迟。更重要的是，如果患者没有遵循百分位数（例如，随着时间的推移从第50个百分位数下降到第40个百分位数再到第30个百分位数），则需要引起注意：这表明可能存在需要医疗介入的生理或心理问题。

第二种方法是身高和体重测量，也可以绘制为年生长增量，而不是到某点所达到的总生长量（图31.2）。通过以这种方法绘制测量结果，识别生长速率的变化非常简单。身高的急剧上升通常标志着青春期生长迸发期的开始，如果需要，应立即开始生长改良治疗。

身高和体重测量也可以与患者的亲生父母及兄弟姐妹的进行比较。虽然环境和遗传之间的相互作用还不清楚，但最终身高及体重大多存在一些家族影响，从比较中收集有用的信息也是可能的。

一些研究人员使用手腕骨X线片来判断患者的骨龄和发育情况。将某些手和腕骨的大小、成熟阶段与已公布的正常骨发育及骨龄标准进行比较[2]。但是，可靠的骨标志物（骨骼生长状态）的出现与平均最大下颌骨生长速度之间的相关性并不完美，不应作为面部生长的唯一指标。这种由牙医确定发育状态的方法存在几个问题。首先，它需要额外的X线片。其次，可靠地阅读手腕部X线片的能力需要一致的不断的临床实践，这在常规治疗中很少获得。

另一种不需要额外辐射暴露的X线方法是使用来自诊断性头影测量X线片的颈椎成熟度（图31.3）。该方法使用第2～4颈椎的成熟阶段（图31.4）评估下颌骨生长潜力。据称，在五阶段方法中，下颌骨生长的峰值出现在CVMS Ⅱ和CVMS Ⅲ之间[3]。根据一些报道，在此期间进行的生长改良治疗可以获得更好的治疗效果[4]。关于该方法的可靠性存在一些分歧，但已证明该方法对于确定患者的下颌骨生长率是否仍在增加或已超过其峰值（即CVMS Ⅰ或CVMS Ⅱ与CVMS Ⅲ、CVMS Ⅳ或CVMS Ⅴ的对比）是高度可靠的。下颌骨生长阶段是考虑进行生长改良的患者的临床相关决定因素[5]。第二性征提供了一些关于患者尚未经历的生长量的信息。在女性中，乳房发育阶段和月经初潮是可用于评估发育状态的标记。乳房发育测定作为一种客观的临床评估，在牙科诊所显然是不实用的，临床用途也很小。但是，月经初潮可以通过健康问卷或初次检查患者时的面谈来确定。但是，

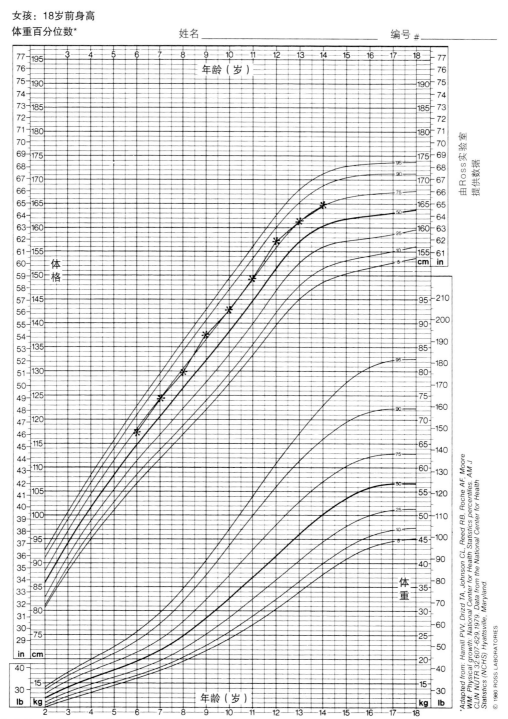

女孩：18岁前身高
体重百分位数*

图31.1 标准化生长图表用于显示患者的相对发育情况。单次测量并不能为临床医生提供所有相关的生长信息，但它确实给出了患者在特定时间与其他儿童相比的发育水平的一些信息。在标准化生长图表上绘制的一系列测量结果，提供了比单一测量结果多得多的信息。测量结果可以以两种方式绘制。在累积生长图表法中，如图表所示，*表示测量值。这张图表显示了患者到最近一次测量为止的总增长情况。这名女性患者从6岁开始每年测量一次，大致遵循第75百分位线。（Modified from Hamill PVV, Drizd TA, Johnson CL, et al. Physical growth: National Center for Health Statistics percentiles. *Am J Clin Nutr*. 1979;32:607–629. Data from the National Center for Health Statistics, Hyattsville, MD; Courtesy Ross Laboratories.）

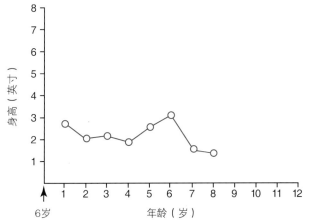

图31.2 生长信息也可以绘制为年生长增量，而不是达到某点的总生长量。图31.1所描述的女性患者的生长数据，在此从6岁开始逐步绘制。通过以这种方式绘制测量结果，可以很容易地识别生长速率的变化。急剧上升通常标志着青春期生长迸发期的开始。

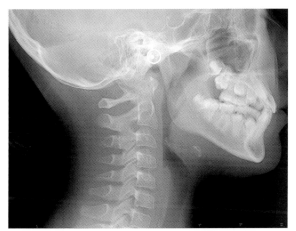

图31.3　另一种用于测量生长状态的方法是评估第2～4颈椎的形状。这些图像可在常规头影测量X线片上获得，并且不需要额外的辐射。总的来看，它们的读取是可靠的，并且能够根据图31.41中描述的阶段被解释。

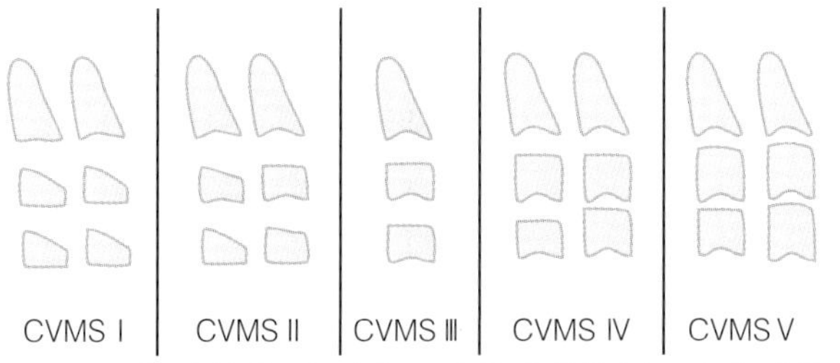

| CVMS I | CVMS II | CVMS III | CVMS IV | CVMS V |

图31.4　颈椎成熟的5个阶段。这些阶段等同于身体成熟、躯体生长和下颌骨生长。根据报道的数据，下颌骨生长高峰出现在CVMS III之前。在CVMS II期间，第3颈椎的下缘形成凹面；在CVMS III期间，第4颈椎的下缘形成类似的凹面。在成熟过程中，第3、第4颈椎经历从水平矩形到正方形再到垂直矩形的逐渐转变。（Redrawn from Baccetti T, Franchi L, McNamara JA Jr. An improved version of the cervical vertebral maturation [CVM] method for the assessment of mandibular growth. *Angle Orthod.* 2002;72:316–323.)

青春期生长迸发比月经初潮早1年多[6]。因此，月经初潮基本上被用来决定生长改良是否仍然可行。

在男性中，没有像月经初潮这样的单一指标来判断发育状况。面部毛发的数量和质地以及患者的一般身体外观是男性发育状况及成熟度的两个高度可变的指标。面部毛发通常出现在接近或紧跟生长高峰。

对于有明显骨性问题的患者，可以使用多个头颅侧位定位片。这些头颅侧位定位片可以被叠加以提供关于随着时间发生的生长的量和方向的信息（见后面关于头影测量分析的讨论，图31.53）。虽然过去的生长趋势并不能保证患者会继续生长或按照相同的模式生长，但头颅侧位定位片可以提供大量关于患者生长史的信息。然而，对于普通患者来说，不太可能有一系列的头颅侧位定位片用于治疗前的回顾。如果患者与父母非常相似，有时在父母身上获得头颅侧位定位片是有益的。虽然不是决定性的，但头颅侧位定位片可以提供一个"蓝图"来预测患者的成长。

从牙列的发育阶段也可以判断患者的发育状况。全景片或根尖片可用于确定单颗恒牙的发育阶段，这些结果可以与牙齿发育及实际年龄相关的标准进行比较[7]。然而，研究表明，牙龄与骨骼成熟之间的关系很弱，在临床上用处很小[8]。

总之，临床医生可以通过几种生物标志物来评估患者的发育状态。但是，没有一个标记物本身可以提供关于患者生长潜力的确切信息。最合理的方法是收集所有可用的信息，然后对患者的生长潜力和生长改良的可行性做出判断。

头颈部检查

头颈部检查应以类似于第19章所述的方式完成。

面部检查

6～12岁儿童的面部检查是在3个空间平面上对面部进行的系统检查。它本质上与第19章所述的面部检查相同，如有必要，读者应回顾该信息。本节只针对6～12岁儿童特别重要的表现进行评价。

在侧貌检查中，注意面部的前后向和垂直向发育大小以及唇部和切牙相对于面部的位置。理想的软组织轮廓是轻度的凸面型（图31.5），实际上由于下颌骨的贡献更大而使面型比学龄前儿童更直立。大多数临床

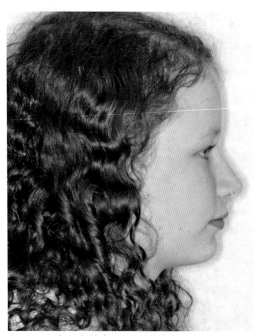

图31.5　6～12岁儿童的鼻梁、上唇底部和颏部的理想软组织轮廓在前后向上从略凸至平直。图中的儿童展示了这种类型的面型轮廓和平衡良好的垂直比例，面下1/3略大于面中1/3。

医生发现，在这个年龄段中，前后向骨性问题的检测比较容易，这可能是因为软组织厚度减少。4岁儿童的轻度下颌骨发育不足最初可能很难诊断，但在8岁时更明显，在12岁时甚至更明显。在大多数情况下，骨骼关系可以通过牙齿关系（磨牙和覆盖）来确认。这意味着，如果面型（凸面型、直面型或凹面型）与牙齿关系匹配（分别为Ⅰ类磨牙关系和正常覆盖，Ⅱ类磨牙关系和5～6mm覆盖，或Ⅲ类磨牙关系和对刃𬌗或仅覆盖），则骨骼关系通常没有太大疑问。如果存在骨性问题，则通过将上颌骨和下颌骨的位置与穿过软组织鼻根的垂直参考线进行比较来识别骨性问题的颌骨来源（见第19章，图19.1和图19.2）。如果需要，这有助于对有缺陷的颌骨进行直接治疗。

　　同样，在这个年龄段中，垂直侧貌评估继续集中于面中1/3和面下1/3的比例。在这一点上，生长增加了垂直向的面部尺寸，平衡良好的面部比例基本保持不变，但面下1/3略大于面中1/3。研究表明，在这个年龄段中，垂直向发育不良通常局限于面下1/3[9]。因此，面中1/3可以与面下1/3相比（图31.5）。

　　这个年龄段要仔细检查切牙和嘴唇的位置。孩子正进入混合牙列期，萌出恒切牙的位置一般反映在嘴唇

的位置上。上唇很好地显示了上颌切牙的潜在位置。下唇的位置也取决于上颌切牙的位置，因为下唇在静止时通常覆盖上颌切牙边缘的1～2mm。因此，嘴唇姿势是上颌牙前突的有力指标。嘴唇和切牙的位置应始终在鼻子和颏部的背景下考虑。大的鼻子和颏部比小的鼻子和颏部更能容纳突出的切牙及嘴唇。一般来说，对于白种人儿童来说，嘴唇应该位于连接鼻尖和颏部的线上或稍靠后的位置（图31.6）。大多数亚裔和非裔美国儿童比白种人儿童有更多的切牙和嘴唇突出。当切牙完全萌出时，可以开始考虑它们相对于嘴唇的垂直位置，这表明了一些重要的审美关系。在整个青春期早期，嘴唇倾向于垂直生长。在这方面，开唇露齿（嘴唇在休息位时不接触或分离超过几毫米）在混合牙列早期的儿童中并不少见。最大限度的切牙前突及唇功能不足常见于11岁女孩以及12岁男孩[10]。大多数儿童随着他们的成熟，唇功能会变得更强。理想情况下，孩子在松弛的唇线下露出约2mm的牙齿。在完全微笑时，他们展示了几乎完整的牙齿，上唇缩回到牙齿颈部以下几毫米。对于这个年龄段，牙龈暴露不超过2mm被认为是美学上可接受的。当然，可以有很多变化同时仍然保持良好的美学，但这些都是普遍接受的准则。

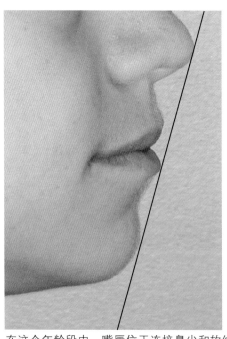

图31.6　在这个年龄段中，嘴唇位于连接鼻尖和软组织颏部的线上或稍靠后。嘴唇的位置必须在鼻子和颏部的背景下考虑。大的鼻子和颏部比小的鼻子和颏部能更好地容纳突出的切牙及嘴唇。

口内检查

口内检查的程序与学龄前儿童相似，包括绘制牙齿和龋齿的图表。因为这些儿童更具合作性，在检查过程中需要减少对儿童行为管理的重视。需要更多强调的评估领域是牙周、预防和正畸方面。

牙周评估

如果存在炎症问题，对这个年龄段的彻底检查包括牙周探诊和牙龈指数（GI）。如果考虑正畸治疗，牙周组织不健康可能会使正畸推迟或治疗计划改变。在牙龈或牙周疾病活跃期间开始的正畸治疗可能会进一步损害牙周健康，因为固定矫治器难以保持清洁，并且现有的炎症状况加剧会导致支持结构的进一步丧失。牙周检查应针对以下几个方面：

1. 前牙和第一恒磨牙的选择性探诊。牙周探诊对于正确评估组织的健康状况是必要的（图31.7）。探诊测量龈沟的深度以及游离边缘和附着龈的数量。探诊出血也是活动性牙龈疾病的指征。如果龈沟深度 > 3mm，附着龈 < 1mm，则表明可能存在牙周问题，需要进一步评估。骨丧失和附着根尖迁移的可能性很低，但这个年龄段的一些儿童会出现侵袭性牙周炎。在牙冠完全萌出之前，萌出的牙齿通常有

一个很深的沟。青春期早期的牙龈炎症也可能影响牙周袋深度的测量。

2. 评估组织附着，尤其是下颌前牙。由牙齿错位和炎症引起的牙槽骨裂及牙龈退缩，如果早期发现，可以通过组织移植、牙齿移动或二者相结合的方法成功治疗（图31.8）。附着龈的高度也应在设计预想的牙齿移动类型的背景下加以考虑。附着龈最小的下颌切牙的唇向运动可能会导致附着的进一步丧失，需要牙周医生进行评估。通常简单地谨慎进行是可以接受的，但在其他情况下可以考虑牙龈移植手术。同一切牙的舌侧移动不涉及附着丧失的风险，甚至可能有助于增加健康或附着组织的数量。最后，通过对嘴唇和面颊的轻柔牵拉来确定唇系带的位置及其在牙槽嵴上的附着高度。通常牙槽嵴顶附近的唇系带附着必须在正畸治疗之前或之后重新定位，因为它们会牵拉附着的边缘组织，损害牙龈健康或妨碍间隙关闭。唇系带附着有4种类型（注31.1）[11]。第一种是黏膜附着：唇系带纤维附着到膜龈联合处。第二种是牙龈附着：当唇系带纤维插入附着的牙龈组织时，唇系带附着被称为牙龈。第三种是牙龈乳头附着：唇系带纤维延伸到牙间乳头。第四种是牙龈乳头穿透附着：唇系带纤维穿过牙槽突并延伸进入腭乳头。通常，当存在导致中线间隙的异常或当系带与附着的牙龈组织太近以至于没有足够的牙龈组织覆盖牙齿或存在牙龈萎缩时，需要切除系带。

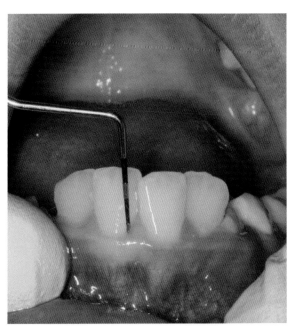

图31.7 在检查每个牙弓时，使用牙周探针评估牙龈健康状况。应特别注意牙周袋深度增加、附着龈缺失和探诊出血。在牙龈或牙周疾病活跃期间开始的正畸治疗可能会进一步损害牙周健康。

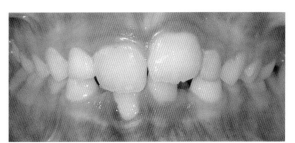

图31.8 唇侧龈裂刚刚开始，可能是由于口腔卫生不良和突出的下颌切牙咬合力较重所致，在正畸治疗前应对其进行评估。

注31.1 唇系带附着类型

黏膜附着：唇系带纤维附着到膜龈联合处
牙龈附着：当唇系带纤维插入附着的牙龈组织时，唇系带附着被称为牙龈
牙龈乳头附着：唇系带纤维延伸到牙间乳头
牙龈乳头穿透附着：唇系带纤维穿过牙槽突并延伸进入腭乳头

3. 识别问题区域（例如，下颌和上颌前牙）。牙结石堆积、继发于前牙拥挤的炎症、清洁不良和萌出性牙龈炎都是需要特别注意的局部问题。

有许多牙龈指标可用于评估炎症[112]。GI[113]可适用于儿科。GI使用以下评分系统：0=正常牙龈；1=轻度炎症：颜色轻微改变，轻度水肿，探诊无出血；2=中度炎症：发红、水肿和水肿发亮，或探诊出血；3=严重炎症：明显发红和水肿，有自发性出血倾向，溃疡。

在私人诊所环境中，使用关键牙齿来提供基线读数和进展，可能更容易被接受。这些读数可以记录在被检查牙齿的数据的旁边，而不需要进行常规的全口探诊。

口腔卫生评价

临床需求和患者口腔卫生技能的评价是临床检查过程的一部分。病史应揭示个人护理的模式，临床检查应记录护理的有效性并突显口腔中的问题区域。患者的刷牙技巧和使用牙线的熟练程度可以在诊疗椅旁判断，并且通常与典型的难以清洁的区域直接相关，例如，与牙刷握持侧相对的牙齿上的牙菌斑积聚、唇侧唇位尖牙以及舌面。这些信息应用于制订个人卫生策略。如果正在考虑正畸治疗，应在正畸治疗开始前给予口腔卫生指导，并在治疗过程中不断加强。在某些情况下，谨慎做法是推迟正畸治疗，直至口腔卫生保持在可接受的水平。

咬合评估

咬合评估是围绕牙齿排列以及前后向关系、水平向关系和垂直向关系的系统性评估[114]。

牙列

混合牙列期的咬合检查从牙弓形态和牙齿排列特征开始。理想的牙弓应该是前后向和水平向对称的。轻微的不对称可能存在于前牙区，通常来自恒切牙萌出的空间不足。显著的不对称是罕见的，通常提示有骨骼不对称或某种类型的口腔习惯或表现出牙齿和牙槽骨移位的反𬌗。牙弓形态用U形或V形进行描述。牙齿排列的问题通常是由于真性牙弓长度不足或由于萌出恒牙尺寸而导致的替牙过程中的牙弓长度不足。这在牙弓的前部最为常见，但也可能发生在任何地方。检查时应注意牙齿排列问题的类型：牙齿可能出现倾斜、整体移位或异位旋转。牙齿排列问题的类型对推荐的治疗方案有明确影响。

牙齿数量

在确定每个牙弓的形状和对称性之后，必须计算恒牙和乳牙的数量。临床检查和适当的影像学检查使医生能够确定牙齿的存在、发育或缺失。牙齿发育的起始和增殖阶段的紊乱可能导致牙齿数量异常。没有形成的牙齿被称为先天性缺失（图31.9）。除上颌和下颌第三磨牙外，恒牙列中最常见的牙齿缺失依次为下颌第二前磨牙、上颌侧切牙和上颌第二前磨牙[15]。一般来说，牙齿中最远中的牙齿最容易先天性缺失。有些人研究了牙齿缺失和阻生是否有遗传因素。据报道，腭部阻生尖牙患者的恒牙缺失发生率高于普通人群，并且家族中的几代人都会出现相同的腭部阻生（图31.10）[16]。最近的证据表明，有特定的基因突变可以导致特定的牙齿缺失[17]。很明显，未来遗传学研究可能会鉴定出更多影响牙齿发育的基因。前牙缺失暗示在临床上要在口内其他部位寻找更多的萌出或牙齿发育问题（额外的牙齿缺失、阻生或易位）。

牙齿缺失或畸形的另一个原因是放疗或化疗。这会影响当时正在发育牙齿的形成和萌出，或者影响治疗光束范围内牙齿的形成和萌出。一般来说，5岁前接受放疗的患者会有更多的牙齿发育异常，但正在进行化疗的患者和年龄稍长的患者，如果仍有牙齿正在发育，也可能受到影响（图31.11）[18]。

多生牙是在正常牙齿的基础上增加的牙齿。这些牙齿在约2%的人口中被发现，并且最常在上牙列中线区域被发现[19]。中线多生牙也被称为正中多生牙（图31.12）。在上颌磨牙远中和下颌前磨牙区域也可以发现多生牙。

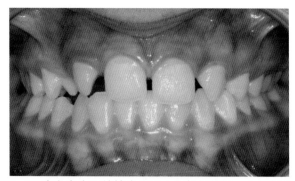

图31.9 该患者先天性缺失两颗上颌恒侧切牙，上颌恒尖牙在其位置上自发替代。除第三磨牙外，恒牙列中最常见的牙齿缺失是下颌第二前磨牙和上颌侧切牙。

虽然不是严格意义上的牙齿，但在本节中讨论了牙瘤的牙齿数量。牙瘤是一种牙釉质和牙本质的良性混合瘤，可通过影像学诊断。牙瘤有两种类型。类似牙齿的牙瘤被称为组合性牙瘤；形状不规则的被称为混合

性牙瘤。这两种类型的牙瘤都可能干扰正常的牙齿萌出，通常在萌出问题出现之前手术拔除，但同时要尽量推迟手术以避免对邻近的发育中牙齿造成手术创伤（图31.13）。

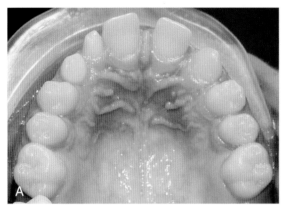
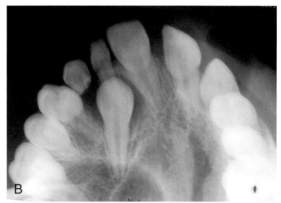

图31.10　（A）该患者的牙齿位置、数量和形态的多种异常与遗传学有关，该患者有一颗萌出的右上锥形侧切牙和一颗滞留的右上乳尖牙。（B）上颌殆片显示锥形侧切牙、先天性缺失的左上侧切牙与异位萌出的右上恒尖牙。

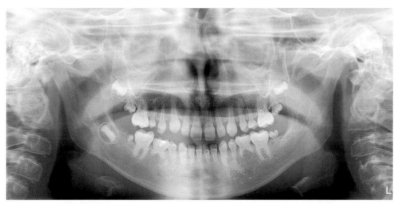

图31.11　该患者被诊断为原始神经外胚层肿瘤，并在2～4岁时接受了放疗和化疗。在此期间发育的牙齿会发育不良、缺失或牙根发育停滞。但是，第三磨牙发育正常，因为它们在治疗结束后才开始发育。

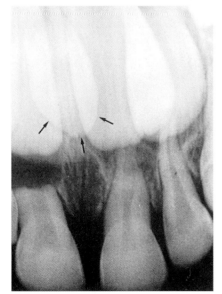

图31.12　中线多生牙，或称正中多生牙，位于未萌出的上颌中切牙之间。箭头指示多生牙的位置，这可能会干扰萌出和邻牙的形成。

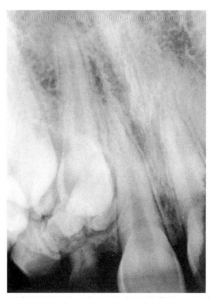

图31.13　牙瘤阻碍了右上切牙和尖牙的萌出。牙瘤应在萌出问题出现之前手术拔除，但要尽量推迟手术以避免对邻近发育中的牙齿造成手术创伤。（Courtesy Dr. Phillip R. Parker.）

牙齿结构

牙齿发育的形态分化和组织分化阶段的紊乱导致牙齿大小及形状的改变。每个牙弓都应检查是否有普遍的大牙（巨牙）或小牙（小牙），以及是否有局部的牙齿大小差异。如果两个牙弓中的牙齿受到相同的影响，一般程度的大牙或小牙则通常可以排齐以便存在相容的咬合关系。然而，局部的牙齿大小问题很难建立良好的牙齿关系。同样，牙列中最远中的牙齿是最常受累的牙齿。上颌侧切牙和下颌第二前磨牙过小是牙齿大小中最常见的孤立问题（图31.10A）。这些问题似乎也有遗传联系，因此评估锥形侧切牙患者时还应评估腭部移位的尖牙、额外的牙齿缺失和易位。当局部牙齿大小存在问题时，有时需要进行复杂的正畸和修复治疗，以达到和谐的咬合关系及满足美学要求。这种类型的治疗通常相当于在牙齿之间分配空间，当牙齿恢复到正常的大小和轮廓时，它们可以适合于良好的咬合关系并且具有良好的前牙美学效果（图31.14）。其他时候，治疗可能意味着通过邻面去釉来减少过大牙冠的近远中尺寸（图31.15）。

具有异常牙冠和牙根形态特征的牙齿可能会产生咬合问题。仔细的临床检查和影像学检查对于诊断这些问题是必要的。如果异常涉及牙冠（上颌锥形侧切牙或畸形舌侧尖），则应通过添加修复材料以增加其尺寸来重塑牙冠轮廓，或通过选择性平衡降低畸形舌侧尖高度消除咬合干扰（图31.16）。这两种情况通常都需要在明确的修复治疗之前进行牙齿移动，以获得美观和功能性的结果。牙根结构异常（例如，明显的弯曲牙齿）可能会使牙齿的正畸移动变得困难（图31.17）。通常，在牙齿移动过程中，牙根顶端的不规则部分会被吸收或重塑。如果一颗牙根异常的牙齿被安排拔除，谨慎的做法是将患者转诊给专科医生，因为这种异常肯定会使拔牙变得复杂。最后，融合牙或双生牙可能由于其大小而造成困难。临床医生应咨询其他牙科专家，因为治疗通常涉及牙髓病学、外科手术、正畸和修复治疗[20-21]。

显然，在这个年龄段中，4颗上下颌切牙应该在早期就会萌出到位。当它们不是时，关注和后续行动是必要的。临床医生应该认识到对于一个9岁的孩子来说，没有上下颌切牙是极其不寻常的（图31.18）。如果不

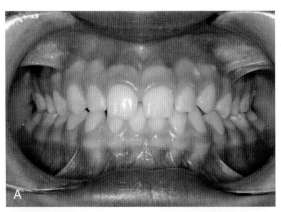

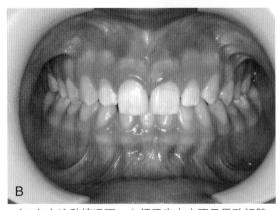

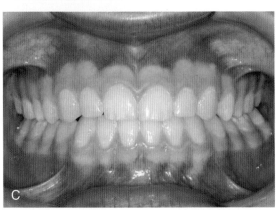

图31.14 （A）在这种情况下，上颌牙齿大小不足导致间隙。如果用正畸方法关闭间隙，所形成的咬合将不正确。此外，中切牙的锥形牙冠形态将导致不太理想的美学效果。（B）在正畸治疗前，将复合树脂添加到双侧中切牙的近中面以矫正牙齿尺寸缺陷并使牙齿具有正常轮廓。（C）正畸结果显示良好的咬合和美观。

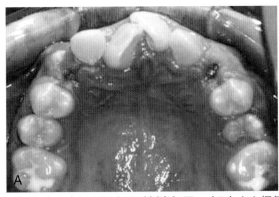 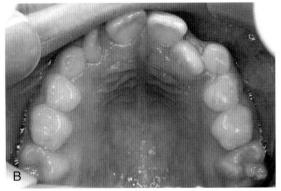

图31.15 （A）右上中切牙远大于对侧中切牙。（B）左上恒侧切牙在舌侧位置至少比正常和对侧牙齿大2mm。像这样的孤立牙齿通常需要近远中邻面去釉，以和谐地适应最终咬合。

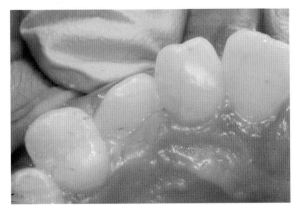

图31.16 该患者在右上侧切牙上有一个畸形舌侧尖。牙釉质突起中可能有一个髓角，不能简单地通过磨牙来降低牙尖高度。这些异常会干扰咬合，妨碍正常的覆𬌗覆盖。通常，周期性的逐步调𬌗可以使髓角后退，保持牙齿活力，改善形态并达到正常咬合。

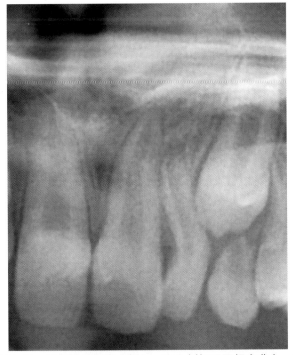

图31.17 牙根结构异常（例如，左上侧切牙牙根弯曲），使正畸牙齿移动非常困难。这种程度的牙根弯曲使牙根更容易受到根尖吸收的影响，并使牙冠和牙根的最终定位复杂化。

存在，临床医生应调查原因，并制订适当的治疗计划来解决它。同样，上颌恒尖牙应在10岁时触诊阳性或通过影像学检查证实其存在。锥形束计算机断层扫描（CBCT）图像在确定尖牙和邻牙的状态方面优于二维（2D）图像[22]。当遇到缺失的前牙（侧切牙或尖牙）或锥形侧切牙时，一种合理的方法是拍摄全口曲面体层片以显示其他相关异常。然后，根据发现可以拍摄小视野CBCT。如果需要局部或全口正畸治疗，可以拍摄头颅侧位定位片进行补充。这样可以使患者所受的辐射小于一开始就拍摄大视野CBCT。这些检查的细节将后面的章节中进行说明。

牙齿位置

这个年龄段恒牙萌出和未萌出的位置应加以注意，并与正常的萌出顺序和时间进行比较。牙齿萌出的轻微不对称是正常的，如果口腔对侧同名牙的萌出差异＜6个月，则无须担心。混合牙列期常见5种牙齿问题：异位萌出、易位、阻生、原发性萌出障碍和中线间隙。然而，这些牙齿位置问题中的一些似乎有遗传成分。多项

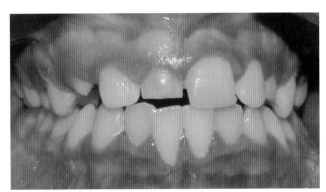

图31.18 所有恒切牙应在9岁时萌出。该患者有一颗滞留的上颌乳中切牙，存在明显的萌出问题。这一临床症状不容忽视，并对牙列发育和儿童的自尊产生影响。

研究表明，牙齿缺失、牙齿异常和萌出路径改变之间存在遗传联系[16,23-25]。这些问题似乎倾向于集中出现。如果确定了其中一种情况，临床医生应检查患者是否存在前面提到的其他相关问题。

异位萌出是一种导致部分或全部邻近乳牙牙根吸收的萌出途径。异位萌出最常见于上颌第一恒磨牙、下颌侧切牙和上颌恒尖牙[26-28]。在第一恒磨牙的异位萌出中，萌出的第一恒磨牙会使第二乳磨牙的远中根出现吸收，并且被乳牙的远中部分抑制萌出（图31.19）。在许多情况下，恒磨牙会自发"跳跃"或向远中移动，并萌出到正常位置。在另一些情况下，恒磨牙卡在乳磨牙牙冠下，不再萌出。除非口腔和乳磨牙的牙髓组织之间形成交通引起脓肿，否则异位萌出一般不会引起疼痛或不适。恒磨牙异位萌出常在临床检查中发现，并通过常规咬合翼片检查证实。

据报道，第一恒磨牙异位萌出的发生率为3%～4%[29]。异位磨牙萌出的几种可能原因已经提出：①上颌牙齿大于正常；②上颌骨小于正常；③上颌骨相对于颅底的位置比正常更靠后；④萌出的上颌第一恒磨牙的角度异常[30-31]。尽管异位磨牙萌出可能发生在下颌牙弓，但更多见于上颌骨。

恒侧切牙的异位萌出最常见于下颌。萌出的恒侧切牙会导致全部或部分的乳尖牙牙根吸收，原因可能是：萌出路径异常、乳牙到恒牙列的过度拥挤，或者真性牙弓长度不足。诊断通常是由于乳尖牙早失，常伴中线向异位萌出侧移位或侧切牙萌出受阻，或者在咬合翼片上发现（图31.20）。

还有一种异位萌出的常见类型发生在上颌恒尖牙萌出和与之相关的恒侧切牙吸收（图31.21）。研究表明，如果尖牙从牙弓更内侧的位置萌出，并且萌出的水平路径略向内侧（平均10°），则侧切牙吸收的风险更大。如果X线片上恒尖牙牙尖位于恒侧切牙中线的内侧，则建议拔除乳尖牙，以促进更理想的尖牙萌出[26,32]。一些研究建议进行额外的治疗以改善尖牙位置，例如，乳尖牙拔除的同时进行上颌扩弓[33]。

一个相关的现象是恒侧切牙的舌侧异位萌出，主要

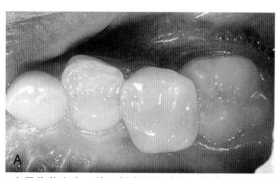
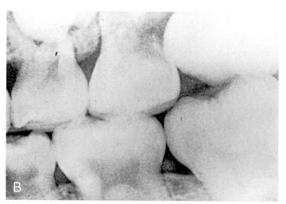

图31.19 在异位萌出中，第一恒磨牙导致第二乳磨牙远中根出现部分吸收。（A）在这种情况下，第一恒磨牙已卡在第二乳磨牙牙冠下方。在其他情况下，恒磨牙自发"跳跃"或向远中移动，可以萌出到正常位置。（B）乳磨牙牙根的远中吸收在这张X线片上很明显。

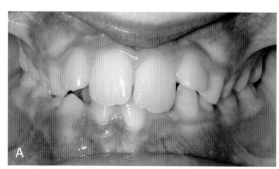
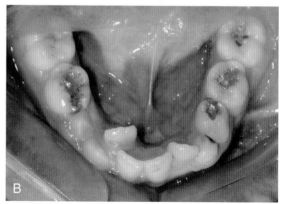

图31.20 当恒侧切牙异位萌出导致乳尖牙早失时，中线常向乳尖牙早失一侧移位。（A）图中可以明显看出，下牙列中线已经向患者的右侧移位。（B）由于下牙列中线移位，右下恒侧切牙被卡在舌侧。

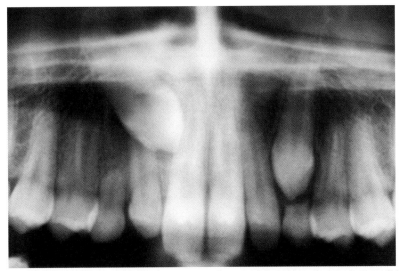

图31.21　右上恒尖牙萌出至恒侧切牙间隙，侧切牙牙根部分吸收。这种类型的吸收比想象的更常见，但通常不会达到这种程度。

是下颌侧切牙（图31.22）。下颌切牙舌侧异位萌出的发生率约10%[34]。切牙舌侧异位萌出的病因尚不明确。一种解释认为，切牙舌侧异位萌出是异常吸收模式的结果。或者，有人认为舌侧异位萌出是正常萌出模式的变异，因为下颌切牙的牙蕾在舌侧形成乳切牙，并且可能不会向唇侧迁移。

当"两颗相邻牙齿的位置互换，尤其是它们的牙根或者是一颗牙齿的发育或萌出发生在常被非相邻牙占据的位置上"时，就会发生易位[25]。通常易位发生在混合牙列晚期。早期易位并不常见，但在混合牙列早期观察到的易位类型（图31.23）通常是下颌恒侧切牙和恒尖牙的易位[24]。恒侧切牙会表现出远中倾斜、乳尖牙（有时是第一乳磨牙）的牙根吸收以及牙齿移位时的旋转。在混合牙列晚期观察到的其他易位包括下颌恒侧切牙和恒尖牙，以及更普遍的上颌恒尖牙和第一前磨牙、上颌

恒尖牙和恒侧切牙的易位[25]。

如前所述，牙齿阻生是在临床检查或X线片中诊断出来的。乳牙过度滞留、多生牙、严重拥挤或萌出机制障碍均可导致前牙阻生（图31.24A）。滞留乳牙或多生牙拔除后，恒牙通常会萌出。如果牙齿由于拥挤而阻生，有必要通过正畸或拔牙提供空间以允许牙齿萌出。通常，牙弓或象限中最后长出的牙齿会发生阻生，因为萌出间隙减少或不再可用。萌出机制或萌出方向的异常通常是导致上颌恒尖牙阻生的原因。上颌恒尖牙通常是最后长入牙弓的牙齿，恒尖牙的萌出也会经过最长的距离来进入牙列。这两个因素结合起来使上颌恒尖牙成为上颌和口腔中最常见的阻生牙（图31.24B）。后牙阻生通常是牙弓长度不足的结果。牙弓长度不足是由牙齿－颌骨尺寸差异或乳牙早失导致的间隙缺失造成的。如果牙弓长度问题普遍化，则应拔除恒牙或扩弓以允许所有

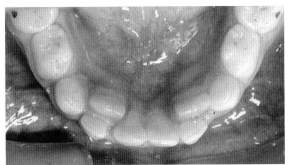

图31.22　恒侧切牙异位萌出最常见于下颌。在这个例子中，下颌恒侧切牙在舌侧萌出到理想的位置，而乳侧切牙仍然存在。在某些情况下，恒侧切牙萌出到更正常的位置，但会导致乳尖牙早失。

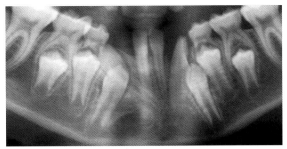

图31.23　下颌恒侧切牙和恒尖牙的早期易位。值得注意的是，右下恒侧切牙已经导致了乳尖牙的牙根吸收以及牙齿脱落，且第一乳磨牙也即将脱落。如果提前干预，则不会发生真正的易位。

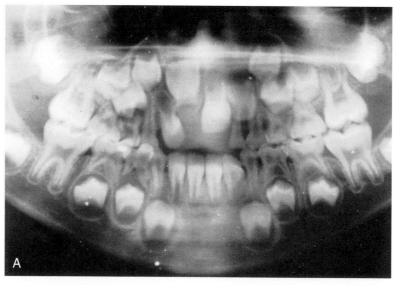

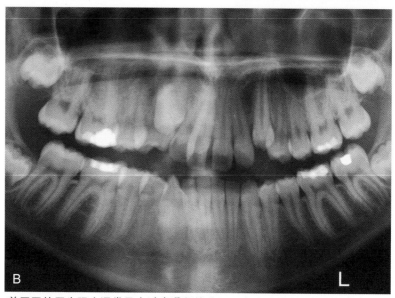

图31.24　在混合牙列期，前牙区的牙齿阻生通常是由过度滞留的乳牙、多生牙或严重拥挤引起的。在少数情况下，萌出机制障碍是迟萌的原因。（A）在这种情况下，右上恒中切牙完全倒置并指向鼻腔。（B）尽管牙齿的萌出方向是正确的，但阻生的右上恒尖牙说明了空间不足的最终后遗症。请注意，左上恒尖牙将成功萌出。

恒牙萌出。由间隙丧失相关导致的局部拥挤可以通过正畸恢复损失的空间来治疗。

有时第一恒磨牙不能萌出或部分萌出。临床医生面临的难题是诊断问题。未萌出的恒磨牙似乎有3种诊断。第一种是原发性萌出障碍。原发性萌出障碍是一种影响后牙的罕见萌出问题（图31.25）。尽管存在足够的空间，也没有阻止萌出的覆盖硬组织，但牙齿仍不能萌出时，就会被诊断为原发性萌出障碍。此外，受累牙齿远中的所有牙齿也不能萌出。原发性萌出障碍的原因尚不清楚，但似乎有遗传因素[35-37]。未萌出恒磨牙的第二种是机械性萌出失败。两个特征将机械性萌出失败与原发性萌出障碍区分开来。第一个特征是机械性阻塞的

某些类型可以解释萌出不足。牙齿的萌出路径并不像原发性萌出障碍那样清晰。阻塞可能是由于缺乏空间、牙齿的发育问题或舌头的位置。去除牙齿的阻塞原因通常可以促进牙齿移动。区别原发性萌出障碍与机械性萌出失败的另一个特征是患牙远中的牙齿会萌出。这在治疗早期很难确定。第三种是牙齿固连。即使存在间隙且牙齿远中不受累，固连的牙齿也不会萌出[38]。

混合牙列早期上牙列中线的小间隙是正常的（图31.26）。通常它是由未萌出的恒侧切牙或恒尖牙位置引起的（图31.27A）。未萌出的牙齿位于恒中切牙牙根的上方和远中，它们将恒中切牙牙根压向中线使牙冠朝向远中（图31.27B）。当恒侧切牙或恒尖牙萌出时，恒

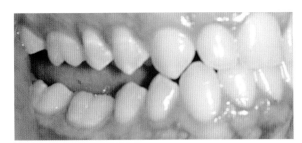

图31.25 原发性萌出障碍通常表现为后牙段的开𬌗。它似乎会导致该象限中排列在最前面的受累牙齿后面的所有牙齿均出现萌出问题。在这种情况下，考虑到𬌗平面，似乎下颌牙齿受到了影响。治疗可能是具有挑战性的，在生长停止后，必须通过手术或修复来关闭开𬌗。

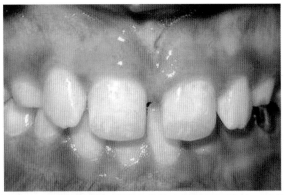

图31.26 混合牙列期上牙列中线的小间隙是正常的。随着上颌恒侧切牙和恒尖牙的萌出，间隙趋于关闭。

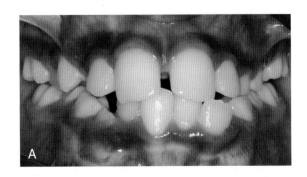

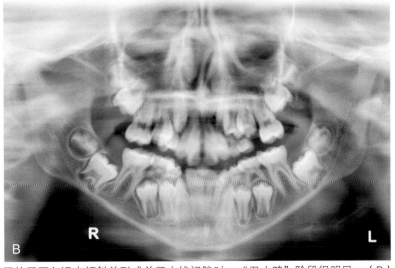

图31.27 （A）当恒侧切牙的牙冠向远中倾斜并形成前牙中线间隙时，"丑小鸭"阶段很明显。（B）恒尖牙挤压恒侧切牙的牙根。一些前牙间隙会随着恒尖牙的萌出而关闭。

中切牙慢慢直立，中线间隙开始关闭。关闭间隙的治疗通常延迟到恒尖牙完全萌出，除非可供恒侧切牙或恒尖牙萌出的空间非常有限，或者美观问题非常严重。如果间隙>2mm，原因可能是上颌前部多生牙的存在（图31.12）、局部牙齿大小问题或异常前牙位置。上颌前部多生牙通常是在影像学检查中发现的，拔除后通常可以使间隙关闭。上下颌牙齿大小不匹配可能会导致间隙的出现。在这种情况下，尽管下颌牙齿相对于上颌牙齿可能过大，上颌切牙大多存在牙冠较小或过度变尖。如

果存在大间隙，则需要结合牙齿移动和前牙修复来纠正尺寸差异。异常的切牙位置和突出也可能导致中线间隙。异常定位可能是由于过去或现在的吮指习惯或异常萌出导致。最好的治疗方法是先戒除习惯，再正畸治疗内收切牙并巩固间隙。

前后向关系

口内检查时应注意磨牙关系和尖牙关系，并与口外检查中确定的前后向骨骼关系进行比较。磨牙关系和尖牙关系如图31.28所示。牙齿关系通常反映了潜在的骨

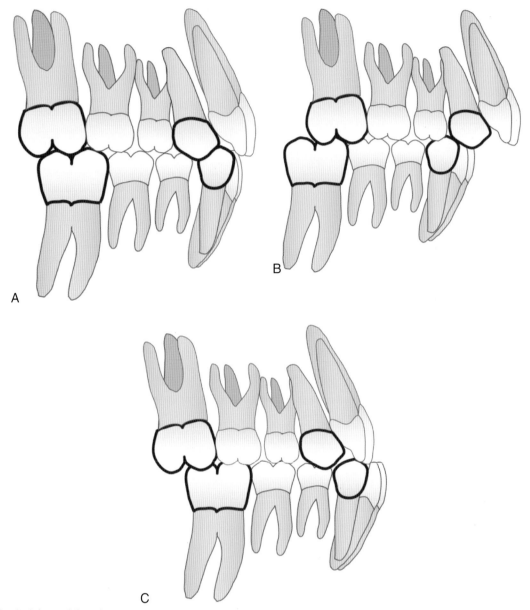

图31.28 （A）在恒牙列中，磨牙关系和尖牙关系会与前后向颌骨关系进行比较。为了确定磨牙关系，上颌第一恒磨牙近中颊尖的位置与下颌第一恒磨牙颊沟的位置相关。如果近中颊尖咬在颊沟，则磨牙关系被称为Ⅰ类。尖牙关系由上颌尖牙与下颌尖牙和第一前磨牙（或乳磨牙）之间的齿隙的关系决定。如果上颌尖牙在齿隙处咬合，则尖牙关系也被称为Ⅰ类。（B）如果上颌第一恒磨牙近中颊尖咬在下颌颊沟的近中，则磨牙关系被称为Ⅱ类。如果上颌尖牙咬在下颌尖牙与第一前磨牙齿隙的近中，则尖牙关系被称为Ⅱ类。（C）如果上颌第一恒磨牙近中颊尖咬在下颌颊沟的远中，则磨牙关系被称为Ⅲ类。如果上颌尖牙咬在下颌尖牙与第一前磨牙齿隙的远中，则尖牙关系为Ⅲ类。

骼关系，包括不对称，但如果牙齿缺失或漂移，也可能存在不同的牙齿和骨骼关系。例如，如果存在后牙间隙丧失并且上颌第一恒磨牙向前漂移到间隙中，具有骨性Ⅰ类关系的人可能具有Ⅱ类磨牙关系（图31.29）。

如果恒牙在牙槽骨中以正常的角度正确排列，覆盖是对牙弓之间关系的直接测量。正常覆盖约2mm；因此，可以通过从测量的覆盖中减去2mm来计算牙弓之间的差异。然而，切牙的位置并不总是理想的，如果上下颌前牙都是前突或后突，则必须调整对牙弓差异的估计。

水平向关系

牙列中线和后牙反𬌗的评估方法与第19章所述的方法相同。通常，牙列中线偏斜要么是中度至重度拥挤的结果，要么是异位萌出和牙齿缺失后牙齿在新的可用空间中重新排列出现中线发生偏移的结果（图31.20）。通过注意正中关系和正中咬合之间的差异来识别下颌骨的功能性偏移。后牙反𬌗分为单侧或双侧。在混合牙列早期，骨骼和牙齿反𬌗的治疗基本上是相同的。随着儿童年龄的增长，确定反𬌗是由于骨骼还是牙齿原因变得更加重要，因为随着时间的推移，腭中缝变得更加交错。对于恒牙列完整的后牙反𬌗的处理，根据反𬌗的起源是骨性的还是牙性的，以及对腭中缝是开放的、桥接的还是闭合的估计而有所不同。

垂直向关系

垂直向的牙齿检查涉及覆𬌗、开𬌗测量和牙齿固连。这个年龄段的正常覆𬌗约2mm。如果与正常情况有偏差，临床医生应尝试确定偏差是由于牙性还是骨性问题。如果面部检查显示有垂直向骨性问题，有时会反映在牙齿咬合关系上。错𬌗畸形的治疗因问题的来源而异。

由于垂直向牙槽生长的幅度，乳牙固连会出现几个问题。6～12岁，牙齿萌出和牙槽的垂直向生长可达10mm。因此，早期乳牙固连可能导致明显的边缘牙槽嵴差异、邻牙倾斜和垂直丧失。除了间隙丧失，这些问题中的大多数都可以在恒牙萌出时得到解决。第19章讨论了牙齿固连和相关问题，读者可参考该章进行更详细的讨论。应当引起重视的乳牙固连的一个方面是当乳牙固连而恒牙缺失时，必须以不同的方式处理。如果垂直向咬合差异变得夸大，并且根据定义与邻牙相比的垂直骨水平向差异扩大的话，需要进行处理。这是因为没有恒牙长出并带来牙槽骨。如果允许保留乳牙，最终的拔除将在剩余的恒牙附近留下骨缺损（图31.30）。因此，必须考虑及时拔除乳牙并进行进一步治疗。治疗的另一种选择是对乳磨牙进行截冠术，而不是在没有永久继承的情况下将其拔除。牙槽骨的垂直高度仍有损失，但截冠术似乎保持了牙槽骨的宽度。由于拔除没有继承恒牙的乳牙而导致的骨丧失在口腔前部比后部发生得更快、更严重。

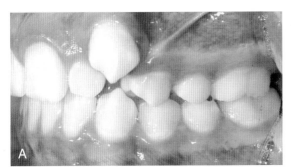
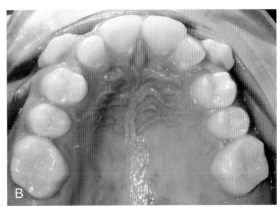

图31.29　间隙丧失可导致咬合关系改变，但不能反映颌骨关系。（A）该患者患有上颌后牙间隙缺失，伴磨牙的近中漂移，因此磨牙关系为Ⅱ类，但骨性关系为Ⅰ类。（B）间隙丧失导致恒尖牙颊侧萌出。

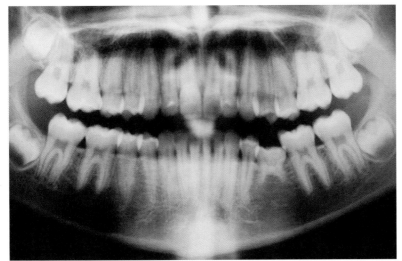

图31.30　固连的下颌第二乳磨牙表明，当没有继承恒牙的乳牙固连时间太长时，可能会发生骨水平的改变。及时拔除固连的牙齿和制订邻牙正畸移动或修复替换的治疗计划是至关重要的。

正畸辅助诊断技术

照片

常规获得的最基本的诊断记录是面部和口内照片。一些商业软件可供临床医生用来存放这些照片。面部照片最少为3张：嘴唇放松的正面面部、摆好姿势微笑的正面面部和嘴唇放松的侧面面部。口内照片最少为5张：正面、右侧和左侧、上颌和下颌咬合像。存储这些图像，用于研究并在病例回顾期间呈现（图31.31）。有些人喜欢用嘴唇放松的3/4视图、摆好姿势微笑的3/4视图以及摆好姿势微笑的侧面视图来补充这些图像（图31.32）。

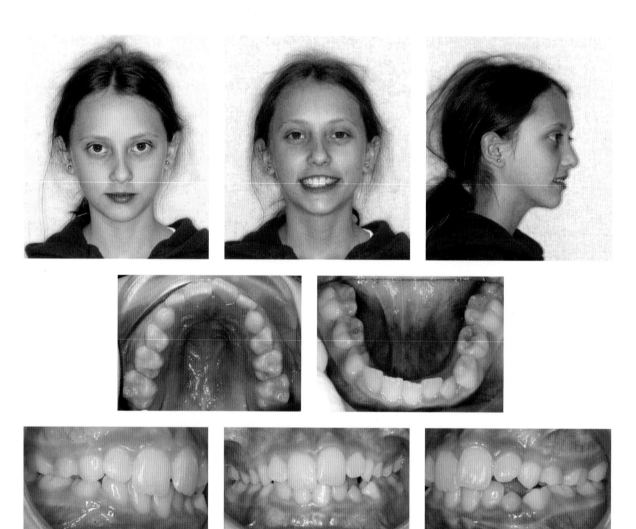

图31.31 正畸患者治疗前和治疗后口内外的数字图像可以以电子方式存储在患者记录中或打印为纸质文件。该方法避免了由于较差的摄影技术或归档方法导致图像丢失的问题。

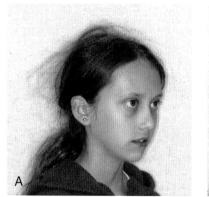
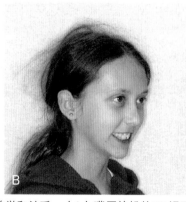
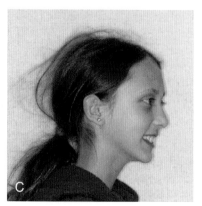

图31.32 这3个附加视图通常用于评估面部美学和关系。（A）嘴唇放松的3/4视图。（B）摆好姿势微笑的3/4视图。（C）摆好姿势微笑的侧面视图。

诊断模型

混合牙列的正畸治疗比乳牙列的治疗更为复杂。临床医生必须考虑乳牙和恒牙之间的尺寸差异、恒牙的可用间隙以及牙齿及骨骼状态。这项艰巨的工作需要补充信息以做出准确的正畸诊断并制订连贯的治疗计划。如果在检查和最终分析期间或需要治疗时发现问题诊断模型是全面评估的重要组成部分。这些研究模型可以是传统的石膏模型（图31.33）或石膏模型的数字化显示。在前一种情况下，使用以下方法获得印模。

必须选择合适的印模托盘。正好合适的托盘舒适地放置在口腔中，并向后延伸足够远以覆盖最远中的牙齿和上颌结节或下颌磨牙后垫。托盘应为无孔类型，可容纳印模材料并将多余的材料压入前庭。现在使用一些半穿孔托盘，但是它们必须产生足够的组织压力以反映组织形态。当软组织移位时，可以在模型上清楚地看到牙槽形态。托盘也可以衬有蜡，以帮助组织移位并使托盘更舒适地就位。

在选择了合适的托盘后，将藻酸盐混合并放置在一个托盘中。对于任何一个牙弓，托盘都应侧向旋转到口腔中并牢固固定，首先向后靠在腭部或磨牙后垫上。该技术限制了藻酸盐的向后流动，并迫使过量的藻酸盐向前和向外侧流动。然后旋转托盘并将其放置在前牙上。最后，将托盘固定在适当的位置，直至藻酸盐凝固。在获得上颌印模和下颌印模之后，通过在牙齿之间放置一片软化的基板或其他蜡咬合材料，使患者在正中咬合中闭合，来制作粭蜡记录。蜡用空气冷却，用于在修整过程中正确定位。

印模应进行消毒，用湿纸巾包裹，并储存在密封的塑料袋中或立即倒入白色石膏，因为如果暴露超过几分钟、藻酸盐会脱水并变形。石膏被彻底混合，通常使用真空调刀以减少气泡，然后振动进入印模并从一颗牙齿流到另一颗牙齿，以防止空气滞留，这会导致模型中出现孔洞。浇注单独的石膏底座，当石膏部分凝固时，将印模倒置在底座上。石膏凝固后，小心地将托盘与牙齿模型分开，以防止折断牙齿。

修整上颌模型，使基托顶部与粭平面平行。上颌石膏的背面被修剪成垂直于其顶部和中腭缝。将上颌和下颌模型咬合，并将下颌基底部的后部修剪成与上颌模型的顶部平行。最后，对称地修剪模型的侧面，这允许临床医生判断牙弓的对称性。

或者，对于数字模型，以类似的方式获得印模，但使用长期稳定的藻酸盐。印模经过消毒，用湿毛巾包裹，用塑料袋包装，然后运送到商业技工室进行浇注，并对得到的模型进行扫描。铸件的数字表示通过互联网传输给医生。这些数字图像不太可能被放错位置或损坏，并且不存在存储问题。还可以对它们进行操作，以查看用于分析的所有关系，并作为静态图像导入到患者记录中，以进行电子存档或打印（图31.34）。数字模型也可以像传统造型一样进行分析和测量（图31.35）。使用模型对临床检查期间记录的结果进行审查和确认。由于矫治器的设计必须适合每次旋转和移位，因此应特别注意对齐和牙齿位置特征。

技术的进步继续改变牙科的诊断记录。已经开发了口内扫描仪来构建牙齿模型，而无须制作印模。扫描仪创建牙齿的三维（3D）重建，并且与传统的藻酸盐印模一样精确。随着这项技术的不断改进，它的使用可能会超过传统印模，因为患者不喜欢传统印模，主要原因是恶心。除了牙齿的口内扫描之外，一些人正在使用从3D锥形束扫描收集的信息来构建牙齿的模型。锥形

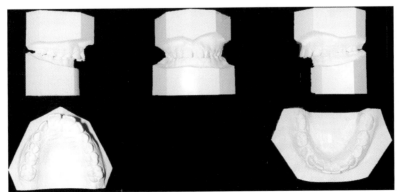

图31.33 已修整的石膏模型视图：正中咬合位的背部齐平，并且从咬合角度对称地修整基底，因此牙弓内的不对称是明显的。

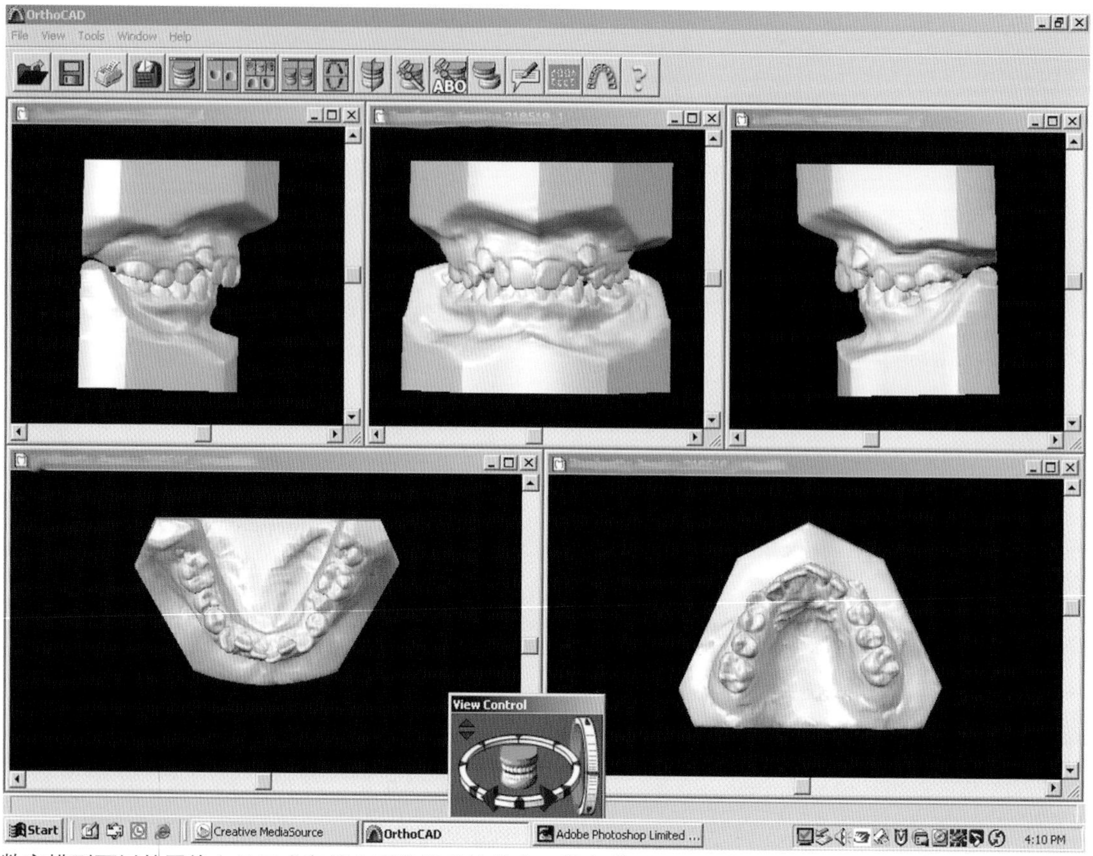

图31.34 数字模型可以从网络上显示或存储在图像管理软件中。数字模型可以被操纵，使模型可以被分开或咬上以及旋转或倾斜以揭示所有的关系。这防止了模型丢失和破损的问题，并减少了存储空间的问题。（From Proffit WR, Fields HW, Sarver DM. *Contemporary Orthodontics*. 5th ed. St Louis: Elsevier; 2013. ）

束计算机断层扫描的重建是否与口内扫描和传统印模一样精确还存在一些问题[39]。一般来说，如果以诊断为目的，它们可能足够精确，但不能用于矫治器构造。

获得诊断模型后，应进行分析以确定牙齿大小关系和牙弓长度是否合适。牙齿尺寸分析将一个牙弓中的牙齿尺寸与另一个牙弓中的牙齿尺寸进行比较。牙齿尺寸必须匹配，以确保牙齿在治疗后正确配合。进行牙弓长度分析以预测牙弓中是否有足够的空间可用于未萌出的恒牙。

牙齿大小分析

使用Bolton的方法计算牙齿大小[40]。Bolton选择了55例咬合关系良好的病例，测量了除第二、第三恒磨牙以外所有牙齿的近远中径。根据所获得的测量结果，Bolton确定上下恒牙的大小之间存在一定的比例。通过手动测量牙齿，可以确定每个牙弓中的6颗前牙或所有12颗被测量牙齿的比率（图31.36）。Little根据Bolton比编制了一张表，以简化确定牙齿大小的工作（图

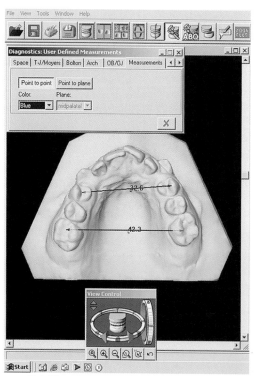

图31.35 数字模型也可以像传统石膏模型一样进行操作，以检查咬合关系并进行测量，从而可以评估牙弓尺寸。（Courtesy OrthoCAD by Cadent, Inc, San Yosa, CA. ）

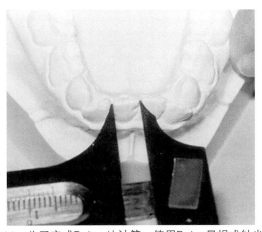

图31.36　为了完成Bolton比计算，使用Boley量规或针尖分规测量每颗恒牙（除第二、第二恒磨牙外）的近远中径。将测量结果加在一起，以得到6颗前牙和整个牙弓的总和。

31.37）[14]。该分析可以使用数字模型和相关软件进行（图31.38）。最终，如果牙齿大小的问题较为复杂，则需要诊断性排牙来确定哪些牙齿应该定位在特定位置以便可以做出最终的诊断决定。

有几种临床情况会导致牙齿大小的差异。上颌侧切牙通常比正常小，导致下颌前牙相对过大（相对来说，尽管真正的问题存在于上颌，下颌牙齿依然过大，图31.14A）。第二前磨牙的大小变化也很大。当发现明显的牙齿大小差异时，儿童最好咨询专科医生，因为简单的牙齿移动不能产生美学上满意的结果或良好的咬合。牙齿大小差异的处理通常需要牙齿移动和修复相结合。

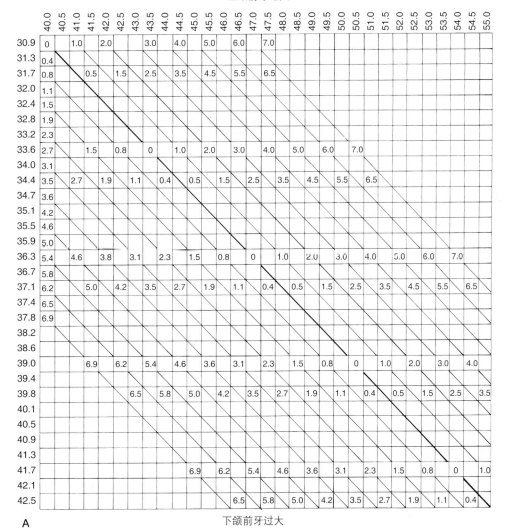

Bolton比例分析

图31.37　使用该表时，每颗恒牙（第一恒磨牙到第一恒磨牙）的近远中向宽度用针尖分规或Boley量规测量。将牙齿的宽度相加。为了确定是否存在前牙（尖牙到尖牙）或整体（磨牙到磨牙）大小差异，上颌和下颌总数的交叉点位于表上。（A）纵轴表示下颌前牙的宽度，横轴表示上颌前牙的宽度。交叉点表示是否存在牙齿大小差异，以及是否为上颌或下颌过剩，并以毫米为单位表示差异的大小。因为在测量模型时有一些误差，同时分析本身也可能有误差，1.5mm或更小的牙齿尺寸差异可以忽略不计。

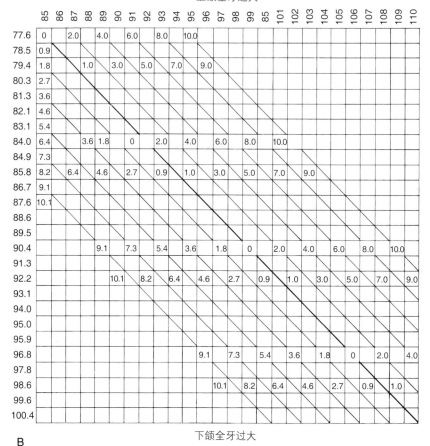

B

图31.37（续）　（B）本表提供了整体牙齿大小关系的信息。（Courtesy Dr. Robert Little. From Proffit WR, Fields HW Jr, eds. *Contemporary Orthodontics*. St Louis: Mosby; 1992. ）

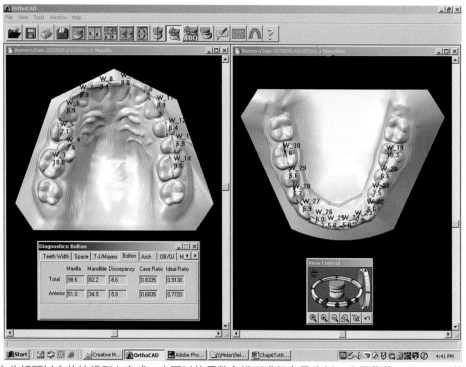

图31.38　牙齿大小分析可以在传统模型上完成，也可以使用数字模型进行电子分析。此屏幕截图显示，已使用光标和鼠标对牙齿大小进行电子测量，然后由软件执行分析计算。（From Proffit WR, Fields HW, Sarver DM. *Contemporary Orthodontics*. 5th ed. St Louis: Elsevier; 2013. ）

间隙分析

间隙分析通常在混合牙列中完成，用于预测未萌出恒牙的可用空间量。存在许多不同的间隙分析方法，然而所有的间隙分析都有两个共同的特征。首先，第一恒磨牙和下颌切牙必须萌出以便进行分析。其次，下颌切牙（有时除其他测量外）用于预测未萌出尖牙和前磨牙的大小。在计算间隙分析时有以下4个假设：

1. **所有的恒牙都在正常发育**。虽然这似乎是显而易见的，但如果先天性牙齿缺失，这种分析就毫无意义。

2. **萌出的下颌切牙大小与剩余恒牙之间存在相关性**。如果相关性强，则未萌出牙齿大小的预测更准确。

3. **预测表对特定人群最有效**。大多数间隙分析中使用的患者种族背景是来自西北欧的数据。如果患者不是西北欧血统，则应谨慎解释分析。

4. **牙弓大小在整个生长过程中保持稳定**。这一假设是为了简化程序，尽管人们认识到尖牙间宽度、磨牙间宽度和牙弓长度确实会随着年龄和牙齿萌出而变化。骨骼生长模式也可能影响牙弓尺寸的稳定性。Ⅱ类下颌骨发育不足的患者倾向于使用前倾的下颌切牙来弥补不足，而Ⅲ类下颌发育过度的患者倾向于使用更直立或后倾的下颌切牙。

虽然存在几种空间分析方法，但Tanaka-Johnston分析在临床上是最有用的，因为它不需要额外的X线片或表格来预测牙齿大小[41]。Tanaka-Johnston分析的第一步是确定可用的牙弓长度。测量恒磨牙近中到对侧恒磨牙近中的距离时，将牙弓图分为几段（图31.39A）。每一段都对接触点和切缘距离进行测量。将这些区段加在一起以提供总牙弓长度的近似值。分析的第二步是测量4颗下颌切牙的宽度（图31.39B）。将4颗下颌切牙的宽度加在一起，以确定理想排列所需的空间量。一个象限中未萌出的下颌尖牙和前磨牙的近远中宽度是通过将4颗下颌切牙的宽度的1/2增加10.5mm来进行来计算（图31.39C）。间隙分析的最后一步是从总牙弓长度减去4颗下颌切牙的宽度和（计算出）下颌尖牙和前磨牙的近远中宽度的2倍（图31.39D）。所得数值就是可用的牙弓长度。如果余数为正，则牙弓中的可用空间比未萌出的牙齿所需的空间更大。如果余数为负，未萌出的牙齿需要更多的空间才能排列整齐。

以相同的方式进行上颌间隙分析。测量上颌牙弓长度，确定上颌切牙的宽度，并将4颗切牙宽度的1/2加上11mm，以预测一个象限中未萌出的上颌尖牙和前磨牙的大小。从总牙弓长度中减去切牙宽度和预测的尖牙-前磨牙宽度，以确定上颌牙弓中可用的空间量。该分析也可以使用数字模型和相关软件来执行（图31.40）。

在完成牙弓长度预测后，临床医生应返回模型并判断结果是否有意义。例如，如果牙弓看起来很拥挤但分

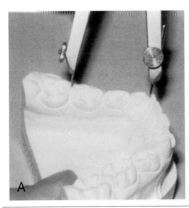

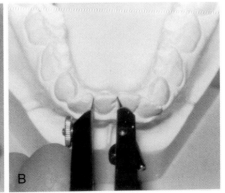

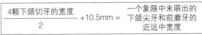

$$\frac{4颗下颌切牙的宽度}{2} + 10.5mm = 一个象限中未萌出的下颌尖牙和前磨牙的近远中宽度$$

C

$$总牙弓长度 - 4颗下颌切牙的宽度 - （计算出）的尖牙和前磨牙的近远中宽度×2 = 可用的牙弓长度$$

D

图31.39 （A）Tanaka-Johnston分析的第一步是确定可用的牙弓长度。这是通过将牙弓分成几个区段并在牙齿的接触点和切缘上测量每个区段来实现的。（B）第二步是测量4颗下颌切牙的宽度，并将它们相加。（C）用图中的公式计算一个象限内未萌出尖牙和前磨牙的近远中宽度。在下颌中，10.5mm用于确定尖牙和前磨牙的近远中宽度。在上颌中，仍然使用4颗下颌切牙宽度的1/2，但由于未萌出的上颌恒牙稍大，因此用11mm替代10.5mm。（D）间隙分析的最后一步是从总牙弓长度中减去4颗下颌切牙的宽度和（计算出）的尖牙和前磨牙的近远中宽度的2倍。所得数值就是可用的牙弓长度。如果余数为正，则牙弓中的可用空间比未萌出的牙齿所需的空间更大。如果余数为负，未萌出的牙齿需要更多的空间才能排列整齐。

析预测有5mm的多余空间,则应再次分析或仔细检查是否有错误。此外,应在患者软组织轮廓的背景下考虑结果。间隙分析可以指示患者中度拥挤,但因为患者侧貌凹陷且切牙直立,选择的治疗将是通过唇侧移动切牙来

扩弓,以提供更好的嘴唇支撑(图31.41)。相反,分析预测没有拥挤但拔牙仍然被认为是必要的,因为患者具有非常突出的牙齿和嘴唇(图31.42)。牙齿突出和牙齿拥挤其实是同一问题的表现。牙弓是否拥挤或切牙

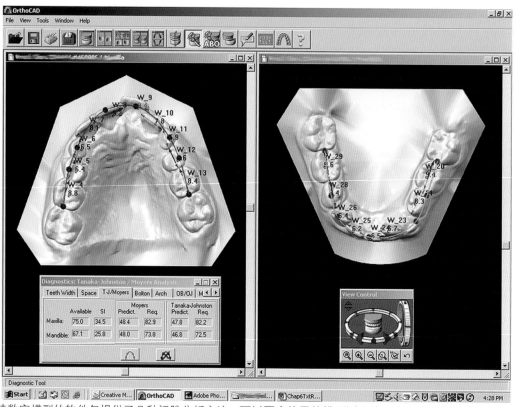

图31.40 支持数字模型的软件包提供了几种间隙分析方法。可以再次使用从模型测量的牙齿大小数据计算分析。结果的准确性取决于对牙齿测量光标的仔细操作,以及如何通过牙弓形状定义牙弓尺寸,此处显示的是每个牙弓上的牙弓弧度。(From Proffit WR, Fields HW, Sarver DM. *Contemporary Orthodontics*. 5th ed. St Louis: Elsevier; 2013.)

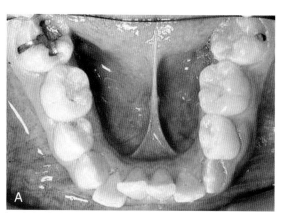

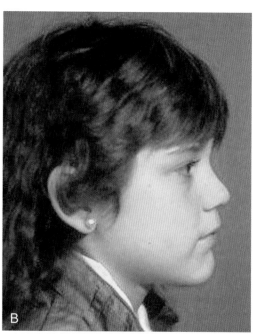

图31.41 (A)间隙分析结果是在患者软组织轮廓的背景下考虑的。在该病例中,间隙分析表明牙弓长度较短。(B)然而,轮廓分析表明患者不能忍受嘴唇支撑的进一步丧失。在这种情况下,要谨慎选择扩弓以提供间隙,而不是拔牙。

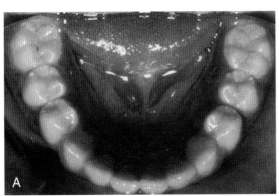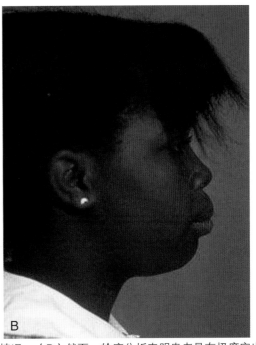

图31.42 （A）在该病例中，间隙分析表明不存在牙弓长度不足的情况。（B）然而，轮廓分析表明患者具有极度突出的嘴唇和切牙。在这种情况下，要谨慎选择拔牙和切牙及唇部内收。这幅图说明了牙齿拥挤和牙齿突出实际上是同一问题的表现。

是否突出取决于静息舌的压力和口周肌肉组织之间的相互作用。

在使用Tanaka-Johnston分析时，必须考虑两个因素。它倾向于稍微高估未萌出牙齿的宽度。这使拥挤的程度看起来比实际情况更严重。此外，如果患者不具有西北欧背景，则很难知道预测是夸大还是低估。确定可用空间的另一种方法是测量牙弓长度和切牙宽度，然后拍摄尖牙和前磨牙的根尖片。在根尖片上测量未萌牙的近远中宽度，然后通过比较胶片上牙齿的宽度与模型上牙齿的实际宽度来进行校正。利用该技术，可以对每名患者进行个性化的间隙分析。该技术的缺点是患者暴露于更多的辐射，并且难以获得尖牙不失真的X线片。

头影测量分析

临床医生应使用侧貌分析来收集有关牙齿和颌骨空间关系的基本信息。如果临床医生发现患者有明显的前后向或垂直向差异，应由专科医生对患者进行评估，届时可以使用头颅侧位定位片来获得对问题更精确的评估。头颅侧位定位片的测量分析是一种辅助诊断手段，用于确定骨骼和牙齿结构之间的关系。当存在明显的骨骼畸形并考虑进行全面的正畸治疗时，通常需要拍摄头颅侧位定位片。头影测量分析是侧貌分析的辅助手段。

它可以确认临床检查结果，并可能提供了关于每个骨骼和牙齿组成部分对错殆畸形贡献更具体的信息。因此，头颅侧位定位片必须仔细研究[42]。

存在大量的头影测量分析方法，而所有分析法的共同目标是确定骨骼结构的大小和位置以及牙齿的位置。头影测量分析的第一步是获得头颅侧位定位片。为了使X线片具有诊断性，头部必须以自然、放松的姿势放置在头颅固定架上。也就是说，患者的头不应该向上或向下或向一边倾斜。不正确的头位会改变骨骼结构的感知关系，并使标定点的解释更加困难，甚至会导致怀疑骨骼不对称。如果患者的头部上仰，下颌骨发育不足可能不明显。自然头位是通过让患者看着远处的地平线，并通过以越来越小的增量上下倾斜头部来逐渐呈现舒适的位置，直至他或她感到舒适。当胶片拍摄时，牙齿应处于正中颌位并且嘴唇放松。

头颅侧位定位片拍摄后，应对影像学检查是否存在病理性改变。尽管头颅侧位定位片可以用手动定点并进行测量，现在也可以使用鼠标和专用的头影测量软件在计算机屏幕上进行定点构建描绘（图31.43）。软件生成线性和角度测量项目，并且从数字化定点构建的面部图像为头影测量提供了基础（图31.44）。根据程序的复杂程度，该程序可用于模拟患者每年的生长情况或生产治疗目标。在有多种治疗选择的情况下，该软件可以向患者演示其面部在每一次治疗中可能发生的变化。

　　头影测量分析应评估上颌骨和下颌骨相对于颅底的位置以及上颌骨和下颌骨之间的相互关系。分析还应评估牙齿在每个颌骨中的位置、上颌牙齿与下颌牙齿的关系，以及包括面部的总高度、上面高和下面高在内的垂直关系。最后，分析应评估软组织轮廓和嘴唇相对于牙齿、鼻子和颏部的位置。头影测量分析需要两条参考线来确定牙齿和颌骨的位置。历史上，Frankfort水平面一直被用作水平参考线，因为当患者看远处的点时，它被认为与真正的水平面平行。Frankfort水平面连接外耳道上缘（耳点）与眶缘下缘（眶点；图31.45）。虽然Frankfort水平面并不总是与真正的水平面平行，但它仍然是最广泛使用的水平参考线。垂直参考线可以是穿过鼻根点

（鼻梁）的真正垂直线（与水平线），也可以是穿过鼻根点的与Frankfort平面垂直的线。上颌骨和下颌骨的位置及大小通过A点（上颌骨）、颏前点（下颌骨）以及骨性结构前部的参考点与垂直参考线的距离进行比较。正常的上颌骨位置和大小时，A点应该在垂直线附近（图31.46）。

　　正常情况下，青春期前患者的下颌骨位置良好，则颏前点应位于垂直线后5mm处[43]。

　　角度和线性测量值可用于比较上颌骨和下颌骨的相对位置。传统上通过连接A点和B点与鼻根点形成的角度可以用于描述两个颌骨的位置（图31.47）。正常的上下颌骨关系时，该角度为2°～5°，较大的正值表示Ⅱ类关系，而负值表示Ⅲ类倾向。通过Harvold测量确定的下颌和上颌尺寸之间的差异，也可用于确定侧貌上下颌骨的相关关系[44]。

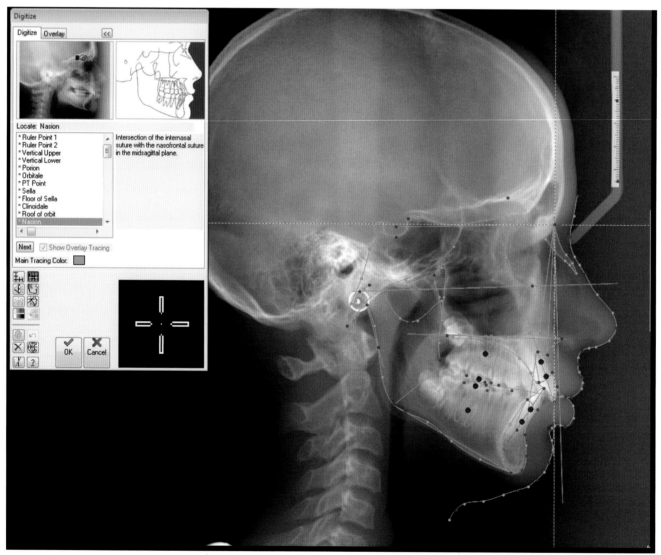

图31.43　当前技术允许临床医生数字化定点，并通过软件包（Dolphin Imaging and Management Solutions, Chatsworth, CA）以电子方式进行测量。该过程可以通过个人计算机和鼠标使用数字X线片来进行。计算机将提供所描绘的界标和解剖结构以及线、平面的各种表示。

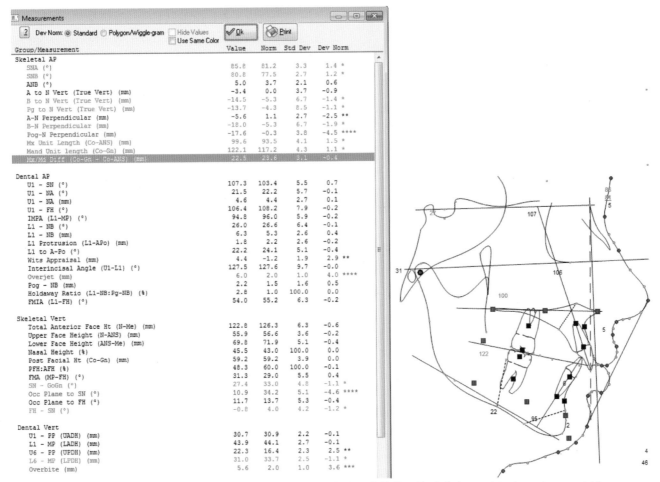

Group/Measurement	Value	Norm	Std Dev	Dev Norm
Skeletal AP				
SNA (°)	85.8	81.2	3.3	1.4 *
SNB (°)	80.8	77.5	2.7	1.2 *
ANB (°)	5.0	3.7	2.1	0.6
A to N Vert (True Vert) (mm)	-3.4	0.0	3.7	-0.9
B to N Vert (True Vert) (mm)	-14.5	-5.3	6.7	-1.4 *
Pg to N Vert (True Vert) (mm)	-13.7	-4.3	8.5	-1.1 *
A-N Perpendicular (mm)	-5.6	1.1	2.7	-2.5 **
B-N Perpendicular (mm)	-18.0	-5.3	6.7	-1.9 *
Pog-N Perpendicular (mm)	-17.6	-0.3	3.8	-4.5 ****
Mx Unit Length (Co-ANS) (mm)	99.6	93.5	4.1	1.5 *
Mand Unit length (Co-Gn) (mm)	122.1	117.2	4.3	1.1 *
Mx/Md Diff (Co-Gn - Co+ANS) (mm)	22.5	23.6	3.1	-0.4
Dental AP				
U1 - SN (°)	107.3	103.4	5.5	0.7
U1 - NA (°)	21.5	22.2	5.7	-0.1
U1 - NA (mm)	4.6	4.4	2.7	0.1
U1 - FH (°)	106.4	108.2	7.9	-0.2
IMPA (L1-MP) (°)	94.8	96.0	5.9	-0.2
L1 - NB (°)	26.0	26.6	6.4	-0.1
L1 - NB (mm)	6.3	5.3	2.6	0.4
L1 Protrusion (L1-APo) (mm)	1.8	2.2	2.6	-0.2
L1 to A-Po (°)	22.2	24.1	5.1	-0.4
Wits Appraisal (mm)	4.4	-1.2	1.9	2.9 **
Interincisal Angle (U1-L1) (°)	127.5	127.6	9.7	-0.0
Overjet (mm)	6.0	2.0	1.0	4.0 ****
Pog - NB (mm)	2.2	1.5	1.6	0.5
Holdaway Ratio (L1-NB:Pg-NB) (%)	2.8	1.0	100.0	0.0
FMIA (L1-FH) (°)	54.0	55.2	6.3	-0.2
Skeletal Vert				
Total Anterior Face Ht (N-Me) (mm)	122.8	126.3	6.3	-0.6
Upper Face Height (N-ANS) (mm)	55.9	56.6	3.6	-0.2
Lower Face Height (ANS-Me) (mm)	69.8	71.9	5.1	-0.4
Nasal Height (%)	45.5	43.0	100.0	0.0
Post Facial Ht (Co-Gn) (mm)	59.2	59.2	3.9	0.0
PFH:AFH (%)	48.3	60.0	100.0	-0.1
FMA (MP-FH) (°)	31.3	29.0	5.5	0.4
SN - GoGn (°)	27.4	33.0	4.8	-1.1 *
Occ Plane to SN (°)	10.9	34.2	5.1	-4.6 ****
Occ Plane to FH (°)	11.7	13.7	5.3	-0.4
FH - SN (°)	-0.8	4.0	4.2	-1.2 *
Dental Vert				
U1 - PP (UADH) (mm)	30.7	30.9	2.2	-0.1
L1 - MP (LADH) (mm)	43.9	44.1	2.7	-0.1
U6 - PP (UPDH) (mm)	22.3	16.4	2.3	2.5 **
L6 - MP (LPDH) (mm)	31.0	33.7	2.5	-1.1 *
Overbite (mm)	5.6	2.0	1.0	3.6 ***

图31.44 计算机生成的头影测量分析的打印输出通常采用类似于此处所示的形式（Dolphin Imaging and Management Solutions, Chatsworth, CA）。所得到的测量结果甚至可以与面部的图像相结合。可以通过改变解剖标志和测量项目来定制内容，以提供对个体临床医生最有用的信息。

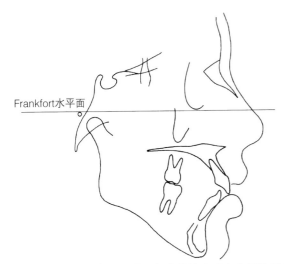

图31.45 头影测量分析需要两条参考线来确定头部和牙齿的位置。历史上，Frankfort水平面一直被用作参考线，因为当患者看着地平线时，感觉它与真正的水平线平行。Frankfort水平面由外耳道上缘（Porion）和眶缘下缘（Orbitale）连接而成。垂直参考线可以是通过鼻根、鼻梁的真正垂直线，也可以是通过鼻根垂直于Frankfort平面的线。

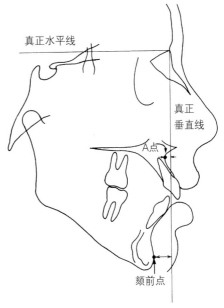

图31.46 上颌骨和下颌骨的位置及大小通过将A点（上颌骨）和颏前点（下颌骨）与垂直参考线进行比较来评估。上颌骨位置正常时A点位于垂直参考线附近，而下颌骨位置正常时，颏前点通常在垂直线后5mm处。

垂直向面部比例可以用两种方法来测量。确定垂直比例的最直接的方法是测量总面高、上面高及下面高，并构建面部高度比率或将线性测量与适龄标准进行比较[44-45]。总面高通常从鼻根到颏下点测量，上面高及下面高之间的分界点是在前鼻棘处（图31.48）。在比例

匀称的面部中，上面高应占面部总高度的45%左右[46]。垂直面高可由下颌平面角（下颌平面与Frankfort水平面之间的夹角）间接确定。长面型的人倾向于具有较大的下颌平面角，而短面型的人具有较小的下颌平面角（图31.49）。

通过测量覆盖、覆𬌗以及切牙的轴向和整体位置来评估上颌、下颌的牙齿位置。覆盖（Overjet）、覆𬌗（Overbite）是分别从切牙的唇面及切缘进行的简单测量（图31.50）。上颌切牙的轴向和整体位置是相对于鼻根点–A点连线来确定的；下颌切牙的位置与鼻根点–B点连线有关。轴向倾斜度由切牙长轴与适当的鼻根–A点连线或鼻根–B点连线的交角确定。整体位置是从切牙的唇面到参考线的线性距离（图31.51）[47]。

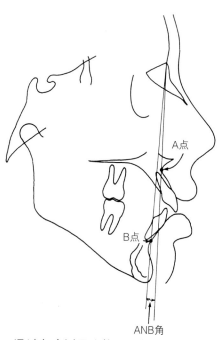

图31.47 通过角度测量比较了上颌骨和下颌骨的相对位置。在正常的颌骨关系中，连接A点和B点与鼻根形成的角度（ANB）为2°～5°。较大的正值表示Ⅱ类关系，而负值表示Ⅲ类趋势。

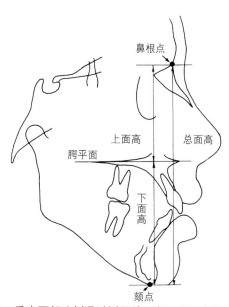

图31.48 垂直面部比例通过测量总面高、上面高和下面高来确定。总面高通常从鼻根点到颏下点进行测量。上面高和下面高之间的划分是在腭平面（连接前鼻棘和后鼻棘的线）进行的。测量结果用于构建面部高度关系或与适合年龄的标准范围进行比较。

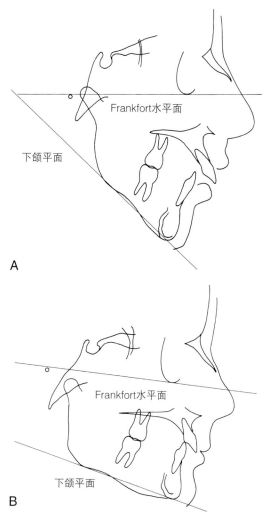

图31.49 （A）垂直面高由下颌平面角（下颌平面与Frankfort水平面之间的夹角）间接确定。该角度通常约24°。较大的下颌平面角通常表示较长的下面高。（B）相反，小下颌平面角表示较短的下面高。

存在许多软组织分析来描述侧貌。软组织分析的主要问题是头颅侧位定位片是动态对象的静态表示。头颅侧位定位片上的嘴唇位置可能会不一样，这取决于患者是否处于放松姿势（如建议的那样）或在拍摄胶片时是否用力将嘴唇合在一起。这使侧貌的临床评估更加重要。然而，嘴唇的位置通常与鼻子和颏部相比较。使用方便的Ricketts E线是一条连接鼻尖和颏部前部轮廓的线

（图31.52）。在恒牙列中，上唇通常在线后1mm，下唇在线上或稍向后[48]。

重要的是要认识到，作为正常值使用的数据是作为参考，而不是诊断本身。某些测量结果可能表明存在畸形，这应通过临床检查进行验证。临床医生还应记住，硬组织和软组织分析因患者的种族背景而异。应使用适当的分析和标准。在治疗前、治疗前–治疗期间或治疗

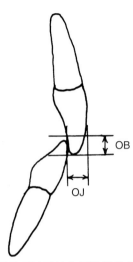

图31.50 通过测量覆𬌗覆盖来间接评估上颌和下颌切牙的位置以及间接评估整个牙列的位置。覆盖是上颌中切牙和下颌中切牙的唇面上最前点之间的最大水平距离。覆𬌗是上颌和下颌切牙的切缘之间重叠的垂直测量。OB，覆𬌗；OJ，覆盖。

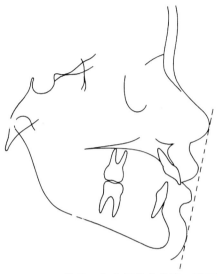

图31.52 Ricketts E线是一条方便的参考线，用于评估嘴唇相对于鼻子和颏部的位置。在恒牙列中，上唇通常在连接鼻尖和颏部前部轮廓的线后1mm。下唇通常在这条线上或稍靠后。

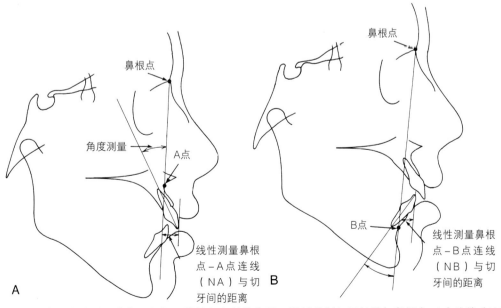

图31.51 （A）通过角度和线性测量确定上颌切牙的轴向和整体位置。通过绘制切牙长轴与鼻根点–A点连线（NA）的交角来确定轴向位置。大角度（＞22°）表明切牙轴向突出；小角度表示切牙直立。切牙整体位置是通过测量切牙的唇面到鼻根点–A点连线（NA）的直线距离来确定的。平均来说，这个距离是4mm。较大的测量值表明切牙的位置太靠前，而较小或阴性的测量值表明切牙相对于上颌骨的位置太靠后。（B）下颌切牙的位置用鼻根点–B点连线（NB）作为参考线进行相同测量。对于这些测量，平均倾角为25°，平均直线距离为4mm。

后–治疗前获得的系列头颅侧位定位片通常分别用于评估生长、治疗进展或治疗结果。

头影重叠可以用来说明颌骨和牙齿位置的变化。观察到的变化是牙齿移动和生长的结合，很难将二者区分开来。头影重叠时必须在头部确定一个讨论的时间段内相对不变的区域，即不受生长或治疗影响的区域，从该区域可以确定变化。传统上，在评估生长和治疗变化时，每对连续的头颅侧位定位片要进行3次叠加。

第一个叠加说明了面部的整体变化。通过前颅底结构重叠或沿蝶鞍–鼻根线在蝶鞍处重叠进行比较。软组织轮廓的变化量和方向以及上下颌骨的位置是显而易见的（图31.53A）。为了证明牙齿变化的量和方向，上颌结构重叠、下颌结构重叠可以用来消除评估中的所有骨骼变化（图31.53B和C）。在上颌中，将颧突和前腭穹隆叠加以找到最佳匹配。在下颌中，通过下颌联合的内侧面、下牙槽神经管轮廓和未萌出的第三磨牙隐窝进行重叠。

CBCT是一种相对较新的技术，将来可能会取代头颅侧位定位片，或者至少补充从头颅侧位定位片和全口曲面体层片上获得的信息。这个X线照相扫描产生的图像允许临床医生从多个有利位置研究感兴趣的区域。计算机软件可以绘制三维图像，因此患者和临床医生可以更好地理解牙齿和骨骼结构的空间关系。CBCT有几个优点。例如，如果上颌尖牙阻生，传统的头颅侧位定位片和全口曲面体层片产生的是3D情况的二维信息。从历史上看，临床医生会从根尖片中收集更多的信息，但对于尖牙位置的确定仍有一些猜测的因素。CBCT可以为临床医生提供关于阻生尖牙的位置、角度、与其他牙齿的接近程度、牙齿的可能吸收以及牙齿周围骨量的精确信息。这使正畸医生和外科医生能制订更详细的关于阻生或异位牙齿和邻牙状态的治疗计划。这可以转化为外科和正畸方案（图31.54）。与传统的影像学检查相比，CBCT的主要缺点是患者暴露的辐射量更大。然而，随着技术的改进和扫描时间的减少，这种情况可能会改变。如果仅对这个领域感兴趣的话，目前解决该问题的一种方法是获得截断的上颌视图（较小的视场）以减少辐射（图31.55）。CBCT的支持者还指出，传统的检查资料可以从CBCT扫描收集的数据集中创建出来。这些检查资料包括头颅侧位定位片、全口曲面体层片和一组虚拟正畸模型。根据视图和特定的机器以及要求的分辨率，全扫描可能会超过前面提到的由传统数字图像补充的截断扫描。

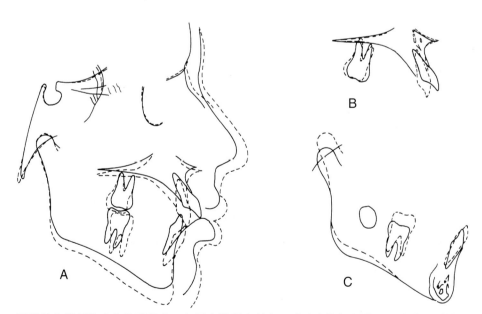

图31.53 （A）一系列的头颅侧位定位片重叠在一起用来说明生长和正畸治疗期间颌骨及牙齿位置的变化。为了评估整体变化，定位头部内不受生长或治疗影响的稳定区域。面部的这些整体变化通过前颅底结构重叠来显示。在这种情况下，实线代表正畸治疗开始前。第二条线或虚线表示治疗完成后。在治疗过程中，上颌骨轻微向前和向下移动。下颌骨的水平位置几乎保持不变。然而，下颌骨确实垂直移动了。在治疗期间，嘴唇的位置也得到了改善。（B）为了说明牙齿变化的数量和方向，上颌骨和下颌骨也进行重叠。在这种情况下，上颌骨基于腭部形态外观的最佳拟合进行重叠，显示切牙和磨牙都向远中倾斜。此外，切牙的垂直位置也发生了变化。切牙和磨牙位置的改变有助于磨牙关系的改善及覆盖的减少。（C）基于下颌联合内侧表面、下牙槽神经管轮廓和未萌出的第三磨牙隐窝而形成的下颌重叠，切牙和磨牙都是垂直萌出的。

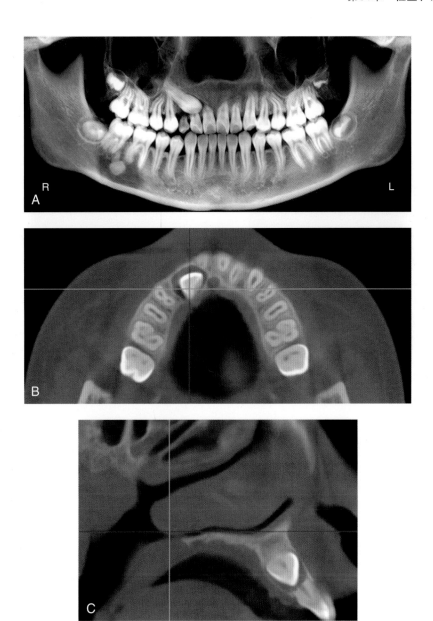

图31.54　（A）常规全景重建显示右上尖牙的异位萌出。右上侧切牙及中切牙的牙根形态看起来也很可疑。（B）从小视场CBCT对患者进行三维重建，结果显示尖牙高于侧切牙和中切牙。（C）该视图证实了中切牙的牙根吸收。

影像学评估

过渡到混合牙列需要修改基本的儿科调查。以下是这一时期儿童X线片的一些考虑。

1. 缺失牙、多生牙、恒前牙和前磨牙的发育状态的识别需要更大的根尖覆盖范围。上颌侧切牙在这一时期的早期应该很明显，而第二前磨牙通常在4岁时的X线片上可以看到，但它们可能要到8岁才会变得明显。

2. 缺乏正常大小和形状的上颌侧切牙应该在早期就很明显。如果没有，则应通过全口曲面体层片进行确认。采用这种方法的原因是，缺失或锥形侧切牙与缺失的第二前磨牙、远中异位萌出的下颌尖牙、腭侧萌出的上颌尖牙以及尖牙和邻牙的易位有关。

3. 通过在X线片中对未萌牙齿进行研究，可能会诊断出潜在的萌出问题。对第一恒磨牙的异位萌出进行了讨论，并通过常规咬合翼片诊断。切牙异位萌出和尖牙阻生是其他上颌萌出问题，通常根据全口曲面体层片进行诊断，但如果仅使用全口曲面体层片则可能进行错误评估（图31.56）[16,49]。

如果尖牙在约10岁时不能在牙槽骨的唇侧扪及，则最好使用全口曲面体层片来确定尖牙的唇腭侧位置，以确定是否还存在任何其他相关情况。确定尖牙位置的第一步是仔细检查全景片并比较左右

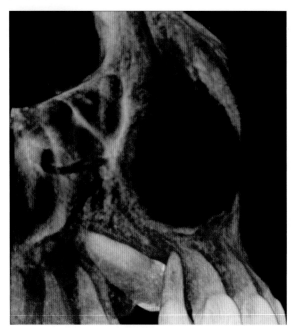

图31.55 截断的上颌视图（较小的视场）是观察阻生牙位置和减少患者辐射的好方法。这种类型的信息为临床医生提供了牙齿位置的非常精确的概念。

尖牙的大小。与使用手电筒创建阴影类似，对象离光源（或辐射源）越近，投射的阴影就越大。当对象远离光源时，阴影会变小。全口曲面体层片光束来自头部后面，因此位于腭部的尖牙更靠近光束，并且在全口曲面体层片上看起来比其他尖牙更大。由于在2D胶片上渲染3D对象，该技术仍然会留下关于尖牙位置的问题。

为了详细确定尖牙的位置，可能还需要其他影像。如果正在考虑正畸治疗并且已经获得了头颅侧位定位片，则可以查看头颅侧位定位片以确定尖牙的前后向位置。然而，截断的CBCT胶片可能是用于补充全口曲面体层片的最简单和最具决定性的胶片（图31.55）。

CBCT已成为牙科重要的影像工具。CBCT影像在儿童牙科患者中的应用非常有限直至儿童开始逐步向恒牙列期转变。CBCT在这个年龄段变得更加重要。关于这种技术应该使用多少或多久使用一次，一直存在争议。争论的焦点不是所获得的信息，而是对患者成像所需的辐射量。不同的机器会使患者受到不同程度的辐射[50]。目前已经引入了较新的机器，其不仅减少了获得图像所需的辐射量，而且还能够将场的大小限制到感兴趣的区域，从而进一步减少辐射。

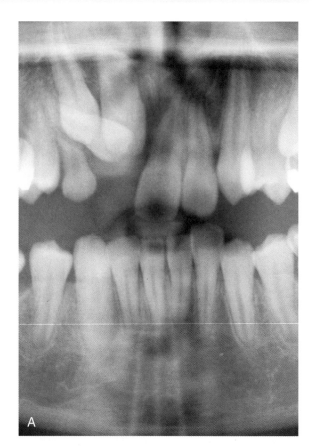

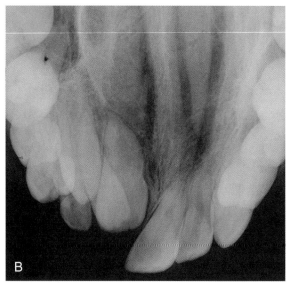

图31.56 未萌出尖牙和侧切牙的图像在全口曲面体层片上通常是扭曲的，而在殆片上可以更好地显示。（A）全口曲面体层片显示左上尖牙和侧切牙几乎没有重叠。（B）上颌前部殆片显示同一尖牙和侧切牙有相当大的重叠。

CBCT成像开始用于评估牙外伤后牙齿、支持结构和颞下颌关节（TMJ）的健康状况。该图像不仅可以确定牙齿和骨骼是完整的还是断裂的，还可以确定裂缝的位置和形态。指南建议，对于大多数病例而言，标准的根尖片和殆片就足够了，但随着辐射暴露的减少，CBCT可能成为标准技术。外伤后不久获得的图像用于评估创伤的程度，并帮助确定适当的治疗方案。外伤事件发生后，CBCT成像提供了一种工具来衡量初始治疗的有效性和当前的愈合状态。

CBCT还用于评估患有阻塞性睡眠呼吸暂停和其他气道问题的儿童的气道容量。目前，人们对CBCT是否是一种可靠的筛查、诊断和治疗评估工具非常感兴趣，但还没有足够的证据来提供一个明确的答案。

在正畸学中，CBCT可以比以往任何时候都更精确地定位阻生牙。在过去，外科医生会通过与邻牙的关系来暴露阻生牙并确定牙齿的方向。现在，牙医和外科医生可以在术前查看牙齿的方向、位置及其对其他牙齿的影响。更重要的是，正畸医生可以指导外科医生在某个位置对牙齿进行粘接，以增强牙齿的移动，并提供最有效的力矢量。CBCT图像也被用于设计正颌外科手术。这些图像提供了更清晰的错𬌗图像和矫正错𬌗畸形所需的骨骼运动类型。此外，新的软件允许外科医生在实际手术之前完成虚拟手术，并具有预成型的骨板和手术夹板，使其精确度更高。随着锥形束技术变得更加复杂，具有更小的视场尺寸和减少的辐射暴露，传统2D胶片的使用将会减少。

4. 较小的腭部尺寸，尤其是在学龄早期，会妨碍通过长锥胶片稳定装置进行上颌根尖片拍摄或增加其难度。

5. 在后牙咬合中，较大的前后长度需要更多的咬合翼片覆盖。

在混合牙列早期，应对所有牙齿承载区域进行调查。多生牙、缺失牙和阻生牙是影像学检查中最常见的问题。美国儿童牙科学会建议使用后牙咬合翼片联合全口曲面体层片或后牙咬合翼片联合特定的根尖片。全口曲面体层片提供了显示颞下颌关节的优势。当有颞下颌关节功能障碍的临床体征或颞下颌关节异常史时，需要明确的颞下颌关节片。如果考虑更传统的口内摄片检查，则应包括适当的前牙𬌗片，至少每个后牙象限包含一张根尖片和后牙咬合翼片（图31.57）。胶片的数量应根据牙齿承载区域的大小、胶片大小对组织覆盖的充分性以及儿童的需要来决定。对于较大的学龄儿童，12张照片（8张后牙根尖片、2张前牙𬌗片和2张后牙咬合翼片）就足够了。很难确定是12张X线片还是全景/咬合翼片组合会产生更大的有效辐射剂量。机器类型、准直和胶片速度的变量使确定变得困难。目前在牙科影像文献中正在讨论是否可以从"尽可能达到合理的最低（ALARA）"转换为"诊断上可接受的最低（ALADA）"[51]。

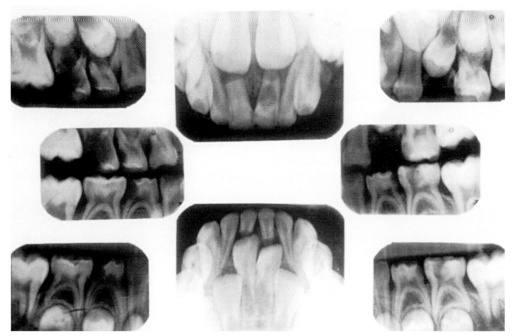

图31.57 这个年龄段适当的X线检查包括前牙𬌗片、每个后牙象限至少一张根尖片和后牙咬合翼片。胶片的数量应根据牙齿承载区域的大小、胶片大小对组织覆盖的充分性以及儿童的需要来决定。

用于这个年龄段中最年幼人群的射线照相技术可能需要修正。前牙区需要将胶片定位器更深地放置在腭部，以获得正确的牙齿方向。牙片定位装置可以分角线投照技术进行使用（图31.58）。在这个年龄段中使用的咬合翼片技术与学龄前儿童使用的咬合翼片技术基本相同，但可能需要更多的技巧才能通过仔细定位来打开邻牙接触点。较大的胶片可能是优选的，因为它们在每次曝光中覆盖更多的区域。

选择标准也适用于这个年龄段。某些类型全口调查的理由是基于识别牙齿发育问题和病理过程的需要。拍摄的X线片数量应反映单个视图提供的合成曝光的充分性，并使用仍能显示所有必要区域的最小可能数量。在6～12岁的年龄范围内，几种胶片组合是可能的，而没有一组预测被认为是最好的。

非正畸问题的治疗计划

尽管这个年龄段的治疗计划通常以正畸治疗为中心，仍然有许多患者需要额外的治疗。治疗计划的一些要素可能必须解决，但又仅与正畸相关，包括以下内容：

1. 乳牙龋的处理。在这个年龄段，许多乳牙通常会脱落。在决定拔牙或修复牙齿时，必须考虑到牙齿的剩余寿命，也就是距牙齿替换还有多长时间。如果其他地方有足够的功能表面，则可能不需要短时间的修复治疗，也不建议制作间隙保持器。

2. 病原学管理。某些形式的口腔病变（例如，多生牙、牙瘤或牙齿缺失），由于儿童合作能力的提高和问题的迫近影响，在这一时期应给予明确的治疗。

3. 预防牙病。在此期间选择窝沟封闭以保护牙齿的殆面。临床医生必须考虑如何处理恒牙初期的光滑表面和邻面病变。如果确定患者有很高的患龋风险，则应考虑局部氟化物疗法。在本版书的写作中，新的治疗模式被引入来治疗初期和早期龋齿。在前面已讨论过氟化氨银，可用于治疗发育不全磨牙的敏感和龋齿。对树脂渗透技术进行系统综述显示使用酸预处理邻面，然后用树脂渗透到初期或牙釉质病变中，在短期和中期内是有效的[52-53]。

4. 健康问题。残疾或患有严重疾病的儿童正处于混合牙列期。患有癌症、口面裂、脑瘫或许多其他疾病的儿童可能需要特别考虑寿命、实际功能需求、为生长目的保留牙齿以及牙齿外观在社会接受中的作用等问题。关于这些问题的决定通常是复杂的，父母、孩子和其他专业人员的意见对决策很有帮助。牙医的职责是提供有关治疗需求、预期益处、治疗替代方案（包括不治疗）以及维持治疗产生的额外负担的相关信息。这些特殊的患者可能会挑战牙医在治疗计划设计方面的技能，他们可能需要仔细和频繁的观察，而不是治疗。

不管具体情况如何，首先解决牙齿和牙周疾病并使其稳定，接下来进行牙体修复，最后完成更明确的口腔修复或正畸治疗。

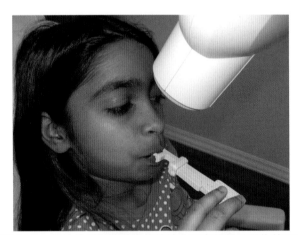

图31.58　与此处所示装置类似的胶片固定装置可用作前牙胶片稳定器。尖头末端用于儿童手持固定胶片。拍摄使用分角线投照技术。

第32章
牙科疾病的预防
Prevention of Dental Disease

KECIA S. LEARY, ARTHUR J. NOWAK

章节概要

氟化物应用
　　全身用氟
　　局部用氟
家庭护理
饮食
封闭剂

对于牙医来说，6～12岁患儿的口腔管理和干预是一项挑战。在这个年龄段的初期，牙医面对的患儿每天约有7小时处在学校里自主活动，但口腔问题的管理仍需要家长的帮助和监督。到青春期末期，患儿升入初中或者高中，获得了一定程度的独立自我管理空间。这些青少年迈入青春期，除了口腔问题，还面临着许多生理、情感和社会方面的挑战。

　　另外，这一时期也会发生许多颅颌面部改变。大多数乳牙替换为恒牙，牙齿的排列和咬合在不断变化，"成年人面型"初现。所有人都关注的"我"的样貌长相，对青少年来说尤为重要。

　　在学校和社会的影响下，饮食结构和饮食习惯发生了极大的改变，并且在这一时期持续变化。学校周围、自动贩卖机以及便利店增加了购买高热量食物的机会，体力活动的形式和时间发生了一定变化，均使肥胖的发生率升高。儿童的生长模式从早期缓慢的进行性身体生长转变为晚期的大幅身体生长。饮食需求不仅取决于儿童的生长发育，还取决于他们生理和心理的活动。吃零食是这一时期常见的行为，孩子们会不断地惦记着这件事。

　　在这一时期，动手能力发生了许多变化。虽然大肌肉运动仍在继续发展，但这是精细运动技能开始成熟的时期。在此期间，孩子正在挑战独立于父母，特别是在个人卫生、衣服选择和饮食选择方面。父母和孩子的想法之间会产生冲突，因为在这个时期，父母仍然对包括口腔护理在内的所有日常活动有很大的影响力。随着恒牙的萌出，局部氟化物应用和殆面窝沟封闭变得更加重要。正畸治疗通常在这段时间开始，这可能会对口腔卫生造成一些特殊的问题。牙医的定期评估和干预非常重要，这样孩子才能得到最佳的保护。

氟化物应用

　　6～12岁这段时间对于氟化物的使用是极其重要的，主要有3个原因：①许多恒牙的牙冠在这段时间内继续形成；②后牙萌出，在"萌出后成熟"过程中，患龋病的风险更大；③孩子越来越有责任维护他们的口腔健康。对于患龋风险最高的儿童，在龋齿的第一阶段，应选择最佳的氟化物治疗来提供保护。

全身用氟

　　研究表明，人类水源氟化所提供的抗龋保护有很大一部分发生在牙齿萌出前阶段[1-2]，因此儿童牙医建议饮用含氟水，以减少龋齿活跃度[3]。在动物实验研究报告中显示，在牙齿形成期间，通过胃插管每天给予氟化物，可以减少牙齿萌出后龋病的发生率[4]。由于全身获得的氟可在牙齿发育的矿化阶段以及随后的萌出前阶段沉积和重新分布，目前的建议要求对患龋病的高风险儿童和居住在缺氟地区的儿童，在年满16岁前进行全身性氟化物补充[5]。这一方案应有助于确保最大限度地保护后牙，因为后牙更容易患龋。在社区饮水氟浓度＜0.6ppm的地区，6～16岁儿童的氟化物补充剂量保持不变[3]。然而，在开具全身性氟化物处方之前，应考虑到所有的氟化物来源（全身性和局部性）[5]。

局部用氟

在6～12岁期间，儿童应该越来越多地承担起维护口腔健康的责任。许多形式的局部氟化物适合这个年龄段的儿童，包括含氟牙膏、含氟漱口水和专业应用及家庭使用的浓缩氟化物制剂。

越来越多的证据支持持续应用低浓度氟化物的有效性和重要性。在美国，这些药剂的两种主要形式是含氟牙膏和含氟漱口水。对于那些有中等证据水平被分类为高风险的儿童，建议每天使用处方强度的牙膏并每周使用处方含氟漱口水[6]。

含氟牙膏

每天使用2次含氟牙膏应成为儿童口腔预防行为的基础。为了最大限度地发挥含氟牙膏的作用，刷牙后的漱口应保持在最低限度或完全取消[7]。尽管许多牙膏的配方中包括氟化物，但应推荐具有美国牙科协会（ADA）认可印章的产品，该印章表明所认可产品已由制造商自愿提交，并符合ADA科学事务委员会的安全和功效要求。为了获得该认可，牙膏评估包括氟化物含量和氟化物释放量的测量、脱矿牙釉质中的氟化物生物利用率、相对牙本质磨损程度，以及其他符合牙科标准的测试。目前，带有ADA印章的牙膏包括氟化钠（NaF）、单氟磷酸钠（MFP）和氟化亚锡（SnF）作为活性成分。应告知家长，一些非处方牙膏产品可能含有更高的氟化物浓度（例如，1500ppm）[8]。然而，在美国销售的大多数牙膏是1000ppm。

含氟漱口水

在20世纪80年代，由于以学校为基础的漱口计划，含氟漱口水的应用大大增加。尽管有氟化亚锡和酸化磷酸盐氟化物（APF）漱口水，但最常用的添加剂是中性NaF。一些含氟漱口水，包括许多0.05%NaF的产品，可以在非处方渠道获得。

20世纪60至70年代进行的许多临床试验报告显示，在无氟地区的儿童中，每周用0.2% NaF或每天用0.05% NaF的产品漱口，可减少20%～40%的龋患病率[7]。自从儿童龋病的整体下降变得明显以来，最近的研究报告指出：①与既往数据相比，牙体组织表面罹患龋病的实际数量明显下降，证实了氟化物漱口的好处；②漱口对年龄较大的儿童（10岁）有更大的影响[7]。总之，氟化物含漱对萌出牙齿的保护作用这一现象，为将其应用于6～12岁年龄段的患儿提供了理论依据。漱口水特别适用于龋齿的高风险人群（例如，那些有固定矫治装置、行为能力限制或唾液流量减少的人），但不适用于不会吐水只会吞咽的儿童[9]。

专业应用及家庭使用的浓缩氟化物制剂

对于患龋风险较高的人，以及那些不能很好地利用高频率、低浓度氟化物疗法的人，应考虑应用其他浓度形式的氟化物。一般来说，这意味着每6个月使用1次浓缩的含氟凝胶或氟保护漆（见第15章）。

有几种含氟凝胶和溶液可供家庭使用，包括APF和SnF的组合。执业医师应该知道，其中一些产品所含的氟化物浓度与含氟牙膏或非处方药物冲洗剂中的浓度相似，而且在大多数情况下，它们没有经过临床测试。其中一些低浓度产品也被提倡用于专业用途，但在不规律使用的情况下往往不太有效[10]。因此，这些低浓度产品是否优于市面上的含氟牙膏和漱口水值得商榷。更高浓度的含氟凝胶（0.5%APF）已被证明能有效降低龋病的发生率，如果患病高危群体每天使用2次，有助于预防猖獗龋的发生[6]。每天2次联合使用NaF漱口水与传统的氟化物牙膏，可促进早期龋坏的再矿化过程[11]。含氟漱口水还被证实能抑制牙齿上生物膜结构的形成[12]。

家庭护理

学校活动作为儿童日常参与并影响巨大的行程，必须将日常个人卫生管理规划在内。在学前教育时期，就已经加强了日常流程的强化。但是，学校活动并不是这个年龄段儿童的全部日常。互联网浏览和使用电子设备的社交媒体，以及例如音乐课、体育活动、舞蹈课、家庭作业、宗教教育、日常家务、保姆和电视等活动，都开始影响常规行为和剩余的个人卫生管理时间。

虽然最理想的口腔保健程序是每餐进食后立刻刷牙，但这并不现实，应该选择一个折中的方案。建议在睡前用含氟牙膏彻底刷牙并按摩牙龈，每天晨起也需刷一次牙。在学校午餐后刷牙有些不切实际，因为许多孩子没有时间或条件在学校刷牙。午餐后用清水彻底漱口有助于清除残留的大颗粒食物残渣，并中和残存的酸性

M. Catherine Skotowski

每年花在口腔保健产品上的费用达数十亿美元，而牙刷是最常用的口腔保健产品，用于将牙膏涂布在牙齿表面和清除牙菌斑。多年来，为儿童设计的牙刷与为成年人设计的牙刷仅有细微差别，主要体现在牙刷的尺寸、颜色和设计上。然而，如今消费者可以在杂货店、药店或百货公司的任何一个口腔健康护理货架旁漫步，发现有多种形状和尺寸的牙刷是专门为儿童设计的。牙刷手柄的设计符合人体工程学，可以更好地控制握力，并适应儿童不同程度的手部灵活性发展。牙刷的刷毛通常是柔软的，但往往设计成不均一的长度，以优化牙齿各面的牙菌斑清除。一些制造商在刷头顶端增加了较长的刷毛，以方便清除最后方牙齿远中表面的牙菌斑，也有其他制造商在刷头的外侧部分延长了刷毛的长度，以帮助清洁颊部和舌部表面。刷毛可以是多色的，但往往只是为了美观；然而，在一个制造商的案例中，增加了一小部分彩色刷毛，以"指示"何时该更换牙刷。用于电子设备的刷牙应用程序也已流行起来，以创新和有趣的方式协助儿童学习各种口腔健康概念。

牙刷市场最引人注目的进展之一是出现了专门为儿童设计的电动牙刷。虽然电动牙刷在20世纪60年代首次推出，但仅在过去的几十年制造商才将儿童电动牙刷市场作为目标。较小的刷头、使用更鲜艳的颜色、流行的卡通人物以及内置的计时器（有些带有音乐曲调）的功能使电动牙刷对儿童和青少年更具吸引力。一些电动牙刷有可充电的支架，需要用电，而其他价格较低的牙刷则是用电池操作。在清除牙菌斑方面，电动牙刷似乎与手动牙刷一样有效，甚至比手动牙刷更好。

新奇的牙刷，包括手动牙刷和电动牙刷，可能为使用它们的人提供一些额外的动力，因为它们很特别，使用起来很有趣，而且可能更吸引人。使用这些牙刷的最终预期结果是改善儿童和青少年的口腔卫生状况（这是许多专门的口腔健康专家的愿望）。

物质。当然如果条件允许的话，鼓励饭后刷牙。

在这一时期，父母应积极监督孩子的口腔护理，应当定期检查孩子的口腔情况。由于这一时期儿童的精细运动仍在锻炼中，可能需要父母协助清除所有的牙菌斑，特别是上颌后牙的颊面和下颌后牙的舌面[13]。牙刷的大小和轮廓应与儿童的口腔状况匹配，随着生长发育，口腔空间增大、牙齿数量增加，应考虑更换更大的牙刷，相较于其他种类，更建议使用柔软的尼龙毛牙刷。

虽然电动牙刷面世已有一段时间，但最近它的开发和提升有了突破性进展，现在有各种类型、形状、不同刷头尺寸、旋转和振动（振荡和超声波驱动），有些针对儿童做了修改和提高，有些只针对成年人。有部分研究表明，电动牙刷在牙菌斑清除效果和保护牙龈健康方面有很大的改善；另一些研究表明其效果并不那么突出[14-15]。电动牙刷的新颖性和新鲜感可能会提高儿童对日常刷牙的依从性。在推荐电动牙刷时，需要考虑初始成本和刷头更换的成本。对于有特殊医疗保健需求的患者，特别是那些运动能力有限的患者，电动牙刷会有很大帮助。

随着儿童身形发育以及行为逐渐独立，浴室成为理想的清洁地点，以前推荐的仰卧位，适合直视下稳定、可控地帮助幼儿刷牙，现在已经不适合了。光线充足的浴室，配合墙壁镜或手持镜，对刷牙过程有很大帮助。

使用牙菌斑显色剂或药片有助于儿童和家长评估清洁的彻底性（图32.1）。每周至少使用1次显色剂，家长帮助检查孩子的口腔情况，牙菌斑显色区域应强化刷牙方式，以便每天清除牙菌斑。

随着乳牙脱落、恒牙萌出，牙龈可能会变软甚至肿胀，导致孩子不能彻底清洁牙齿。用牙刷仔细地扫过龈缘区域时，应注意保护牙龈组织的健康。随着恒牙的萌出，可能出现排列不齐，牙龈组织可能短暂丧失其"刃状"解剖结构，局部组织变得突起，使牙菌斑局部堆积

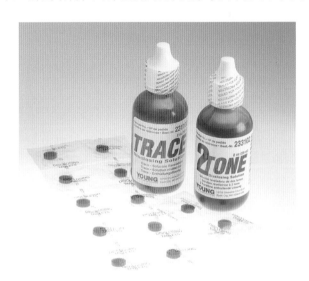

图32.1 用于评估清洁的彻底性的牙菌斑显色剂和药片。（Pictured: Young's cherry-flavored Trace Disclosing Solution, 2-Tone Disclosing Solution, and Disclosing Tablets. Courtesy Practicon Dental, Greenville, NC.）

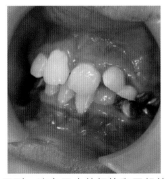

图32.2 混合牙列。注意牙齿的拥挤和牙龈的突起以及牙龈炎的区域。

（图32.2）。刷牙的动作应仔细并精确，直至牙龈与牙冠边缘变得平滑。生长发育的过程中，会出现骨量/牙量不协调的情况，牙齿拥挤会导致食物和牙菌斑的滞留。在通过正畸手段排齐牙齿之前，孩子和家长需要在刷牙上付出更多的努力。

在这个时期结束时，孩子的精细运动能力可能已经发展到能够使用牙线。像其他的运动能力一样，需要经常学习和练习，家长的协助能帮孩子更快掌握这项技能。不适当的使用会使牙线在邻间隙"折断"，损伤牙龈组织。一旦通过接触区，牙线就要小心、轻柔地沿着牙齿的一个表面清洁，然后是另一个表面，确保它到达牙龈缝隙下的区域。许多市面上出售的牙线架能让使用牙线的过程更便捷顺利（图32.3）。

随着孩子社交活动的扩展，出现了过夜、周末或长期离家的情况。当他们"收拾行囊"时，牙刷、牙膏和牙线可能是最后才想到的，父母也同样替他们考虑到这个问题，替他们准备好这些清洁用品，至于孩子会不会想起来用上它们，就是另一个问题了。

有发育障碍的儿童在口腔护理方面，针对不同的心理和生理状态，可能需要不同程度的帮助。如果父母需要负责孩子的口腔护理，口托是个很好的协助工具（图32.4）。有了良好的头部稳定性和口托，清洁效果会更好、效率更高。行动严重受限的儿童可能需要一个以上的人协助进行刷牙等活动，也可能需要特殊的口腔卫生清洁工具（例如，三头牙刷）。考虑到刷牙过程中需要稳定孩子的头部，浴室可能不是一个合适的场所。使用卧室或其他有可用地板空间、床或沙发的生活区，可以将儿童置于仰卧位置并保持稳定。但刷牙过程中产生泡沫和漱口过程，在这些场所也不易施行，不过，有一些牙膏含有氟化物但不含十二烷基硫酸钠（发泡剂），对这一情况会有所帮助。

饮食

根据2013—2014年的流行病学数据，包括饮食和体育活动在内的多种因素作用，导致17.4%的学龄儿童有肥胖问题[16]，同时，饮食也是导致龋病发生的因素之一[17]。苏打水、水果饮料（包括加糖的瓶装水和果汁及添加糖的果汁）、运动和能量饮料以及加糖的咖啡和茶，统称含糖饮料（SSB）。6～11岁儿童的含糖饮料饮用量从1994年的平均17.4盎司增加到2004年的20.5盎司[18]。截至现在，2～19岁年龄段的青少年中，64.5%的男孩以及61%的女孩至少每天喝一瓶含糖饮料[19]，而每天至少饮用一份牛奶的儿童从81%下降到77%。1977—1978年，含糖添加剂的消耗量为275kcal/天，到2003—2004年，增加至387kcal/天的高峰，又在2011—2012年下降到326kcal/天[20]，跟20世纪70年代相比，增加了

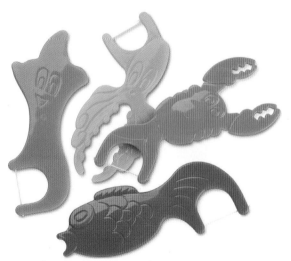

图32.3　专门为儿童设计的一次性牙线，使其更容易使用牙线。（Pictured: SmileGoods FlosSeas Flossers. Courtesy Practicon Dental, Greenville, NC. ）

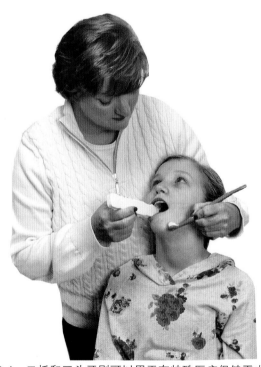

图32.4　口托和三头牙刷可以用于有特殊医疗保健需求患儿的口腔卫生护理。（Pictured: Open Wide Mouth Rest and Surround toothbrush. Courtesy Specialized Care Co., Inc., Hampton, NH. ）

51kcal/天[21]。儿童的含糖添加剂摄入量不仅超标，还在持续增加。2008年，人均甜味剂消费量约142磅/年，自1970年以来增长了19%，但普通精制食糖的使用量已大幅减少。目前使用的甜味剂中，43%是来自甘蔗和甜菜的精制糖；57%是来自玉米甜味剂。饮料（除牛奶或100%果汁以外）几乎占美国人口消费的所有添加糖的一半（47%），而含糖饮料占这些的39%（软饮料占25%，水果饮料占11%，运动/能量饮料占3%）[22]。尽管在美国龋病发病率已经下降，但含糖饮料的每天高饮用量和餐间糖摄入仍然是儿童易患邻面龋的风险因素[23]。在过去的20年里，即使我们的饮食习惯发生了巨大的变化，龋齿率也已大幅下降。数据显示，在同样的社会经济和母亲口腔健康特征条件下，含糖饮料饮用量较高的儿童的龋病发病率也较高[24]，并且，人种、宗教和地域文化差异不同均影响含糖饮料的饮用量[25]。重要的是，牙医要持续跟进患儿的饮食习惯和正在发生的变化，并在2次就诊之间监测患儿的饮食习惯以及体重增长。

尽管儿童在学龄前时期会接触到各种新的食物，但真正的挑战是在该阶段培养良好的饮食习惯。这个年龄段的孩子们在学校里度过一整天时间，除了学校提供的午餐，还会时不时掏出家里带来或学校自助机买来的小零食[26]，并且，大量的课后活动时间内孩子们也会吃个不停[27]。所有这些因素都会影响孩子们的饮食习惯，当然也包括在家里形成的健康饮食模式习惯[27]。此外，孩子们深受电视等商业媒体影响，虽然宣传组织试图控制白天播放与食品有关的广告数量，但学龄儿童仍会在电视、广播和社交媒体娱乐期间接触到许多诱惑，影响他们购买食物的选择和倾向。如果儿童跟着父母去采购，他们常会要求购买在广告里看到的东西。儿童在外面吃的食物越多，他们饮食就可能越发不健康[28]。学龄儿童不仅从快餐店，而且从便利店和学校获得营养价值不高的食物[27]。虽然最近在食物选择和饮食习惯方面发生了巨大的变化，但对于很多忙碌的家庭，快餐店食物或预包装速食仍然占很大比例。

对于患有严重龋齿的儿童，牙医必须评估所有致病因素，包括饮食和饮食习惯，调查饮食史对确定饮食习惯可能有帮助。每次接触含有精制碳水化合物的食物，特别是黏附在牙齿上并缓慢溶解的食物，都会在牙菌斑内部和周围产生酸性物质，这部分值得关注并建议家庭

成员在饮食上做出一些改变。然而，饮食建议的关键概念是将正餐和零食限制在每天3~6顿，限制含糖饮料的摄入，并根据美国农业部（USDA）发布的膳食指南《我的餐盘（My Plate）》进行饮食[29]。让家长完全禁止6~12岁的孩子吃糖果和甜食不太现实，更好的方式是建议他们使用可能的替代品，例如，用巧克力糖果替代焦糖，或者只在吃完饭后而不是在饭前或饭后食用糖果和甜食。儿童可以学会适当的饮食习惯，但必须是现实可操作的，而且是父母喜闻乐见的那种改变[30]。如果一个家庭鼓励建立一个以健康饮食为模式的食品环境，通过帮助提供一些食物限制（但不是太严格），并且在家里放的都是健康食物，将最大限度地帮助调整儿童的健康体重和饮食[27]。

关于学校的膳食，家长必须与学校负责人一起致力于提供有益于健康和营养，同时对孩子有吸引力的膳食。此外，家长应与特定的教师合作，鼓励使用适当的零食和特殊场合的聚会食品。作为美国农业部全国学校午餐/早餐计划的一部分，超过10万所学校和3100万儿童参加了免费和减价餐。现在有一套严格的针对鼓励健康、减少热量和钠的膳食的指导方针，同时通过学校途径提供水果和蔬菜。最新的指导方针仅推荐调味脱脂牛奶、未调味的1%脂肪含量或脱脂的牛奶。儿童可以在学校使用自动售货机，需要关注到这些机器在学龄儿童的饮食中可能发挥的作用。作为牙医，重要的是倡导学校选择营养和健康的饮食（例如，瓶装水），并与其他社区卫生领导人合作保持适当的饮食方案[26]。

许多学龄儿童最喜欢的一项活动是嚼口香糖。尽管学校人员和家长都不赞成，但它可能有抗龋作用。研究报告指出，唾液流量增加，唾液被机械地泵送到牙间隙，能中和牙齿间的酸。这些研究同时使用了无糖和含糖口香糖，所有结果都支持无糖口香糖的有益效果，但对含糖口香糖的效果存在不同意见[31-33]。含木糖醇的口香糖已被证明在常规使用时可降低唾液和牙菌斑中的变形链球菌水平[34]。据报道，所有年龄段的龋病发病率都有所下降，而当母亲使用含木糖醇的口香糖时，可能会减少变形链球菌从母亲到孩子的传播[35]。然而，重要的是要认识到木糖醇的治疗剂量和高频率可能难以实现。关于其有效性的系统审查显示，在儿科人群中预防龋齿的效果很小[36]。

出于各种原因，有发育障碍的儿童的饮食稍有不

同。为了增加热量需求，经常在常规食物中添加补充剂，不过这些补充剂经常是精制碳水化合物，这增加了产酸的风险。食物可能被改变、剁碎、打成泥或捣碎，以帮助儿童吞咽，并满足减少咀嚼的需要。由于咀嚼和吞咽困难，新鲜的水果和蔬菜经常被排除在饮食之外，而用糕点、水果罐头、布丁和明胶甜点来替代，其中含有高比例的精制碳水化合物。牙医和他们的工作人员必须意识到这些变化，并确实地向发育障碍儿童的父母提供替代性饮食建议。

封闭剂

建议对儿童进行窝沟封闭治疗，以减少恒牙𬌗面的患龋风险。这个年龄段的儿童由于饮食习惯的改变、口腔卫生习惯的不足以及新萌出的牙齿，特别容易发生龋齿。不断有证据表明，窝沟封闭可以减少牙齿窝沟点隙的患龋风险[37]。这也是以学校为基础的窝沟封闭项目经常针对的年龄段（见第33章）。

窝沟封闭：科研和临床的基本原理
Pit and Fissure Sealants: Scientific and Clinical Rationale

MARTHA H. WELLS

章节概要

在过去的几十年里，我们已经开始关注慢性疾病所带来的负担——预期寿命的缩短、生活质量的降低以及不断攀升的医疗费用，"预防为主"视角已经渗透到医疗保健中。牙科专业特别关注的是龋齿，这种慢性疾病影响了 > 90%的20～64岁的成年人[1]。尽管慢性疾病是所有健康问题中最常见和最昂贵的，但它们也是最容易预防的。口腔保健最有力的预防手段之一是牙齿窝沟封闭。

窝沟点隙龋的流行病学

在过去的几十年里，由于多种因素的影响，预防龋齿的工作有了很大的改善：氟化物应用、早期护理意识的提高、口腔护理途径的增加、保险公司、团体以及政府资助项目在儿童口腔预防和充填相关的资金投入的增加。

尽管做出了这些努力，龋齿仍然是儿童时期最常见的一种慢性疾病，比哮喘和花粉症更常见[2]。最近的2011—2012年美国国家健康和营养检查调查（NHANES）的事实令人震惊[3-4]：

- 56%的6～8岁儿童的乳牙患龋，21%的6～11岁儿童的恒牙有患龋经历

- 龋病发病率随年龄的增长而继续上升，16～19岁的青少年中有67%的人有患龋经历

- 龋齿的渐进性和累积性影响一直持续到成年，91%的成年人都有患龋经历。在20～39岁的成年人中，33%的人经历过牙齿早失（不包括第三磨牙），19%的老年人无牙

- 约20%的6～8岁的儿童有未经治疗的乳牙龋，15%的青少年有未经治疗的恒牙龋

虽然龋病很常见，但龋病的分布是不平等的，人口中的某些亚群经历着更大的牙科疾病负担。根据美国国家牙科和颅面研究所的数据，20%的人口承担了至少60%的患龋比例[5]。龋病在生活贫困的儿童中更为普遍，贫困家庭[5a]儿童未经治疗的龋齿是高收入家庭[6]的儿童的5倍。少数群体也很脆弱，因为美籍墨西哥人和非西班牙裔黑种人的儿童更可能经历严重和未经治疗的龋齿[4,7]。而且，牙齿的龋坏位置也发生了改变，在20世纪70年代早期，光滑面病变几乎占到龋失补（DMFS）指数的25%。最近的数据表明，儿童恒牙中约90%的龋齿发生在窝沟和裂隙中，约2/3的龋齿仅发生在殆面[8]。与恒牙一样，乳牙的窝沟点隙也有风险，约44%的乳牙龋齿病变会影响磨牙的殆面[8]。

殆面容易发生龋齿有几个原因。首先，刚萌出的不成熟牙釉质的有机物含量相对较高、渗透性较强，这使它更容易受到龋病的侵害。其次，窝沟点隙的形态为牙菌斑的滞留和细菌的增殖提供了一个环境，这部分的牙釉质较薄，脱矿破坏过程可能更快。此外，磨牙需要相对较长的时间才能完全萌出（1.5～2.5年，而前磨牙只需几个月）[9]，漫长的萌出时间可能会影响适当的口腔卫生维护，因为当牙刷刷毛很难触及殆平面以外的殆面，覆盖在牙齿的远中龈瓣可能会增加牙菌斑的滞留[10]。此外，与光滑面[11]相比，氟化物在殆面预防龋齿的效果较差，而且来自氟化社区的数据显示，与窝沟点隙龋[12]相比，邻面病变的减少率明显更高。

几个世纪以来，龋病一直困扰着人类，在20世纪70年代初之前，治疗方法基本就是去除牙齿龋坏的部分。然而，在1955年，Buonocore通过对牙科粘接剂的首次研究彻底改变了牙科。从他的研究中可以看出，牙医可在易受累的窝沟点隙上粘接一个物理屏障，实际上是"封闭"起来防止龋齿的发生。1971年，第一种牙科封闭剂Nuva-Seal（L.D.Caulk）问世，从那时起，许多研究都考察了不同产品封闭牙齿殆面的能力，以最大限度地发挥"预防的力量"。

封闭剂的效果

毋庸置疑，窝沟封闭剂可以防止乳恒牙的窝沟点隙龋，长期的好处是恒牙窝沟封闭减少龋病的发生已经得到证实[8,11]，几十年的研究已经显示了明确证据，并且

已经制定了临床实践指南[13]：

该系统综述的结果表明，儿童和青少年在完好的殆面或乳/恒磨牙的未龋坏窝沟点隙处涂布封闭剂（与没有窝沟封闭的对照组相比），在2年的随访后，发生新的龋坏的风险降低了76%。即使经过7年或更长时间的随访，有封闭剂的儿童和青少年的龋病发病率为29%，而没有封闭剂的儿童和青少年的龋病发病率为74%。

此外，与没有窝沟封闭的牙齿相比，窝沟封闭过的牙齿再治疗的可能性较低，如果需要进行修复治疗，距离第一次修复治疗的时间要比未封闭的磨牙长，而且修复的范围也可能较小[14]。

封闭剂在预防龋齿方面表现惊人，以至于有些研究认为不做窝沟封闭的对照组是违反伦理标准的[15]。美国牙科协会（ADA）2016年临床实践指南强烈建议在恒磨牙中使用封闭剂，这意味着封闭剂减少龋齿的证据是中度到高度质量[11]。鉴于其漫长的临床历史和大量关于其有效性的文献，人们期望封闭剂被牙科专业广泛采用，并充分发挥其预防作用。然而，即使有了50年的科学知识，封闭剂的使用仍然不足。

目前封闭剂的使用情况

在1974年，当窝沟封闭还是新技术的时候，最初的ADA封闭剂使用情况调查发现，只有39%的牙医在使用封闭剂[16]。虽然牙科粘接剂在修复治疗上有了很大的进步，但利用封闭剂进行预防的比例仍然很低，因此到1981年，ADA的牙科材料、器械和设备委员会主办了一次大型会议，题目是"窝沟点隙封闭剂：为什么它们的使用有限"。到20世纪80年代末和90年代，地区性和全国性的调查表明，牙医使用封闭剂的情况有了很大的增加[17-18]。调查数据表明，79%的牙医在他们的实践中"非常经常"或"经常"对恒牙使用封闭剂，而53%"很少"或"从不"对乳牙封闭[19]。区域性调查表明，大多数儿童牙医（高达96%）和大多数最近毕业的牙医（90%的牙医从业时间在10年或更短）都使用封闭剂[18,20-21]。然而，尽管越来越多的牙医推进窝沟封闭的使用，但接受窝沟封闭治疗的患儿比例仍然相当低。

2011—2012年NHANES的数据表明，6～11岁儿童的恒牙窝沟封闭普及率为41%，12～19岁青少年的普及率为43%[3]。然而，在低收入人群中，封闭剂的使用

率仍然很低，已有发现为22%或更低[22]。与非西班牙裔白种人（47%）、西班牙裔（40%）或非西班牙裔亚裔（43%）青少年相比，非西班牙裔黑种人（30%）的封闭剂使用率最低[3]。基于现有的统计数据，19岁以前的青少年患龋率接近70%，其中90%是从窝沟点隙发生的，提示应该更加推进窝沟封闭的普及。

使用率低的原因是对封闭剂粘接牙釉质的效果不确定，担心在龋齿基础上进行了封闭，以及难以实现隔湿[23]。调查数据显示牙医担心在窝沟早期龋上进行封闭的预后，80%的调查参与者选择不在早期龋表面封闭[24]。这个话题将在本章后面详细讨论。

另一个限制封闭剂使用的重要原因是缺乏补偿。调查显示，初次使用和再次使用都缺乏保险报销是限制封闭剂使用的一个常见原因[12,19]。关于缺乏报销，保险公司提供了以下原因[25-26]：①担心窝沟封闭的成本效益；②原始或当前合同中不包括封闭剂；③没有界定封闭剂放置的准则；④可能出现不适当的使用和收费。然而，这些理由都是没有根据的。在美国提供封闭剂保险的保险公司中，约有2/3的公司规定了某些临床条件（例如，年龄限制和限制封闭剂放置在恒牙上），有些公司只规定了磨牙[12]。美国医疗补助计划在使封闭剂成为一项福利

方面取得了重大进展。1991年，只有58%的医疗补助计划提供报销，但到1994年，所有50个州都将封闭剂纳入其医疗补助计划[21,27]。然而，只有12%的人为前磨牙窝沟封闭剂提供报销，30%的人每颗牙齿终生只报销一次窝沟封闭（因此不包括必要的重复使用）。许多研究提供证据证明在任何有患龋风险的牙齿（乳磨牙、恒磨牙及前磨牙）上使用封闭剂是具有成本效益的，需要经济支持[28-31]。

封闭剂如何工作

有3种类型的材料被用作封闭剂：树脂、玻璃离子水门汀（传统和树脂改性）和聚酸改性树脂。最普遍接受的材料是树脂封闭剂，因为与玻璃离子水门汀封闭剂相比，它显示出更高的固位率[32-35]。树脂封闭剂利用了牙科粘接材料的原理，通过微机械固位。树脂是疏水性的，为了使封闭剂成功地黏附在牙釉质上，牙齿必须清洁并保持干燥。牙釉质用35% ~ 37%磷酸进行酸蚀，形成粗糙表面，封闭剂材料在其中流动并形成树脂突（图33.1）。树脂被聚合（通常是通过可见光，但也有自动聚合的树脂），在𬌗面的窝沟点隙处形成一层薄薄的涂层。这种物理屏障对于防止龋病的发生至关重要（图33.2）。

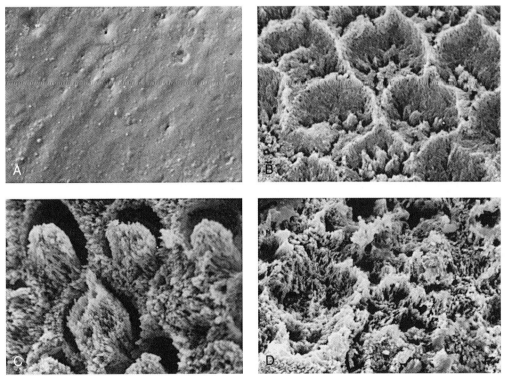

图33.1 酸蚀技术对表面形态的影响（扫描电子显微镜）。（A）完整的牙釉质表面是比较光滑的，偶尔有代表牙釉质釉柱末端的凹陷。可以出现几种不同的酸蚀模式：（B）酸蚀后釉柱核心消失；（C）酸蚀后釉柱周边消失；（D）表面出现孔隙，但没有明显的釉柱形态外观。

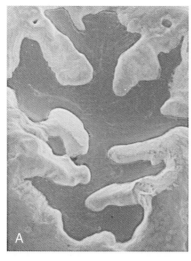
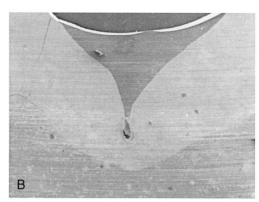
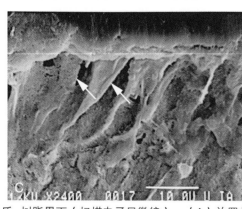
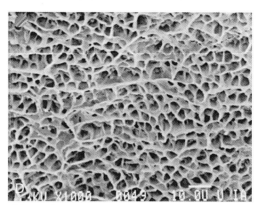

图33.2 牙釉质–树脂界面（扫描电子显微镜）。（A）放置封闭剂后，这个斜面上的窝沟点隙被封闭剂的物理屏障所保护，免受龋病累及。（B）窝沟牙釉质和封闭剂之间形成的界面较为紧密，酸蚀的牙釉质和封闭剂之间没有明显的空间。（C）被封闭的牙釉质部分脱矿后，在酸蚀的牙釉质中可以看到树脂突（箭头）。（D）被封闭的牙釉质完全脱矿后，可以看到耐酸树脂突的外观。

玻璃离子水门汀封闭剂有一个不同的粘接机制。它们通过机械保持和化学结合（被称为螯合作用）黏附在牙釉质上。然而，单纯的化学键是很弱的。玻璃离子水门汀是亲水的，可以承受一些最小的水分。对于玻璃离子水门汀封闭剂，牙齿清洁后涂上聚丙烯酸处理剂。牙齿被冲洗并干燥，然后将玻璃离子水门汀放在斜面上。如果是树脂改性玻璃离子水门汀，则要进行光固化。

封闭剂的类型

现有封闭剂产品的成分、颜色和黏性均不同。树脂封闭剂有含/不含填料的、透明的、彩色的，可见光聚合的、自聚合（化学固化的）和释放氟化物的材料。最早的封闭剂是自聚合型的，但基本已被光固化封闭剂取代，尽管研究表明二者保留率和强度类似[15,36-38]。

颜色

封闭剂通常是透明的或不透明的白色。不透明封闭剂的优点是在使用过程中很容易看到，而且在回访时很容易监测其保持情况。对透明封闭剂的评估需要对封闭表面进行探诊。一项研究对透明和不透明封闭剂的可见性进行了检查，发现识别不透明封闭剂的错误率不到2%，而透明封闭剂识别错误率则接近23%。检查人员最常见的错误是在一颗从未处理过的牙齿上误诊存在透明树脂封闭剂[39]。然而，正如后面将讨论的那样，封闭剂的保留对预防龋齿的效果至关重要；因此，能够快速、正确地评估封闭剂的保留在临床上是很重要的。

另一种封闭剂材料具有变色特性。Clinpro®（3M ESPE，St. Paul，MN）是一种使用时呈粉红色、固化后变成白色的封闭剂。这种颜色变化与确保封闭剂充分固化没有关系，也没有提供临床优势。因此，变色的特性被描述为一种"可感知的市场利益"[40]。然而，这种材料与其他树脂封闭剂具有类似的特性，并且与其他树脂封闭剂一样具有防龋作用，因此可以根据其他特性（不含填料、是否氟化）进行选择[41-42]。

填料成分

封闭剂有不同的填料成分。在大多数情况下，填料成分决定了封闭剂的物理特性（例如，黏度、流动能力和抗磨损性）。不含填料的封闭剂的优势在于，具有较低的微漏率[43-44]，并能更好地渗透到窝沟点隙中[45-46]。理论上讲，不含填料的封闭剂由于其低黏度而能更深入地渗透到窝沟中，形成更长的树脂突，保留率更好。然而，含或不含填料的封闭剂保留率相似[47-48]。不含填料的封闭剂的另一个明显优势是不需要调整咬合。由于缺乏填料，封闭剂如果留在咬合处会迅速磨损。反之，含填料的封闭剂需要进行咬合调整，因为患者自身无法将封闭剂造成的咬合干扰研磨到舒适的程度[49]。咬合调整的必要性可能会增加手术的时间和成本，也可能会影响辅助人员帮忙涂布封闭剂[40,50]。另外，含填料的封闭剂具有更大的耐磨性和更少的孔隙率[51-52]。事实上，一些研究已经研究了可流动的复合材料作为封闭剂材料。就临床保留而言，可流动的复合材料[53]与传统的封闭剂材料[54]相当，甚至可能优于后者。然而，不同种类窝沟封闭材料的优劣难以评价[13]，牙医应了解各种材料的特点，并根据其临床优势选择使用。

释氟的封闭剂[55]

基于对玻璃离子水门汀材料释氟的优势，牙科制造商也开发了释氟的树脂封闭剂（FRS）。然而，研究表明，在封闭剂放置前后，唾液中的氟化物水平是相同的，而且没有向牙菌斑和唾液中长期释氟的情况[56-57]。含氟的窝沟封闭剂不能被当作向周围邻近组织长期释氟的来源[38]。临床研究也没有证据表明，在预防龋齿方面，FRS比传统封闭剂有显著的优势[58]。只有一项随机对照试验显示，FRS对相邻乳磨牙的远中表面有抑制龋齿的作用[59]；但是，在30个月的随访中，新发龋/补牙面的百分比非常小，可能并不表明有真正的临床意义[60]。关于释氟的封闭剂固位率不如传统密封剂的研究仍有争议[38,58,61]。鉴于释氟的封闭剂的优势证据不显著，牙医不应该基于这种特性选择封闭剂材料。

玻璃离子水门汀

玻璃离子水门汀封闭剂是作为树脂封闭剂的替代物而推出的，因为它具有释氟和充填的能力，具有较高的耐湿性，并且易于使用。人们普遍认为，作为预防龋齿有效性的替代措施[38]，封闭剂的有效性取决于长期保留[62]，在临床研究中，保留率被认为是主要的评估标准。与树脂封闭剂相比，接受玻璃离子水门汀窝沟封闭的患者在2~3年出现封闭剂脱落的机会是其5倍[13]。然而，研究表明，虽然玻璃离子水门汀封闭剂的保留率不高，但其防龋效果与树脂封闭剂相似或更优[13,63-65]。由于证据质量低，因此，编写2016年临床实践指南的专家小组无法确定哪种封闭剂材料比另一种更优越[11]。

如果玻璃离子水门汀封闭剂的固位力很差，那么它们怎么还能防龋？尽管玻璃离子水门汀材料的保留率很低，但其保护作用的理论是：①玻璃离子水门汀材料留在窝沟点隙的最深处，仍然提供一个物理屏障，尽管它在临床上并不明显；②玻璃离子水门汀给牙齿带来长期的好处，使窝沟点隙更能抵御脱矿。研究表明，玻璃离子水门汀封闭剂的残余抗龋性很可能是由于点隙中残留的玻璃离子水门汀物理屏障，而不是对抑制脱矿的化学作用[66-68]。

玻璃离子水门汀封闭剂作为非创伤修复治疗（ART）的一部分，被广泛用于牙科医疗条件有限的国家（有关ART的讨论，见第22章）。几项研究显示了ART封闭剂的龋齿预防作用[69-71]。ART封闭技术是将一种传统的高黏度玻璃离子水门汀用"手指压"在经聚丙烯酸处理过的干净、干燥的牙齿上[70]。高黏度的材料比低、中黏度的材料保留得更好[71]。

为《临床实践指南（2016年）》召集的专家小组并未对不同封闭剂材料的有效性提供具体建议，因为"Head-to-head comparisons"仅针对单一方面进行比较的证据质量不高。专家组建议选择最适合于特定临床情况的材料类型。例如，当儿童合作并且牙齿可以被充分隔湿时，以树脂为基础的封闭剂保留率更好。然而，如果隔湿困难或牙齿未完全萌出，或儿童适合做窝沟封闭但不太配合，玻璃离子水门汀可能更合适[11]。

聚酸改性树脂复合材料（Compomers）

聚酸改性树脂复合材料在20世纪90年代作为一类新的材料问世，旨在将复合材料的美学特征与玻璃离子水门汀的释氟特性和黏附性结合起来。这些材料被称为"Compomers"。它们与复合材料类似，不含水，具有疏水性，通过聚合反应定型，缺乏与牙齿结构结合的能力，并且需要使用传统复合树脂的那种粘接剂[72]。与玻璃离子水门汀一样，它们确实会释氟；但是，它们的释氟水平明显低于玻璃离子水门汀[72]。作为封闭材料，聚酸改性树脂复合材料在释氟方面不如玻璃离子水门汀，在保留方面不如传统树脂复合材料[73-75]。

谁真正需要窝沟封闭？

龋病风险评估

龋病管理强调进行龋病风险评估，即在一定时期内发生龋齿的可能性。在窝沟封闭的决策过程中，对个人的患龋风险进行分析是很重要的。放置窝沟封闭剂不应该被认为是所有儿童的"常规"，因为低患龋风险的牙齿窝沟封闭中获益较少[76-77]，而且成本效益甚微[29,78]。Heller等人研究了有无封闭剂的健康牙齿的龋坏进展情况，以及有早期龋病变（定义为窝沟点隙染色，白垩色改变，或轻微卡探针感；图33.3）的牙齿是否做过窝沟封闭。研究人员发现，封闭完好的牙齿的预防效果只有4.5%，而在早期龋基础上进行封闭可以降低41%的龋病发病率，几乎相差10倍[77]。因此，当牙医确定患牙有患龋风险或患者属于龋易感人群，就应该进行窝沟封闭[8]。

封闭剂与氟保护漆：哪一种更有可能减少殆面龋？

氟保护漆可以减少恒牙龋[79]。除了减少光滑面病变的发生率，氟保护漆也被证明可以减少窝沟点隙龋[80-81]，可能是因为它长期黏附在窝沟点隙的深层，使牙体硬组织大量吸收氟离子[80]。但是，与氟保护漆相比，窝沟封闭降低龋病发病率的效果更好，降幅可以达到34%[11]。因此，《临床实践指南（2016年）》推荐使用封闭剂，而不是氟保护漆[11]。

窝沟封闭的年龄

20世纪50年代至60年代的研究表明，龋病发病率在萌出后不久就达到了高峰，然后逐渐下降。理论上讲，殆面在牙齿萌出后的最初几年最易患龋，过了这个时期，发生龋病的概率会急剧下降。然而，应用氟化物之后，纵向数据仍显示，每年都有新发龋出现[82-83]。1988年，Ripa等人就近2000名10～13岁儿童的数据分析龋齿活跃度，他们每年接受检查，观察期为3年。结果表明，在10～16岁期间，磨牙的殆面患龋率稳定在每年10.4%[82]。新的研究结果表明，氟化物可能延迟窝沟点隙龋的发生，使殆面龋坏发生的年龄较晚[84]。因此，乳牙龋是一种正在从快速发展转为缓慢发展的儿童疾病，自儿童时期开始，在成年后稳步发展[84]。基于这些证据，建议当牙齿易患龋或患者属于龋易感人群时，成年人和儿童都应该接受窝沟封闭[8]。图33.4是一个窝沟封闭的决策树，可以用来帮助牙医决定何时使用封闭剂。

哪些牙齿应该被封闭？

一般来说，有深窝沟的未患龋第一、第二恒磨牙是窝沟封闭的候选对象；但现在建议任何有患龋风险的牙齿，包括乳牙、有早期龋病变的恒磨牙和恒前磨牙，都应做窝沟封闭[8]。有患龋风险的乳牙可以从窝沟封闭中

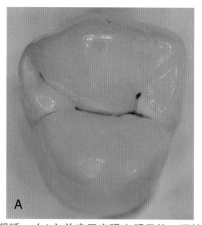
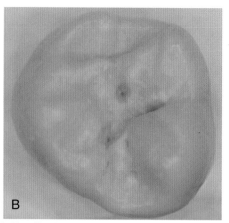

图33.3 非缺损性早期龋。（A）前磨牙表现出明显的、深棕色的早期龋坏。（B）磨牙在窝沟点隙周围表现出白色脱矿，窝沟点隙内有浅棕色变色。这两颗牙齿都是封闭剂的候选牙齿，在封闭剂放置之前不需要进行机械预备。

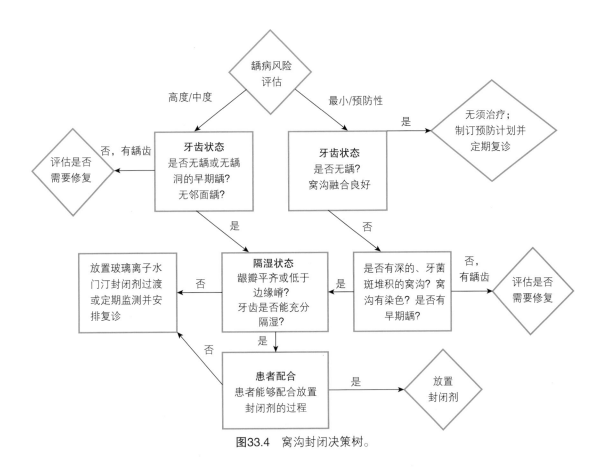

图33.4 窝沟封闭决策树。

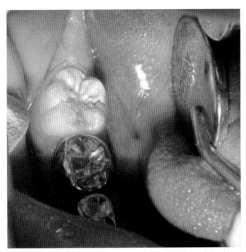

图33.5 磨牙上有很深的窝沟，是适宜窝沟封闭的牙齿——特别是由于患者现有的不锈钢预成冠修复体表明其龋病风险评估很高。

受益，因为树脂封闭剂在乳牙上保留率很高，3年保留率为70%～95%[85-86]。玻璃离子水门汀的保留率一般，不建议用作乳牙的窝沟封闭材料[87]。考虑到对乳磨牙的预防保护效果，当儿童能够配合治疗时，就应该应用窝沟封闭[8]。

窝沟封闭的适应证包括：①窝沟点隙深，卡探针（图33.5）；②染色的窝沟点隙，几乎没有出现脱钙或透明性改变（即非缺损性早期龋，图33.3）；③没有影像学或临床证据显示有需要充填的邻面龋，图33.3）；④使用其他预防性治疗（例如，氟化物治疗），以控制邻面龋；⑤充分隔湿唾液污染的可能性。因此，如果在临床上任何牙齿的窝沟点隙有封闭的必要性，就应该实施，以预防龋坏发生。

窝沟封闭的禁忌证包括：①矿化好、可自洁的窝沟点隙；②有影像学或临床证据表明邻面龋需要充填；③有邻面龋或邻面充填体，但没有预防计划/治疗来控制龋病；④即将脱落的乳牙；⑤由于萌出状态或患者行为，不能充分隔湿。

𬌗面龋的诊断

诊断𬌗面龋是很困难的，研究表明，只有42%的𬌗面龋能被正确诊断出来[88]。2005年，Stookey质疑了长期以来认为必须用探针探查𬌗面窝沟才能诊断龋病的观点[89]。他认为探针不仅不能提高判断的准确性，而且强行使用探针会造成牙釉质缺陷，导致未患龋的部位出现缺损，从而可能导致龋病的发生或进展。牙医仅仅通过对干燥牙面的视诊就能正确判断是否发生龋坏，这和他们使用探针时是一样的[88]。支持取消探诊检查的专家不仅担心探诊检查不可靠，也担心过度使用探针会导致牙釉质缺损，从而可能导致龋病的发展或进展[90-92]。在一项研究中，要求牙医轻轻地探查第三磨牙的样本，其中一半有早期龋病变，一半是健康殆面[92]。结果所有早期龋样本和两个健康的殆面都发现了牙釉质缺陷。在脱矿的窝沟点隙中强行使用探针，会造成牙体组织缺损，形成一个入口，致龋微生物可以通过这个入口进入软化的下部结构[91]。支持探诊检查的学者不建议完全取消探针使用，他们建议以不同的方式使用探针，主要是为了消除窝沟点隙中的牙菌斑，并确定早期龋的表面粗糙度[89]："应将探针的尖端轻轻地移过任何非龋齿区的表面，检查是否存在表面粗糙改变，以此来确定下面的脱矿区是否发生了活动性病变。"

使用合适的力度来探查窝沟，"卡探针"这一概念已不再是龋齿诊断和管理最现代的方法。检测早期龋没有必要使用探针，因为它不能提高窝沟点隙龋诊断的有效性，对清洁、干燥的牙齿进行目视检查就足以检测出早期龋[8,88]。一些新技术展现出有助于龋病诊断和长期监测龋病的前景：光诱导/红外激光荧光装置、电子龋病检测器、定量激光荧光和透射光。然而，到目前为止，没有任何技术可以替代仔细视诊和基于经验的临床判断。

早期龋的窝沟封闭

龋病的管理模式已经发生了转变。150年前，彻底去净腐质和龋坏部分是"金标准"；然而，龋病学领域的进展对这种观点提出了质疑。2015年，一组来自世界各地的龋病学专家召开了国际龋病共识合作会议（ICCC），会议报告了对龋损组织去腐和龋病管理的临床建议。专家们一致认为，在病变出现缺损并进入牙本质之前，不应该用手术修复牙体组织。因此，早期龋——那些在牙釉质或刚刚进入牙本质的未成洞病损，应该通过清除牙菌斑生物膜（即刷牙）和/或再矿化或通过窝沟封闭来管理[93]。

这一决定背后的科学依据是什么？如果封闭剂使用得当并定期监测，龋病会在封闭剂下面静止，这一点已被许多研究证明[42,94-98]。Oong等人发现，封闭未成洞病损可使病变进展的概率降低70%以上[99]。这一发现的科学依据是什么呢？封闭剂大大降低了病变中的细菌水平，这是因为：①仅酸蚀就能消除75%的活体微生物[100]；②保留的封闭剂剥夺了细菌获得营养的机会；③在封闭剂下持续存在的细菌不能接触到碳水化合物底物，不能产生酸，病变不太可能进展[99]。在一项回顾研究中发现，将龋坏封闭可使平均活体细菌总数减少100倍[99]。

尽管专家们建议在未缺损的殆面进行封闭[11,93]，但美国的许多牙医不愿意对龋齿进行封闭，他们担心龋坏会在封闭剂下面发展[101-102]。Fontana等人在最近的一项研究中解决了封闭剂的这一使用障碍，在这项研究中，学者用透明的封闭剂封闭了未成洞的病损，并用视诊、射线摄影和激光荧光监测这些病变[42]。经过近4年的随访，每年根据需要重新涂抹封闭剂，对防止病变的发展有98%的效果（图33.6）。这项研究是快速增长的高质量证据的一部分，强调了封闭剂的效果。

然而，那些担心在龋坏上进行封闭的医生往往会决定采取一种侵入性的方法，对牙齿进行预处理，"以备不时之需"。有些人错误地将此称为"预防性树脂

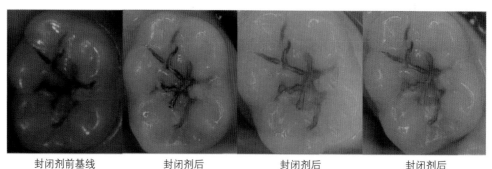

| 封闭剂前基线
（0个月）
ICDAS 4级；X线D1级
Diagnodent 52
（使用Suni相机拍摄） | 封闭剂后
（12个月）
ICDAS 4级；X线D1级
Diagnodent 45
（使用Digidoc相机拍摄） | 封闭剂后
（24个月）
ICDAS 4级；X线D1级
Diagnodent 59
（使用Digidoc相机拍摄） | 封闭剂后
（44个月）
ICDAS 4级；X线D1级
Diagnodent 52
（使用Digidoc相机拍摄） |

图33.6 在44个月内监测到的封闭的龋坏恒牙。ICDAS，国际龋病检测和评估系统。（From Fontana M, Platt JA, Eckert GJ, et al. Monitoring of sound and carious surfaces under sealants over 44 months. *J Dent Res*. 2014;93:1070-1075.）

修复（PRR）"，而事实上，这很可能是一种窝沟切除术或牙釉质成形术。PRR被称为"保守粘接充填修复（CAR）"更合适（有关保守粘接充填修复的详细讨论，见第22章）。对保守粘接充填修复（CAR）最现代的定义是：殆面的一个区域（窝沟/点隙）有龋坏，并延伸到牙本质上，而其余部分仍然没有龋坏或无龋。一个例子是上颌第一磨牙，其殆面的远中沟有龋坏，但中央窝和放射状窝沟仍无龋坏。在这种情况下，要打开远中窝沟去腐，而完整的窝沟和点隙则不能用钻破坏。在远中窝沟预处理后放置修复材料（复合体、玻璃离子水门汀、银汞合金），并在剩余的完整窝沟点隙上使用封闭剂。因此，"PRR"的"预防（Preventive）"部分是在完整但易受累的窝沟点隙上涂抹封闭剂。保守粘接充填修复，如果按照前面讨论的方法使用，是一种很好的修复方法，尤其是在需要时重新涂抹封闭剂的情况下。然而，未成洞的病变没有必要进行机械预备，这一点怎么强调都不过分。一旦恒牙被充填过，就开始了补牙的循环。在这个人的一生中，修复体很可能会被替换几次，反复充填可能会影响到牙齿本身的生存时间。图33.7是龋齿诊断和推荐的临床管理的流程图[41]。正如人们所了解的，手术干预在这个流程图中比美国许多医生的培训所指出的要远得多。总之，除非病变已经是达牙本质层的龋洞，否则应予以封闭[93]。

准备做封闭的牙齿

清洁牙齿

为了使树脂封闭剂能够流入牙齿的窝沟，窝沟内不能存在碎屑，建议用于清洁窝沟的有几种方法。一直以来，人们都主张用浮石浆、橡胶杯或鬃毛刷来清洁牙齿；然而，其他清洁方法也被证明是有效的。探针配合用气–水喷雾[38]或干毛牙刷[103]强力冲洗可以清理窝沟点隙中的碎屑。最近的一项临床研究表明，使用浮石浆和橡胶杯的清洁方法可以提高封闭剂的保留率[104]。窝沟非常难彻底清洁，因此用传统的清洁方法很少能完全渗透封闭剂[105-106]。一种更好的清洁方法是利用空气抛光系统（例如，Prophy Jet），因为它比传统方法能清除更多的碎屑（图33.8）[107-108]，反过来又能使封闭剂渗透更多，增加微机械固位的树脂突数量[109-111]。尽管有这些优点，但由于设备成本的增加和程序的复杂性，空气抛光不太可能成为窝沟封闭应用的标准，没有显著提高保留率[40,112]。

机械预备

微创技术已经被用于改善窝沟封闭剂的渗透和保留。窝沟切除术和牙釉质成形术是利用一个小号钻来清除任何残留的碎片和/或可疑的牙釉质组织，并扩大窝

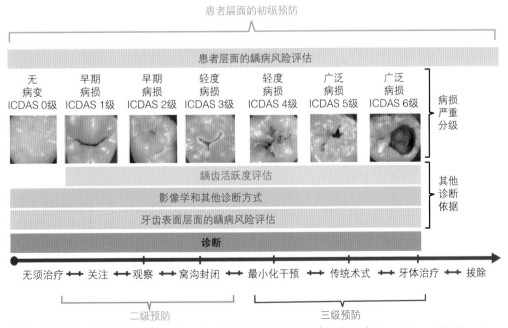

图33.7 龋病诊断和推荐的临床管理流程图。ICDAS，国际龋病检测和评估系统。（From Zero DT, Zandona AF, Vail MM, Spolnik KJ. Dental caries and pulpal disease. *Dent Clin North Am.* 2011;55:29–46.）

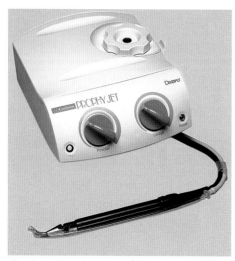

图33.8 Cavitron Prophy Jet。（Courtesy DENTSPLY Professional, York, PA.）

沟，从而增加牙釉质表面面积，改善封闭剂对窝沟的渗透[113]。在实验室研究中，牙釉质成形术允许封闭剂渗透得更深和适应性更好，以及增加酸蚀的表面积[114-115]，但关于该技术是否减少微泄漏的研究结论不一[43]。最近的一项系统综述得出结论，窝沟封闭剂应用前的准备方法可以提高封闭剂的保留率，除钻针磨除外该综述包括有许多不同的准备方法，包括用橡胶杯清洁窝沟、空气喷砂以及使用二氧化碳激光。关于只使用钻针进行机械预备的临床益处的文献结论是相互矛盾的。有几项研究报告称，在机械预备窝沟后[116-119]，封闭剂的保留率有所提高，而其他研究则没有显示出优越的保留或封闭剂性能的提高[120-123]。有限数量的研究表明，空气喷砂与酸蚀相结合可以改善封闭剂的保留率[124-126]；然而，光靠空气喷砂不能代替酸蚀[127-129]。

侵入性技术的其他缺点是，机械预备限制了辅助人员帮助涂布封闭剂，这就降低了成本效益，而且通过钻针准备打开窝沟会使牙齿在失去封闭剂后容易发生龋坏[113]。欧洲儿童牙科学会得出结论，为了扩大完好窝沟底部，有目的地去除牙釉质或牙釉质整形是一种侵入性的技术，它扰乱了窝沟系统的平衡，使儿童不必要地暴露在使用手机或空气喷砂的环境中[130]。他们认为，为了获得足够的粘接，应该清除牙菌斑，但用牙钻去除牙齿结构是不必要的，也是不可取的。此外，如前所述，封闭剂可以放置在早期的、非成洞的病变上，不需要去除牙体组织。有大量的证据表明，在不使用钻的情况下，封闭剂的保留率很高。

最近一次专业的氟化物治疗的效果

牙医可能会在患者的牙科检查中发现需要进行窝沟封闭，并希望在同一天完成这些程序。然而，许多患者在接受牙科检查之前就已经接受了预防和氟化物的治疗。因此，人们担心氟化物会抑制或降低封闭剂的粘接强度。多项研究证实，封闭剂的粘接强度和保持率不会受到使用前进行局部含氟凝胶或泡沫处理的影响[131-133]。如果患者已经应用含氟凝胶或泡沫，医生不需要延迟进行窝沟封闭或充填。然而，很多诊所只使用氟保护漆。对于这些医生来说，在涂氟之前，应该对牙齿进行检查和封闭（注33.1）。

注33.1 临床过程

隔湿

隔湿应该通过前面提到的任何一种方法来实现。最常见的隔湿方法是Waggoner和Siegal所述的棉卷法：

患者取仰卧位，头向后仰，颏部抬高，因为这样可以提高可见度和控制湿度。

对于上颌隔湿：将一个三角形的口腔隔湿防护罩［例如，Dri-Angle（图33.9）］放在Stensen导管上方的口腔黏膜上，三角形的顶点朝向后方。可以在上颌前庭放置一个棉卷，使组织远离牙齿。在整个操作过程中使用口镜，并应保持在原位，直至封闭剂聚合固化。除了用于看清术区，也可用来挡住舌头。

对于下颌隔湿：棉卷放置在牙齿的颊侧和舌侧。可以使用棉卷支架或用手指固定棉卷。Waggoner和Siegal主张利用一个三角形的隔湿防护罩作为舌头的防护罩，将三角形防护罩的顶端弯曲成一个直角（图33.10）。这个弯曲放在舌侧棉卷和牙槽嵴之间，这样防护罩的较大部分就会放在舌头上。这可以防止舌头将唾液推到舌侧棉卷上，而不需更换棉卷或添加额外的棉卷。多余的水分可以通过高容量的排空吸力从该区域排空。利用四手配合的递送方法将提高充分隔湿的成功率。

酸蚀

隔湿后，对牙齿进行酸蚀，最常见的是用37%磷酸。酸蚀剂可以随意使用，并应流向所有易受累的窝沟点隙，包括上颌磨牙的舌沟和下颌磨牙的颊沟（图33.11）。酸蚀剂应延伸到牙尖线角上，超出封闭剂的预定边缘2～3mm。酸蚀剂应在表面上保持15～20秒。

漂洗和干燥

应利用空气-水喷雾和高容量吸力来冲洗牙齿。冲洗的目的是去除牙齿表面的所有酸蚀剂，然后彻底干燥牙齿，直至表面出现白垩色或磨砂状（图33.12）。与牙本质粘接中胶原纤维应保持湿润防止塌陷不同，牙釉质则保持其结晶结构。这意味着牙釉质应彻底干燥，最大限度地提高疏水封闭剂的渗透性。从这一点出发，牙齿必须保持干燥和不被污染。

封闭剂的应用和聚合

如果要使用粘接剂，应该用小毛刷涂抹。粘接剂应轻度干燥和固化。封闭剂应涂在所有的窝沟点隙上，包括上颌磨牙的舌沟和下颌磨牙的颊沟（图33.13）。封闭剂可以用各种工具涂抹：探针、PICH

工具（氢氧化钙，或Dycal，placer）或小毛刷。许多制造商提供他们自己的送药系统，其中可能包括一个预装的注射器，带有一个小尖头，这样封闭剂就可以直接从注射器涂抹到牙齿上。封闭剂不应过度充填，以确保封闭剂材料不超过酸蚀区，限制产生的咬合干扰量，并确保最佳的固化深度。如果出现过度充填，可以用小毛刷将多余的材料刷掉。如果封闭剂材料中出现小气泡，应在聚合前将其挑出。一旦封闭剂顺利涂布，固化灯头应尽可能地靠近表面，应在制造商推荐的时间内固化，通常是20秒，使用输出功率为800～1000mW/cm²的发光二极管固化灯。操作者应了解所使用的是哪种类型的固化灯以及其能量输出如何影响曝光时间。如前所述，很短的固化时间不足以达到最佳固化效果，尤其是对于不透明的封闭剂而言。

评估封闭剂

封闭剂固化后，操作者应在移除隔湿材料之前对封闭剂进行视诊和探诊。如果操作者发现了气泡、空隙或材料不足的区域，此时可以直接添加材料，因为氧抑制层还没有被破坏。还应通过尝试用探针检查封闭剂的固位，如果材料脱落，应检查窝沟中是否有剩余的碎片。该区域应该被重新酸蚀、冲洗、干燥，并应用新的封闭材料。如果一些封闭剂积聚在远中边缘嵴上，可能已经产生了悬突，应予以清除。

此外，如果有任何封闭剂材料被误放到邻面区域，则应将其去除。最有可能的是，多余的材料可以用探针或洁治器去除。未聚合层应通过用棉卷上的浮石摩擦表面或冲洗表面30秒来去除，以限制患者对双酚A的接触。

根据封闭剂材料的类型，可能需要调整咬合。充填型封闭剂和用作封闭剂的可流动复合材料需要调整，而非充填型封闭剂会迅速磨损，被认为是"自行调磨"。可以通过在高速手机上使用球形的复合精修车针，或在慢速手机上使用抛光石或球钻来调整。

定期评估

应该在每次复诊时评估封闭效果，封闭剂材料的保留对其成功至关重要，封闭剂的部分或完全丧失会导致一个表面同样面临患龋的风险。除非在窝沟上的物理屏障——封闭剂保持完整，否则只封闭一次不会带来任何长期保护。任何窝沟点隙中的封闭剂脱落都会使该部分容易受到龋坏累及。因此，封闭剂需定期维护，并根据需要进行修复或更换。如果封闭剂部分保留，可以尝试用探针将剩余的材料挑开。如果它仍然是完整的，就没有必要用涡轮手机磨除该材料。可以用浮石和橡胶杯清洁牙齿，然后按照通常的封闭剂应用步骤，对牙釉质和剩余的封闭剂进行酸蚀，接着再应用新的封闭剂处理。

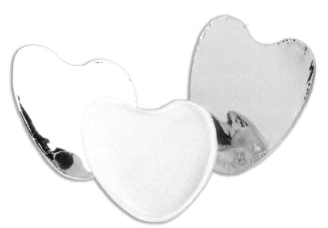

图33.9 Dri-Angle隔湿防护罩。（Courtesy Dental Health Products, Inc., Niagara Falls, NY.）

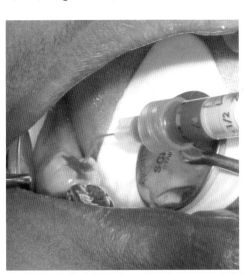

图33.10 利用三角棉遮挡舌头，对下颌磨牙进行隔湿。需要注意的是，当使用四手配合进行封闭时，操作者在保持充分隔湿方面有额外的帮助（在这种情况下，操作者能够撑开面颊，而助理则用镜子挡开舌头）。

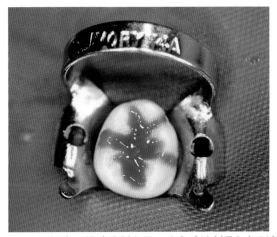

图33.11 下颌磨牙的酸蚀剂应用。注意酸蚀剂是如何延伸到颊沟和舌沟的。

影响封闭剂成功的因素

酸蚀剂

酸蚀剂有单独的磷酸酸蚀剂、自酸蚀系统、液体和凝胶等形式。历史上，临床封闭程序包含60秒的酸蚀时间和至少10秒的冲洗时间。然而，多项研究表明，恒牙和乳牙的粘接强度相似，酸蚀时间较短，为15～30秒[134-137]。对于氟斑牙应增加酸蚀时间。通常建议冲洗时间为20～30秒。一些研究表明，较短的冲洗时间可以获得相似的牙釉质结合强度[138-139]。因此，准确的冲洗时间并不重要，重要的是确保冲洗足够彻底，以去除表面的所有酸蚀剂[140]。

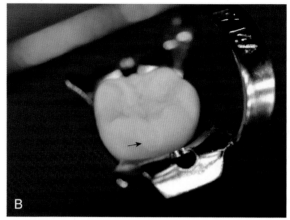

图33.12　（A）酸蚀的牙釉质显示磨砂的外观。（B）注意白垩色的酸蚀牙釉质（箭头）和颊侧表面光滑的未酸蚀牙釉质之间的分界。

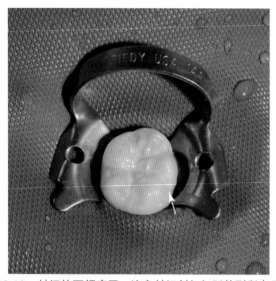

图33.13　封闭的下颌磨牙。注意封闭剂如何延伸到所有易受累的窝沟，包括颊沟（箭头）。

一方面，不同形式的酸蚀剂（即凝胶或液体）在封闭剂渗透、结合强度和临床保留率方面效果相似[135,141-142]。另一方面，不同类型的酸蚀剂的效果不同。据最近的一项系统综述报道（最高级别的证据），独立的酸蚀系统相比，自酸蚀系统形成的粘接强度更低，临床研究显示其固位率更低[143]。自酸蚀系统在未切割牙釉质上形成的粘接强度显著降低[144]。不建议在不使用单独酸蚀步骤的情况下使用自酸蚀粘接系统[8,143]。

干燥剂和时间

鉴于树脂的疏水性，酒精或丙酮等干燥剂已被尝试用于酸蚀步骤之后、封闭剂放置之前的处理方法。然而，一项实验室研究显示，使用干燥剂并不能减少微渗漏或增加封闭剂的渗透性[145]。此外，一项临床研究显示，使用干燥剂并没有显著改善保留率[146]。没有推荐的干燥时间，更关注的是处理后达到特定效果。殆面应该有一个白垩色或磨砂的外观（图33.12）。如果在彻底干燥后不能达到白垩色，应该重新对牙齿进行酸蚀。

固化

当光引发剂（最常见的是樟脑醌）是吸收波长为470nm的蓝光能量时，聚合过程就开始了[147]，有利于低黏度单体单位转化为聚合物基质。封闭剂必须充分固化达到固有物理特性。如果固化时间不足，粘接力就会变差，硬度就会下降，从而导致封闭剂失效。

有几种类型的固化灯可供选择（见第21章）。传统的设备是石英钨-卤素灯（QTH）固化设备。这些装置需要一个风扇进行冷却，成本相对较低，需要更换灯泡，容易维护和修理，并提供400～800mW/cm²的能量密度输出，它们在很大程度上已被发光二极管（LED）固化灯所取代。一般来说，更高的能量输出意味着固化时间可以缩短（从QTH的40秒到2mm复合材料的高功率LED的20秒）[150-151]。市场上一些最高功率的LED提供>1000～3000mW/cm²的能量输出，通常有"涡轮""增压""等离子"模式，在非常小的增量时间（例如，5秒）内提供极高的能量输出。

没有太多的文献发表证实或测试推荐的封闭剂固化时间。大多数制造商建议光照时间为20秒。然而，我们必须考虑使用哪种固化灯，因为不是所有的灯都有相同的性能。一项研究发现，用传统的QTH灯进行20秒的固化，不足以将树脂封闭剂固化到临床上足够的深度。两项体外研究考察了用LED装置固化牙齿封闭剂的深度[147]，这些装置提供高能量和非常短的固化时间，并发现这些非常短的固化时间不足以最佳地固化牙齿封闭剂，特别是不透明的材料[152-153]。有几个因素会影响固化程度，包括材料的色泽、填料的含量、材料的厚度、固化光的强度以及光源与材料的距离[154]。不透明的色泽虽然是白色的，但表现得更像深色系的材料，因为它们不是半透明的，所以光线不易穿过它们来固化材料的深层区域。因此，在类似的固化时间下，透明封闭剂可以比不透明封闭剂固化得更深[147,153]。还需要进行更多的研究，在提高固化速度节省椅旁时间和获得临床上足够的树脂材料物理特性之间找到平衡。临床医生应该通过使用高强度的光源，将灯头尽可能地靠近封闭剂，并尽可能地延长固化时间来确保最佳的固化效果。

除了确保最佳的固化外，假设能够保持严格的隔湿，医生可能会通过在使用封闭剂后延迟几秒的聚合来改善封闭剂的保留。Chosack和Eidelman的研究发现，在聚合之前，允许封闭剂在酸蚀的表面上停留的时间越长（20秒与5～10秒相比），越多的封闭剂材料能渗透到微孔中，形成更长的树脂突，这对微机械保持至关重要[155]。

隔湿

树脂封闭剂对水分很敏感。唾液污染会大大降低粘接强度，因为它能阻止改变机械固位的树脂突形成，从而导致固位力下降[156-158]。有时，正在放置封闭剂的医生会注意到有少量唾液从舌头或棉卷上渗透到牙齿上，医生错误地认为，如果将牙齿冲洗干净并充分干燥，封闭剂的固位就不会受到影响。然而，即使是极少量的唾液污染，也会在牙齿表面形成膜，并且不能被完全冲洗掉[149]。酸蚀步骤会在牙釉质上产生微孔，如果唾液接触到牙齿，这些微孔就会被闭塞，这样封闭剂就不能形成树脂突，无法与牙齿进行微机械结合。实现充分的隔湿是封闭成功的关键步骤，被认为是临床过程中的一个关键概念（注33.2）[160]。

一些研究表明，棉卷隔湿与橡皮障隔湿相当[116,161-162]。然而，最近的一项系统综述表明，当使用橡皮障隔湿时，保留率会增加（图33.14）[38]。另外，使用真空隔湿系统（例如，Vac-Ejector、Isolite），可以达到橡皮障或棉卷隔湿同样的封闭效果[163-166]（有关隔离系统的讨论，见第22章）。只要条件允许，应使用橡皮障隔湿，

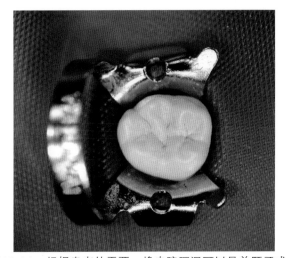

图33.14　根据患者的需要，橡皮障隔湿可以是单颗牙或象限，并将帮助医生在酸蚀后防止唾液污染任何窝沟。

特别是在同时进行修复治疗的情况下。然而，考虑到在未麻醉的组织上放置橡皮障可能带来的不适，只要操作者能用其他技术保持干燥的术区，橡皮障隔湿就不是必需的。

进行窝沟封闭的时间

众所周知，进行窝沟封闭的时间与封闭剂的整体保留率有关，因为研究表明，部分萌出的牙齿比完全萌出的牙齿更需要经常修复或更换[167]。Dennison等人的结论是，当牙龈的龈瓣延伸到牙齿的远中边缘嵴上时，超过50%的牙齿在36个月内会由于封闭剂的脱落而不得不重新封闭；当龈瓣在边缘嵴的水平上时，再治疗率下降到26%[168]。除了高风险的儿童，窝沟封闭的时间应该推

迟到牙龈组织处于或低于边缘嵴时[140]。对于部分萌出的牙齿，有发生龋病的高风险，最好的做法是放置封闭剂，必要时进行修复或更换。在封闭剂下使用粘接剂对这些牙齿可能是有益的[169]。另外，如果医生难以实现充分的隔湿，这种情况下的封闭剂可以是玻璃离子水门汀封闭剂[8]。

在决定何时使用封闭剂时，不仅要考虑牙齿的萌出，还必须考虑儿童的合作程度。儿童必须能够忍受隔湿方法和操作时间，才能成功地进行封闭。如果孩子不能或不愿意合作治疗，则应推迟窝沟封闭，直至合作程度足够，或者如果孩子有较高的患龋风险，可以使用玻璃离子水门汀的ART封闭剂作为过渡性封闭剂。

使用中间粘接剂

牙科树脂封闭剂是疏水性的。由于这一特性，它们甚至不能承受轻微的水分污染。牙本质粘接剂具有亲水特性，因此它们可以渗入到湿润的牙本质。已有针对在牙釉质和疏水性树脂封闭剂之间使用一层粘接剂的研究，探索这一额外步骤是否能提高保留率。许多实验室研究发现，在粘接剂的辅助下，微渗漏减少，封闭剂材料对窝沟的渗透性增强[170-174]。最近的一项系统回顾和Meta分析（最高级别的证据）检查了5个符合纳入标准的研究。荟萃分析的结果表明，窝沟封闭剂下面的粘接剂系统对保持和预防龋齿有明显的积极作用[175]。学者指出，这种积极作用是在使用第五代粘接剂（那些需要单独的酸蚀和冲洗步骤，但将"填料"和"粘接"作为一个步骤）的研究中看到的。看来与封闭剂成分相比，粘接剂成分的分子量较小，能更好地渗透到牙釉质孔隙中，提高了粘接强度。不仅恒牙受益于粘接剂的辅助，而且研究在乳牙上的结果也类似，当使用粘接剂时，粘接强度增加，微渗漏减少[176-177]。玻璃离子水门汀与牙釉质化学结合，所以在这种材料下使用粘接剂是不符合逻辑的。

使用粘接剂的另一个优点是用于矿化较差的恒磨牙，这些恒磨牙常常给牙医带来粘接剂方面的挑战。这些牙齿通常有牙釉质缺陷，与"正常"牙齿相比，最终需要修复治疗的风险更高[178]。然而，研究表明，与对照组的牙齿相比，低矿化牙齿需要在更短的时间内用封闭剂进行修复[179]。在低矿化牙齿的封闭剂应用中加入粘接剂，与单独的酸蚀相比，可以提高窝沟封闭剂的保

留率[180]。

即使最近的系统回顾显示使用粘接剂有积极的效果，但这种技术有两个主要的缺点。使用粘接剂会增加操作成本，并增加操作时间[40]。有几项研究发现这个步骤是不必要的[47,181-183]，他们强调了正确的封闭剂放置技术的重要性：严格的隔湿和正确的放置否定了这个额外步骤的需要。然而，当"牙科专业人员认为粘接剂会在临床情况下提高封闭剂的保留率"[8]时，应该使用粘接剂。

辅助性应用

训练有素的牙科辅助人员能够熟练地使用窝沟点隙封闭剂。早在1976年，Stiles等人就报告说"由牙医或训练有素的牙科辅助人员涂抹封闭剂，在保留效果上没有区别"[184]。从那时起，一些研究对辅助人员涂抹封闭剂的情况进行了检查，发现保持率很高[185-188]。此外，委托他人涂抹封闭剂具有成本效益，并能提高封闭剂的使用率[185]。在关于操作者封闭剂寿命的研究中，研究人员发现，适当的人员教育和跟踪每个人在封闭剂放置方面的能力是至关重要的，因为"个人操作者对封闭剂的成功或失败非常敏感"[189-190]。因此，牙科助理和牙科卫生员在封闭剂应用方面与牙医一样熟练，而且本研究支持将封闭剂应用委托给合格人员。

四手操作

没有任何临床试验涉及双手与四手配合对窝沟封闭剂的保持作用。然而，专家意见支持在涂抹封闭剂时使用训练有素的牙科助理或辅助人员[191]。在涂抹封闭剂时有助理人员可以提高封闭剂的质量和效率、改善隔湿、缩短涂抹时间、减少操作者的疲劳，并加强对患者的护理[191]。Griffin等人发现四手配合与增加的保留率呈正相关；然而，这被认为是间接证据，比随机对照试验的证据等级弱[191]。然而，鉴于这种正相关性，在可能的情况下，封闭剂应在受过培训的人员的协助下使用[8]。

以学校为基础的封闭剂项目

以学校为基础的封闭剂项目已经被开发出来，增加封闭剂的使用，降低龋病率，并为那些不太可能接受牙齿护理的儿童提供预防服务，例如，那些来自少数族裔

或低收入背景的儿童。2001年，美国疾病控制和预防中心（CDC）成立了一个特别工作组，审查以学校为基础项目有效性的科学证据。基于6~17岁儿童的龋病减少率中位数为60%的研究结果，工作组在2002年批准了以学校为基础的封闭剂项目[192]。以学校为基础的封闭剂项目可以：①帮助为低收入儿童服务，这些儿童有高患龋风险，却更不易获得就诊机会；②将参与的学生与社区的口腔护理来源联系起来；③让符合条件的儿童参加公共保险项目[193]。然而，尽管得到了疾控中心特别工作组的支持，2013年，只有15个州在半数以上的低收入家庭学生学校开设了该项目[149]。最近的一项经济分析报告指出，在学校项目中为1000名儿童提供窝沟封闭，可以防止485次补牙，防止133名儿童1年的牙痛，以及1.59个残疾调整寿命年。以学校为基础的封闭剂项目为社会节省了资金，并保持了成本效益[194]。它们是"一种重要而有效的公共卫生方法，在促进儿童和青少年的口腔健康方面对临床护理系统进行了补充"[193]。

封闭剂的其他用途

邻面封闭剂

有两种技术可用于封闭邻面病变，这被称为"微创"干预措施。第一种是使用窝沟封闭剂材料，采用酸蚀和冲洗技术。如果病变是可见的（例如，第二乳磨牙脱落时），第一恒磨牙近中可以直接使用封闭剂。或者，可放置正畸分离器，并在以后牙齿分离和病变可见时使用该材料。第二种技术是利用树脂渗透系统〔例如，Icon（DMG America，Englewood，NJ），见第40章对该技术的详细讨论〕。最近的Cochrane系统综述认为，微创治疗（即邻面封闭剂）可以阻止未缺损的牙釉质和早期牙本质病变（限于牙本质的外1/3）进展。与其他预防方法（例如，氟保护漆或使用牙线）相比，这些治疗方法在阻止病变方面明显更有效[195]。

封闭修复体

鉴于封闭剂的防龋效果，研究人员对封闭剂的其他用途进行了研究，例如，通过封闭修复体增加修复体的寿命、填补修复体的边缘以及防止正畸托槽周围的牙釉质脱矿（"白斑病损"）（图33.15）。一些研究表明，沿着复合材料和银汞合金修复体的边缘涂抹封

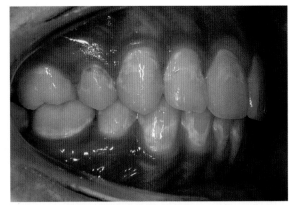

图33.15　正畸治疗后的普遍脱矿现象。（From Cobourne MT, Di Biase AT. *Handbook of Orthodontics*. Edinburgh: Mosby; 2010.）

闭剂，可以增加修复体的寿命[94,196-197]。1998年，Mertz-Fairhurst等人将传统的银汞合金与封闭后银汞合金修复体和封闭后复合修复体进行了比较，在不去腐的情况下将其置于龋坏平面上（仅在完整的牙釉质病损周围放置一个1mm的斜面）[94]。经过10年随访，结果表明，传统的银汞合金充填体最易继发龋，涂布封闭剂的银汞充填体效果最佳，整组只有一例发生龋坏。考虑到封闭修复体能显著减少微渗漏，人们期望封闭修复体能减少继发龋的发生率[198]。除了预防继发龋以外，封闭剂还可以通过修复边缘缺陷来延长修复体的寿命[199]。几项研究表明，用封闭剂修复边缘缺陷是成功的[196,199-200]。应该认真考虑修复边缘缺陷而不是更换修复体，因为边缘修复是最保守的治疗方案，不会导致任何进一步的牙齿结构损失，而且也降低了更换的成本[199]。医生应在修复体放置后立即封闭[201]，并尽可能用封闭剂修复边缘[202]。封闭修复体在保护良好的牙齿结构、保护边缘、预防继发龋和延长修复体的临床存留期方面，比未封闭的修复体要好。

预防白斑病损

在正畸治疗期间，不良的口腔卫生的并发症是在正畸托槽周围出现脱矿的牙釉质，通常被称为"白斑病损（WSL）"（图33.15）。有关牙齿封闭剂在预防这些病变方面的功效的文献是矛盾的。一些实验室研究发现，与未处理或涂氟组相比，在正畸托槽周围使用封闭剂能更有效地减少脱矿现象[203-205]。此外，也有报告称，使用封闭剂后，托槽周围脱矿现象的严重程度降低，且发生率显著减少[206-208]。相反，其他研究表明，

治疗组与对照组的脱矿率没有区别，表明单靠封闭剂不足以作为预防WSL的独立方法[209]，额外时间和费用也是不合适的[209-212]。

封闭剂的安全性

1996年，Olea等人发表了一篇文章，引发了关于牙科封闭剂安全性的争论，因为他们证实了含有双酚A-甲基丙烯酸缩水甘油酯（Bis-GMA）封闭剂的雌激素性，并在封闭剂放置后的受试者唾液样本中发现了游离双酚A（BPA）[213]。双酚A是一种用于生产塑料制品的合成化学树脂。人类对双酚A的接触很普遍：在一项研究中，CDC的科学家在2517名受测者的尿液中几乎都发现了双酚A[214]。双酚A暴露是一个值得关注的问题，因为一些动物研究报告了双酚A对胎儿和新生儿的有害影响[215]。鉴于美国国家毒理学计划已经得出结论，在目前人类对双酚A的接触水平下，对胎儿、婴儿、儿童的大脑、行为和前列腺的不利影响存在"一些担忧"，问题在于：在使用含有树脂的牙科封闭剂时，是否会出现任何不良事件？

证据表明，从牙科封闭剂中暴露于双酚A是短暂的[216]，患者没有风险[217]。此外，临床医生可以限制患者接触双酚A的量（表33.1）[218]。树脂封闭剂可以改善

儿童的口腔健康，由于从牙科材料中暴露于双酚A似乎是短暂的，而且有可能被控制，对封闭剂药物成分的担忧不应该阻止其使用[11]。

未来的进展

如前所述，由于牙科封闭剂必须在无水分的环境中使用，否则就会失效，所以很多关注都集中在开发耐湿性封闭剂上。至少有3种具有亲水化学特性的牙科树脂封闭剂已经被开发出来：Embrace WetBond（Pulpdent，Watertown，MA）、UltraSeal XT hydro（Ultradent，South Jordan，UT）、Smartseal and Loc（Detax Gmbh & Co，Ettlingen，Germany）。在实验室研究中，亲水封闭剂显示出与其他市售封闭剂相似的物理特性，而且与传统的树脂封闭剂相比，亲水封闭剂对窝沟的边缘适应性更强[219-221]。然而，这些产品的临床数据有限，主要是关于Embrace WetBond的报告，而且相互矛盾。在临床研究里1年的随访中，Embrace WetBond与传统封闭剂相比，有报告保留率较好[222]，有较差[223]，也有差异不大的[224]。Boksman提示，牙科专业人员必须对新技术和新材料的宣称持谨慎态度，因为只有1/5的牙科产品能达到制造商宣称的水平[225]。一些从业人员转而使用较新的产品，但由于其临床表现不佳而被从市场上撤下，他们感到很失望。牙科专业人员应根据现有的最佳科学依据来选择牙科产品。

总结

大量公布的数据使人们对封闭剂的成功率确信无疑，然而一些从业人员报告说，封闭剂"脱落"或封闭过的牙齿仍然需要治疗。认识到这些问题，Liebenberg强调了努力遵循正确临床技术的重要性，选择适当的病例，并保持封闭剂的完整性，必要时重新涂布封闭剂，以帮助医生实现窝沟封闭的成功[226]。

表33.1	关于限制患者从牙科树脂封闭剂中接触双酚A的建议
建议	**理论依据**
选择不含BPA的产品或含有Bis-GMA而非Bis-DMA的产品	唾液可将Bis-DMA水解为游离BPA
利用橡皮障隔湿	理想的隔湿可以限制接触
光固化后，用棉卷上的浮石擦拭表面或冲洗封闭剂30秒	对BPA最重要的接触发生在封闭剂放置之后，因为残留的单体仍在未聚合的氧抑制层中

Bis-DMA，双酚A-二甲基丙烯酸酯；Bis-GMA，双酚A-甲基丙烯酸缩水甘油酯；BPA，双酚A

第34章
年轻恒牙牙髓治疗
Pulp Therapy for the Young Permanent Dentition

ANNA B. FUKS, EYAL NUNI

章节概要

牙髓–牙本质复合体的概念

牙髓治疗的最重要、也是最困难的部分，是确定牙髓状态是否正常或炎症进展的阶段，由此准确选择出最佳的治疗方案。与成年人相比[1]，儿童和青少年的年轻恒牙牙髓细胞含量更高、血管供应更丰富，愈合潜力更佳，患牙牙根的发育程度将影响治疗计划。

未成熟的恒牙是指牙根发育未完成、根尖孔尚未关闭的牙齿，一般出现在6岁至第三磨牙萌出后3年内。根尖孔关闭后，认为这些牙齿发育成熟。继发性牙本质在牙髓腔和根管中的沉积是一个连续的过程。生理性的继发性牙本质生成是指牙冠和牙根形成后的牙本质沉积。在牙齿的整个生命周期中，这个过程会以慢得多的速度继续进行[2]。尽可能保持牙髓活力是非常重要的，因为年轻的恒牙根管粗大，牙本质沉积可以防止根折。根管治疗过的根管粗大的牙齿在受到外伤后常发生根折[3]。年轻恒牙的所有治疗计划都是为了保存牙髓的活力，为牙根的持续发育和牙本质的生理性生长提供条件。牙髓和牙本质密切相关，通常被视为一个整体，即牙髓–牙本质复合体[4-5]。所有在牙本质上进行的操作都会对牙髓产生影响。

对龋齿和手术的反应

牙髓–牙本质复合体在受到外界刺激时的分子和细胞反应，与原发性牙本质生成过程类似。Kuttler[6]提出了第三期牙本质形成的概念，包括一系列广泛的反应，从正常管状牙本质的分泌到异常管状牙本质的分泌。这些反应是不同细胞和分子过程的结果，它们所表达的反应从轻微到严重的刺激不等。第三期牙本质又被称为反应性或修复性牙本质，前者是由幸存的有丝分裂后的成牙本质细胞对轻微刺激的反应而形成的。修复性牙本质是由最初的有丝分裂后的成牙本质细胞凋亡后分化出的新成牙本质细胞形成的[2]。

牙本质基质被认为是牙本质生成过程中贮存生长因子和细胞因子的区域。在龋病发展过程中，这些分子可能从被细菌酸降解的牙本质中释放出来，与细胞外基质的其他成分一起，诱发反应性牙本质的形成[6]。转化生长因子（TGF）超家族的成员，特别是TGF-β，在影响间充质干细胞和诱导牙本质再生方面受到相当大的关注。

据推测，这些趋化因子为牙髓损伤部位的细胞招募、增殖和分化提供信号，以启动组织再生和牙本质桥的形成。

修复性牙本质生成包括一连串复杂的生物过程，涉及干/祖细胞的招募和分化，然后在损伤部位分泌基质。一些体内研究表明，乙二胺四乙酸（EDTA）能溶解牙本质基质成分，激发活性形态，诱导修复性牙本质生成[7]。

除龋病过程外，备洞和充填过程中的各种因素也会影响第三期牙本质的反应。龋洞的大小、剩余牙本质厚度（RDT）、预备洞型的酸蚀、修复材料的类型和应用方法都对第三期牙本质的类型和质量有影响。一些研究报告说，前述因素影响的牙髓变化重于修复材料的影响[8-11]。RDT显然是决定反应性牙本质分泌的最重要因素。在一项研究中观察到最大的反应性牙本质，即龋洞中的RDT为250～500μm。在RDT<250μm的牙齿中观察到反应性牙本质减少和成牙本质细胞存活率降低，稍>50%，而在浅龋中，成牙本质细胞存活率可达>85%。尽管成牙本质细胞突被切断，但细胞通过形成反应性牙本质做出反应。

年轻恒牙露髓主要是龋源性或外伤性的，牙髓暴露后，牙髓和牙本质都受到感染，而操作过程发生医源性露髓时，可能只有牙本质受到感染，牙髓有时甚至没有发炎。在外伤性牙髓暴露中，牙本质不受感染，如果在受伤后不久进行治疗，牙髓组织可能保持活力，不受感染。

临床牙髓诊断

患者病史

为了做出最准确的诊断，应仔细记录医疗和牙科病史，必须从多个渠道获得信息，并进行完善的临床检查和影像学检查。Belanger提到评估儿童所描述的疼痛类型的重要性，无论疼痛是自发性的还是由刺激引起的[12]。对压力敏感可能表明牙髓炎症已经扩展到牙周韧带（牙周膜）。然而，这种敏感也可能是一种更无害的情况造成的（例如，封闭剂放置过量或修复体过高导致咬合创伤）[12]。患儿经常在第一恒磨牙萌出时主诉"牙疼"。在这种情况下，牙医应仔细确定主诉是否是由冠周炎或远中龈瓣咬伤引起的，排除牙髓引起的疼痛。食物嵌塞也可能与不可逆性牙髓炎混淆。在有外伤的情况下，应询问患者和家长受伤的时间和程度，以及既往是否发生过治疗或创伤性事件。

临床检查

口外检查和口内检查对于发现牙髓受累的牙齿都很重要。口外检查应重点检查肿胀、局部淋巴结病和口外窦道。口内检查应着重于疑似病源牙的检查，但同一侧的所有牙齿都应仔细检查，排除牵涉性疼痛。检查包括观察软组织是否发红、肿胀或窦道。

需检查牙齿是否变色，特别是外伤牙，随后应通过触诊和叩诊检查组织，确定牙周受累情况，并评估牙齿的松动度。应特别注意断裂的修复体或有边缘破坏的修复体，因为这些也可能是牙髓受累的指标[13]。其他检查应包括患牙和对照牙的温度测试和电活力测试（EPT）。在乳牙和年轻恒牙中，牙髓敏感测试，有时被称为牙髓活力测试（例如，热测和EPT），可靠性有限，不能反映牙髓炎症的程度[16]。在未成熟的恒牙中，冷测更可靠[14-15]。外伤牙，特别是外伤早期，牙髓活力测试可靠性有限，因为牙髓神经支配系统可能受到冲击，出现假阴性结果[17-18]。

如果有口外或口内窦道，需要进行影像学检查追溯感染源头[19-20]。发现病源牙应进行根管治疗。前庭对触诊敏感，可能表明有急性根尖病变过程（例如，该区域的软组织肿胀或骨质膨隆），可能表明存在Garré骨髓炎[21]。

叩诊疼痛并不能反应牙髓的炎症状况，而是表明牙周膜的炎症，往往是牙髓炎症扩展到牙周膜的结果，或者是牙外伤的后遗症[22]。牙周探查是口内检查的一部分，骨丧失可能是可逆性（可治疗）或不可逆性（不可治疗）牙髓炎的后果[20]。治疗方案包括间接牙髓治疗（IPT）、直接盖髓术或部分牙髓切断术，取决于牙髓内炎症范围以及牙根发育程度。在临床上，可逆性牙髓炎和不可逆性牙髓炎的区别通常是根据疼痛的持续时间和强度来确定的。冷刺激持续敏感、自发性疼痛或放射性疼痛将导致诊断为不可逆性牙髓炎。尽管在乳牙中，根管治疗术是首选治疗方法，但对未成熟的恒牙应仔细考虑进行牙髓切断术、根尖诱导成形术或牙髓再生治疗，促使牙齿进一步发育[18]。

影像学检查

在进行完善的临床检查后，应进行影像学检查。为了评估龋坏的深度、牙髓腔的形态、髓角高度、修复体的完整性和深度以及牙槽骨水平，必要时应进行咬合翼片检查。咬合翼片还可以显示髓腔中存在的钙化桥，表明有生理活性的牙髓组织在龋坏或牙髓治疗的反应下形成了第三期牙本质。

在每张根尖片上，应检查牙周膜的连续性，以诊断炎症和再吸收性病变。由于年轻恒牙通常根尖孔宽大开敞、牙乳头呈放射状，影响X线片的判读。经验不足的牙医在治疗这些牙齿时，应避免将病理性改变与正常的根尖解剖相混淆。对于年幼的儿童，为了看到后牙的根尖周区域，可以用小尺寸的垂直殆片来替代根尖片。治疗方案的决定不应基于单一的X线片，因此应再拍一张前牙的X线片进行比较。患牙的牙根发育程度和根管的牙本质沉积量应与对侧牙进行比较。重要的是要记住，恒牙的根管在颊舌向比近远中向宽。因此，在仅显示近远中向的常规X线片上很难确定根尖孔关闭的程度。在前牙区，每颗中切牙的X线片应从远中角度分别获得，以防止中切牙的牙周膜与侧切牙重叠，外伤牙应以这种方式进行影像学检查。炎症性牙根外吸收是外伤后年轻恒牙牙髓坏死的一个常见表现，可以看到外部替代牙根吸收[18]。

近年来，锥形束计算机断层扫描（CBCT）在牙髓病学中的应用已显著增加。CBCT是一种能显示牙齿及其周围组织不失真的三维数字成像技术，与传统的CT扫描相比，成本更低，对患者的辐射更小。美国牙髓病学协会（AAE）和美国口腔颌面影像学会（AAOMR）指出，如果检查必要性超过暴露于X线的潜在风险，无法通过较低剂量的传统牙科放射摄影或其他成像方式检查出来时，使用CBCT是合理的，特别是对于儿童或年轻患者[19]。

直接牙髓评估

在某些临床治疗过程中，只有通过直接观察牙髓组织、评估直接暴露牙髓组织的质量（颜色）和出血量，才能得出最终诊断。大量或深紫色的出血或脓性渗出物表示不可逆性牙髓炎。根据这些观察，可以确定或改变治疗计划。

未露髓的健康牙髓或可逆性牙髓炎的活髓保存治疗

150年前，人们认为完全去除所有的龋损组织、进行"预防性扩展"，将修复体的边缘置于自洁区是"金标准"[23]。但去腐理念出现了转变，1997年，Fusyama提出[24]："表层"，即严重变性的感染牙本质，应该被去除；而"底层"，即部分脱矿的龋受累牙本质（含有完整的、未变性的胶原纤维，可以再矿化），应该在去腐过程中保留[25-26]。这些术语现在被认为是过时的，特别是"感染"这个词，它传达了这样一种观点，即龋病是一种传染病，仅仅通过清除细菌就可以治愈（而不是管理致病因素——可发酵碳水化合物和细菌性牙菌斑生物膜）[27]。目前，管理龋病包括几种选择，从完全去净腐质，即在放置修复体之前不留下可见的龋齿组织，到另一个极端，即不机械去腐，使用无创方法来防止病变进展[28-29]。

在描述龋病的临床表现时，龋病学专家［国际龋病共识合作组织（ICCC）］一致认为，最理想的做法是将病变的视诊、临床表现与病理表现直接联系起来[30]。然而，由于在临床上与牙医交流时，组织学术语不太有用，出于实际目的，方便描述应该去除哪些龋损组织，ICCC[23]描述了与牙本质不同状态相关的不同物理特性，如下所示：

软化牙本质（Soft dentin）：在硬器械施加压力时会变形，可以很容易地被挖取起来（例如，使用锐利的刮匙），只需要很小的力。

皮革样牙本质（Leathery dentin）：在用器械施加压力时不会变形，但仍可以很容易地被挖起。皮革样牙本质与韧化牙本质之间可能区别很小，因为皮革样牙本质是从软化牙本质到韧化牙本质的过渡状态。

韧化牙本质（Firm dentin）：在手动刮治时具有物理抵抗力，需要通过器械施加一定的压力才能将其挖起。

硬化牙本质（Hard dentin）：需要用硬器械施加推力来切削。只有锋利的切削器械或钻才能将其切削。使用探针在牙本质上滑动时，可以听到刮擦声（见第23章）。

在无不可逆性牙髓炎症状的活髓牙去腐过程中，基于上述剩余牙本质的硬度水平，有几种策略可供选择[28]。这些策略的选择取决于龋损的深度和牙列状态（乳牙列、恒牙列）。

非选择性去除至硬化牙本质（完全去除龋损）：使用在根尖周和牙髓水平上都满足的去腐标准，只保留硬化牙本质。这被认为是过度治疗，不再被推荐（ICCC）。

选择性去除至韧化牙本质：保证侧壁去腐净，而髓壁则可保留至皮革样牙本质。这是浅龋或中龋的优选治疗方法（影像学上龋损未达近髓1/3或1/4牙本质）。

选择性去除至软化牙本质：建议在深龋（影像学上龋损达近髓1/3或1/4牙本质）患牙上采用。保留软化龋损组织可以避免暴露和进一步损伤牙髓，而外围的牙釉质和牙本质则去腐净以实现密封和耐久的修复。与**非选择性去除至硬化牙本质**或**选择性去除至韧化牙本质**相比，**选择性去除至软化牙本质**显著降低了牙髓暴露的风险。

二次去腐法：分两个阶段去除龋损。在第一次去腐过程中，近髓处去腐保留少量软化龋损组织，用临时修复体充填，该修复体应具有达12个月的持久性，以使牙本质和牙髓得以修复。在重新去腐备洞时，牙本质变得更干燥、坚硬，可以继续去腐。有证据表明，有时深龋不进行二次去腐，因为会增加牙髓暴露的风险[31-34]。

二次去腐还增加了额外的费用、时间和患者的不适感。有足够的证据表明，对于乳牙来说没有必要选择这种方案，应选择性去除至软化牙本质[32]。

选择性去除至韧化牙本质或皮革样牙本质以及保护性垫底

龋坏病变进展到牙本质的过程中，先是细菌产酸的脱矿作用，然后是细菌的酶活性引起更广泛的组织破坏。脱矿的牙本质，以前被称为"受累的牙本质"，可以进行再矿化，应该保持不动，而组织破坏的部分，以前被称为"受感染的牙本质"，应该被去除[26,28-29]。临床上很难区分牙本质的不同层次。实际检查中，剩余牙本质应探诊质硬。

已经开发了一种使用染料的化学机械去腐方法。用这种方法，健康牙本质和龋坏牙本质在临床上是分开的，可以保守地只去除龋坏的牙本质。当使用钻针磨除时往往牺牲健康的牙体组织。也有报道说化学机械去腐有助于提高患者的舒适度，因为这种方法没有疼痛，钻磨较少，局部麻醉也较少，主要缺点是比使用钻去腐要费时得多[35]。

另一种在巴西开发的化学机械去腐产品，商业名为Papacarie（Fórmula & Ação，São Paulo，Brazil）。该产品一种含有木瓜蛋白酶的凝胶，类似于人类胃蛋白酶，可作为一种去除坏死组织的试剂，但对健康组织没有伤害。在一项临床研究中，使用木瓜蛋白酶的6 ~ 18个月

后，与传统的乳牙去腐没有统计学上的差异[36]。

美国儿童牙科学会（AAPD）[37]建议在备洞较深时，充填材料和牙髓-牙本质复合体之间使用保护性屏障，首选材料是玻璃离子水门汀或氢氧化钙垫底。有足够的证据表明，牙髓对牙科材料的反应是短暂的，只有在细菌或其代谢物到达牙髓后才会发生明显的炎症[38-40]。如果细菌和细菌产生的刺激物被去除，密合充填，阻止新的细菌到达牙本质深层，发炎的牙髓将有很大机会愈合。

选择性去除至软化牙本质的间接牙髓治疗（IPT）

间接牙髓治疗的主要目的是保持可逆性牙髓损伤或深龋患牙的牙髓活力，如果完全去净腐质，可能就需要进行牙髓治疗（AAPD）[37]。曾经观察到，成牙本质细胞在受到感染刺激时[41]，可以上调分泌活性，促进第三期牙本质的沉积，增加了韧化牙本质和牙髓之间的距离，也导致了管周（硬化的）牙本质的沉积，从而降低了牙本质的渗透性。

在临床上，IPT被定义为去除非矿化的龋损组织，并在窝洞的最深处留下一层薄薄的软化组织，避免露髓[37,42]，在釉牙本质界和窝洞侧壁完全去腐净，实现牙齿和充填材料之间的最佳界面封闭，防止微渗漏的发生，这一点非常重要。一些临床研究表明，利用这种技术的成功率很高[2,31,33,43]。选择性去除至软化牙本质的IPT的适应证应限于没有不可逆性牙髓炎症状的牙齿。在这种手术中，剩余龋坏牙本质的最深层应用氢氧化钙和玻璃离子水门汀垫底在临床研究中取得了良好的效果[32-43]。

至今的难点在于评估在近髓处和轴壁保留多少腐质。一般认为，备洞结束时可以保留的腐质量，是只要去除就会露髓的水平[44-45]。在有疑问的情况下，深龋腐质可以通过二次去腐法来处理，与一步去腐法相比，露髓可能性降低。在1年的随访中，二次去腐法的成功率比单次治疗的成功率要高得多[34-46]。目前有足够的证据表明，如果充填体保持无渗漏，就可以在临床和影像学上取得良好的成功[31,47-49]。如果牙齿缺损严重，无法进行完好充填，应该考虑冠修复。图34.1展示了使用氢氧化钙垫底的选择性去除至软化牙本质的IPT。

去腐的首选工具是大号硬质合金球钻（6号或8号），因为球钻比挖匙能更好地控制"部分去腐步骤"[50]，也能显著降低变形链球菌和乳酸菌的数量[51]。

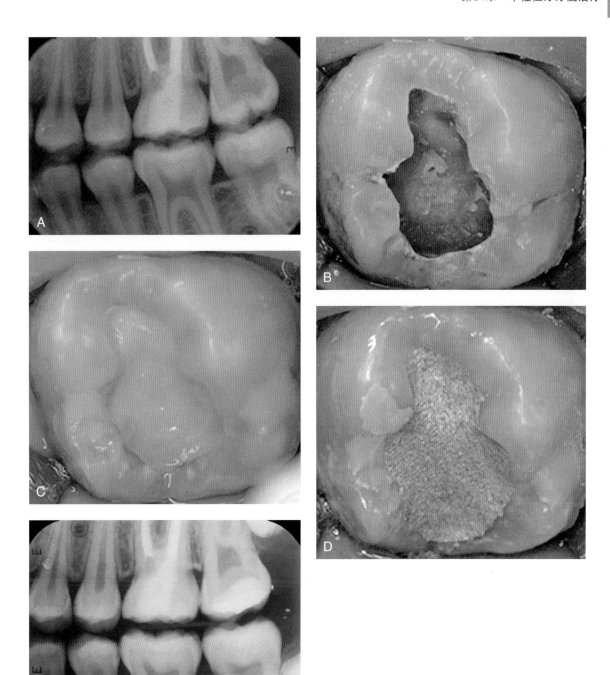

图34.1 （A）上颌第二恒磨牙，深龋近髓。（B）腐质未完全去净的临床照片。（C）使用氢氧化钙窝洞垫底，并用玻璃离子水门汀覆盖。（D）使用银汞合金充填。（E）术后X线片；关注所使用的不同材料的层次和剩余腐质。（Courtesy Dr. A. Kupietsky.）

露髓的健康牙髓或可逆性牙髓炎的活髓保存治疗

直接盖髓术

　　AAPD发布的指南（2016—2017年）[37]指出，当正常牙髓或可逆性牙髓炎的牙齿在牙洞预备过程中遇到小范围露髓时，可进行直接盖髓术。直接盖髓术也可以在新鲜外伤造成的冠折露髓后使用。这种治疗的目的是通过形成一个钙化的屏障来保持牙髓活力，但在受龋坏影响的患牙中，牙髓对细菌或细菌产物会有炎症反应[52-55]。

　　当有必要进行直接盖髓术时，应在露髓后立即进行，以防止污染牙髓。由于牙髓炎症过程的程度不能通过临床试验准确评估，所以可逆性（可治疗）牙髓炎的诊断有时可能是不正确的。在一些受深龋影响的牙齿中，牙髓炎症可能已经达到了不可逆性牙髓炎阶段，而没有显示出临床症状。

　　盖髓剂的特性是非常重要的。理想情况下，它应该具有生物相容性、不可吸收、能够形成和保持良好的封闭以防止细菌污染，并能促进牙髓修复和牙本质桥的形成。理想情况下，直接盖髓术后形成的牙本质桥应该是没有缺陷小管结构的，避免细菌在以后的阶段渗透到牙髓中[56]。

三氧矿物聚合物（MTA）和氢氧化钙是最常推荐的盖髓剂。这两种材料在重要的牙髓治疗中的作用机制是相似的，因为MTA的主要可溶性成分是氢氧化钙[57]。氢氧化钙在水环境中溶解成钙离子和羟基，在周围环境中产生的高pH（约12）。这种碱性pH是抗菌活性的原因[58]。氢氧化钙应用于暴露的牙髓组织的最初效果是由于高pH而产生的表层坏死。这种坏死对组织造成低度刺激，刺激牙髓进行防御和修复。与氢氧化钙相反，MTA在邻近的牙髓中引起轻微的炎症和坏死变化。因此，它比传统的氢氧化钙盖髓剂损伤小一些[59]。钙离子从封闭材料中释放出来，形成无机沉淀物，调控邻近牙髓细胞的生物活性和功能[60]。

氢氧化钙的高pH和低溶解度延长了其抗菌效果。然而，它可溶于水，如果充填体发生微渗漏，它可能会溶解并脱落，在充填材料下留下一个空隙。硬固性氢氧化钙水门汀可以诱导牙本质桥的形成，但它们不能对细菌或其代谢物提供有效的长期封闭[61-62]。

最近的研究表明，氢氧化钙或MTA刺激组织愈合过程的机制与氢氧化钙对牙本质基质成分的溶解作用有关。在牙本质生成过程中被封存在牙本质基质中的生长因子和其他生物活性分子（例如，TGF-β）可能在氢氧化钙的作用下被释放出来，并介导修复性牙本质生成过程中的细胞反应[4,63]。

MTA作为直接盖髓的首选材料，比氢氧化钙有更多优势。它是一种坚硬的、具有生物相容性的材料，具有抗菌作用，为细胞的附着提供了生物活性基质。这些特点使它能有效地防止微渗漏，提高治疗效果。如前所述，MTA可刺激修复性牙本质的形成，暴露的牙髓坏死可忽略不计，炎症反应也很小[59]。Tziafas等人证明，在犬实验中，用MTA直接盖髓后，深部牙髓组织始终正常，只有在后期才观察到牙髓中央有一些出血现象。2周后观察到硬组织屏障开始形成，3周后发现修复性牙本质生成，紧密结合纤维牙本质基质[64]。研究还表明，与氢氧化钙相比，MTA始终能以更高的速度诱导牙本质桥形成，并使其具有完整的结构。因此，在直接盖髓后，MTA似乎比氢氧化钙更能有效地保持牙髓的长期活力[59]。

然而，MTA有一个很大的缺点，即无论是灰色还是

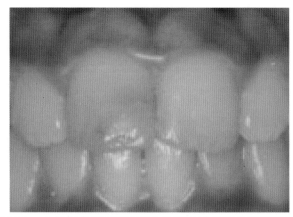

图34.2　右侧恒中切牙在使用白色MTA进行部分牙髓切断术后1.5年。注意牙冠的变色。（Courtesy Dr. E. Nuni.）

白色的MTA，对牙齿材料有染色作用（图34.2）[65-68]。因此，不建议在有美观诉求的牙齿上使用它来进行重要的牙髓治疗程序（盖髓术及牙髓切断术）。对于这些牙齿，应该考虑MTA的替代物（例如，氢氧化钙）。新一代的生物陶瓷材料具有与MTA相似的特性，在牙科市场上可以买到。直接盖髓后，应立即完善冠部修复。

一项随机临床试验比较了MTA或氢氧化钙对恒牙直接盖髓的成功率。美国西北地区牙科实践研究网络中的35家诊所被随机分配到用氢氧化钙（16家）或MTA（19家）进行直接盖髓，共有367人接受了氢氧化钙（$n=181$）或MTA（$n=195$）的直接盖髓，并接受了长达2年的随访，评估牙髓活力，必要时拍摄X线片。主要结果是需要拔牙或根管治疗。24个月时，氢氧化钙的失败概率为31.5%，而MTA的失败概率为19.7%（互换对数检验，$P=0.046$）。在长达2年的基于实践的研究网络评估中，这项大型随机临床试验提供了确凿的证据，证明MTA作为直接盖髓剂，与氢氧化钙相比，性能更优越[69]。

直接盖髓术

应该用橡皮障隔湿，并用次氯酸钠进行消毒。在持续喷水的情况下用高速车针预备窝洞，并用慢速车针去腐后，应使用次氯酸钠冲洗窝洞（每3～4分钟1次），消毒并去除牙髓暴露部位的凝血块（如果存在）。如果在1～10分钟不能止血，则表明牙髓炎症已发展到组织深处，应修改治疗程序（例如，转为部分牙髓切断术）[70-72]。

应根据制造商的说明使用MTA，并直接放在暴露牙髓组织上（1.5～2mm厚）。然后，用玻璃离子水门汀垫底覆盖该材料，再进行永久性修复[73]。

牙髓切断术

尽管直接盖髓术和牙髓切断术应用于成熟恒牙的龋源性露髓仍然是一个有争议的问题，但在年轻的未成熟恒牙中，这些手术被广泛应用。牙髓切断术包括去除发炎或坏死的牙髓组织，保留完整有活性的非炎症组织，应用盖髓剂来促进离断部位的愈合[71-73]。

牙髓切断术和直接盖髓术的唯一区别是，牙髓切断术从暴露的牙髓中去除更多的组织。传统上，牙髓切断术意味着切除全部冠髓。现在认为组织切除的深度是基于临床判断：只有大量出血、被判断为发炎或感染的组织才应该被去除，因为盖髓剂应该放在健康组织上。尽管许多材料和药物都被用作牙髓切断术后的盖髓剂，但MTA似乎是诱导形成牙本质桥的首选[63]。也可以用新一代的生物陶瓷类材料[69]。

在美学方面，不推荐使用MTA，因为它有变色作用。可以使用氢氧化钙，因为在一些研究中其结果是相似的[73-74]。

Aguilar和Linsuwanont报告显示，在龋源性露髓的情况下，部分牙髓切断术和牙髓切断术比直接盖髓术预后更稳定。

部分牙髓切断术

应用橡皮障隔湿，并用次氯酸钠溶液进行消毒。对于外伤性露髓，应去除被判断为发炎的组织（约2mm）。Cvek[75]研究表明，在外伤性露髓中，牙髓变化的特点是增生反应，炎症只延伸到牙髓的几毫米。应注意清除断面部位的所有冠方牙髓组织，以防止继续出血、污染和牙冠变色。对于龋源性露髓的牙齿，可能需要去除更深的组织才能达到非炎症牙髓层。已被证明高速金刚砂车针和水冷却来切割组织对下层组织的损害最小[76]。切断牙髓后，用次氯酸钠彻底冲洗、消毒、控制出血。如果出血持续存在，应继续向根方切断[72]。止血后将MTA（或在美容区的氢氧化钙）轻轻地放在断面。应注意不要将材料推入牙髓[77]。

MTA上方覆盖玻璃离子水门汀垫底，并进行永久性冠方修复（图34.3）。如果牙髓切断术成功，将形成第三期牙本质桥；偶尔也会发生牙髓退行性变。

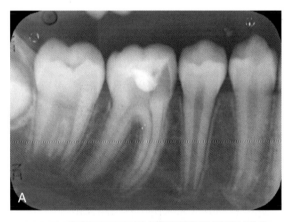
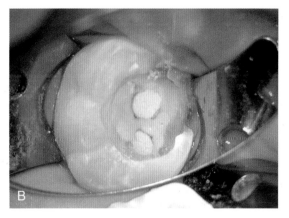
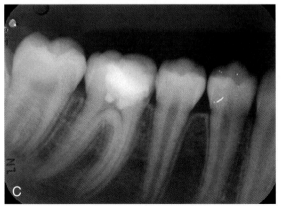

图34.3 部分牙髓切断术。（A）下颌第一恒磨牙，临时充填物不密合，有大面积龋损。（B）牙齿的临床观，显示有两个MTA盖髓点。（C）2个月后。没有任何症状，在X线片上也没有明显的病理性改变。建议用更明确的修复体（牙冠）取代复合临时充填物，以防止因微渗漏而导致治疗失败。（Courtesy Dr. E. Nuni.）

颈部牙髓切断术

发育完成的牙齿的牙髓切断术用于不可逆性牙髓炎的紧急治疗，在复诊时进行根管治疗。在未成熟恒牙中，进行颈部牙髓切断术促使牙根发育成熟。这种治疗是在假定根管内仍有健康的牙髓组织，有可能产生牙本质桥并促进牙根发育完成的情况下进行的。未成熟恒牙的颈部牙髓切断术的技术与乳牙类似，盖髓剂用于保持牙髓的活力和功能。盖髓前应注意清除凝血块，避免影响治疗效果。事实证明，留下凝血块可能会导致退行性钙化和内吸收，还可能干扰牙本质桥的形成，并成为微渗漏发生时细菌的基质[78]。这种术式经常用于剩余牙髓组织病理学状况不明确的牙齿。如果症状持续，需要进行牙髓摘除术，可以使用超声波仪器和手术显微镜去除MTA。

对于在牙根发育完成后，为了防止髓腔闭锁提高根管治疗难度，是否需要在这之前预防性根管治疗仍有争议。由于牙髓坏死的比例很低，所以不推荐[79-80]。

后牙可以考虑进行根管治疗，因为一旦治疗失败，很难进行根尖切除术，特别是儿童[18]。

这些牙齿的临床和影像学随访对于确保牙髓或根尖周病变没有发展是至关重要的。牙根应显示持续的正常发育和成熟。最重要的是尽快进行永久性修复，以防止细菌渗漏，确保治疗的成功[81]。

根尖诱导成形术

对于未成熟的牙齿，当根管内只有部分牙髓组织还有活力时，就需要进行根尖诱导成形术。这种方法允许盖髓剂根方的牙根继续生理性发育[37]。根尖诱导成形术可被视为一种非常深的牙髓切断术。在用次氯酸钠止血控制、形成凝血块之前，将MTA（另一种生物陶瓷材料）或氢氧化钙置于活性牙髓断面（图34.4）。建议使用手术显微镜操作。

根管深处的牙髓状况很难确定，钙化屏障的形成和牙根继续发育也很难预测，需要影像学检查和临床随访。如果出现病理性症状和体征，就应该进行根尖封闭术或牙髓再生治疗。使用MTA（生物陶瓷）盖髓时应慎重考虑，因为很难从根管深处取出。

年轻恒牙牙髓坏死的治疗手段

根尖封闭术

根尖封闭术是一种治疗未成熟恒牙的方法，其牙根的生长和发育因牙髓坏死而停止，治疗目的是诱导根尖封闭，不使根管壁增厚或根部连续延长。它可以通过两种方式实现：①作为一种长期手术，使用氢氧化钙类药物，诱导形成生物硬组织屏障；②作为一种短期手术，用MTA或其他生物陶瓷材料在根尖创造一个人工封闭栓。根尖封闭术最常用于因外伤而失去牙髓活力或龋源性露髓的中切牙以及解剖学上的变异（例如，牙根未发育成熟的牙内陷）。

未成熟牙齿的根尖可能呈现两种形态的变化：根尖孔分叉（Blunderbuss根尖）或平行聚拢，这种形态很难通过牙科的二维摄影图像确定。在这两种形式中，不能进行传统的牙髓治疗，因为很难达到根尖封闭，不能防止充填材料超充。当根尖封闭术成功时，影像学上伴随疏松性骨炎表现，能逐渐观察到骨的愈合。牙齿应继续萌出，牙槽骨继续生长，与邻牙连续。随访时应确保没有不良的治疗后临床和影像学症状。

10多年来，有一种替代性的治疗方法，即牙髓再生疗法，甚至在感染坏死的未成熟牙齿上也可以使用。这一点将在之后讨论。

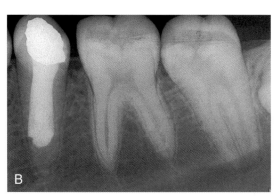

图34.4　（A）下颌前磨牙，由于部分牙髓坏死，牙根发育不全。用氢氧化钙进行了根尖诱导成形术。（B）2年后，在X线片上可以看到根尖封闭。使用带有根管封闭剂的牙胶完成了根管治疗。（Courtesy Dr. E. Galon.）

使用氢氧化钙进行长期根尖诱导

这种治疗方案周期较长，需要患者和家长的合作。氢氧化钙根尖诱导封闭是一个可预测的治疗手段，74%～100%的病例都会形成根尖屏障[82]。最常见的并发症是牙颈部断裂，因为牙颈部的壁很薄[3]。

据报道，由于牙本质的结构变化，氢氧化钙在长期应用（超过1个月）后会明显增加牙根断裂的风险。因此，为了减少未成熟牙齿的这种风险，建议尽量减少根尖屏障形成所需的时间[83-84]。

传统上使用氢氧化钙药物进行根尖处理，对根管进行消毒并诱导根尖封闭。氢氧化钙的高pH和低溶解度可以在很长一段时间内保持其抗微生物效果[85-87]。

氢氧化钙有助于根管的清创，因为它在单独使用或与次氯酸钠联合使用时，会增加坏死组织的溶解度[88]。

尽管屏障是由来自邻近结缔组织的细胞形成的，氢氧化钙诱导根尖屏障的作用机制仍有争议。钙化屏障即使在影像学上和临床上看起来是完整的，在组织学上也是多孔的，可能是由胶质、牙本质、骨质或骨膜组成[89]。

这种术式需要多次就诊，可能需要1年或更长时间才能达到完整的根尖屏障，之后用牙胶尖进行根管充填[90]。

目前还不清楚治疗开始时的牙根发育阶段或治疗前感染的存在是否会影响屏障形成所需的时间[89]。

氢氧化钙根尖封闭术

用橡皮障隔湿后，冠方入路应充分揭净髓角，防止继发感染和变色。Gates-Glidden钻针可用于前牙，去除根管颈部的舌侧突起，便于彻底清洁根管。根管的长度应该粗牙胶尖拍片确定，因为电子根测仪在根尖孔开敞的牙齿上测不出结果，用粗的纸尖插入根管探至出血点也可以帮助确定长度。工作长度应比影像学根尖短约1mm。根管的清创主要是通过用次氯酸钠溶液冲洗来实现，应该在没有压力的情况下进行，确认针头在根管内是松动的，并且低于工作长度。建议尽量少用或不用器械，以防止损伤薄的牙本质壁。为了便于消毒和清除这些宽大根管内的碎屑，建议用次氯酸钠溶液进行超声冲洗[91]。

然后用安装在低速发动机上的Lentulo螺旋器、配合专门设计的注射器，或用锉导入奶油状的氢氧化钙试剂。

第二次就诊安排在2周至1个月后，目的是完成清创，并去除在第一次就诊时无法用机械方法去除的封药变性的组织残留物。此外，应进一步对根管进行消毒。消毒后，用根管充填器将厚厚的氢氧化钙糊状物填入根管，使其达到釉牙骨质界（CEJ）的顶端；这将减少这一断裂敏感区的牙本质弱化现象[92]。冠方入路应使用充填体修复，以提供长期的冠方密封。

应每隔3个月对牙齿进行临床检查和影像学检查，以检查根尖硬组织屏障的形成，并确认没有病变（例如，牙根吸收和根尖周炎）。如果钙化屏障不明显，且氢氧化钙已被吸收，应予以更换。当在X线片上可以看到钙化的屏障时，应重新入路，并通过大量的冲洗来去除氢氧化钙。应使用牙胶尖和/或通过手术显微镜轻轻检查根尖区域，以确定根尖屏障的完整性。如果屏障不完整，且患者感觉到根尖触感，则应重新进行诱导，直至形成完整的屏障。氢氧化钙的更换频率是有争议的，一些研究者支持一次性使用该材料，并声称只需要启动愈合反应，而其他学者则建议仅在出现症状或在放射线观察时材料似乎已被吸收时才更换氢氧化钙[89]。

当可以追踪到一个完整的根尖屏障时，用永久性根管充填材料（例如，热塑化GP）和封闭剂将根管充填。

图34.5显示了一颗未成熟的上颌中切牙，伴牙髓坏死和急性根尖周脓肿，用氢氧化钙进行根尖封闭。骨质病变愈合后，完成牙髓治疗。

当钙化屏障形成在根尖的冠方时，不应该为了将牙齿充填到根尖而磨穿屏障；形成根尖屏障的组织应被视为健康组织，根管充填应放置到这部分的冠方。

如前所述，牙本质壁薄的未成熟牙齿，特别是在氢氧化钙诱导之后，有很高的根折风险，牙根发育阶段似乎是一个关键因素[3-84]。为了减少这种风险，建议采用短期氢氧化钙封药，并在根管内放置粘接的复合树脂进行永久性修复[93]。

使用MTA进行短期根尖封闭（单次根尖封闭术）

近10余年，MTA通常被用作短期根尖封闭的人工根尖屏障。MTA减少了完成根管治疗和修复牙齿所需的时间，在一次就诊中实现，整个治疗只需几次就能完成[94]。

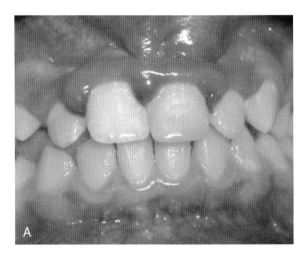

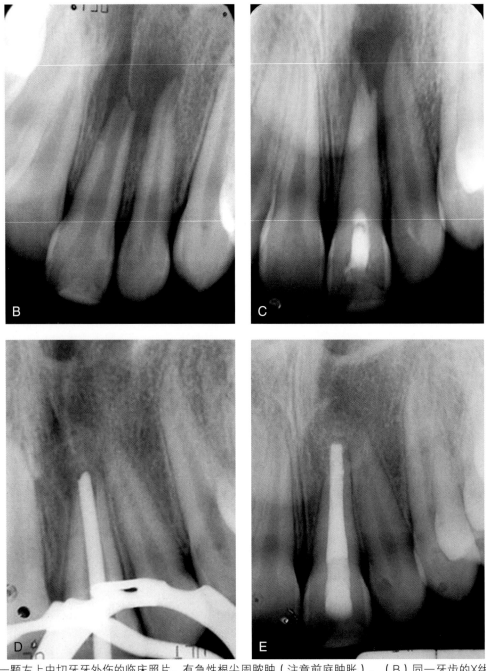

图34.5 （A）一颗左上中切牙牙外伤的临床照片，有急性根尖周脓肿（注意前庭肿胀）。（B）同一牙齿的X线片，显示牙根未完全形成，根尖开敞，根尖周骨质破坏。（C）用氢氧化钙糊剂充填根管以达到根尖封闭的X线片。（D）影像学检查显示用牙胶尖检查根尖屏障的完整性。（E）用牙胶和封闭剂充填根管后的牙齿。（Courtesy Dr. Z. Elazary.）

MTA的特性（例如，低溶解度、良好的封闭性、生物相容性、氢氧化钙的释放、高pH和不透光性）是其作为首选根尖屏障材料的原因[95]。其他具有类似特征的生物陶瓷材料也可以使用，例如，Biodentine（Septodont，Saint-Maur-des-Fosses，France）、NuSmile NeoMTA（NuSmile，Houston，TX）、MTA Angelus（Angelus，Londrina，PR，Brazil）、EndoSequence牙根修补材料（Brasseler Savannah，GA）、iRoot BP Plus（Innovative Bioceramix Inc.，Vancouver，Canada）[69]。

根管消毒是在第一次就诊时进行的，同前述。在第二次就诊时，可将MTA放置在未成熟牙根的根尖部分，作为根尖屏障。MTA凝固后很难从根管内取出；如果需要重新处理，可以通过根尖手术完成。因此，必须对根管和牙本质壁进行彻底清创和消毒。这种技术有很多优点：①患者的依从性不那么关键；②成本和临床时间减少；③牙本质不会失去其物理特性；④可以提前在根管内用粘接的复合树脂进行修复，从而将根折的可能性降到最低。

MTA根尖封闭术

第一次就诊时常规根管消毒，氢氧化钙封药，在MTA封闭之前上调炎症根尖周组织的低pH。Lee等人已经证明，酸性环境对MTA的定型和微硬度有不利影响[18,96]。

在第二次就诊时，橡皮障隔湿下冲洗根管并干燥。按照制造商的说明调拌后，将MTA压入根管根尖上方4~5mm，距离影像学检查的顶点约1mm（图34.6）。在根尖部分放置MTA比使用氢氧化钙更复杂。使用特殊的器械或根管输送器将材料引入根尖区，并使用间接超声激活的手动压实[97]。

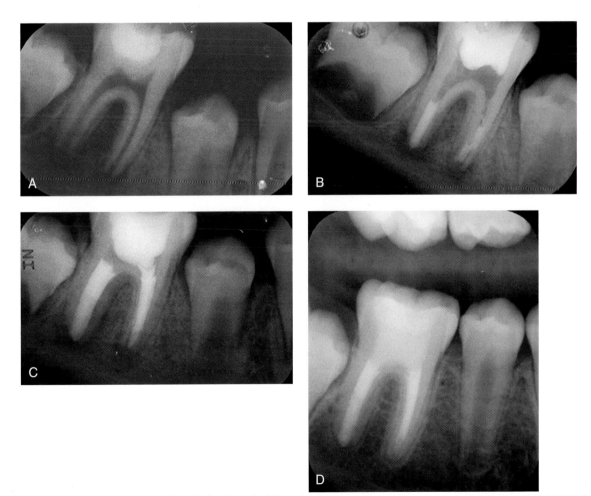

图34.6　（A）未成熟的下颌磨牙，根尖周有病理性低密度影。（B）用MTA根尖封闭。（C）在硬化的MTA封闭上进行热牙胶根充。（D）15个月后随访显示成功，根尖周病变已经愈合。（Courtesy Dr. E. Nuni.）

有人建议在根端放置可吸收材料（例如，硫酸钙；CollaCote，Zimer Dental，Carlsbad，CA），MTA可以被压实，使其保持在根管范围内，但似乎没有必要[98-99]。

材料是否正确放置通过X线片来验证（图34.6A）。在MTA上放置一个湿棉球或纸尖，为其凝固提供水分，然后用临时充填物封住牙齿。

几天后去除暂封物，用根管治疗仪检查MTA的硬度。如果MTA没有凝固，则应按上述同样的方法重复其放置。定型后，可以使用热牙胶和封闭剂完成根管充填。然后用粘接的复合树脂延伸到根管空间，增加牙根抗力[93]。在短根中，复合树脂可以直接与MTA屏障接触（图34.6）[18]。

使用新一代的生物陶瓷材料（例如，Biodentine Allington Maidstone，Kent，UK）可以进一步缩短治疗时间。这种材料的凝固时间很短（约10分钟），可以在放置根尖屏障的同时，进行永久性根部充填和牙齿修复。

再血管化和牙髓再生

这种方法是10多年前引入的，用于治疗未成熟的坏死和感染的恒牙，其基础是观察未成熟的牙齿在受损伤后偶尔发生自发性血管再生[100-103]。当这种治疗成功时，牙根延长、根尖孔关闭、根管壁增厚（Maturogenesis），从而改善年轻恒牙的长期预后。牙髓再生成功的必要因素包括根管内没有感染，存在物理支架、干细胞和信号分子，以及有效的冠方封闭[104-105]。

因血管再生而形成的硬组织和软组织的性质尚不清楚。根长、根管壁厚度变化的影像学证据并不一定表明功能性牙髓组织的再生和新的牙本质及牙骨质的形成。对犬和人类牙齿实验的组织学研究表明，在某些情况下，这些影像学变化可能是类牙骨质样和骨样组织沉积的结果，这意味着牙周膜组织而不是牙髓组织的生长[18,105-109]。

治疗技术

治疗的第一步是使用冲洗液（例如，次氯酸钠）和根管封药（在糊剂或氢氧化钙中混合抗生素）对根管空间进行消毒。

消毒后，通过根尖孔将出血引入根管空间，形成一个支架，新的组织将在上面生长并重新充填根管空间。也可以使用富血小板血浆（PRP）、富血小板纤维蛋白（PRF）或自体纤维蛋白矩阵（AFM）等替代品。应用

MTA或生物陶瓷和良好的冠方封闭是治疗的最后一步（见第35章）[110]。

材料科学、干细胞生物学和牙科组织工程领域的进展，在生物学基础上提供理论依据，增加了再生功能性牙齿组织的可能性。在短期内，单一牙齿结构的再生比整颗牙齿的再生更现实[111]。

牙髓坏死的发育成熟牙齿的治疗

年轻成熟恒牙的根管治疗

特殊考虑

儿童和青少年发育完成的恒牙的根管治疗，基本上与成年人治疗类似。但是，由于他们的根管较宽，牙本质壁较薄，与成年人患者相比，需要采取特殊的预防措施，具体说明如下。

入路

冠方入路应足够宽，揭开髓角，防止牙髓残留继发感染或变色。在打开入路的过程中，应注意只去除根管口的少量牙本质。清除过多的牙本质会使前牙抗力降低，或可能导致磨牙穿孔。

器械操作

根管的长度应使用X线片仔细确定；也可使用电子根测仪或纸尖。虽然根管较大，但可能是弯曲的，所以应使用预弯的器械进行反弯曲预备。使用镍钛（NiTi）旋转器械可以使根管预备过程更容易。

根管冲洗

在根管治疗过程中，只有在确保橡皮障正确放置并且液体不会意外渗入口腔的情况下，才可以进行冲洗。冲洗针筒的针头放在根管内不能嵌顿，避免将冲洗液推向根尖孔外。各种浓度的次氯酸钠溶液（0.5%~5.25%）是首选的冲洗液[112]。

根管封药

对于感染根管，重点是消毒和清除组织残留物。对粗大根管很难进行有效的机械预备，建议分2次进行治疗，在2次治疗之间用消毒药物封药。氢氧化钙糊剂是首选，因为它可以溶解组织残留物[88]。

放置封药可以使用短于根管长度的Lentulo螺旋器、特别设计的注射器或锉来完成。

根管峡部

根管峡部是同一根内两个或多个根管之间的细小通道，其中含有牙髓组织。任何含有两个或更多个根管的牙根峡部都可能存在交通支[113]。

当根部突起不能自行关闭时，就会形成峡部，在根部形成不完全的儿童，峡部会比较大。这些根管之间的网状连接是根管系统的一部分，它们可以作为细菌的储存库，因此在根管治疗期间应进行清洁和充填[113]。

根管充填

年轻牙齿的根尖孔宽大，试主尖应谨慎进行，避免在充填时容易发生充填材料的超充。三维的密合充填需要更多的辅尖；初始尖的放置应以不阻挡根管入路为前提。用热牙胶根充或使用温凝技术应谨慎进行，避免超充。

在某些情况下，制作个性化主尖很有意义。在距根尖几毫米的地方确定一个根尖止点；根尖2～3mm被软化（用溶剂或热源）并逐渐夯实到位。完成的个性化主尖能显示根尖部分的形态，防止在根充时超充[78]。

第35章
年轻恒牙牙外伤治疗
Managing Traumatic Injuries in the Young Permanent Dentition

DENNIS J. MCTIGUE

章节概要

乳牙牙外伤在第16章中进行了探讨，其中包含了以下与处理任何年龄儿童创伤有关的基本内容：

- 牙外伤的分类
- 医学以及牙科病史
- 临床及影像学检查
- 牙齿对外伤的常见反应

本章内容探讨年轻恒牙牙外伤，建议读者复习上述提到的16章中的基本内容，在本章中会经常有所提及。

"牙外伤指导"网站（www.dentaltraumaguide.org）[1]可以帮助诊断和治疗外伤牙，在此推荐给大家。该网站是由Jens O. Andreasen博士开发，由美国哥本哈根大学医院和国际牙外伤学会赞助的。它包含了大多数牙外伤的最新指南内容，简单易用。

年轻恒牙牙外伤的病因及流行病学

玩耍时跌倒是大多数年轻恒牙牙外伤的病因。虽然运用了防护牙托（见第41章），儿童参加强对抗性运动仍然是牙外伤的高风险原因。青少年时期，由于未系安全带而在发生事故时撞击方向盘或者仪表盘而导致的牙外伤显著增多。如第16章所述，患有癫痫发作障碍的儿童也会更频繁地损伤恒牙。与乳牙相比，恒牙发生牙冠折断的概率要大于发生脱位性损伤的概率。恒牙较低的冠/根比和更致密的牙槽骨导致了这一现象的发生。上颌前牙最容易受到损伤，如果上颌前牙前突则损伤风险最高（图35.1）[2]。

年轻恒牙牙外伤的分类

见第16章（图16.1）。

病史

第16章讨论了全身和牙科病史的基本内容。强调使用创伤评估表格来帮助收集全身和牙科病史（图16.8）。评估表的审阅者需要确定儿童是否需要注射破伤风疫苗，如果对于是否需要注射破伤风疫苗有疑问，则需要咨询临床儿科医生。

另一个值得注意的问题是对中枢神经系统的潜在损伤。年龄较大的孩子在玩耍时可能会遭受更严重的打击，因此牙医应该查明孩子在受伤后是否失去意识、头晕或恶心。如有上述情况，则需立即就医。就如第16章中提到的，严重的头部损伤可在最初创伤几小时后出现症状，应提前告知家长注意孩子在创伤后的24小时内是

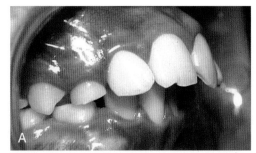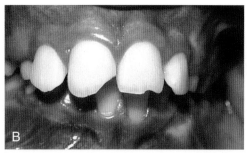

图35.1 （A）侧面照显示深覆盖。（B）同一患者中切牙折断。（From McTigue DJ. Management of orofacial trauma in children. *Pediatr Ann.* 1985;14: 125–129.）

否有上述症状，在夜晚的时候应每2～3小时唤醒孩子一次[3-5]。

临床检查

关于临床检查的详细讨论见第16章。乳牙和恒牙之间的一个重要区别在于牙髓活力测试或牙髓敏感性测试。牙髓敏感性测试虽然在乳牙列中并不是常规检查，但是在恒牙中可以辅助诊断。牙医应该认识到，对于萌出中的牙齿和根尖孔开放的牙齿进行牙髓测试反应并不完全可靠。外伤牙可能在几个月内对任何敏感测试都没有反应。因此，外伤后即刻出现的阳性反应对于评估牙髓活力比阴性反应更有价值。

用二氟二氯甲烷或干冰等药剂进行冷测[6]，得到最可靠的结果，但是所施加的低温冲击会导致牙釉质崩裂线的出现[7]。一些临床医生更喜欢电活力测试，因为它所施加的刺激可以逐渐增加并精确记录。成年人患者中，同时使用冷测和牙髓电活力测可以提供最好的灵敏度和特异度[8]。

使用冷刺激或电脉冲的牙髓测试实际上并不能测量"活力"，因为想测量"活力"需要确认通过牙髓组织的不间断的血液流动。这些测试通过神经反应来代表血管的活力。激光多普勒血流测量具有潜在的巨大临床价值，因为该技术直接测量血流，不依赖于感觉神经反应[9]。这个测试也是无痛的，对于根尖孔未关闭的牙齿也是可靠的[10]。然而，对该仪器的广泛应用需要对设计进行修改并显著降低成本。另一种具有潜在诊断价值的无创技术是脉搏血氧仪，它可以测量被监测血管中的血氧饱和度[11-12]。虽然目前还没有成形的商业产品，但未来的技术进步将使其能够应用于牙齿，并辅助临床医生

更好地衡量牙齿活力。

恒牙的影像学诊断原则与乳牙没有区别。医生在诊断外伤牙时常犯的错误是没有拍摄足够的影像学检查。从垂直向和水平向略微不同的角度的额外视图可以显著提高诊断的准确性[13]。

外伤后的随访影像学检查是非常重要的。外伤后1个月复查X线片可发现牙髓坏死和迅速进展的（炎症性）吸收。2个月后的检查可以发现替代性吸收[13]。

锥形束计算机断层扫描（CBCT）使医生可以从三维上观察外伤牙的影像学检查[14]。然而，该检查增加了放射性、复杂性和成本，使其不推荐用于大多数儿童的牙槽损伤。只有当患者的病史和临床检查证明对患者的益处大于潜在的风险时，才应使用CBCT。只有在低剂量二维X线摄影无法满足检查影像需求时，临床医生才应使用CBCT。

外伤牙的病理转归

见第16章。

恒牙牙外伤的治疗

不同年龄段的患儿，牙外伤的治疗遵循相同的基本原则，即收集病史信息，完成临床检查。此外，乳牙和恒牙的外伤牙病理转归是相似的。但是，对于恒牙牙外伤的治疗有很多显著的不同。与乳牙列一样，在所有治疗之前，应进行完整的检查诊断（见第16章）。尽管外伤可能对恒牙没有或几乎没有（如果有的话）造成明显的损伤，它仍可能导致牙髓坏死，这是由于根尖处神经血管束的破坏。所有外伤牙均应进行治疗后评估。

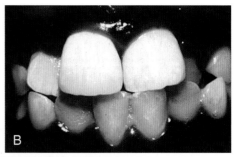

图35.2   折断的切牙（A）可以使用酸蚀刻/复合树脂技术快速修复（B）。

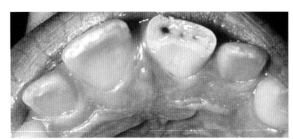

图35.3   冠折露髓。

牙釉质折断

在某些情况下，轻微的牙釉质折断可以用细砂盘抛光。较大的缺损可以通过酸蚀/复合树脂修复（见第40章）。

牙釉质牙本质折断

处理牙本质折断的首要问题是防止细菌刺激物到达牙髓。过去的标准处理方法是使用氢氧化钙或者玻璃离子水门汀覆盖暴露的牙本质以隔绝口腔内的细菌。用粘接剂密封暴露的牙本质，使未暴露的牙髓形成修复性牙本质。所以，一些临床医生主张同时对牙本质和牙釉质进行酸蚀，然后进行牙本质和牙釉质粘接，而不放置氢氧化钙或玻璃离子水门汀[15]。但是，一项关于使用牙本质粘接剂系统进行盖髓的综述报告称，由于炎症反应增加、牙髓愈合延迟和牙本质桥形成失败，这些系统并不适用[16]。笔者建议用玻璃离子水门汀覆盖牙本质折断最深的部分，再使用牙本质粘接剂（见第22章和第40章），然后可以用酸蚀/复合树脂技术修复牙齿（图35.2）。如果没有足够的时间来完全修复牙齿，可以使用过渡性覆盖树脂材料（树脂"贴片"），直至最终修复。一些牙医通常会进行这样的过渡性修复，以确保在患者返回进行最终修复时可以进行适当的治疗后评估。这是一个非常合理治疗计划，但是要注意暂封的密合性。另一种选择是进行即刻断冠粘接。有关此技术的描述，见第40章。

冠折露髓

冠折露髓的处理特别具有挑战性（图35.3）。对治疗有决定意义的相关临床检查包括以下内容：

1. 暴露牙髓的活力。
2. 牙髓暴露的时间。
3. 冠折牙齿的牙根发育程度。
4. 折断牙冠的可恢复性。

治疗措施的主要目标是保存牙齿的牙髓活力（见第34章），让未发育完成的牙齿根尖孔关闭。值得注意的是，根尖孔关闭并不意味着牙根发育的完成。根部牙本质的继续沉积可以持续过青春期，这可以使牙齿更坚固、更抗外力。在牙冠中保持活性牙髓，可以让临床医生定期监测牙齿的活力。有时并不能保持牙齿全部的活性组织。根据刚才提到的临床情况，有3种治疗方法可供选择：

1. 直接盖髓术。
2. 牙髓切断术。
3. 牙髓摘除术。

直接盖髓术

直接盖髓术仅适用于牙髓小范围暴露，暴露时间几小时内的外伤牙齿。如果牙髓组织有炎症、表面形成凝块或被异物污染，牙髓愈合的机会就会减少。因此，我们的目标是保护有活性的牙髓组织，使其没有炎症，并使其在生理上被钙化屏障隔开。

用橡皮障隔离牙齿，清水冲洗。将市售的Ca(OH)$_2$糊剂或MTA直接盖到牙髓组织和周围的牙本质上[17]。修复体完全覆盖暴露面以防止口腔细菌的进一步污染是至关重要的。与牙本质折断一样，酸蚀/树脂系统可以作为初步修复方法。钙化桥在2~3个月时可以从影像学检查上看到。虽然据报道，MTA与Ca(OH)$_2$[18]都可以作为成功的直接盖髓剂，但MTA可能会导致牙冠严重变色（图34.2）[19]。

对于牙根发育不完全的冠折露髓牙齿，不能选择直接盖髓术。这种情况下治疗的失败会导致牙髓坏死，留下根管壁极薄的脆弱牙根。所以，对于年轻恒牙冠折露髓，首选牙髓切断术。

牙髓切断术

牙髓切断术的目的是去除炎症牙髓，保留健康牙髓让牙根继续生长发育。正如前文所述，这项技术适用于冠折露髓且牙根未发育完成的年轻恒牙。它也适用于牙髓暴露面积大或暴露时间超过几小时的牙齿。由于其较高的成功率，很多医生已经不再选用直接盖髓。临床上很难确定牙髓炎症的进展程度。如图35.4所示的牙齿已折断4天，牙髓暴露处直径约3mm。牙医选择切除所有冠髓，并取得了成功。图35.4B显示了牙根的完全成熟，包括根尖孔关闭和根管壁增厚，以及切断部位的钙化屏障。然而，在牙冠中保持一些牙髓组织可以让牙医监测牙齿的活力，因此在可能的情况下是更好的选择。

1978年，Cvek指出，在大多数牙髓暴露超过几小时的病例中，最初的生物反应是牙髓增生[20]。这些病例的炎症很少超过2mm。Cvek对60颗牙髓暴露在1小时至90天的牙齿，只切除了暴露点周围2mm的牙髓和周围的牙本质，Ca(OH)$_2$盖髓，其成功率为96%。Fuks等人报道的远期成功证实了这些信息，并表明这种保守的组织切除可以作为治疗的选择（图35.5和图35.6）[21]。

牙齿的绝对隔离以防止口腔细菌污染牙髓是非常必要的。用无菌的金刚砂高速涡轮手机将暴露点处下方2mm的牙髓组织轻柔去除，为了避免牙髓损伤，必须进行大量的冲洗。预备量应为Ca(OH)$_2$或MTA盖髓和玻璃离子水门汀密封预留足够的空间。冠方严格的抗菌封闭是这项技术成功的关键。然后，牙齿可以用复合树脂美学修复。

MTA在牙髓切断术中适用良好，可以保留正常牙髓并诱导牙本质桥形成[22-23]。然而，如前所述，其对牙齿的染色是一个临床问题。有关其使用的详细信息，见第34章。

牙髓摘除术

牙髓摘除术包括从牙冠和牙根完全去除牙髓组织，当没有活性组织残留时，需要进行牙髓摘除。当恒牙牙根发育完成，需要打桩做永久修复时也需进行牙髓摘除术。在没有快速进展性（炎症性）牙根吸收的情况下，治疗方法是用牙胶充填根管。读者可以参考标准的牙髓病教科书来了解有关这项技术的更多信息。

临床医生面临的最大挑战之一是治疗一颗根尖孔

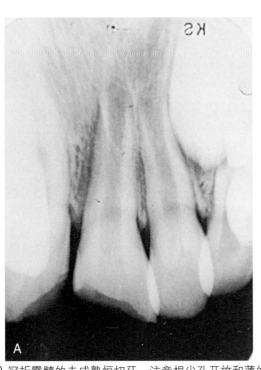
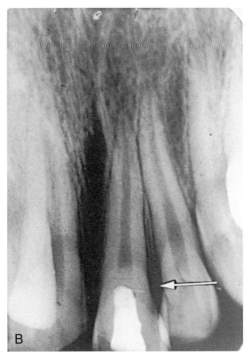

图35.4 （A）冠折露髓的未成熟恒切牙。注意根尖孔开放和薄的牙本质壁。（B）氢氧化钙牙髓切断术后钙化屏障（箭头）的形成，牙根继续成熟，表现为根尖孔关闭和根管壁增厚。

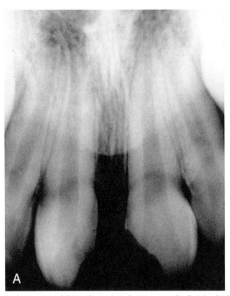 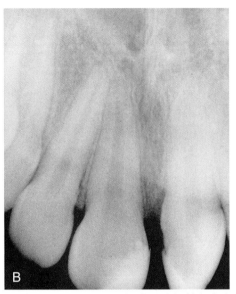

图35.5 （A）右上中切牙冠折露髓。（B）同一牙齿术后1年的X线片，采用Ca（OH）₂部分牙髓切断术成功治疗。注意根尖和根管壁的发育完成。

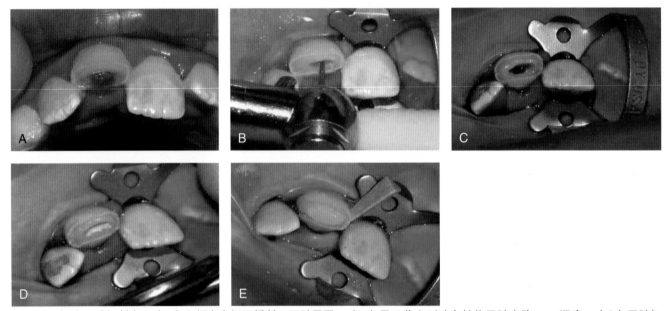

图35.6 部分牙髓切断术。（A）上颌右中切牙折断，牙髓暴露。（B）用无菌金刚砂车针将牙髓去除2mm深度。（C）牙髓切断后凝血块。（D）牙髓断面放Ca（OH）₂。（E）玻璃离子水门汀封闭。（Courtesy Dr. Ashok Kumar.）

开放的牙髓没有活力的年轻恒牙。如果没有生存的牙髓组织、根尖乳头干细胞、成牙本质细胞和Hertwig上皮根鞘[24]，牙根的生理性发育成熟就不可能发生。这些病例的传统治疗方法是根尖诱导成形术。Ca（OH）₂被带到根尖直接接触活性组织，刺激了牙骨质屏障形成。然后可以在该屏障上充填牙胶。然而，这种方法需要在9 ~ 18个月多次就诊，且结果是牙根短、根管壁薄（图

35.7）[25]。此外，长期Ca（OH）₂治疗已被证明可以削弱牙根强度，增加根折的可能性[26]。

Ca（OH）₂根尖诱导成形术的一种替代方法是使用MTA的根尖封闭术[27]。MTA放置于根尖区并固化，然后下次就诊时，在MTA屏障上充填牙胶（图35.8）。尽管整体治疗时间大大缩短，但短的牙根长度和薄的根管壁仍然使牙齿面临根折的风险。

牙髓再生术

Iwaya、Hoshino等人报道了一个替代根尖诱导成形术的戏剧性治疗方案来治疗牙髓坏死的年轻恒牙，被称为血运重建术或牙髓再生术[28-30]。这种方法旨在用有正常生理功能的活性组织取代受损的牙本质、牙根结构和牙髓细胞[31]。这个概念是彻底消毒根管系统，然后刺激根尖乳头出血，用凝血块充满髓腔。然后，该区域的大量生长因子作用于主要来自根尖乳头的牙齿干细胞，将凝血块用作支架，并分化为牙髓–牙本质复合体的健康细胞，从而完成生理根成熟。该技术（图35.9）是首先通过用次氯酸钠或乙二胺四乙酸（EDTA）进行大量冲洗来清洁根管[32]。由于牙根发育不完全、根管壁薄，尽

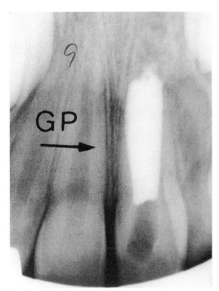

量减少器械预备，而多用冲洗。可用短于工作长度3mm的超声荡洗，有利于更好地清除牙髓组织残余物，并最大限度地减少微生物繁殖的基质。用无菌纸尖对根管进行干燥，然后用螺旋充填器将低浓度的环丙沙星、甲硝唑和米诺环素三联糊剂导入根管至釉牙本质界下方[29]。由于米诺环素有使牙齿变色的可能性，它经常被克林霉素取代[33-34]。Ca（OH）$_2$有时也被用来替代抗生素糊剂，同样是为了避免牙齿变色[35]。开放的髓腔用无菌棉球和玻璃离子水门汀密封。

患者在3～4周后进行复诊。在复诊时，用不含肾上腺素的局部麻醉药对该区域进行麻醉。冲洗净抗生素或氢氧化钙糊剂，用无菌根管锉超出根尖孔刺血。尽量使凝血块靠近釉牙本质界，从而使牙颈部牙本质增厚以减少牙颈部折断的可能性。然后将MTA放置在血块上，并用玻璃离子水门汀暂封牙齿。最终在下次复诊时进行修复。牙根的成熟应在几个月后的影像学检查中看到（图35.10）。牙髓再生术仍然是一个新兴的领域，目前还没有循证指南来告知临床医生其确切的适应证或技术方法。更多的研究将完善这项技术，毫无疑问将在未来得到更多的应用。

成功的标准

判断用于治疗牙髓受损的牙折的技术是否成功的标准包括以下内容：

- 未成熟牙齿的牙根继续发育
- 无痛、松动或瘘管等临床症状
- 无影像病理性表现（例如，根尖周低密度影或牙根吸收）

图35.7　根尖诱导成形术使这颗未成熟的恒牙能够成功地用牙胶（GP）进行充填。然而，牙根仍然脆弱，并且未来受到创伤的风险增加，因为根管壁不会增厚。

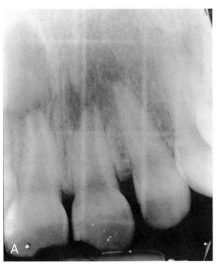
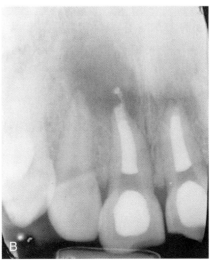
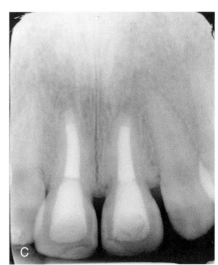

图35.8　采用根尖封闭术。（A）术前。（B）术后4周。（C）术后27个月。

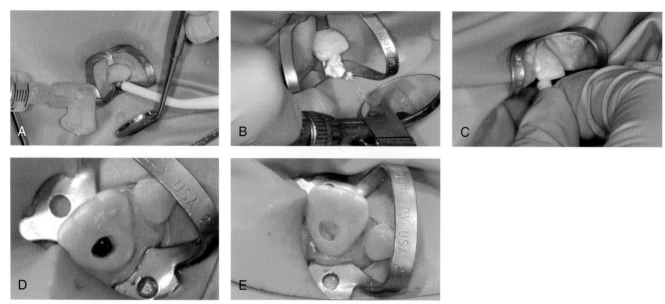

图35.9 牙髓再生术。（A）用次氯酸钠溶液对根管进行大量冲洗。（B）螺旋导入三联抗生素糊剂。（C）根管锉超出根尖孔2～3mm来刺激出血。（D）牙颈部凝血块。（E）在凝血块上放置MTA。

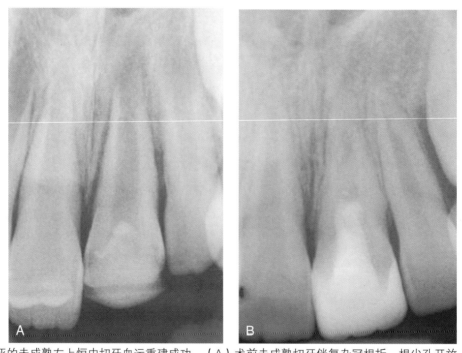

图35.10 牙髓坏死的未成熟左上恒中切牙血运重建成功。（A）术前未成熟切牙伴复杂冠根折、根尖孔开放、根尖周炎X线片。（B）术后27个月的观察情况。注意根尖孔的关闭和根管壁的增厚。

后牙牙冠折断

恒后牙牙冠折断的修复对临床医生来说是一个挑战。这些骨折通常继发于颏部下侧的重击，从而导致牙冠垂直折断（图35.11）。尽管有时可以使用后牙复合树脂进行粘接，但应用不锈钢或铸造金属牙冠进行全覆盖通常是唯一的修复选择。提醒读者在这些情况时要注意下颌骨骨折和颈椎损伤[36]。

根折

当牙根的折断出现在根尖1/3时，预后最好。随着折断部位越接近牙颈部，预后越差。Bender和Freedland研究显示，超过75%的牙槽窝内根折，牙髓可以保持活力[37]。

根折的牙齿通常有松动，其冠部断端常有移位。应多角度影像学检查，以确定根折的程度。越早将冠部断片复位，预后越好[13]。复位的位置应通过影像学检查来确定，并需要检测牙髓活力。准确的复位可以提高硬组织愈合及牙髓愈合的可能性[38]。根尖未发育完成的年轻恒牙和损伤时牙髓活力也与牙髓愈合及根折修复显著相关。

牙弓夹板技术将在本章后面详细讨论。目前证据表明，根尖和根中1/3根折的牙齿，如果用功能性夹板固定3～4周，使牙齿有一定的松动度，那么愈合效果会更好[13,39]。颈部1/3折断的牙齿应使用柔性夹板固定3～4个月。

在出现明显牙髓坏死临床表现或牙根吸收的影像学表现之前不应开始根管治疗。即使在这些情况下，治疗也往往局限于冠部断片，因为在大多数情况下，根尖断片保持其活力。

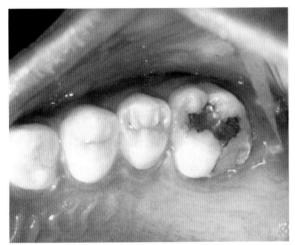

图35.11　对该儿童颏部下方的打击造成的上颌磨牙腭尖的垂直折断。

外伤牙后遗症的处理

在第16章中，描述了牙齿对外伤的常见反应。3种最具挑战性的后遗症包括髓腔闭锁（PCO）、快速进展（炎症性）牙根吸收（外部和内部）和替代性牙根外吸收。这些病理过程可能发生在牙折或脱位性损伤之后。

髓腔闭锁

髓腔闭锁（PCO）是一种退行性病理过程，最终导致髓腔闭锁（图35.12和图35.13B）。Andreasen表明，其发生取决于所受的脱位性损伤类型和牙根发育阶段[40]。因此，根尖孔开放、中度至重度损伤的未成熟牙齿可能会发生髓腔闭锁。大多数患有髓腔闭锁的乳牙能正常吸收，因此通常不需要治疗。对于恒牙的髓腔闭锁，也建议采取保守的治疗方法。目前的证据表明，牙髓坏死是髓腔闭锁的一种罕见后遗症，据报道发生率可低至1%[40]，高至33%[41]。牙冠变色可能会更常见。如有必要，绝大多数闭锁的根管都可以成功完成牙髓治疗[7]。因此，建议牙医密切观察髓腔闭锁的牙齿，并仅在根尖周病变或预防完全成熟牙齿的牙冠变色时才开始牙髓治疗。

快速进展性（炎症性）牙根吸收

快速进展性（炎症性）牙根吸收可发生在牙根外部、牙根内部，或二者兼有（图35.13）。它通常出现在牙周膜（PDL）有炎症和牙髓坏死的脱位性损伤之

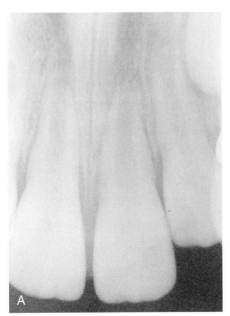

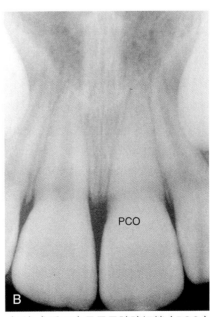

图35.12　（A）7岁儿童左上中切牙术后10天。（B）术后16个月显示髓腔闭锁（PCO）。

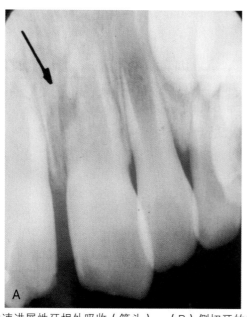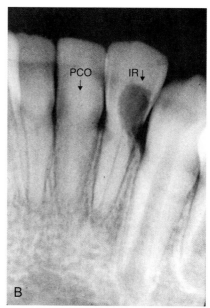

图35.13 （A）快速进展性牙根外吸收（箭头）。（B）侧切牙的内吸收（IR）以及中切牙的髓腔闭锁（PCO）。（[B] From McTigue DJ. Management of orofacial trauma in children. Pediatr Ann. 1985;14:125–129.）

后[42]。破牙性活动发生之快，可以在几周内破坏牙齿。对于患有脱位性损伤的牙根发育完全的牙齿，可以通过及时（在3周内）地拔除牙髓来防止快速进展性牙根吸收。对于有脱位性损伤的根尖孔未关闭的年轻牙齿应密切观察，一旦出现牙根吸收情况及时摘除牙髓。牙髓再生术和根尖封闭术可用于后续治疗。

对于快速进展性牙根吸收的及时处理是至关重要的。一旦在影像学上发现牙根吸收，应立即摘除牙髓组织。用次氯酸钠大量冲洗有助于溶解根管中的有机碎屑。在恒牙中，$Ca(OH)_2$放于根管内。其技术与用于根尖诱导成形术相同（见第34章）。这里的目的不是诱导根尖孔关闭，而是创造一个不利于吸收过程的环境。理论上认为，$Ca(OH)_2$由于其极强的碱度而具有防腐性能。这种药物可以通过牙本质小管渗透到PDL的吸收区域，并阻止其进展。$Ca(OH)_2$应置于牙齿中，直至影像学检查显示有明显的愈合迹象。这可能需要几个月的时间，如果吸收持续进展，则可能需要重复应用$Ca(OH)_2$封药。当影像学检查显示吸收停止，可以用牙胶最终充填根管。

替代性牙根外吸收（固连）

替代性牙根外吸收常见于严重的脱位性损伤（例如，全脱出或挫入），在这种情况下，牙周膜细胞被破坏。牙槽骨直接接触受累牙齿的牙骨质并与其融合。然

后，随着骨进行正常的生理性、破骨性和成骨性活动，牙根被吸收并被骨所取代（图35.14）。随着年轻孩子快速的骨代谢，牙根可在3～4年被完全吸收。对成年人来说，这一过程可能需要长达10年的时间。及时并且适当地处理脱位性损伤可以预防替代性牙根外吸收的发生。

恒牙脱位性损伤的治疗

读者可参考第16章了解各种类型的脱位性损伤的定义。脱位性损伤会破坏牙齿的支持结构，即PDL和牙槽骨。此外，在根尖孔关闭的成熟牙齿中，牙髓经常发生坏死。当根尖孔开放的未成熟牙齿发生移位时，牙髓坏死的发生率较低，但如前所述，PCO是这些病例中的常见后遗症。

PDL的活力在决定移位性牙齿预后方面远比牙髓活力重要。治疗该类型外伤的主要目的是维持PDL的活力。

牙震荡

恒牙牙震荡必须密切观察。尽管预后通常较好，但牙髓坏死和牙根吸收仍有报道。如果有疼痛症状，可以小心地将患牙咬合降低。

半脱位

恒牙半脱位比乳牙半脱位更容易出现牙髓坏死。

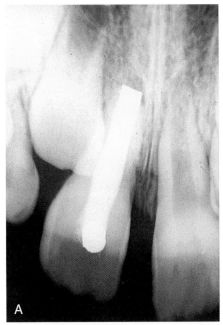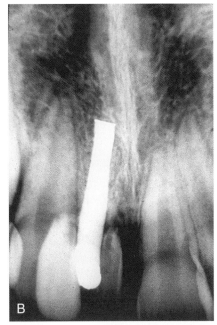

图35.14 （A）一颗全脱出并干燥保存3小时的恒切牙在再植前充填牙胶。（B）3年后，替代性牙根外吸收完全摧毁牙根。

半脱位的牙齿应通过影像学检查密切观察至少1年，例如，出现病理性改变则及时行根管治疗。根尖孔开放的年轻恒牙发生牙髓坏死的概率较低。半脱位牙应用弹性固定的时间为至多2周内，后期仅在患者需要时使用[13]。

挫入

挫入牙的预后并不好。这些牙齿经常出现牙髓坏死、牙根吸收和牙槽骨的丧失。由于缺乏这方面的研究，对挫入牙的治疗方法存在争议。国际牙外伤学会发布的指南根据挫入牙的根尖发育情况，提出了不同的治疗方法[13]。

对于挫入<7mm的年轻恒牙，可观察其能否自行萌出。如果在3周内没有发现任何萌出，则应使用正畸轻力复位（图35.15）。挫入超过7mm的年轻恒牙应进行

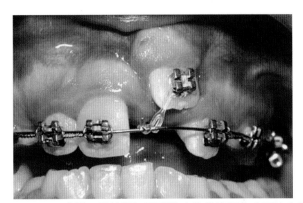

图35.15 正畸矫正再植恒切牙可防止替代性吸收（固连）和牙槽骨丧失。

正畸或手术复位。

挫入<3mm的成熟恒牙可观察其能否自行萌出。如果在3周内没有发现萌出，则应在发生固连前通过手术或正畸进行复位。如果挫入>7mm，则应该通过手术复位。现尚无证据显示，对于挫入3～7mm的成熟恒牙，正畸或者手术复位哪一个更有优势。发生挫入的成熟恒牙牙髓很可能会坏死，并导致迅速进行的吸收，因此在外伤后3周内应将其摘除，并使用与第34章中所述的根尖诱导成形术相同的技术将$Ca(OH)_2$放入根管中。影像学检查应持续至少1年，如果有牙根吸收表现，则应更换根管中的$Ca(OH)_2$。

部分脱出

部分脱出的恒牙（图35.16A）应尽快复位，并用夹板固定2～3周。PDL纤维通常需要这段时间才能重新结合。根尖孔关闭的部分脱出恒牙会发生牙髓坏死，因此根管治疗应该在固定后开始。根尖孔开放的部分脱出牙有机会恢复血运并保持牙齿活力。因此，在有临床或影像学检查表示牙髓发生坏死之后，才应开始治疗。

侧方脱出

牙槽骨骨折经常发生在侧方脱出牙中，并可能使其处理复杂化（图35.16B）。在最严重的病例中，会出现PDL和骨丧失。治疗方法是尽快将牙齿和牙槽骨碎片复

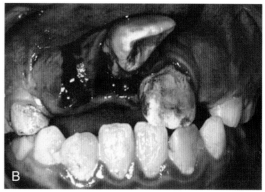

图35.16 （A）右上中切牙部分脱出和左上中切牙冠折。（B）牙齿侧方脱出。

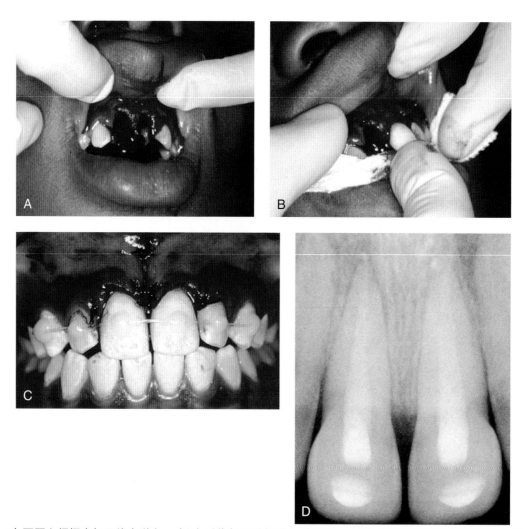

图35.17 （A）两颗上颌恒中切牙均全脱出。（B）手指加压重新植入脱出牙。（C）使用美学弹性50磅的钓鱼线+树脂夹板固定。（D）Ca(OH)₂牙髓摘除术完成，以防止快速进展的再吸收。（Courtesy Dr. Jeff Hays.）

位。然后，根据骨受累的程度，使用夹板固定3～6周。笔者目前的治疗方案还包括0.12%氯己定漱口。如果移位牙齿根尖孔已关闭，则很有可能发生牙髓坏死；因此，牙髓治疗应该在固定后开始。同样，对于根尖孔未关闭的牙齿，应持续进行影像学检查，例如，出现牙髓坏死迹象尽快开始牙髓治疗。

全脱出

全脱出牙脱离牙槽的时间越长，预后就越差[44]。治疗的主要问题是如何保持PDL纤维的活力。这些纤维离开口腔的时间越长，生存的预后就越差。因此，无论第一个能提供帮助的人是父母、老师还是兄弟姐妹，都必须立即重新植入脱出牙（图35.17）。

由于各种原因，有时不可能立即重新植入牙齿。研究表明，用于全脱出牙的最佳输送保存液是细胞培养基，例如，ViaSpan（DuPont Merck Pharmaceutical Company，Wilmington，DE）或Hank's平衡盐溶液（HBSS；United Biochemicals，Sanborn，NY）[45]。ViaSpan尚未用于临床，但HBSS可作为急诊牙齿保存液（Biochrom AG，Berlin，Germany）在市场上买到。HBSS的使用显著增加了PDL细胞存活几小时的可能性[46]。

如果没有细胞培养基，最好的替代保存液是牛奶[47-48]。它易于获得，相对无菌，渗透压比盐水或自来水更有利于维持PDL细胞的活力。冷牛奶已被证明能维持PDL前体细胞繁殖的能力，其可繁殖时间是室温牛奶的2倍[49]。尽管一些研究表明，将牙齿保存在患者嘴里（唾液）可能有利于PDL的存活，但笔者认为，受到惊吓的儿童吞咽、吸吮或咀嚼脱出牙的可能性使这种选择不是一个好的选择。水不是一种好的运输介质，因为它是一种低渗溶液，会导致PDL细胞膨胀和破裂。在这些情况下，应将脱出牙保存在冷牛奶中，并尽快带患者去看牙医。

由于牙根吸收与在口外的时长密切相关，牙医应在孩子就诊后尽快将牙齿重新植入牙槽窝。然而，有足够的证据支持在患者被带到牙科诊所，但尚未获得家长知情同意时可将脱出牙放入HBSS。浸泡牙齿可以减少固连的可能性，帮助清除坏死细胞、异物和细菌。笔者目前的治疗方法是使用0.12%氯己定的漱口水漱口，以减少细菌侵入PDL的可能性。关于系统性使用抗生素对牙髓或牙周愈合的益处存在争议[50-52]。鉴于有证据表明系统性使用抗生素可以防止坏死牙髓的细菌侵入，Andreasen建议对牙齿全脱出的患者进行为期1周的多西环素治疗[1]。首选多西环素是因为它具有抗再吸收的特性[54]；然而，四环素会对发育中的牙齿造成染色。因此，青霉素V是≤8岁儿童的首选抗生素。

当根尖孔开放的未成熟牙齿脱出时，理想的治疗目标除了维持PDL的健康外，还包括牙髓的自发血运重建。这样可以使牙根继续发育，包括根尖孔关闭和根管壁的增厚。牙齿应该用夹板固定1~2周。有报道表明，可以出现牙髓的自发血运重建。所以，医生应该在有明确的牙髓坏死的临床表现或者影像学迹象以后，才开始牙髓治疗。当去除夹板后，牙齿可能有一些松动度。这种松动度比长期的刚性夹板固定更好，因为后者会增加替代性吸收的发生率。牙齿的生理松动度可以阻断牙周膜上早期吸收/固连的区域，使其能够正常愈合。

对于根尖孔关闭的成熟牙齿，应使用能让牙齿有功能性松动度的夹板固定7~14天。坏死牙髓应在1周后摘除并用Ca(OH)$_2$替代，以防止开始快速进展的牙根吸收（图35.17D）。更重要的是，根管治疗不应在牙齿再植前拿在手中进行。这样会增加牙齿在体外的时间，并且牙周膜可能因为额外的操作而受到更大的损伤。Ca(OH)$_2$可以在2周后清除，并用牙胶进行根充。如果牙髓未能在再植后2~3周清除，或者说影像学上显示有快速吸收影像时，Ca(OH)$_2$应该保留在根管内，直至影像学上出现明显的愈合迹象。

干燥保存超过1小时的脱出牙上的PDL细胞坏死，这些牙齿最终会发生固连和再吸收。有证据表明，如果在重新种植前将这些牙齿浸泡在氟化物中约20分钟，这种吸收的速度可以降低[55]。

总之，再植成熟牙齿的程序如下：

1. 用牙冠夹住牙齿，防止损坏PDL。
2. 用自来水轻轻冲洗牙齿。不应试图擦洗或消毒牙齿。
3. 尽快手动将牙齿重新植入牙槽窝。
4. 使用功能性夹板固定1~2周。
5. 1周后完成Ca(OH)$_2$牙髓摘除术，然后去固定。

夹板固定技术

可行的夹板固定技术有多种方法。但是理想的夹板应该有以下特征：

1. 被动的，不加力不会造成创伤。
2. 弹性的，可以允许牙齿进行功能性运动。
3. 允许进行活力测试和牙髓治疗。
4. 易于施加和去除。

许多夹板可以满足这些标准，并且有几种好的商业产品可供选择。为了实现弹性固定，可以使用轻型正畸弓丝或30~60磅测试的单丝钓鱼线（图35.17C）。

总结

牙科研究的进步极大地提高了牙医对外伤牙长期保留的能力。牙医有责任及时了解这些新信息，并为需要紧急治疗的患者提供帮助。如本章开头所述，www.dentaltraumaguide.org是一个极好的资源，可以提供有关牙外伤治疗的最新信息。

附加阅读35.1　预防性/阻断性正畸治疗

Henry Fields

错𬌗、正畸和牙外伤患者之间存在一定关系。某些类型的错𬌗畸形更容易受到外伤。外伤后，正畸可以在治疗中发挥作用。有数据清楚地表明，患有上颌牙齿前突（深覆盖）和唇功能不全的患者最容易发生牙外伤（TDI），9岁之前有过乳牙列TDI或恒牙列TDI的儿童也是如此[1-3]。

如果是这样的话，为什么不为患有严重Ⅱ类错𬌗畸形的儿童提供早期正畸治疗呢？两项关于早期治疗的随机前瞻性临床试验结果以及结合英国的临床经验，并不认为这种早期治疗收益性大[4]。尤其是当我们意识到，大多数的牙外伤是牙釉质、牙本质折断，其长期后遗症较轻，而不是有着更长期后遗症的牙周损伤（挫入、部分脱出、全脱出和侧方脱出）。所以我们可以认为，后一组患者的治疗可能会有一定的治疗益处，但预测谁的风险更大也不容易。

基于这个原因，如果治疗仅限于内收切牙（而不是早期Ⅱ类生长矫正），然后再进行最终的正畸治疗，那么对那些在9岁之前有深覆盖、开唇露齿和恒牙列外伤史的人进行早期正畸治疗是有意义的。这与持续佩戴的防护牙托相结合，可以大大降低牙外伤。

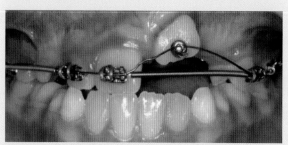

图35.18　使用柔软辅弓牵引挫入牙。注意要使辅弓可以在托槽之间滑动，因此推荐宽松结扎。通常辅弓可以在挫入牙齿两侧各延伸一个托槽的长度就可以了，因为托槽数量越多，摩擦力就会越大，牙齿移动就会减慢。

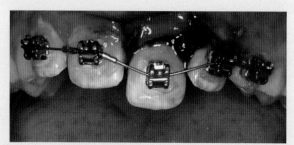

图35.19　牙齿压低及排齐有时可以通过一根轻质连续软丝来完成，同时要监测不良反应。

创伤后的即刻正畸治疗

正如本章所述，正畸治疗可以用于挫入、全脱出和侧方脱出的外伤牙。现在的观点是，挫入7mm的未成熟恒牙和挫入<3mm的成熟牙齿，都有机会在3周内重新萌出。对于那些在观察后没有主动或完全重新萌出的患者，以及那些挫入3～7mm的成熟恒牙患者，正畸牵引可能是有用的。作为手术复位的替代方案，正畸治疗似乎有更好的支持组织效果[5]，但在挫入接近或超过7mm时，治疗时间和所需复诊次数上有些过长。尽管有很多方法可以治疗部分脱出牙，但可以用像0.012英寸或0.014英寸这样的弹性NiTi丝，由较重的基底金属丝（例如，0.016英寸或0.018英寸钢丝）做支撑，简单有效（图35.18）。相反，当全脱出或部分脱出的牙齿没有能够完全复位，可以通过使用轻质连续软弓来帮助它们实现良好的复位

（图35.19）。

在任何方向上发生侧方脱出的牙齿都可以立即复位并夹板固定。如果不能做到这一点，并且它们在没有咬合干扰的情况下已经固定在一个新的位置，建议理想情况下应该像处理再植牙一样，在尝试正畸移动之前等待3个月[6]。当上颌牙齿舌侧移位时，通常有咬合创伤，妨碍咬合。对于这些患者来说，用轻微的连续正畸力立即移动是最好的选择，可以更好地对齐牙齿并消除咬合干扰。

牙外伤患者的正畸治疗

牙外伤患者通常应何时开始正畸治疗？是应该立即开始治疗，还是在开始正畸移动牙齿之前有一段愈合时间？目前的建议是，对于轻微的牙齿创伤（例如，牙震荡、半脱位及冠折），应将正畸治疗推迟3个月。如果患者遭受严重的牙齿创伤（全脱出、根折、严重移位），正畸治疗可能会推迟1年，以便外伤愈合并确定受伤牙齿的状态[7]。

经历过正畸治疗的牙外伤患者比单独接受正畸治疗或牙外伤的患者更容易发生牙根吸收和牙髓坏死[8-10]。那些完成牙髓治疗的牙齿通常比正常牙齿更不易发生牙根吸收[11]。

正畸治疗也可用于外伤后牙齿缺失需要关闭间隙的患者，或者需要再移位进行后续修复的患者。临时支抗装置（TAD）的出现极大地改变了这些情况下牙齿移动的可能性。

参考文献

[1] Bauss O, Freitag S, Rohling J, et al. Influence of overjet and lip coverage on the prevalence and severity of incisor trauma. *J Orofac Orthop*. 2008;69:402–410.

[2] Goettems ML, Brancher LC, da Coasta CT, et al. Does dental trauma in the primary dentition increases the likelihood of trauma in the permanent dentition? A longitudinal study. *Clin Oral Investig*. 2017;21:2415–2420.

[3] Glendor U, Koucheki B, Halling A. Risk evaluation and type of treatment of multiple dental trauma episodes to permanent teeth. *Endod Dent Traumatol*. 2000;16:205–210.

[4] Thiruvenkatachari B, Harrison JE, Worthington HV, et al. Orthodontic treatment for prominent upper front teeth (Class II malocclusion) in children. *Cochrane Database Syst Rev*. 2013;(11):CD003452.

[5] Andreasen JO, Bakland LK, Andreasen FM. Traumatic intrusion of permanent teeth: part 3—a clinical study of the effect of treatment variables such as treatment delay, method of repositioning, type of splint, length of splinting and antibiotics on 140 teeth. *Dent Traumatol*. 2006;22:99–111.

[6] Paulsen HU, Andreasen JO, Schwartz O. Pulp and peiodontgal healing, root development and root resortpiuon subsequent to transplantation and orthodontic rotation: a long-term study of autotransplanted premolars. *Am J Orthod Dentofacial Orthop*. 1995;108:630–640.

[7] Kindelan SA, Day PF, Kindelan JD, et al. Dental trauma: an overview of its influence on the management of orthodontic treatment: part 1. *J Orthod*. 2008;35:68–78.

[8] Brin I, Ben-Bassat Y, Heling I, et al. The influence of orthodontic treatment on previously traumatized permanent incisors. *Eur J Orthod*. 1991;13:372–377.

[9] Bauss O, Scheafer W, Sadat-Khonsari R, et al. Influence of orthodontic extrusion on pulpal vitality of traumatized maxillary incisors. *J Endod*. 2010;36:203–207.

[10] Bauss O, Reohling J, Sadat-Khonsari R, et al. Influence of orthodontic intrusion on pulpal vitality of previously traumatized maxillary permanent incisors. *Am J Orthod Dentofacial Orthop*. 2008;134:12–17.

[11] Spurrier SW, Hall SH, Joondeph DR, et al. A comparison of apical root resorption during orthodontic treatment in endodontically treated vital teeth. *Am J Orthod Dentofacial Orthop*. 1990;97:130–134.

第36章
正畸问题的治疗计划与管理
Treatment Planning and Management of Orthodontic Problems

JOHN R. CHRISTENSEN, HENRY FIELDS, ROSE D. SHEATS

在考虑混合牙列正畸治疗时，必须清楚地了解确切的问题和治疗目标。尽管一些简单和独立的正畸问题在发育阶段可能会得到解决，但只有少数病例能够接受明确或完整的治疗。如前几章所述，相关的问题信息是通过与患者和父母的面诊以及临床检查采集而来。临床医生收集信息并制订治疗目标列表。治疗目标应解决患者和临床医生的功能及美观问题。确定治疗目标后，会从临床数据库中生成一份正畸问题列表，并按照从最严重到最轻的顺序对问题进行排序[1]。

在问题列表生成并按严重程度进行排序后，应列出每个问题的可能解决方案。解决方案列表也应该是全面的；也就是说，应该针对每个特定问题给出所有合理的解决方案。构建解决方案列表后，临床医生会寻找针对多个问题列出的类似解决方案。在某些病例中，一个问题的最佳解决方案恰好是所有问题的最佳解决方案，如此一来我们很容易获得相应的治疗方案。但是，在大多数病例中，一个问题的解决方案并不是其他问题的解决方案，更糟糕的是，还可能会放大其他问题。因此，治疗计划应反映临床医生制订的治疗目标。治疗计划并不百分百科学，在这些情况下更需要临床医生的智慧与经验来确定计划。

有经验的临床医生能较容易地识别出功能及美学的问题，因此所列出的问题列表并不一定是缺乏专业受训的患儿及家长的关注点。当临床医生提出问题清单和治疗计划时，应仔细聆听患儿及家长的关注点，因为它们可能决定治疗方向和治疗满意度结果。通常可以从这些关注点中引出治疗的动机。如果患儿愿意接受治疗，治疗过程中通常会很好地配合，相应地，不需要家长的过多的配合。这就是所谓的内部动机。而外部动机则是家长提供的治疗动机，需要家长的持续支持才能成功完成治疗。如果患儿主诉或寻求治疗的原因在治疗优先等级列表中排名靠后，或将在治疗计划的后期解决，我们则应向患儿和家长详细解释说明。

骨性问题

青春期前患者的正畸问题通常是牙性问题或骨性问题。这些问题的复杂性千差万别。许多牙性问题在全科医生的治疗下能很好解决。骨性问题一般通过面部轮廓分析诊断并通过辅助手段确认，这一类问题最好由专科正畸医生处理。但是，全科医生也应该了解如何治疗骨性差异。

治疗骨性差异有3种基本方式：生长改良、掩饰性治疗和正颌手术。生长改良是一种通过利用患者剩余的生长潜力来改变颌骨大小或位置，以改善骨骼关系的方法。掩饰性治疗和正颌手术通常被考虑用于基本无生长潜力的青少年患者或不再发育的成年患者。正畸掩饰性治疗的目的是通过移动颌骨内的牙齿来掩盖轻微的骨性不调，从而使牙齿排列整齐。骨性不调仍然存在，但它被代偿的咬合和可接受的面部美学所掩盖。正颌手术使用外科手术以及术前、术后正畸治疗将颌骨和牙齿置于正常或接近正常的位置[2]。对于混合牙列患者，仅生长改良或者观察不干预才是骨性不调的合理选择。

混合牙列早期的生长改良取决于几个前提，这些前提条件并不像许多人了解得那么透彻。第一个前提，正在生长发育的患儿才能进行生长改良。大多数6～12岁年龄段的正常儿童全身正在快速生长，他们的面部组织也在发育。此外，临床医生认为，如果儿童在治疗期间面部发育处于最活跃时期，则非常容易矫正骨性问题。尽管支持这一论点的数据文献数量不多，观点也不明确[3]，但长期以来，临床医生一直试图通过其他指标来预测最大躯体及面部生长速度。同一时间发生的面部生长量似乎有很大差异，面部生长与全身生长和其他已选择指标的相关性也有同样大的差异[4-6]。由于这种不准确的状态，临床医生应使用尽可能多的指标（个人生长史、骨骼生长成熟度、第二性征、月经初潮的开始）来确认儿童的生长速度是否符合正畸治疗的要求，并做出可靠的决定。女孩往往在10岁左右进入青春期生长迸发期，男孩在12岁左右进入明显的躯体生长。

现有的数据并不能完全说明生长改良必须在儿童的面部生长达到一定程度时治疗才能成功，而且大多经验也表明，大多数骨性问题和牙性问题可以在从混合牙列过渡到恒牙列的这一个阶段得到解决。基于以上原因，单一生长阶段的正畸治疗是最受欢迎且充分有效的。这使临床医生能够更容易地选择更成熟、合作程度更高的患者，成功解决大多数正畸问题。牙齿发育和面部快速生长之间的不同步可能会导致患者准备好进行生长改良而不是正畸牙科治疗，反之亦然，必须通过平衡牙性和骨性干预来单独处理这些患者。

第二个前提，临床医生需要准确诊断骨性不调的病因，并设计施加适当大小和方向的力来纠正差异的治疗方法。有时诊断并不能十分精确，即使使用头影测量也可能会造成混淆[7]，并且骨性不调有可能来源于几个小的骨性问题而不是一个容易识别的骨性问题。重要的是要记住，并非所有的Ⅱ类或Ⅲ类错𬌗畸形都是一样的，或者只有一个骨性问题。正畸装置对牙齿和骨骼的力的传递也并不能完全表达，在生长改良的过程中临床观察

和治疗反应也决定改变施力的大小及方向。当然，骨性不调的正畸治疗并不仅仅是简单地"看到它"和"修复它"的情况。

第三个前提，生长改良通常只是完整正畸治疗计划的一部分。大多数用于改变生长的矫治器（例如，头帽和功能性矫治器）旨在改变骨骼结构，而不是精确移动牙齿。虽然矫治器会引起牙齿移动，但它们不如固定矫治器（牙套）精确排列牙齿，通常在固定矫治器之前或与其一同使用。因此，大多数生长改良治疗后会立即或稍后进入固定矫治阶段，使牙齿移动到最终位置。

现有几种理论可以解释生长改良如何实现预期效果。第一种理论，表明生长改良矫治器能够改变单个颌骨或上下颌骨的绝对大小。例如，通过将发育不足的下颌骨扩弓到适合正常大小的上颌骨或通过限制发育过大的上颌骨的大小能治疗骨性Ⅱ类错𬌗患者，侧貌能明显改善。一些临床数据表明，生长改良能够带来明显的上下颌骨大小的变化，但患者对生长改良矫治器的反应似乎存在差异。

第二种理论，表面生长改良可以通过加速所需的生长量但并不改变颌骨的最终形态与大小。发育不足的下颌骨最终可能不会比它最终发育完成时大，但它可能会更快地达到最终的发育大小。这需要临床医生进行一些最终的牙槽改变或代偿，以在生长改良后建立理想的咬合。这种类型的生长改良反应也显示出较大的个体差异。最近的随机临床试验支持这种对生长改良的解释，并且表明骨性Ⅱ类错𬌗畸形患者的早期干预与晚期干预组之间几乎没有差异[8]。

第三种理论，是生长改良可能通过改变上下颌骨的空间关系来起作用的。颌骨的最终大小及其生长速度没有改变，但通过改变颌骨彼此的位置关系可能会产生更协调的轮廓。例如，通过抑制上颌骨的垂直向生长并允许下颌骨向上和向前旋转，则可以使较凸的侧貌和增加的面下高彼此更成比例。如此一来轮廓会变得不那么凸，垂直向关系会更理想。如果下颌骨可以向下和向后旋转（更垂直）改变位置，那么短面的骨性Ⅲ类凹面型患者将形成更美观的侧貌。下颌骨的顺旋或逆旋在Ⅱ类短面型或Ⅲ类长面型中效果不佳，因为纠正一个问题（例如，垂直向）会使另一个问题（例如，矢状向）变得更差。最近的一项Meta分析综述总结了以下关于使用功能性矫治器进行生长改良的结论：①功能性矫治器可

以加速青春期前和青春期生长阶段下颌骨的向前生长；②功能性矫治器抑制上颌骨生长；③功能性矫治器能够改变牙齿和骨骼以矫正Ⅱ类错𬌗畸形[9]。

如您所见，生长改良并不完全精确。依现有的文献支持，如果患者正在成长，平均而言，在混合牙列期间是能够获得适度的骨性变化。如果混合牙列的早期或晚期尝试生长改良，是能获得合理的效果。如果患者有美观需求或牙外伤倾向，那么建议在混合牙列早期尝试进行生长改良。

许多研究表明，早期正畸治疗对患者的性格有积极的好处，并减少了消极的社交际遇。然而，在早期矫治和患者日常生活中仍存在一些问题[10-11]。尽管已经发现正畸治疗可以提高生活质量的某些方面（尤其是美学），但它并不一定会改变社会接受度。此外，与未接受正畸治疗的人群相比，正畸治疗似乎并未改善口腔健康状况或口腔功能[12]。

一项关于早期正畸治疗和创伤预防的Cochrane综述表明，牙外伤的发生率有所减少，尽管这一结论仍存在争议[13]。也有其他研究质疑早期治疗是否能预防前牙外伤的发生[14]。比较谨慎的方法是考虑每名患者并评估他们的社会心理健康和创伤风险因素。否则，传统的晚期混合牙列治疗似乎也同样可行、有效。

生长改良应用于矢状向问题

骨性矢状向问题分为Ⅱ类和Ⅲ类。然而，这样的描述并不能提供人多有效信息，因为差异的来源可能是上颌骨、下颌骨或二者的结合。因此，患者评估的第一步是确定问题的根源，然后设计解决问题的治疗计划。尽管这种方法似乎表明这些问题可以用简洁的方法清楚地识别和处理，但前面的讨论清楚地表明情况并非如此。在许多中度至重度严重的矢状向问题病例中，许多方法可能更依赖于患者的依从性而不是临床知识。

Ⅱ类生长改良

Ⅱ类错𬌗是上颌前突、下颌后缩或二者兼而有之的结果。在回顾性研究和随机临床试验的基础上，Ⅱ类上颌前突可头帽进行处理，以限制或重新定位上颌生长[8-9]。头帽在上颌牙列和上颌骨上施加远中向力（图36.1）。从理论上讲，牙齿和骨骼的相对移动取决于施力的大小和时间。在实际操作中，我们无法选择性地仅移动牙齿或骨骼[9]。一般来说，骨骼和牙齿在更大的力下移动更快，但牙齿的移动既可以发生在重力也可以发生在轻力的情况下。一种方法是每侧施加12~16盎司（300~500g）的力，持续12~14小时，监测骨骼和牙齿的变化并相应地进行调整。骨骼和牙齿的反应会根据所选头帽的类型以及施加的合力方向而有所不同。最常见的类型有颈部低位和枕部高位头帽，可以提供𬌗向力、远中力和根尖向力。传统上，人们对于长面型或者轻度深覆𬌗的患者避免使用抬高后牙的头帽。另外，抬高后牙的头帽通常对短面型并且深覆𬌗的患者有用。

Ⅱ类上颌前突可以使用肌激动器、生物调节器，或者Twin Block等活动功能性矫治器进行治疗（图36.2）。尽管功能性矫治器主要是设计用于刺激下颌骨生长，研究表明存在限制上颌骨以及牙齿移动的效果[8,15-16]。之所以发生这种情况，是因为下颌骨处于向前向近中的位置时，肌肉和软组织对其产生向远中的力且倾向于返回到更远中的位置。远中向的力通过矫治器传递到上颌骨以及上颌牙齿。上颌牙齿倾向于腭倾，而下颌牙齿则唇倾。

另一种功能性矫治器是Herbst矫治器，它是一种固定矫治器，作用是将下颌骨向前重新定位。它通过带环、不锈钢预成冠、粘接剂或水门汀与铸造支架固定到位（图36.3）。当下颌骨试图恢复到正常或远中位置时，针管装置能够强制下颌骨向前并在上颌骨及上下颌牙列上施加恒定的力。上颌牙齿倾向于向远中移动，而下颌前牙则向近中移动。该矫治器在随机临床试验中显示出与功能性矫治器相似的变化[17]。临时支抗装置（TAD）与Herbst矫治器的结合使用可能会减少一些下颌切牙移动[18]。

如果Ⅱ类错𬌗畸形是由于下颌骨发育不足引起的，治疗方案的重点是改变下颌骨位置。下颌骨发育不足患者通常使用活动或固定的功能性矫治器治疗，该矫治器将下颌骨向前定位，以试图刺激或加速下颌骨生长。回顾性临床研究表明，这些矫治器可以使下颌突度平均略有增加（2~4mm/年）[19-20]，这已被随机临床试验证实[8,21]。然而患者的反应差异很大，并且在许多情况下，由于多种原因，增加的生长量并不能完全纠正骨性Ⅱ类问题。首先，增长量不足以克服骨量不足。其次，并不是所有的生长量都能专门用于产生矢状向变化。因为还会发生一些牙齿萌出和垂直生长。矢状向和垂直向变化的相互作用降低了下颌骨的最终突度和Ⅱ类位置关系，因为下颌骨是向下和向前生长的而不是单纯向前生长的。除去下颌骨重新定位后的剩余矢状向差异，可以通过限制上颌骨生长、上颌牙齿腭倾和下颌牙齿唇倾来控制。如果需要，可以继续设计不同的矫治器来增加上颌骨的限制和牙齿移动来弥补矢状向差异。前面提到的Herbst矫治器也被用于治疗下颌骨发育不足的患者。一些研究也表明，头帽治疗也能增加下颌骨生长[21-22]。一般而言，对于骨性Ⅱ类错𬌗治疗的回顾表明，头帽和功能性矫治器在治疗骨性Ⅱ类错𬌗方面有相似疗效[23]。头帽治疗对上颌骨向前限制影响很小，而功能性矫治器主要作用原理是使B点向前移动，导致ANB改善约1°。但这大部分变化本质上都是牙性移动；头帽一般是将上颌磨牙向远中移动，而功能性矫治器倾向于将下颌磨牙向近中移动并使下颌切牙唇倾。

Ⅲ类生长改良

　　与Ⅱ类错𬌗类似，上颌骨、下颌骨或二者的位置发生变化会导致Ⅲ类错𬌗。第一种可能性是上颌骨发育不足。真正的面中部发育不足可以通过使用反向拉式头帽或面具在上颌骨上施加向前的力来治疗（图36.4）[24]。面具通过附在牙齿上的矫治器（可活动夹板或固定矫治器）对上颌骨施力；相应地，牙齿也会发生移动。一些临床医生使用带有上颌扩弓器（快速或缓慢）的面具来增强牙弓的水平向协调，并由于与其他骨骼结构的骨界面的改变而促进上颌骨的前移。一项临床研究的比较发现，当上颌扩弓伴随上颌前方牵引时，上颌切牙的牙性移动较少[25]。一项前瞻性研究发现扩弓和不伴扩弓来使用面具或头帽的方法之间并没有区别[26]。

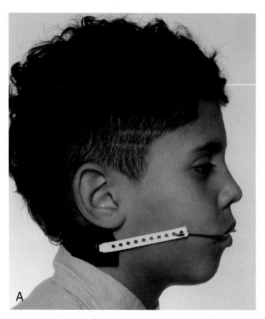

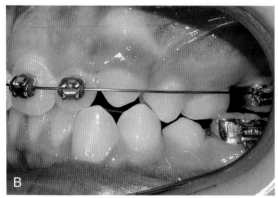
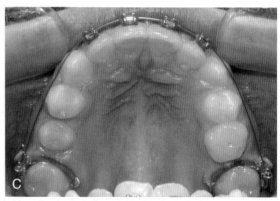

图36.1　Ⅱ类上颌前突患者最好通过头帽来限制或重新定位上颌生长。（A）该患者正在接受颈部低位头帽治疗，向上颌骨及上颌牙齿结构施加远中向的力。力由附在头帽上的颈带提供。（B）磨牙关系开始接近安氏Ⅲ类关系。（C）第二乳磨牙和第一恒磨牙之间的间隙开始变大。这种类型的变化对于每名患者来说并不确定，因为生长量的变化和合作程度可能因患者而异。

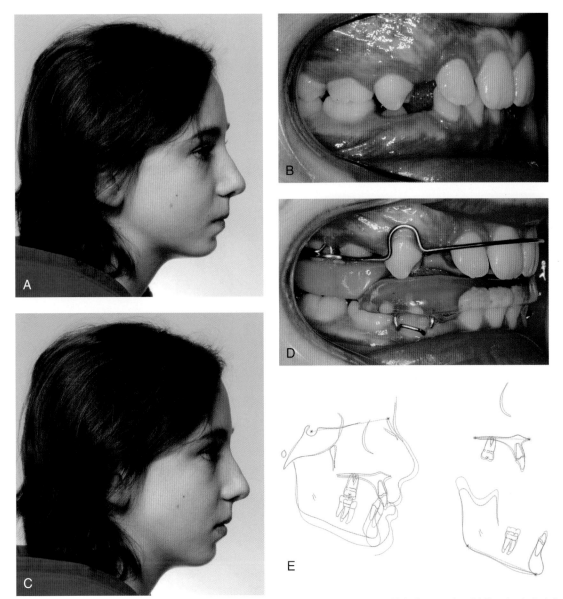

图36.2　Ⅱ类下颌骨发育不足的患者通常使用功能性矫治器治疗，矫治器将下颌骨向前定位，以试图刺激、加速或改变下颌骨的生长方向。（A）该患者具有Ⅱ类下颌后缩侧貌。（B）患者的磨牙和尖牙关系反映了骨性Ⅱ类关系。（C）当功能性矫治器就位后，侧貌明显得到改善，因为下颌向前推到Ⅰ类关系。（D）由于功能性矫治器（在该病例中为Twin Block矫治器）利用上下颌牙弓位置关系将下颌骨向前重新定位，因此上下颌牙列也会出现移动。在制订治疗计划时必须考虑牙性的错殆畸形。（E）在该病例中，患者佩戴类似于Twin Block的矫治器约1年。在治疗前后头影测量重叠中，蓝线显示下颌骨前后位置的变化大于上颌骨。上颌重叠显示牙齿的垂直向得到很好的控制。在下颌重叠中，下颌骨的发育明显。此外，下颌磨牙的近中向及垂直向的萌出生长也有利于牙列关系发展为中性关系。

　　另一种方法是使用带有连接到上颌骨的微钛板的面具。这种方法可用于混合牙列晚期（10～11岁），并且在颧骨区域也显示出更大的骨性变化和移动[27]。最后，微钛板可以安装在上颌骨和下颌骨上，并且可以在同期使用口内交互牵引装置。无须额外的口外矫治器，并且具有明显的效果，弹性牵引也可以持续使用[28]。

　　对于Ⅲ类错殆治疗的时机一直存在争议。一些学者认为尝试这种治疗的理想时间应该在恒切牙萌出后不久，而部分学者认为需要等更长的时间。显然，青春期后治疗不适用于生长改良[29]。数据表明，如果在10～11岁之前完成治疗，无论早晚治疗，治疗效果几乎没有明显矢状向差异[30-31]。但是，上颌前方牵引的长期成功率尚不清楚。一个事实似乎正在浮现：由于的错误诊断或治疗的下颌前突的Ⅲ类错殆畸形患者通常会失败。即使那些被正确诊断的人，1/4的人也需要额外的治疗来矫正骨性畸形[32]。

旨在刺激上颌骨生长的功能性矫治器似乎并不有效。在轻度Ⅲ类错𬌗畸形的患者中使用这类矫治器获得的侧貌改善通常是下颌骨向下和向后旋转的结果。而咬合的改善往往只是上颌切牙唇倾和下颌切牙舌倾的结果。

下颌前突的骨性Ⅲ类患者过去使用头帽颏兜来控制（图36.5）。头帽颏兜的理论是通过在下颌颏部施加向远中和向上的力，抑制或改变髁突的生长方向。动物研究已经显示下颌骨的绝对大小有一些变化，但在人类的临床应用中通常并不成功[33-34]。头帽颏兜治疗的典型短期反应是下颌骨的远中旋转和下颌切牙的舌倾。因此，对于轻度下颌前突和短面型的患者，头帽颏兜具有较好

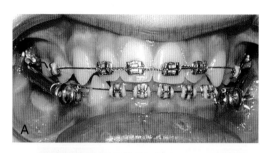
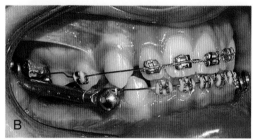

图36.3 Herbst矫治器是一个采用针–管联合结构的固定矫治器，目的是将下颌骨定位在一个更靠前的位置上。（A）这个安氏Ⅱ类病例矫治后接近安氏Ⅰ类咬合关系。（B）与固定矫治器联合使用，可以更好地控制Herbst矫治器的一些牙性副作用。

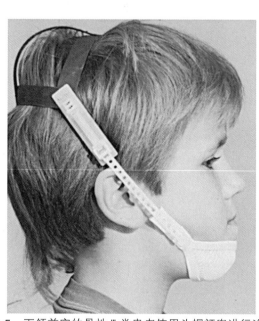

图36.5 下颌前突的骨性Ⅲ类患者使用头帽颏兜进行治疗。头帽颏兜的理论是通过在下颌颏部施加向远中和上方的力，抑制或改变髁突的生长方向。在临床治疗中，头帽颏兜会导致下颌骨顺旋，因此尚未证明该装置通常是成功的。因此，头帽颏兜可用于治疗垂直比例短于正常的轻度下颌前突患者。

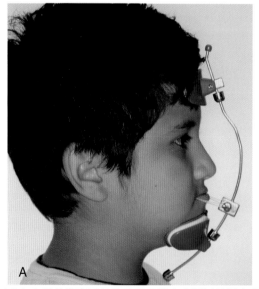
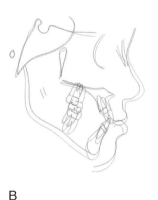
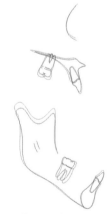

图36.4 （A）上颌骨发育不足的骨性Ⅲ类患者通过使用上颌前方牵引的头帽或面具对上颌骨施加向前的力进行治疗。力由从面具延伸到口内牵引钩或弓丝的橡皮筋提供。（B）头影测量重叠显示了一个成功的治疗骨性Ⅲ类上颌骨发育不足的病例。颅底重叠显示了上颌骨比下颌骨向前移动的程度更大。下颌骨稍微向下和向后旋转，有助于骨骼关系的前后矢状向变化。上颌和下颌的牙齿位置几乎没有变化，这表明大部分变化来源于骨性改变而非牙性改变。

的结果。然而，对于长面型的人来说是禁忌的，因为矢状向的矫正会以增加垂直距离为代价。头帽颏兜的长期结果表明，虽然可能会出现短暂的积极变化，但长期结果很难与未经治疗的患者区分开来[31]。

综上所述，混合牙列Ⅲ类错𬌗的治疗基于上颌骨发育不足或下颌骨发育过度的诊断。在下颌骨发育过度的情况下，临床医生可以选择头帽颏兜或Ⅲ类功能性矫治器。二者都被证明会限制下颌骨的生长，但对上颌骨的位置几乎没有影响[35]。Ⅲ类错𬌗的早期矫治建议在10岁之前进行。在上颌骨发育不足中，上颌前方牵引可以使上颌骨向前移动。如果面具是固定在上颌牙列上的，则上颌切牙会发生唇倾，下颌骨会发生向下和向后旋转。这将导致面下1/3垂直距离增高[35]。如果推迟到晚期混合牙列时进行治疗，此时恒牙已经萌出，可以放置微钛板。上下颌骨的微钛板与连续颌间弹性牵引的组合已被证明可以刺激上颌生长并抑制下颌生长，而不会发生牙性代偿[28]。但问题是每名患者的反应并不相同。很难预测每个个体对Ⅲ类生长改良将产生何种反应。

生长改良应用于宽度问题

青春期前最常见的宽度问题是上颌狭窄伴后牙反𬌗。如果孩子到达能够配合治疗的年龄，一旦发现问题，就可以开始处理上颌狭窄的问题。早期治疗有可能消除恒牙的反𬌗，增加牙弓长度，并简化未来可能因功能转变而复杂化的诊断决策。如果存在下颌骨偏移，大多数临床医生都同意早期矫治的理念。一般而言，人们认为长期的面部不对称归因于软组织增大，在某些情况下，下颌骨不对称可能是由未经治疗的下颌骨偏移而引起的[36]。无论哪种观点，宽度问题的治疗都应在青春期前以及腭中缝骨缝连接前进行。

可以使用3种矫治器来矫正狭窄，但矫治器不可互换。在第28章中，描述了用于处理上颌狭窄的四眼圈簧螺旋和W形弓。这两个矫治器能为3~6岁的儿童提供骨性和牙性扩弓移动[37]。随着患者年龄的增长，牙性变化更多，骨性变化相对减少。因为早期开放的腭中缝已形成骨结合，使其难以分离。在腭中缝初始形成交叉结合后需要更多的力来分离骨缝，分离骨缝后才能获得骨性扩弓，四眼圈簧或W形弓所能提供的力显然是不足的。

对于年龄稍大的青春期前患者，腭中缝有可能闭合，需要能够提供更大力的矫治器来矫正骨性狭窄[38]。

"腭部快速扩弓"是指将粘接到牙齿上的矫治器以每天0.5mm的速度扩弓以提供2000~3000g的力的过程的术语（图36.6）。在治疗的活跃期，由于牙周韧带已经透明化，限制了牙齿的移动，因此基牙的倾斜度发生了变化，但牙齿几乎没有移动，力几乎完全传递到骨结构。然而，在保持期间，骨性结构开始向中线复发。由于牙齿被矫治器牢牢固定，因此它们会相对于骨移动。根据所需的扩弓量，扩弓治疗通常需要10~14天。骨性扩弓的另一种方法是慢速扩弓而非快速扩弓[39]。与快速扩弓使用相同的矫治器，而力的水平被校准为仅提供900~1300g。再加上较慢的扩弓速度，慢速扩弓通过牙性和骨性运动使腭部变宽。虽然牙齿和周围牙周支持结构最终位置在快速扩弓和慢速扩弓时基本一致，但慢速扩弓的拥护者认为，较慢的扩弓更符合生理规律以及更为稳定。有一些证据表明，快速慢速扩弓都会导致颊侧骨量（高度和厚度）的损失[40]。这些发现来自锥形束计算机断层扫描（CBCT），由于图像的分辨率，我们应谨慎查看。

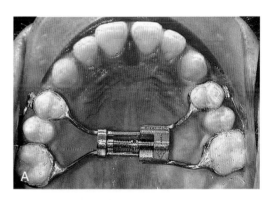

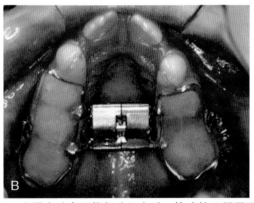

图36.6 当腭中缝有可能部分闭合时，快速扩弓器用于治疗上颌狭窄和后牙反𬌗。当打开0.5mm/天时，矫治器上的螺钉能提供2000~3000g的力。根据所需的扩弓量，矫治器通常每天旋转2次，持续10天至2周。扩弓器可以用正畸带环固定在牙齿上（A）或粘接到牙齿上（B）。

宽度问题的生长改良也可以通过附在功能性矫治器或唇挡上的丙烯酸或金属丝的颊盾来完成。颊盾减小了牙齿和牙槽结构对面颊肌肉及软组织的静息压力。可以实现3～5mm的水平向扩展。最终的移动量是以牙性还是骨性为主，以及是否能够保持稳定，目前还在研究当中，并没有随机对照试验研究来提供答案。

上颌扩弓是伴随牙齿的被动移动或主动移动来完成的。颊盾可消除嘴唇和面颊肌肉的压力，以允许上颌和下颌牙齿移动。主动扩张用W形弓装置或螺旋型装置进行。矫治器选择取决于患者的年龄（腭中缝交叉结合的间接测量）和所需的扩弓量。研究表明，如果在较年轻的时候完成扩弓移动而不是恒牙列期，则颊侧牙槽骨丧失的风险较小。

生长改良应用于垂直向问题

垂直向骨性问题表现为面高长短，通常位于腭部平面以下[41]。短面型的人下颌平面角减小，牙齿萌出高度不足。长面型患者的下颌平面角、下颌面高和牙齿萌出高度均较正常面型患者增加。垂直向骨性问题可以通过生长改良进行管理，有些可以成功解决；然而，即使治疗成功，保持效果也极其困难。因为面部长期保持垂直向生长，原有的生长方式和问题有复发的趋势。

垂直向发育过度

垂直向发育过度可以用口外力或颌间力来控制。口外力通过上颌第一磨牙以及高位头帽来传递。该力沿上方和远中方向施加，旨在抑制上颌骨的垂直向发育和上颌后牙的萌出高度（图36.7）[42]。由于没有对下颌牙齿施力，下颌后牙可以自由萌出并补偿上颌垂直向发育的减少。在某些病例中，这种代偿性萌出会抹杀掉高位头帽的所有积极影响，并导致下颌骨向下和向后旋转，而不是下颌骨向前下生长。

另一种控制垂直向发育的方法是阻止上颌和下颌牙齿的萌出。可以设计一种功能性矫治器，迫使下颌骨打开到增加的垂直静止位置。下颌骨试图返回其原始垂直静止位置的力被传递到上颌骨和上下颌牙列中。这导致下颌骨向前生长，因为没有发生牙齿萌出以增加垂直高度，从而下颌以及总面高的增长较少（图36.8）[43]。TAD在限制面部垂直向发育上具有一定价值。TAD是植入皮质骨的小直径钛螺钉。它们不会发生骨结合，因此

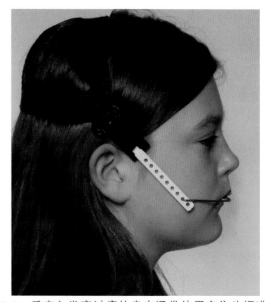

图36.7　垂直向发育过度的患者通常使用高位头帽进行治疗。由靠在头部上的带子产生的力沿上方和远中向施加，旨在抑制上颌骨的垂直向发育和上颌后牙的萌出。

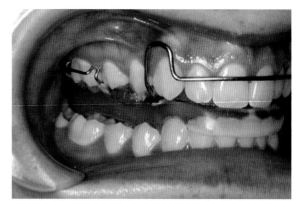

图36.8　垂直向发育过度也可以通过设计用于抑制上颌和下颌牙齿萌出的功能性矫治器来控制。该矫治器的构造使下颌骨在增加的垂直位置处于张开姿势。下颌骨试图返回其原始垂直静止位置的力被传递到上颌骨和上下颌牙列中。

可以在使用后移除。TAD为临床医生提供了一个固定装置，因为螺钉在骨头中，可以向个别牙齿施力，而不会导致其他牙齿移动。从理论上讲，螺钉不应移动，尽管看起来它们确实会随着力的施加而进行移动。在垂直向发育过度的情况下，放置TAD以向上颌后牙提供压低的力[44]。然而，在混合牙列患者中放置TAD比较困难，因为在植入过程中有未萌出的牙齿，而且约12岁以前皮质骨也不能固定住小直径钛螺钉。另一种方法是将TAD放在腭部中，TAD的保留效果更好。无论使用何种方法来管理垂直向发育过度，良好的患者合作都是必要的，因为只要患者颌骨垂直向继续在生长，就必须继续或保留治疗。

附加阅读36.1 睡眠呼吸障碍

Rose D.Sheats

为了维持最佳健康状况，6～12岁的儿童每天应睡9～12小时[1]。对于睡眠时间少于此数量的儿童，有可能是患有睡眠呼吸障碍（SDB）。SDB包括睡眠期间上气道部分或完全阻塞，表现为呼吸努力增加、睡眠片段化、氧饱和度降低和高碳酸血症。它包括打鼾、通气不足和阻塞性睡眠呼吸暂停等一系列病症。诊断必须由医生做出，但儿童牙医可以帮助识别和筛查这种疾病。怀疑患有SDB的儿童应转诊到他们的儿科医生、儿童睡眠医生或耳鼻喉科医生。

儿童SDB发病率为1%～5%[2-4]，但儿童超重和肥胖患病率的增加可能预示着SDB的发病率增加[5]。除肥胖外，儿童SDB的其他风险因素包括打鼾、早产、非裔美国人、男性以及扁桃体和腺样体肥大[6]。特定的颅面特征（例如，上颌狭窄和下颌后缩）也与儿童SDB相关，尽管数据并不一致支持。

几种具有颅面成分的综合征与SDB风险增加有关。患有唐氏综合征的儿童SDB风险特别高，患病率为50%～80%[7-8]。约1/3（34%）的综合征型腭裂儿童患有SDB，而其中非综合征型腭裂儿童的患病率只有1/2（17%）[9]。与SDB风险增加相关的其他疾病包括Pierre Robin sequence综合征、Prader-Willi综合征、镰状细胞病、脑瘫、Chiari畸形和神经肌肉疾病（例如，Duchenne肌营养不良症、Guillain-Barré综合征和强直性营养不良）。

SDB与儿童夜间遗尿有关[10-12]。相关的一项假设认为，由于打鼾或上气道阻力增加引起的胸腔内负压继发心壁扩张，大脑或心房钠尿肽的释放增加。其他可能的机制包括由于SDB而导致的觉醒反应减弱或膀胱压力变化。

SDB的体征和症状与注意力缺陷/多动障碍（ADHD）的体征和症状重叠，因此常常导致疾病分类错误或病情管理不当[13]。SDB的典型体征和症状包括打鼾、早上醒来困难、注意力不集中、易怒和多动。与成年人不同，儿童通常不会出现白天过度嗜睡。

许多儿童SDB病例仍未得到诊断或治疗。未经治疗的儿童SDB的风险包括对神经认知、心血管和代谢系统的不利影响[14-15]。儿童打鼾曾一度被认为是良性的，但越来越多的证据表明，它也与心血管和神经认知障碍有关[16-17]。

儿童腺样体扁桃体切除术（AT）试验的结果显示，在分配到观察等待组（未治疗）的203名5～9岁儿童中，近1/2的SDB在7个月的随访中自发缓解[18]。然而，值得注意的是，在这项研究中，被诊断患有严重SDB的儿童被排除在研究对象之外。与其他研究一样，研究人员将肥胖和非裔美国人以及基线SDB的严重程度确定为后续SDB的风险因素。

儿童SDB的筛查应从早期混合牙列开始，并应从仔细的病史开始。儿童肥胖和治疗注意力缺陷障碍（ADD）或ADHD的药物报告应提醒临床医生未确诊SDB的可能风险。临床医生应询问儿童打鼾、夜间遗尿以及与ADD/ADHD和SDB相关的其他行为特征。在学校或家里的学习成绩差和破坏性行为也可能是存在儿童SDB的线索。

调查问卷已经用于筛查儿童SDB[19]。最为严谨的心理测量问卷是儿童睡眠调查问卷，已针对2～18岁的儿童进行了验证[20]。它包含22个问题，检查3个层面：打鼾、嗜睡和行为。一个单一的整体评分能够表明儿童处于SDB的"低风险"或"高风险"。"高风险"评分需要转诊到医生进行进一步评估。

临床检查应包括对后气道间隙的评估，尤其是关于扁桃体的存在及其大小。儿童牙医尤其是受过专业训练的，可以使用Brodsky量表评估和记录扁桃体大小[21]。如果出现与SDB体征或症状相关的扁桃体肥大，则应转诊到儿童睡眠专科医生或耳鼻喉科医生进行评估。

儿童SDB的一线治疗是腺样体扁桃体切除术，但这并不能治愈所有病例[22]。在其他方面健康的儿童中，腺样体扁桃体切除术能

使74%的SDB患儿治愈，但在肥胖儿童和非裔美国儿童的成功率会降低[18,23]。因此，对患有残余睡眠障碍儿童的这种情况，考虑额外的治疗方案来解决也是非常重要的。气道正压通气通常属于二线治疗，该治疗非常有效但依从性不佳，往往会影响其效果。此外，数据表明气道正压可能对颅面生长产生不利影响。最近一项针对综合征型儿童气道正压通气的病例对照研究表明，气道正压通气对上颌骨生长有不利影响[24]。

儿童牙医与儿童睡眠医生合作，可能是管理儿童SDB患者医疗团队的重要辅助人员。儿童牙医对该人群颅面生长和发育的了解对于检查潜在的治疗方案至关重要。临床医生应监测接受SDB治疗的儿童的颌骨生长情况，并讨论未来的治疗方案，包括需要进行正颌手术的可能性。

快速上颌扩弓（RME）已被证明可以改善儿童SDB的体征和症状[25-26]，但迄今为止，这种治疗仅在上颌水平向发育不足需要扩弓的SDB儿童中进行过探索。此外，RME还被证明可以改善夜间遗尿[27-28]。然而，在为<8岁的儿童推荐RME时应谨慎行事，因为个别报告表明，该手术可能导致鼻畸形[29]。目前缺乏数据来证明为儿童提供上颌扩弓的风险和益处，尤其是那些牙列宽度协调的儿童。

下颌前伸装置已常规用于患有阻塞性睡眠呼吸暂停的成年人，以防止舌头在睡眠期间塌陷到后气道间隙中。此类矫治器用于对生长期的儿童的骨性和牙性Ⅱ类错𬌗畸形的正畸治疗中，但不常用于治疗儿童SDB。证据相对有限且可信度不高，无法支持在混合牙列儿童SDB的治疗[30-33]。在使用下颌前伸装置治疗SDB时需要关注对骨性Ⅰ类和Ⅲ类患儿颅面生长的未知影响，以及混合牙列期装置的保留和治疗依从性的困难。需要进一步的研究来阐明下颌前伸装置在6～12岁儿童SDB治疗中的风险和益处。

儿童患SDB不仅影响睡眠，还可能导致不良的神经认知、心血管和代谢问题。儿童牙医可以很好地筛查6～12岁患者的SDB，在有指征时进行适当的转诊，并在可行时参与这类病例的管理。

参考文献

[1] Paruthi S, Brooks L, D'Ambrosio C, et al. Consensus Statement of the American Academy of sleep medicine on the recommended amount of sleep for healthy children: methodology and discussion. *J Clin Sleep Med*. 2016;12:1549–1561.

[2] Bixler E, Vgontzas A, Lin H, et al. Sleep disordered breathing in children in a general population sample: prevalence and risk factors. *Sleep*. 2009;32:731–736.

[3] Rosen C, Larkin E, Kirchner H, et al. Prevalence and risk factors for sleep-disordered breathing in 8- to 11-year-old children: association with race and prematurity. *J Pediatr*. 2003;142:383–389.

[4] Lumeng J, Chervin R. Epidemiology of pediatric obstructive sleep apnea. *Proc Am Thorac Soc*. 2008;5:242–252.

[5] Arens R, Muzumdar H. Childhood obesity and obstructive sleep apnea syndrome. *J Appl Physiol*. 2010;108:436–444.

[6] Katz E, D'Ambrosio CM. Pediatric obstructive sleep apnea syndrome. *Clin Chest Med*. 2010;31:221–234.

[7] Southall D, Stebbens V, Mirza R, et al. Upper airway obstruction with hypoxaemia and sleep disruption in Down syndrome. *Dev Med Child Neurol*. 1987;29:734–742.

[8] Maris M, Verhulst S, Wojciechowski M, et al. Sleep problems and obstructive sleep apnea in children with Down syndrome, an overwiew. *Int J Pediatr Otorhinolaryngol*. 2016;82:12–15.

[9] Muntz H, Wilson M, Park A, et al. Sleep disordered breathing and obstructive sleep apnea in the cleft population. *Laryngoscope*. 2008;118: 348–353.

[10] Sans Capdevila O, Crabtree V, Kheirandish-Gozal L, et al. Increased morning brain natriuretic peptide levels in children with nocturnal enuresis and sleep-disordered breathing: a community-based study. *Pediatrics*. 2008;121:e1208–e1214.

[11] Jeyakumar A, Rahman S, Armbrecht E, et al. The association between sleep-disordered breathing and enuresis in children. *Laryngoscope*.

附加阅读36.1（续）

2012;122:1873–1877.

[12] Umlauf M, Chasens E. Sleep disordered breathing and nocturnal polyuria: nocturia and enuresis. *Sleep Med Rev.* 2003;7:403–411.

[13] Owens J. Neurocognitive and behavioral impact of sleep disordered breathing in children. *Pediatr Pulmonol.* 2009;44:417–422.

[14] Tan H, Gozal D, Kheirandish-Gozal L. Obstructive sleep apnea in children: a critical update. *Nat Sci Sleep.* 2013;5:109–123.

[15] Amin R, Somers V, McConnell K, et al. Activity-adjusted 24-hour ambulatory blood pressure and cardiac remodeling in children with sleep disordered breathing. *Hypertension.* 2008;51:84–91.

[16] Kennedy J, Blunden S, Hirte C, et al. Reduced neurocognition in children who snore. *Pediatr Pulmonol.* 2004;37:330–337.

[17] Li A, Au C, Ho C, et al. Blood pressure is elevated in children with primary snoring. *J Pediatr.* 2009;155:362–368.e361.

[18] Marcus C, Moore R, Rosen C, et al. A randomized trial of adenotonsillectomy for childhood sleep apnea. *N Engl J Med.* 2013;368: 2366–2376.

[19] De Luca Canto G, Singh V, Major M, et al. Diagnostic capability of questionnaires and clinical examinations to assess sleep-disordered breathing in children: a systematic review and meta-analysis. *J Am Dent Assoc.* 2014;145:165–178.

[20] Chervin RD, Hedger K, Dillon JE, et al. Pediatric sleep questionnaire (PSQ): validity and reliability of scales for sleep-disordered breathing, snoring, sleepiness, and behavioral problems. *Sleep Med.* 2000;1: 21–32.

[21] Brodsky L. Modern assessment of tonsils and adenoids. *Pediatr Clin North Am.* 1989;36:1551–1569.

[22] Brietzke S, Gallagher D. The effectiveness of tonsillectomy and adenoidectomy in the treatment of pediatric obstructive sleep apnea/hypopnea syndrome: a meta-analysis. *Otolaryngol Head Neck Surg.* 2006;134: 979–984.

[23] Friedman M, Wilson M, Lin H, et al. Updated systematic review of tonsillectomy and adenoidectomy for treatment of pediatric obstructive

sleep apnea/hypopnea syndrome. *Otolaryngol Head Neck Surg.* 2009;140:800–808.

[24] Roberts S, Kapadia H, Greenlee G, et al. Midfacial and dental changes associated with nasal positive airway pressure in children with obstructive sleep apnea and craniofacial conditions. *J Clin Sleep Med.* 2016;12:469–475.

[25] Pirelli P, Saponara M, Guilleminault C. Rapid maxillary expansion in children with obstructive sleep apnea syndrome. *Sleep.* 2004;27:761–766.

[26] Villa M, Rizzoli A, Miano S, et al. Efficacy of rapid maxillary expansion in children with obstructive sleep apnea syndrome: 36 months of follow-up. *Sleep Breath.* 2015;15:179–184.

[27] Bazargani F, Jonson-Ring I, Neveus T. Rapid maxillary expansion in therapy-resistant enuretic children: an orthodontic perspective. *Angle Orthod.* 2016;86:481–486.

[28] Schutz-Fransson U, Kurol J. Rapid maxillary expansion effects on nocturnal enuresis in children: a follow-up study. *Angle Orthod.* 2008;78:201–208.

[29] Proffit WR, Fields HW, Sarver DM. *Contemporary Orthodontics.* 5th ed. St Louis: Mosby–Year Book; 2012.

[30] Carvalho FR, Lentini-Oliveira DA, Prado LB, et al. Oral appliances and functional orthopaedic appliances for obstructive sleep apnoea in children. *Cochrane Database Syst Rev.* 2016;(10):CD005520.

[31] Nazarali N, Altalibi M, Nazarali S, et al. Mandibular advancement appliances for the treatment of paediatric obstructive sleep apnea: a systematic review. *Eur J Orthod.* 2015;37:618–626.

[32] Villa MP, Bernkopf E, Pagani J, et al. Randomized controlled study of an oral jaw-positioning appliance for the treatment of obstructive sleep apnea in children with malocclusion. *Am J Respir Crit Care Med.* 2002;165:123–127.

[33] Huynh NT, Desplats E, Almeida FR. Orthodontics treatments for managing obstructive sleep apnea syndrome in children: a systematic review and meta-analysis. *Sleep Med Rev.* 2016;25:84–94.

垂直向发育不足

垂直向发育不足可以通过头帽或功能性矫治器来治疗，具体取决于所伴随的牙列矢状向关系。来自头带的力矢量上指向上颌骨远侧并压低上颌后牙，这将要求我们使用颈部低位牵引头带。由于功能性矫治器通常设计用于抑制上下颌前牙的萌出并促进后牙的萌出，因此它们还可以增加垂直面高（图36.9）。此外，由于牙齿萌出时有向前或向近中移动的分力，精明的临床医生会利用Ⅱ类病例的下颌磨牙萌出（下颌磨牙近中移动到Ⅰ类）和Ⅲ类病例的上颌磨牙萌出。与垂直向发育过度一样，在发育结束前原有的生长模式还是有复发的倾向，因此需要设计保持手段。

牙性问题

间隙保持

第26章讨论了间隙保持以及推荐用于乳牙列的矫治器。相同的观点和矫治器也适用于6～12岁年龄的间隙

保持。然而，混合牙列乳牙早期缺失的治疗需要一些额外的思考和考虑。乳牙列后牙早失几乎是间隙保持治疗的普遍指征。在混合牙列中，还必须考虑恒牙萌出的时间、牙齿脱落时间、恒牙的存在和牙列拥挤程度。

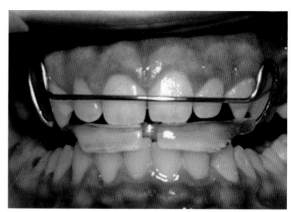

图36.9 该功能性矫治器设计用于允许后牙萌出，并且在该Ⅱ类患者中，后牙向近中移动并有助于矫正牙齿中性关系。这种类型的矫治器可以打开咬合并增加牙齿和骨性的垂直距离。

乳磨牙早失会导致恒牙迟萌。另外，在接近恒牙正常萌出时间的年龄，乳磨牙早失可能会加速恒牙的萌出，从而使间隙保持变得并不必要。一般来说，如果乳磨牙在8岁之前缺失，则恒前磨牙的萌出会延迟，而如果乳磨牙在8岁之后缺失，则前磨牙的萌出会比正常早。确定恒牙延迟或提前萌出的更准确方法是从全景片或根尖片检查未萌恒牙的牙根发育以及牙胚上方的骨量。当牙根发育完成1/2～2/3时，恒牙开始萌出。就上方牙槽骨覆盖而言，覆盖牙胚上方1mm的骨量预计约需要6个月才能萌出。如果有明显的牙齿迟萌且空间足够，则需要进行间隙保持。因为间隙丧失通常发生在乳磨牙失后的前6个月内，所以应该进行间隙保持，除非牙齿预计会在6个月内萌出，或者除非牙弓中有足够的间隙。而1～2mm的间隙丧失并不会影响恒牙的萌出。

乳牙脱落时间是要考虑的因素。一种情况是按计划拔牙的情况。另一种情况是乳牙已经缺失6个月或更长时间才来就诊。在第一种情况下，当然需要进行间隙保持以防止拔牙时间隙丧失。在第二种情况下，大部分间隙丧失已经发生，可能不需要进行间隙保持。临床医生应完成间隙分析，并根据这些发现做出决定。如果牙弓中有多余的间隙，或者如果间隙已经丧失太多以至于不可避免地要拔除恒牙，则不必进行间隙保持。如果剩余的间隙仅勉强够继承恒牙萌出，则需要使用间隙保持器来防止更多的间隙丧失。与之前一样，对于不足的间隙我们并不需要维持。

另一种确定混合牙列是否需要间隙保持的方式是看到底是哪颗牙齿早失。一般而言，在第一恒磨牙萌出后，第二乳磨牙早失会比第一乳磨牙早失损失更多的间隙。系统回顾表明，第一乳磨牙早失后不久下颌牙弓会丧失1.5mm的间隙，上颌牙弓会丧失1mm的间隙[45]。随后间隙丧失并不明显。许多人会因此质疑在混合牙列中第一乳磨牙早失后是否需要进行间隙保持。但第二乳磨牙早失似乎完全不同。Northway等人报道当第二乳磨牙早失时，会出现明显的间隙丧失和持续的间隙丧失[46]。除非存在先天性牙齿缺失等异常情况（见下文），否则当第二乳磨牙早失时需要进行间隙保持。

缺乏继承恒牙使混合牙列中的间隙保持变得复杂。除去第三磨牙，第二前磨牙是恒牙列中最常缺失的后牙。如果第二乳磨牙早失，临床医生必须确定先天性缺失的第二前磨牙可能占据的空间。可以做出两种选择。第一种选择是保持间隙并最终进行固定修复或者种植修复。如果患者属于骨性及安氏Ⅰ类关系，没有拥挤，咬合良好，这是最为适合的选择。如果只有一颗前磨牙缺失（即单侧前磨牙缺失）的话，这更是一个具有吸引力的选择。固定修复中树脂粘接桥和种植体的出现都使这种选择更容易被接受。另一种选择是允许或鼓励间隙的关闭。支持这种解决方案的因素包括牙列拥挤、前牙和嘴唇突出、双侧前磨牙缺失以及其他可能缺失的牙齿。本章后面将更详细地讨论这个主题。

牙列拥挤程度是决定是否进行间隙保持的重要因素，它是从间隙分析中预测出来的，并通过面型分析而得到的。如果切牙位置正常且牙弓有足够的间隙或只是轻度拥挤，出现乳牙早失的话我们应进行间隙保持。然而，在严重拥挤的牙列中出现乳磨牙早失时，我们应仔细斟酌是否需要间隙保持。单靠间隙保持无法解决严重拥挤的问题。要么拔牙矫治，要么扩弓。只有当切牙位置正常或后缩并且牙周组织足够健康以允许切牙唇倾时，扩弓才有可能。如果考虑扩弓，则应放置间隙保持器。然而，在某些情况下，解决拥挤的方式是通过拔除两颗前磨牙并使用正畸矫治器关闭间隙。

如果没有进行间隙保持，并且在第一前磨牙拔除之前发生了牙齿移动导致间隙丧失，那么拔牙后需要关闭的间隙就会减少。在做出此类决定之前，最好咨询专科医生。如果牙列拥挤接近10mm，即便后续计划不可避免地需要拔牙，那我们也可能需要进行间隙保持。前磨牙的平均宽度约7mm；因此，拔除两颗前磨牙会有效地增加14mm的牙弓长度。如果在已经严重拥挤的牙弓中失去更多间隙，那么即便拔除双侧前磨牙也有可能无法解决所有拥挤问题。间隙保持器将确保牙弓长度不会进一步减少。在某些情况下，序列拔牙能够一定程度缓解拥挤并且降低后续正畸治疗的可能性。

混合牙列和乳牙列的间隙保持策略之间最显著的区别可能是下颌牙弓双侧牙齿缺失的情况。在乳牙列中，建议使用两个带环丝圈间隙保持器；在混合牙列中，如果所有下颌切牙都已萌出，则首选舌弓。其中，第二乳磨牙或第一恒磨牙均可用作基牙。如果口腔卫生不佳，建议带环放置在第二乳磨牙。这样做的目的是为了如果带环下出现脱钙，那么只会出现在最终会脱落的乳牙上而非恒牙。

随着恒牙萌出及乳牙脱落，混合牙列中的间隙保持需要密切监督。当基牙脱落时，可能必须使用恒牙作为基牙重新制作保持器。当早失乳牙的继承恒牙萌出到适当位置时，应拆除间隙保持器。

潜在的牙列和间隙问题

异位萌出

与第一恒磨牙异位萌出相关的问题已在前面的第31章中讨论过。如果第二乳磨牙吸收不太严重的话，3～6个月的观察通常是最好的初始治疗，因为第一恒磨牙有可能自行调整或"跳"到远中位置并长出到正常位置（图36.10）。如果在观察期结束时磨牙仍然无法萌出或恒磨牙仍严重埋伏，则需要进行干预[47]。治疗的目标是将异位萌出的第一恒磨牙从正在吸收的牙齿移开，使其萌出，并保留第二乳磨牙。

如果仅需要少量移动，临床上只能看到恒磨牙的少许部分或者几乎看不到恒磨牙，可以将一根20～22mm的铜丝绕过第一恒磨牙和第二乳磨牙之间的接触面。铜丝每2周收紧一次。当铜丝收紧时，牙周膜间隙被压缩，磨牙被推向远中，直至第一恒磨牙可以"滑过"乳磨牙并萌出（图36.11）。在某些情况下，可以使用金属推簧来解除磨牙限制，但仅限于乳磨牙吸收较少的情况。如果两颗牙齿之间的接触点低于乳磨牙的釉牙骨质界，则可能难以放置推簧。一些学者提倡弹性分牙圈，

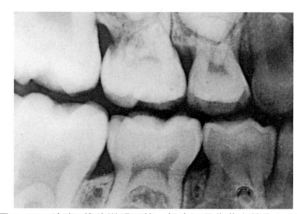

图36.10　这张X线片说明了第一恒磨牙异位萌出的自行调整能力。可以注意到，上颌第二乳磨牙的远中根已经吸收。通常这种类型的吸收是第一恒磨牙萌出过程中卡在乳磨牙远中部的结果。如果吸收没有继续进行，恒磨牙通常会在3～6个月内"跳过"吸收的牙根。

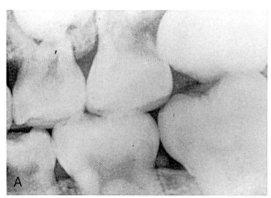
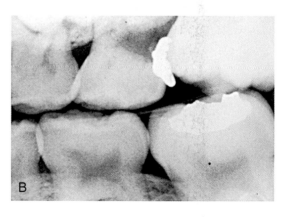
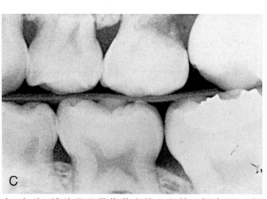

图36.11　（A）此X线片显示异位萌出的左上第一恒磨牙。（B）因为只需要少量的移动，所以在恒磨牙和第二乳磨牙之间的接触点周围放置一根20mm的铜丝并结扎收紧。（C）以每2周为间隔将铜丝收紧3次后，第一恒磨牙萌出并开始长出到正常位置。（From Fields HW, Proffit WR. Orthodontics in general practice. In: Morris AL, Bohannan HM, Casullo DP, eds. *The Dental Specialties in General Practice*. Philadelphia: Saunders; 1983.）

但必须对其进行仔细监督，因为它们可能会向根尖方向脱位并埋入牙龈，从而导致牙周脓肿。一些分牙圈不显影，因此可能难以定位。

　　另一种向远中移动恒磨牙的方法是在第二乳磨牙上使用带环，并通过螺旋弹簧或弹性皮筋向恒磨牙施加远中力（图36.12）。事实上，我们可以椅旁在磨牙带环上焊接正畸弓丝制作出一种带环式弹簧矫治器；在下一次就诊时，该矫治器很容易在口内进行加力。这些方法都要求第一恒磨牙的殆面临床上可见，以便施加向远中向的力移动牙齿。可以将一小块复合树脂或一个金属舌侧扣粘接到殆面上作为施力点，或者将弹簧的末端直接粘接到异位萌出的牙齿上。然而，殆面的唾液污染有时会使结合变得困难。另一种更具经济的技术是将第一恒磨牙托槽粘接在第二乳磨牙上，并将第二恒磨牙托槽粘接在第一恒磨牙上；然后在两颗牙齿之间放置螺旋弹簧，以向远中移动第一恒磨牙。上述这些操作一位熟练的正畸技工可以几分钟内在椅旁完成。这种带环和弹簧装置应每2周评估1次，由于恒磨牙的牙根发育未完全，因此可以在短时间内奏效。

　　当第一恒磨牙导致第二乳磨牙牙根广泛吸收，则必须拔除第二乳磨牙。在这种情况下，牙弓长度的损失是肯定的，并且应提前考虑一些针对即将发生间隙丧失的治疗计划（图36.13）。如果存在先天性缺失的第二前磨牙或由于拥挤而考虑拔除前磨牙，则通过磨牙的近中移动来减少牙弓长度是可行有利的。为了管理乳磨牙拔除后的间隙，可以放置一个远中导板式间隙保持器来引导恒磨牙的萌出。远中导板式间隙保持器保持间隙但不会重新获得在拔除乳磨牙之前丧失的间隙。另一个计划是让恒磨牙萌出，然后使用适当的矫治器重新获得间隙（随后描述）。待间隙恢复后，再放置间隙保持器。

　　侧切牙异位萌出通常是拥挤的早期迹象，但也可能只是牙齿位置异常的结果。如果由于异位萌出导致乳尖牙早失，则下颌切牙通常会漂移到缺失那一侧，从而造成中线偏移。如果侧切牙导致乳尖牙的牙根吸收甚至脱落，则下颌切牙通常会舌倾以及丧失牙弓长度。当发生这种情况并且前牙能自动排齐时，间隙问题似乎得到

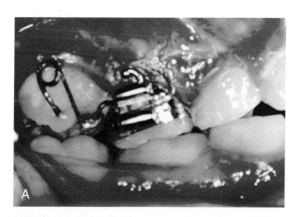

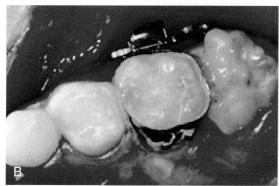
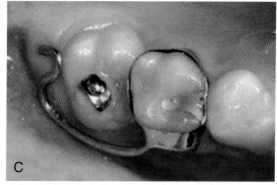

图36.12　（A和B）带环和螺旋弹簧矫治器用于治疗需要大量移动的异位萌出恒磨牙。第二乳磨牙上放置带环，一个螺旋弹簧被焊接到带环。一小块复合树脂、一个金属舌侧扣粘接到恒磨牙殆面，或者一个小的预备体都可以作为施力点。每隔1个月重新对弹簧进行一次加力，直至恒磨牙萌出。（C）另一种带有金属舌侧扣的带环和弹簧矫治器，粘接到萌出的恒磨牙的殆面。弹力链或弹力线从舌侧扣连接到金属丝上的远中钩上，每个月更换一次以施加向远中移动磨牙的力。（[A and B] From Fields HW, Proffit WR. Orthodontics in general practice. In: Morris AL, Bohannan HM, Casullo DP, eds. *The Dental Specialties in General Practice.* Philadelphia: Saunders; 1983.）

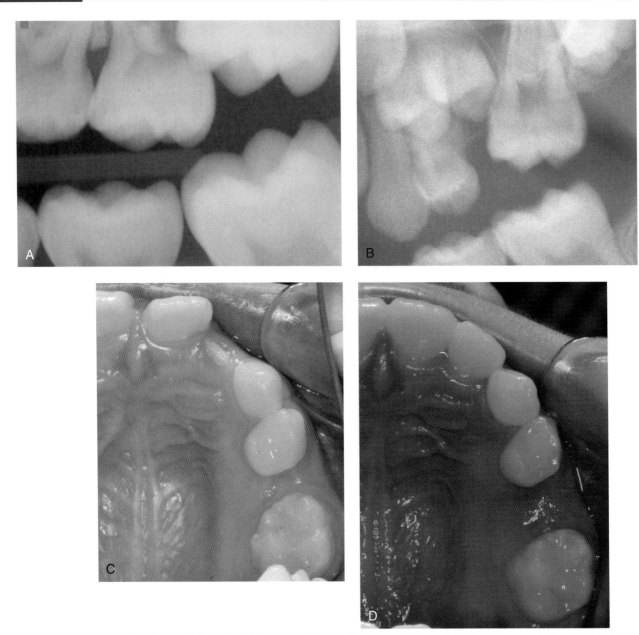

图36.13 （A）在某些病例中，异位萌出会导致乳牙牙根的广泛吸收甚至牙齿早失。在某些情况下，由于与口腔直接相通，牙齿可能会出现脓肿。（B）当第二乳磨牙缺失时，临床医生应预见到恒磨牙的近中移动以及牙弓长度可能减小。（C）这种间隙丧失发生在拔牙后的前6个月内。（D）使用托槽和螺旋弹簧打开间隙。间隙保持对于为未萌出的第二前磨牙留出空间是必要的。

了纠正，但这只是暂时的，当恒尖牙开始萌出时，间隙不足会再次变得明显。无论乳尖牙缺失是单侧还是双侧的，临床医生应确定是否存在牙弓长度不足并评估前后唇向以及切牙位置。这些信息有助于确定是否需要间隙保持、间隙恢复或者进一步的治疗。

治疗的目的是根据计划长期管理间隙。过去治疗牙列拥挤和侧切牙异位萌出的建议是放置舌弓并在侧切牙远中放置一个焊接的指簧以维持中线。如果中线已经偏移，建议拔除对侧乳尖牙以利于中线的自行纠正。如果由于中切牙舌倾明显并且间隙丧失明显，应在拔除乳切

牙后放置舌弓。然而，文献中没有证据表明，拔除对侧乳尖牙会利于中线的自行纠正。也没有证据表明，如果不拔除乳尖牙的话，中线会逐渐发生偏移。一项关于生长发育的研究表明，对于单侧乳尖牙早失或者双侧乳尖牙正常脱落之间并没有明显差异[49]。有研究表明，与没拔除乳尖牙相比，拔除了对侧下颌乳尖牙会改善不规则指数（类似于拥挤的衡量标准）。然而，这种去除对侧乳尖牙是以牙弓周长减少近3mm为代价的[49]。基于这一证据，当下侧切牙异位萌出时，临床医生应谨慎考虑是否拔除对侧乳尖牙。稍后将进一步讨论下颌前牙拥挤和

尖牙早失。如果有牙列明显拥挤，那么我们不需要尽心间隙保持，或者如果下颌切牙过于突出而不能维持在这个位置，则在拔除对侧乳尖牙后不需要放置舌弓。在双侧尖牙因异位萌出而早失的情况下，应做出类似的治疗决定，但临床医生通常不必担心中线发生偏移。

易位

　　早期易位治疗可以在混合牙列期间进行，并提供了阻断继续恶化的可能。如前所述，适合早期治疗的易位类型最常见于下颌。侧切牙吸收乳尖牙或第一乳磨牙（图36.14A）。牙齿萌出过程时会旋转，因此治疗包括向近中重新定位和旋转（图36.14B）。如果这在尖牙萌出之前完成，则可以防止易位（图36.14C）。

阻生牙

　　混合牙列中最常见的阻生牙部位是上颌尖牙区。尖牙通常近中向萌出，并埋伏阻生在腭部或者对侧切牙牙根造成吸收[50]。这个问题通常会被诊断出来，是因为在9岁或10岁时，尖牙区域唇侧牙槽骨没有明显突起[51]。我们通过影像学检查可以对埋伏阻生尖牙进行定位，在大多数情况下，一张曲面体层片可以完成，还可以使用小视场CBCT图像（见第31章）。如果在曲面体层片上恒尖牙与侧切牙根部的重叠不足一半，则只需及时拔除乳尖牙，就有 > 90%的机会将恒尖牙向远中重新定向（图36.15）[52]。如果重叠超过一半，自然正常萌出的机会就会减少。已经提出了其他治疗方法来预防上颌尖牙埋伏阻生于腭部。除了提前拔除乳尖牙以外，还有学者提出腭部扩弓并且拔除乳尖牙[53]，头帽治疗以及同时拔除乳尖牙以及第一乳磨牙[54]。

恒牙缺失

　　恒牙缺失会给临床医生带来许多治疗问题，大多数此类治疗决定最好由专科医生做出。上颌侧切牙和下颌第二前磨牙是恒牙列中最常见的先天性缺失牙，而前

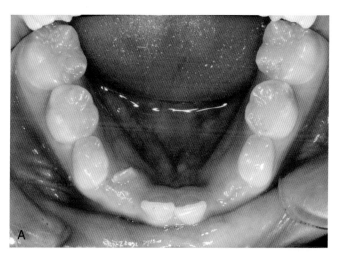

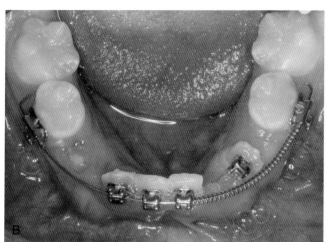

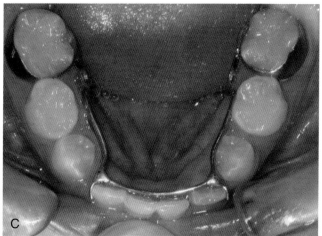

图36.14 （A）早期易位会导致乳尖牙或乳尖牙和第一磨牙缺失。在该患者中，拔除了左下第一乳磨牙以允许侧切牙萌出。（B）侧切牙通常需要向近中移动和旋转。（C）固定带环和粘接矫治器的矫正阻止了真正的易位。

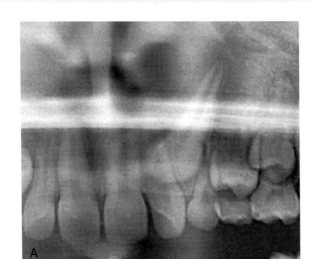

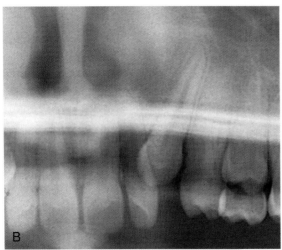
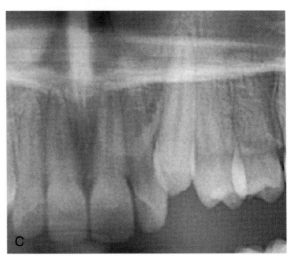

图36.15 （A）该患者的左上尖牙有明显的近中移位并且与侧切牙牙根明显重叠，我们仍然尝试拔除乳尖牙以改变其萌出方向。（B）注意到左上尖牙向远中以及殆方移动，与侧切牙重叠减少。（C）接近1年后，左上尖牙萌出到相对正常位置。

牙，特别是切牙，常因外伤而缺失。治疗决策不仅基于缺失的牙位，还取决于牙弓长度、邻牙的形态与颜色、切牙位置以及突度和侧貌轮廓。

先天性上颌侧切牙缺失的治疗方法不完全一样，与因单侧或双侧切牙缺失以及恒尖牙萌出后的位置相关。尖牙可能萌出到正常的尖牙位置上，或者吸收乳侧切牙并自发替代缺失的侧切牙。如果尖牙萌出到适当的位置，则最终将不得不拔除乳侧切牙，因为它不能作为永久侧切牙的美观替代品并且因为牙根最终会被吸收。缺失的侧切牙可以用树脂粘接桥或种植修复体替代。一般来说，当咬合、切牙位置和侧貌轮廓比较理想时，缺失的侧切牙首选美学修复（图36.16）[55]。当对侧侧切牙存在并且具有良好的大小和形态时，我们优先考虑这种方法。即便到现在，当咬合接近理想时，这种方法也受到青睐，因为很难在不产生中线差异或内收切牙的情况下关闭间隙。TAD的使用使间隙关闭变得更加容易和可预测。

临床医生还必须考虑治疗的长期预后。如果患者和临床医生选择为侧切牙进行修复治疗，种植修复体或树脂粘接桥的放置必须等到患者生长发育停止后。从正畸治疗结束到最终修复通常需要＞5年的时间。正畸后的保持必须精心设计，患者依从性必须良好，这样牙齿才能保持在理想的修复位置。即使间隙保持良好，研究表明，中切牙和尖牙的根部仍有1/10的机会聚拢并影响种植体植入[56]。种植体支持的侧切牙修复的另一个考虑治疗的长期预后因素是种植体本身。虽然种植体成功率很高，但也有种植修复失败的情况。此外，随着时间的推移，种植体周围的唇侧骨吸收是一种正常现象，会导致牙龈呈暗蓝色。最后，种植体可能会在几年后出现咬合不足。因为种植体不像天然牙那样萌出，任何垂直向生

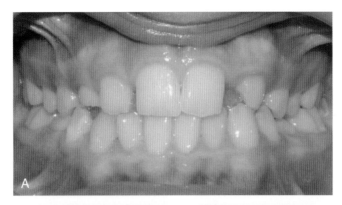

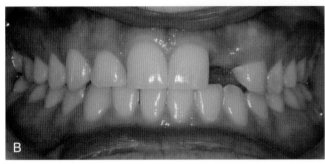

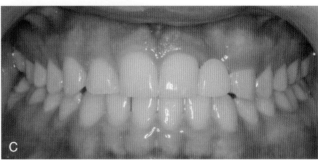

图36.16　（A）该患者缺少左上侧切牙。因为患者有Ⅰ类磨牙关系以及相对较好的牙齿排列，所以决定对缺失的侧切牙进行修复治疗。（B）在治疗结束时，保留了与右上侧切牙大小相同的间隙来替换左上侧切牙。（C）技工室制作了一个左上侧切牙桥体。对基牙进行酸蚀并使用复合树脂将基牙翼粘接到每颗牙齿上。由于咬合在舌面上的剪切力，这种类型的修复不适用于深覆拾。

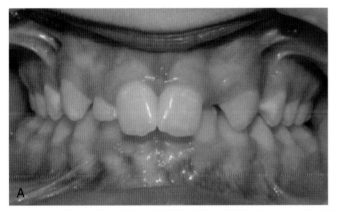

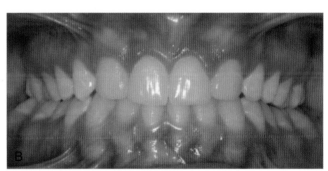

图36.17　（A）该患者先天性缺失两颗上颌侧切牙。决定将尖牙替代侧切牙。（B）通过添加树脂和车针修形重新塑形了中切牙及尖牙。如果第一前磨牙形态太小，可以用复合树脂重新对第一前磨牙塑形以接近尖牙形态。

长变化都会导致种植体和邻牙的垂直关系发生变化[57]。

如果恒尖牙萌出到侧切牙位置，则可以拔除乳尖牙。根据情况，可以将恒尖牙牵移到原有的位置，并且可以如前所述确定侧切牙缺失的修复解决方案。尖牙先天性缺失替代的方式需要考虑几个因素。存在的咬合异常、拥挤、侧貌、尖牙牙冠形态与颜色以及微笑时牙龈形态外观都会影响是否应考虑这种方法（图36.17）。这些尖牙需要通过磨除牙釉质修形、漂白增亮以及树脂堆塑以改善牙齿的美观来重新塑形。推荐的治疗方法是伸长尖牙并压低第一前磨牙以形成与正常咬合相匹配的龈缘。尖牙替代侧切牙的理想情况是侧貌美观、牙性Ⅱ类关系、下牙列无拥挤、尖牙形态小且颜色与中切牙相匹配。尖牙替代的病例难度较高。对于治疗前咬合正常的病例，倾向于推尖牙向远中恢复间隙后行侧切牙的美学修复这种治疗方式，对于牙冠较短或较宽的尖牙以及颜色较深、较暗的尖牙也是如此。这些因素都不利于尖牙替代侧切牙的治疗。即便是尖牙必须内收而不可替代侧切牙的病例，这也不是没有任何好处。尖牙在萌出过程带着颌骨的发育，这些骨量将有利于将来的美观，并有利于在侧切牙位置植入种植体。对于侧切牙缺失的病例，临床医生应与患者讨论所有治疗方案。相关的研究也表明，患者对天然牙替换的方案（尖牙替代侧切牙）比修复替换的方案更为满意[58~59]。

当切牙因外伤而缺失时，临床医生可以以类似于侧切牙先天性缺失的方式来处理现有情况，但必须考虑患者的年龄和生长状况、拥挤程度、骨骼关系。牙齿缺失的数量、牙周组织的状况以及邻牙的损伤会使临床决策变得更加复杂。医生不仅面临传统正畸的常见问题，临床医生还在对预后不确定、骨组织减少或缺失的牙齿做出决定。修复因外伤而缺失的前牙的传统管理通常涉及义齿修复或通过天然牙替换。

另一种可能性是将后牙（通常是前磨牙）移植到缺失的上颌中切牙位置。通过重新塑形和树脂或贴面修复，此种方案可能会非常成功。虽然在北美地区没有广泛采用，但使用后牙自体牙移植在斯堪的纳维亚半岛的国家已经是一个较广泛的选择[60]。

当前磨牙先天性缺失时，在制订治疗计划之前必须彻底评估牙弓长度、切牙位置以及面型侧貌。与乳尖牙和乳侧切牙不同，乳磨牙可能是缺失前磨牙的合理替代。乳磨牙的大小、形状和修复形态都能对乳磨牙维持的时间给出一些指示（图36.18）。固连以及明显的牙根吸收表明应该拔除乳磨牙。大多数临床医生倾向于拔除乳磨牙然后关闭间隙（图36.19）；但在某些情况下，树脂粘接桥、传统修复桥或种植修复体可能是更理想的治疗方案（图36.20）。对于具有理想或接近理想咬合或牙齿单侧缺失的骨性或牙性Ⅰ类患者，选择修复治疗会更理想。同样，TAD的引入允许临床医生确定间隙关闭是否适用于过去进行修复替换的情况，例如，在不影响其余牙齿的咬合和关系的情况下移动牙齿何时会出现困难。TAD可用于在不导致前牙移动（产生中线偏斜）的情况下向近中移动后牙段，因为牙齿移动的作用力与在骨内TAD的稳定性相关，而非牙列间的作用力。按照指南而言，由于骨密度、未萌出的恒牙以及无法固定螺钉，<12岁的儿童禁忌使用TAD。

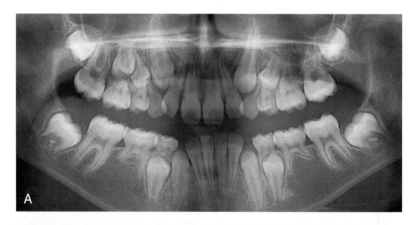

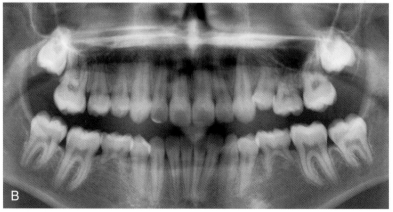

图36.18 在某些情况下，保留乳磨牙作为先天性缺失前磨牙的替代是可以接受的。通常，乳磨牙最终需要替换。（A）左上第二前磨牙和左下第二前磨牙缺失的患者。（B）父母和患者不愿意接受修复治疗，因此开始局限于前牙的正畸治疗。

如果牙列太拥挤而必须拔牙，或者前牙太突或侧貌太突，则应拔除乳磨牙，并按类似于正畸拔除4颗前磨牙的病例的方式来处理。通常，拔牙病例中一般优先拔除第一前磨牙，但大多数先天性缺失的前磨牙是第二前磨牙。如果可以确定第二前磨牙缺失并且需要拔牙以解决牙弓长度不足的问题，则可以尽早拔除乳磨牙，通过第一恒磨牙的近中漂移以及第二前磨牙的远中漂移来关闭间隙。但是，第二前磨牙先天性缺失可能无法在早期确定，这会导致错过最佳拔牙时机。最佳拔牙时机延误越久，漂移以及自行关闭间隙发生概率就越低。使用缺失的第二前磨牙的间隙来减少牙齿前突要复杂得多，并且需要将前牙内收到缺失的间隙中。这排除了牙齿漂移的可能性，应该由专科医生进行计划设计。

进一步需要注意的情况。如果乳磨牙固连并且继承恒牙缺失，则应在牙槽骨的垂直骨性差异变得太大之前拔除乳磨牙（图36.21）。这可能需要后续的间隙保持。研究表明，牙槽嵴顶的丧失将是最小的，并且如果邻牙没有牙周缺损的话，将有利于其良好骨外形的维持。虽然牙槽骨宽度会减少25%~30%，但学者表明，即便不进行骨移植，种植体的植入仍然可行[61]。之后，可以进行种植或修复治疗，在某些情况下，可以通过正畸关闭间隙。一些观点建议对固连的乳磨牙进行截冠术来保持牙槽骨宽度，但没有足够的数据支持这种说法。

多生牙

多生牙可能会造成牙间隙以及牙齿萌出的问题。多生牙可能会导致恒牙萌出后排列不齐甚至无法正常萌出。多生牙治疗的目的是通过立即拔除或观察后择期拔除，将其影响降至最低。多生牙的治疗方式取决于其大小、形状、数量以及患者牙齿发育情况。通常，多生牙

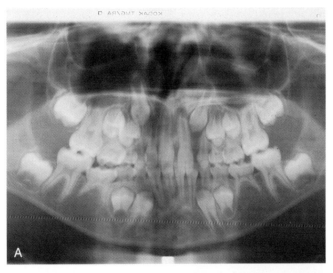

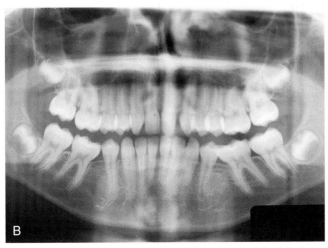

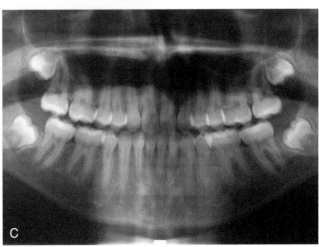

图36.19　对先天性牙齿缺失的间隙进行关闭以避免进行修复治疗有时是有利的。（A）该患者缺失上颌侧切牙和下颌第二前磨牙。（B）剩余的乳磨牙被拔除后并允许漂移。（C）正畸完成后，牙齿最终排列良好。

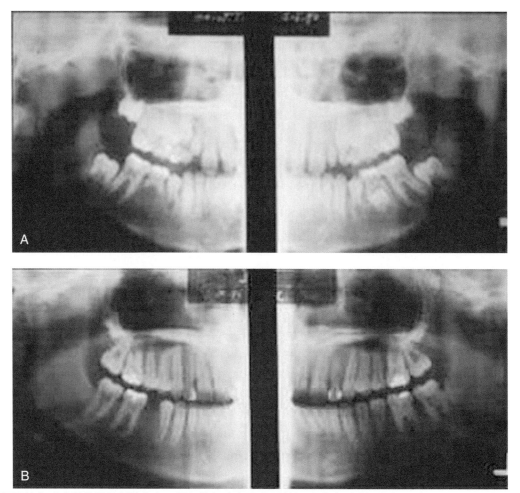

图36.20 当恒牙缺失时（通常是单侧缺失），最好的解决方案是调整间隙并计划进行修复。（A）由于牙根短以及其修复条件不利，右下第二乳磨牙被拔除。（B）调整间隙利于后续修复治疗。

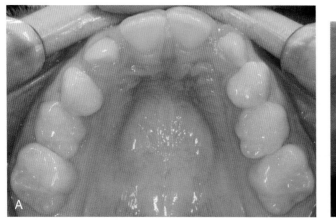 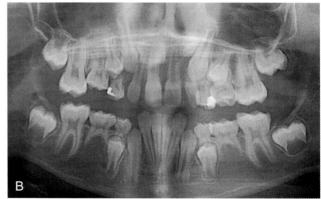

图36.21 （A）该患者的右上第二乳磨牙固连，牙冠边缘更接近根尖。（B）曲面体层片显示右上和下颌双侧第二前磨牙缺失。由于骨水平的垂直向不足不断变大，应尽可能微创拔除乳磨牙，并保持或关闭间隙。

是在曲面体层片或前牙𬌗片上发现的，还有个别情况是在临床上发现在较早的年龄出现多生牙。如果多生牙是圆锥形的并且没有倒置，那它很可能自然萌出，此时应该将其拔除（图36.22）。如果多生牙是倒置的，它将

可能会向上移动远离牙列并可能进入鼻子。结节状牙齿不会移动，但可能与其他任何多生牙一样，显著阻碍邻牙的萌出。当存在多颗多生牙或多生牙未能萌出时，阻碍其他正常牙齿萌出的可能性会显著增加。在这些情况

下，手术拔除显得十分必要。理想情况下，手术的时机应确保多生牙的拔除不会影响其他正常恒牙的发育。但是越早拔除多生牙，恒牙越有可能正常萌出。多生牙拔除的手术通常很复杂，尤其是在有多颗多生牙或多生牙入路受限的情况下。这些患者应适当转诊到专科医生处接受治疗。

牙齿大小不调

单颗牙齿大小不调会导致牙列排齐问题。上颌侧切牙通常会造成此类问题，因为它可能出现形态过小或呈锥形。一些病例中侧切牙可以使用复合树脂将其形态恢复到正常大小，不需要其他进一步治疗。如第31章所讨论的，有时锥形侧切牙需要合并牙齿移动以及修复相结合才能实现正常咬合。根据大小不调的程度，锥形侧切牙可以通过以下3种方案之一处理治疗。

如果侧切牙仅比正常侧切牙稍小，则可以关闭间隙。对于边缘较小的侧切牙，第一种方案是通过正畸移动，直至它接触中切牙并在远中侧留出间隙。这种解决方案通常在美学上并不令人愉悦，除非仅在远中侧只留下极小的间隙。移动后还需要进行正畸保持以保持间隙。通常也不会将尖牙向近中移动以关闭间隙，因为这会使尖牙处于尖对尖关系并破坏之前的正常咬合。第二种方案是对下颌牙列的前牙进行邻面去釉，使前牙减径变窄，这样上下颌牙列间隙可以完全闭合达到正常咬合。第三种方案，通常用于尺寸过小的前牙，是正畸牙齿移动和复合树脂粘接的组合（图36.23）。侧切牙通过正畸移动后的位置应使树脂堆塑后更加美观，恢复接近正常的牙冠解剖结构。就如第38章计划牙齿移动以及修复要求所述，这种类型的治疗最好由已完成诊断模型的专科医生进行。

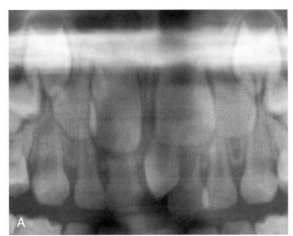
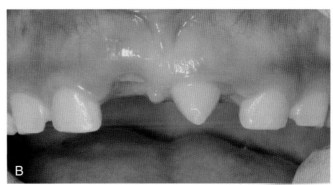

图36.22　（A）在影像学检查中看到上颌中切牙区域的圆锥形多生牙。该多生牙并不会影响恒切牙的正常萌出。（B）该多生牙在萌出以后再进行拔除。

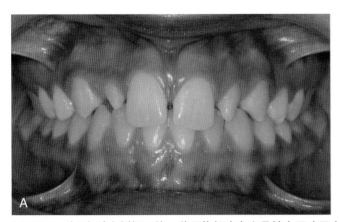
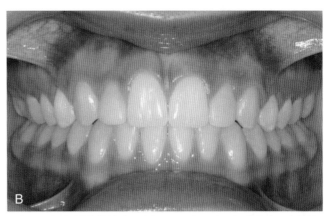

图36.23　（A）过小侧切牙的一种可能解决方案是结合正畸牙齿移动以及复合树脂粘接来重新塑形牙齿。（B）该患者双侧侧切牙属于过小牙。侧切牙通过正畸移动后的位置应使树脂堆塑后更加美观，恢复接近正常的牙冠解剖结构，并提供良好的功能性咬合。

偶尔单颗牙齿会特别大，导致牙齿拥挤和错位。在这些情况下，通常可以减径以匹配对侧同名牙并重新移动排列。

恒牙列的融合牙和双生牙的治疗尤为困难，应转诊到专科医生处理。在某些情况下，可以将融合牙进行分开，将其中一颗或两颗牙齿移动到合适的位置，然后再修复剩余的牙齿[62]。通常需要进行牙髓治疗，因为分离的过程往往会侵犯牙髓（图36.24）。

对牙内陷和切牙鹰爪尖的病例要求达到理想的咬合是非常有挑战的（图31.16）。在大多数牙内陷的病例中，细的、线状的牙髓从髓室延伸到内陷处，这种牙髓组织延伸的位置应该通过影像学检查确定。大多数后牙不需要进行治疗，因为咀嚼力会慢慢磨损内陷部分，并形成修复性牙本质。然而，在前牙区我们需要使用器械完成磨损。每次就诊时都会磨除少量牙齿结构，每次治疗后将氢氧化钙糊涂在暴露的牙本质上以刺激修复性牙本质的形成。通常情况下，可以按月进行治疗，而不会对牙髓造成永久性损伤。治疗完成后，暴露的牙本质使用氢氧化钙垫底，并进行树脂修复。

排列问题

具有足够间隙的前后牙排列不齐应与间隙不足的病例区别开来。单纯牙列不齐仅由旋转牙齿和倾斜牙齿组成，而不缺乏牙弓长度。牙弓长度不足（即真正缺乏间隙）也会导致牙列不齐，但情况不同，需要不同的管理以及时机的选择。

矫治器的选择

牙列不齐可以使用固定或可摘矫治器来治疗。如果需要简单的倾斜移动而不需要旋转来排齐牙齿，带有推簧的可摘矫治器是合适的选择。存在各种类型的可摘矫治器；但是，设计中包含几个基本组件。矫治器需要具有一定固位力，这样施加在牙齿上的力就不会使矫治器脱位。Adams卡经常会使用到并且非常牢固，尽管它们需要仔细调整并且可能会干扰咬合。其他类型的卡环，例如，球形卡和C形卡，临床上也经常用到，但其固位力和灵活性明显较差。应该使用多种类型卡环来增强固位力。上颌矫治器中的腭侧丙烯酸基托能够获得额外

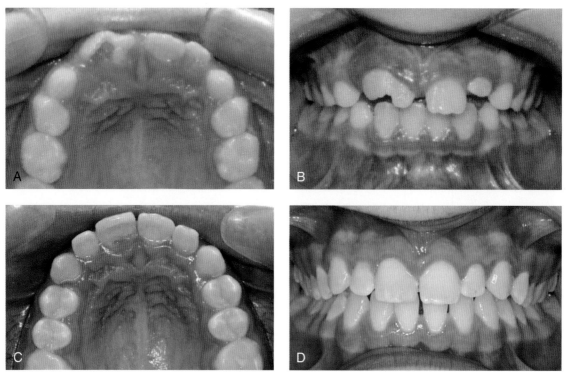

图36.24　（A和B）右侧中切牙与多生牙融合，形成单颗大切牙。除外观不佳外，侧切牙无法萌出。在进行锥形束计算机断层扫描检查，仔细检查牙髓解剖学后，对牙齿进行了片切。（C）片切后，正畸将牙齿移动到正确位置。（D）近中面进行充填修复。

的固位力和稳定性。由0.022英寸不锈钢丝制成的螺旋弹簧埋入腭侧丙烯酸基托中，可提供轻盈、连续的力。应对弹簧加力形变2mm，使牙齿移动约1mm/月（图36.25）。

固定矫治器（牙套）用于矫正牙列不齐，并在需要整体牙齿移动或控制转矩时使用。正畸矫治器已经发展到为特定牙齿设计特定托槽的程度。托槽被设计为精确放置在牙齿上时提供正确的牙冠和牙根定位。图36.26描述了托槽粘接过程。

有几种方法可以将托槽粘接到牙齿上。传统的磷酸酸蚀、冲洗、干燥以及处理剂的应用仍在正畸临床中使用。随着公司开发出一体式酸蚀和处理技术，传统技术已被一步法所取代。这减少了所需的步骤数，使隔湿更容易，并减少了临床上放置托槽的时间。图36.27中描述了这种方法。

另一种减少临床粘接时间并在理论上更准确地放置托槽的方法是间接粘接法。该方法被认为是放置托槽的更准确的方法，因为临床医生可以标记和测量每颗牙齿，工作时间不受限制，并且可以完全接触每颗牙齿。

图36.28描述了这种方法。口内扫描仪正在取代传统印模，因此临床医生可以扫描牙齿并将数据直接输入计算机（图36.28C）。

临床医生应该了解正畸弓丝的物理特性。必须选择初始弓丝，其强度足以承受后段的咬合力，但在前段区域又足够柔韧，可以结扎到托槽中并传递轻而连续

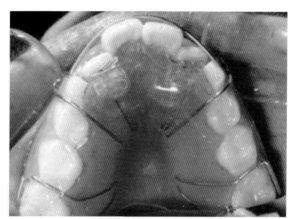

图36.25　可摘矫治器适用于牙列排齐。需要注意的是右上侧切牙可以通过该矫治器轻松地唇倾，但旋转左上侧切牙则比较困难，需要联合使用推簧以及唇弓进行移动排齐。一般来说，这种类型的移动使用固定矫治器更为有效。

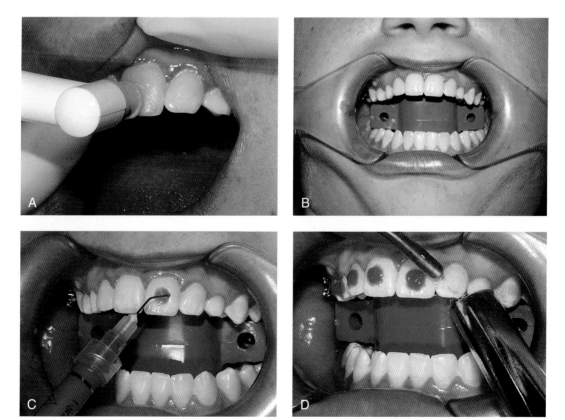

图36.26　正畸矫治器被设计为精确放置在牙齿上时提供正确的牙冠和牙根定位。因此，在放置矫治器时必须遵循适当的顺序。这是使用酸蚀和光固化树脂时的步骤顺序。（A）在放置矫治器之前，选择治疗的牙齿必须彻底清洁，最好使用抛光膏。（B）清洁牙齿后，将它们隔湿以隔绝唾液污染。（C）酸蚀溶液或凝胶涂在牙齿的表面。（D）用水冲洗牙齿。

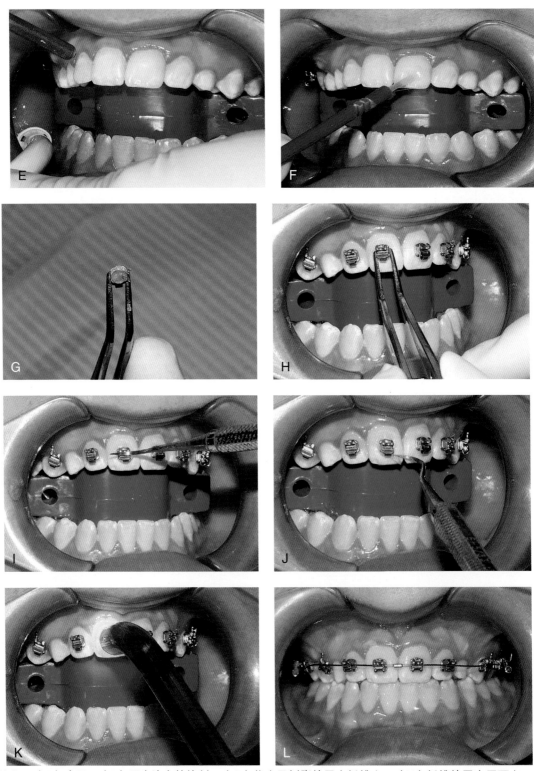

图36.26（续）（E）吹干。（F）牙齿涂布粘接剂。（G）将少量树脂放置在托槽上。（H）托槽放置在牙面上。（I）根据牙冠和牙根的长轴以及切缘的高度，将托槽调整到正确的位置上。（J）清除多余的树脂。（K）光照，树脂固化。（L）将弓丝放置在托槽上，并用刚性结扎或弹性结扎。

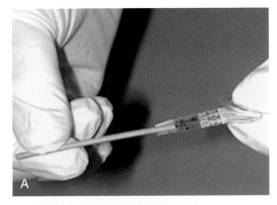

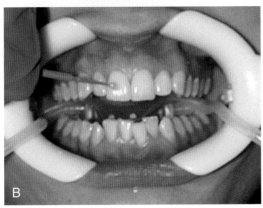

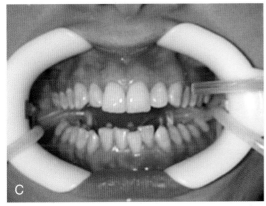

图36.27 一步法的预备可以节省粘接过程的时间。这取代了酸蚀、冲洗和干燥步骤。牙齿清洁以及干燥后，使用酸蚀剂或处理剂。（A）酸蚀剂/处理剂结合在一个特别的气泡包装中。（B）将一步法酸蚀剂/处理剂在牙齿上摩擦几秒。（C）轻轻吹干后，即可准备树脂粘接。

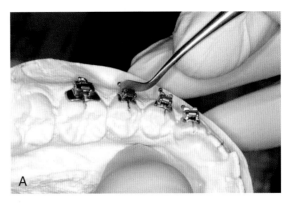

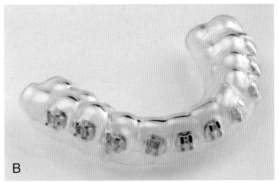

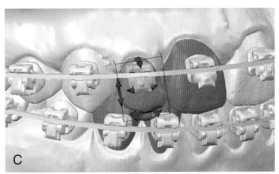

图36.28 （A）患者获取印模后，浇注石膏模型。在模型上涂上分离剂，临床医生用铅笔在牙齿上做标记，以指示牙长轴。托槽使用粘接剂固定在模型上。与患者口内不同，该模型可以根据临床医生需要的任何方式转动，以将托槽放置在最佳位置。（B）接下来，制作一个间接粘接托盘，其中包括要转移到患者牙齿上的托槽。患者口内牙齿与直接粘接类似的方式进行准备，并在每个托槽上放置少量树脂。粘接剂凝固后，将托盘从牙齿上剥离，并将金属丝插入托槽中。（C）扫描模型的出现使间接粘接变得更加容易。该模型是根据患者牙齿的数字扫描构建的。虚拟托槽被放置在牙齿上，临床医生可以操纵托槽的放置，直至托槽处于最佳位置。该设计允许临床医生在三维方向上均可自由移动托槽。从这个虚拟设置中，制造了一个间接粘接托盘。（[A] Courtesy Dr. Linwood Long, Jr; [B and C] Courtesy Dr. Michael Mayhew.）

的力。初始弓丝通常由适当直径的镍钛（NiTi）合金制成，以提供足够的强度和柔韧性。根据牙列不齐的程度，可以选择其他弓丝，例如，小直径不锈钢丝或编织不锈钢丝。如果后牙弓丝强度很重要，可以对弓丝弯制曲以对前牙产生一定柔韧性。在混合牙列中，牙齿排齐移动后进行保持是必不可少的，因为有很强的复发倾向。

大多数保持问题是由于牙齿移动过程中牙龈纤维的拉伸和压缩造成的。牙龈纤维在牙齿移动后重建非常

缓慢，在某些病例，即使牙齿移动后的保持设计非常得当，也会复发出现牙列不齐。一些临床医生建议，如果牙周组织健康，可以进行环状牙槽嵴上纤维切开术以减少复发。

当治疗完成或接近完成时，在局部麻醉下，使用带

有12B号刀片的手术刀切割牙龈上牙龈纤维。从理论上讲，拉伸的牙龈纤维不需要重组，但在被切断后会重新附着在新的位置。薄龈生物型患者应格外小心。

拥挤问题

混合牙列拥挤的第一个迹象通常与恒切牙的萌出同时发生。牙弓长度不足可能通过多种形式表现出来，从轻微的切牙扭转到重度的牙列不齐。首先，应该是进行间隙分析并确定牙弓长度不足的程度。然后，再结合面部侧貌分析以及后牙关系。

轻度至中度拥挤

很多患儿的混合牙列都有中缝问题，这被认为是正常的发育阶段。偶尔，由于多生牙或其他中线骨损、突出的切牙或牙齿大小问题，都会出现较大的中线间隙。由中缝多生牙引起的牙间隙可通过去除多生牙来治疗。多生牙应在不损伤邻牙的情况下尽早拔除。及早去除多生牙可使恒牙正常萌出，间隙通常会自行关闭。

在某些情况下，较大的间隙可能是由于切牙的唇舌向位置而非近远中位置所造成。"兔子牙"或龅牙并不美观，而且容易罹患牙外伤[63]。如果牙齿可以向后倾斜移动到理想位置以关闭间隙，并且深覆𬌗不会阻碍牙齿移动，则可以选择可摘矫治器。该矫治器的设计包括至少2个用于固位卡环、硬腭丙烯酸树脂和1个带调节曲的0.028英寸唇弓（图36.29）。通过关闭曲，唇弓被激活以舌倾前牙。同时，必须从矫治器的舌侧去除部分基托，以允许牙齿移动并容纳多余的牙龈组织。唇弓以约2mm/月的速度加力，直至牙间隙关闭并且牙齿处于理想位置。

如果前牙明显突出，需要整体移动来关闭间隙或需要牙齿旋转，建议使用固定矫治器。后牙需要粘接带环，前牙需要托槽粘接。第一步是用小而圆的弓丝排齐牙齿。初次排齐后，牙齿通过带有关闭曲或弹力链的较大方丝进行内收（图36.30）。方丝对于在前牙内收期间能对牙齿位置有一个完全的控制。可能需要同时佩戴头帽来加强后牙支抗，因为在前牙内收时，后牙有很强的近中移动倾向。在治疗计划阶段需要确定牙齿是需要倾斜移动还是整体移动。与此同时，我们需要根据磨牙初始位置、需要关闭的间隙以及面部的垂直距离来决定是否使用头帽。

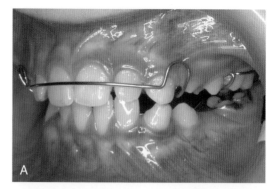

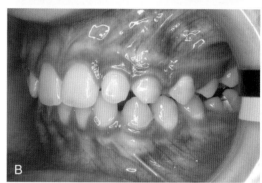

图36.29 （A和B）具有活动唇弓的Hawley保持器和适当的后牙固位卡环可以用于使前牙舌倾并减少覆盖（如果牙弓中有可用空间并且覆𬌗覆盖允许的话）。但这种类型矫治器不利于控制牙齿旋转。（From Proffit WR, Fields HW Jr, Sarver DM. *Contemporary Orthodontics*. 5th ed. St Louis: Elsevier; 2013. ）

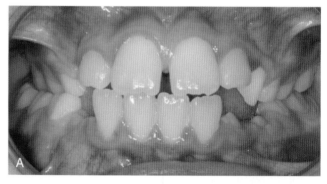

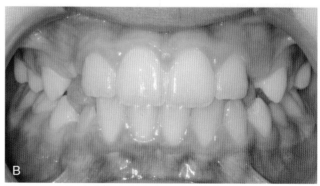

图36.30 （A）当存在旋转或需要牙齿整体移动来关闭间隙和内收前牙时，最好的治疗方法是固定矫治器。该患者需要水平向扩弓和关闭间隙，以便为恒尖牙腾出空间。（B）间隙关闭是使用固定矫治器以及弹力链完成的。

如果前牙中缝是由于上下颌前牙之间的尺寸差异（下颌牙齿相对大于上颌牙齿）引起的，治疗通常需要在上颌切牙的邻面添加树脂。仅使用正畸方式来关闭间隙会减少覆𬌗覆盖以及可能导致前牙咬合创伤。此外，很容易出现复发，因为咬合会迫使间隙再次打开。

如果牙间隙＞2mm并且存在以下3种情况之一，通常会开始治疗以关闭与前后位置或牙齿大小问题无关的中线间隙。首先是牙间隙是否抑制或干扰了侧切牙的萌出。一般来说，治疗开始与侧切牙的正常萌出时间一致。如果间隙大到在美学上令人反感，患者因外表而被戏弄或遭受心理问题，临床医生可以考虑治疗。如果在恒尖牙萌出后间隙仍然存在，则可以考虑进行治疗。牙间隙是由于切牙的近远中定位错误，但矫治器的选择还是要根据关闭间隙所需的牙齿移动。如果可以将中切牙倾斜在一起以关闭牙间隙，则可以使用可摘矫治器。推簧要么结合到腭侧丙烯酸树脂中，要么焊接到唇弓以接合切牙牙冠的远中边缘（图36.31）。弹簧以2mm/月的速度启动，关闭时间不应超过2个月。

如果牙齿需要整体向近远中移动或旋转控制来关闭牙间隙，则托槽粘接在中切牙的唇面上。初始排齐后，将大段或完整的矩形弓丝放置在托槽中，并通过弹力链将牙齿移动到一起（图36.32）。无论使用哪种类型的治疗来关闭中线间隙，保持都可能是一个问题，应该计划好。在大多数情况下，可摘式保持器可保持间隙关闭。如果在侧切牙和尖牙完全萌出之前关闭间隙，则应定期调整矫治器。如果在保持期间或之后间隙复发并且临床医生确定系带附着导致间隙复发，则可以执行外科手术——系带切除术。系带切除术在间隙关闭后完成，因为如果首先完成手术，手术产生的瘢痕组织实际上可能会阻碍间隙关闭。如果牙间隙在保持和系带切除术后再次复发，可以将一根小的正畸钢丝粘接到切牙的舌面进行保持（图36.33）。舌侧丝保持器的唯一禁忌证是咬合过深（咬合会使舌侧丝脱落）和口腔卫生差。

轻度拥挤

如前所述，当考虑替牙间隙时，儿童可能会有各种程度的牙列拥挤，但并不是由于牙弓长度不足而导致的。对于非牙弓长度不足的患者，轻度拥挤甚至被认为是正常的。对具有理想咬合的纵向研究表明，在混合牙列早期会出现高达2mm的拥挤，并最终消失[64]。观察通常是最好的方法。一些患者只存在少量或没有牙弓长度不足的，在切牙萌出期间也可能表现出明显的拥挤。这是由于较大的恒切牙和它们在从乳牙列期到混合牙列期引起的过渡性拥挤。Gianelly[65]描述了这些情况，并指出大部分有拥挤的患者可以通过用舌弓保留替牙间隙来简单地治疗。另外，如果替牙间隙并没有保留，则磨牙会向近中移动到间隙内，从而出现真正的牙弓长度不足。

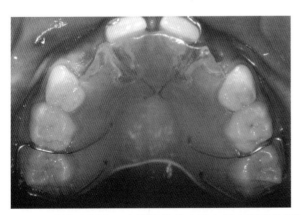

图36.31　在该病例中，中线间隙是由于上颌中切牙的近远中位置所造成的。一种可摘矫治器，带有推簧并接合到腭侧丙烯酸树脂中，是可以关闭间隙，使牙齿倾斜移动在一起。（From Proffit WR, Fields HW, Jr, Sarver DM. *Contemporary Orthodontics*. 5th ed. St Louis: Elsevier; 2013.）

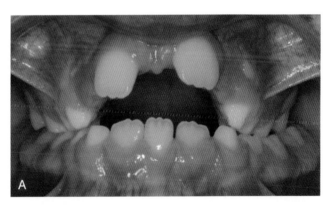

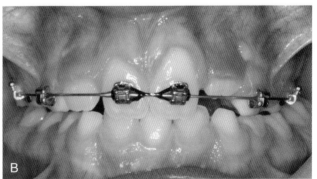

图36.32　（A）如果需要整体近远中移动牙齿来关闭间隙，则应使用固定矫治器。（B）初始排齐后，将分段或完整方丝放置在托槽上，并通过弹力链将牙齿移动到一起。

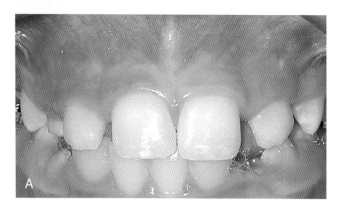

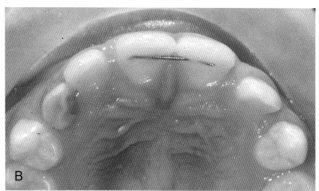

图36.33　（A）间隙关闭后，需要进行保持。（B）一种对患者合作程度不高的方法是使用轻质多股的舌侧丝。舌侧丝必须离牙龈足够远，以防止咬合干扰。此外，患者必须仔细清洁以及避免咬硬物。

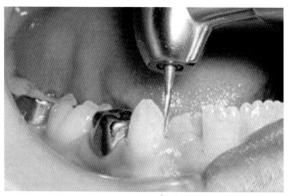

图36.34　当确定牙弓长度差异为2mm或更小并且侧切牙向舌侧萌出到其正确位置时，可以使用高速或低速手机或手持砂条对乳尖牙进行邻面去釉处理。在这种情况下，高速手机中的锥形裂隙车针用于调磨乳尖牙的近中面。

在少数情况下它适用于上颌。舌弓是非常必要的，因为下颌切牙在没有乳尖牙支撑的情况下往往会舌倾。这导致牙弓长度缩短和牙槽骨减少。在这种情况下，舌弓处于被动状态（即舌弓不会主动施力来移动切牙和增加空间）。临床医生应告知父母这种治疗需要密切观察，并且当恒尖牙萌出时可能对第一乳磨牙减径或者拔除第一乳磨牙。舌弓需要维持在原位直至第二前磨牙萌出或直至有足够的间隙让所有恒牙萌出。在本质上，这是一种

对于非牙弓长度不足的牙列拥挤，我们可以根据牙列拥挤的程度临床上采取多种形式进行治疗。一般来说，如果拥挤是轻度，则不需要治疗。如果拥挤稍微严重一些，可以对乳牙（通常是乳尖牙）使用砂条或抛光盘进行邻面去釉提供间隙（图36.34）。抛光盘可以安装在手持工具上或者低速手机中安装砂纸盘或高速手机上使用锥形车针来完成。操作时必须垂直握住，保证去釉过程包括在龈下，是真正在减小近远中尺寸。过程中不需要进行麻醉，因此孩子可以指出任何不适。当出现极度不适的时候通常表示足够多的牙釉质已被去除，导致牙髓组织发生反应。小心操作抛光盘能获得2～4mm的间隙。临床去釉后在尖牙使用氟化物制剂可以降低术后敏感性。请注意，在混合牙列中，禁止在恒牙萌出前进行恒牙邻面去釉。如果过早地进行减径，可能会产生医源性牙齿尺寸问题。

如果抛光盘减径不能缓解前牙不齐，拔除乳尖牙并放置舌弓可能是合适的选择，这样较大的切牙可以利用可用间隙进行排齐，较小的前磨牙可以在替牙间隙萌出。大多数情况下，这种治疗是在下颌进行的，尽管

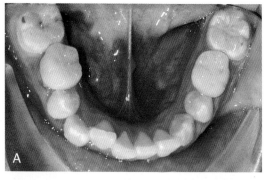

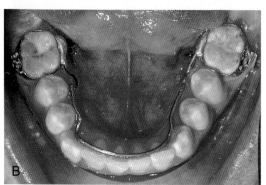

图36.35　牙弓中的可用间隙（替牙间隙）可用于缓解拥挤，方法是在存在拥挤时进行间隙保持并在较大的第二乳磨牙脱落或拔除时允许排齐。（A）该患者的第二乳磨牙存在一定程度的拥挤。（B）放置了一个舌弓，以便替牙间隙用于自行排齐。

John R. Christensen

使用固定矫治器（牙套）移动牙齿会给牙齿带来一定的风险。固定矫治器的一个不良后果是白斑病损（WSL）的发展。WSL被定义为"可以用肉眼检测到的牙釉质上龋齿样病变的第一个迹象"[1]。实际上，WSL是正畸托槽周围的一条细白线，当牙齿干燥时，它看起来颜色更白，呈白垩色。白色外观是由于表面牙釉质的脱矿所造成的。

在放置托槽后4周，WSL就已经能被观察到[2]。据报道，在正畸治疗的前6个月，WSL的发展非常迅速，然后在12个月后开始放缓[3]。据报道，WSL的患病率在正畸病例中占2%～96%。差异很大是由于用于定义WSL的方法不同。例如，与目视检查法相比，使用定量光诱导荧光WSL的比例会更高[4]。无论定义如何，很明显WSL确实在正畸治疗期间会出现以及发展。一份报告显示，62%的患者在上颌前牙上出现至少一个WSL，并且6颗牙齿中平均有3.9颗牙齿会有WSL[5]。

这些统计数据让临床医生进退两难。首先，正畸治疗不仅是为了改善咀嚼系统的功能，也是为了改善患者微笑的美观。谨慎的临床医生会知道在正畸治疗期间很可能会出现WSL。WSL的存在会影响正畸病例的完成度。因此，对于临床医生来说，重要的是要确定那些WSL风险最大的患者，并制订预防此类病变发生的计划。Heymann和Grauer开发了一项风险评估分析，以在正畸治疗之前将患者区分为WSL的高风险和低风险病例[4]。如果患者表现出以下两个特征，则他们被认为是WSL发展的高风险人群。特征是存在白斑、口腔卫生差、饮食糖分暴露量高、治疗时间长、唇侧矫治器和DMFT评分高。尽管这些特征看起来合理且相当容易确定，但下一步却更加困难。换句话说，如果患者被列为高风险，应该采取什么预防措施？

预防可分为4种方法：①饮食；②口腔卫生；③药物使用；④矫治器本身的设计和佩戴。饮食咨询在预防龋齿方面已得到广泛研究，但很少有文章着眼于正畸治疗期间的饮食建议和WSL发展。似乎饮食咨询对WSL的发展影响很小[6]。这并不意味着临床医生不应该与预期进行正畸的患者讨论饮食，但似乎其他因素对WSL的发展有更大的影响。

正畸治疗前的口腔卫生指导对于帮助患者在治疗期间保持良好的口腔卫生至关重要。口腔环境（托槽、粘接剂和弓丝）的变化使清洁更加耗时和困难。在口腔卫生和减少WSL方面没有统计上显著差异，但有一些趋势可以指出。有一项针对正畸患者的前瞻性研究，该研究发现粘接后不久矫治器周围的牙菌斑水平是矫治器移除时出现WSL的最佳预测指标[7]。另一个研究分为良好、中等和较差的口腔卫生依从性组。良好依从性组在治疗期间产生1个WSL，中等依从性组出现1.4个WSL，而较差依从性组出现3.3个WSL。尽管这些数字在统计学上并不显著，但似乎良好地遵守口腔卫生措施会影响白斑的形成[6]。

这些发现令临床医生相当苦恼。如果在正畸治疗期间饮食和口腔卫生都不会影响WSL的发展，那么临床医生应该怎么做？最近的焦点是药物治疗，以影响牙釉质表面上牙菌斑和细菌的作用，或使牙釉质表面更能抵抗龋损。使用氟化物可能是最流行和最广泛的药物治疗。氟化物可以通过牙膏、漱口水、专业应用以及从正畸矫治器（粘接剂和弹性结扎）中释放来输送。然而，没有研究表明正畸矫治器释放的氟化物对牙釉质脱矿有显著影响。

有许多研究提倡在正畸治疗期间使用氟化物来预防或减少WSL，但这些研究不够严谨，无法在仔细检查时避免潜在的偏倚。Cochrane最近的一项评论表明，在每次正畸就诊时提供专业应用的氟保护漆可以将WSL减少70%[8]。由于牙膏和非处方漱口水的氟化物释放高度依赖于患者的配合，因此在每次正畸就诊时专业应用氟保护漆可能是保护患者免受脱矿影响的最佳方法。

已经研究了用于促进口腔卫生的其他药物制剂，主要目的是看它们是否能减少脱钙。使用精油漱口水可减少正畸患者的牙菌斑和牙龈炎评分[9]。该研究未考虑WSL的减少。第二项研究确实报告了在正畸治疗期间使用MI Paste Plus（GC America, Alsip, IL）可降低WSL的发生[10]。

通常在正畸治疗期间脱矿会变得明显。临床上发现后，医生有多种选择。首先是告知患者（和父母）病情。临床医生可以审查风险因素并开始更积极地使用氟化物治疗或添加其他治疗，例如，无定形磷酸钙（ACP）。MI Paste是一种含有酪蛋白磷酸肽ACP的产品，ACP是一种源自牛奶的蛋白质，有助于促进牙釉质再矿化。关于MI Paste对WSL再矿化的影响是否大于氟化物产品的研究是模棱两可的，但它已被证明可以增强再矿化，类似于氟化物产品[11]。值得注意的是，ACP禁用于对牛奶蛋白过敏的患者。

在严重脱矿的情况下，临床医生的其他选择是加快完成治疗、以不太理想的结果结束治疗，或者直接停止治疗。这对患者、父母以及医生来说都是一个困难的局面。医生应和患者及其父母讨论每种可能备选方案的优缺点并做出决定。正畸治疗完成或中断后，可以开始WSL的正畸后治疗。

正畸治疗后WSL的治疗或脱矿是不可预测的。许多变量，例如，病变的大小和深度以及病变是否是活跃的（牙釉质呈多孔结构）还是停滞的（无孔牙釉质），使治疗结果在某些病例中能成功，而在某些病例中会失败。WSL的正畸治疗可分为3种或4种策略。首先是认识到问题并在家中恢复良好的口腔卫生习惯。这些做法与正常的口腔卫生建议没有什么不同，例如，每天用含氟牙膏刷牙2次。

第二种策略是在受累牙齿上使用某种类型的再矿化溶液。这可以包括专业应用氟化物、ACP或二者的组合。有应用程序可以按预定的时间间隔应用，以帮助自然解决WSL。

牙釉质表面的改变也可以改善外观WSL。表面最常见的变化是微磨损。在微磨损中，用橡皮障隔离牙齿以保护患者的软组织，并在牙釉质表面上摩擦或涂抹酸和研磨材料的浆液。临床上使用了多种类型的酸蚀剂（例如，氢氟酸、盐酸、柠檬酸、硝酸和磷酸）都经过了测试。研磨材料是牙科磨石、合成金刚砂粉、氧化铝和碳化硅[12]。该程序去除了25～200μm的牙釉质并改善了较浅的WSL。许多临床医生在微磨损后使用牙齿漂白方案以获得更好的效果。

在某些情况下，牙齿漂白可能会提供理想的效果。漂白程序可以在牙科诊所进行，或者通过漂白材料可以在家里用托盘进行。漂白材料可以是基于过氧化氢的材料或不同百分比的过氧化脲材料。漂白后会使WSL和未受累的健康牙釉质都变白、变亮，相对而言健康的牙釉质比白斑更亮[13]。这种颜色变化有助于掩盖WSL与健康牙釉质之间的差异。

修复程序可用于治疗WSL。最保守的修复程序是使用渗透树脂。渗透树脂在牙齿的唇面放置酸蚀剂以在牙釉质中产生孔隙。将无填料或低黏度树脂应用于唇面，并允许其渗透进多孔牙釉质表面以充填WSL。在写本文时，这项技术相对较新，很难找到有关有效性的长期数据，似乎有希望通过这种治疗改善WSL[14-15]。

最后，临床医生可以使用传统的修复方法来治疗WSL。使用适当的牙科车针和手机去除受累的牙釉质区域。可以对预备体进行斜面预备，并使用传统的酸蚀剂、处理剂和颜色匹配的复合树脂修复牙齿。修复的明显问题是健康牙齿结构被磨除并用复合树脂替代。这个过程是不可逆的，需要在后续进行额外的护理和治疗。

正畸治疗结束时出现WSL充其量是一种挫败感，最坏的情况是患者和临床医生在美观上的失败。根据现有文献，临床医生应实施良好的口腔卫生计划，并在治疗期间使用氟保护漆，以避免或尽量减少白斑的形成。在治疗结束时，临床医生可以根据牙齿上WSL的大小、数量和外观从多种治疗方案中进行选择。可以肯定地说，没有一种治疗方法可以完全消除或掩盖这一问题。

附加阅读36.2（续）

参考文献

[1] Fejerskov O, Nyvad B, Kidd EAM. *Dental Caries: The Disease and Its Clinical Management.* Copenhagen: Blackwell Munksgaard; 2003.

[2] Reilly MM, Featherstone JD. Decalcification and remineralization around orthodontic appliances: an in vivo study. *J Dent Res.* 1985;64:301.

[3] Tufekci E, Dixon JS, Gunsolley JC, et al. Prevalence of white spot lesions during orthodontic treatment with fixed appliances. *Angle Orthod.* 2011;81:206–210.

[4] Heymann GC, Grauer D. A contemporary review of white spot lesions in orthodontics. *J Esthet Restor Dent.* 2013;25:85–95.

[5] Behrents RG. Offense or defense? *Am J Orthod Dentofacial Orthop.* 2016;149(3):303–304.

[6] Hadler-Olsen S, Sandvik K, El-Agroudi MA, et al. The incidence of caries and white spot lesions in orthodontically treated adolescents with a comprehensive caries prophylactic regimen—a prospective study. *Eur J Orthod.* 2011;34:633–639.

[7] Øgaard B, Larsson E, Henriksson T, et al. Effects of combined application of antimicrobial and fluoride varnishes in orthodontic patients. *Am J Orthod Dentofacial Orthop.* 2001;120:28–35.

[8] Benson PE, Parkin N, Dyer F, et al. Fluorides for the prevention of early tooth decay (demineralised white lesions) during fixed brace treatment. *Cochrane Database Syst Rev.* 2013;(12):CD003809.

[9] Tufekci E, Casagrande ZA, Lindauer SJ, et al. Effectiveness of an essential oil mouthrinse in improving oral health in orthodontic patients. *Angle Orthod.* 2008;78(2):294–298.

[10] Robertson MA, Kau CH, English JD, et al. MI Paste Plus to prevent demineralization in orthodontic patients: a prospective randomized controlled trial. *Am J Orthod Dentofacial Orthop.* 2011;140(5):660–668.

[11] Li J, Xie X, Wang Y, et al. Long-term remineralizing effect of casein phosphopeptide-amorphous calcium phosphate (CPP-ACP) on early caries lesions in vivo: a systematic review. *J Dent.* 2014;42(7):769–777.

[12] Sundfeld RH, Croll TP, Briso AL, et al. Considerations about enamel microabrasion after 18 years. *Am J Dent.* 2007;20(2):67.

[13] Knösel M, Attin R, Becker K, et al. External bleaching effect on the color and luminosity of inactive white-spot lesions after fixed orthodontic appliances. *Angle Orthod.* 2007;77(4):646–652.

[14] Senestraro SV, Crowe JJ, Wang M, et al. Minimally invasive resin infiltration of arrested white-spot lesions: a randomized clinical trial. *J Am Dent Assoc.* 2013;144(9):997–1005.

[15] Knösel M, Eckstein A, Helms HJ. Durability of esthetic improvement following Icon resin infiltration of multibracket-induced white spot lesions compared with no therapy over 6 months: a single-center, split-mouth, randomized clinical trial. *Am J Orthod Dentofacial Orthop.* 2013;144(1):86–96.

利用替牙间隙以及控制所有可用的牙弓长度来实现牙齿排齐的方式（图36.35）。在某些情况下，这意味着磨牙（磨牙尖对尖）不会达到Ⅰ类关系，因为下颌磨牙近中漂移移位已被阻止。需要使用头帽或颌间牵引（例如，弹力圈）来实现正确的咬合关系。在其他情况下，可能已经存在Ⅰ类磨牙关系，因此并不成为问题。

牙弓长度不足，差0～2mm时候并不明显，或者可能表现为轻度拥挤，而且最有可能表现在切牙区域。如果侧切牙从舌侧萌出到适当的位置或位置非常不规则，则可能需要对这些儿童进行治疗。如果认为有必要进行治疗，可以使用如前所述的乳牙邻面去釉。对于真正的、轻度的牙弓长度不足，最终表现为轻度拥挤的病例可以要么观察不处理，或者恒牙进行近远中减径，要么使用固定或可摘矫治器进行扩弓，具体将在下一节描述。

中度拥挤

<5mm的中度拥挤治疗基于侧貌、切牙位置、拥挤度和唇侧角化龈的数量。如果侧貌平直，嘴唇和前牙前后位置良好或略微后缩，可以容忍少扩弓以容纳所有牙齿。如果切牙已经突出，扩弓不是一个好的治疗选择。临床医生应始终牢记拥挤、切牙位置和侧貌之间的相互作用，因为它们本质上都是同一问题的一部分，只是以不同的方式表达。

中度拥挤可以是局部的或全口的。局部拥挤可能是乳牙拔除或早失后间隙丧失的结果。如果间隙丧失≤3mm，通常可以使用可摘矫治器、主动式舌弓或固定带环矫治器将邻牙倾斜到适当位置。例如，在拔除因异位萌出无法保留的第二乳磨牙后，带有推簧的可摘矫治器可使上颌或下颌第一恒磨牙向远中倾斜。可以使用许多其他固定矫治器，例如，舌弓或带有螺旋弹簧的Nance弓（图36.36A）。或者，可以使用带有螺旋弹簧的Nance弓将后牙向远中侧移动（图36.36B）。无论矫治器如何，方法基本相同，这些矫治器可以单侧使用，也可以双侧使用。对于上颌的牙弓周长增加，远中磨牙移动伴随前牙段向近中移动[66-67]。在没有额外支抗的情况下，前牙向唇侧移动的比例约为前牙的1/3和后牙的2/3（图36.37）。通过额外的支抗，例如，前腭中的TAD，远中磨牙移动约1mm/月，而前牙的位置没有变化[68]。接下来的挑战是保持磨牙远中移动并内收和排齐剩余的牙齿。

或者，如果需要恢复双侧间隙，可以使用头帽。恢复间隙后，牙弓长度应接近理想值并应保持不变。可以放置带环矫治器或舌弓型矫治器来保持间隙。

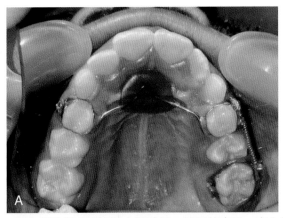
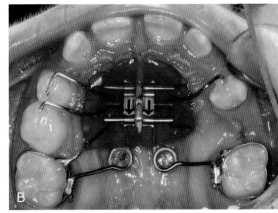

图36.36 固定矫治器可用于远中移动任一牙弓的磨牙。在上颌牙弓中，改良的Nance弓和弓丝上的镍钛螺旋弹簧（A），或Nance弓和螺旋弹簧（B）可用于远中移动磨牙。一些切牙的移动也会发生。

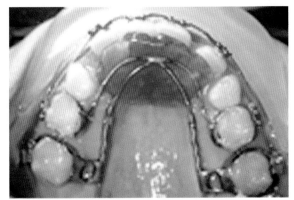

图36.37 另一种使磨牙远中移动的方法是使用由牙齿和腭支撑的腭力和弹簧。即使使用这种方法，也会观察到一些前牙移动，除非矫治器由临时支抗装置支撑。

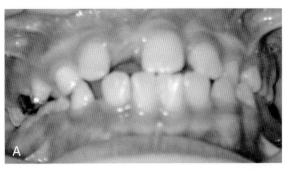
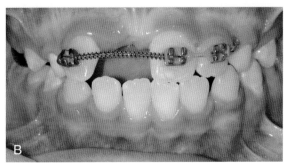

图36.38 许多情况都通过相同原理来治疗前牙牙列拥挤。一般来说，第一步是排齐并打开空间。（A）该患者因创伤丧失右上中切牙，随后空间重新分布。（B）在第一阶段的治疗中，片段弓将牙齿排齐，然后使用螺旋弹簧打开间隙以进行修复。

如果局部拥挤不是由于磨牙近中移动而是发生在牙弓的前部或中部，则可能存在永久性牙齿嵌塞。正畸牙齿移动对于打开间隙并为牙齿萌出留出空间是必要的（图36.38）。固定矫治器放置在部分或整个牙弓上，牙齿与轻便、灵活的弓丝对齐。排齐后，放置硬丝以在间隙恢复期间保持良好的弓形。螺旋弹簧是打开间隙最简单的手段，并提供足够的力来打开间隙。间隙打开后，临床医生应让牙齿萌出6个月。如果牙齿在这段时间内没有萌出，可能需要通过手术暴露牙齿。有两种手术方法可以暴露牙齿。第一种是缝合助萌。在缝合助萌中，需要翻瓣，定位牙齿。正畸附件（通常是带有焊接链的托槽）粘接到牙齿上。焊接链系在口内正畸矫治器上，瓣进行复位缝合。临床医生通过弹力线、辅助弓丝或连续弓丝的曲向链状施力，以使牙齿复位。当牙冠位于膜龈联合处以外时，首选缝合助萌。第二种是开放式助萌。在这种类型的助萌中，软组织被抬高并重新定位在牙冠周围，以在受累的牙齿周围提供足够的角化组织。当牙冠低于膜龈联合处并且复位萌出量较小时，考虑开放式助萌。足够的附着龈对于良好的牙周支持和美观的外观是必不可少的。缝合助萌模拟牙齿的实际萌出，通常会产生更好的硬组织和软组织美学效果。如果临床医生不熟悉手术暴露，最好将患者转诊到专科医生。在开放式助萌中，可以允许牙齿萌出或将正畸附件粘接到牙冠和牙齿上以移动到牙弓上（图36.39）。可以使用多种方法来产生使牙齿向殆方移动的力，但使用软丝（通常是镍钛合金）既简单又有效。辅弓技术是一种特别适用的技术，用于外伤挫入的切牙，以便可以评

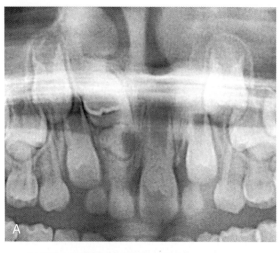
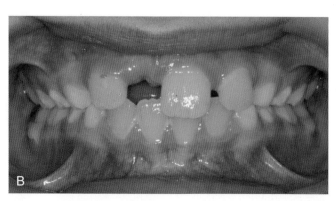
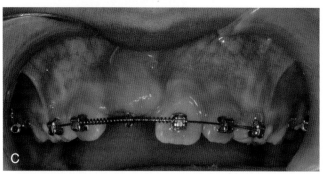
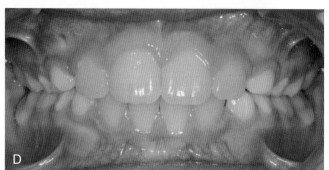

图36.39 （A）一名右上中切牙未萌出的患者全景片。全景片显示一颗多生牙阻碍了中切牙的萌出。（B）拔除乳切牙和多生牙，以观察中切牙是否会萌出。治疗方案决定在阻生中切牙粘接牵引装置并牵引入牙列。（C）为未萌出的中切牙打开间隙，并用弹力线将其固定在主弓丝上。（D）最终位置的牙齿。注意突出的牙齿上有更多的附着龈。随着时间的推移，牙龈水平应该彼此接近。

估和/或接近它们以进行牙髓治疗。该方法简单，不影响邻近组织，易于清洁，并允许牙齿合理有效地移动（图36.40）。

以<5mm的前牙或广泛拥挤为特征的患者会面临难以抉择的治疗决定。如前所述，前牙和嘴唇位置提供了重要的指导，以确定牙弓长度是否可以通过扩弓产生，是否存在足够的唇侧角化组织也是如此。如果嘴唇后缩，

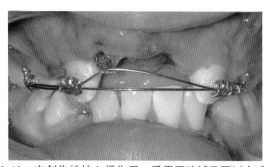

图36.40 在创伤性挫入损伤后，采用正畸辅弓可以完成成功的牙齿牵引。辅弓通常是轻而柔软的弓丝，现在通常是镍钛合金，可以结扎在较硬的支持弓丝（通常是不锈钢）上。轻的金属丝与托槽结扎，在大范围内提供持续轻力，以快速和生理性地牵引牙齿。

直立或舌倾的前牙可能会唇侧移动到正确的对齐位置。然而，与整体扩弓相关的风险是新位置的不稳定[69-70]。唇向的牙齿移动可能会破坏现有的平衡，并在移除矫治器后导致复发。并非所有病例都会复发；一些患者在治疗完成后保持增大的牙弓尺寸并保持稳定。然而，似乎没有一个好的方法来预测稳定性[71]。然而，在许多情况下必须依赖临床判断以及长期保持。

如果临床医生选择通过扩弓来缓解牙弓长度不足（因为替牙间隙不足），可以采取多种方法。如果覆𬌗不是过深，则可以使用带有调节环的舌弓，使切牙唇倾（图36.41）；下颌舌弓也可能少量远中移动后牙。位于磨牙近中的调节环不应被加力>1mm，因为加力如此大的金属丝（0.036英寸）会对牙齿施加极大的力。正确激活矫治器后，金属丝会接触前牙舌隆突上方。力的方向是根尖的，但由于牙齿舌面倾斜，它使切牙唇倾。在4～6周，设备可以再加力1mm。重复此过程，直至牙弓长度足以容纳恒牙列。如果拥挤在前牙区，则可能必须如前所述拔除乳尖牙。

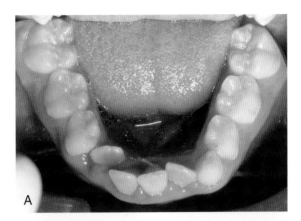

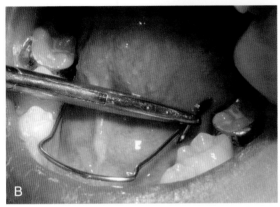

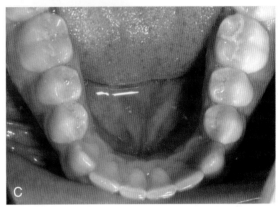

图36.41　（A）如果覆𬌗不是太深，不会影响下颌切牙的唇向移动，则＜5mm的拥挤可以尝试采用可摘舌弓来处理。（B）在若干情况下可以通过打开调节U形曲激活矫治器。（C）同一患者治疗后。

唇挡是一种插入下颌磨牙颊面管中的金属丝矫治器，可用于降低下唇压力，在切牙、尖牙和前磨牙区实现全面的扩弓（图36.42）。扩弓的位置取决于唇挡的位置。唇挡消除了这些牙齿对嘴唇和面颊的静态压力。由于缺乏嘴唇压力和舌的静态压力，牙齿向唇侧移动。来自下唇的压力可能会使磨牙向远中倾斜[72]。但请牢记，最终上下颌牙弓必须协调。

全牙列扩弓可以通过前庭中带有颊盾的功能性矫治器来实现[73]。颊盾破坏了舌头和面颊之间的平衡，并允许牙齿向唇侧移动（图36.43）。一些研究人员声称，正确构造的颊盾会拉伸骨骼下方的骨膜，并导致水平方向的骨骼重塑。尽管这一说法尚未得到证实，但毫无疑问，以这种方式可以产生足够的扩弓，以缓解轻度至中度的拥挤。

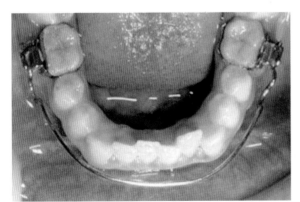

图36.42　唇挡也用于处理＜5mm的拥挤。唇挡原理在于减小下唇对前牙的压力，允许牙齿进行唇侧移动并完成扩弓。

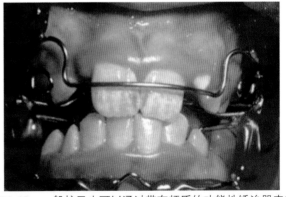

图36.43　一般扩弓也可以通过带有颊盾的功能性矫治器来完成。颊盾破坏了面部肌肉组织和舌头之间的平衡，并允许牙齿向唇颊侧移动。

与可摘矫治器一样，固定（带环和粘接）矫治器可用于矫正牙齿。当需要牙齿的整体移动以缓解牙齿拥挤和排列牙齿时，需要固定矫治器来增加牙弓长度。固定（带环和粘接）矫治器也有效控制牙齿旋转问题。可以使用各种弓丝设计来扩弓，具体取决于带有附件的牙齿数量（图36.44）。显然，可以用这种方法改变弓形的任何尺寸。扩弓完成后，放置舌弓以保持。

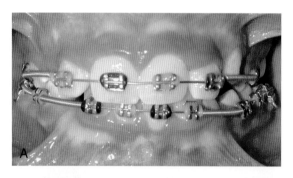

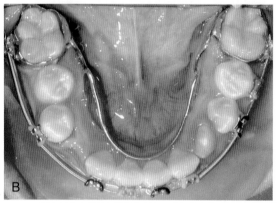

图36.44　通过固定矫治器可以扩弓以减少拥挤，通常在需要旋转或整体移动牙齿时使用。（A）混合牙列期使用固定矫治器进行扩弓。（B）机械装置通常是螺旋弹簧和弹力链的组合，以移动牙齿并增加牙弓尺寸。舌弓可用于保持磨牙间的尺寸。（From Proffit WR, Fields HW, Jr, Sarver DM. *Contemporary Orthodontics*. 5th ed. St Louis: Elsevier; 2013.）

在大多数情况下，需要进一步治疗，在恒牙萌出后进行排齐（图36.45）。此外，如果一些间隙用于对齐下颌牙齿而不能用于磨牙近中移动，则可能需要上颌磨牙远中移动。当最初存在Ⅰ类磨牙关系时，这不是问题。因此，在下颌中应谨慎使用多粘接矫治器，通常仅在磨牙已经是Ⅰ类关系并且覆盖增加的情况下才使用，除非准备通过调整牙弓间关系来适当地完成该病例。无论选择哪种矫治器，扩弓都会影响切牙的位置以及侧貌。

重度拥挤

>5mm的拥挤被认为是重度拥挤。这种拥挤量可以通过常规扩弓或拔除恒牙来进行处理。这种程度的扩弓可以通过不同的矫治器来完成，但通常需要通过固定矫治器完成牙齿的整体移动。实现相当大的扩弓量往往是困难的。切牙的位置、侧貌和牙周状况都会影响患者是否可以进行非拔牙治疗。有这种程度拥挤的患者最适合转诊到专科医生。拔牙的决定基于前面列出的因素，并进一步受到拥挤的位置、牙列中线的位置以及患者的牙齿和骨骼关系的影响。经过仔细的案例分析，可以适当地拔除牙齿，使随后的牙齿移动更容易完成，并使拔牙对侧貌的影响最小。恒牙第一前磨牙最常被选择拔除，因为它位于牙弓的中间，并且它所占据的空间可用于矫正中线问题、前牙突出、磨牙关系或拥挤。根据病例的具体情况和所用的治疗方案，可以拔除其他牙齿。拔牙病例的管理最好由专科医生进行。

在一些儿童中，混合牙列的拥挤非常严重，以至于扩弓是不可行的，并且需要拔牙来获得与支持结构和面部轮廓相协调的咬合。在这种情况下，计划中的序列

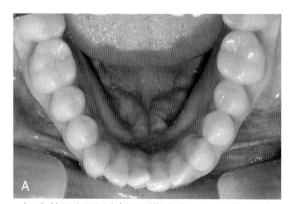
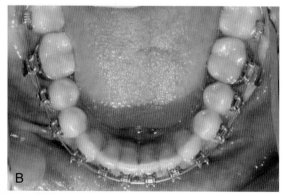

图36.45　（A）扩弓也可以在恒牙列期完成。（B）前牙不齐，主要是旋转，用固定矫治器进行处理。（From Proffit WR, Fields HW, Jr, Sarver DM. *Contemporary Orthodontics*. 5th ed. St Louis: Elsevier; 2013.）

拔除乳牙和恒牙可以减少混合牙列早期的前牙拥挤及排列不齐，这将使后续正畸治疗更容易和更快。拔牙也为牙齿在牙槽内和穿出角化组织萌出腾出空间，而不是被迫在颊侧或舌侧萌出，对牙周健康产生影响。"萌出诱导"和"序列拔牙"是用来描述这种拔牙序列治疗的术语[74-75]。"萌出诱导"最初是为了在没有正畸矫治器的情况下处理重度拥挤的，但现在被视为正畸固定矫治的第一步。由于这个原因，临床医生在开始计划的拔牙程序之前应咨询专科医生。

当每个牙弓的拥挤度 > 10mm时，应考虑进行萌出诱导，这一测量应在侧切牙萌出后的间隙分析中得到确认。此外，患者应为牙性和骨性Ⅰ类关系，具有良好的嘴唇和切牙位置（除非准备解决这些问题），因为萌出诱导并不能纠正骨性问题。萌出诱导开始于混合牙列早期侧切牙萌出（图36.46A）。如果预测到有明显的牙弓长度不足，应拔除乳尖牙。这使切牙有足够的空间萌出并排齐（图36.46B）。通常情况下，切牙也会舌倾并直立，导致咬合加深。唇舌向切牙移位通常会得到改善，但旋转则很难得到自发矫正。

儿童一般需要观察2年或直至其尖牙和前磨牙即将萌出。此时需要完成再一次的间隙分析，以确保牙弓长度不足仍足以拔除恒牙，并应获取X线片以确定未萌牙的位置。治疗的目的是促进第一前磨牙萌出，以便在恒尖牙萌出之前进行拔除（图36.46C）。然而，下颌牙弓中恒尖牙先于第一前磨牙萌出几乎占一半。如果恒尖牙在前磨牙之前萌出，并将从唇侧萌出，则应在第一前磨牙牙根形成1/2 ~ 2/3时拔除第一乳磨牙。在牙根发育的该阶段，前磨牙会加速萌出，在尖牙进入牙弓之前，前磨牙就会萌出。这使拔除第一前磨牙变得更加容易。在上颌牙弓中，第一前磨牙通常在恒尖牙之前萌出，这不是问题。在某些情况下，第一乳磨牙被拔除后恒尖牙仍在第一前磨牙之前萌出。这可能导致第一前磨牙的阻生，需要外科拔除。类似地，无论拔牙顺序如何，尖牙都会在第一前磨牙之前萌出。在这种情况下，同时拔除第一乳磨牙和第一前磨牙。这个过程被称为摘除术，因为前磨牙是从牙槽骨内拔除的。

如有可能，应避免从牙槽骨内手术拔除牙齿，因为这有可能造成骨和软组织缺损。如果牙槽骨骨折或被移除，就会发生这种情况。新的牙槽骨不会被刺激形成，因为没有牙齿会通过该区域长出。外科软组织缺损很少解决。

有人主张采用另一种拔牙顺序，以防止下颌切牙的舌倾和随后的覆𬌗增加，但只有在切牙拥挤有限的情况下才建议采用这种拔牙顺序。侧切牙萌出时，不建议拔

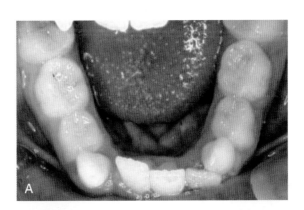

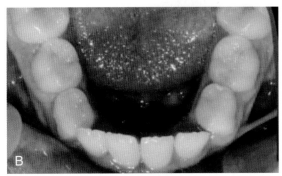
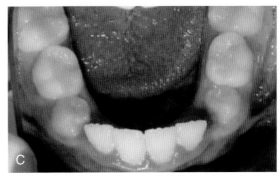

图36.46 这里描述了序列拔牙的初始阶段。（A）由于重度拥挤和整体牙弓长度严重不足，需要拔除乳尖牙。（B）切牙排齐。（C）第一乳磨牙的拔除加速了第一前磨牙的萌出，然后可以在恒尖牙萌出之前拔除第一前磨牙。

除乳尖牙。而是保留乳尖牙，拔除第一乳磨牙，以加速第一前磨牙的萌出。这使一些前牙区拥挤得以解决。当前磨牙萌出至牙弓时，拔除前磨牙。乳尖牙通常与前磨牙同时拔除，或者在恒尖牙萌出时自动脱落。这种替代方案的缺点是不易解决大量的切牙拥挤，这在某种程度上违背了选择性拔牙以促进良好的牙齿排列的目标。

矢状向牙齿问题

前牙反𬌗

混合牙列期前牙反𬌗并不少见。临床医生应根据侧貌分析和口内检查结果确定反𬌗是骨性还是牙性。骨性问题应转诊给专科医生，而牙性问题则可以立即解决。非骨性反𬌗最常见的原因是上颌恒切牙萌出的空间不足。间隙分析证实了间隙不足。前牙反𬌗的形成是因为恒牙牙胚在乳牙的舌侧形成。当空间不足时，且牙齿被迫在牙弓的舌侧萌出。如果恒切牙明显开始舌侧萌出，应将邻近的乳牙片切或拔除，为恒切牙萌出提供空间。如果在切牙刚刚开始萌出时提供空间，它们将从反𬌗中向唇侧移动，可能不需要矫治器治疗。

如果切牙未能在唇侧萌出，或者在混合牙列早期没有诊断出前牙反𬌗，则需要矫治器治疗来矫正反𬌗。切牙的空间是通过片切、拔除邻近的乳牙或增加牙弓周长来获得的。在这一点上，必须决定牙齿是否应该倾斜到位或整体移动到位。如果倾斜移动可以达到治疗目标，牙医可以使用可摘矫治器或固定矫治器来矫正反𬌗。如前所述，可摘矫治器可用于将一颗或多颗牙齿倾斜移动至正确排列。该矫治器由腭部丙烯酸树脂构成，至少有2个用于固位的Adams卡环，以及1个用于移动牙齿的舌簧（图36.47）。舌簧是双螺旋设计，在牵拉的作用

范围内提供生理量的力。每个月舌簧被激活2mm以提供1mm的牙齿移动。与大多数可摘矫治器一样，全天佩戴（除了吃饭和刷牙）是完成所需牙齿移动所必需的。

伴深覆𬌗的前牙反𬌗在治疗过程中不一定需要𬌗垫或其他打开咬合的装置。大多数人习惯于仅在吞咽和副功能运动时有咬合动作，其余时间保持下颌张开。如果经过3个月的积极治疗，反𬌗仍未改善，可能需要在矫治器中加入丙烯酸树脂来覆盖后牙的𬌗面以打开咬合。这限制了闭口并保持前牙分开，使切牙运动不受限制。在大多数情况下，反𬌗会很快得到纠正，𬌗垫可以被移除。不鼓励延长使用𬌗垫，因为不与矫治器接触的牙齿将继续萌出，产生垂直向咬合异常。

固定矫治器也可以通过倾斜移动使牙齿解除反𬌗，并且不需要孩子过多配合。固定矫治器还通过使用矩形金属丝在三维方向上控制牙齿移动（图36.48）。无论是唇侧还是舌侧固定矫治器，患者都不能彻底清洁牙齿和矫治器周围，这可能导致边缘性龈炎和龋病，这是固定矫治的缺点。如果牙齿需要倾斜，上颌舌弓是适用于矫正前牙反𬌗的矫治器。上颌舌弓由0.036英寸的金属丝构成，并具有类似于下颌舌弓中使用的调节环。舌簧由0.022英寸金属丝制成，用来提供牙齿移动的力。舌簧通常被焊接在牙弓的与被移动牙齿相对的一侧，以增加舌簧的长度和范围（图36.49）。在矫治器被粘接到

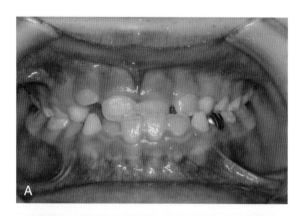

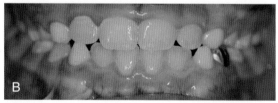

图36.48 （A）固定矫治器也可以通过倾斜移动解除反𬌗。该患者双侧上颌侧切牙均为前牙反𬌗。（B）放置托槽后，使用逐渐变粗的圆丝使牙齿脱离反𬌗。矩形弓丝将用于获得适当的牙冠和牙根位置。

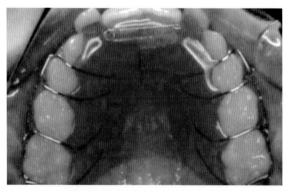

图36.47 如果前牙反𬌗可以通过唇倾牙齿来矫正，那么可摘矫治器就可以实现这一目标。在这种情况下，一个舌簧就可以同时使两颗上颌中切牙脱离反𬌗。

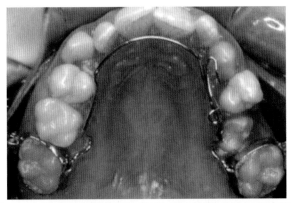

图36.49　固定的舌侧矫治装置可以通过倾斜移动牙齿来解决前牙反𬌗。该病例需要左上尖牙的唇向移动来解除𬌗。通过在主舌弓上焊接一个小舌簧，舌簧加力以提供牙齿移动所需要的矫治力量。

位之前，舌簧被激活约3mm。在粘接过程中，舌簧用钢丝绑在舌弓上，这样它们就不会干扰矫治器的固定。清除多余的粘接剂后，切掉结扎丝以激活舌簧。在某些情况下，舌簧会滑过未完全萌出的切牙的切缘。在这些情况下，需要额外的固位措施来保持舌簧就位。固位可以通过将不锈钢附件或复合树脂嵴粘接到牙齿的舌面来实现。相反，不锈钢丝可以在中线处焊接到舌弓上，以防止舌簧向龈端滑动。每个月3mm的激活可提供1mm的牙齿移动。矫治器应每隔4～6周取出、重新激活并重新固定，直至反𬌗得到矫正。

在年龄偏大的患者中，可能需要通过扩弓为反𬌗纠正创造空间，因为没有乳牙可以片切或拔除。在这种情况下，恒磨牙应该粘接带环，切牙粘接固定托槽。

如果前牙反𬌗需要牙齿的整体移动来进行矫正，最好的方法是使用粘接托槽和有计划的弓丝序列来处理。最初，牙齿可以通过倾斜移动解除反𬌗。通常我们希望选择足够坚硬的弓丝以承受后段中的咬合力，同时在前牙区域足够柔韧的弓丝以结扎错位牙齿的托槽。如果对后牙强度有要求，则选择在反𬌗的牙齿近远中弯制曲的不锈钢丝。前牙区的曲被设计成可提供水平向或垂直向的牙齿移动，并施加最佳的力以使牙齿从反𬌗中移出，同时固位那些在正确位置的牙齿。或者，可以使用柔软的钛合金弓丝进行排齐。这不需要弓丝弯制成曲，但同时移动了反𬌗和没有反𬌗的牙齿。

在通过任一方法完成排齐后，将矩形弓丝插入托槽中对原反𬌗牙齿产生根定位力。这种力的目的是将牙根移动到适当的位置，从而使整颗牙齿基本上向近中移动脱离反𬌗，并且形成相似的前牙角度。

无论选择哪种矫治器，在任何情况下都必须考虑保持。主动移动牙齿通常会持续到反𬌗稍微过矫正为止。如果出现正覆𬌗，应使用被动固定矫治器或可摘矫治器保持2个月。如果没有足够的覆𬌗，应继续保持直至形成足够的覆𬌗。如果在治疗过程中进行了旋转移动，则可以考虑环行牙槽嵴顶上方的纤维切断术。在少数病例中，前牙反𬌗是由下颌切牙的过度唇倾和间隙引起的。可摘矫治器可以制作一个可调节的0.028英寸唇弓，以内收下颌切牙并关闭间隙。矫治器每个月激活2mm，并从舌侧缓冲树脂基托。治疗应持续到间隙关闭，出现正常覆𬌗覆盖。牙齿移动可以用相同的可摘矫治器进行被动保持。

切牙前突

混合牙列期切牙前突是青春期前患者较为严重的美观问题。与正常角度的切牙相比，间隔突出的切牙不仅不美观，而且更容易受到牙外伤。由于这些原因，如果覆𬌗不是过深且覆盖允许舌侧移动，则通常进行治疗以将切牙舌侧移动到更合适的位置。这种治疗是用于牙性问题，而非骨性问题。骨性问题应提交给专科医生进行生长改良治疗。

切牙前突的治疗已经在前面关于混合牙列中牙间隙的处理的章节中讨论过（图36.29和图36.30）。总之，通过倾斜移动达到理想排列的牙齿可以使用带有可加力唇弓的可摘矫治器进行治疗。通过调节曲来加力唇弓，以对唇倾的切牙提供舌侧倾斜的力。从矫治器中去除1～2mm的腭部丙烯酸树脂，以允许牙冠向舌侧移动，并适应腭部组织。保留应为治疗后全天佩戴3个月。

如果需要整体移动牙齿来矫正切牙前突，上颌第一磨牙应粘接带环，前牙恒牙上应粘接托槽。将小的、圆形的软丝放置在托槽中，以完成初始的牙齿排齐。前牙内收是通过带有关闭曲或弹力链的圆形或矩形弓丝来完成的，这取决于需要倾斜或整体牙齿移动。在内收过程中，通常使用头帽或横腭弓来增强支抗。尽管这并不像人们想象的那么简单，但我们通常会根据患者的垂直面部尺寸来选择颈带、组合牵引或高位牵引头帽。当患者具有正常的垂直面部比例时，通常使用颈带，而当患者面下1/3高度增加时，则需要使用高位牵引头帽。临床医生应小心追踪前牙内收的病例，以防止与内收相关的问题。在切牙内收过程中遇到的并发症是恒侧切牙的牙根移动到未萌出的恒尖牙的路径中。侧切牙牙根可能会阻碍恒尖牙萌出或被吸收。为了避免这种并发症，应弯曲弓丝或调整托槽使侧切牙牙根直立甚至稍微向近中倾斜。

水平向牙齿问题

混合牙列的后牙反𬌗矫正可能是困难和令人困惑的。临床医生必须依靠详细记录的数据来确定是否需要进行骨性或牙性矫正。下颌移位的存在也是一个重要的发现。应尽快处理伴下颌移位的后牙反𬌗，以防止软组织、牙齿和骨骼代偿。在乳牙列和早期混合牙列中，反𬌗可以用W形弓或四眼圈簧矫正。骨骼和牙齿的移动都会发生在这些矫治器上，很难只影响其中一个。在晚期混合牙列中，腭中缝可能更多地相互交叉，临床医生可以根据所选择的治疗患者的矫治器进行主要的牙齿或骨骼改变。骨性问题应转诊到专科医生，使用快速扩弓（RPE，图36.6）进行治疗，但牙性问题通常无须转诊即可处理。很少有患者需要进行骨性反𬌗矫正，并且没有其他正畸问题。后牙反𬌗可以是全牙列的，也可以是局部的。

牙性的全牙列反𬌗通常是双侧的，并用W形弓或四眼圈簧来矫正（图36.50）。如果反𬌗是由于单侧牙弓收缩引起的，可以使用不等（不对称）W形弓（0.036英寸金属丝）或四眼圈簧（0.038英寸金属丝）来扩弓。或者可以使用下颌舌弓来稳定下颌牙齿，并将交互牵引戴在上颌上以矫正单侧反𬌗。这些矫治器已在前面的章节中讨论过。局部反𬌗通常是由于一个或两个牙弓中的

单颗牙齿移位所致。例如，涉及第一恒磨牙的上颌腭侧反𬌗通常是上颌磨牙腭侧移位或下颌磨牙颊侧移位的结果。如果相对牙弓的牙齿都有问题，使用简单的交互牵引很容易纠正问题。有问题的牙齿选择合适的无附件的正畸带环。试戴带环之后，附件被焊接到带环的对应牙面。另一种方法是用附着在可粘接衬垫上的附件来粘接牙齿。与带环松动相比，粘接失败的风险更大。无论是粘接附件还是带环，矫正反𬌗的技术都是相同的。

在刚刚提到的例子中，附件被焊接到上颌带环的腭侧和下颌带环的颊侧。在带环焊接并粘接后，跨过𬌗面连接两个附件的中等重量的（3/16英寸、6盎司）弹性力开始应用（图36.51）。除患者进食时外，弹性皮筋应全天佩戴，并且应在每顿饭时更换。弹性皮筋应佩戴到反𬌗稍微过矫治为止。谨慎的做法是将带环留在原处，并停止使用弹性皮筋1个月，以确保牙齿不会再次出现反𬌗。在没有弹性皮筋的情况下，4～6周后咬合稳定，即可移除带环。

垂直向牙齿问题

混合牙列中的垂直向问题主要是开𬌗或深覆𬌗。垂直向问题很难诊断。治疗是基于哪些牙齿应该被鼓励或不鼓励萌出，并应咨询专科医生。牙齿开𬌗通常是由于活跃的吮指习惯阻碍了前牙的萌出。在某些情况下，吮指习惯已经停止，但开𬌗一直保持，因为舌头停留在牙齿之间阻碍萌出。治疗方法与乳牙列晚期和混合牙列早期的吮指习惯基本相同。如果无矫治器的治疗不成功且患者希望戒除这个习惯，则使用腭刺（图27.7）是有

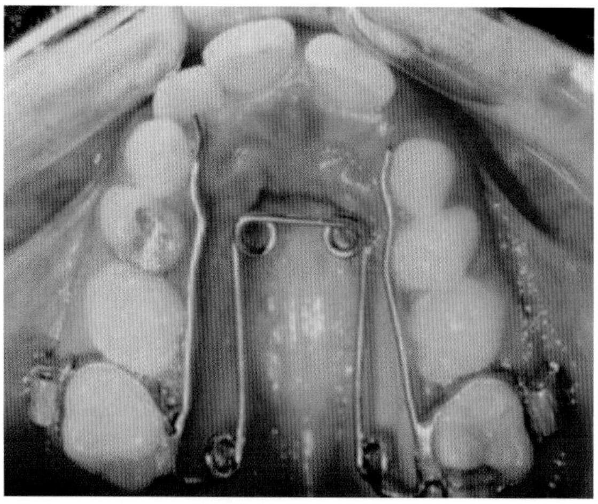

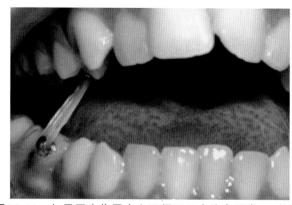

图36.50 混合牙列中的后牙反𬌗可以用W形弓或四眼圈簧来治疗。在该患者中，四眼圈簧被用于矫正双侧后牙反𬌗。

图36.51 如果牙齿位置在上下颌牙弓中均有异常，则使用简单的交互牵引来矫正反𬌗。右上、右下第一磨牙上粘接带环，同时在上颌腭侧焊接附件，下颌颊侧焊接附件，连接两个附件的中等力（4～6盎司）的弹性牵引提供了矫正反𬌗所需的力。

效的。腭刺提醒患者避免这个习惯，并阻止舌头向前放置。治疗在大多数情况下是成功的，除非者不愿意戒除这个习惯。

在一些开𬌗和切牙暴露不足的情况下，应该鼓励前牙萌出。这是通过以下方式实现的：后牙𬌗垫防止后牙萌出，并同时允许前牙萌出（图36.52）。前面已经描述了骨骼开𬌗治疗，这些患者应转诊到专科医生。

牙齿深覆𬌗是由前牙过度萌出或后牙萌出不足引起的。应与骨性深覆𬌗相区别，骨性深覆𬌗的特点是下颌平面角较平、垂直距离较短、后牙萌出不足、前牙萌出过度。在正常的切牙与嘴唇的关系中，当嘴唇处于静止状态时，上颌中切牙暴露2mm。如果切牙暴露＞2mm，则应考虑上颌前牙过度萌出。在下颌牙弓，过度萌出很难诊断；然而，Spee曲线深度可以提供一些线索。Spee曲线过度弯曲（≥2mm）提示下颌切牙过度萌出。

生长发育中患者的深覆𬌗管理通常可以纳入综合正畸治疗。有时，混合牙列的治疗旨在防止前牙进一步萌出并鼓励或允许后牙萌出。通常只有当下颌前牙与上颌腭侧牙龈发生碰撞并引起组织刺激或牙龈萎缩时，才会采用这种治疗。在这些情况下，切牙与平导接触，后牙被允许萌出伸长。这是一个如图36.52所示矫治器的变形。这类矫治器必须全天戴用，且必须作为保持器进行佩戴以保持治疗效果直至垂直向生长发育停止。

如果深覆𬌗被认为是上颌切牙过度萌出或上下颌切牙过度萌出的结果，则在牙齿上粘接固定矫治器。辅弓，即通过一根弓丝将第一恒磨牙与切牙相连，可以对切牙产生压低的轻力（图36.53）。另一种方法是在磨牙附近使用带有V形弯曲的连续弓丝和2×4矫治器。因为作用在牙齿上的每一个力都有一个大小相等、方向相反的反作用力，所以无论通过哪一种方式，磨牙都会受到伸长的力。具体来说，磨牙会向远中和颊侧萌出并倾斜。磨牙的颊侧移动可以被横腭杆或下颌舌弓抵消，但二者都不能防止远中牙冠倾斜。在上颌中，头帽产生的牙根远中倾斜的力可以抵消压低弓形的伸长和牙冠的远中倾斜的力。通常在综合正畸治疗阶段，覆𬌗打开是第一步，因此咨询专科医生是适当的。

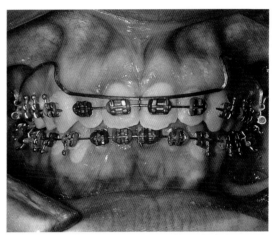

图36.53 压低辅弓可用于压低上颌前牙并减少覆𬌗。如图所示，辅弓从磨牙延伸到切牙，插入了磨牙的辅弓管中。磨牙被绑在片段弓丝上，因此它使用磨牙、前磨牙和尖牙的支抗。

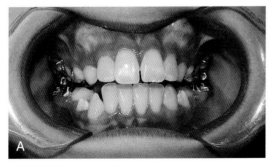
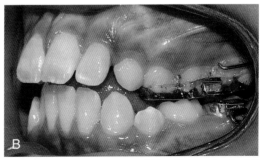

图36.52 可摘𬌗垫可以促进前后牙以增加或减少覆𬌗。（A）该𬌗垫控制后牙萌出，同时促进前牙萌出。（B）𬌗垫通过颊面管周围的卡环固位。如果是要促进后牙萌出，丙烯酸树脂将打开咬合并被放置在前牙之间。

青春期
Adolescence

　　青春期是儿童患者口腔护理中极为重要的时期，因为这是一个前所未有的变化时期，是儿童期和成年期之间的过渡期。在这个时期，加速的身体成长和动态的激素变化伴随自我意识的增强和社会成熟度的增加。随着青少年开始发展更强的独立性，牙齿家庭护理的责任应该由他们自己有效地管理，而不是由父母来管理，本节将讨论青少年特定的预防需求。牙医在卫生保健专业人员中处于独特的地位，能够通过频繁的回访检查来指导青少年的口腔健康。反过来，青少年应该有更多的机会讨论一些可能影响他们口腔健康的身体、心理社会和有风险的行为问题。医生必须具备关于青少年口腔健康问题的必要知识，并能够应用预见性指导原则来进行青少年的口腔护理。此外，牙医还需要成为一名优秀的临床医生，同时也要成为一名出色的教育者和交流者，提供的信息既要在临床上相关，又要在心理上敏感，以满足青少年的需求。本部分将提供有关管理青少年修复和美学需求的指导。此外，随着这个年龄段外伤的风险增加，本部分将以讨论外伤预防和口腔运动医学结束。

第37章
动态变化
The Dynamics of Change

DEBORAH STUDEN-PAVLOVICH, ADRIANA MODESTO VIEIRA

生理变化

身体变化

在社会中，青春期是一个非常短暂的过渡期，标志着其各自的团体和文化中儿童向完全的公民的身份转变。在当今以技术为中心的时代，青春期是一个巨大的转折期，当然也不是一个短暂的时期。现在的青少年从未见过一个没有互联网的世界，只有通过下载的方式获得音乐。青少年不再是儿童，而是成年人，他们面临着身体和心理的双重健康问题，这些问题可能会导致成年后的长期问题，例如，从肥胖到高血压、药物滥用和抑郁症。当然，青春期是我们社会的一个中间年龄段，必须与童年或成年分开理解。

青春期的概念对于青春期的定义至关重要，无论在什么样的文化背景中，理解青少年的身体状况也至关重要。当一个人具有生殖能力时，青春期是身体发育的里程碑。在法律上，男孩14岁，女孩12岁，这一点在我们的社会历史上已经确立。青春期的到来与生殖器和第二性征的发育相平行（例如，生殖器区域毛发的发育）。

青春期也是肌肉质量增加、身体脂肪重新分布和骨骼生长速度增加的时期。生长的激增与生命中的这个时期有关。这种快速增长有两种不同的形式，具体取决于性别。它在女性中出现的时间早于男性。男性的平均发生时间比女性晚2年。男性比女性更晚经历生长突增，因此在生长期之前有更长的成熟期，这是男性身高通常超过女性身高的原因之一。女性早期的生长高峰也解释了年轻女性青少年的平均身高可能超过男性。同样重要的是要认识到，女性月经初潮是生长即将结束的信号，但男性不存在这样的标志。生长突增过程中变化速度的大小也因性别而异。1975年，Tanner等人[1]得出结论，女性的生长突增在12岁时达到每年9cm的峰值，而男性在14岁时略 > 10cm的峰值。

颅面变化

在青春期及以后，面部和头骨的骨骼生长会发生持续的变化，因为面部骨缝仍然开放和可见[2]，下颌的生长可能也会继续。这些变化不仅会导致面部外观的变化和个体化差异[3]，还会影响牙齿结构。持续的变化使最终不变的牙列和咬合成为一个难以想象的概念，更不用说实现了。男性的面高缓慢增加，同时伴下颌前突的增加[4-5]。

面部轮廓的变化是随着特定位置的改变而发生的。由于额窦的空腔结构和眉间的附着，眉毛区域变得更大[6]。此外，青春期和成年早期额骨区域和眉毛的附着变化导致该区域变得更突出[4]。在青春期，鼻子和颏部也变得更加突出。鼻骨的尖端位于前颌骨的基骨之前。软组织的变化也有助于鼻子长度的增长，并会影响鼻子、嘴唇和颏部之间的和谐程度。由于青春期前后的生长突增，下颌骨比上颌骨表现出更大的前突，这对下颌骨的影响比对上颌骨的影响更大，尤其是在男性中。由于局部骨骼沉积，颏部也变得更加突出。唇部突度由于相邻结构的这些变化而减少。

潜在的上颌骨的变化也会发生。上颌窦从出生起就向水平向和垂直向生长，占据了恒牙萌出时留下的空间。到了青春期，上颌窦通常已经完全发育，尽管可能会继续扩大。上颌窦的大小存在相当大的个体差异，而且它们往往缺乏对称性。由于腭弓的重塑，腭弓的下降仍在继续。1966年，Björk[7]得出结论，上颌骨骨缝生长和同位生长对上颌骨高度的增加有显著作用（图37.1）。这可能是骨骼生长中两性差异的一个原因（表37.1）。女性的上颌骨垂直向生长通常更大。由于女性的下颌骨不会继续生长，上颌骨的显著垂直变化可能导致下颌向下和向后以及面部突度增加（图37.2）[4]。

下颌骨的生长对面部轮廓的影响作用更大。这种生长可能足以为第三磨牙提供空间。在许多情况下，下颌生长不足会导致第三磨牙阻生（图37.3）。当下颌骨从上颌骨下方完成生长时，后方恒牙的显著近中倾斜度有所减小，下颌切牙趋于直立。这通常伴随下颌切牙的拥挤[2]。

下颌生长后期使下颌升支的垂直高度增加，从而变得更加直立。下颌升支的延长适应了鼻腔区域的大规模垂直向生长和腭部的下降，同时伴随牙齿的萌出。上颌生长和下颌生长通常是协调一致的。如果它们不协调，可能会导致严重的正畸问题。尤其是在男性中，可能会出现不希望出现的晚期下颌向前生长[4]。

牙齿变化

所有的恒牙通常在12岁时就已经萌出了，可能除了4颗第二磨牙和第三磨牙，第二磨牙最晚可能在13岁萌出，第三磨牙通常在17～21岁萌出。

除第三磨牙外，牙医应注意13岁后任何未萌出的恒牙，并应对有问题的区域行影像学检查。

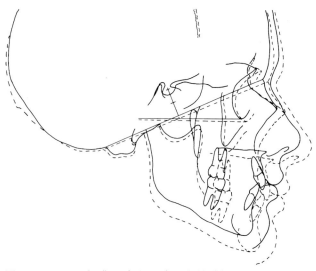

图37.1 Bolton标准12岁和18岁儿童的前颅底重叠（分别为实线和虚线）表明了这一时期骨骼矢状向和垂直向生长的程度以及软组织的变化。（Redrawn from Broadbent BH Sr, Broadbent BH Jr, Golden WH. *Bolton Standards of Developmental Growth*. St Louis: Mosby; 1975.）

表37.1	骨骼的生长：颅面部骨骼生长的性别差异	
	女孩	男孩
青春期生长高峰期	10～12岁	12～14岁
成熟尺寸	14岁生长停滞，增长至16岁	活跃增长至18岁
眶上嵴	不存在	发育完成
额窦	小	大
鼻子	小	大
颧骨突出	小	大
下颌联合	圆滑	突出
下颌角	圆钝	突出唇部
枕骨髁	小	大
乳突	小	大
枕骨隆突	不明显	突出

From Behrents RG. *Growth in the Aging Craniofacial Skeleton*. Ann Arbor, MI: Center for Human Growth and Development, University of Michigan; 1985.

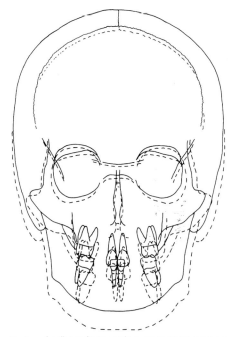

图37.2 Bolton标准12岁和18岁儿童的前颅底叠加（分别为实线和虚线）表明了这一时期骨骼水平向和垂直向生长的幅度。（Redrawn from Broadbent BH Sr, Broadbent BH Jr, Golden WH. *Bolton Standards of Developmental Growth*. St Louis: Mosby; 1975.）

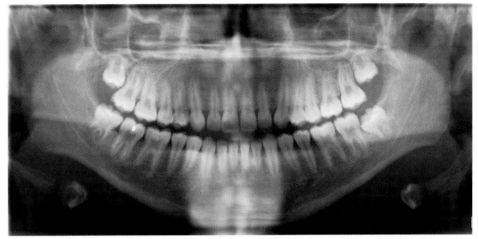

图37.3 这张全景片显示了一名17岁患者的完整恒牙列。4颗第三磨牙均存在。

除了第三磨牙的牙根外，所有牙齿的牙根都被认为在16岁时已经发育完成，第三磨牙最晚可以在25岁时发育完成。

认知变化

根据Piaget的说法，青少年在认知发展中经历了形式运算阶段，到青春期中后期，他们能够完成极其复杂的智力任务。高度的抽象思维能力使青少年能够应对复杂而困难的职业和教育挑战。形式运算思维和感知信息后将信息存储在记忆中的能力是青少年认知能力成熟的标志。

青少年可以获得的新信息，以及更复杂的分析这些信息的方法，往往会让他或她看起来像是一个反叛者、抱怨者或指控者。这个年龄段的人往往会确定可能发生的事情，并对现实感到不满，甚至愤怒。Kiell[8]在1967年指出，2000多年前的亚里士多德得出结论，青少年热情、暴躁，容易被自己的冲动冲昏头脑。人们注意到，青少年的思想既内省又善于分析。他们也以自我为中心。这种对自我的执着可能会让一个人过于自我。衣服、汽车、发型、音乐品味以及对某些人或群体的认同可能反映了青少年自我意识的发展。

总之，到了青春期中后期，大多数年轻人都能够进行正式的形式思维，并且能够在校内外掌握广泛、困难和抽象的学科材料。这些认知发展的衡量标准与年龄和经验相关。青少年能够有效地计划，推理能力增强，并能够表现出自我控制力。即使在青春期结束后，大脑成熟的这些方面仍在继续发展。许多人已经成长为熟练、热情的沟通者和健谈者。许多人也固执己见，也许还会争论不休。这最后两个特征可能会给家长、老师和牙医带来一些挑战。希望父母能继续用一只轻盈而稳定的手引导孩子，保持联系，同时让孩子越来越独立。

情感变化

青少年发生的非常迅速和巨大的变化可能也伴随许多情感的变化。如果青少年对身体形象的感觉是负面的，那么他或她的自信心和个人身份认同感可能会受到损害。1984年，Mussen等人[9]指出，以下问题给这个年龄段的人带来误解和焦虑的可能性：

- 有吸引力或没有吸引力
- 被爱或不被爱
- 强壮或虚弱
- 阳刚或阴柔

对于女性来说，月经来潮也可能会引发焦虑。这不一定是普遍现象，但如果家人和同龄人对月经过程普遍存在负面反应，如果孩子受到同情，或者在月经前和月经期间有相当大的疼痛，焦虑的概率就会增加。确信月经是一种正常的身体功能，有时会因激素波动而伴情绪波动，这可能会缓解青少年的焦虑。

青春期的到来和与青春期相关的激素会导致性感觉及性欲。这个过程的时间安排、性质和规模，以及如何处理这些感觉和冲动，每个青少年都有不同的处理方式。家庭指导、青少年自身的价值观、同龄人的价值观以及青少年初恋者的价值体系只是最终预测他或她将如何处理这些新感觉的几个因素。

最后一种情绪对于理解青少年至关重要。这就是爱的情感。青少年能够对彼此做出巨大的承诺，其中一些关系可以成为长期的承诺。但是，许多这样的关系并没有持续下去，因为其中一方变得不感兴趣。这可能会导致被抛弃的伴侣患有真正的抑郁症。父母往往不把这些"浪漫的纽带"当回事，并用贬低的词语来称呼它们。

社交变化

青春期代表着从童年到成年的最后社会角色的过渡。当它结束时，如果一切正常进行，初出茅庐的年轻人将能够与伴侣建立并保持爱和性关系，独立于父母，能够与同龄人合作，并自我指导。

在人类发展的其他时期，没有任何一个时期的心理社会变化与青春期经历的变化相同。这些都是巨大的社会挑战，有些青少年无法驾驭。欺凌、自杀未遂或成功、酗酒和滥用药物、离家出走、性滥交和辍学是青少年未能正确社交的常见例子。

在大型技术型社会中，同龄人是重要的社会代理人，在这些社会中，同一年龄段的孩子经常待在一起。可以说，随着对父母的关系和依赖性开始下降，同龄人的重要性也在上升。这种关系的转变有助于亲密关系的发展，增加与同龄人的舒适感，鼓励向他人敞开心扉。青少年可能越来越发现很难与父母分享秘密、想法和想象。在这种情况下，亲密的朋友会成为青少年的知己。在青春期，与朋友之间的关心、忠诚、可靠和尊重取代了童年时期与朋友之间肤浅的分享活动。

尽管同龄人的价值显而易见，但对于参与其中的青少年来说，有些同龄人的关系就不那么幸运了。例如，为了避免被同龄人拒绝或嘲笑，青少年可能会尝试毒品、参与犯罪行为或违抗权威。

青少年的另一个重要社会变化是熟人的规模和范围的增加。比青少年小的孩子往往把他们的朋友限制在邻居、学校甚至教堂的朋友。另外，青少年可能有单独的朋友，属于朋友圈，可以认同更大的群体（例如，探险者部队、足球队或社交媒体上的"朋友"）。青少年与这3个群体保持关系的能力表明他们有良好的社交技能，也是社会化进程顺利的标志。

受欢迎是青少年的一个重要愿望。很少有青少年不专注于被同龄人接受。青少年的以下品质似乎与同龄人的社会接受度有关：

- 友好，喜欢其他人
- 精力充沛、热情高涨
- 灵活、宽容
- 大笑，幽默感强
- 爱交际
- 自信但不自负
- 看起来很自然
- 容忍他人的缺点
- 展现领导力
- 当这个人在身边时，其他人感觉很好

与同龄人相处融洽的青少年似乎能成功地与成年人建立联系。那些没有获得同龄人认可的人似乎更难与成年人相处，长大后会有各种社交和情感困难[10]。下面将讨论青少年面临的一些问题。

欺凌

青年时期的欺凌是一种故意的负面行为，通常会反复发生，而且在权力不平衡的情况下，权力更大的人或团体会攻击权力较小的人[11]。欺凌被定义为有3个因素：①同伴之间的攻击性或故意的伤害行为；②随着时间的推移重复发生；③涉及权力不平衡，例如，与体力或受欢迎程度有关，使受害者难以自卫[12]。

行为分为4类：①直接的身体行为（例如，攻击、盗窃）；②直接的语言行为（例如，威胁、侮辱、谩骂）；③间接的关系行为（例如，社会排斥、散布谣言）；④网络欺凌。横断面调查结果表明，与欺凌行为和网络欺凌相关的自杀意念和/或自杀企图的风险增加[13]。

欺凌预示着未来的心理健康问题。研究表明，儿童或青少年时期的欺凌行为是成年后反社会行为和反社会人格障碍（PD）的预测因素。研究集中在3个群体：受害者、欺凌者以及既是受害者又是欺凌者（欺凌者/受害者）。参与欺凌行为的儿童和青少年在既是欺凌者又是受害者时结果最糟糕，导致成年后抑郁、焦虑和自杀（仅在男性中自杀）[14]。最近，研究发现，与没有参与欺凌行为的青少年相比，遭受欺凌的女性受害者在以后的生活中患帕金森病的可能性几乎是未被欺凌的女性的4倍。大多数女性患有边缘型帕金森病。在青春期被诊断为焦虑症的女性青少年在青春期晚期或成年早期患帕金森病的风险是其他女性的3倍多[15]。

儿童牙医可以识别一系列健康状况，这些健康状况不仅影响青少年的功能和良机，还影响他们成年后的生活质量。对患有精神病、其他情绪困扰迹象或不正常的慢性抱怨的青少年的评估还应包括是否作为受害者或欺凌者参与欺凌的筛查。

自杀

年轻人自杀仍然是一个严重的问题。对于一些青少年来说，自杀似乎是解决他们问题和压力的一种方法。在美国，每年都有成千上万的青少年自杀[16]。

自杀已取代谋杀/凶杀成为15～19岁青少年的第二大死因。由于电子媒体引发的压力和愤怒，以及不愿使用抗抑郁药物，自杀率可能有所上升。自2004年以来，美国食品药品监督管理局（FDA）要求在抗抑郁药上贴上"黑匣子警告"标签，以警告医疗保健提供者接受此类药物治疗的儿童和青少年自杀想法及行为的风险增加[17]。

由于青春期的严重压力和青少年大脑的不成熟，青少年的自杀率尤其高[18]。任何对青春期进行分类的尝试都注定与当今现实的复杂性相去甚远。作为儿童牙医，我们能做的最好的事情就是跟上新出现的科学证据的步伐，并将这些信息与我们自己的经验和基础知识相结合。这种方法的目的不仅仅是出于求知欲；它可以让您了解下一个坐在牙科椅上的青少年的世界。

美国儿科学会（AAP）更新了其筛查患者自杀念头、确定自杀风险因素和帮助高危年轻人的指南[17]。AAP建议儿科医生寻找与青少年自杀有关的风险因素，包括身体或性虐待史、情绪障碍、药物滥用，以及可能是女同性恋、男同性恋或双性恋。

此外，根据美国自杀预防基金会（AFSP）的说法，筛查这些风险是预防自杀导致死亡的第一个至关重要的步骤。AFSP是美国最大的自杀预防网络，因为多种风险因素的汇合会增加自杀风险，其中最常见的是抑郁症和其他心理健康状况。

作为儿童牙医，我们的专业责任是帮助识别那些自杀风险较高的青少年。正向的青少年发育情况表明，青少年患者和儿童牙医之间良好的人际关系可能会影响青少年口腔健康的改善，同时也可以成为一个良好的榜样。由于牙科健康专业人员在实践中以及在社区中经常遇到青少年，我们可能有几个潜在的机会来观察青少年行为的变化，并提出适当的问题，以确定有心理问题高风险的青少年。当治疗需求超出治疗牙医的执业范围时，应进行转诊，并可能需要咨询非牙科专业人员或团队合作[19]。

适当地识别这些高风险的青少年的第一步是通过其全面的病史，包括系统性疾病和行为问题。常规病史应包括有关情绪障碍、抗抑郁药物、学校问题和压力生活事件的问题。提出开放式问题可能会得到比"是"或"否"更多的答案。如果青少年在牙科预约时表现出悲伤，让您的回答能反映出患者的情绪。这种方法可以让青少年感到被理解，然后可以进行对话。有自杀风险的青少年可以通过直接询问或自我报告并了解风险因素进行筛查来识别。对于儿童牙医来说，在询问青少年时保持一种不带偏见和开放的态度是很重要的。

识别的第二步是在进行综合口腔检查时进行的。警惕那些外表和/或行为超出正常自我表达能力的青少年。可能表明内心动荡的迹象包括自伤和冒险行为的增加。追求广泛的人体艺术和/或品牌是青少年可能表现出的危险行为的一些例子。在这个年龄段中，与"冰毒口服液"相关的破坏性口腔影响日益受到关注。在复诊检查时定期称量患者体重。体重或食欲的显著增加或减少可能是抑郁症或饮食失调的特征。询问患者是否出现乏力、睡眠问题或对日常活动缺乏兴趣。处于危机中的青少年可能会表现出一种或多种行为，牙齿健康专业人员应该意识到这些指示。

最后，熟悉当地、州和国家的精神病治疗和自杀预防资源。牙科诊所应提供心理健康机构、家庭和儿童服务、危机热线及干预机构的电话号码列表，以便可能转诊青少年患者及其父母。青少年严重的喜怒无常可能不是长大后就能摆脱的；这可能是一种需要我们认可和适当转诊以进行适当干预的行为。

危险行为

吸烟/电子烟

青少年广泛使用烟草制品，不仅可能导致慢性全身效应，还可能导致口腔软组织损伤。除了口腔恶臭和牙齿染色外，吸烟的青少年还会出现牙龈健康受损和伤口愈合延迟的情况。吸烟也是口腔癌、咽癌、喉癌发展和随后危及生命的重要影响因素。

目前，电子烟和喷雾器的使用似乎正在取代传统的香烟。一项对40000名美国学生进行的新的调查表明，相比传统香烟，美国青少年更容易使用电子烟。学者报告说，电子烟的使用是因为人们相信电子烟危害较小[20]。许多接受调查的青少年认为电子烟是一种无害的娱乐形式，他们不知道电子烟会导致尼古丁成瘾。美国疾病控制和预防中心（CDC）发现，尽管高中生比以往任何时候都少吸传统香烟，但他们使用电子烟的比率是普通香烟的2倍多[21]。牙医应该考虑到，这种烟草的使用可能会成为吸烟的新途径，因为产品相似。尽管电子烟市场开始面临监管压力，但其生产几乎没有安全监督，这可能是一些电子烟中能检测到的铅和锌等重金属的原因。

另一个青少年吸烟的趋势是越来越多的人抽雪茄。卫生官员认为，造成这一趋势上升的原因有几个。与香烟不同的是，雪茄是以糖果、巧克力和水果口味为卖点的。雪茄税较低，可以单批出售，而香烟则必须以20支一包的形式出售，而且价格更高。此外，雪茄在黑种人社区的销售比在其他城市地区更为火爆。美国疾病控制和预防中心报告称，自2009年以来，非裔美国青少年的雪茄使用量增加了1倍多，而传统吸烟量大幅下降[21]。

性行为

许多青少年从事的性行为可能直接或间接影响他们的口腔健康。这些青少年的性行为包括一系列活动，从亲吻和抚摸，到口交、肛交和阴道性交。最新的美国高中生青少年风险行为调查报告：

• 41%的人发生过性行为

• 30%的人在前3个月内发生过性行为，其中：

– 43%的人在最后一次性行为时没有使用避孕套

– 14%的人没有使用任何方法来预防妊娠

– 21%的人在最后一次性交前曾饮酒或吸毒

危险的性行为使青少年面临意外妊娠和性病传播感染（包括艾滋病毒）的风险。

某些行为会使青少年–患性病感染的风险更高。其中包括：①初次性行为时年龄较小；②缺乏避孕套的使用；③多个性伙伴；④既往STI；⑤性伙伴的STI病史；⑥与年龄比自己≥3岁的伴侣发生性关系。其他与性病传播感染相关的青少年危险行为包括：①饮酒；②抑郁症；③辍学；④非法药物使用；⑤妊娠；⑥吸烟[21]。青少年感染性传播疾病的比率高于成年人，这是因为他

们存在高危性行为和获得医疗保健服务方面可能存在障碍[22]。在青少年牙科检查期间，性活跃的青少年可能在口腔和口周区域出现HSV–2病变。根据最近的一项全国性调查，超过2/3的美国青少年进行过口交，其中近25%的人从未经历过性交[21]。因此，性传播疾病在青少年中的传播速度比任何其他年龄段都快。此外，女性比男性更容易因一次无保护的性行为感染HSV–2[21]。建议进行姑息治疗，可能包括镇痛药（例如，对乙酰氨基酚）和抗病毒药物（例如，阿昔洛韦）来缓解症状。复发性唇疱疹可使用局部使用喷昔洛韦乳膏治疗口周水疱性病变[23]。如果在感染开始时使用，该乳膏可能对症状持续时间有小而有利的影响。因此，儿童牙医必须解决青少年的性行为问题，并利用这个机会将降低风险作为整体病史的一个组成部分进行讨论。

随着时间的推移，通过与青少年建立信任关系，牙医可能能够获得诚实、详细的健康史，以确定青少年的性行为情况。由于性行为是青少年和年轻人发展的预期阶段，儿童牙医有责任了解常见性健康问题的初步筛查和管理/转诊。牙科健康专业人员能够倾听青少年的担忧，并帮助他们获得必要的社区资源，这将使儿童牙医能够有效地为他或她的青少年患者服务。

性别认同

随着性行为的发生，性别认同在青春期得以发展并可能巩固。对于医疗和牙科服务提供者来说，性别认同以及随后与患者的讨论是相对较新的内容。1983年，AAP发布了第一份关于性少数群体青少年的报告，之后在1993年和2004年进行了修订[24]。自上次更新以来，对这一主题的研究迅速扩大，出版了许多关于女同性恋、男同性恋、双性恋、跨性别者和质疑性（LGBTQ）青少年的出版物。2011年，医学研究所发表了一份报告，记录了LGBTQ人群的健康状况[25]。他们表示，成为这一青少年群体的一员本身并不是一种危险的行为。此外，性少数群体青少年不应被视为异常[25]。

通常，年轻人的性取向在青少年之前或早期就出现了[26]。事实上，许多青少年与自己的性吸引力发生冲突，有些人可能称自己为"质疑性"[26]。在美国，青少年同性恋和同性经历的确切流行率尚不清楚。一项针对马萨诸塞州九年级至十二年级学生的研究报告称，3%的学生是男同性恋、女同性恋或双性恋[27]。另有1%

的学生报告是"质疑性"[27]。在美国全国家庭成长调查中，13.4%的女性和4%的男性自我报告与同性发生过性关系[28]。因此，儿科医生和儿童牙医需要认识到，他们的患者可能会担心他们的性取向。多年来，儿童牙医可能已经与他或她的患者建立了持久的关系，这些患者可能会很乐意与儿童牙医讨论他们的担忧。牙医应该能够以保密的方式提供最新的和非评判性的信息。此外，牙科专业人员应协助青少年提供其他卫生保健专业人员和机构的姓名，以便进行可能的转诊。儿科保健医生在促进从青春期到成年的健康过渡方面很重要，因此儿童牙医需要了解性少数群体青年面临的问题。

LGBTQ青少年中存在医疗保健问题和差异，但是，许多公共卫生系统忽视这些问题。从心理学的角度来看，公开自己的性取向可能会给青少年及其家人带来巨大的压力。家人可能会拒绝或不同意这种披露，导致缺乏家人和朋友的社会支持。一些性少数群体青年可能遭受身体或情感虐待；因此，作为强制报告者，儿童牙医需要意识到虐待可能的根本原因和施暴者。因此，在美国，LGBTQ青少年在离家出走和无家可归的青少年中的比例似乎也过高[29]。

通过了解青少年患者的性取向，儿童牙医可以对青少年的医疗和牙科需求更加了解和敏感。

总结

青春期是儿童期和成年期之间的过渡期，与加速的身体生长和动态的激素变化、自我意识的矛盾以及现代社会相互冲突的需求相关。所有这些因素都有助于塑造这个动荡的青少年的性格。青少年牙科患者有不同的口腔需求，需要牙科专业人员加强理解，以便为这个年龄段的人提供高质量的牙科服务。然而，对于许多青少年来说，这些年可能是一个情绪化的时期，也是牙科和医疗需求被忽视的时期。以下章节旨在提供临床相关信息，帮助牙科团队为青少年患者提供最佳护理。

第38章
检查、诊断和治疗计划
Examination, Diagnosis, and Treatment Planning

ERICA BRECHER, THOMAS R. STARK, JOHN R. CHRISTENSEN, ROSE D. SHEATS, HENRY FIELDS

章节概要

青春期经常被认为是激素水平上升、叛逆和时尚的时期，这与牙医看待青少年口腔健康的方式形成了鲜明的对比。

儿童牙医的工作随着前磨牙和恒尖牙的萌出而戛然而止。成年人牙医开始考虑如何处理第三磨牙的问题。对许多牙医来说，首先想到的对青少年的干预是正畸护理，这通常是在青春期前的过渡期开始的。与普遍认为的青少年时期的静止状态完全相反的是，一个迅速变化的患者在正面挑战他或她的环境，并在这个过程中学习如何应对的现实。这些变化对口腔医学的影响[1]，总结如下：

1. **迅速的、不可预测的、不规则的骨骼和牙齿生长。** 青春期的生长高峰与伴随的面部生长的高度可达面部总高度的35%。在10~13岁，有十几颗牙齿，包括乳牙和恒牙会相继脱落和萌出。免疫学变化、激素变化以及其他细微和不太细微的身体发育都会改变口腔。

2. **环境挑战，有其障碍和陷阱。** 很少有成年人会选择回到青春期。今天的青少年在家庭、学校和同龄人中遇到了许多挑战。他们在探索自己未来的教育和职业道路的同时，还要学习应对性、毒品、酒精和吸烟等同龄人的压力。也许关于青少年时期这方面最深刻的说法是，意外死亡是死亡的主要原因。仅举几例，牙医看到的是外伤、性行为的口腔表现、青春期龈炎、无烟烟草引起的角化过度、不遵守牙科建议以及与毒品有关的行为。

3. **需要学会应对、做出决定和变得独立。** 原始文化将新兴的成年期与仪式的意义联系起来，这并不奇怪，青春期一直是一个做决定、从家庭中寻求独立、处理性问题和选择职业的时期。牙医会在患者口腔卫生依从性差或拒绝接受治疗中观察到这个巨大的变化。

病史

青少年的病史是不断变化的，必须保持最新信息。成年人病史的格式可以抓住这两个要素。从准确性的角度看，也许更重要的是向青少年获取信息的过程。以下是向青少年患者采集病史时应考虑的一些问题。

病史应涉及吸烟、娱乐性毒品和酒精、节育、妊娠及性传播疾病等问题。关于列入这些问题的争论很容易被美国青少年生活的简单现实所解释。考虑一下这些事实：

- 每天，约3000名青少年开始吸烟。90%的吸烟者在18

岁之前开始吸烟[2]

- 2014年，15～19岁女性的活产率为24.2/1000[3]。虽然在过去的20年里，青少年妊娠的情况已经稳步下降，但由于辐射和牙科药物对胎儿有危险，所以应该考虑妊娠的状况
- 现在大多数青少年在离开高中前都会尝试毒品或酒精。处方药物和非法药物之间的不良相互作用可能是致命的
- 性传播疾病在青少年年龄段中是一种流行病。所有新的感染病例中有50%发生在15～24岁的人身上[4]

如果对病史中的这些内容调查不充分，牙医和患者都会面临风险。这些问题可以通过在病史表格中把它们作为选择与其他问题穿插在一起来直截了当地解决。一个威胁性较小的方法是将这些问题用过去式来表述，或者将风险与之联系起来，以提醒患者注意其重要性。

采集病史的过程应该允许隐私并鼓励披露。了解准确的病史可能意味着允许青少年更多地参与这一过程，产生可能无法从父母那里获得或知道的信息。如果妊娠或使用非法药物的情况被发现，而父母却不知道，那么牙医可能会陷入双重困境，因为他提供了一个促进披露的环境。但是，青少年可能会将此视为背叛或破坏信任，牙医和患者之间的关系可能会受到损害。处理这类问题没有简单的方法，但治疗青少年的牙医应该意识到这种情况的责任。这也可能意味着推迟治疗，直至问题得到解决。一般来说，《健康保险可携性和责任法案（HIPAA）》允许在医疗机构和监护人之间披露未成年人的医疗信息[5]，然而，许多州都有具体的未成年人同意和隐私法，这些法律可能对妊娠、药物滥用或性传播疾病的治疗等情况给予例外。牙医应查阅所在州的具体法律，以进一步了解HIPAA对披露有关未成年人治疗的信息的适用性。牙医的责任是帮助指导家庭解决这个问题。

牙医可以采取一些行动，既促进获得准确的病史，又能及时处理所发现的严重问题：

- 鼓励父母与青少年一起完成病史记录，而不是为他们完成
- 让青少年有机会单独完成病史，这可以在椅旁治疗前的最后检查中进行
- 在没有家长同意的情况下，千万不要为青少年治疗。口腔治疗将被视为非急症治疗，大多数司法管辖区都

要求有成年人同意

- 向父母和青少年解释疑虑或担忧
- 制订一项关于推迟治疗和处理已发现的严重问题的政策，该政策在医学上是一致的和合理的
- 如果需要向专家咨询，要准备好可用资源

检查

对青少年来说，临床检查的技术仍然是一样的，但是要更加注意识别这个群体特有的问题［例如，咬合不协调、牙周病和颞下颌关节紊乱（TMD）］。表38.1列出了青少年患者特有的一些临床发现。

行为评估

大多数健康的美国人都能得到口腔治疗，这使青少年不太可能出现首次看牙的情况，尽管在青春期首次看牙是可能的。人格的变化和其他行为的反常可以暗示青少年的问题。行为的极端化（例如，抑郁症或明显的性行为），可能表明存在性虐待，特别是如果孩子表现出不愿意接受口腔检查。表现为严重内向的抑郁症，也可能是自杀倾向、家庭功能紊乱，甚至吸毒的迹象。作为卫生保健提供者，牙医有责任意识到该问题对儿童的影响，并向父母讨论行为上的明显变化。尽管很少有行为问题会妨碍提供治疗，但也有例外情况发生。以下是可能需要进行行为管理的情况：

1. **性虐待**。遭受性虐待的年轻女孩或男孩，如果被插入口腔，可能不愿意接受与肇事者相同性别牙医的口腔治疗。揭开这种情况的辅助手段包括以前有良好的遵从史、行为线索（例如，抑郁症），以及在进行口腔接触时公开拒绝治疗。尽管如此，确认是困难的，因为父母可能不知道有虐待行为。如果怀疑有性虐待，牙医是法定报告人，必须向当地适当的机构报告可疑的虐待事件。

2. **猖獗龋**。临床医生注意到，猖獗龋是青少年（多为女孩）迅速发病和进展的一种情况，常常与个人问题有关（图38.1）。典型的表现是害羞、不情愿、内向的人，对治疗很消极。其行为表现可以是多种多样的，女孩在预约时默默哭泣或不说一句话。在某些情况下，就诊可能会随着孩子的呜咽到最后失去冷静而中止。在处理这些青少年时，时间和参与

表38.1 对青少年进行检查时可能出现的临床发现

部位	发现	提示
口外检查		
皮肤	痤疮	局部可能有疼痛感 青少年可服用抗生素 可能会出现放射状斑点，如果发生钙化，则需拍摄一些X线片
	使用化妆品	可使皮肤的评估复杂化 可引起局部过敏反应
颈部	血肿	来自吮吸；表明有性行为
耳朵	愈合或有瘢痕	男女均有多处耳洞
头发	染发或做造型	会使头皮检查复杂化
口内检查		
黏膜	全身性红斑	吸烟的影响 性传播疾病
颊黏膜	红斑，过度角化	使用无烟烟草
舌头	舌苔异常，气味	吸烟；卫生条件差；药物引起的真菌过度生长
呼吸	丙酮；酒精	过度节食、酗酒、代谢紊乱（例如，糖尿病）
牙龈	炎症	激素水平变化（青春期龈炎） 口腔卫生差
	妊娠期肿瘤	使用口服避孕药 妊娠
牙齿	磨损	贪食症
	磨损面	颞下颌关节紊乱，磨牙症
	色素沉着	吸烟 咖啡或茶
	变色	外伤引起的现有牙髓病变

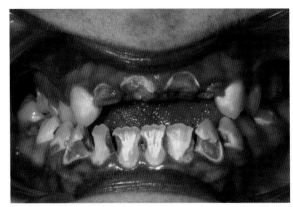

图38.1 这个14岁的女孩患有猖獗龋，这是一个独特的临床示例，龋损进展迅速，多颗牙齿牙髓受累，发病时间短。患者在出现明显的症状之前，可能会有浅龋。

谈话往往是最成功的行为管理关键。在牙医的口头强化下，孩子的行为会发生巨大的变化。口腔卫生清洁和提供临时性的美学前牙修复，使患者能够微笑并体验更积极的自我形象。

3. **极端焦虑**。Pinkham和Schroeder[6]描述了那些对牙科治疗表现出极度焦虑的儿童的行为管理。通过心理干预进行脱敏可能是培养这类儿童可接受的临床行为的关键。牙医可以利用的手段包括首先使用非侵入性疗法、正向强化、积极的同伴互动以及与心理学家合作。治疗不力或未经治疗的青少年牙科恐惧症患者可能会成为成年的牙科恐惧症患者。

4. **饮食失调**。对患有饮食失调的儿童的治疗可能是困难的。饮食失调是一种精神疾病，需要适当的医疗干预。经验表明，这些患者，特别是女孩，往往会形成对男性权威人物的依赖性。

5. **非法药物的使用**。临床医生已经注意到青少年和年轻成年人在服用非处方药物后出现的怪异行为。一些对牙医使用的药物产生不良反应的年轻患者可能与其先前摄入的药物或酒精有关。摄取药物的表现可能从轻微的精神分裂或发展到完全的语言失常或人格的极端变化。

青少年使用的另一种常见药物是尼古丁，形式包括香烟、无烟烟草和电子烟。这种药物会让人上瘾，并有心血管、呼吸系统和口腔方面的影响。重要的是要教育青少年，电子烟没有被批准用于戒烟，而且含有尼古丁、毒素和致癌物[7]。尽管困难重重，但结合了积极的参与者、尼古丁替代疗法和行为支持的戒烟计划似乎有最好的机会来改变这一习惯。

对青少年行为问题的管理可能是复杂的，往往涉及父母和其他专业人员。大多数治疗青少年的医生试图单独治疗这些患者，而不是在有其他同龄人在场的环境中。这种一对一的关系为患者提供了必要的关注，并防止出现破坏性的互动。任何曾与一群七年级或八年级学生"共事"的牙医都会赞同这一建议。

这个年龄段的行为管理的一个重要部分涉及信息的简单传递。一个好的沟通者要了解青春期的特点，这能提高他或她与青少年交往的能力。这些特点如下：

1. **同龄人是重要的**。青少年与核心家庭和大家庭以外的人际关系变得很重要。朋友、同学、队友和年龄相仿的受欢迎的人都参与到青少年的生活中。牙医可以通过同龄人的互动以及了解谁参与了青少年的生活来提高他与青少年沟通的能力。

2. **流行和体验是青春期的一部分**。能成功治疗青少年的医生是那些了解青少年感兴趣的趋势、流行风尚和名人的人。了解青少年兴趣的牙医在建立沟通和在非权威的基础上接触青少年方面具有优势。这些都是可以培养的进入青少年世界的途径，并且可以引发对更多重大问题的讨论，并产生一种"关系感"。与之形成对比的是当青少年和牙医都认为自己与对方有天壤之别时，这种接触就会产生障碍。

3. **青少年正试图建立独立，寻找身份，做出教育或职业选择，并尝试性行为**。所有这些都涉及一定程度的压力。在这个压力时期，有焦虑、满足、愤怒、兴奋和一系列其他情绪。医生如何促进孩子个性的健康发展，并辅导他或她走向独立和职业，这对青少年的生活和他或她的牙齿健康都很重要。在与青少年交谈时，记住他们的"问题清单"并同情他们的生活压力是很有帮助的，这对他们是真实的。门诊应该为他们提供一个缓解压力的机会，并成为青少年作为成年患者所扮演的角色的一个客串。应该培养牙医与希望作为成年人的青少年建立关系。

4. **青少年与成年人之间互动的成功基础是良好的关系**。成功沟通最重要的因素是牙医和青少年之间的关系质量。在出生的早期阶段，可以用道理、赞美或其他方法成功地激励孩子。在青春期，不断变化的价值观及其短期强度使这些方法在培养长期动机方面的作用大打折扣。信任感、良好的沟通以及青少年对牙医的真诚的感知为依从性提供了强大的动力。

全身情况评价

对青少年的全身情况评价被身体生长变化的时间所混淆，特别是在青少年早期。在一群年轻的青少年中，女孩可能比男孩高大，看起来比男性同龄人更像成年人。同样，在一群男孩中，声调、皮肤状况、脂肪的数量和分布以及骨骼比例的变化也很显著。生长障碍的鉴别也是困难的。

发育状况的确定

处于青春期前阶段的患者生长迅速，许多临床医生倾向于在那时尝试正畸生长矫正。如果能将其与过渡到恒牙治疗联系起来，那么一个阶段的正畸治疗就能完成

护理。对其他人来说，生长矫正必须在所有恒牙萌出之前开始，因此有两个阶段的治疗；生长矫正之后是最后一个阶段的综合治疗。在生长高峰期过后，体态和面部的生长急剧下降。在这一点上，矫正骨骼差异的唯一合理选择是掩饰性治疗或外科正畸治疗。最重要的问题是患者是否还有剩余的面部生长。这决定了何时可以进行手术治疗。

对于那些有过度生长问题的人（例如，下颌前突或面部垂直向发育过度），最可靠和最合理的方法是拍摄连续的头颅侧位X线片，并将其描记叠加（图31.53），这直接说明了这个问题。颈椎成熟度法是评估青少年生长高峰的有用指南，它利用了从头颅侧位X线片上获得的信息（图31.4）。这些方法不仅对正畸治疗计划有帮助，而且也有助于确定何时可以进行种植体植入。

头颈部检查

对青少年进行头颈部检查的原则与成年人或儿童的原则相似。与正常情况的差异可由各种因素引起，其中最值得注意的是生长和发育的变化以及青少年环境的影响。

青少年的身体变化和生活习惯要求我们对应用于儿童的程序进行修改。从积极的方面来看，身体脂肪的减少或重新分布以及颈部的拉长使人们能够进行更好的淋巴结评估。这些变化有利于彻底检查头颈部和癌症。

面部检查

在面部检查中，牙医会分析软组织的轮廓和面部的正面。在青春期，面部开始具有成年人的特征，治疗决定可以更多地基于当前而不是预测的面部外观。这并不意味着生长已经完成，而只是意味着它已经从早期青春期的生长高峰期速度大大放缓。由于下颌骨的持续增长，成年人的轮廓往往比青少年的更直。此外，颏部的软组织在厚度上略有增加。鼻子继续在水平向和垂直向生长。大部分的增长是水平向的，但鼻尖往往会有少量的下降。由于这些鼻部和颏部的变化以及嘴唇软组织厚度的轻微变薄，成年人的嘴唇不那么突出了。

对于具有骨性Ⅰ类、牙性Ⅰ类的患者，在考虑进行正畸治疗时，面部轮廓检查应提供充分的分析依据。对于有骨性问题的患者，需要额外的信息（例如，头颅侧位定位片和分析）来明确诊断问题并开出治疗处方。

在青春期前或青春期早期，当青春期的生长高峰仍然活跃时，对正畸骨性问题的治疗可能会导致生长改变。青春期前的患者被认为是在成长，并预计会经历青春期的生长高峰。年轻的青少年，特别是男性，仍有足够的生长空间，可以通过治疗发生显著的骨骼变化。一旦青少年经历了青春期的生长高峰，生长仍然存在，但明显较慢，相当于生长曲线的下侧。成年人的面部生长如此有限，它的治疗潜力很小。

这些生长潜力的差异对如何管理青少年的骨性畸形有很大影响。随着个人的骨骼变得更加成熟，可以完成的骨骼生长改良就会减少。因此，如前所述，必须确定患者的生长或发育状况，以便计划合理的治疗。

口内检查

青少年的口腔面积较大，可以很好地观察到。正常的智力状态和合理的行为可以很好地配合咬合和颞下颌关节（TMJ）的功能评估。有更多的牙齿需要评估，牙龈和牙周问题是存在的，而这些问题在儿童早期并不

重要。临床医生应该像对待成年人一样对待青少年，尤其是在青少年后期。在第一次就诊时，牙医可能会选择"引导"青少年进行检查，使用口镜或计算机图像来解释程序和正常结果。

牙周评估

在青少年时期，更强调牙周检查。牙周病的发病率在这个年龄段开始增加[8]，尽管通常是轻微的，但由于牙周炎导致的牙周支持组织的丧失在青少年人群中是很常见的[9]，因此对支持组织的彻底评估是绝对必要的。牙周探针用于测量牙周袋深度、角化龈宽度和附着龈宽度，并评估出血指数（图38.2）。牙周探查应局限于完全萌出的牙齿。松动度检查可能发现已萌出牙齿的松动度略有增加，主要是因为牙根没有发育完全。使用牙菌斑指示剂来显示牙菌斑可能是有帮助的。如果使用全景片进行诊断，发现任何异常的牙周问题，可能需要选择根尖片来进一步确认。如果有明显的牙周病，建议转诊到专家。在正畸治疗期间，应定期记录牙龈指数、牙菌

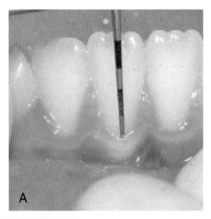

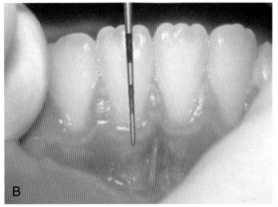

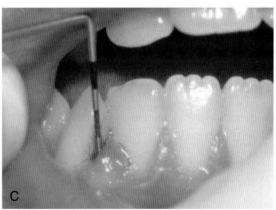

图38.2 青少年患者的牙周病发病率开始增加，因此对牙周的彻底评估是绝对必要的。使用牙周探针测量牙周探诊深度（A）、角化龈宽度（B）。探针还可以用来评估出血指数（C）。使用牙周探诊深度减去角化龈宽度，即可确定附着龈宽度。

斑和出血指数，以发现新的活动性牙周病。随着儿童和青少年肥胖的增加，患有2型糖尿病（非胰岛素依赖型糖尿病）的青少年人数也在增加[10]。现在约1/3的儿童和青少年被归为超重或肥胖，因此我们很可能看到青少年患者表现出许多与糖尿病相关的并发症（例如，牙周病和骨丧失）。研究支持血糖控制和牙周炎的严重程度之间有很强的相关性[11]，牙医应该将牙周评估作为青少年检查的一部分。

相关的硬组织和软组织问题

一些病理状况可能发生在青少年时期，并可能在这一时期首次被注意到。一个问题是TMD，在本章后面有更详细的描述。饮食失调可以表现为所有牙齿的牙釉质酸蚀，因为呕吐可能是这种精神障碍的一个常规表现[12]。"暴食症"是一个术语，用来描述那些试图用呕吐来控制体重的错误做法。暴食症影响的女孩远多于男孩，但男孩也会表现出类似的行为。反流的胃内容物是高度酸性的，在一个被称为"周围溶解"的过程中酸蚀牙釉质（图38.3）。牙本质被暴露出来，使牙齿变得敏感并易患龋。牙釉质剥脱，留下尖锐的边缘。由于牙釉质和牙本质的溶解，修复体可能会看起来已经脱离了它们原本的位置。在早期暴食症患者中，这些临床症状可能不存在。暴食症患者可能出现的问题有牙髓病变、临床牙冠变长、牙龈退缩和垂直距离丧失。除非停止呕吐，否则治疗可能是徒劳的。牙医应与心理治疗师合作，处理这个问题。这个年龄段除了暴食症外，牙齿酸蚀症可能有多种病因（例如，运动饮料和碳酸饮料摄入[13]，或胃食管反流[14]）。牙医在提出治疗建议和转诊之前，应仔细调查酸蚀的原因。

另一个问题是牙外伤。临床检查和影像学检查应解决牙齿裂纹、缺损或变色的问题，并辅以X线片以明确牙齿的状况。并非所有看起来健全的牙齿在临床上都是健康的（图38.4），也并非所有的外伤都针对硬组织。在询问患者的过程中，获得全面的外伤史是很重要的。吸烟和口交的影响（图38.5）也可以在检查中发现。口内穿孔在青少年和年轻人中变得很流行。在放置过程中，它与全身感染和组织损伤的风险有关，也与牙折、牙龈退缩和佩戴时的局部感染有关[15]（图38.6）。

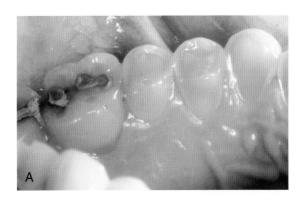

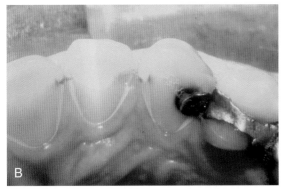

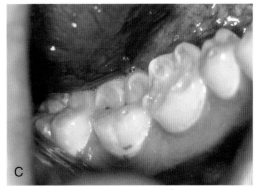

图38.3 暴食症患者常见的口内表现。（A）可以看到骀面牙釉质的丧失，牙釉质和修复体都有断裂。（B）牙釉质的逐渐丧失，如图所示，后牙在口内存在的时间越长，其酸蚀程度越大。（C）舌侧牙本质暴露，由剩余的牙釉质和暴露的修复体表面的轮廓突出。（From Casamassimo P, Castaldi C. Considerations in the dental management of the adolescent. *Pediatr Clin North Am.* 1982;29:648.）

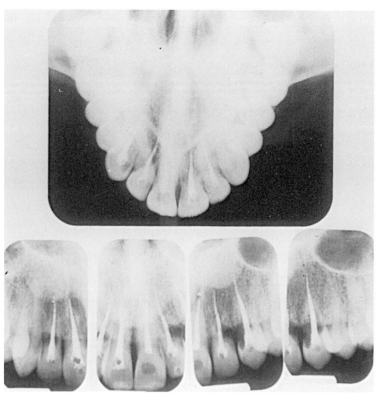

图38.4 牙外伤后牙根严重吸收在影像学检查中是明显的。尽管有大量的牙根吸收，但这些牙齿在临床上表现非常稳固。

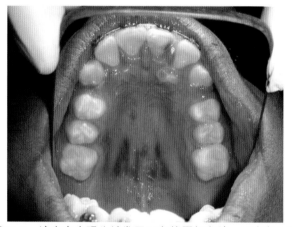

图38.5 该患者表现为继发于口交的腭部血肿。口内负压导致腭部组织表面瘀血。

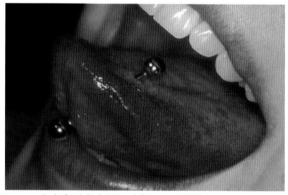

图38.6 舌头穿孔的例子，被称为"哑铃"，在青少年和年轻人中很常见。它已被证明会使牙釉质折断。

对第三磨牙的评估通常在青春期中期至晚期完成。家长通常会问及治疗这些牙齿的问题。拔除第三磨牙的原因包括但不限于嵌塞或未萌出、牙周病、囊肿或肿瘤、龋坏、后牙错位、对颌牙缺失造成的功能障碍、口腔清洁困难和复发性冠周炎。如果存在这些情况，临床医生应与家长和患者讨论拔除问题。美国口腔颌面外科医师协会对第三磨牙和口腔健康进行了试验[16]，他们建议向患者和家长说明第三磨牙保持无症状及无病变的概率，然后做出拔除的决定。讨论中还必须包括手术切除第三磨牙的风险。

由于第三磨牙的前向压力而导致的前牙拥挤的机制目前还没有得到证实，也不是拔牙的理由。手术入路和牙根发育是决定何时拔牙的重要因素。为了稳定牙齿，需要一些牙根发育，但完全的牙根发育会使拔牙更加困难，并可能增加牙根断裂的可能性。吸烟者和使用口服避孕药的女性，也可能存在术后患干槽症的高风险。

咬合评估

咬合的前后向关系、水平向关系和垂直向关系应按第31章所述进行评估。主要区别是，牙弓长度不足不再从空间分析中预测，而是直接从模型中测量，因为所有的恒牙在这个年龄段已经萌出（图38.7）。

应仔细注意缺牙区相邻的牙齿，因为邻牙可能在进行修复治疗之前，需要先进行正畸治疗来重新定位。牙齿的位置、支持骨的数量、牙齿的健康状况以及牙齿缺失的数量将决定治疗的方向。

另外，应该考虑面部轮廓和牙齿拥挤之间的相互作用。仅仅根据牙齿特征对患者进行治疗，可能会对面部轮廓产生灾难性的影响。随着时间的推移，鼻子和颏部会继续增长，嘴唇也会变薄，所以临床医生必须将这些变化纳入如何处理拥挤问题的决定中。

影像学检查

青少年的影像学检查范围从过渡期到成年人的多胶片检查，取决于儿童的牙齿状况。围绕青少年影像学检查的问题与曝光的类型和频率有关。青少年影像学检查中使用的胶片类型应根据存在的牙齿数量、对临床上看不到的邻接的评估以及影像学检查的原因来决定。对于没有明显重大牙科需求的青少年初诊患者，用全景片或选定的根尖片进行个性化检查就足够了。对于有重大牙科治疗需求的青少年患者，最好进行全口检查。拍片数量由检查区域的大小和做出正确诊断所需的信息决定[17]。

这个年龄段的影像学检查应主要解决生长和发育问题：未萌出的前磨牙和尖牙的萌出状况。在青春期后期，最后一个问题是第三磨牙的发育。这些牙齿的发育可以通过根尖片或全景片进行评估。

青少年应该能够耐受2号胶片。对于口腔较小的儿童，辅助定位的技术在第31章的影像学部分有描述。

多张或序列的根尖片用于诊断病变或处理需要大量随访的情况（例如，外伤牙的牙髓治疗），都需要进行根尖片检查。

青春期早期的咬合翼片受发育中的咬合和缺乏咬合接触的影响。完善的临床检查应在前磨牙完全萌出，殆面完全暴露后进行。

进行2个还是4个邻面检查的咬合翼片应与辐射暴露的风险进行权衡。在这些情况下，龋病风险评估和当前的临床检查有助于确定是否有必要拍片。

全景片在青少年牙科中的作用是对没有重大牙科治疗需要的初诊患者进行全口影像学检查。全景片可以显示骨质病变，并使检查者了解第三磨牙的存在和位置。全景片还能粗略显示上颌窦和颞下颌关节（图38.8），这些在多片口内检查中可能显示得不太清楚。表38.2总结了适用于青少年患者的影像学问题。

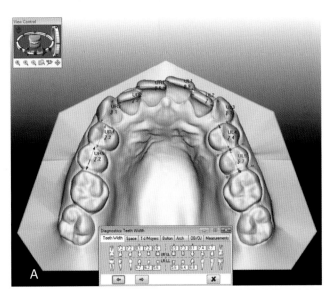
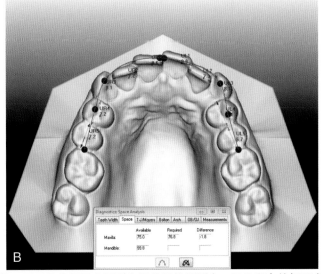

图38.7 （A）青少年患者的牙弓长度分析是直接从模型上测量的，而不是使用混合牙列空间分析的预测表，因为所有的恒牙在这个年龄段通常已经萌出。第一步是测量每颗恒牙的近远中向宽度。根据软件的不同，将牙齿的宽度加在一起，得到牙弓的近远中向宽度的总和。（B）接下来，通过数字方式将测量工具从第一磨牙的近中放置到对侧第一磨牙的近中来确定牙弓周长。牙弓周长与近远中向宽度之和的差异表明牙弓内的拥挤程度或间隙。如果有一颗或两颗乳牙没有脱落，可以用对侧已萌出的恒牙的宽度来替代未萌出的恒牙。

非正畸问题的治疗计划

对于青少年患者，必须注意治疗的长期效果。为青少年做出的决定将影响他们余生的口腔护理。牙医应该为其治疗制订目标，并制订一个治疗计划，该计划不仅为患者的青春期服务，也为他们的成年期服务。这些决定可能是简单的选择修复材料，也可能是复杂的选择修复牙齿的方式和疗程。

治疗计划的所有阶段都应得到解决。图38.9中描述的青少年说明了需要预防、牙周、修复、颌面外科和正畸管理的复杂性。

所有的青少年都应获得一个预防计划，以满足成年

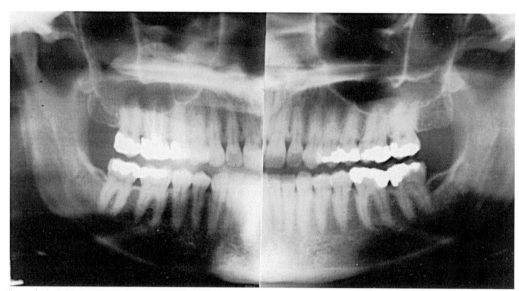

图38.8　一位21岁患者的全景片显示上颌窦内有一个大的黏膜囊肿。该囊肿可能是上颌第一、第二恒磨牙牙髓病变的反应。

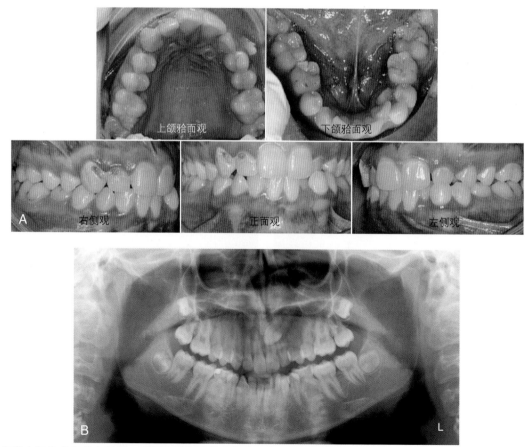

图38.9　这名青少年患者有多个问题，需要跨学科合作来解决。（A）注意龋病、牙周病、牙列拥挤、中线不齐，以及滞留的乳牙。（B）该患者还有一颗上颌尖牙埋伏阻生。

表38.2 青少年患者的影像学问题

观点	建议
频率	
全口扫描	没有建议的频率或间隔
	根据患者年龄、牙齿发育情况和龋病风险评估来确定
	当临床证据表明有普遍性的牙科疾病时，可优先考虑
咬合翼片	没有建议的频率或间隔
	根据患者年龄、牙齿发育情况和龋病风险评估来确定
	如果发现临床龋齿，应采取相应措施
	如果存在多个邻面修复体并随访，则应进行拍摄
	如果在以前的片子中注意到有早期龋，则应进行拍摄，并进行监测
	这些情况的间隔应该是个性化的，并在每次定期检查时重新评估
根尖片	没有建议的频率或间隔
	根据病情或治疗需要来决定频率
	评估牙外伤
	确定第三磨牙的发育状况
全景片	对无主诉症状的初诊患者进行全口检查
	评估上颌尖牙的位置
	"第三磨牙"全景片，以确定第三磨牙的发育状况
类型	
全口扫描	根据所需的组织覆盖率确定胶片数量
	青春期早期（12~15岁）：
	上颌和下颌前牙根尖片（1号胶片）
	尖牙根尖片（1号或2号胶片）
	咬合翼片（2张，2号胶片）。
	4颗后牙象限根尖片（2号胶片），包括前磨牙和已萌出的磨牙
	青春期晚期（16~21岁）：
	全套（21张）
咬合翼片	尺寸由口腔大小决定，但如果可能的话，使用2号尺寸
	在第二磨牙萌出之前，1张胶片就足够了
	位置随后方接触的位置和数量而变化
根尖片	应该是1号胶片，而不是2号胶片
	作为初次检查的殆片使用，一个例外是使用2号胶片作为外伤初次检查
全景片	可与殆片一起用于全口检查，在临床检查后，对无龋齿和无病变的患者是可取的
	"第三磨牙"全景片可用于确定第三磨牙的发育状况

人牙齿的需要。应该学会正确的刷牙方法和使用牙线。此外，预防计划还应解决环境问题（例如，吸烟、饮食、牙外伤预防，以及药物对牙周和牙齿的影响）。

牙周和牙龈问题与修复治疗有着紧密的联系。在儿童中，由于边缘大量调整而导致的乳牙不锈钢预成冠周围的轻微炎症是可以接受的。对于使用铸造牙冠的青少年，牙周组织必须是完全健康的。

青少年的修复治疗计划有很多问题[18]。

1. 髓腔大，影响牙冠的选择。
2. 前牙持续萌出，需要考虑对外伤牙或有缺陷的牙齿进行各种类型的美学修复，以防止边缘暴露。
3. 患者的审美意识可能会迫使牙医对先天性或后天的变色进行管理，如果使用过渡性治疗，可能需要对牙齿进行再次治疗。
4. 部分萌出的后牙可能不能作为修复体的良好基台。
5. 由于后牙缺失而导致的咀嚼效率下降，可能会迫使人们使用可摘局部义齿，尽管这可能不是首选的治疗方法。
6. 计划中的或积极的正畸治疗可能会推迟缺失牙的修复。

复合树脂粘接技术和瓷贴面的使用大大改善了对青少年修复问题的管理，提供了美观上可接受的、价格合理的、保守的临时和永久修复体。在修复治疗计划中必须考虑它们作为治疗选择（见第40章）。

青少年治疗计划中剩下的两个重要因素是相互关联的。它们是知情同意和依从性。对未成年的青少年进行治疗需要其父母的同意，为服务付费也需要知情同意，建议最好在父母和青少年在场的情况下进行治疗解释，尽管实际的治疗可能在诊室里由青少年单独进行。在积极的治疗过程中，一对一的良好对话有助于确保依从性。为取得最大的成功，一些一般性的沟通准则包括以下内容：

1. 向青少年展示与成年人一样的尊重和兴趣。

2. 要诚心诚意。

3. 将青少年作为成年人对待，与年幼的孩子不同。

4. 概述这些程序并解释其原因。

5. 尽量减少或消除专制的姿态，用您的知识而不是年龄作为您是牙医的理由。

6. 要有足够的灵活性，以适应不断变化的关系。

正畸问题的治疗计划和治疗方法

青少年正畸问题给全科医生和专科医生带来了困难的治疗决定。错𬌗畸形的类型在很大程度上影响了问题的处理方式。

骨性问题

如果错𬌗畸形是骨性的，治疗的目的是改变颌骨和牙齿的关系或方向。这可以通过生长改良、掩饰性治疗或正颌手术来实现。由于同龄的青少年患者的身体发育程度是不同的，3种治疗方法中的任何一种都可能是合适的。如果对患者的发育评估表明患者正处在生长发育高峰期，那么生长改良是一种可行的治疗选择。之前在第36章讨论过的生长改良，试图改变颌骨的实际大小、形状或方向，以获得可接受的咬合。功能性矫治器和口外牵引被用来确保这些变化。在这个年龄段，临床医生可能会倾向于使用更多的非顺应性矫治器，因为剩余的生长潜力非常小，不能浪费时间去适应佩戴矫治器。

在发育完成的青少年中，很可能是这样的情况，骨骼畸形可以通过掩饰性治疗或正颌手术进行适当的治疗。掩饰是指在不改变潜在的骨骼畸形的情况下对牙齿进行正畸移动。只有当软组织外形可以接受，并且牙齿移动不会改变或损害外形时，才应考虑掩饰。牙齿在牙槽骨上倾斜或整体移动到可能不太理想的位置，但对于正常咬合来说是可以接受的。例如，下颌轻度后缩，骨性Ⅱ类，可以通过掩饰性治疗来处理（图38.10）。为了掩饰这种类型的问题，上颌牙齿向远中移动，下颌牙齿向前倾斜，掩盖骨性问题。在为掩饰而倾斜牙齿的同时，常常要拔除上颌的牙齿，以提供空间，使上颌牙齿向远中移动。尽管可能会发生少量的软组织变化，而且下颌前牙的最终位置可能不那么理想、无须手术即可实现功能性咬合。传统上，骨性Ⅱ类问题的掩饰性治疗被认为在女性中更容易接受，骨性Ⅲ类问题的掩饰性治疗在男性中更容易接受，因为各自的面部突度对这些群体来说更容易接受。最近的数据表明，在非专业人员中[19]有中度Ⅱ类问题的男性美学效果与有Ⅱ类问题的女性一样可以接受，而有中度Ⅲ类问题的男性的美学效果仍然比有Ⅲ类问题的女性更可以接受。Ⅲ类问题的掩饰通常是通过下颌前牙的舌倾来解决的，以获得可接受的覆𬌗覆盖，同时将上颌牙齿近中移动。通常，下颌前牙的倾斜在下颌进行拔牙时更容易完成。至少对于Ⅱ类患者来说，大多数人认为掩饰性治疗是非常可以接受的，即使他们意识到自己的颏部有点小或更后退[20]。

随着牙槽骨的成熟，TAD在青少年正畸治疗计划中占有一席之地。TAD对掩饰性治疗有一定的指导意义。以前不能失去任何支抗的患者，现在放置TAD后，可以用接近绝对的支抗进行治疗。这为许多涉及空间、平面的治疗开辟了新的维度，特别是对于矢状向和垂直向。间隙关闭的方向可以被精细控制（图38.11）。由于骨质的成熟，通常12岁是开始考虑TAD的安全时间。

发育停止的患者的颌骨畸形也可以用正颌手术来治疗[21]，正畸医生与口腔颌面外科医生合作，通过手术将上颌、下颌或上下颌重新定位到合适的位置（图38.12）。通常情况下，正畸治疗计划要求在术前进行正畸牙齿移动，使上下颌的牙齿排列整齐，以便术后牙齿能够咬合在一起。正颌手术是在全身麻醉下进行的，上颌、下颌或上下颌被重新定位，并通过手术螺钉或骨板和螺钉固定在新的位置。在软组织覆盖的限制下，几乎可以向任何方向移动整个颌骨或颌骨的个别部分。对可实现的变化量有一些限制，而且某些类型的变化比其他类型的变化更稳定。在手术过程中，通过弹性牵引减少下颌功能。伤口愈合后，有必要进行短时间的术后牙齿矫正，以使牙齿稳定在最终的咬合状态。

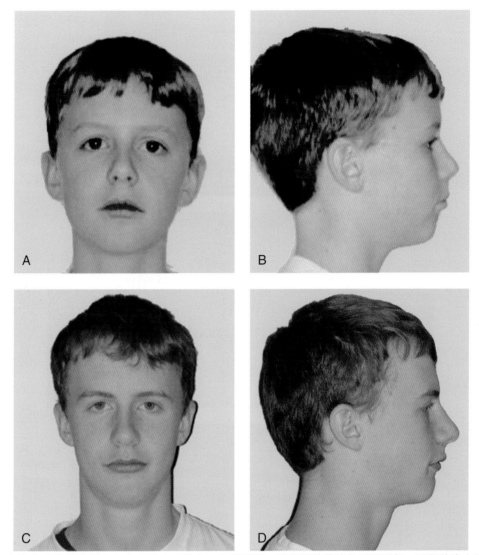

图38.10　（A和B）这名青春期前期少年患者因上颌前突，为凹面型。因为即使骨骼关系不理想，面部轮廓也是可以接受的，所以后推上颌牙齿以减少覆盖，获得功能性咬合。（C和D）在治疗后的青少年阶段仍上颌前突，但可以接受。

牙性问题

如果青少年的正畸问题严格来说是牙性问题，可以采用传统的正畸治疗来控制错位。牙性问题的诊断和治疗已经讨论过了，基本上不会随着患者的年龄而改变。然而，牙性问题的正畸治疗有几个方面还没有讨论过，在此应该提及。尽管牙医进行了预防宣教工作，但有些人还是会因为龋病或外伤失去恒牙。其他患者在青春期乳牙脱落，而且没有继承恒牙。当这种情况发生时，建议将正畸和修复结合起来，以获得最佳的审美和功能效果。

在前牙区，正畸治疗通常通过移动牙齿来简化修复治疗。为了精确控制牙齿移动，应将正畸托槽放在前牙和第一恒磨牙上。治疗前必须仔细设计，以便只有需要移动的牙齿受到影响，而其他牙齿保持静止状态。这意味着在治疗期间应仔细研究和控制磨牙、尖牙和中线的关系。

在牙齿缺失或过小牙的情况下，要进行诊断蜡型设计，以便确定最终的牙齿位置和牙齿关系，达到最佳效果。一名患者可能需要多个计划来代表不同的治疗方法。可以利用数字化的研究模型，以便患者和牙医可以检查并比较几种治疗方案（图38.13）。

可以使用螺旋弹簧、弹力链和颌间牵引来打开及关闭间隙，以获得最佳的效果。这也是考虑使用TAD的绝佳机会。因为青少年的骨密度足以支持这种类型的固定。可用于解决前牙问题（图38.14）和后牙问题（图

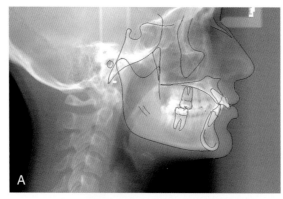

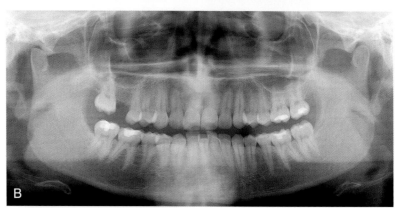

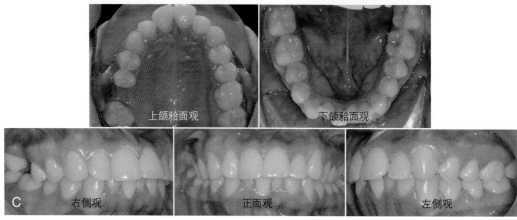

上颌殆面观　　　　下颌殆面观

右侧观　　　　正面观　　　　左侧观

图38.11　（A~C）该患者有Ⅱ类错殆畸形，覆盖过大，以及牙齿缺失。为了减少错殆畸形和骨性Ⅱ类，她接受了拔牙和关闭间隙的治疗。

38.15）。一旦间隙足够并接近理想状态，就可以用封闭式螺旋弹簧或弯成弓形的环状物来保持或维持间隙，直至修复治疗完成。虽然这种类型的治疗听起来很简单，但对细节的密切关注是必要的。不受控制的牙齿移动会导致中线、覆殆、覆盖的变化。

在某些情况下，可以用透明矫治器完成治疗。这是一种相对较新的牙齿移动方法，最初是在有常见的错殆和良好的骨骼关系时考虑的。新材料的开发和对矫治器如何移动牙齿的更全面的了解，扩大了治疗的病例类

型。临床医生使用一个可摘矫治器对牙齿施力来移动它，而不是使用传统的正畸托槽和钢丝。

对患者进行印模或口内扫描，并将其送到技工室制作矫治器。其结果是对错殆进行数字化描述。计算机软件已被设计为以约0.25mm的增量单独移动牙齿（图38.16）。一系列的矫治器被制造出来，将牙齿移动到医生确定的位置。矫治器被送到医生那里，患者戴上一个又一个矫治器，直至牙齿移动完成。这种矫治器被认为比传统的矫治器更美观，也更舒适；但是，牙齿移动

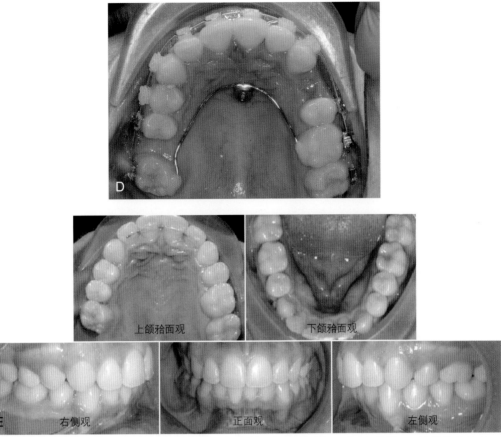

图38.11（续） （D）在腭部植入一颗骨结合的微种植体，用来控制间隙的关闭。（E）使用TAD的掩饰性治疗，成功地解决了问题。随后，微种植体被移除。

时仍然会有不适感。可摘矫治器的主要缺点是，某些精确的牙齿移动不像固定矫治器那样容易，所以牙齿移动的可预测性较差。显然，要取得成功，患者必须完全配合，按照指示佩戴矫治器。透明矫治器疗法不断发展，越来越多具有挑战性的病例得到了成功治疗。

青少年正畸治疗是一项具有挑战性的工作。良好的数据库和生长评估是必要的，以便对治疗方案做出正确的决定。除非正畸问题明显是牙列不齐，否则应将患者转到专科医生处，因为这个年龄段的患者骨骼发育的问题很难处理。患者可能再长多少以及生长的方向等未知因素使治疗决定非常困难。毫不夸张地说，在这个年龄段做出的决定是会影响一个人在他余生中的形象。

儿童和青少年的颞下颌关节紊乱

颞下颌关节紊乱（TMD）为一组涉及咀嚼肌、颞下颌关节和所有相关结构的疼痛性或非疼痛性的肌肉骨骼及神经肌肉状况的统称[22]。虽然有些TMD是无症状的，除了宣教和安抚之外不需要任何干预，但疼痛的TMD可能需要治疗和对症护理。由于疼痛是患者寻求治疗的最常见原因[73-75]，因此，从更广泛的口面部疼痛状况的角度来理解TMD是至关重要的[26]。面部疼痛是一个总称，包括TMD和其他头颈部的疼痛综合征[22]。慢性疼痛状况（例如，TMD），经常在青春期出现[27]。持续几天至几周的疼痛状况一般被称为急性疼痛，而慢性疼痛状况往往持续几个月至几年[28]。牙医当然很熟悉治疗急性牙痛；然而，诊断和管理青少年群体的慢性疼痛可能是一项具有挑战性的工作。急性疼痛可能会自行缓解，或只需最小的干预措施，而慢性疼痛往往对常规治疗效果不佳，可能需要一个多学科的方法来管理[27,29]。对疼痛医学的深入描述超出了本章的范围；然而，作为一般规律，基于中枢神经系统层面的神经可塑性和敏感化，疼痛持续的时间越长，管理起来就越有挑战性[28-29]。

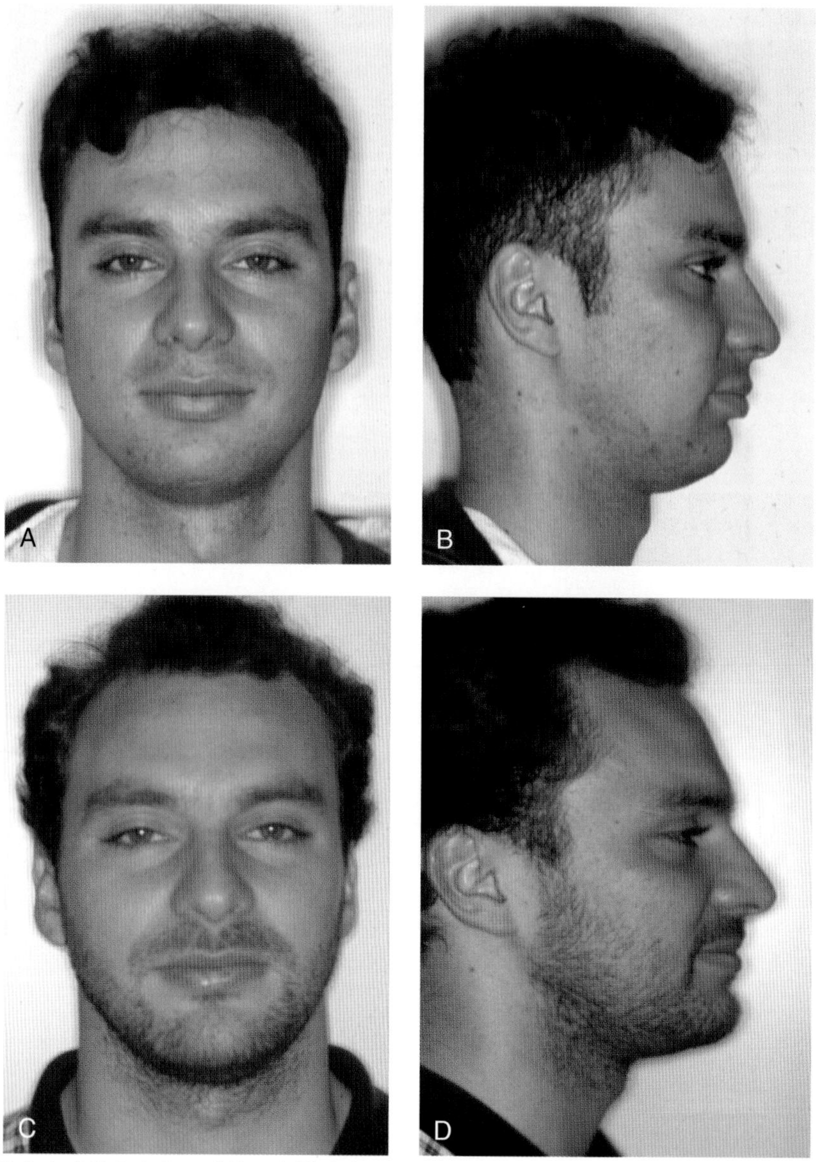

图38.12 （A）这名未发育完成的患者有严重的II类错殆畸形，面型较凸。（B）由于下颌后缩。牙齿不能一起移动以提供稳定的功能性咬合，所以进行了正颌手术。（C和D）术后，患者表现出更多的下颌前伸和面部高度。

美国口腔疼痛学会（AAOP）制定了临床指南，对于在临床环境中诊断TMD很有帮助；然而，在研究环境中对TMD进行严格评估往往令人困惑。由于研究设计、人群和诊断标准的不同，流行病学数据存在着相当大的差异[30]。重要的是要认识到，基于人群的研究，特别是调查，有可能低估或高估TMD的发现。

颞下颌关节紊乱的诊断标准（DC-TMD）为研究目的提供了一个有效的、客观的方法[31]。DC-TMD指南包括一个临床检查和具体的访谈问题，以帮助识别患有TMD的人。

这个工具是作为一个国际联盟的一部分而开发的，使用这种方法的研究应该被认为是符合一定科学严谨性的。DC-TMD还提供了一个有用的指南，用于客观地将非疼痛性和疼痛性TMD分为亚组。TMD被分为两大类：①肌源性（与肌肉有关）；②关节源性（与关节有关）。遵循这一诊断模式是回顾现有数据和理解各种类型的TMD的重要步骤。

流行病学研究显示，TMD是一个相当大的公共卫生问题，影响到总人口的5%～12%，5%～7%需要治疗[22,31]。尽管在幼儿中不常见，但TMD的症状和体征往往在青少年时期就出现了[25,32-33]。然而，青少年人群中严重TMD的发病率很低[34]。迄今为止，唯一使用DC-TMD的研究表明，TMD在青少年中的发病率为11.9%[35]。

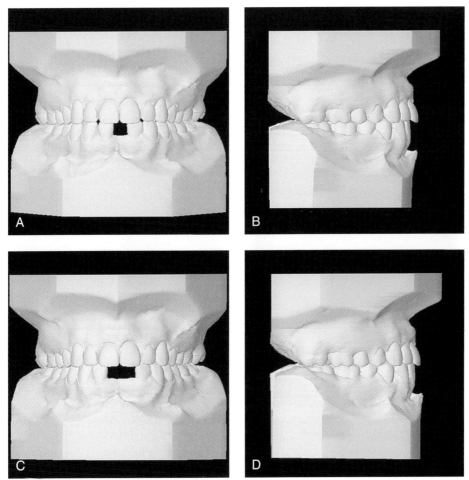

图38.13 现在可以制作数字模型，并操作图像来模拟设置。这一系列的图像展示了使用这种技术为这个下颌中切牙缺失的患者提供的治疗方案。一种方案是为一颗前牙种植体留出空间（A）。与为两颗下颌中切牙种植体留出空间的另一种方案（C）相比，这种方案的覆𬌗覆盖更大（B），在后牙关系相同的情况下，另一种方案可以减少覆𬌗覆盖（D）。（Courtesy OrthoCAD by Cadent, Inc., Carlstadt, NJ.）

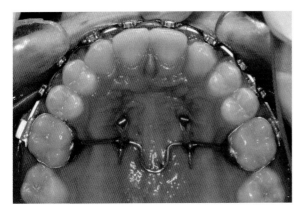

图38.14 该患者的上颌侧切牙缺失，用尖牙替代了它们。尖牙已经被重新塑形以模仿侧切牙，预计将进一步缩小。腭部的TAD在间隙关闭前放置。我们制作了一个带钩子的横腭弓，以便弹力链可以从钩子延伸到TAD。这使后牙可以在上颌前牙没有腭侧移动的情况下向近中移动。

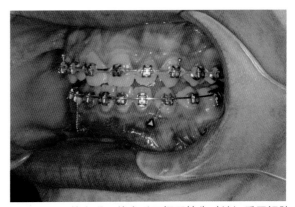

图38.15 TAD的出现，使在后牙恒牙缺失时关闭后牙间隙成为可能。在该病例中，患者缺失了两颗第二前磨牙，医生选择关闭间隙，而不进行修复。TAD将前牙部分和后牙固定在一起，使下颌前牙向远中移动最小。这是一个间接支抗的示例。在某些情况下，TAD被用来直接使后牙向近中移动，在这种情况下，它被称为直接支抗。

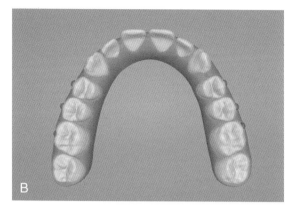

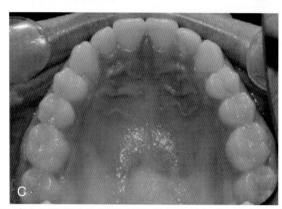

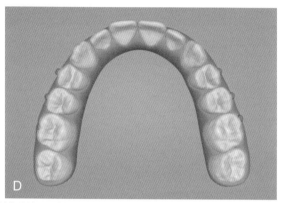

图38.16 青少年的正畸治疗可以用可摘矫治器完成。医生为原始错殆的牙列制取印模（A），提交给牙科技工室，以创建错殆的数字模型（B）。一系列的矫治器由软件创建，然后在实际模型上构建。这一系列的矫治器被送到医生那里，由其监测病例的进展，并将实际的牙齿移动与预测的移动进行比较。在治疗结束时，医生可以比较实际的牙齿移动（C）和预测的牙齿移动（D）。

最近采用以前的方法对研究进行了系统回顾，确定青少年人群中TMD症状的流行率为16%[30]。TMD症状往往随着时间的推移而变化[32,36]，据估计，约2%的有症状患者会寻求治疗[25]。TMD相关疼痛的发生率从青春期早期到青年期增加[32-33,37]，而且，与成年人相似，TMD在女性中往往比男性更常见[32-33,35]。这种差异的原因尚不清楚；然而，它可能与激素差异有关[38-40]。许多研究表明，TMD和口面部疼痛对日常生活活动（ADL）[41]、生活质量[42]、社会心理压力[43]和睡眠质量有影响[44]。

在考虑与TMD有关的因素之前，重要的是要认识到通常与该诊断有关的体征和症状。体征是临床上可观察到的结果。在TMD患者中，有广泛的临床体征被研究。通常，TMD的体征在无症状的儿童中也很常见，他们没有抱怨疼痛。他们可能反映了正常的变化或与正常发现一致的瞬时变化，没有临床意义[32]。应被记录的体征如下所示：

- 颞下颌关节的声音（触诊时）
- 殆面磨损
- 咬合干扰

- 下颌骨运动范围受限（ROM；<40mm）
- 下颌骨偏移或张口时偏斜
- 触诊和/或操作时有触痛感

症状是基于与患者和看护人面谈后收集的主观信息。大多数青少年能够描述他们的感受；因此，建议采用结构化的方法对患者进行访谈。在评估TMD症状时，应考虑以下几点：

- 疼痛
- 头痛
- 眩晕
- 恶心
- 下颌不稳定
- 睡眠磨牙症

体征和症状之间的关系仍然不清楚。症状（例如，疼痛和功能障碍），与临床体征并不一致。告诫临床医生不要根据临床症状和体征来预测未来对严重TMD的诊断。尽管可以确定风险和延续性因素，但没有一个因素能始终如一地导致患者终生处于疼痛之中。青少年时期无症状的TMD是良性的，而且往往是自限性的，只在很少情况下会发展成更严重的疾病[34]。

没有一个独特的理论模型或单一的病因学因素可以解释TMD的发病[22]。因此，不可能预见谁会发展成明显的TMD，更重要的是谁会经历从急性疼痛到持续性或复发性疼痛的转变。由于研究没有指出TMD的绝对病因因素，所以不可能可靠地预测那些将需要侵入性或更复杂的治疗。病因学的重点应该是确定启动因素、易感因素和延续因素[22,45]。启动因素与发病有关；易感因素与风险有关；而持续因素是干扰康复的因素。与TMD的其他领域一样，存在着相当大的个体差异性。退行性疾病、发育异常、外伤和其他条件通常与TMD有明确和明显的关系，而其他因素则有微弱或矛盾的联系。事实上，有些人患有TMD的原因可能是未知的（注38.1）。

由于颞下颌关节离耳朵很近，人们常常注意到令人烦恼的颞下颌关节的声音。在青少年和成年人中，通常都有与下颌功能有关的咔嗒声、啪啪声、刮擦声和摩擦声[36]。下颌运动时关节盘的脱位和随后的复位是颞下颌关节声音的一个常见来源[26,45]。一项磁共振图像（MRI）研究表明，35%的无症状成年人有关节盘移位[46]。颞下颌关节独特的解剖结构、退行性变化和关节盘的暂时粘连也是颞下颌关节声音的原因[45]。在青少年群体中，颞下颌关节声音的发生率已被报告为高达17%，数据表明颞下颌关节的咔嗒声可能在这个时间段内来回响起[45]。颞下颌关节的声音在成年人和青少年群体中都很常见，对于无症状的颞下颌关节的声音，除了宣教和安抚之外，一般不需要任何管理[22,26]。

副功能活动是指非功能性的口颌运动（例如，紧咬牙关、磨牙、咬牙或敲击[45]）。副功能还包括咬嘴唇、咬面颊和咬其他组织或物体。这些副功能活动可能单独发生，也可能合并发生。

注38.1　儿童青少年颞下颌关节功能紊乱的一些确定的病因

遗传性
半侧颜面短小畸形半侧颜面萎缩
少年类风湿关节炎
强直症
腭裂相关

获得性
感染性（化脓性关节炎）
创伤性（运动损伤）
医源性（可的松激素损伤、手术移位、辐射）
后天性（习惯、嗜好）
肿瘤性（肿瘤）
特发性

睡眠磨牙症或夜间磨牙症是一种常见的副功能形式，被《国际睡眠障碍分类》第3版（ICSD-3）列为与睡眠有关的运动障碍，涉及刻板的、有节律的咀嚼肌活动以及磨牙和咬牙[47]。它被认为是一种不自主的行为，其病理生理学被认为涉及大脑中负责运动功能的区域的一个复杂过程[48]。

另外，清醒时的磨牙（日间磨牙症）被认为是一种自愿情况。磨牙症在儿童和青少年中很常见；然而，由于年龄段和诊断策略的差异性，文献中很难解释[49]。大多数研究是依靠患者或父母回忆的调查[50-51]，而且大多数没有使用多导睡眠图（PSG）或肌电图（EMG）来确认是否存在睡眠磨牙症[49-50]。现有的数据表明，14%～38%的儿童[48,51]、13%～22%的青少年人群发生睡眠磨牙症[48,52]。虽然睡眠磨牙症的发生率从青春期到成年期有所下降，但对青少年的纵向研究表明，童年时自我报告的睡眠磨牙症和日间磨牙症都预示着成年后会出现相同的副功能活动[53]，没有明显的性别差异。

还应考虑睡眠磨牙症是原发性还是继发性的。原发性睡眠磨牙症是一种正常现象，它的发生没有已知的原因，而继发性睡眠磨牙症则与与特定条件或物质有关的夜间副功能活动有关。睡眠磨牙症与各种因素有关，例如，胃食管反流病（GERD）[54]、脑瘫和其他神经系统性疾病[55]。尽管因果关系尚未确立，但睡眠磨牙症经常出现在阻塞性睡眠呼吸暂停的患者身上[56]。最近的研究表明，在青少年群体中，睡眠磨牙症可能与行为问题和社会心理障碍有关[55,57]。应该注意的是，一些药物和物质与睡眠磨牙症有关。抗抑郁药如选择性5-羟色胺再摄取抑制剂（SSRI）和选择性去甲肾上腺素再摄取抑制剂（SNRI）[58]，兴奋剂（例如，哌甲酯、咖啡因和尼古丁），应被视为睡眠磨牙症的潜在次要原因。

磨牙症并不总是与疼痛相关[48]。然而、如果患者在醒来时抱怨下颌疼痛，应怀疑睡眠磨牙症是一个诱因。同样，如果患者在一天结束时抱怨咀嚼疼痛，那么习惯性的白天副功能活动可能是一个延续性的因素[59-60]。

错𬌗畸形和正畸治疗被认为是有症状的TMD的前兆；然而，仔细研究后，二者都没有显示出明确和一致的关系[61-62]。事实上，一些报道提到的TMD的前兆（例如，前牙开𬌗），实际上可能是TMD的结果而不是原因[26]。此外，没有报道说错𬌗畸形与非疼痛性TMD（包括无症状的关节盘移位）之间存在关系[63]。消除风险因

附加阅读38.1　睡眠呼吸障碍

Rose D. Sheats

尽管数据已经开始积累，但对儿童睡眠呼吸障碍（SDB）的自然病程还不是很了解。人们预计，随着儿童的成熟，扁桃体和腺样体组织会缩小，气道空间会随着成长而扩大，从而导致青少年SDB的发病率下降。然而，一项对319名8.5～13.7岁儿童的纵向研究显示，有71%的缓解率，这表明近30%的青春期前期儿童被诊断为SDB[1]。此外，青少年组的发病率也达到了10%。在这个青少年样本中，持续或发生SDB的风险因素包括肥胖和男性，与成年人群体的风险因素相似。

另一项在一个从儿童中期（8～11岁）到青春期晚期（16～19岁）的儿童的队列研究表明，SDB的患病率仍然约4.5%，尽管研究中91%的儿童中期病例随着时间的推移而缓解，而青春期晚期病例可能是偶发病例[2]。儿童中期的肥胖是一种在青春期晚期发展为SDB的风险因素，男性、非裔美国人也是如此，其他风险因素包括身体质量指数（BMI）增加，以及曾经历腺样体切除术。青春期晚期有习惯性打鼾的人到中年时期仍有半数存在习惯性打鼾。

这些研究强调了早期识别儿童肥胖的必要性和及时干预以管理这一趋势。儿牙医生应该提醒家庭注意SDB发展的风险，因为这是一个肥胖的后果，并协助转诊到医疗机构或医院进行肥胖的行为管理。

关于正畸前拔除前磨牙是SDB的一个风险因素存在争议。该理论认为，前磨牙拔除减少气道的体积。大多数研究使用二维和三维图像技术对比正畸治疗（前磨牙拔除）前后的后部气道空间的体积变化[3]。然而，他们未能证明一个后气道空间的尺寸与SDB之间的联系。另一项研究分析了5000多份电子医疗记录，这些记录来自一个国家的40～70岁的患有SDB成年人。该研究加入了睡眠研究以确认或排除阻塞性睡眠呼吸暂停的存在[4]。调查人员比较了一组接受过拔牙手术（拔除4颗前磨牙）的成年人与那些牙齿完好的人（除第三磨牙缺失外）相比，他们发现两组在阻塞性睡眠呼吸暂停的发生率方面没有明显差异，并得出结论，正畸拔除前磨牙不会造成SDB的风险增加。这是迄今为止最有力的证据反驳了正畸拔牙是未来SDB一个风险因素的说法。

被诊断为SDB的青少年患者可能在使用引导下颌向前的矫治装置，这也通常用于管理成年人SDB[5-6]。这些矫治器的功能是防止睡眠时舌头塌陷到后气道，应与管理SDB的医生合作。因为这些矫治器类似于那些用于管理牙性和骨性Ⅱ类错𬌗畸形的矫治器。对于Ⅰ类或Ⅲ类生长的患者，牙医在推荐使用这种矫治器时必须慎重，可能会对颌面骨骼的生长发育产生不利的影响。

随着时间的推移，这些矫治器会导致咬合的变化。导致后牙开𬌗，覆𬌗覆盖减小，上颌前牙腭倾，下颌前牙唇倾[7]。在使用引导下颌向前矫治器治疗SDB前，患者、家长和牙医必须仔细考虑其风险和收益。

参考文献

[1] Goodwin JL, Vasquez MM, Silva GE, et al. Incidence and remission of sleep-disordered breathing and related symptoms in 6- to 17-year old children—the Tucson Children's Assessment of Sleep Apnea Study. *J Pediatr.* 2010;157:57–61.

[2] 2.Spilsbury JC, Storfer-Isser A, Rosen CL, et al. Remission and incidence of obstructive sleep apnea from middle childhood to late adolescence. *Sleep.* 2015;38:23–29.

[3] 3.Hu Z, Yin X, Liao J, et al. The effect of teeth extraction for orthodontic treatment on the upper airway: a systematic review. *Sleep Breath.* 2015;19:441–451.

[4] 4.Larsen AJ, Rindal DB, Hatch JP, et al. Evidence supports no relationship between obstructive sleep apnea and premolar extraction: an electronic health records review. *J Clin Sleep Med.* 2015;11:1443–1448.

[5] 5.Scherr S, Dort L, Almeida F, et al. Definition of an effective oral appliance for the treatment of obstructive sleep apnea and snoring: a report of the American Academy of Dental Sleep Medicine. *J Dent Sleep Med.* 2014;1:39–50.

[6] 6.Schütz TCB, Dominguez GC, Hallinan MP, et al. Class II correction improves nocturnal breathing in adolescents. *Angle Orthod.* 2011;81:222–228.

[7] 7.Pliska BT, Nam H, Chen H, et al. Obstructive sleep apnea and mandibular advancement splints: occlusal effects and progression of changes associated with a decade of treatment. *J Clin Sleep Med.* 2014;10:1285–1291.

素的预防性正畸治疗没有经受住科学的检验，TMD进行正畸治疗也是如此。

有人提出骨性或牙性Ⅱ类关系可能引起TMD。然而，全天佩戴前牙咬合导板治疗还没有得到文献的验证[22]。事实上，全天佩戴前牙咬合导板来"重新定位"关节盘可能会导致永久性的后牙开𬌗。

非工作侧咬合干扰和工作侧咬合干扰在预测TMD方面几乎没有一致性。然而，一项研究表明，之前存在TMD的患者似乎更容易受到人工咬合干扰的影响[64]。大多数人并不推荐预防性地去除咬合干扰[26,29,65]。没有一个单一的咬合因素被分离出来作为TMD的来源；但是，不稳定的咬合状态或矫正位置加上过度的副功能可能会增加发生TMD的风险。在青少年群体中，外伤史与TMD有一定的关系[66]，颌骨外伤和拔除第三磨牙时的医源性损伤被发现是TMD的潜在启动因素[67]。然而，一项关于拔除第三磨牙的前瞻性对照研究表明，对照组和拔除第三磨牙组在6个月内TMD的发生没有统计学差异[68]。强直是颞下颌关节创伤的一种罕见但严重的表现，当下颌骨与颅底或颧骨融合时就会发生强直现象[69]。鉴于咀嚼系统外伤的多变性和个体对损伤反应的程度不同，对有TMD病史的患者进行外伤筛查是合理的。

排除任何继发性疾病作为TMD疼痛和/或功能障碍的真正来源是很重要的。潜在的继发原因包括系统性疾病（例如，青少年特发性关节炎、Ehlers-Danlos综合征或Marfan综合征[45,70-71]）、先天性疾病（例如，半侧颜面短小畸形和Treacher Collins综合征[72]）、局部结构性因素（例如，下颌骨髁突发育过度或不足，或二裂的髁突），也可能导致TMD的发生[73]。肿瘤和假性肿瘤是罕见的，但应考虑[74]。

咀嚼结构的疼痛可能是由于来自其他结构的疼痛[75]。例如，继发于头痛的咀嚼性疼痛[27]、涎腺疼痛[76]、淋巴结疼痛[77]、耳朵疼痛[78-79]和牙齿疼痛。当解决疼痛的真正来源时，可以解决或改善有症状的颞下颌关节问题。

颞下颌关节紊乱的诊断

对TMD管理感兴趣的医生应该认识到，过度诊断和随后的过度治疗可能是处理青少年这一疾病的最一致的方面。AAOP和DC-TMD提供了将TMD分为两个主要亚组的标准：①肌源性（肌肉相关）；②关节源性（关节相关）。囊外（肌肉）TMD的疼痛通常被细分为肌痛和肌筋膜疼痛状况。囊内（与关节有关）的情况可分为炎症（囊炎）、关节盘移位障碍（减少和不减少）、退行性障碍（骨关节炎）和脱位[22]。

访谈和检查应确定患者的主诉，并将其归类为主要是肌肉疼痛或主要是与关节有关的疼痛状况。彻底了解相关的解剖结构对于提供准确的诊断和有意义的治疗建议至关重要。人类的颞下颌关节是复杂的结构，被归类为"关节"。这些独特的关节既能旋转（铰链）又能

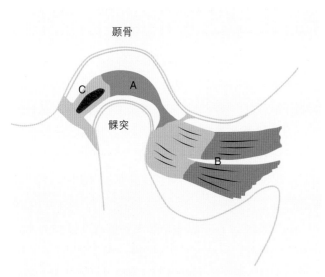

图38.17 关节盘（A）介于下颌骨髁突和颞骨关节窝之间。翼外肌（B）位于盘的前方，而后附着（C）则位于盘的下方，包含有丰富的神经支配和血管的组织。

平移（滑行），由下颌骨髁突、颞骨关节窝和相互连接的关节盘组成（图38.17）。颞下颌关节的独特之处在于，关节盘主要由致密的纤维结缔组织组成。虽然关节盘不含神经或血管，但其后附着有密集的神经和血管，是囊内（关节）疼痛的潜在来源。髁突和关节窝的关节面有纤维软骨衬垫。这一特点可能是颞下颌关节的耐久性和愈合能力的原因[22]。

成对的咀嚼肌（咬肌、翼内肌和颞肌）的功能是关闭下颌，而翼外肌的功能是张口和牵拉下颌骨。附属的颈部肌肉组织（包括舌上肌和舌下肌以及胸锁乳突肌）也可能在咀嚼、吞咽和其他复杂的下颌运动中起作用[80-82]。对解剖学的详细描述和颌骨功能的生理学超出了本书的范围，请读者参阅专门讨论颞下颌关节的图书。

治疗青少年的牙医应该进行TMD筛查检查，以确定基线功能。对患者的询问必须包括全面的医疗、牙科和社会史。识别压力源和筛查心理状况可能是有用的，因为在青少年群体中，身体不适和行为问题与TMD有关[83-84]。还应该获得最近或过去对咀嚼和颈椎结构的创伤史。除了检查潜在的病因外，重要的是询问其他慢性疼痛的情况（例如，腰痛、胃痛、颈痛或原发性头痛综合征），因为它们经常与青少年的TMD有关[84-85]。头痛疾病在青少年时期很常见，而且往往在咀嚼系统的疼痛之前[27]。原发性头痛（例如，偏头痛和紧张型头痛）经常表现为颞部的疼痛，可能被误认为是TMD。如果怀疑是原发性头痛，应该转诊到初级保健医生或神经科医生处。

对丁牙医来说，了解患者的症状是至关重要的，特别当主诉暗示是TMD时。患者可能会抱怨颞部疼痛、紧绷或不稳定，甚至是耳闷或耳鸣的感觉。由于症状是主观的，因此在与患者面谈时，使用系统的方法是很有帮助的。记忆法OPQRSTU可以帮助医生与有疼痛主诉的青少年患者进行面谈（表38.3）。重要的是要确定疼痛的发生、诱发因素和缓解因素、性质、部位、严重程度、时间和影响，以提供一个更客观的手段来量化疼痛主诉。还应获得疼痛主诉的自然史以及过去的治疗方法和这些治疗的结果。

临床检查证实了从详细病史中收集的信息。TMD的临床症状包括颞下颌关节的弹响、触诊时的触痛以及下颌运动范围（ROM）的改变。临床检查应评估姿势和功能障碍的迹象。

表38.3	评价疼痛症状的OPQRSTU
发生 （Onset）	疼痛是什么时候开始的？ 什么与疼痛的发生有关？（创伤、饮食、压力）
诱发因素和缓解因素 （Provoking and Palliating factors）	什么原因使其疼痛加剧？（进食、睡眠不佳） 什么能使疼痛好转？（热、冰、休息）
疼痛的性质 （Quality）	疼痛是什么感觉？（疼痛、悸动、紧绷）
疼痛的部位 （Region）	疼痛在哪里？（用一根手指指着）
疼痛的严重程度 （Severity）	疼痛的强度如何（0～10/10，轻度、中度、重度）
时间 （Timing）	疼痛是间歇性的还是持续性的？ 疼痛会持续多长时间？ 疼痛何时发生？（一天中的时间，在学校里在休息时）
影响"您" （U，即"you"）	疼痛是如何影响患者的？（影响学业、活动、睡眠）

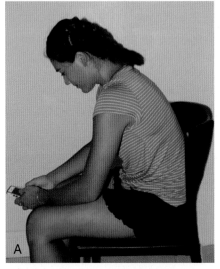

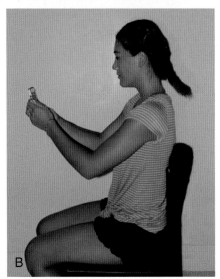

图38.18 （A）患者在使用移动设备时表现出头部前倾的姿势和圆肩。这种姿势对颈部肌肉组织造成了压力。（B）改善颈椎姿势将减少对头部和颈部肌肉的压力。

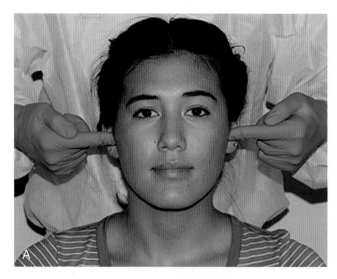

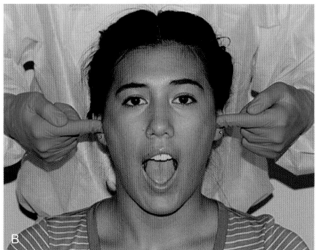

图38.19 （A）休息时的颞下颌关节触诊。触诊时的疼痛是一个与关节有关问题的标志。（B）运动时触诊关节，以检测髁突的任何不规则运动，以及关节的弹响或疼痛。

临床检查最重要的是通过触诊咀嚼肌和颈椎结构来再现患者的"熟悉的疼痛"。也建议对颞下颌关节和咀嚼肌进行功能性操作。对颈部和咀嚼结构进行系统的触诊，触诊时出现疼痛或触痛，或发现肌肉组织的绷紧、出现纤维带对于发现潜在的疼痛产生因素以及评估任何软组织肿块至关重要，可能表明过度使用。紧咬牙、磨牙或手撑颏部等不良行为可能会导致咀嚼肌出现症状。头部前倾的姿势和圆肩可能导致颈部肌肉疼痛（图38.18）。

正确的触诊技术包括站在患者的正前方或后方，用食指的指腹轻轻地、稳定地施压。颞下颌关节应在静止状态下进行触诊，当患者张口和闭口以及下颌左右移动时进行触诊（图38.19）。这可以帮助发现髁突的任何不规则运动，以及关节弹响或疼痛。在检查过程中，患者会被问及两侧的感觉是否相同，是否有一侧感觉不同，或者任何一侧感觉酸痛。触诊时有无疼痛、咔嗒声或捻发声都应记录下来。

咀嚼肌的触诊技术也类似（图38.20）。触诊肌肉时，手指压力稍有增加是可以接受的。应触咬肌的上、下两面和颞肌的后、中、前三面。将食指放在冠状突上的颞肌插入点附近，可以在体内触摸到颞肌腱。临床医生可能会发现肌肉组织内有绷紧的带状物或离散的结节，触摸时有疼痛感。翼外肌在口内很难触及，最好的检测方法是让患者顶着阻力前伸下颌，如果翼外肌有症状，一般会产生疼痛（图38.21）。

颈椎结构可以将疼痛引向口面部区域，在肌筋膜疼痛综合征中经常出现，它们可能是面部疼痛和头痛的主要原因。颈部肌肉的触诊方式与咀嚼肌的触诊方式相似。例如，斜方肌和胸锁乳突肌，可以用拇指和食指或中指轻轻夹住该肌肉组织进行触诊（图38.22）。

应记录下颌骨功能和ROM。当出现各种关节弹响时，应注意下颌骨的垂直位置。张口和闭口时的咔嗒声通常是关节盘前移或前内侧移的标志。捻发音通常是关节退化的标志。下颌的移动量是用放在上下颌前牙之

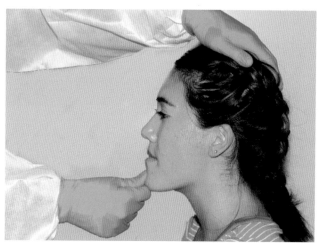

图38.21 最好的方法是让患者顶着阻力前伸下颌来测试翼外肌。

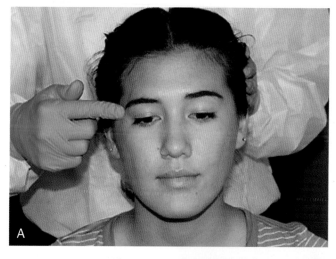
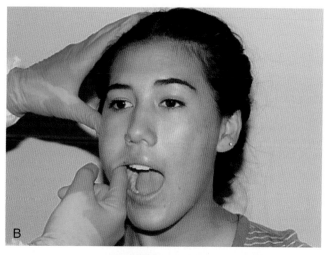
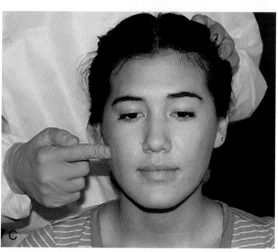
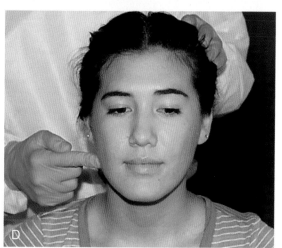

图38.20 面部肌肉触诊的系统方法使临床医生有能力确定肌肉受累的区域。（A）临床医生可以先触诊颞肌的前部。（B）然后口内触诊颞肌腱。（C和D）检查完颞肌后，再触诊咬肌的上侧和下侧。

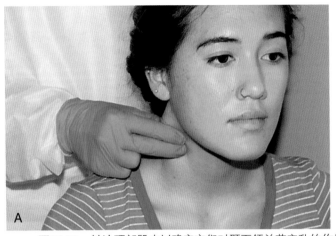
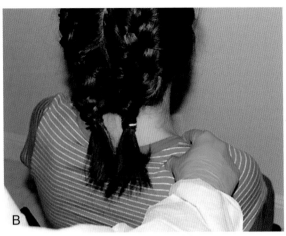

图38.22　触诊颈部肌肉以确定它们对颞下颌关节紊乱的作用。用手指抓取胸锁乳突肌（A）和斜方肌（B）。

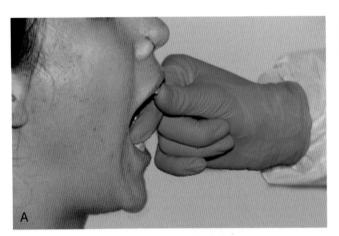
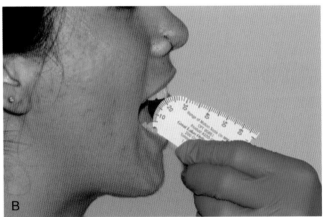
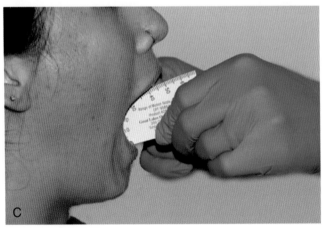

图38.23　（A）为了评估颞下颌关节紊乱患者的被动运动范围（ROM），临床医生应该用拇指和食指提供缓慢、稳定的压力。（B）无痛下颌骨ROM只有21mm。（C）辅助或被动的下颌骨ROM增加到43mm。

间的毫米量表来测量的。覆𬌗的量被加上，因为这实际上是下颌打开的距离。如果存在开𬌗，则从最大测量值中减去该值。应测量相同的牙齿以提供一致的读数。下颌关节松动度<40mm应被视为活动受限[26,86]。用拇指和食指轻轻向下按压下颌骨，可以评估被动运动范围或

辅助张口（图38.23）。肌肉疼痛可能也限制了下颌骨ROM，而且也限制了辅助张口。如果张口受限的情况持续存在，并且在辅助张口过程中遇到坚定的阻力，则有可能存在囊内关节盘紊乱（例如，关节盘移位后不能自动回位）。下颌骨偏移（远离中线的运动又回到中线）

或张口偏斜（也可观察到远离中线的持续运动）。偏斜通常与囊内紊乱有关，例如，关节盘移位而不自动回位或颞下颌关节强直。偏移可以由囊内干扰或肌肉记忆引起。测量下颌骨的侧向运动，可以确定是否存在髁突的单侧平移。侧向运动的量是以上下牙列中线的变化，以毫米为单位来衡量的。<8mm被认为是活动受限。前伸运动量也被记录下来，<5mm被认为是受限的[86]。活动的改变可能表明形式上的偏移或关节盘的位移。活动量严重减少可能表明关节盘永久脱位。过度的运动可能表明局部或全身性的韧带松弛，就像在Ehlers-Danlos综合征中发现的那样[71]。

对其他辅助诊断和治疗方法进行系统回顾（例如，运动学、热成像和颌骨追踪），都显示对儿童TMD的管理效果有限[26]。

颞下颌关节紊乱的影像学诊断

影像学在TMD诊断中的基本原则依赖于选择标准。当有病史或临床医生怀疑存在有症状的囊内情况时，应考虑造影。仅仅是无症状的关节音不值得做影像学检查。全景片通常被认为是适当的筛查性片。颞下颌关节初始成像的选择标准包括：

1. 最近的创伤或渐进性病理关节状况的病史。
2. 明显的功能障碍和运动范围的改变。
3. 显著的咬合变化（开𬌗、下颌骨移位）。

提醒医生不要只依赖影像学，因为影像学变化可能是适应性重塑的结果[22]。例如，一项对有症状和无症状儿童的研究表明，10%的无症状儿童在下颌骨髁突上有骨性关节炎变化[87]。颞下颌关节成像也有局限性，除了较高的经济成本和辐射负担外，还存在特异性和敏感性差的问题。当需要更复杂的成像时，通常选择开闭口MRI，以获得良好的硬组织和软组织细节。可加入静脉注射造影剂以改善视觉效果；然而，最近的一项研究表明，无症状的儿童患者往往会出现偶然的关节渗出[87]。计算机断层扫描（CT）或锥形束计算机断层扫描（CBCT）可以显示很好的硬组织细节，但通常需要比传统X线片更多的辐射[88]。

颞下颌关节紊乱的管理

牙医在利用TMD管理的基本原则治疗青少年患者方面处于有利地位。牙医应根据培训和经验决定是否解决具体的颞下颌关节问题，或向TMD治疗和口面部疼痛管理的专家寻求帮助。管理TMD的牙医应该有既定的转诊来源；物理治疗师、行为健康提供者和初级保健提供者都应该是这个团队的一部分。

患有非疼痛TMD的患者（例如，无症状的TMJ弹响），通常不需要治疗。如果患者出现疼痛性TMD，可能需要进行治疗和对症护理[22,26,29]。在获得适当的记录以提供诊断、支持性治疗和消除致病因素后，往往会解决疾病。保守治疗方案适用于大多数疼痛性TMD。对患者进行咨询，了解白天紧咬牙的情况，并建议采取保守治疗方法（例如，软食、温热或冷敷），以及简短的时钟调节镇痛药疗程。可以考虑采用其他的保守治疗方法（例如，腹式呼吸诱导、身体自我调节和生物反馈训练），以补充初始治疗策略[22,26,29]。

急性TMD可能在几乎没有干预的情况下解决。慢性TMD往往更具挑战性，采用生物-心理-社会方法进行疼痛管理可能是合适的。这种方法包括同时管理与患者持续疼痛有关的生物、心理和社会因素[22]。

消除或改变造成颞下颌关节问题的诱因是很重要的。临床医生必须考虑许多不同的因素。应审查副功能、咀嚼口香糖、咬指甲和药物滥用［尼古丁、咖啡因、3，4-亚甲二氧基甲基苯丙胺（MDMA）或其他］。其他与健康有关的因素可能是压力、原发性头痛、系统性疾病、不良饮食和不良睡眠习惯[22,26,28-29,89]。

青春期的发展阶段为治疗TMD带来了许多新问题。未经治疗的行为健康问题［例如，抑郁症、焦虑症和创伤后应激障碍（PTSD）］也可能干扰康复。灾难性思维（包括沉思、放大和无望），是症状改善的一个公认的障碍[28]。青少年适应问题可能会引发TMD。由于社会心理问题可能不易与父母或牙医讨论，因此将患者转介给受过青少年发展培训的初级保健或行为健康提供者是很重要的。

在对患者进行了TMD宣教，并且保守疗法没有被证明是成功的之后，临床医生可能会转向第二层次的治疗。如果自我护理措施无效，一般建议使用定制的、全覆盖的可摘矫治器。这些矫治器通常在夜间使用，如果患者处于混合牙列期，其设计允许牙齿的萌出和定位。最近的一项随机对照试验表明，夜间的𬌗垫治疗比单纯的放松疗法更有效[89]。

根据诊断，可以考虑进行药物治疗。急性炎症性关节疼痛可以用非甾体抗炎药（NSAID）或皮质类固醇来处理。对于慢性肌筋膜疼痛和头痛的病例，可能需要更复杂的药物治疗。

如同所有的牙科问题一样，牙医可能会决定将患者转诊到另一位牙科专家那里，这符合患者的最佳利益。在某些情况下，一个团队的方法是最好的，因为药物治疗、咨询和物理治疗都可能被用来治疗这个问题。不同的提供者会带来不同和独特的技能。这种方法是在用尽保守和可逆疗法后考虑的。可能需要进行更复杂的治疗，不同的专家可以开出局部和全身的药物，进行专门的注射，并提供有针对性的练习。有颞下颌关节问题或面部疼痛的患者，如果对这些治疗方法疗效不佳，可以考虑关节置换术或颞下颌关节手术。

第39章
牙科疾病的预防
Prevention of Dental Disease

TAD R. MABRY

章节概要

青春期通常表示儿童期到成年期之间的过渡期。众所周知，它是与变化、叛逆和摩擦相关的一个生命阶段。它涉及的时间范围包括患者从初中升入高中，然后进入大学、开始工作或开始成年人生活的其他方面。青春期可能是一段高度参与同伴群体关系的时期，通常以牺牲社会或家庭关系为代价。

这一时期包括完成女孩和男孩的身体生长和发育。通常，除阻生的第三磨牙外，所有恒牙都已萌出。咬合本身或通过正畸干预已经稳定。在此期间，龋病发病率通常会逐渐但持续地增加[1]。牙周病可能是由于缺少常规或父母监督的家庭护理而表现出来的。牙科就诊的频率可能会下降。此外，这个年龄段性激素的增加被认为会改变龈下微生物群落，导致牙周病的发病率增加[2]。

在此期间，饮食习惯也会发生巨大的变化。随着青春期女孩完成最大限度的生长发育，她们开始进行饮食实验和改变现象并不罕见。其中一些改变可能导致严重的病理状况，例如，神经性厌食症和贪食症。在青春期男孩中，饮食习惯也会发生类似的改变。在此期间，男孩的骨骼生长和体重通常会发生巨大变化，通常在16～18岁达到峰值。热量需求急剧增加，消耗大量蛋白质和碳水化合物。在男孩和女孩中，不规律的饮食、频繁地摄入零食、自动售货机购买、快餐和不寻常的饮食模式都是常见的做法。这些变化可能对口腔环境产生深远影响，并对提供专业口腔护理提出重大挑战。牙齿萌出后，由于清洁力度不够，牙菌斑增多，再加上经常吃高碳水化合物的零食和饮料，新萌出的牙齿的未成熟牙釉质就很有可能出现龋齿。

除了患龋风险增加外，青春期也是一个渴望社会接受的时期，这会导致个人采取行动，使他们面临额外的牙齿并发症风险。这些行动将包括烟草和电子烟的使用，口内和口周穿孔以及青少年妊娠。定期专业访问强调了常规家庭护理、局部氟化物的最佳使用、饮食管理策略以及危险行为对牙科影响的咨询，是治疗青少年的牙医的目标和挑战。

风险评估

青少年患者的风险评估增加了一些维度。这些年来，青少年对自己的口腔卫生习惯越来越负责。通常，这是他们一生中第一次在与牙科治疗选择相关的决策过程中拥有发言权。虽然治疗决定仍在父母或法定监护人的手中，但牙医不应忽视青少年患者的意愿和愿望。

美国儿童牙科学会（AAPD）制定了一套指南，用于评估混合牙列或恒牙列患者的患龋风险（表39.1）。此外，AAPD还根据这些风险评估制定了龋病管理方案（表39.2）。尽管这些方案在确定患者护理方向方面很有用，它们只应被视为指南，每个青少年都应该有一个个性化的治疗计划，以满足他或她个性化的预防、修复和咨询需求。

龋病风险评估仅包括青少年患者总体风险评估的

表39.1	≥6岁儿童的龋病风险评估表（供牙医使用）
因素	**风险等级**
生物学因素	
看护人社会经济地位低	高
两餐间进食含糖零食或饮料>3次/天	高
有特殊医疗保健需求	中
近期迁入本地	中
保护性因素	
饮用水含氟（最佳浓度）	低
每天使用含氟牙膏	低
接受健康专业人员的局部涂氟	低
家庭保护措施（例如，木糖醇、MI牙膏、抗菌药物）	低
加入牙科之家/定期进行口腔检查和护理	低
临床检查	
邻面龋数量>1	高
有活跃白垩斑或牙釉质缺陷	高
唾液流率低	高
有充填体	低
佩戴矫治器	低

围绕适用于特定儿童的条件，有助于从业者和儿童/父母了解导致或预防龋齿的因素。风险等级低、中、高的分类是基于个人因素。然而，临床判断可能证明在确定总体风险时使用一个因素（例如，邻面龋数量>1、唾液流率低）是合理的。

龋病风险的总体评估： 低□　　中□　　高□

From American Academy of Pediatric Dentistry. Guideline on caries-risk assessment and management for infants, children, and adolescents. *Pediatr Dent*. 2016;38(Special issue):142–149.

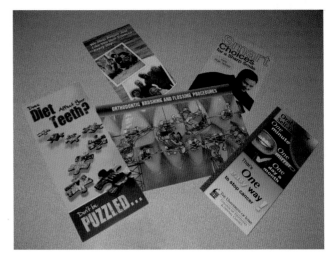

图39.1　用于指导与高危患龋风险青少年进行讨论的小册子。

害其口腔健康行为可能性的预防措施。青少年经常参与这些类型的活动，而不知道与之相关的负面后果。这种形式的预见性指导的目的是教育青少年与这些危险行为相关的有害影响，希望他们在同龄人的压力下可能选择不参加这些活动。

一些组织（例如，AAPD、ADA）都有小册子和小册子形式的宣教资料，可用于指导牙科专业人员与高危青少年之间的讨论（图39.1）。

饮食管理

与较年轻的年龄段一样，关于青少年饮食管理的总体建议应侧重于均衡摄入、减少零食的频率以及选择不易残留在牙齿和软组织上的食物。但是，这些建议与青少年的典型生活方式相冲突。由于他们刚刚获得独立性，对既定社会制度持叛逆态度，接收媒体信息和同龄人的压力，牙医和他或她的工作人员很难传达建议并灌输健康促进行为。

然而，由于青春期中期的社会发展，人们有强烈的愿望让自己看起来有吸引力。嘴巴显得更加重要了。牙科专业人员面临的挑战是如何使牙齿的日常护理（包括良好的饮食习惯）成为这类患者的理想选择。

对于早年患牙科疾病风险高且在乳牙列或混合性牙列中有龋齿的患者，饮食管理是一个主要问题。根据患者目前的口腔状况、情绪和心理成熟度以及父母的影响，可以只对患者进行咨询，如果有必要，也可以同时对患者和父母进行咨询。在这个年龄，青少年可以享受

一部分。制订综合治疗计划时必须考虑的其他因素包括需要转诊正畸或第三磨牙拔除的时间以及转诊的时间。在制订青少年的治疗计划时，必须考虑到不健康的饮食行为、吸烟、酗酒或吸毒、口内和口周穿孔或青少年妊娠等风险因素。针对牙科以及与这些风险因素相关的医疗并发症的咨询应作为综合治疗计划的一部分。如果医务人员感到不舒服或认为有必要提供进一步的咨询专业知识，则应将其转介给能够提供此类咨询服务的专业人员。

预见性指导是基于风险评估的基础上实施预防策略。为了患者的最大利益，应先发制人地提供可能阻止发展成病理情况的宣教，而不是在病情发生后进行治疗。对于婴儿或幼儿来说，龋病风险评估通常会决定宣教的重点，以尽量减少儿童早期龋齿的发展概率。对于青少年患者，预见性指导不仅包括基于龋病风险评估的龋齿减少策略，还包括旨在降低这些人选择参与可能危

表39.2 ≥6岁儿童龋病管理方案范例

风险类别	低风险	中风险 （患儿/父母参与）	中风险 （患儿/父母不参与）	高风险 （患儿/父母参与）	高风险 （患儿/父母不参与）
诊断	• 每6~12个月定期复查 • 每12~24个月影像学检查	• 每6个月定期复查 • 每6~12个月影像学检查	• 每6个月定期复查 • 每6~12个月影像学检查	• 每3个月定期复查 • 每6个月影像学检查	• 每3个月定期复查 • 每6个月影像学检查
干预措施					
氟化物	• 每天用含氟牙膏刷牙2次[b]	• 每天用含氟牙膏刷牙2次[b] • 氟化物补充剂[d] • 每6个月接受专业局部涂氟	• 每天用含氟牙膏刷牙2次[b] • 每6个月接受专业局部涂氟	• 使用氟浓度为0.5%的含氟牙膏刷牙 • 氟化物补充剂[d] • 每3个月接受专业局部涂氟	• 使用氟浓度为0.5%的含氟牙膏刷牙 • 每3个月接受专业局部涂氟
饮食	• 无	• 专业咨询	• 专业咨询 （期望有限）	• 专业咨询 • 使用木糖醇	• 专业咨询 （期望有限） • 使用木糖醇
封闭剂[a]	是	是	是	是	是
修复	• 监测[c]	• 主动监测[e]早期龋损 • 修复龋洞或扩大的龋损	• 主动监测[e]早期龋损 • 修复龋洞或扩大的龋损	• 主动监测[e]早期龋损 • 修复龋洞或扩大的龋损	• 修复早期龋损、龋洞或扩大的龋损

[a]适用于具有深窝沟解剖结构或发育缺陷的牙齿
[b]对牙膏的用量问题关注较少
[c]定期监测龋病进展的迹象
[d]需要考虑饮用水中的氟化物含量
[e]密切监测龋病进展和实施预防计划

From American Academy of Pediatric Dentistry. Guideline on caries-risk assessment and management for infants, children, and adolescents. *Pediatr Dent.* 2016;38(Special issue):142–149.

脱离父母干预的独立生活。因此，牙医必须决定父母在饮食咨询中纳入的程度。

青少年的独立感往往导致随意吃零食。这种不良的饮食习惯是儿童肥胖率上升的主要因素[3-4]。这些不良的饮食习惯通常会延续到成年。自20世纪70年代以来，青少年吃零食的习惯发生了显著变化[5]。已经确定了几个令人不安的问题：

• 每天吃零食的青少年比例从1977—1978年的74%上升到2005—2006年的98%

• 零食热量的主要来源是甜点

• 从1977—1978年，每天摄入300kcal的零食，到2005—2006年，每天摄入526kcal[6]

• 青少年正朝着进食量增加的方向发展

如今，青少年繁忙的生活方式使坐下来的家庭聚餐变得罕见。这对青少年的饮食模式有有害影响。研究表明，父母在家庭晚餐中的存在对增加青少年对水果、蔬菜和乳制品的消费，同时降低软饮料的消费产生了重大影响[7]。

青少年中越来越多的趋势是运动饮料和能量饮料的消费。青少年及其父母通常无法认识到这二者之间的区别[8]。饮料行业将运动饮料推广为通过替代剧烈运动中流失的液体和电解质来优化运动表现的产品。相比之下，能量饮料的用途从增加能量和减少疲劳到增强精神警觉性及注意力。许多成分对治疗的益处很小，并且不能被很好地调节。能量饮料通常含有多种兴奋剂，包括咖啡因、牛磺酸、人参、瓜拉纳、左旋肉碱和肌酸。其中一些能量饮料一份超过500mg咖啡因，相当于14罐典型含咖啡因软饮料中的咖啡因含量[9]。咖啡因会增加血压、心率、胃分泌物、体温、心律失常和利尿[10]。研究表明，尽管摄入咖啡因与焦虑的关系不大，但对于那些容易出现焦虑症的人来说，它可能会导致焦虑加剧[11-12]。但是，能量饮料的销量继续增长，很大程度上是由于针对<18岁青少年的营销效应[13]。

家长和学校系统都认识到碳酸苏打水和类似饮料对牙齿的有害影响，并限制青少年接触这些饮料。但是，这些碳酸饮料经常被运动饮料所取代。大多数运动饮料的pH在酸性范围内（pH为3~4），这完全在导致牙釉质脱矿的范围内[14]。然而，家长和学校管理人员未能认识到运动饮料对牙齿的有害影响。

美国儿科学会营养委员会（CON）和运动医学与健身委员会（COSMF）最近发表了一份报告，向儿科医生提出了以下建议[15]：

• 加强对父母和孩子的教育，使他们了解运动饮料和能量饮料之间的差异以及潜在的健康风险

• 了解能量饮料因其兴奋剂含量而带来的潜在健康风险

• 就肥胖和牙齿酸蚀症与过量运动饮料消费之间的关系向高危人群提供咨询

• 教育患者和父母有效的补水管理，强调水应该是补水的首选饮料

2007年，医学研究所建议禁止儿童和青少年（包括运动员）使用能量饮料，根据委员会的报告，能量饮料不应该出现在青少年的饮食中[16]。

虽然运动饮料和能量饮料在青少年中是一种新趋势，但与任何类型的高糖饮料消费相关的问题在这个年龄段是长期存在的。含糖饮料已成为美国青少年饮食中添加糖的最大来源[17]。这些饮料包括非饮食苏打水、加糖果汁、加糖咖啡、茶饮料、运动饮料及能量饮料。一些研究认为，与饮用这些饮料相关的热量摄入增加是导致青少年肥胖率上升的一个因素[18]。此外，含糖饮料的高糖含量已被证明会增加饮食中的血糖负荷，从而增加患2型糖尿病的风险，导致胰岛素抵抗和β细胞功能障碍[19]。2011—2012年和2013—2014年国家健康和营养检查调查（NHANES）的数据显示，62.9%的2～19岁青少年每天至少喝一种含糖饮料，近20%的人每天喝两种[20]。这些饮料消费量的增加不仅以增加肥胖和糖尿病发病率的形式影响青少年的整体健康，而且还会对青少年的龋齿率产生有害影响。

牙科专业人员应该讨论与过量含糖饮料消费相关的牙齿和身体风险，作为针对青少年的预防计划的一部分。与有特殊医疗保健需求的患者的父母或法定监护人讨论这个问题是至关重要的，因为这些人在保持适当的口腔卫生能力上往往具有障碍。在这样的口腔环境中添加含糖饮料会使有特殊医疗保健需求的患者面临猖獗龋的风险。

对于正在发育的恒牙有活动性病变的患者，必须进行饮食管理和调整，同时进行口腔清洁和每天局部氟化物使用的综合计划。与患者充分了解这种方法的重要性，并确定他或她愿意合作，这对取得成功的结果至关重要。如果患者有兴趣并愿意配合，可提供饮食史。如果没有，这将只是纸上谈兵，对双方来说都是浪费时间。

最初，24小时的饮食史通常就足够了。根据患者的病史和其他关于他们典型的日常安排、学业、运动和社会义务的信息，牙医或负责咨询的工作人员可以帮助制订个性化的预防计划。

让患者承认问题并口头或书面承诺建议的干预措施可以帮助提高依从性。在定期检查中，可以评估患者是否有进步。计划可能需要根据患者不断变化的需求反复修改。因为食物偏好、社会压力和生长变化经常发生，任何计划都必须考虑到灵活性。

虽然24小时的饮食史是有帮助的，但从包括周末在内的5天或7天的饮食史中可以获得更多的信息。为了提高准确性，患者应在牙医那里完成第一天的记录，特别注意在用餐和两餐之间摄入的所有液体和固体食物。关于食物被消耗了多少以及食物在哪里被吃掉的信息都是有帮助的。

完成饮食史后，负责咨询的工作人员应与患者一起仔细检查。应确定富含精制碳水化合物或对口腔组织易残留的食物，应注意并推荐新鲜水果和蔬菜的摄入。还应注意不常见的食物或饮食模式，并评估饮食的总体平衡。

应要求患者列出问题区域，并根据改变的难易程度对其进行分类。根据可感知的易修改性，确定并列出问题后，患者制订出计划。重要的是，这是患者的计划，而不是牙医的计划。牙医的角色是指导患者制订一个现实的计划，以成功为基础。定期复查可以帮助确定饮食调整的状况和对新策略的需求。强化和奖励可能会有帮助，但最终患者自己的成就感可能会被证明是牙医和患者最值得的方面。

如果青少年或父母需要更密集或更频繁的饮食咨询，应考虑转诊到注册营养师。如果患者的整体健康受到饮食习惯的影响，咨询营养师也会很有帮助。

许多手机应用程序和基于网络的饮食分析程序提供了跟踪日常食物和饮料消费的机会。这些程序通常分析整体饮食质量，并提供一个分数或等级。其中一些项目涉及个人饮食中饱和脂肪、反式脂肪、胆固醇和钠的摄入量。分数或等级代表对既定食品消费指南的遵守情况。最常见的一套指导方针是由美国农业部（USDA）

制定的。自1916年以来，美国农业部一直在制定膳食指南。2011年，美国农业部的"MyPyramid"食物指导系统被一套名为《我的餐盘（MyPlate）》的更新指南所取代（图20.2）。这些指南针对特定人群，包括2～5岁的学龄前儿童、6～11岁的儿童、孕妇和哺乳期妇女以及节食者。青少年指南包括在儿童部分。

发育障碍患者的饮食挑战可能是巨大的。根据残疾的严重程度，饮食习惯可能会受到影响，也可能不会。对于神经肌肉严重受累的患者，饮食和饮食方法已经被修改。父母或看护人必须意识到，长时间将食物含在嘴里和反刍会对口腔造成潜在的破坏性影响，反刍是指食物的反刍、咀嚼和吞咽。一些患有发育障碍的患者可能会出现胃肠道分泌物，这可能会导致牙釉质腐蚀。很多患者都在服用导致口干症的药物。如果不可能控制饮食或者药物是一个问题，就应该努力确保更频繁、更彻底地清洁口腔。

家庭护理

个人卫生，就像任何既定的社会活动一样，在青少年时期会遇到不同的反应。父母或牙医的"唠叨"往往会导致消极的反应。当青少年患者了解口腔卫生的重要性，并准备好每天遵守口腔卫生时，牙医可以帮助他或她制订患者可接受的例行程序，并保持健康的口腔环境。

在此期间，使用牙线应成为日常口腔卫生的一部分。青少年应该有良好的手眼协调和精细的运动活动。那些难以使用传统牙线的人选择带柄牙线可能会有帮助（图39.2）。

青少年的目标应该是每天至少用含氟牙膏彻底刷牙2次，最好是在一天开始时和睡觉前。饭后，应鼓励用清水漱口。如果有正畸矫治器，则需要额外的清洁时间，以及对常规刷牙方式的改进，不仅要清除牙菌斑，还要去除夹在托槽和金属丝周围的食物残渣（图39.3）。额外注意保持牙龈的健康也很重要。

有效的日常家庭护理对患有发育障碍的青少年患者至关重要。同样，根据残疾的严重程度，患者、父母或看护人必须承担照顾的责任。对于一些无法张开嘴巴进行口腔护理的患者来说，开口器可能是必要的（图24.5）。

改变牙菌斑的化学制剂（例如，氯己定和木糖醇），已成为某些患者日常口腔卫生的流行辅助药物。可能有助于日常使用这些药物的患者包括那些有特殊医疗保健需求的患者，以及那些使用正畸装置的患者。研究证实了使用各种抗微生物药物有助于减少牙菌斑、改善牙龈炎和牙龈出血[21-23]。青少年经常经历继发于牙菌斑沉积的边缘牙龈炎。应考虑处方抗菌漱口水，以补充这些人的日常口腔卫生习惯[24]。对于那些有发育障碍或医疗条件限制其冲洗和吐痰能力的患者，另一种应用方法是使用氯己定保护漆或凝胶。氯己定保护漆虽然在欧洲和斯堪的纳维亚半岛国家已经使用多年，但直至2011年才在美国上市。研究表明，与凝胶或漱口水相比，氯己定保护漆在降低变形链球菌水平方面的有效性更高[25]。虽然氯己定对牙龈炎的帮助是被接受的，但氯己定作为龋齿控制剂的有效性是不确定的[25]。较新的研究表明，益生菌漱口水可能提供对有害口腔细菌的天然防御[21]。

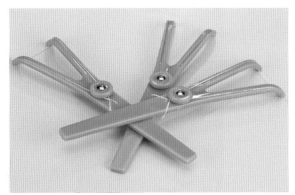

图39.2 带柄牙线。（Courtesy Practicon Dental, Greenville, NC.）

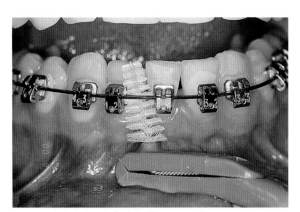

图39.3 使用邻间刷清洁托槽周围。（From Darby ML, Walsh MW. *Dental Hygiene: Theory and Practice*. 3rd ed. St Louis: Saunders; 2010.）

大多数关于木糖醇对龋齿率影响的研究集中在母亲和幼儿身上。关于木糖醇对青少年龋齿率影响的研究有限，并且有不一致的结果。尽管AAPD认识到木糖醇等糖替代品的好处，并提倡将其作为儿童和青少年的预防措施，但他们并没有为青少年制订木糖醇的具体应用时间表[26]。这个问题需要进行更多的研究。

氟化物的使用

对青少年患者的探讨

虽然大多数青少年有能力进行有效的口腔卫生程序，但许多人通常会忽视口腔卫生的行为。在这个忙碌和艰难的人生阶段，促进有效预防龋齿的关键往往取决于认识到在这个年龄段中起作用的主要动机因素，并采取一种基于不太理想的依从性的方法。这个年龄段对个人仪表和卫生的关注可以作为开展预防活动的有力动力。另一个策略涉及吸引青少年有意愿的情况，是其被视为自主和有能力照顾自己。

无论动机的心理基础如何，都应该花时间确保青少年了解预防方案所针对的疾病过程性质，以及认为规定的措施可以抵消这些过程的一般机制。这种对教育的重视更容易被接受，也会比更专制或居高临下的方式产生更好的长期效果。

青少年时期的龋齿活跃度

尽管在过去的50年里，美国和其他西方国家的儿童龋齿水平有所下降，但青春期仍然是一个重要的龋齿活跃时期。对2011—2012年报告期和1988—1994年报告期NHANES收集的数据进行了比较。2011—2012年，50%的12~15岁青少年和67%的16~19岁青少年的恒牙出现了龋齿[27]。这些数字反映出，与1988—1994年早期数据相比，12~15岁人群患龋率57%（下降了7%），16~19岁人群患龋率78%（下降了11%），有所下降[28]。尽管有明显的下降，但16~19岁仍然是所有儿童或青少年年龄段中龋齿率最高的。这些年龄较大的青少年未经治疗的患龋率也最高，为19%，而12~15岁的青少年为12%[27]。因此，在这个持续的龋齿易感性阶段，青少年患者的氟化物管理应继续成为一个重要的问题。

局部氟化物和窝沟封闭剂是青少年首选的预防药物，因为除了第三磨牙外，整个恒牙列通常在13岁时就

已经萌出了[29]。大多数研究表明，氟化物对光滑表面龋的降低程度大于对𬌗面龋的降低程度[29]。因此，氟化物治疗和窝沟封闭剂的结合（图39.4）可以为前牙及后牙的所有表面提供最佳的保护。

高频率/低浓度氟化物制剂应用

对于年龄较小的儿童，无论是否生活在氟化或非氟化社区，每天使用含氟牙膏都应成为健全的个人预防性口腔健康计划的基础。对于那些患龋风险较高的人，每天使用0.05%氟化钠漱口水可以提供额外的保护。虽然这些漱口水不如用非处方含氟牙膏刷牙有效，但对于那些不愿意花时间练习彻底清除牙菌斑的"忙碌"青少年来说，它们是可取的。经常接触氟化物可能有助于抑制口腔牙菌斑的患龋潜能，并有助于建立一个可能抑制脱矿或促进再矿化的环境[30]。如前所述，氟化物漱口水也适用于因使用正畸装置而难以清除牙菌斑的人或有龋易感疾病的人。

高浓度氟化物制剂应用

经常使用高浓度含氟凝胶、牙膏或保护漆可能适用于表现出口腔卫生不良或其他风险升高因素的青少年，或在回访检查中继续表现出高水平的龋齿活跃度的青少年。凝胶可以在家里通过刷牙或通过定制的塑料托盘应用。使用真空成型设备很容易制造定制托盘，适应塑料托盘材料在患者的上颌和下颌石膏模型上。使用凝胶的

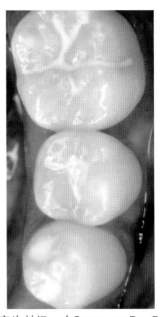

图39.4　𬌗面窝沟封闭。（Courtesy Dr. Dennis J. Mc-Tigue.）

最佳时间是睡前，这样可以延长氟化物与牙齿的接触时间[30]。专业的局部氟化物应用，以保护漆、凝胶或泡沫的形式，可以每3个月频繁地应用于中度或重度龋齿的青少年。对于有持续龋齿活跃史的高患龋风险青少年，另一种预防方案是每天使用高浓度含氟牙膏（1.1%氟化钠，5000ppm）。使用此类高浓度含氟产品的个人必须能够很好地吐出，因此它们在一些有特殊医疗保健需求的患者中的应用可能受到限制。

对许多人来说，由于摄入了更多的致龋物质和不注意口腔卫生措施，青春期是龋齿活跃度加剧的时期。由于氟化物已被证明在基线水平较高的龋齿活跃度患者中发挥更大的防龋作用，并且由于同时使用各种形式的氟化物通常比单独使用时产生更大的龋齿降低率，因此应鼓励在这一风险升高的时期多次使用各种氟化物制剂，以试图控制龋齿。

风险因素

口内和口周穿孔

越来越多的青少年对通过口内和口周穿孔来改变身体感兴趣。这种自我表达的方式带有风险和并发症，这是传统的身体穿孔所没有的。并发症的增加与这样一个事实有关，即这些穿孔涉及侵犯富含细菌的黏膜，而黏膜对破坏比真皮组织更敏感。并发症可分为即时或延迟，以及局部性或全身性。穿孔时立即发生的并发症包括疼痛、大出血和神经损伤，导致即刻感觉异常。也有可能通过不适当的无菌技术在穿刺时引入传染病（例如，乙型肝炎和丙型肝炎），以及导致蜂窝组织炎和细菌性心内膜炎的微生物。延迟的并发症包括在穿孔部位和邻近珠宝的组织上形成组织缺陷。97%的患者报告了某种形式的延迟并发症[31]。牙折、对金属的过敏反应、珠宝部件的摄入和误吸、吞咽困难、咀嚼问题、唾液过多是口内和口周穿孔造成的其他并发症[32]。

虽然有许多关于口内穿孔并发症的病例报告，相对较少的大型研究调查了这一主题。现有的研究表明，穿孔与特定类型的牙齿损伤和病理状况之间存在很强的相关性。最常见的牙科疾病包括牙折和牙龈黏膜缺损。据报道，在舌孔患者中，由于磨损或牙折导致牙齿结构丧失的比例高达80%（图39.5）[33]。同样，研究报告称，19%的舌孔患者经历了某种类型的牙龈萎缩[34]。由于与

口内和口周穿孔相关的并发症发生率高，牙科专业人员应该积极应对那些考虑穿孔的青少年。越来越高的社会接受度使识别那些有风险的青少年变得越来越困难。因此，牙科专业人员应该将口内和口周穿孔并发症的讨论作为针对所有青少年的常规预防计划的一部分。对于那些已经穿孔的青少年，应告知其风险和可能的并发症。由于与穿孔相关的组织缺陷的快速发展和进展，最好是让已有穿孔的个体在较短的复诊时间表上进行回访，而不是根据他们的龋病风险评估进行回访。

青少年妊娠

2015年，美国的出生率为每1000名15～19岁的青少年中有22.3人生产[35]。尽管青少年生育率的趋势一直在下降，但据估计，每年有超过23.2万名青少年生育[35]。治疗青少年患者的牙医在某些时候可能会遇到妊娠的青少年。在处理妊娠的青少年时，牙科专业人员必须解决一系列独特的问题。这些包括法律方面的考虑、情感方面的考虑，以及如果患者没有妊娠就不会遇到的明显的身体和牙齿问题。

AAPD建议在妊娠的前3个月对妊娠少女进行初步评估[36]。妊娠的青少年通常不愿意与牙医分享这些信息，尤其是在妊娠初期。由于不愿透露有关妊娠的信息，这使牙科专业人员很难提供理想情况下应于此时开始的预见性指导和治疗。

负责青少年同意特权的个人可能会因妊娠而改变。各州的法律对于谁可以同意对妊娠的青少年进行治疗有很大的不同。治疗牙医必须了解处理这种情况的当地法规，以及处理这种情况的保密性的法规。

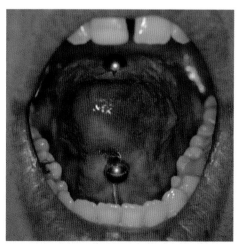

图39.5　左下第一恒磨牙牙折伴口内穿孔。（Courtesy Maia Rodrigo.）

理想情况下，应该在妊娠的前3个月完成牙齿预防。如果出现不良牙周状况或注意到家庭卫生不足，还应在妊娠中期和晚期安排额外的口腔卫生预约。第一次就诊期间的咨询应涉及饮食方面的考虑，激素变化对牙龈健康的影响，以及预防计划，包括减少产后变形链球菌垂直传播给新生儿的可能性的措施。在妊娠的前3个月可以拍摄有足够遮挡的X线片，但只有当它们会影响到患者的即时护理时才建议使用。此时不鼓励使用 N_2O。如果需要选择性治疗，应该在妊娠中期完成，并且只有在可能防止牙齿并发症发展的情况下才应该进行。否则，最好将这种选择性治疗推迟到分娩后。不论是否在妊娠的前3个月，如果孕妇出现疼痛或感染，都应立即予以治疗。任何服用或开具的药物都不应对孕妇或胎儿构成风险。不建议将补充氟化物作为一种为胎儿发育中的牙齿提供额外保护的手段。

这些患者通常会感到恶心和呕吐，这可能会导致牙釉质腐蚀。呕吐发作后应建议使用酸中和冲洗液。在一杯温水中加入一茶匙碳酸氢钠可以起到中和作用[37]。此外，不鼓励立即刷牙。

准备充分的牙医可以为妊娠的青少年及其未出生的孩子的健康和福祉提供强有力的支持。治疗青少年的牙科专业人员必须熟悉可能的并发症以及治疗孕妇的建议。

吸烟和无烟烟草

未成年人吸烟是一个复杂的问题。数据清楚地表明，烟草对身体既有全身影响，也有局部影响。众所周知，心血管疾病（脑卒中、心脏病和高血压）、肺病、口腔和气道癌症都是与吸烟有关的后遗症[38]。牙周病在吸烟者中也更为普遍[39]。虽然大多数口腔癌发生在30岁以后，但它们也可能发生得更早[40]。因此，青少年的常规牙科检查应包括检查所有黏膜、舌、腭和口咽表面，以排除口腔癌的存在。

戒烟是最困难的。社会和环境因素加强了吸烟习惯，再加上潜在的尼古丁成瘾，使这成为一个难以克服的问题。这种情况在青少年中可能更加严重，因为他们的习惯和寻求帮助往往都是秘密的。当然，教育儿童和青少年以及预防烟草使用是首选的方法。当习惯养成后，最好的戒烟效果似乎是行为支持与尼古丁替代疗法（NRT）相结合[41]。临床医生应该尝试干预，因为他们

可能会对青少年的健康造成巨大的影响[42]。应向愿意尝试戒烟的患者提供有效的治疗，并向不愿意戒烟的患者提供旨在增加其戒烟动机的简单干预[41]。后者可以是非结构化和非正式的讨论戒烟的原因及患者可能遇到的障碍。在包含NRT的戒烟方案中与父母和儿童一起工作需要父母的同意，因为这样做将违反美国食品药品监督管理局的规定，即使 <18岁的人在大多数情况下都可以随时获得烟草制品[43]。

无烟烟草似乎是越来越受欢迎的吸烟替代品，尤其是在年轻男性中，从1970年的0.7%上升到2014年的7%[44]。更令人痛心的是，在男性高中生的流行率接近10%[44]。无烟烟草可以很容易地达到与尼古丁相同的效果，而不会影响到家人、朋友和无烟环境。无烟烟草是否与口腔癌有关是很重要的，因为从1970—2004年，口腔癌患者的5年生存率有所增加，但只增加了15%[45]。就像吸烟一样，环境（例如，某些社交场合）可以提供促使使用无烟烟草欲望的行为线索[46]。

除了一些无烟烟草伴随的不美观的必需品外，还有其他副作用使其成为一种值得怀疑的健康做法。所有类型的烟草产品对尼古丁上瘾的可能性都很高[47]。当然，长期使用任何形式的尼古丁都有患高血压的风险。血压监测表明，任何类型的烟草使用者都会出现这种变化[48]。此外，无烟烟草似乎是香烟的入门药品[49-50]。无烟烟草对口腔健康有几种有害影响。在无烟烟草使用者中，局部牙周附着丧失的风险似乎更大，表现为牙龈萎缩，通常与放置烟草的地方相邻[51]。无烟烟草使用者患白斑的风险似乎也更大[52]，包括青少年使用者[53]。然而，有充分的证据表明无烟烟草角化病（图39.6）在很大程度上是可逆的[54]。一个主要的争议领域是无烟烟草是否可能导致口腔癌。证据不是决定性的，但指向了那个方向[52,55]。向患者提供咨询并帮助他们戒烟，这样他们就可以预防无烟烟草的短暂的、可能更病态的潜在影响，以及潜在的全身副作用，这不是不合理的。

就像对吸烟者一样，牙医可以也应该为他们使用无烟烟草的患者启动使用行为和药物相结合的戒烟计划。这些项目可以是自助项目，也可以是有更多个人互动的项目。数据表明，这些类型的戒烟干预措施取得了一些实质性的成功[56]。

考虑到NRT的限制，有些方法（例如，NRT）在没有父母参与的情况下可能会很困难。增加这一困难的事

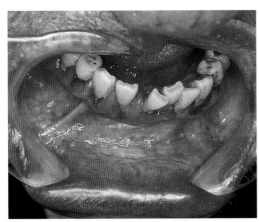

图39.6　无烟烟草相关白斑病损（烟袋角化症）临床表现。
（From Ibsen OAC, Phelan JA. *Oral Pathology for the Dental Hygienist.* 5th ed. St Louis: Saunders; 2009.）

实是，大多数无烟烟草使用者并不将这种形式的烟草使用与尼古丁成瘾联系起来。

除了对青少年吸烟和无烟烟草使用的长期关注之外，最近对青少年中越来越多地使用电子烟和大麻的关注（见第37章）。

向成年人牙科护理的过渡

2011年，美国儿科学会（AAP）与美国家庭医生学会（American Academy of Family Physicians）和美国医师学会（American College of Physicians）联合发布了一份报告，为青少年从儿科医疗之家过渡到适当的成年人护理提供了指导方针，制定了详细的卫生保健过渡算法，概述了促进顺利过渡所涉及的步骤[57]。青少年牙科患者向成年人口腔护理的过渡与医疗护理的过渡一样复杂。这是一个最好通过一些提前计划来完成的过程。

借鉴医学模式，青少年从儿童牙科之家顺利过渡到成年人牙科之家应包括3个关键组成部分：提供者准备就绪、家庭准备就绪和青少年准备就绪。提供者准备包括建立一个办公室政策，解决年龄问题，以及将青少年转诊给成年人牙科提供者的过程。AAPD不要求在特定的年龄转诊，但建议"在患者，父母和儿童、牙医商定的时间转诊"[58]。儿童牙医倾向于很小的年龄转诊。研究发现，在大多数儿童牙科诊所中，不到10%的患者年龄在15～21岁[59]。

家庭准备是指在实际调动可能发生之前，提前告知父母或法定监护人已制定的办公室政策。家庭可能需要调查福利覆盖问题，并可能选择对潜在接受转诊的患者进行背景调查。

青少年的准备将是转诊过程中的最后一个关键组成部分。青少年可能会有情感上的担忧，因为他们基本上是在一个儿童牙医的陪伴下长大的。如果在实际转诊之前就开始讨论转诊，对患者来说是最好的。这样做可能有助于提供者认识并解决与转诊过程相关的任何焦虑。此外，它可以让焦虑的青少年在心理上为他们新的牙科之家做好准备。

据估计，每年有75万名有特殊医疗保健需求的青少年成年[60]。这些患者对转接过程提出了一系列独特的挑战。虽然近95%的儿童牙医经常看到有特殊医疗保健需求的患者，但不到10%的全科牙医看到同样的患者[61-62]。这些患者的合作能力可能需要一些行为指导技术，最好由儿童牙医实施，但他们的牙科需求可能需要儿童牙医技能之外的专业知识。这些案件的复杂性各不相同，应根据个人情况考虑转接的需要。一些有特殊医疗保健需求的患者可以很好地过渡到成年人诊所，而另一些人如果一辈子都待在儿科诊所，可能会得到更好的服务。通常，需要在多个牙科和医学专业之间进行协调，以为这些个体提供最佳的护理。关键是这些患者有一个固定的牙科之家，通过它可以协调这种护理。如果一个有特殊医疗保健需求的患者从儿科转到以成年人为基本对象的情况，由新成立的牙科之家进行继续协调最佳护理是当务之急。

第40章
青少年口腔修复学
Restorative Dentistry for the Adolescent

ELIZABETH VELAN

章节概要

悉心维护青少年的口腔健康是一份成就感十足的工作。临床上帮助青少年获得健康美丽的笑容具有一定的挑战，这需要牙医掌握足够的理论知识、临床技术以及细节。相应地，当牙医看到年轻患者拥有自信健康的形象并对其成年的生活产生积极的影响，牙医也会收获到职业满足感。

材料选择的基本原则

对青少年行牙齿修复时，材料的选择是一个重要的考虑因素。在考虑选择哪种材料进修复时，必须评估待修复的牙齿、患者的患龋风险、修复体的位置以及修复体的受力分析。

复合树脂修复体是一种普遍的选择，因其美学性能、尽量保存自身牙齿结构且不含汞。复合树脂修复体的临床成功依赖于粘接系统。粘接系统能够为牙本质或牙釉质与复合树脂提供持久稳定的结合，有效封闭充填体边缘以及防止微渗漏[1]。现代使用的粘接系统都能达到上述效果（图40.1），包括了全酸蚀系统以及自酸蚀系统。全酸蚀系统虽然更具技术敏感性，但在实验室研究中，与自酸蚀系统相比具有更高的粘接强度[2]。自酸蚀系统除了技术敏感性较低外，还能降低术后敏感性，其原因是自酸蚀系统可能会留下残留物阻止牙本质小管向外流动的液体[3]。在确定哪种粘接系统可以延长复合树脂修复体的寿命方面，仍然存在争议，而且临床研究有限。为优化修复体的使用寿命，医生应遵循制造商的说明建议并确认粘接系统与复合树脂相容[4]。选择复合树脂时可能会令人困惑，因为市面上有多种产品并且其物理特性略有不同[5-6]。临床上基本上使用以下3种类型：微米树脂、混合树脂和纳米树脂。纳米树脂的物理性能优于微米树脂，但略逊于混合型复合树脂[7]。混合型复合树脂中的填料比例更高，因而其力学性能和物理性能要优于微米树脂。一直以来，混合型复合树脂适用于绝大多数临床病例，是一种通用型修复材料。微米树脂主要适用于有美学修复需求的病例。因其与混合树脂的填料颗粒大小不同，微米树脂具有更好的可抛光性，可在更短的时间内让修复体实现釉质般的光泽。

光固化复合树脂的聚合是通过使用峰值波长为450~470nm的蓝光完成的，该波长对应于最常用的光引发剂樟脑醌（CQ）的吸收峰[8]。典型的光固化聚合装置使用发光二极管（LED）来高效地产生蓝光（图40.2），临床上仍然可以使用包含卤素灯泡和冷却风扇的传统枪式装置（有关光固化设备的讨论，见第21章）。无论使用哪种光，都应定期检查光强度（通过辐射计），以保持$350mW/cm^2$的最小输出（图40.3）[8]。使用光固化灯时应保护眼睛，因为直视光线对视力有害[9]。在没有保护性琥珀色滤镜的情况下，应避免直视光固化灯。

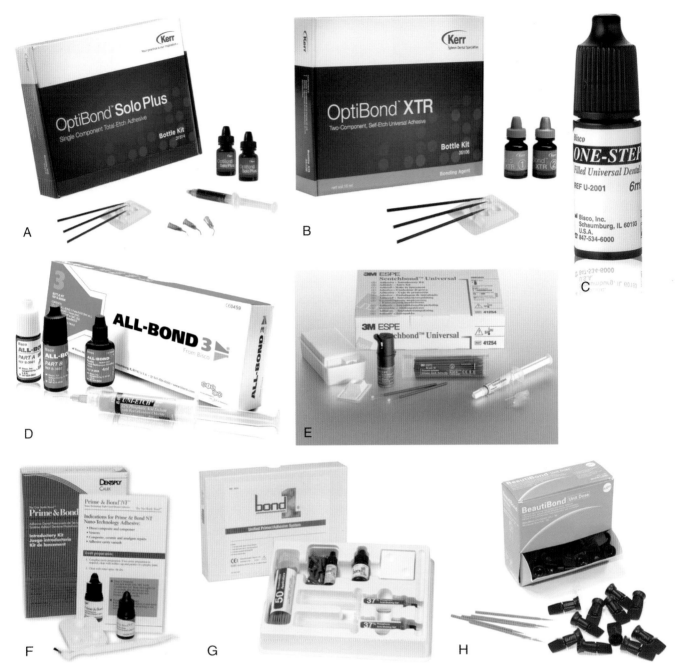

图40.1 （A～H）牙本质–牙釉质粘接剂产品。（[A and B] Courtesy Kerr Corp., Orange, CA; [C and D] Courtesy Bisco, Inc., Schaumburg, IL; [E] Courtesy 3M ESPE, St. Paul, MN; [F] Courtesy DENTSPLY CAULK, Milford, DE; [G] Courtesy Pentron Clinical, Wallingford, CT; [H] Courtesy Shofu Dental Corp., San Marcos, CA.）

临床技术的基本原则

修复体颜色的选择是实现美学修复的第一步。要比色的牙齿应使用抛光杯和抛光膏进行清洁。比色过程应防止牙齿脱水，因为会导致颜色变化。在环境光或避免直接阳光下，将湿润的比色板放在将要比色的牙齿附近进行比对。在比色过程中避免使用诊疗椅上的手术灯。

复合树脂有多种色调，通常与VITA比色板对应。然而，复合树脂与VITA比色板之间的颜色并不完全匹配，而且各品牌之间的色调也各不相同[10]。近年来，色调范围也有所增加，以匹配经过美白或漂白的牙齿的色调。

为了克服一些颜色匹配的缺陷，许多临床医生允许患者在两种相似的颜色之间进行选择。另一种比色的方法是将一小部分复合树脂放在牙齿表面，使其聚合，观察颜色是否合适，然后用手持仪器将其取下。应该注意的是，在此光照之前不要进行酸蚀粘接，否则树脂将很难去除。

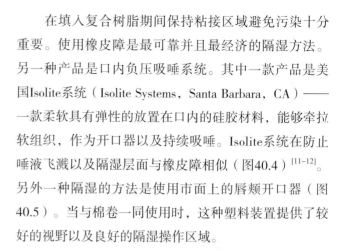

图40.2 （A~C）口腔复合树脂光固化灯。（[A] Courtesy Dentlight LLC, Plano, TX; [B] Courtesy SDI, Bayswater, Australia; [C] Courtesy Ultradent Products, Inc., South Jordan, UT.）

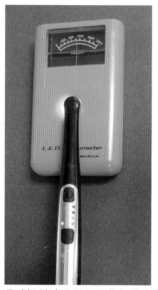

图40.3 通过辐射计显示光固化灯输出的功率。

在填入复合树脂期间保持粘接区域避免污染十分重要。使用橡皮障是最可靠并且最经济的隔湿方法。另一种产品是口内负压吸唾系统。其中一款产品是美国Isolite系统（Isolite Systems，Santa Barbara，CA）——一款柔软具有弹性的放置在口内的硅胶材料，能够牵拉软组织，作为开口器以及持续吸唾。Isolite系统在防止唾液飞溅以及隔湿层面与橡皮障相似（图40.4）[11-12]。另外一种隔湿的方法是使用市面上的唇颊开口器（图40.5）。当与棉卷一同使用时，这种塑料装置提供了较好的视野以及良好的隔湿操作区域。

通常认为在深龋近髓时使用垫底或洞衬材料来保护牙髓组织是有益的。在近髓0.5~1mm时可以使用玻璃离子水门汀垫底材料（图40.6），能够提供化学黏附以及氟化物的缓慢释放[13]。

粘接后，放置的光固化树脂厚度不应超过制造商推荐的厚度，然后进行光照。放置适当的厚度以及足够的光照时间有助于确保最大限度的聚合并最大限度地减少收缩引起的边缘间隙[14]。为了模仿牙釉质的半透明性和

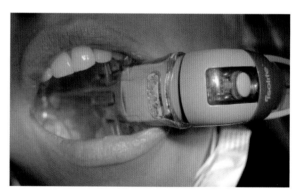

图40.4 口内负压吸唾系统。

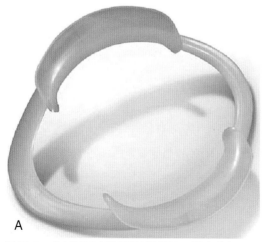

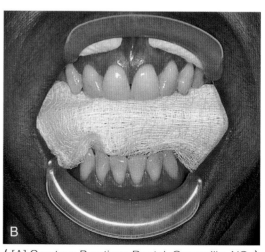

图40.5 （A和B）可以通过唇颊开口器来进行隔湿。（[A] Courtesy Practicon Dental, Greenville, NC.）

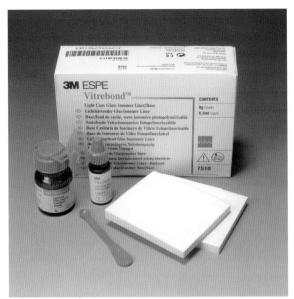

图40.6 光固化玻璃离子水门汀垫底材料。(Courtesy 3M ESPE, St. Paul, MN.)

牙本质的不透明性，制造商生产了具有各种不透明性的材料。这些材料应该以逐层堆塑的方式放置，其中更不透明的材料替代牙本质，半透明的材料替代牙釉质，以产生与牙齿结构具有相似光学特性的修复体。

塑料或金属器械可用于放置树脂材料以及塑造外形。精细的紫貂毛刷或骆驼毛刷可以轻松塑造外形，并将复合树脂堆塑成适当的形状。为防止复合树脂黏附在毛刷和器械上，应以快速轻拍动作轻轻接触复合树脂。

在聚合过程之后，修复体的修形使用硬质合金精修车针、超细金刚砂车针完成。尖头车针有助于进入难以触及的轮廓区域（例如，邻间隙）。球钻可用于凹面，圆盘可用于平面或凸面。修形后，应使用一系列抛光盘或橡胶杯对修复体进行抛光。邻面区域的最终修形和抛光最好使用邻面砂条完成。

前牙折断的修复

前牙外伤通常会导致牙釉质折断、牙釉质–牙本质折断、冠折露髓。诸如此类的损伤会引起牙髓健康以及美观问题，应通过临床和影像学手段仔细评估。临床检查发现的范围可能从轻微的冷热刺激到较重的牙髓暴露急性疼痛。X线片可用于诊断是否存在根折。当有指征时，治疗必须从牙髓治疗开始，并尽可能保存有活力的牙髓组织（有关恒牙前牙外伤的讨论，见第35章）。

临床技术：断冠粘接

如果牙齿断冠可用，相对完整，并且与折断的部分很好地对位并且没有侵犯生物学宽度，应该将断冠与牙齿粘接[15]。断冠粘接有较好的美学效果并用相对较低成本恢复牙齿形态及功能，并且能获得即刻效果[15-18]。为获得美学效果，断冠应该保持湿润，避免脱水。在就诊前，家属应将断冠放入生理盐水、Hank's平衡盐溶液或牛奶中。当断冠比较完整，并无过多的牙齿结构损失时，可以对断冠及牙齿进行酸蚀并涂布粘接剂，然后将较高强度的流动复合树脂放置到断片和牙齿上进行粘接。然后对位断冠，邻面接触区使用牙线或者放置成型片，然后进行光固化。与通常树脂充填过程不同，在这种情况下，粘接剂与流动树脂应该一同光固化。当断冠对位后仍有部分牙体组织缺损时，应使用复合树脂材料替代流动性树脂。在这种情况下，粘接剂应单独光固化。在直接盖髓或部分牙髓切断术之后，需要在断冠的内部进行预备，以实现最佳贴合。当断冠固定后，应沿折折线预备洞型，然后使用复合树脂修复。这样做的目的是不仅能够增加粘接强度，还能最大限度地降低折断线处染色的可能性[15-18]。应提醒患者及家长，断冠粘接的长期存留率并不确定，因为很少有临床研究评估过这种类型的修复[15]。一项长期多中心临床研究表明，在334个断冠粘接中，只有25%在7年后仍得以保留[19]。

一些临床医生认为在青少年能进行永久修复全瓷冠前，Ⅳ类洞进行复合树脂充填只能当作青少年的临时修复体[70]。然而，随着现代材料和技术的发展，Ⅳ类洞复合树脂充填体的强度和颜色已经可以作为最终修复体，可提供相对较长的使用寿命[21]。对于前牙严重折断或龋齿的青少年，这类修复体也可以使用很长的时间，让牙齿及牙根继续发育，即便后续进行牙冠准备过程中牙髓损伤的可能性也能相对降低。

临床技术：Ⅳ类洞充填修复

牙科现代粘接系统减少了Ⅳ类洞修复体对大量机械固位的需求。主要的固位型是需要对牙釉质进行斜面预备，要求其宽度至少为1~2mm（图40.7）。通过将釉柱末端暴露在酸蚀剂中，斜面可以实现最大的粘接强度并最大限度地减少微渗漏。由于前牙修复体有时会受到强大的剪切力，并且该剪切力可能大于修复体与牙齿的

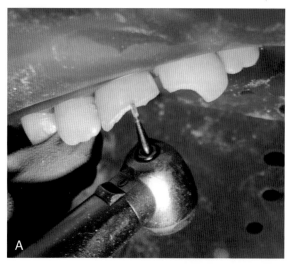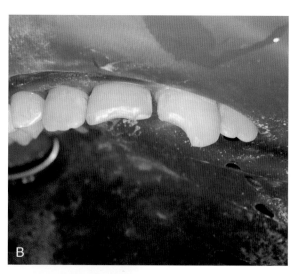

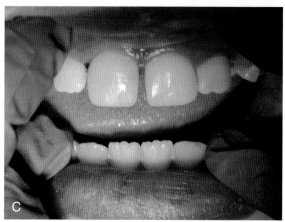

图40.7 （A）上颌切牙切缘因意外折断；牙釉质斜面表面边缘作为保留特征放置。（B）图A中所示的牙釉质斜面。（C）图A和图B中显示的折断牙齿的复合树脂修复体。

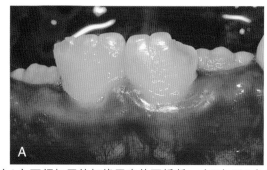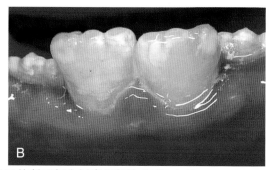

图40.8 （A）下颌切牙的切缘因事故而折断。（B）图A中显示的断牙复合树脂修复体（Filtek Restorative Material, 3M ESPE）。

结合强度，因此可以考虑预备固位沟等来获得额外的固位强度。

局部麻醉并且隔湿后，用高速涡轮手机进行斜面预备。去腐后，可以在近髓区域使用垫底材料。根据选择的粘接剂系统并按照制造商说明来进行粘接。过程中可以使用楔形的赛璐珞条避免与相邻牙齿粘接上。此外，进行直接树脂粘接修复时，前牙的邻面成型系统有利于邻面成型、恢复解剖结构以及邻面接触，例如，Garrison前牙成型系统或BioClear成型系统[22]。充填修形和抛光后，应该仔细检查修复体在所有咬合运动中是否存在咬合干扰（图40.8）。尽量减少修复体上的咬合应力。

修复切牙中缝

许多青少年认为前牙之间的间隙（切牙中缝）并不美观[23]。过去唯一的修复治疗就是进行全冠修复。改进的复合树脂材料以及酸蚀粘接技术可以通过非破坏性、可逆且相对便宜的方式对切牙中缝进行美学修复。然而，临床医生也应该提醒患者，充填体折断以及染色是使用复合树脂进行中缝关闭的缺点，因此在5~10年后可能需要进行更换。

当青少年患者想要进行中缝关闭时，无论这些间隙是自然发育的结果还是正畸后的不协调，临床医生都需要仔细评估和计划。如果患者接近完成正畸治疗但仍在治疗当中，修复医生应该建议正畸医生关于前牙的最佳排列以关闭中缝。正畸医生可以完成主动治疗后并在关闭中缝之前将患者处于保持阶段。建议使用研究模型进行评估和制订治疗计划。诊断蜡型可以帮助患者和临床医生预测到最终修复效果。

重要的预处理考虑因素包括前牙中缝的大小和位置以及基牙的大小（长度和宽度）及形状。通常，复合树脂被添加到间隙两侧的牙齿中。对于正在接受正畸治疗的患者，应该确定前牙散隙最好留在一个地方（例如，上颌中切牙之间的中线，还是分布在整个前牙区域的近中面），同时还必须考虑基牙的长度和宽度。如果宽度变得大于长度，这样牙齿就会显得更方，导致可能与术前间隙一样令人并不愉悦的美学效果。由于前牙覆𬌗覆盖以及咬合力，前牙牙冠通常不能用复合树脂加长，否则很可能出现树脂折断。然而，当使用复合树脂覆盖人部分或整颗牙齿唇面的话，可以使用光反射来产生牙冠更长和更窄的视觉。为了产生牙冠变窄的错觉，在树脂充填修形时应该使基牙近远中切角更加靠近中线以及加深垂直向的解剖特征（发育沟）。对于一些患者来说，最好的治疗方法是部分牙间隙关闭，即通过用复合树脂扩大牙齿来缩小现有空间，但又不会使牙齿变得太大以至于在美学产生不愉悦的效果。

临床技术

在清洁基牙、比色以及隔湿之后，我们就可以开始进行治疗，而治疗的话应该从单颗牙开始。应通过牙周探针、卡尺或Boley量规仔细测量需要关闭的间隙大小，因为理论上我们修复一颗牙齿以后应该关闭掉一半

间隙，但我们很难确定实际有多少的间隙已被修复。我们应对整颗基牙的唇面酸蚀并涂上粘接剂，因为大部分唇面将覆盖一层薄薄的复合树脂，以允许从树脂到牙齿的颜色过渡。此外，如前所述，覆盖大部分唇面能够让基牙显得更窄或更长的视觉错觉。

我们最好使用是黏性和不透明的树脂，从邻间隙的龈缘开始。使用树脂充填器和毛刷进行修形，使牙龈间隙形成光滑形态并不产生悬突。整个邻面以及唇面，可以一步或分步堆塑修形。完成后，应先将邻面区域修整形态外形以及进行抛光。接下来，以同样的方式修复第二颗牙齿。通常在牙龈增生后我们需要在邻间隙中插入赛璐珞条和楔子，防止树脂与邻牙粘接在一起。光固化后，取下邻面成形，完成修形与抛光（图40.9）。

形态过小的前牙，锥形过小牙，可以采用与需要关闭近远中间隙的牙齿使用相同的方式进行修复。再次，建议谨慎制订治疗计划，以确定只需要在较小的牙齿上进行修复，还是在较小的牙齿以及相邻的牙齿上进行修复，以获得最优的美学效果。术前诊断对于确定牙冠延长是否可行是十分必要的。而且应该预先提醒患者，充填体折断的风险会随着长度的增加而增加。考虑到有折断风险，应使用混合树脂作为主要基质，并在表面放置微米树脂。这样的方式不仅可提高修复体的强度还能增加美学效果。

变色牙齿的修复

尽管导致前牙萌出前变色的原因有很多，但最常见是由外伤、牙釉质发育不全（通常由氟斑牙引起）以及儿童时期使用特定类型的抗生素引起的。这些缺损从表面牙釉质的白色或淡黄色小斑点（被称为牙釉质矿化不良）[24]到四环素染色中经常可见的内在的蓝灰色不等。

发育不良的白色斑点的治疗

离散的、发育不良的白色或黄褐色斑点可以通过酸蚀–漂白–封闭技术、树脂渗透、活髓牙漂白（在本章后面描述）、牙釉质微磨蚀技术和/或通过在牙釉质上磨除浅碟状去除染色深的牙齿结构，然后用复合树脂充填牙釉质。酸蚀–漂白–封闭技术是所有方法中侵入性最小的[25]。用使用抛光膏清洁染色牙齿，用橡皮障隔湿，然后用37%磷酸酸蚀60秒，冲洗。加入5%的次氯酸钠，

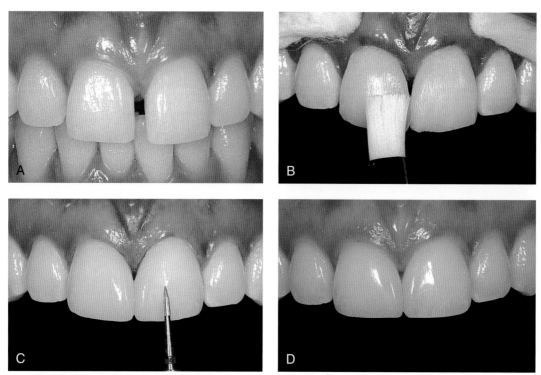

图40.9 （A）上颌中缝的术前视图，患者觉得并不美观。（B）复合树脂在固化前使用紫貂毛刷进行修形。（C）在第二颗基牙完成堆塑后进行修形以及去除多余树脂。（D）完成治疗的术后视图。

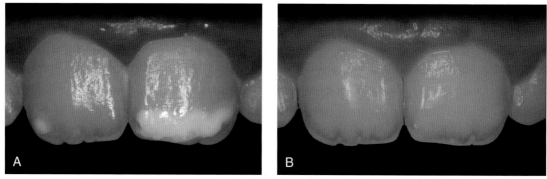

图40.10 （A）术前左上中切牙出现牙釉质发育不全，临床表现为一个较大的白色斑点。（B）术后牙齿的美观得到了极大改善，使用的是盐酸酸蚀以及渗透树脂。（Courtesy Zafer Cehreli.）

使其蒸发。重复这个过程5～10分钟。如果改善并不明显，可继续涂抹到15～20分钟。有些牙齿可能需要经过多次就诊才能得到改善。达到满意的效果后，牙齿会用高渗透性的树脂进行封闭[25]。渗透树脂（Icon，DMG-America，Englewood，NJ）也被证明可以显著改善牙釉质白色斑点（图40.10）[26]。本章稍后将更详细地讨论渗透树脂。牙釉质微磨蚀技术会使用到酸性的研磨材料，并通过慢速手机进行处理（图40.11）[27]。微磨蚀技术有时与活髓牙漂白一同使用[28]。

贴面

复合树脂或瓷贴面能够为中度至重度染色的一颗或多颗牙齿的患者提供了一种治疗选择。患者十分关心是上颌牙齿的美观，因为在说话和微笑时上颌牙齿非常明显。而下颌牙齿进行贴面治疗成功率并不高，其原因是空间有限（水平间隙不足）以及咬合力。为使贴面治疗取得成功，患者需有拥有良好的牙周健康，因为贴面外形及边缘需要良好的口腔卫生以保证牙龈健康。此外，

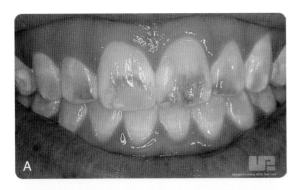

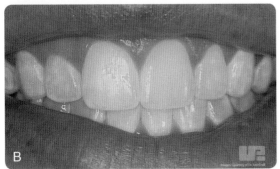

图40.11 （A）具有白色和棕黄色牙釉质矿化不全的上颌中切牙的术前视图。（B）经过牙釉质微磨蚀以及家庭漂白的术后视图。（Courtesy Ultradent Products, Inc., South Jordan, UT.）

应告知患者咬硬物（例如，生胡萝卜或铅笔）可能会导致贴面脱落或折断。

间接式贴面

间接式贴面技术的优点是需要较少的椅旁就诊时间，因为贴面是在技工室进行制造的。使用瓷可以实现出色的美学效果。缺点是包括需要2次就诊、技工室的费用以及可能产生比实际需要过多的修复材料。

间接式贴面技术通常需要从唇面去除一些牙釉质（理想情况下为0.3~0.5mm，但在严重染色的牙齿中预备量会更多）以为贴面提供空间（图40.12）。牙体预备过程中最好用中等粒度的金刚砂车针（图40.13）完成，目标是在整个待覆盖的牙齿表面上预备出一条较长的边缘。预备过程需要延伸到邻面区域以包括接触区（图40.14）。龈方的牙体预备必须延伸足够，足以覆盖染色的牙釉质以改善染色。为了更好的牙周健康，终止线应尽可能保持在龈上。预备后，应使用乙烯基聚硅氧烷或聚醚等弹性体印模材料制作准确的牙齿印模。

在第二次就诊时，应该隔湿牙齿并用抛光膏进行清洁。在评估（使用试戴膏帮助贴面就位）和调整贴面后，应根据制造商的建议使用酸蚀凝胶清洁并硅烷化。

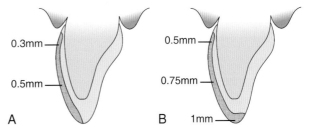

图40.12 无切缘覆盖的技工处理的理想厚度贴面（A）和有切缘覆盖的更厚贴面（B）的纵截面图。

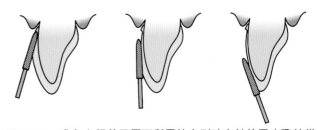

图40.13 准备上颌前牙唇面所需的金刚砂车针放置步骤的纵截面图。

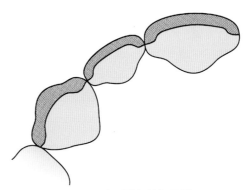

图40.14 贴面预备的切面图。

建议从中切牙开始，应单独或成对地酸蚀，并将贴面粘接到位。赛璐珞条有助于保护相邻的牙齿。中等黏度的光固化或双固化是粘接的首选。固化前应使用毛刷清除边缘多余的树脂。应保证足够的固化时间（每个区域40~60秒），因为贴面具有一定的遮光性。修形以及抛光通常只需要在龈缘进行，使用邻面砂条或者抛光杯即可完成（图40.15）。

直接式贴面

由光固化复合树脂制作的贴面可以直接在口内制作。与间接式贴面相比，直接式贴面具有更好的边缘协调性、单次就诊、更好的操作控制以及无附加的技工室费用的优势。缺点是直接式贴面需要临床医生更多的时间、更高的技能以及更多的耐心。此外，治疗效果相对不能保证，而且复合树脂较贴面更容易染色。

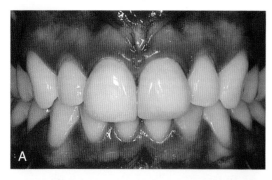

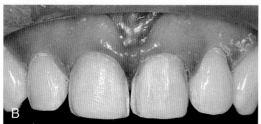

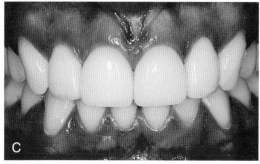

图40.15 （A）术前美观性不高的上颌前牙。（B）瓷贴面准备后的中切牙。（C）放置瓷贴面后。

临床直接式贴面技术可以在去除或不去除任何牙釉质的情况下进行。染色深的牙齿通常需要去除一些牙釉质，因为需要更多的复合树脂来遮盖下方的牙釉质。然后将牙齿清洁抛光并单独酸蚀，并涂上粘接剂。同样，在邻牙之间使用赛璐珞条分隔。然后可以涂上遮光材料以覆盖严重的染色区域或整个基牙表面。为了获得最佳美学效果，应尽量少用及谨慎使用遮光材料。当存在较深染色条带时，可以考虑使用球钻磨除染色区域，然后用不透明的混合树脂或树脂改性玻璃离子水门汀进行充填。接下来，应保证复合树脂层厚度有1～1.5mm，并用毛刷堆塑成形。修复体的龈1/3通常使用不透明的黄色树脂，剩余的牙釉质层应该覆盖不透明的灰色或通用型树脂，叠加和混合使用以达到自然、柔和的颜色过渡。在许多情况下，可以在切端的1/4处使用透光的颜色，以实现自然、半透明的效果（图40.16）。在完成树脂充填并且修形后，应按照制造商的建议进行光固化。如前所述，最好使用抛光车针以及抛光盘进行精加工和抛光。

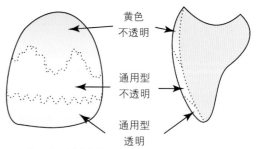

图40.16 使用复合树脂的叠加色调以制作外观自然的直接式贴面。

活髓牙漂白

活髓牙漂白主要应用的是过氧化物溶液来增加发暗牙齿的明度（白色亮度）。过氧化物漂白方法似乎对轻度变色的牙齿效果最好，尤其是黄色，以及变色是由于牙釉质而非牙本质的牙齿。活髓牙漂白的基本方法是：诊室内使用的强力漂白、定制托盘漂白以及非处方美白贴[29]。

强力漂白是一种在诊室内进行的方式，其中将浓缩的过氧化氢溶液应用在经过橡皮障隔湿的牙齿，同时加热牙齿，通常使用电热灯或激光[30]。这种漂白方法可能需要多次就诊，而且通常会导致牙齿暂时敏感。接受过这种治疗的患者需要定期再治疗以保持所需的颜色。

定制托盘或非处方美白贴活髓牙漂白是一种可以在家进行的治疗。这种漂白方法使用较温和的过氧化物溶液（通常为10%过氧化脲），患者可在牙科诊所外进行涂敷并佩戴，通常在晚上睡觉时使用，持续2～3周。家庭漂白似乎与强力漂白一样有效，但会降低敏感性。最初人们担心以这种方式应用过氧化物溶液可能对软组织产生有害影响，但针对这种方法的安全性和有效性的长期研究表明并没有有害影响[31]。活髓牙漂白似乎也会对现有的修复体造成有限的损害，尽管在牙齿美白后这些修复体可能不再与原来的颜色匹配[32]。非处方美白贴也可以达到类似的美白效果，但通常需要更长的时间才能实现[29]。

后牙的修复

材料选择的基本原则

修复年轻的后牙恒牙时，有多种材料可供选择。在选择过程中，医生应考虑龋损及其大小、修复后承受的咬合力、患者的患龋风险、患牙是否能进行隔湿和患者的偏好等多个方面。

渗透树脂（Icon，DMG-America，Englewood，NJ）是一种微创技术，可用于修复暂未成洞的邻面龋，这些龋损在X线片上的表现为从牙釉质层延伸到牙本质层的外1/3。研究表明，与氟化物涂布以及使用牙线清洁等非侵入性措施相比，渗透树脂在减缓邻面龋的进展方面更有效[33-35]。进行渗透树脂修复时需要干燥的操作环境以及注意保护周围牙龈组织，可以选择使用橡皮障隔离。对于邻面龋的操作，邻牙需要用楔子进行分开（约50μm），接着用盐酸酸蚀，冲洗30秒，然后吹干。盐酸能够去除龋损处相对硬化的再矿化外层，使低黏度、高流动性的树脂能够渗透到多孔疏松的牙釉质中。树脂渗透病变需要3分钟，然后去除多余的材料，并从各个方向对该区域进行光固化，总共至少40秒。患者每年需要X线片复查，跟踪其龋损进展情况；因此，应该优先考虑已经与诊所进行签约治疗的患者。如果患者复查时其X线片上表现为低密度透影区，那么患者在离开诊所时应该通知其他牙科治疗者该治疗的必要性。

由于其美学特性，复合树脂修复体是大多数患者的普遍选择。然而，后牙列的复合树脂修复体仍有几个缺点。后牙复合树脂修复体的寿命不如银汞合金修复体[36]。如果患者具有较高患龋风险或者是多面龋的充填修复，其修复体失败的风险将会增加[37]。对于临床医生来说，复合树脂充填的技术敏感性也将会更高，而就诊时间也会相应增长。从另一角度而言，复合树脂修复体能够更大限度地保存牙齿结构，制造商花费了大量时间来改善复合材料的材料性能。为了获得最一致的效果，应将后牙复合树脂修复体限制在适当大小的修复体上，并仔细注意遵循制造商的说明进行操作。

复合树脂对水分十分敏感，应注意提供足够的隔湿条件。准备完成后，使用分段成型系统使其在解剖上达到紧密的邻面接触（图40.17）[38]。随着多种粘接剂系统的出现，应注意确认所使用的粘接剂系统是否适合临床情况，并且复合树脂材料与粘接剂是否相容（见第21章对牙科材料的讨论）。临床医生应仔细遵循制造商关于树脂堆塑、光固化和抛光等相关建议。

在过去的150年里，银汞合金在牙齿修复充填中成功率较高。然而，由于对美学材料的需求以及银汞相关的健康问题的关注，尽管证据表明银汞合金修复体的寿

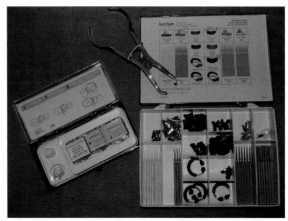

图40.17 分段成型系统。

命比复合树脂长，但银汞合金的需求度一直在下降[36]。银汞合金修复体的一个缺点是需要进行窝洞预备，与复合树脂相比，洞型预备会造成更大的牙齿结构损失（取决于病变的大小）。对于大面积缺损、涉及非美学区域并难以隔湿以及患龋风险高患者，银汞合金仍然是一种极好的材料选择。

银汞合金不依赖于绝对的隔湿，但仍需要一定的隔湿环境。应注意使用橡皮障或棉卷进行隔离。在较薄的区域进行银汞合金充填容易折断；因此，需要进行洞型设计预备以放置更多、足够的材料。银汞合金不会与牙齿表面结合，并且必须在洞型预备中添加倒凹/机械固位，才能成为稳定的修复体[39]。此外，为防止牙釉质折断，应去除所有悬釉，同时保留90°的角度。

对于以下情况，恒牙不锈钢预成冠（SSC）可作为结构受损磨牙的临时修复体：牙齿部分萌出，需要进行正畸治疗以最终确定牙齿在牙弓中位置，牙齿有严重的发育缺陷，以及出于经济考虑时[40]。关于恒牙不锈钢预成冠寿命的文献有限。最近的一项研究表明，在4年的时间内，成功率为88%[41]。

与乳牙SSC相比，恒牙SSC的放置时间明显更长。最后的准备与预期的铸造冠相似，但牙体预备量较少。𬌗面预备量减少为1.5～2mm；邻面的预备保持一个略微锥形的形态，光滑的羽状边缘位于游离龈组织水平的正下方。与乳牙SSC不同，恒牙SSC不能处于过度咬合状态，也不能过度延伸到牙龈组织中，因为恒牙SSC更容易出现牙周问题。因此，用于恒牙的SSC通常需要修整。对恒牙SSC进行缩颈后，边缘应变薄并抛光至特别光滑。建议在使用玻璃离子水门汀进行粘接前，使用咬合翼片评估近中和远中边缘的贴合度（图40.18B）[40]。

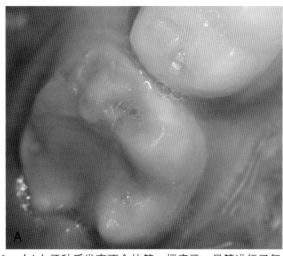
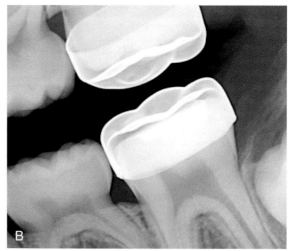

图40.18　（A）牙釉质发育不全的第一恒磨牙，尽管进行了复合树脂修复治疗，但仍持续敏感。（B）不锈钢预成冠粘接前的咬合翼片，以确认图A中所示牙齿的近远中宽度。

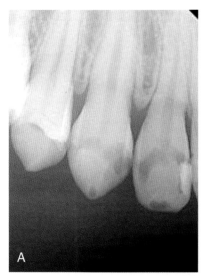
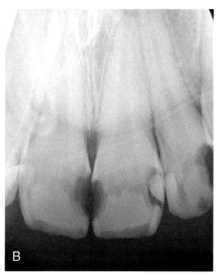
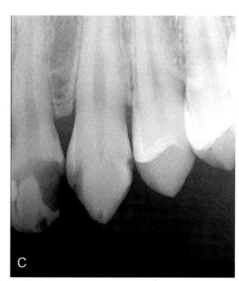

图40.19　（A~C）一名患有猖獗龋的16岁患儿的X线片。

牙釉质发育不全的磨牙

对于青少年，第二恒磨牙萌出时可能伴牙釉质发育不全。这些发育不全的磨牙的缺陷程度差异较大，从轻微变色到形态异常和/或牙齿结构缺陷。这些牙齿容易龋坏、折断和敏感。这类患牙的修复方式主要取决于其缺陷的严重程度。如果可能，使用玻璃离子水门汀或复合树脂材料修复缺损是最大限度保留剩余牙齿结构的理想方法（图40.18A）。使用复合树脂充填时，边缘应放置在未受累的牙釉质上，因为树脂与已受累牙釉质的机械结合可能会失败。当无法在未受累的牙釉质上进行树脂充填修复或无法获得理想的修复条件（无法隔湿的环境）时，玻璃离子水门汀是一个合理的选择，因为化学结合仍能够在坚硬但已受累的牙釉质上发生。如果牙齿继续敏感或达到中度至重度缺损时，可以考虑使用恒牙不锈钢预成冠作为临时修复体（图40.18B）[42]。如果在X线片上能够看到存在形态可接受的第三磨牙，并且第二磨牙长期预后不佳，拔牙也不失为一个选择。

猖獗龋

猖獗龋被定义为"突然出现、分布广泛、发展迅速的龋齿类型，早期短时间内易累及牙髓，且常常发生在不易患龋的部位"（图40.19）[43]。在青少年中发现猖獗龋对于患儿、患儿家庭以及牙医来说都是令人震惊的。我们必须明确其潜在病因。临床医生必须确定这个过程是猖獗龋的发生（如前所述）还是仅仅长期忽视牙齿健康的结果。对于青少年而言，与牙医建立信任的关系对于确定其病因非常有价值，尤其是当龋坏的发生与吸毒有关时。

在确定和纠正病因的同时，应尽量减缓龋坏的进展。应该开始口腔健康宣教、饮食调整以及添加氟化物补剂产品。可以考虑使用氟化氨银来阻止龋病进展（至少在非美学区域使用）。由于猖獗龋可能造成巨大的经济负担，因此应该为家庭提供多种修复治疗选择。引起疼痛的牙齿以及局部感染区域应立即进行处理。树脂改性玻璃离子水门汀和传统玻璃离子水门汀非常适合临时的充填治疗。当急症感染处理以后，我们应该树立一个观点，那就是在最终的修复体完成以前，我们可以使用临时充填体完善患牙的咬合以及功能。

第41章
口腔运动医学和口腔防护
Sports Dentistry and Mouth Protection

ANDREW SPADINGER

章节概要

背景

　　儿童牙医在门诊中常接诊运动相关外伤患者。由于缺乏众多运动、联赛和组织机构数据的集中收集系统，美国参加运动儿童的实际数量很难衡量。在美国，估计有约3000万儿童参加有组织的运动[1]。如果包括"某些形式的运动"，那么人数估计会增加到4600万青少年[2]。有调查研究发现，8~17岁的儿童或青少年中75%男孩和69%女孩至少参加过一项有组织的运动[3]。

　　10%~39%的儿童牙外伤是由运动事故造成的[4]。外伤发生率在不同研究中因样本大小、地点、参与者年龄和参与运动的不同而有所不同[5-8]。7~11岁的儿童最容易受到与运动相关的牙外伤[9-12]。随着足球和长曲棍球等运动中强制性防护设备的规定，现在篮球和棒球成为牙外伤发生相关率最高的运动[12]。15~18岁的男性运动相关牙外伤的发生率最高[8]。与运动相关的牙齿和口腔面部外伤最主要影响上唇、上颌和上颌切牙，其中50%~90%的损伤影响上颌中切牙[5-6,13]。

　　儿童和青少年运动员口腔面部外伤的影响包括疼痛、心理影响和经济负担。牙科治疗会占据上学和工作的时间。年轻运动员的所有外伤（包括口腔面部外伤）的相关费用估计为每年18亿美元[1]。患者可能需要接受终身治疗，包括修复、牙体牙髓、种植或外科手术。

　　随着越来越多的儿童和青少年参与运动并遭受口腔面部外伤，解决这些问题是必要的。口腔运动医学涉及预防和治疗由运动引起的牙外伤及相关口腔疾病[14]。

儿童和青少年运动员发育评估

医学评估

　　作为病史的一部分，建议向患儿父母询问孩子的体育活动情况[15]。因为许多健康状况可能限制或阻止他们参加体育活动，对所有儿童和青少年进行完善的医学检查是必要的。医生可以最好地评估孩子的健康状况，并提供适当的调改建议和装置建议以降低受伤风险。美国儿科学会（AAP）列出心内膜炎和发热两种疾病情况下不推荐参加体育运动。美国儿科学会严格反对儿童、青少年和年轻成年人参加拳击运动[16]。

　　注意力缺陷/多动障碍（ADHD）的儿童更容易发生创伤性损伤[17]。其他被认为有牙外伤风险的儿童包括爱冒险的儿童、被欺负的儿童和肥胖儿童[7]。将这些儿童置于运动场所会增加他们遭受牙外伤的风险。

　　儿童和青少年参加运动对其健康存在许多危险。允许孩子参加体育活动的父母认为，运动带来的健康益处大于受伤的风险。运动和体育锻炼与儿童的身体和情感健康、学术成就、生活质量的改善有关。家庭满意度也得到了提高[3]。

　　来自体育和健身产业协会（SIFA）年度在线调查的数据显示了一些令人不安的趋势。尽管2008年有30.2%的6~12岁儿童参加了运动，但到2015年这一比例降至26.6%。同样，对于13~17岁的青少年，2008年的参与率为42.7%，而2015年仅为39.3%[18]。

造成这一下降的原因包括缺乏兴趣、不再热衷于某一运动、经济负担、电子游戏的使用增加以及中学规模限制[19]。

口内评估

儿童和青少年运动员必须进行全面的口腔和牙齿检查，以诊断并管理牙龈炎、青少年牙周病、硬组织和软组织病变、先天性发育异常及错𬌗畸形。在早期混合恒牙列期的年轻运动员，应根据AAPD指南对自然发生的牙根吸收、乳牙脱落和继承恒牙的萌出进行影像学评估[20]。Ⅱ类1分类的错𬌗畸形是儿童面临运动相关损伤的风险因素[21]。唇闭合不佳和过大的前牙覆盖使突出的上颌切牙面临更大的外伤风险，尤其是在进行接触性运动的人（图41.1）。牙医可以通过正畸治疗来降低这些风险因素[22]。年轻恒牙相对较大的髓腔使它们容易在冠折断中出现牙髓暴露。

对青少年运动员的第三磨牙进行评估也很重要。理想情况下，如果需要，应进行拔牙转诊，以避免在赛季中出现疼痛和急性冠周炎问题。为了降低下颌角骨折的风险，参加接触运动的年轻运动员应考虑拔除第三磨牙[23-24]。

应评估青少年运动员下颌前部唇黏膜的变化（例如，与无烟烟草习惯性使用相关的白斑）（图41.2）。鼻烟是运动员常见的习惯，但是，它在年轻儿童中的发生率正不断上升。一旦有机会时，都应该警告儿童和青少年运动员，这种上瘾的习惯会对口腔和全身带来严重的危害。无烟烟草的使用传统上最常与棒球联系在一起。然而，按体重级别组织比赛的男性运动员（例如，摔跤运动员）有时会使用鼻烟来抑制食欲和控制体重。

饮食评估

饮食评估是评估儿童和青少年运动员的另一个重要组成部分。根据运动员的饮食，可以提供口腔预防建议。许多因素影响运动员的特殊营养需求，包括运动类型、训练频率、训练强度、体型和实现体型变化的要求[25]。运动员可能会采用高碳水化合物饮食来增加体重或作为中高强度运动的能量来源。大部分碳水化合物应来自天然食物（例如，谷物、水果、蔬菜、牛奶或酸奶、豆类）。然而，一些运动员可能会选择营养密度较低、糖含量较高的食物。高碳水化合物饮食可能会增加运动员的患龋风险。牙医应建议更优的食物选择，提供口腔卫生指导，并考虑使用氟保护漆[25]。

业余拳击手和摔跤手可能会故意脱水或采用异常饮食行为以满足体重级别要求。这不仅会对力量和表现产生负面影响，还会对心血管系统造成损害。在这种情况下，剧烈运动可能导致高温甚至死亡。采用类似饮食行为的体操运动员也面临着同样的全身症状风险。

试图通过脱水和禁食控制体重的青少年运动员因为大脑供糖不足，容易患上低血糖性晕厥。患者牙科预约治疗的压力可能引发这种病理生理事件的发生。低血糖的症状包括心悸、出汗、困惑、烦躁、头痛和意识丧失。牙医应警惕这些症状，并在诊所急救包中准备好糖源。

在女性青少年运动员中，牙医应警惕厌食症和暴食症等严重饮食失调的迹象。牙齿舌腭侧表面的牙釉质酸蚀（图41.3），被称为牙冠硬组织破坏（Perimolysis），是与暴食–呕吐的周期性饮食有关的持续性呕吐

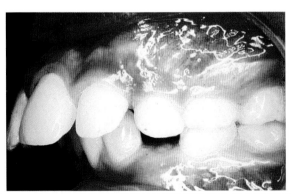

图41.1 过大的覆盖和唇部保护不足使这些上颌年轻恒牙在运动活动中面临外伤的风险。

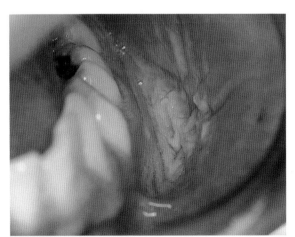

图41.2 无烟烟草（鼻烟）放置在面颊和牙龈之间引起白斑。

所致。腮腺肿大也可能发生[26]。在大强度训练中，饮食失调可能发展为女性运动员三联征：饮食失调、闭经和骨质疏松症[27]。严重的饮食失调表明存在心理问题，应立即进行心理咨询。

应与儿童和青少年运动员讨论运动饮料及能量饮料的消耗。运动饮料是含有碳水化合物、矿物质和营养素的调味饮料，而能量饮料则含有兴奋剂、咖啡因或瓜拉纳，也可能含有碳水化合物和营养素[28]。含兴奋剂的能量饮料不应成为儿童或青少年的饮食组成部分[29]。儿童运动员在很少的情况下可以从运动饮料中受益[30]。无论如何，水是最佳的补水选择。大多数运动和能量饮料的pH为3～4，它们可能导致牙釉质脱矿和牙齿酸蚀症[31]。对于喝运动饮料的运动员，牙医应建议在喝完后立即用水漱口。

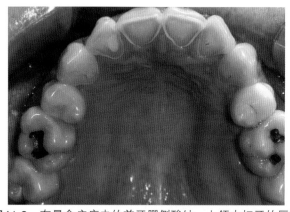

图41.3 有暴食症病史的前牙腭侧酸蚀。上颌中切牙的唇面已被贴面修复。

在对年轻运动员进行全面的发育评估后，可以提供关于预防特定运动相关牙齿和口腔面部外伤的建议。

儿童和青少年运动员的口腔防护

防护牙托是一种放置在口内的、有弹性的装置或器具，用于减少牙齿和周围组织损伤。可以有效预防牙齿冠折、根折、移位和全脱出。为了提供直接和间接冲击的保护，防护牙托必须合适，接触时保持位置固定以缓冲冲击，同时允许运动员轻松说话和呼吸。在大多数情况下，防护牙托佩戴在上颌。然而，对于Ⅲ类错𬌗畸形的运动员，防护牙托佩戴在下颌。如果防护牙托用带子固定在头盔上（例如，橄榄球或男子长曲棍球），建议运动过程中头盔被撞掉时带子可以与头盔分离，使防护牙托完好地覆盖在牙齿上。迄今为止，尚无足够证据确定防护牙托是否能防止脑震荡[32]。

头盔、面罩和防护牙托在降低牙齿和口腔面部外伤的发生频率及严重程度方面是有效的[33]。2007年进行的一项广泛分析显示，与佩戴防护牙托相比，不佩戴防护牙托时口腔面部外伤的总体风险高出1.6～1.9倍[32]。多项流行病学调查和研究证实了佩戴防护牙托的保护效果和积极成果[22]。

防护牙托的种类

美国材料与试验协会（ASTM）认为有3种防护牙托（图41.4）[34]。

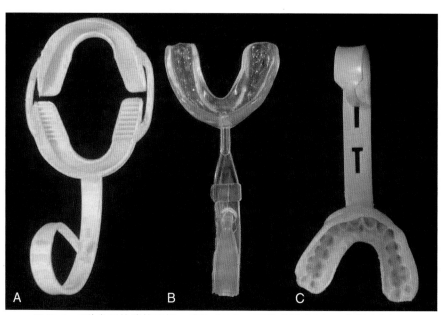

图41.4 3种类型的防护牙托：成品（A）、口腔成型（B）、定制（C）。

Ⅰ型：定制防护牙托

这种防护牙托是根据运动员口腔的牙齿模型定制的。在真空工艺中，通常使用乙烯基-醋酸乙烯酯（EVA）热塑材料的单层，将其加热并覆盖于牙齿模型。真空压力将软化的材料拉伸到牙齿模型上，形成具有固位力的装置。有时材料在切牙边缘上拉伸得过薄。热层压防护牙托通常使用两层材料以更好地控制材料的厚度。首先将EVA的第一层压到运动员牙齿模型上。通过使用热和压力，将另一层黏附到第一层上。最后得到的防护牙托在切牙区域具有至少3mm的厚度。

真空成型和热层压防护牙托具有最佳的贴合度和固位力。这些护具允许运动员轻松呼吸和说话。此外，制造商可以制作相应的附件适应牙齿的正畸移动。这类防护牙托是价格最高的。

Ⅱ型：口腔成型/煮沸咬合防护牙托

这类防护牙托是传统的"煮沸咬合"口腔成型防护牙托。通常，将材料放入沸水中以使其变软。将温暖且变软的材料放入口中，通过咬合力和手指压力相结合的方式，使其适应于牙齿。这种防护牙托在大多数体育用品商店或线上网站上均有售。质量以及保护、保持力和舒适度方面存在很大差异。此外，通过咬穿材料，并不总能保证3mm的厚度。

Ⅲ型：成品防护牙托

成品防护牙托也可在商店中购买。这类防护牙托不需要根据患者口腔进行适应，因此可能会感觉不舒服。在接触时咬合会带来"固位力"。其他缺点包括佩戴时说话和呼吸困难。成品防护牙托是一种便宜的替代品，对某些正畸患者有有限的使用价值。

口腔运动医学协会（ASD）强烈建议用"合适的防护牙托"取代"防护牙托"一词，以便为运动员提供最佳保护[35]。此外，ASD为"合适的防护牙托"制定了以下标准：

- 应根据运动员口腔的牙齿模型制作
- 应覆盖并保护牙齿和周围组织
- 为减少冲击，在咬合/唇侧区域应至少有3mm的厚度
- 应使用美国食品药品监督管理局（FDA）批准的材料制成
- 应具有固位力，以免因直接或间接冲击而脱落

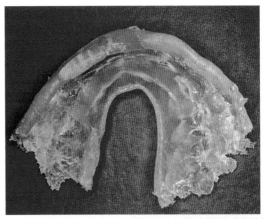

图41.5 防护牙托扭曲变形、撕裂和咬穿时需要重新制作，以确保适当的固位力、舒适度和对运动员的最大保护。

- 应在牙医的监督下或由牙医安装。这包括为均匀咬合接触调整合适的防护牙托
- 如果有需要，运动员应能在戴着器具时说话
- 应定期检查护具的贴合度和功能。由于磨损和咀嚼导致的保持力丧失以及厚度不足是更换防护牙托的迹象

所有类型的防护牙托在不使用时应存放在塑料容器中，以避免过热和过冷造成的损坏[34]。防护牙托应用冷水或微温水冲洗，因为热水可能会导致变形。在运动季期间，应定期检查防护牙托是否有扭曲变形、撕裂或咬穿问题（图41.5）。当检测到缺陷时，应制作新的防护牙托。

尽管大量研究证明佩戴防护牙托具有保护和积极效果，但很少有运动要求使用防护牙托[22,32]。美国各州高中联合会（NFSH）要求高中运动员在足球、田径、冰球、长曲棍球和摔跤（戴防护牙托的情况下）等运动中佩戴有色而非白色或透明的防护牙托[36]。关于运动员必须佩戴哪种类型的防护牙托没有具体规定。佩戴防护牙托的摔跤选手必须佩戴能覆盖上下颌牙齿矫治器的防护牙托。美国新罕布什尔州自1990年起要求高中足球和篮球运动员使用防护牙托[37]。美国缅因州自1999年起要求高中男女足球运动员使用防护牙托[37]。美国全国大学生体育协会（National Collegiate Athletic Association，NCAA）要求参加某些运动的运动员佩戴防护牙托[38]（表41.1）。同样，规则中没有提及哪种类型的防护牙托需要遵守。拳击和混合格斗是唯一要求使用防护牙托的职业运动。然而，越来越多的其他运动项目的职业运动员，特别是冰球和篮球运动员，似乎也开始佩戴防护牙托。

表41.1	NCAA运动需要的防护牙托				
运动	位置	防护牙托	颜色	覆盖所有上颌牙齿	何时使用
场地曲棍球	草地	强制要求（尤其对于守门员）	无特殊要求	无特殊要求	常规季赛和NCAA锦标赛
足球	所有	强制要求	容易看见的颜色（非白色和透明）	是	常规季赛、季后赛和NCAA锦标赛
女子长曲棍球	所有	强制要求	无特殊	是	常规季赛和NCAA锦标赛
男子长曲棍球	所有	强制要求	黄色或其他可看见的颜色	是	常规季赛和NCAA锦标赛

NCAA，全国大学生体育协会
From National Collegiate Athletic Association (NCAA). *2014–2015 NCAA Sports Medicine Handbook*. Indianapolis: NCAA; 2014.

随队牙医

随队牙医是运动队的体育医疗团队的一部分，其职责是确保运动员的牙齿健康和运动员的福利。美国口腔运动医学协会（ASD）开发了一门针对体育运动中特定情况的课程，以成为一名认证的随队牙医。课程回顾了预防外伤的原则、防护牙托制作、兴奋剂问题以及非法和提高性能药物的影响。其他职责包括季前口内评估和现场口腔外伤评估与治疗[39]。

随队牙医必须做好准备，在运动场馆或运动场上提供治疗。应在检查和治疗之前获得知情同意。检查应从评估气道、呼吸和循环（ABC）、其他非牙齿损伤和神经学检查开始，然后再关注颞下颌关节、牙齿和口腔组织。治疗可能并非确定性质，目标是在允许的情况下让运动员重返赛场。随队牙医携带牙科急救工具包，以便提供现场、比赛期间的治疗（注41.1）。这些物品将使遵循通用预防措施的从业者能够进行检查和执行基本的姑息治疗。

注41.1	牙科急救工具包样本
2英寸×2英寸纱布	光固化灯
局部麻醉药	粘接剂
针头和注射器	温度测量工具
缝线/剪刀	玻璃离子水门汀
棉卷	手电筒
酸蚀剂/粘接剂	夹板固定材料
复合树脂/塑形器械	手套/口罩
口镜/探针	剪线剪刀
压舌板	空气罐
根管锉	涡轮手机/车针

脑震荡

脑震荡是一种脑损伤，定义为由生物力学因素引起的影响大脑的复杂病理生理过程[40]。脑震荡的大多数症状和体征通常在7~10天消退，尽管有些情况可能持续几周或几个月。脑震荡的长期影响存在争议，仍在研究中。

脑震荡的症状多种多样，可能包括暂时失去意识、头痛、恶心、健忘、异常行为、对光和噪音敏感、疲劳、平衡和视力问题[41]。这些症状可能是立即出现的，也可能是延迟出现的。脑震荡的诊断很困难，因为没有明确的医学检测方法。脑计算机断层扫描（CT）、磁共振成像（MRI）、脑电图（EEG）和血液检测通常是正常的。注意力缺陷障碍、学习障碍、情绪障碍、偏头痛病史的运动员更难评估和诊断，因为症状重叠。

急性脑震荡评估（ACE）、运动脑震荡评估工具（SCAT3）以及适用于5~12岁儿童的儿童SCAT3是医学专业人员和急救人员用于记录疑似脑震荡运动员的症状、平衡及认知能力的标准化工具，以协助脑震荡诊断[42-44]。

随着大量儿童和青少年参加体育运动，脑震荡的数量惊人地增加。据估计，每年在美国发生约30万起与运动相关的脑震荡[45]。从2001—2009年，因娱乐和运动相关脑震荡的急诊患者人数增加了62%[46]。美国疾病控制和预防中心（CDC）创建了名为"头脑清醒"的脑损伤意识计划，作为一个向家长、教练和医疗专业人员传播有关脑震荡信息的资源[47]。

脑震荡估计占所有高中运动伤害的8.9%[48]。顾名思义，高接触运动的脑震荡风险较高。在高中体育运动中，男子橄榄球的脑震荡风险最高。对于女孩来说，足球和篮球的脑震荡率最高。橄榄球、长曲棍球和冰球的脑震荡率较高。NCAA的数据显示脑震荡率略有不同[49]。在男子运动中，摔跤、橄榄球和冰球的脑震荡率最高。在女子运动中，场地曲棍球的脑震荡率最高，其次是足球和冰球。

未经适当康复就重返比赛的年轻脑震荡运动员面临罕见的致命病症——二次撞击综合征（SIS）的风险。1984年首次描述，对已受伤脑部的第二次震荡打击导致严重的水肿、脑疝以及在数分钟内死亡[50]。根据1997年的CDC数据，二次撞击的真实发病率未知。

重返比赛

在任何情况下，儿童或青少年运动员在疑似脑震荡的当天都不应该重返比赛。确定运动员在脑震荡后何时重返比赛应遵循针对个体运动员的协议[41]。通常，逐渐恢复到不引发症状的学校和社交活动要优先于恢复体育运动。一旦在休息时无症状，运动员会逐步经历轻度活动的阶梯式过程。运动员只有在下一级活动不加重症状的情况下才能进入下一步。最后的重返比赛许可由医生或其受过培训的指定人员决定。

一些运动项目在季前协议中实施了一项神经认知测试，即立即进行脑震荡评估和认知测试（ImPACT）。年龄在5~11岁的年轻运动员参加类似的测试，即Im-PACT儿童测试，以获得基线值[50]。基线（即季前）测试结果与脑震荡后测试结果进行比较。当分数接近原始分数时，受过培训的医生可以借助脑功能测量来帮助做出重返比赛的决策。许多研究表明，与大学生或职业运动员相比，儿童和青少年运动员的认知恢复期更长[41]。

自2009年以来，除了美国阿肯色州和怀俄明州，哥伦比亚特区之外的所有州都通过了法律，要求医生、持证医疗专业人员或认证的运动培训师接受脑震荡管理培训，以保护年轻运动员[51]。运动员及其家长在参加体育运动之前，必须签署知情同意书，概述脑震荡的危险。通常，教练和训练师在识别脑震荡方面有严格的教育要求。如果怀疑运动员遭受脑震荡，必须将其从比赛中撤出，除非获得持证医疗保健提供者的批准，否则不得返回。

NCAA要求学校制定识别运动相关脑震荡和重返比赛的程序，以保护学生运动员。学生运动员接受有关脑震荡的教育，并必须签署同意报告脑震荡的迹象和症状。脑震荡的学生运动员当天不能恢复运动活动，重返比赛需要医学许可[48]。

职业活动在口腔运动医学中的应用

美国牙科协会（ADA）、美国儿童牙科学会（AAPD）和美国口腔运动医学协会（ASD）推荐使用合适的防护牙托来预防伤害[22,35,52]。尽管有大量证据表明佩戴防护牙托的有效性，但仍需要做大量工作来教育家长、教练和运动员。在全美范围内，防护牙托的价格为60~285美元，这可能是阻碍其使用的一个因素[53]。然而，在另一项研究中，只有23.2%的儿童在需要时佩戴了免费的防护牙托[54]。

要求增加高中体育运动中需要佩戴防护牙托的数量的法规很难制定。2003年，美国马萨诸塞州规定男子和女子篮球、足球运动员必须使用防护牙托，但到2009年这些规定被取消。美国明尼苏达州也有类似的经历，1992年规定男子和女子足球、棒球、垒球、篮球以及排球运动员必须使用防护牙托。然而，由于强烈抵制，到1994年，美国明尼苏达州的这些规定被取消[37]。

牙医应该站在最前沿，利用常规口腔检查来启动关于防护牙托的教育讨论，与家长和患者交流。牙医可能会被要求帮助向立法机构、学校管理者和体育组织陈述使用防护牙托的案例。参加随队牙医课程，提高自己的知识，并运用自己的技能来帮助当地的运动队、特殊奥运会或美国奥运队的成员。